Pietro Testa

IL PAPIRO EBERS

Saggezza della Medicina dell'Antico Egitto

harmakis
EDIZIONI

Divisione S.E.A. Servizi Editoriali Avanzati,
Sede Legale Località Musignana, 38 - Greve in Chianti (Fi)
Sede Operativa, la medesima sopra citata.
Direttore Editoriale Paola Agnolucci
www.harmakisedizioni.org
info@harmakisedizioni.org
I fatti e le opinioni riportate in questo libro impegnano esclusivamente l'Autore.
Possono essere pubblicati nell'Opera varie informazioni, comunque di pubblico dominio, salvo dove diversamente specificato.

Impaginazione ed elaborazione grafica: Leonardo Paolo Lovari
ISBN: 9788831427982
Stampato da Rotomail Italia Spa

“Ricordati che il miglior medico è la natura: guarisce i due terzi delle malattie e non parla male dei colleghi”
Galeno di Pergamo (131-201 p.C.)

In copertina: il saggio Amenhotep, figlio di Hapu (resa grafica dell’autore da una statua del Museo Archeologico del Cairo).

PREFAZIONE

Lo studio della medicina dell'antico Egitto coinvolge molti aspetti della sua civiltà e cultura. L'osservazione delle fonti letterarie, delle rappresentazioni artistiche in pittura e scultura, dei resti umani e delle mummie fornisce già molto materiale di studio. Inoltre l'ampia interazione tra gli antichi malanni e l'ambiente odierno implica gli studi sull'architettura e l'urbanistica delle città, il vestiario, la nutrizione, l'agricoltura, il mondo animale, il commercio e i viaggi.

La medicina è una scienza e un'arte. L'arte di proteggere e curare la salute è antica quanto l'uomo, ma la scienza di scoprire e analizzare il processo delle malattie non sarebbe possibile, oggi, senza il progresso della ricerca e dei suoi mezzi più che conosciuti, e sempre in avanzamento di risoluzioni.

Queste metodologie si applicano anche ai reperti umani degli antichi Egiziani, per scoprire le loro malattie, lo studio del DNA, e tutto ciò che è legato al tipo di vita che si conduceva in quelle epoche.

Lo studio dei papiri medici ha aiutato molto in questo campo, per la descrizione delle sintomatologie, delle diagnosi e delle cure. Ciò richiama la realtà di un corpo di medici con varie specializzazioni, discretamente documentato dalla letteratura dell'epoca.

In questo libro è illustrato il papiro Ebers, un documento medico importante e completo, contenente un ampio raggio d'azione in molte malattie. Ma prima della sua traduzione e del suo studio, è necessario conoscere in mondo della professione medica e delle malattie che affliggevano gli antichi Egiziani. Leggendo poi il papiro, spesso ci troveremo di fronte a rimedi un po' 'strani', e incontreremo anche riferimenti magici poiché, laddove non riusciva la medicina, un aiuto di qualche divinità poteva sempre essere utile … In ciò conosceremo espressioni di una cultura in cui le dimensioni umane e divine s'incrociano, è vero, ma sempre secondo un processo logico (per quei tempi).

Nel lavoro vi sono parti introduttive sull'argomento della medicina e dei medici. Utile è la lista dei prodotti usati nelle ricette con le loro caratteristiche medicamentose, alle quali può riferirsi il lettore, e una lista di questi ingredienti in ordine 'alfabetico' geroglifico. Purtroppo una buona parte di vegetali e minerali è ancora ignota, per cui il quadro di molte ricette è incompleto per la 'verifica' della loro utilità e dei loro obbiettivi.

Il resto è diviso in due sezioni. La prima è dedicata alla traduzione del testo rispettando i 'fogli' del papiro. La seconda contiene il testo geroglifico per documentazione ed eventuali verifiche da parte del lettore. [1]

Infine il mio intento è stato di far conoscere in lingua italiana un documento dell'antico Egitto che rivela il grado di competenza e di etica del mondo medico di quell'epoca. Nello stesso tempo, si entrerà in un campo 'privato' delle malattie e delle infezioni che affliggevano un popolo, apparentemente 'perfetto' per le sue manifestazioni artistiche e culturali, ma molto vicino a noi, *mutatis mutan*dis, per i suoi malesseri fisici.

Pietro Testa

Napoli 2019

---

[1] La scrittura geroglifica è ottenuta con il software JSesh messo a disposizione gratis da Serge Rosmorduc, un sistema perfetto e adattabile alle varie esigenze.

CAPITOLO 1

I PAPIRI MEDICI E LA SALUTE

1.1. Generalità

L'antica medicina egiziana appare poco conosciuta: o si ignorano alcuni meriti essenziali, o si attribuiscono a essa meraviglie non testimoniate. Per questa ragione conviene porre un po' di ordine, iniziando dalle fonti.

Queste ci sono pervenute in buon numero e si possono distinguere in tre categorie: papiri, testi epigrafici e mummie, che c'informano rispettivamente sulla scienza medica, sullo status sociale dei medici e sul mondo dei malati.

A queste fonti si agganciano altre indirette, come testi letterari o notizie tramandate da storici greci e romani.

1.2. I papiri medici

I papiri medici che trattano vari campi della medicina sono una decina ed è bene darne un quadro (dei più conservati) per rendersi conto, seppur brevemente, della loro sfera scientifica.[1]

Le fonti mediche più importanti sono:

Papiro Ebers, datante la XVIII dinastia, forse redatto durante il regno di Amenophis I. [2]

---

[1] I 'nomi' dei papiri derivano dalla località di provenienza, o dallo scopritore, o dall'acquirente, o dallo studioso, o dal museo in cui sono conservati.

[2] Per le date vedi Annesso, Dinastie dell'antico Egitto.

Cardiologia, disordini mentali, contraccezione, gravidanza e altri argomenti di ginecologia, disordini intestinali, parassiti, problemi oculari, di pelle e di dentizione, trattamenti chirurgici di ascessi e di tumori, fratture e bruciature.[3]

Papiro Edwin Smith, redatto o copiato, nella XVII o XVIII dinastia.
Ferite, fratture, dislocazioni o tumori. A differenza degli altri trattati il testo adotta un approccio razionale e scientifico alla medicina senza ricorso alla magia. È l'unico documento che usa la parola 'cervello' stabilendo il legame tra esso e le funzioni del corpo.[4]

Papiro Hearst, proveniente da Deir el-Ballas (1899).
Note di un medico in esercizio nella XVIII dinastia che impronta i suoi rimedi su varie opere, tra le quali il Papiro Ebers. Sono trattati temi principalmente sui problemi urinari, di sangue, di capelli e di morsi.[5]

Papiro di Berlino, proveniente da Saqqara, datante la XIX dinastia.
Simile al Papiro Ebers.[6]

Papiro di Londra, datante la fine della XVIII dinastia.
Formule magiche come rimedio per i malanni.[7]

Papiro Carlsberg VIII, XIX-XX dinastia.
Malattie oculari e gravidanza.[8]

Papiro Chester Beatty, circa 1200 a.C.
Magia e trattamenti di emicranie e disturbi rettali.[9]

---

[3] Ebers G., *Papyrus Ebers*, Leipzig, 1875.
[4] Breasted J. H., *The Edwin Smith Surgical Papyrus*, 2 voll., Chicago, 1980.
[5] Reisner G. A., *The Hearst Medical Papyrus*, Leipzig, 1905.
[6] Wreszinski W., *Der grosse medizinischer Papyrus des Berliner Museums*, Leipzig, 1909.
[7] Wreszinski W., *Der Londoner medizinischer Papyrus und der Papyrus Hearst*, Leipzig, 1912.
[8] Iversen E., *Papyrus Carlsberg n.VIII*, Kobenagen, 1939.

Papiro Brooklin, circa XXX dinastia.
Rimedi contro i morsi dei serpenti, scorpioni e ragni.[10]

Papiri Kahun, circa 1800 a.C.
Trattamenti ginecologici, pediatrici e veterinari.[11]

1.3. Caratteristiche dei documenti

I papiri medici hanno avuto pubblicazioni e traduzioni di diverso valore: alcune frutto di collaborazioni fra filologo e medico; altre solo di filologi che possono definirsi buone o discrete. Le ragioni di tali valutazioni sono varie per le seguenti principali ragioni:
1- i termini anatomici erano noti al medico egiziano, ma spesso sono incomprensibili per noi;
2- gli stessi termini egiziani sono sovente arcaici e rari, per cui è difficile non poche volte stabilirne il significato comune;
3- nelle ricette le indicazioni di peso e capacità sono oggi accertate, ma non altrettanto dei nomi di vegetali o sostanze.

Riguardo al contenuto, i papiri medici possono dividersi in due categorie:
'*libri*' (in egiziano *mḏ3t, mejat*) contenenti una serie sistematica di casi trattati scientificamente;
'*sillogi*', o raccolte di capitoli dei 'libri', scritte da medici per uso proprio. Alcune sono sistematiche, altre no, comprendenti casi interi, e paragrafi con varianti di ricette.

Raramente nei 'libri', spesso nelle 'sillogi', vi sono casi scientifici affiancati dalla magia.

In genere il testo si rivolge al medico discente con il 'tu', secondo l'uso degli insegnamenti sapienziali. Con 'egli' o 'uomo' è sottinteso il paziente.

Ogni caso, in genere, appare presentato sistematicamente con quattro punti: titolo, esame, diagnosi, e cura/trattamento.

---

[9] Jonckeere F., *La médecine égyptienne* N.2, *Le payrus médical Chester-Beatty*, Bruxelles, 1947.
[10] Sauneron S., *Le papyrus Illustré de Brooklin*, Oxford, 1970.
[11] Griffith F. Ll., *Hieratic Papyri from Kahun and Gurob*, London, 1948.

Il ***titolo*** può essere 'Istruzioni concernenti ...', oppure 'Prescrizione per ...' e segue la descrizione del male, sommaria o estesa, e nel secondo caso gli ingredienti della ricetta.

L'***esame*** si fondava sul concetto di malattia intesa come il contrario della buona salute, quindi uno squilibrio dovuto in genere a possibili agenti malvagi.

L'esame del malato avveniva con l'osservazione visiva, interrogazione, odorato, palpazione dei tessuti e degli organi, temperatura e pulsazione.

Lo steso esame si basa sulla distinzione abbastanza precisa delle parti anatomiche esterne e interne del corpo umano. Riguardo la funzione degli organi, era teoria diffusa secondo cui dal cuore si dipartivano i vasi afferenti a tutti gli altri organi, aria, acqua, sangue e altri fluidi. Infine, anche se la funzione del cervello era ignorata, esisteva una cauta consapevolezza dei riflessi nervosi da esso dipendenti. Completamente sconosciuta era la funzione del sangue.

La ***diagnosi***, nel caso dei papiri chirurgici, è molto precisa data la realtà del malanno. Nei papiri medici, nel caso di malattie di origine lontana, si limita in genere alla semplice sintomatologia, ricercando la causa nella nutrizione, nel fiato, o addirittura in forze magiche. Quindi, spesso nei casi di medicina vera e propria i risultati dell'esame sono ripetuti nella diagnosi in semplice tautologia. Comunque risalta il metodo scientifico nella distinzione tra esame e diagnosi.

Questa si conclude naturalmente con la prognosi, espressa dalle formule 'è un male che io combatterò', oppure 'un male che non posso combattere'. Il secondo caso non è seguito da alcuna prescrizione, ma qualche volta da una cura.

La ***prescrizione***, nei casi chirurgici, prevede l'uso del bisturi solo per i tumori, e del fuoco per cauterizzare. Non conosciamo il significato dei diversi nomi dei bisturi, ma è verosimile che si usassero vari tipi di lame di bronzo, o forse in selce o ossidiana.

Per le fratture era consigliata l'immobilizzazione e l'applicazione di emollienti o decongestionanti con bendaggi. Per le ferite compare lì applicazione della carne fresca e l'asportazione dei tessuti necrotici. Per le abrasioni, lacerazioni e infiammazioni della pelle, si prevedevano impasti mucillaginosi i cui costituenti principali erano l'incenso e l'acacia.

Per le cure mediche le prescrizioni consigliavano in genere il riposo, una dieta adatta, e una serie di rimedi. Questi sono costituiti per lo più da vegetali (tutta la flora egiziana era sfruttata, e anche qualche vegetale estero), di rado minerali, e mai veleni. Vi è poi una serie d'ingredienti che fungono da veicoli, come la birra, il vino, il miele, il latte, i grassi animali, sangue, midollo, unguenti, cera, argilla. Queste sostanze sono quasi sempre adatte allo scopo terapeutico, seguendo un criterio di scienza naturale e mai in ragione di presupposti religiosi o filosofici. La forma del rimedio è liquida, sotto forma di pappa, di pillola, focaccia, cataplasma.

Per la preparazione, le ricette sono semplici o complesse, formate da più singole. Possono essere qualitative o quantitative, riportanti parti o misure specifiche. Alcune volte sono completate da istruzioni per la preparazione e l'assunzione da parte del malato (talvolta con l'aiuto di formule magiche e incantesimi).

Le sillogi presentano, sotto il titolo, la ricetta principale e delle varianti ('altra prescrizione'), nel caso di una diagnosi incerta, che offrono la possibilità di varie cure per stabilirne la più efficace, fino al miglioramento del paziente.

Inoltre nelle ricette vi sono quelle definite 'prescrizione veloce' e semplicemente 'prescrizione', forse di effetto più lento, a parte quelle prescritte in una determinata stagione o per l'età del malato. Infine qualche ricetta è accompagnata da annotazioni circa la sua efficacia o altre caratteristiche accertate per esperienza.

Bisogna notare che la cura, sia chirurgica sia medica, non prevede mai l'intervento, limitandosi ad aiutare la natura. Questo criterio è razionale di fronte alle scarse possibilità della tecnica chirurgica e alle limitate conoscenze diagnostiche.

La scienza medica egiziana si elaborò nell'ambiente culturale laico dell'Antico Regno. Dopo non si fece gran che di essenziale, se non arricchire il patrimonio delle ricette.

Riguardo alle ricette, ne diamo alcuni esempi in cui sono conosciuti gli ingredienti.

Prescrizione 672, foglio 81
Variante di prescrizione per '*ammorbidire la rigidezza di qualsiasi membro*':

Ingredienti
Mirto: 1 → antinfiammatorio;
grasso di bovino: 1 → ammorbidente;
fave: 1 → anemia;
81.20
incenso: 1 → artriti.
Trattamento
Bendare su ciò.

Il composto è espresso in quantità 'uniche' *ad libitum* ed era applicato su un membro del corpo, e fasciato.

Prescrizione 12, foglio 3
Variante di prescrizione per la costipazione:
Ingredienti
3.19
Vino: 1 → notoriamente benefico per l'intestino;
3.20
miele: 1 → sistema immunitario, e dolcificante;
3.21
fieno greco: 1 → sfiammante delle mucose dell'intestino.
Trattamento
3.22
Filtrare e bere in 1 giorno.

Prescrizione 15, foglio 4.
Variante di prescrizione per spasmi
Ingredienti
4.18
Malachite: 1 → antispastico e calmante.
4.19
Trattamento
4.20
Macinare finemente, dare la forma di una focaccia di pane,
4.21
e farne 3 pillole. Sia mangiato da parte del paziente
4.22
ingoiando con birra dolce (birra trattata con dolcificante come carrube o miele).

Prescrizione 19, foglio 6.

Variante di prescrizione per costipazione (riportato genericamente con 'ventre'.

Ingredienti
6.3
Foglie di ricino: 1/4 *ro* (80 ml.) → lassativo
6.4
datteri tagliati: 2 1/2 *ro* (800 ml.) → antinfiammatorio
6.5
zigolo dolce: 1/16 *ro* (20 ml.) → controllo diarrea
6.6
radici di brionia bianca: 1/16 *ro* → forte lassativo
6.7
piretro: 1/16 *ro* → antisettico
6.8
birra densa: 1/32 *ro* (0,15 litri) → depurativo.
Trattamento
6.9
Fare riposare alla rugiada, filtrare e bere per 4 giorni

1.4. Salute

Per la buona salute valevano poche ed efficaci regole: lavarsi il corpo, la bocca, i denti, il viso al mattino, e le mani prima dei pasti; tenere in ordine unghie e capelli; cambiare spesso le vesti.

Per queste ultime, a causa del clima e dell'ambiente, erano utili vesti semplici, come delle tuniche, lunghe o corte, e un panno triangolare che cingeva i reni e proteggeva le parti intime, nonché un largo fazzoletto (tutti sempre di lino, lavati e stirati). [12]

L'alimentazione, fin dall'inizio dell'epoca storica, era abbastanza completa: al mattino una leggera colazione, a mezzogiorno un pasto leggero e un riposino; al tramonto la cena.

Si dormiva dall'apparire delle stelle fino all'alba, su un letto di fibra ritorta di papiro, fornito di materasso e lenzuola di lino, e di un poggiatesta rigido (formato da una base e una mezzaluna atta a ricevere il capo) che evitava il sudore della testa. Gli antichi Egiziani furono gli inventori del letto, arredo essenziale in case infestate da scorpioni, insetti e serpenti.

---

[12] Un grande esempio è il corredo tessile dell'architetto Kha nel Museo Egizio di Torino.

Infine per lavare il corpo e la biancheria, e disinfettare, erano usati, l'acqua, incensi e salnitri di vario genere. Per evitare processi infiammatori della pelle, erano utili oli e unguenti.

Il buon grado di sanità fisica e psichica era dovuto anche al clima abbastanza asciutto, e una diffusa pratica sportiva, come la caccia, la pesca con l'arpione, esercizi ginnici (lotta, uso delle armi), nuoto, remate, a parte le attività di caccia e pesca delle classi meno elevate, comunque giovevoli alla salute.

Con tali usanze, l'antico Egiziano si augurava di campare 'fino a 110 anni'. Tale traguardo era illusorio, poiché la durata media della vita era intorno ai 40-50 anni. Ciò si deduce dall'esame dei reperti antropologici, dalle fonti letterarie che descrivono con precisione gli acciacchi della vecchiaia e dai papiri medici che lasciano comprendere quanto l'Egiziano avesse bisogno del medico anche nei verdi anni della sua vita.

1.5. Patologie maligne. Generalità

Gli antichi Egiziani ritenevano che il corpo umano contenesse dei *metu* (*mtw*), considerati come i portatori di fluidi corporei che potevano essere soggetti a ostruzioni che generavano uno stato di malattia nell'organismo.

In effetti i medici egiziani non erano molto dalla realtà, poiché il nostro corpo si può paragonare a un territorio attraversato da fiumi e affluenti che rendono il suo funzionamento dipendente da ciò che ingeriamo, influenze esterne come infezioni e traumi dei quali, come pensavano gli antichi Egiziani, non trattabili come del resto ancora oggi per determinate patologie.

Il *met* (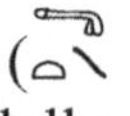 *mt*) può essere interpretato come veicolo della respirazione e delle lacrime, canale ghiandolare o spermatico, legamento, muscolo, vena, e comunque di quei liquidi che scorrono in esso, come il sangue (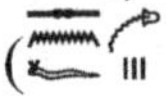 *znf*) e l'urina (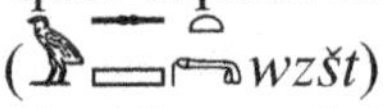 *wzšt*). Questi *metu* erano assimilati come rappresentativi degli affluenti del Nilo.

Essi erano i portatori di nutrienti e malattie seminando le sostanze. Tutti i *metu* partono dal cuore e hanno una loro unione intorno all'ano, in cui convergono: se questo si ostruiva, generava patologie di tutte le specie. Alcune volte queste presentano comprensibili diagnosi, ma frequentemente sono descritte con il termine generico *ukhedu* (*wḫdw*) o *aaa* (*ꜥꜢꜥ*). Queste erano considerate come sostanze maligne portatrici di malanni e trasmettitori di dolori e patologie.

I *metu* potevano contenere aria, acqua, feci, sangue, urina, sperma o muco.

Gli *ukhedu* erano considerati come agenti di dolore e malattia. Essi si originavano da un processo putrescente nell'intestino e queste sostanze circolavano nel corpo insediandosi in esso. La loro rimozione era vitale e si ricorreva a purganti in modo da purificare l'organismo. Secondo, quindi, la scienza medica egiziana, gli *ukhedu* e gli *aaau* erano degli agenti provocatori di patogeni.

Nel papiro Ebers gli *aaau* sono menzionati 28 volte e ciò potrebbe essere causato da un parassita che generava un'infezione come l'anchilostomiasi. Ma ciò è piuttosto dubbio poiché non vi sono riferimenti all'ematuria nelle 15 prescrizioni menzionanti *aaa*: del resto gli antichi Egiziani non potevano identificare parassiti microscopici. L'unico riferimento possibile all'ematuria si trova nella prescrizione n°49 del papiro Ebers, comparendo la presenza dell'urina.

Nonostante l'impossibilità di identificare parassiti microscopici, i medici spesso diagnosticavano correttamente la causa di una malattia in un verme.

Del resto se il determinativo geroglifico ( ) è un pene eiaculante, il sostantivo indica realmente la schistosomiasi come infezione presente nell'antico Egitto.

1.6. I tumori: problematiche d'interpretazione e identificazione

Il papiro Ebers ha una serie di prescrizioni (nn. 857-877) che trattano tumori e gonfiori.

Il termine *shefut* (*šfwt*) è tradotto comunemente con gonfiore, derivando dal verbo *šfi*, gonfiare; gonfiarsi. Però potrebbe essere anche un contenitore di liquido, includendo l'ascesso, o *henhenet* (*ḥnḥnt*) e *aat* (*ꜥꜢt*) indicanti dei tumori. Poiché *aaa* è considerato come un influsso maligno causante malattia, *aat* può essere interpretato come ultimo stadio, cioè il tumore.

Questo tumore *aat* sembra essere considerato una massa benigna, un polipo, una cisti sebacea, una vena varicosa e un aneurisma. Il papiro Ebers enumera gli aneurismi di arterie periferiche, ma non dell'aorta. Bisogna ricordare che nella mummificazione si rimuovevano gli organi intratoracici e addominali, restando resti dell'aorta e delle sue principali ramificazioni. Nello studio delle mummie si è presentata molte volte la presenza dell'arteriosclerosi.[13]

L'incidenza del cancro e dei tumori nell'antico Egitto sembra essere stata non molto alta per varie cause, come la breve durata della vita e i fattori esterni.

Il fattore dieta è davvero difficile da considerare per le persone appartenenti alla classe agiata che avevano accesso a carne bovina e vino e ad altri alimenti diversi da quelli del basso ceto della società. La rilevanza per l'incidenza del cancro in questa differenza d'alimentazione è veramente incerta.

Il tipo di vita, sedentario o più attivo, è un altro fattore di discussione, in quanto la numerosa classe operaia dell'antico Egitto era più esposta alle infezioni mentre lavoravano all'aperto, specie se a contatto con l'acqua del Nilo, fonte di agenti patogeni.

Gli studi sui resti umani, mummificati o meno, indicano una possibile piccola incidenza di cancro nell'antico Egitto, anche se i casi rilevati indicano che esistevano modelli a cui la malattia può essere collegata. Questo si riferisce sia alla posizione dei tumori trovati nei corpi che alle funzioni interessate.

Per quanto riguarda il 'pus' o 'bile', frequentemente menzionati, l 'acqua' o il 'liquido all'interno della sacca' possono, in alcuni casi, essere una linfa che ha bloccato i linfonodi, influenzando la circolazione linfatica generale. Ciò può essere causato da ereditarietà genetica o infezione da una puntura di zanzara nei climi tropicali (la causa più probabile in Egitto, e ancora endemica in Africa), o un trauma che distrugge i linfonodi e impedisce alla circolazione linfatica di essere fluida in tutto il corpo.

Quando si verifica una potente infezione, come ittero, cirrosi, epatite, il cancro al fegato può insorgere. Gli antichi Egiziani non usavano

---

[13] Ruffer, M. A. *Studies in the palaeopathology of Egypt,* 1921, Chicago, University of Chicago Press.

la stessa nostra terminologia medica e quindi abbiamo difficoltà a identificare una patologia esatta dai sintomi descritti.

Poiché il fegato si liquefa prima che la disidratazione sia completata, le metastasi epatiche non possono essere rilevate e queste sono le più comuni e prime manifestazioni di metastasi da tumori gastrointestinali. La diffusione secondaria (metastasi) delle cellule tumorali dal tessuto molle allo scheletro è la causa più comune di cancro alle ossa e queste si verificano più spesso nelle persone di età superiore ai 50 anni.

Nel papiro Ebers (nn. 477-481) le malattie del fegato compaiono tra le malattie della pelle, come l'ittero che ha cambiato il colore della pelle, a causa di uno stato patologico nel fegato.

Se le prove per i casi cancerogeni tra gli antichi Egiziani sono quasi irreperibili, ciò potrebbe spiegare l'apparente bassa incidenza di questa malattia nei resti antichi. È anche possibile che manchi la prova perché il cancro era in realtà meno prevalente che nelle società attuali. Tuttavia, in questo caso, come possiamo spiegare che il papiro Ebers ha così tante prescrizioni per il trattamento dei 'gonfiori' che sono interpretati come tumori?

C'è motivo di pensare, dagli studi eseguiti sul papiro Ebers, che l'oncologia fosse una realtà nell'antico Egitto. Gli antichi medici egiziani avevano già alcune informazioni che consentivano loro di diagnosticare e trattare i tumori, sebbene le fonti letterarie non descrivessero chiaramente come distinguere un ascesso da una pustola o una neoplasia.

CAPITOLO 2

LA CLASSE DEI MEDICI

2.1. Il medico e le specializzazioni [1]

La professione del medico era distinta in generici e specialisti. Infatti il termine 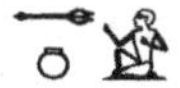 *zwnw*, indicava il 'medico generico', mentre accanto a esso compaiono medici specializzati, come 'medico della testa', 'degli occhi', 'dei denti', 'del ventre', dell'ano', ecc. Questa classificazione coincide del resto con l'organizzazione della materia nei papiri.

La stessa struttura della corporazione di medicina indica che vi dovevano essere altre categorie del genere: medici teoretici e pratici; chirurghi; veterinari. Questi ultimi già esistevano fin dall'Antico Regno, essendo i bovini parte integrante della ricchezza del paese, per poi passare nel Medio Regno quando i cani di razza divennero di gran moda, e infine nel Nuovo Regno quando comparve il cavallo. Del resto non mancano trattati di veterinaria.

L'esistenza di una gerarchia nella professione è comprovata da un gruppo di titoli configuranti un dicastero della sanità, bipartito come tutti quelli dello stato, in settentrionale e meridionale, sotto la direzione di un 'Grande dei medici dell'Alto Egitto' e un 'Grande dei medici del Basso Egitto'. Seguivano dei gradi inferiori, come 'grande dei medici', 'ispettore dei medici' e 'soprintendente dei medici'.

---

[1] Jonckheere F., *Le cadre professionnel et administratif des médecins égyptiens*, CdÉ, 1951, pag. 237 segg. ; Lefebvre G., *Essai sur la médecine égyptienne de l'époque pharaonique*, Paris, 1956.

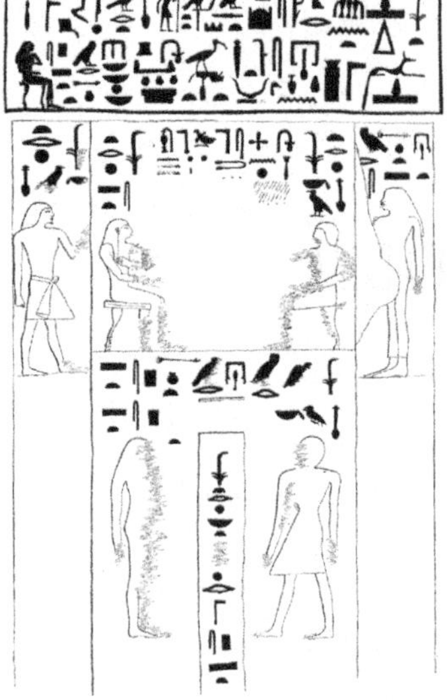

Abbiamo un esempio, poi, di dottoressa. A est della Sfinge il nobile Akhethotep si fece costruire una tomba a mastaba.[2] La madre del funzionario, tra l'altro soprintendente degli scribi della piramide di Kheope, si chiamava 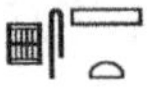 *psšt*, Peseshet, ed era 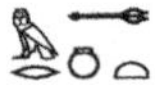 *ỉmy*(*t*)-*r3* *zwnwt*, direttrice delle dottoresse, e  *ḥm*(*t*)-*k3*, sacerdotessa funeraria. Nel sepolcro vi è una 'falsa porta' a lei dedicata in cui sono elencati questi titoli.[3]

Questo documento ci informa che già nell'Antico Regno esistevano delle dottoresse a fianco dei loro colleghi. Purtroppo anche se a tutt'oggi questo è l'unico esempio di professione medica femminile nell'antico Egitto, ciò ci apre una finestra sulla libertà culturale della donna egiziana.

Inoltre esistevano anche gerarchie locali, stando ai titoli 'soprintendente della casa della salute' e 'soprintendente della segreteria della guarigione nel tempio di Thoth', evidentemente riferiti a organizzazioni ospedaliere.

Non sono rari i rapporti tra medici e collettività, come nell'ambito dei templi, di colonie agricole e minerarie, di comunità artigianali presso le grandi necropoli, e delle forze armate. A proposito di queste ultime, sicuramente sui campi di battaglia i medici aumentavano la propria esperienza nella cura dei feriti.

Molto frequente è la qualificazione meritoria, come il 'medico di Palazzo', attribuita a professionisti addetti alla salute del sovrano e della casa reale. È da notare che solo questa categoria di dottori era aggregata alla Casa della Vita, [4] scuola di tutte le scienze in cui essi formavano evidentemente una sezione di medicina teorica.

---

2 *PM* III^{2}, parte I, 284 (V-VI dinastia); Hassan S., *Excavations at Giza*, I (1929-1930), Oxford, 1932, 73 segg.

3 L'immagine: Hassan, op. cit., 85; fig. 143.

4 Gardiner A. H., *The House of Life, JEA* XXIV, 1938, pag.157 segg.

La fama dei medici egiziani, in particolare quelli ‘di Palazzo’, è riporta dagli autori classici greci e romani. Questi specialisti erano conosciuti e richiesti dai sovrani egiziani e stranieri. Un principe siriano si fece visitare da Neb-Amon, medico del re Amenophis II; dottori egiziani furono chiamati da principi dei Mitanni, dal re Khattusili degli Ittiti; Ciro il Persiano chiese un dottore al re Amasis; e così via, fino all’epoca dei Romani.

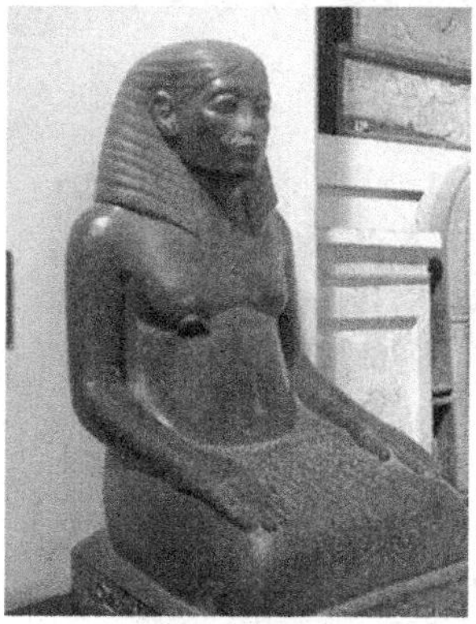
Amen-hotep

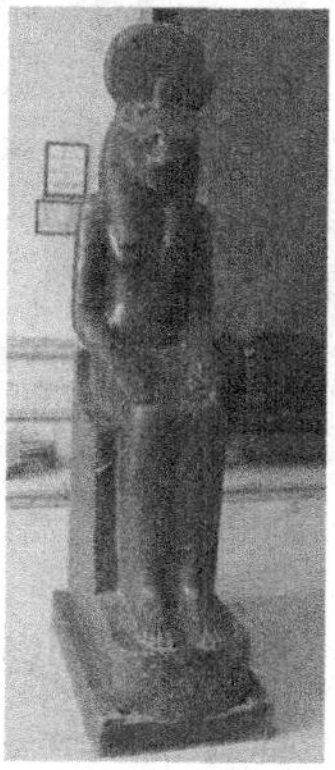
Sekhmet

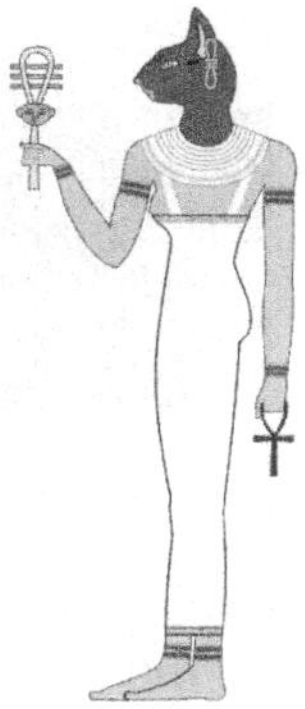
Bastet

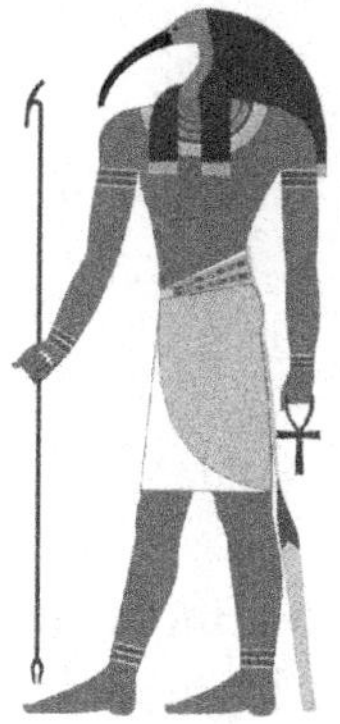
Thoth

Il prestigio di un ‘medico di Palazzo’ era legato anche ad altre attività. Esempi famosi sono: Im-hotep, architetto del re Joser (III dinastia) che edificò il bellissimo complesso funerario a Saqqara; Amen-hotep, figlio di Hapu, architetto del re Amenophis III (XVIII dinastia). [5] Entrambi, in epoca tolemaica divennero semidei della medicina, e Im-hotep addirittura fu identificato dai Greci con Asklepios.

A parte questi casi, medici e chirurghi erano generalmente sacerdoti della dea Sekhmet, [6] figlia del sole Ra nel mito, rappresentata quasi sempre come donna leontocefala. A Tebe s’identificava con Mut, moglie di Amon, divinità suprema nel Medio e Nuovo Regno. Nel cortile del tempio di Mut a Karnak, erano allineate oltre settecento statue della dea. A Bubastis nel Delta, la dea Bastet, che si manifestava nella gatta, anche era patrona dei medici in epoca Tarda.

---

[5] Statua di Amen-hotep – Museo archeologico del Cairo (Foto dell’autore-1982).
[6] Statua di Sekhmet – Museo archeologico del Cairo (Foto dell’autore-1985).

Infine, come ogni sapiente dedito ai libri, il dottore era devoto a Thoth, il dio di Hermu polis, patrono di ogni attività intellettuale e della scrittura.

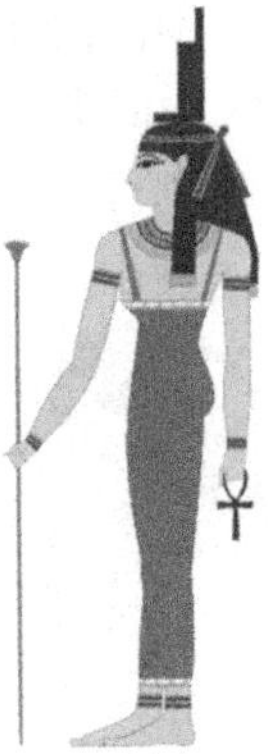

Iside

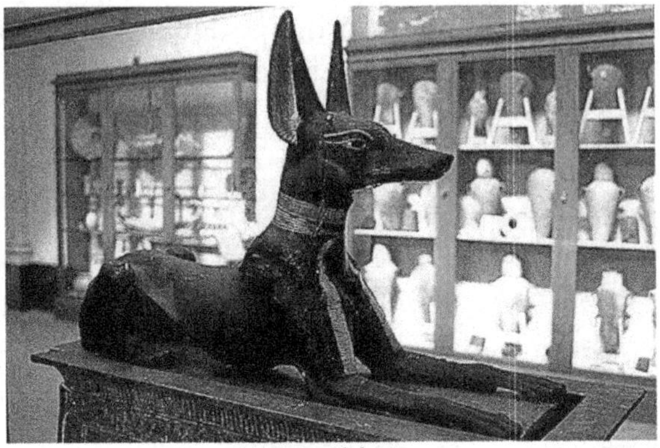

Anubis

Per le conoscenze di magia che anche si richiedevano ai medici, essi erano legati alla dea patrona della magia: Iside. Un'altra attività in cui troviamo il medico è di sacerdote ritualista, lettore dei testi funerari durante la cerimonia d'inumazione, da cui un legame con Anubis, [7]divinità che presiedeva al funerale (a parte la mummificazione). Non rari sono legami al dio lunare Khonsu, a Amon, e a Ptah di Menfi.

Anche se è presumibile che i medici avessero degli assistenti, è certo invece che nei centri della disciplina, scuole e sanatori, vi era un personale di farmacia gerarchizzato.

Sulla morale del medico, basta un esempio del Medio Regno proveniente da Hatnub:[8]

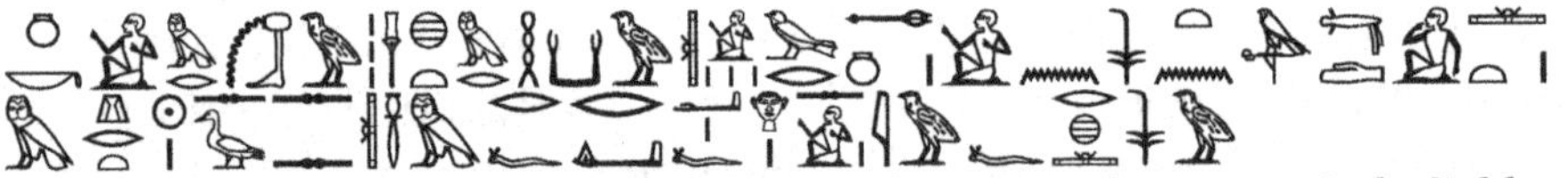

"Io sono colui che è soprintendente dei sacerdoti 'puri' di Sekhmet, soprintendente dei maghi, Grande medico del re, che legge il libro

[7] Anubis accosciato – Museo archeologico del Cairo (Foto dell'autore-1984).

[8] Sethe K., *Untersuchungen zur Geschichte und Altertumskunde Aegyptens*, VIII Band, Leipzig, 1924, pag. 34, Testo 15.

[9]*giornalmente, che veglia sul suo malato, e ponendo la propria mano sull'uomo, lo capisce*"

Del resto vedremo nel Papiro Ebers, oggetto di questo lavoro, alcune sfumature che rivelano l'attenzione del medico per il paziente.

[9] Di medicina.

CAPITOLO 3

IL PAPIRO EBERS

3.1. Un po' di storia

Nell'inverno del 1872 l'egittologo tedesco Georg Ebers entrò in possesso del papiro che porta il suo nome. Mentre scavava nei pressi di Tebe, l'egittologo fu avvicinato da un ricco Egiziano che lo aveva raggiunto da Luqsor per incontrarlo. Quando l'Egiziano fece vedere a Ebers un papiro e una moderna statuetta di Osiride, costui prudentemente disse al visitatore che avrebbe pagato in moneta contante qualsiasi cosa antica, ma non certo quelle cianfrusaglie.

L'Egiziano sparì, per poi apparire il giorno seguente portando a Ebers una cassetta di metallo. Nel suo interno, avvolto da stoffe di mummia, vi era un papiro in perfetto stato di conservazione, con scrittura in rosso e nero così vivida da sembrare scritta il giorno prima. Un calendario sul retro della prima pagina indicava la data che risaliva a un migliaio d'anni prima di Cristo.

Ebers rimase incerto poiché non sapeva se l'Egiziano si rendeva conto del valore del reperto. La comparsa di un ricco compatriota, Herr Gunther, risolse la questione del prezzo, e Ebers in pochi giorni ritornò in Germania per depositare il prezioso manoscritto nella biblioteca dell'università di Leipzig.

In poco meno di tre anni l'egittologo non solo tradusse il papiro in tedesco ma produsse un suo facsimile in 3 volumi, coadiuvato dall'amico Stern che arricchì l'opera con un dizionario geroglifico.[1]

---

[1] Ebers G., *Papyros Ebers*, 3 voll., Leipzig,1875.

3.2. Caratteristiche e argomenti del documento

Il papiro fu scritto durante il regno di Amenophis I (XVIII dinastia). È lungo 18.63 m. e alto 30 cm., contiene 110 pagine' numerate, anche se mancano alcune cifre e sono presenti errori di ordine numerico. Il documento è formato da 48 fogli di papiro incollati. Le colonne 103-110 sono scritte nel retro delle colonne 102-94. Sul retro della colonna 1 vi è il calendario che include l'apparizione di Sothis nel IX anno di regno del re Amenophis I. Infine il papiro contiene 877 prescrizioni con circa 80 malanni e loro trattamento.

La scrittura è del tipo ieratico, di buona calligrafia. L'inchiostro rosso è usato per l'inizio dei capitoli, per le rubriche, i nomi dei malanni, e in molti casi i pesi e dosaggi dei rimedi, mentre l'inchiostro nero è per il testo. Il testo è a colonne verticali. Diamo qui sotto un esempio delle prime 3 righe del foglio 1 in ieratico e trascrizione geroglifica.

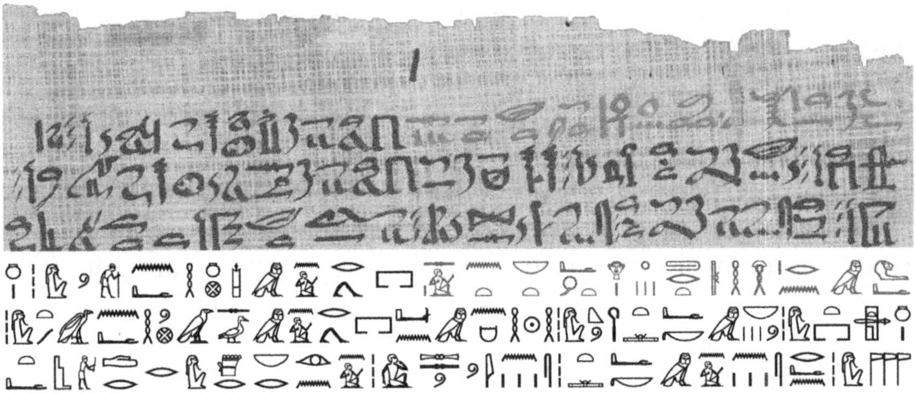

Per la maggior parte il papiro è dedicato ai trattamenti medici di malattie, con qualche inserto chirurgico. Le condizioni patologiche spaziano dalla puntura della vespa al morso del coccodrillo, da un semplice dolore a mali più importanti.

3.3. Il sistema di misure di capacità

L'unità di misura di capacità era il *ro* (𓂋 *r*) equivalente a 320 ml.

Il sistema base di misure di capacità era basato sulle parti dell'occhio sacro di Horus (𓂀 *wḏ3t*), secondo le seguenti parti o frazioni:

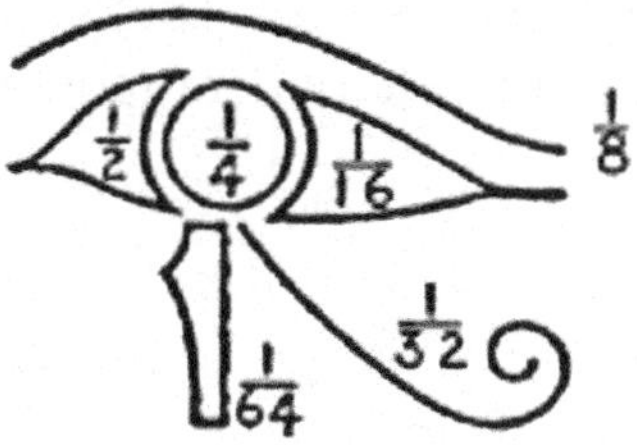

L'unità 1 *ro* (320 ml.) serviva da base per le altre suddivisioni in frazioni da 1/2 a 1/128, mentre 1 *henu* (*hnw)* = 480 ml.:

1/2 *ro* = 160 ml.
1/4 *ro* = 80 ml.
1/8 *ro* = 40 ml.
1/16 *ro* =20 ml. (poco più di un cucchiaio)
1/32 *ro* = 10 ml. (poco meno un cucchiaio)
1/64 *ro* = 5 ml. (1 cucchiaino)
1/128 *ro* = 2,5 ml.

Nel nostro papiro gli ingredienti delle ricette sono espressi in parti dell'occhio sacro o in altre frazioni.

Nell'antico Egitto vi erano poi le misure di capacità per gli aridi basate sull'unita *heqat* (*ḥḳ3t* staio) equivalente a 320 *ro* = 4,8 litri. Da esso deriva il sistema frazionario (sempre riferito all'occhio sacro):

1/2 *staio* = 160 *ro* = 2,4 litri
1/4 *staio* = 180 *ro* =1,2 litri
1/8 *staio* = 40 *ro* = 0,6 litri
1/16 *staio* = 20 *ro* = 0,3 litri
1/32 *staio* = 10 *ro* = 0,15 litri
1/64 *staio* = 5 *ro* = 0,075 litri

Infine, quando è indicata la cifra '1', significa una quantità generica *ad libitum*.

I vegetali erano usati secchi, essendo specificati quelli freschi. Delle sostanze semisolide si dovrebbe conoscere la densità per ricavarne la grammatura. In ogni caso esprimeremo l'equivalenza in ml.

Si avverte il lettore di non provare a 'esumare' qualche ricetta e provarla, non conoscendo l'esatto peso dei componenti.

CAPITOLO 4

LA FARMACOPEA ESCREMENTALE

4.1. Generalità

L'uso degli escrementi umani o animali era molto frequente nella farmacopea egiziana.

Questa pratica sembra a dir poco singolare per questo popolo per il quale la peggiore delle abominazioni era di dover mangiare le sue feci e bere le sue urine.[1]

I papiri medici sono datati per la maggior parte il Medio e Nuovo Regno, ma sembrano essere spesso delle copie di documenti più antichi. Essi sono redatti in medio egiziano e in scrittura ieratica.

4.2. Le urine

Tre termini egiziani (*mwyt, wstt, mtwt*) indicano questo soggetto.

1- ***mwyt***

Questa parola può essere tradotta sicuramente con 'urina', ed è utilizzata in questo senso in tutti i papiri medici. Sembra anche essere stato usata nella letteratura non medica ma sotto la forma *mwy*. Quindici papiri menzionano *mwyt* come droga.

I rimedi in cui uno degli ingredienti è l'urina servono per delle patologie molto diverse. Si trovano tre malattie esterne localizzate: un enfiagione, una bruciatura e una piaga; due patologie oculari delle quali una trichiasi; una malattia del ginocchio; un mal di denti, e altre sei malattie non meglio identificate.

---

[1] Testa P., *Libro dei morti egiziano. Libro per uscire nel giorno*, Harmakis Edizioni, 2018.

Questi rimedi sono utilizzati esclusivamente per via esterna tranne che in due casi per via anale. Comunque può trattarsi di una fumigazione, di un lavaggio, di un'unzione, di un bendaggio o, in modo più generale, di un'applicazione.

2- *wstt*

Questa parola è utilizzata solamente una sola volta. Possiamo chiederci se non si tratta di un errore di scrittura per una parola che s'imparenta a *wstt*, urina. O forse si tratta di un termine più generale designando un 'umore'. Il rimedio è applicato in bendaggio su un enfiagione.

3- *mtwt*

Questo termine è utilizzato una sola volta nella farmacopea. Classicamente, nei testi non medici, questo termine designa lo 'sperma' o un 'veleno' di un scorpione, di un serpente o di un'entità maligna.

Nel nostro papiro, è precisato che si tratta del *mtwt* di un giovane uomo e di una ragazza.

La traduzione di questo termine è difficile e sembra dovere restare un significato generale per 'scolo', 'umore'.

Questo rimedio è per una spina entrata in un membro, con questo 'scolo' applicato alla zona della lesione.

Da notare che, in due papiri su sei che curano lo stesso caso, il rimedio prevede l'uso di escrementi (*ḥsw*) di asino o di mosca.

4.3 Gli escrementi

Quattro termini si presentano per questo soggetto (*ḥsw, s3w, k3yt, ryt*).

1- ***ḥsw***

Questa parola frequentemente utilizzata nei papiri medici, designa materie fecali. È tradotta con 'feci', 'escrementi', 'deiezioni'. Il termine è utilizzato quando si parla dell'evacuazione delle feci e delle urine.

Le materie fecali così denominate sono di origine molto varia, contando ventidue origini differenti provenienti principalmente dal mondo animale.

Si nota l'esiguo uso delle urine animali rispetto a quello delle feci. Una spiegazione potrebbe essere la difficoltà di raccolta delle urine di un animale selvatico, al contrario dell'asino più domestico.

Le patologie che beneficiano di questa droga sono molto varie. Si presentano diciassette casi di malattia esterna tipo piaga, bruciatura, enfiagione e presenza di una spina; undici casi di morso di serpente; due casi di problemi ginecologici e ostetrici; una contraccezione; un aborto; cinque patologie dell'occhio; quattro casi di malattie riguardanti i vasi venosi; uno per calmare i vagiti di un neonato ed un trattamento neonatale; quattro malattie interne; tre riguardanti capelli o peli; sette casi di malattie non meglio identificate.

Come per le urine, le feci sono utilizzate essenzialmente nei rimedi esterni: bendaggio, unzione, applicazione esterna, fumigazione. Ma, in due casi si tratta di un rimedio vaginale e in due altri di una bevanda.

2-*s3w*

Il significato di questa parola è controverso, ma sembra che si tratti anche di 'feci', in particolare nei papiri medici.

Il suo impiego è molto più raro di *ḥsw*. Si nota che è utilizzato per designare una droga e non nella descrizione delle malattie.

Il termine appare in cinque papiri.

Le indicazioni terapeutiche sono: due patologie esterne, bruciatura e piaga; due patologie ostetriche e un tremore. L'uso di questi rimedi è sempre esterna: applicazione, bendaggio, fumigazione.

3-*k3yt*

Il termine è usato due volte con il determinativo di pustola (). La sua traduzione è incerta. Forse la sua origine *k3w* 'cibi', ma è da notare che questa parola non appare mai nei papiri medici all'infuori della farmacopea.

In un caso, il rimedio è applicato alle ciglia (trichiasi).

Nel secondo caso, sono proposte due istruzioni per l'uso. Uno utilizza un bendaggio dell'occhio, l'altro l'instillazione del rimedio nell'occhio (collirio?), mediante una piuma di avvoltoio. La malattia non è chiaramente identificata, ma sembra riferirsi a un velo della vista.

4- *ryt*

La traduzione esatta di questo termine non è chiara.

Nel quadro generale dei papiri medici, designa il 'pus' ed è menzionato frequentemente in diverse patologie. Invece, come droga, la parola si presenta una sola volta. La sua traduzione per 'escremento'di gatto tiene conto di un confronto con 'feci di gatto' (*ḥsw miw*).

4.4. Discussione

Non è facile spiegare la presenza della farmacopea escrementale, peraltro poco presente in percentuale, nei papiri medici egiziani.

Si potrebbe ipotizzare un effetto 'placebo' per un impatto psicologico.

Forse è più plausibile, tenendo conto del contesto culturale degli Egiziani, una questione magica. Nei papiri medici non è facile individuare il confine tra scienza medica e scienza magica, specialmente per delle patologie considerate soprannaturali.

I due papiri in cui il rimedio che utilizza delle feci è bevuto, si riferiscono a malattie non identificate con precisione, ma di cui si può intuire il carattere demoniaco.

Si può immaginare facilmente che, in questi casi, le feci sono potute essere utilizzate a titolo repulsivo nei confronti delle influenze maligne che avevano invaso il corpo del malato.

Secondo Lexa, « *l'esprit entré dans le corps du malade se nourrit des aliments pris par le malade, et c'est pourquoi il espère forcer l'esprit à quitter le corps du patient en lui donnant une nourriture aussi répugnante que le patient peut supporter* » [2]

Ci si può chiedere a questo punto la ragione del perdurare di tale uso nei secoli. O gli escrementi, in particolare l'urina, hanno degli effetti benefici e si sono imposti così in modo empirico; o il potere magico psicologico degli escrementi è una caratteristica universale, (utilizzazione di escrementi anche attestati in Cina) indipendentemente dal grado di evoluzione scientifica delle società.

---

[2] Lexa F, *La magie dans l'Egypte antique,*3 voll.,Paris,1923.

SEZIONE 1

TRADUZIONE DEL TESTO

IL PAPIRO EBERS

Foglio 1

1

1

1.1
Inizio delle formule dell'applicare le prescrizioni a ogni membro di una persona.[1]
"*Io sono uscito da Heliopolis insieme ai Grandi dei santuari,*[2]
1.2
signori della protezione e governatori dell'eternità che [mi] proteggono. Io sono uscito da Sais insieme alla madre
1.3
degli dei [3] *che mi hanno dato la loro protezione. Sono per me le formule magiche che ha creato il Signore del Tutto,* [4] *per debellare* [5]
1.4
i dolori (causati) da un dio o da una dea, da un morto o da una morta,[6]
e così via, *che sono in questa mia testa, in queste mie vertebre,*
1.5
in queste mie spalle, in queste mie carni e in queste mie membra, per distruggere il Calunniatore,[7]
1.6
capo di quelli che fanno penetrare il disordine in queste mie carni e la debilitazione in queste mie membra, entrando
1.7
in queste mie carni, in questa mia testa, in queste mie spalle, in questo mio corpo, e in queste mie membra. Io appartengo a
1.8
Ra, e egli ha detto:

---

[1] I periodi sottolineati sono in rosso nell'originale.
[2] Gli dei.
[3] La dea Neith. Queste divinità, figli della dea, sarebbero Ra, Sobek e Iside.
[4] Ra.
[5] Termine tecnico che s'incontra sempre nel nostro testo.
[6] Cioè: causati da queste entità.
[7] Il nostro Demonio.

"*Sono io che lo* [8] *proteggerò dai suoi nemici! È Thoth che sarà la sua guida, lui che ha stabilito la parola scritta,*
1.9
che crea la compilazione (delle formule), e da l'abilità ai sapienti e ai medici, a quelli che sono al suo seguito,[9]
1.10
per guarire colui che il dio desidera far vivere. Sono io che il dio ama e che mi fa vivere!"
Rubrica
Da dire quando
1.11
si applica una prescrizione su qualsiasi membro di una persona che è nello stato di malato.
Veramente efficace un milione di volte.

Commento

Questo testo indica l'origine divina delle formule guaritrici e presenta maghi e medici come detentori della loro arte e della loro abilità di Thoth, il dio benevolo incaricato da Ra di proteggere l'umanità. Nello stesso tempo, però, è un incantesimo di valore universale e la 'rubrica' esprime chiaramente questo concetto, assicurando la grande efficacia della formula.

2

1.12
Recitare la formula per sciogliere ogni bendaggio.
"*Fu sciolto colui che fu sciolto da Iside! Horus è stato sciolto da Iside dal male*
1.13
operato contro di lui da suo fratello (sic!) *Seth*
1.14
quando massacrò suo padre Osiride![10]
Oh, Iside,
1.15
grande di magia! Scioglimi e liberami da ogni cosa cattiva, malvagia e rossa, [11] *dal malanno (causato) da un dio, dal malanno (causato) da*

[8] Il medico.
[9] I suoi discepoli.
[10] Lo scriba ha fatto confusione di parentela. Horus era figlio di Iside e nipote di Seth, fratello di Osiride.
[11] Colore negativo, nel senso di 'spiacevole'.

una dea, da un morto, da una morta, da un avversario e da un'avversaria, [12] *che si*
1.16
pongono ostilmente in me, così come hai sciolto, così come tu sei stata liberata da tuo figlio Horus.[13] *Poiché io sono entrato*
1.17
nel fuoco e sono uscito dall'acqua, [14] *io non cadrò nella trappola di questo giorno. Io ho pronunciato (la formula)*
ed eccomi nello stato di bambino
1.18
e nello stato di giovane!
Oh Ra, parla con il tuo corpo! Osiride, grida a ciò che esce da te! [15]
1.19
Ra, parla con il tuo corpo, e Osiride grida a ciò che esce da te! Ecco, dunque io sono salvo da ogni cosa
1.20
malvagia, cattiva e rossa, dal malanno (causato) da un dio, dal malanno (causato) da una dea, da un morto,

Foglio 2

2

2.1
di una morta e così via"
Veramente efficace un milione di volte.

Commento

Si tratta di una formula magica di grande utilità per levare senza dolore una fasciatura. I due incantesimi dovevano agire con la loro potenza magica che agiva direttamente, mentre qualsiasi medicamento passava sotto silenzio o restava nel vago, come s'intuisce nella formula qui sotto.

---

[12] Allusione alle entità erranti e malefiche, divine o mortali.
[13] Nel senso di: ti sei liberata quando è nato Horus.
[14] Il fuoco della malattia e l'acqua del rimedio non possono nulla contro il malato, che spera di liberarsi della fasciatura, indicata con il termine 'trappola'.
[15] Riferimento alle secrezioni del cadavere.

3 Formula per bere un rimedio

"*Vieni*
2.2
prescrizione! Vieni e debella le cose [16] *in questo mio cuore e in queste mie membra! Potenti sono*
2.3
le formule magiche sul rimedio, e viceversa.
Devo ricordarti che Horus fu tradotto insieme
2.4
a Seth al grande palazzo di Heliopolis per essere interrogato riguardo i testicoli di Seth, [17] *e Horus sarà*
2.5
prospero come è prospero chi è sulla terra, e fa tutto ciò che gli aggrada come quegli dei che sono
2.6
là?"
Da dirsi quando si beve un rimedio.
Veramente efficace un milione di volte.

2a.7
4 Inizio della raccolta di prescrizioni
2a.8
per debellare i dolori del ventre – *Colite / meteorismo*

Ingredienti
2a.9
Piselli [18] mescolati a birra.
Trattamento
2a.10
Bere da parte del paziente.

2a.11
5 Altra (prescrizione) per il ventre se è malato – *Coliche / meteorismo*

Ingredienti

---

[16] Sottinteso: dannose.
[17] Riferimento alla lotta tra il dio e suo zio Seth, assassino di Osiride.
[18] *Pisum sativum.*

2a.12
Cumino [19]: 1/64 *ro* (5 ml.)
2a.13
grasso di codone [20]: 1/8 *ro* (40 ml.)
2a.14
latte: 1/16 *ro* (20 ml.)
Trattamento
2a.15
Bollire, filtrare e bere.

2a.16

6 Altra (prescrizione) – *Coliche / costipazione*

Ingredienti
2a.17
Fichi [21]: 1/8 *ro* (40 ml.)
2a.18
datteri del deserto [22]: 1/8
2a.19
birra dolce: 1/16 *ro* (20 ml.)
2a.20
Idem.[23]

2b.7

7 Rimedio per purgare [24] il ventre -*Costipazione*

Ingredienti
2b.8
Latte: 1/16 1/64 (8,6 litri)
2b.9
frutti intagliati di sicomoro: 1/4 *ro* (80 ml.)
2b.10
miele: 1/4 *ro*
2b.11
Trattamento
Bollire, filtrare e bere per 4 giorni.

---

[19] *Cumimum Cuminum.*
[20] *Anas dafila acuta.*
[21] *Ficus carica L.*
[22] *Balanites aegyptiaca.*
[23] Come sopra: bollire, filtrare e bere.
[24] Lett. aprire, separare.

2b.12
8 Altra (prescrizione) per fare in modo che si urini-*Ritenzione urinaria*

Ingredienti
2b.13
Miele: 1
2b.14
farina di polpa di carrube:[25] 1
2b.15
farina di assenzio [26]: 1
Trattamento
2b.16
Farne una supposta.

2b.17
9 Prescrizioni per fare urinare- *Ritenzione urinaria*

Ingredienti
Semi di fieno greco [27]: 1/8 *ro* (40 ml.)
2b.19
miele: 1/8 *ro*
Trattamento
Fare una cosa unica e mangiare.

Foglio 3

3

3.1
Ingoiare con
birra: 1/32 *ro* (10 ml.)
3.2
oppure vino: 1/64 *ro* (5 ml.)

---

[25] *Ceratonia siliqua.*
[26] *Artemisia Absinthium L.*
[27] *Trigonella foenum-graecum L.*

3.3

10 Altra (prescrizione)-*Costipazione*

Ingredienti

3.4
pianta *aam*: 1/8 *ro* (40 ml.)

3.5
polpa di carrube: 1/8 *ro*

3.6
fieno greco: 1/8 *ro*

3.7
miele: 1/32 *ro* (10 ml.)

Trattamento

3.8
Fare una cosa sola

3.9
che sia mangiata dal paziente in 1 giorno.

3.10

11 Altra (prescrizione) -*Costipazione*

Ingredienti

3.11
Miele: 1/8 *ro* (40 ml.)

3.12
fieno greco: 1/64 *ro* (5 ml.)

3.13
succo di datteri [28]: 1/64 *ro*

3.14
pianta *ghenghenet*:[29] 1/8 *ro*

3.15
unguento: 1/64 *ro*

Trattamento

3.16
Bollire e che sia mangiato

3.17
dal paziente in 1 giorno.

3.18

12 Altra (prescrizione) -*Costipazione*

---

[28] *Phoenix dactylifera L.*

[29] Simile alle cicerchie: vedi Foglio 9.17.

Ingredienti
3.19
Vino: 1
3.20
miele: 1
3.21
fieno greco: 1
Trattamento
3.22
Filtrare e bere in 1 giorno.

Foglio 4

4

4.1

13 Altra (prescrizione) -*Costipazione*

Ingredienti
4.2
Datteri freschi:1
4.3
sale del nord:1
4.3
shebebet [30]:1
Trattamento
4.5
Mescolare con acqua
4.6
e porre in una tazza. Porre i frutti di *ghenghenet*
4.7
su essa [31] e cuocere
4.8
in una cosa sola. Porre nell'interno
4.9
di un involucro o una ciotola.
4.10
Sia mangiata dal paziente al calore di un dito,

[30] Forse: mosto. *Drogennamen*, pag.489 segg.
[31] L'acqua.

4.1\
ingoiando con birra dolce.

4.12

14 Altra (prescrizione) -*Costipazione*

Ingredienti
4.13
Fieno greco: 1/8 *ro* (40 ml.)
4.14
miele: ¼ *ro* (80 ml.)
Trattamento
4.15
Macinare finemente e sia mangiato dal
4.16
paziente, ingoiando con birra dolce

4.17

15 Altra (prescrizione) –*Costipazione/spasmi*

Ingredienti
4.18
Malachite: 1
4.19
Trattamento
4.20
Macinare finemente, dare la forma di una focaccia di pane,
4.21
e farne 3 pillole. Sia mangiato da parte del paziente
4.22
ingoiando con birra dolce.

4.23

16 Altre prescrizioni per purgare il ventre

Foglio 5

5

Ingredienti
5.1
Pianta *uam*: 1
5.2
pianta *ineb*: 1
5.3
parte dell'albero *kesbet*: 1
5.4
miele: 1
5.5
pianta *shenfet*:[32] 1
Trattamento
5.6
Fare una cosa sola
5.7
e mangiare per 4 giorni.

5.8
17 Altra (prescrizione) -*Costipazione*

Ingredienti
5.9
Pianta *tiam*:1
5.10
datteri del deserto:1
5.11
cumino:1
5.12
fichi:1
5.13
polpa di carrube:1
5.14
unguento:1
Trattamento
5.15
Fare una cosa unica
5.16
che sia mangiata dal paziente

5.17
18 Altra (prescrizione)

---

[32] Forse la ferula, l'antico silfio.

5.18

per vuotare il ventre-*Costipazione*

Ingredienti

5.19

Latte di vacca:1

5.20

frutti intagliati di sicomoro:1

5.21

miele: 1

Foglio 6

6

Trattamento

6.1

Tritare finemente, cuocere e mangiare per 4 giorni.

6.2

19 Altra (prescrizione) per il ventre-*Costipazione*

Ingredienti

6.3

Foglie di ricino [33]: 1/4 *ro* (80 ml.)

6.4

datteri tagliati: 2 1/2 *ro* (800 ml.)

6.5

zigolo dolce [34]: 1/16 *ro* (20 ml.)

6.6

radici di brionia bianca [35]: 1/16*ro*

6.7

piretro [36]: 1/16 *ro*

6.8

birra densa: 1/32 *ro* (0,15 litri)

Trattamento

6.9

Fare riposare alla rugiada, filtrare e bere per 4 giorni.

---

[33] *Ricinus communis L.*

[34] *Cyperus esculentus.*

[35] *Bryonia dorica.*

[36] *Anacyclus pyrethrum.*

6.10

20 Altra (prescrizione) per eliminare i calcoli

6.11

nel ventre-*Calcolosi urinaria* [37]

Ingredienti

6.12

Coniza [38]:1

Trattamento

6.13

Bollire in latte di vacca

6.14

o birra dolce, e sia bevuta

6.15

da parte del paziente affinché espella

6.16

i calcoli che sono nel suo ventre.

6.17

21 Altra (prescrizione) per curare

6.18

il polmone

Ingredienti

6.19

Polpa di carrube: 1/64 *ro* (5 ml.)

6.20

birra dolce: 2/3 *ro* (213 ml.)

Trattamento

6.21

Fare riposare alla rugiada e sia bevuta da parte del paziente.

Foglio 7

7

7.1

[37] È lecito supporre che il termine *wrmyt* si riferisca ai calcoli renali o vescicali, tenendo presente che il termine 'ventre' può indicare l'albero urinario.

[38] *Conyza aegyptiaca L.*

per 4 giorni.

7.2

22 Altra (prescrizione) per vuotare il ventre

7.3

e fare scendere ogni cosa

7.4

cattiva che è nel corpo di una persona-*Costipazione*

Ingredienti
7.5
Fieno greco: 1/8 *ro* (40 ml.)
7.6
miele: 1/8 *ro*
7.7
datteri: 1/64 *ro* (5 ml.)
7.8
rizomi di zigolo dolce: 1/64 *ro*
Trattamento
7.9
Fare una cosa sola
7.10
e fare masticare per 1 giorno.

7.11

23 Un altro rimedio-*Costipazione*

Ingredienti
7.12
Latte: 1/2 *ro* (160 ml.)
7.13
agnocasto [39]: 1/32 *ro* (10 ml.)
7.14
pianta *aam*: 1/32 *ro*
7.15
pianta *tiam*: 1/32 *ro*
7.16
pinoli [40]: 1/16 *ro* (20 ml.)
7.17
zigolo dolce: 1/32 *ro*

---

[39] *Vitex agnus Castus L.*
[40] Forse il pino domestico (*Pinus pinea L.*).

7.18
bacche di ginepro [41]: 1/16 *ro*
7.19
incenso: 1/64 *ro* (5 ml.)
7.20
sale del nord [42]: 1/32 *ro*
Trattamento
7.21
Cuocere fino alla condensazione di 1/32 1/64*ro* (15 ml.)
7.22
Tu farai in modo che scenda

Foglio 8

8

8.1
il miele prima che si ritiri.
8.2
Riscaldare al calore di un dito e bere per 1 giorno.

8.3
24 Altra prescrizione per il ventre- *Ritenzione urinaria*

Ingredienti
8.4
Fieno greco: 1/4 *ro* (80 ml.)
8.5
polpa di carrube: 1/4 *ro*
8.6
assenzio: 1/4 *ro*
8.7
birra dolce: 1/32 1/64*ro* (15 *ro*: litri 4.8.)
Trattamento
8.8
Fare una cosa unica,
8.9
cuocere, filtrare e bere per 1 giorno: è per fare in modo
8.10
che il paziente urini

---

[41] *Juniperus communis L.*
[42] Sale marino.

8.11
ogni accumulo che è nel suo ventre.

8.12

25 Altra (prescrizione)per liberare il ventre e debellare
8.13
gli accumuli nel ventre di una persona-*Ritenzione urinaria*

Ingredienti
8.14
Semi di ricino.
Trattamento
8.15
Masticare e ingoiare
8.16
con birra affinché esca tutto ciò che è nel suo ventre.

8.17

26 Prescrizioni di rimedi per
8.18
urinare- *Ritenzione urinaria*

Ingredienti
8.19
Miele: 1
8.20
valeriana [43]: 1
8.21
assenzio: 1

Foglio 9

9

9.1
pinoli: 1
9.2
bacche di ginepro: 1
9.3

[43] *Valeriana officinalis L*

interno di mitilo d'acqua dolce: 1
9.4
cumino: 1
9.5
erba *aam*: 1
9.6
erba *tiam*: 1
9.7
sale del nord: 1
Trattamento
9.8
Confezionare come una supposta e metterla
9.9
nell'ano.

9.10
9.11
27 Altra (prescrizione) per regolarizzare l'urina e fare in modo che si evacui-*Ritenzione urinaria*

Ingredienti
9.12
Grasso di codone: 1/64 *ro* (5 ml.)
9.13
Felce maschio [44]: 1/32 *ro* (10 ml.)
Trattamento
9.14
Cuocere alla temperatura di un dito
9.15
e ingoiare con vino.

9.16
28 Altra (prescrizione) per espellere la causa *(della ritenzione urinaria)*

Ingredienti
9.17
(ghenghe)t: 6
Descrizione
9.18
Essa è come le fave

[44] Il nome: Grande protezione. *Dryopteris filix-mas*

9.19
di Creta [45] e i semi
9.20
della pianta *menuh* che si chiama (anche) fieno greco.

Foglio 10

10

10.1
Tritare finemente e porre sul miele. Sia mangiato
10.2
dal paziente, ingoiando con 1/64 *ro* (5 ml.) di vino di datteri.

10.3

29 Altra (prescrizione) *-Ritenzione urinaria*

Ingredienti
10.4
Pinoli: 1/8 *ro* (40 ml.)
10.5
miele: 1/8 *ro*
Trattamento
10.6
Riscaldare alla temperatura di un dito
10.7
e ingoiare dopo aver preso
10.8
della birra di schiuma per 1 giorno.

10.9

30 Altra (prescrizione) per eliminare gli escrementi infetti nel ventre di una persona-*Intossicazione alimentare*

Ingredienti
10.10

[45] *Lathyrus clymenum*: la cicerchia, i cui semi sono giallastri come quelli del fieno greco.

Gomma bianca: 1
10.11
minio: 1
10.12
latte umano.

Trattamento

Fare
10.13
una cosa unica che
10.14
sia ingoiata dal paziente.

10.15

31 Altra (prescrizione) -*Intossicazione alimentare*

Ingredienti

10.16
Farina di frumento: 1
10.17
pianta *tiam*: 1
10.18
bacche di ginepro: 1
10.19
fieno greco: 1
10.20
pianta *ghenghenet*: 1
10.21
orzo esastilo: 1

Foglio 11

11

Trattamento

11.1
Tritare in una cosa unica e confezionare come
11.2
una focaccia *shenes* che sia mangiata dal paziente.

11.3

32 Altra (prescrizione) per vuotare un ventre

e uccidere le ulcere

Ingredienti
11.4
Noccioli di mandorle.
Trattamento
Tritare finemente
11.5
e porre in 4 focacce inumidite
11.6
con birra, che siano mangiate dal paziente.

11.7
33 Altra (prescrizione)

Ingredienti
11.8
Malachite: 1/64 *ro* (5 ml.)
11.9
miele …
Trattamento
Idem[46]

11.10
34 Prescrizioni per purgare il ventre-*Costipazione*

Ingredienti
11.11
Fieno greco: 1
11.12
pinoli: 1
11.13
grasso di codone: 1
11.14
miele: 1
11.15
birra dolce …
Trattamento
Fare
11.16

---

[46] Cioè: lo stesso trattamento di sopra.

come una cosa unica e
11.17
bere per 4 giorni.

11.18
35 **Altra (prescrizione) per debellare ogni malanno nel ventre**
11.19
e curare il polmone.

Ingredienti
11.20
Birra dolce e aromatizzata;
11.21
polpa di carrube: 1/32*ro* (10 ml.)

Foglio 12

12

Trattamento
12.1
Porre in un vaso, mescolare finché non si dissolve,
12.2
e tritarla in una giara per bere.
12.3
Tu puoi riscaldare in qualsiasi momento (per poi berla).

12.4
36 Altra prescrizione per fare in modo che si defechi-***Costipazione***

Ingredienti
12.5
Birra dolce: 25 *ro* (8 litri)
12.6
semi di ferula (?): 1/16 *ro* (20 ml.)
12.7
sale del nord: 1/16 *ro*
12.8
polpa di carrube: 1/8 *ro* (40 ml.)
Trattamento
12.9

Fare riposare alla rugiada e bere per 4 giorni.

12.10

37 Altra (prescrizione) -*Costipazione*

Ingredienti
12.11
Orzo: 1 *henu* (480 ml.)
Trattamento
12.12
Abbrustolire e
12.13
grigliare del tutto. Fare
12.14
come una focaccia e porre su
12.15
del grasso, affinché sia mangiata dal
12.16
paziente che non può defecare.

12.17

38 Altra (prescrizione) per regolare il ventre-*Irregolarità di defecazione*

Ingredienti
12.18
Valeriana: 1
12.19
coriandolo[47]: 1
12.20
cicerchie [48]: 1
12.21
malachite: un poco
12.22
miele: 1

Foglio 13

[47] *Coriandrum sativum.*
[48] *Lathyrus sativus.*

13

Trattamento
13.1
Mescolare e mangiare prima di dormire.

13.2
39 Altra (prescrizione) per debellare dei gonfiori nel ventre

Ingredienti
13.3
Fichi: 1/8 *ro* (40 ml.)
13.4
datteri del deserto: 1/8 *ro*
13.5
uva passa: 1/8 *ro*
13.6
vino: 1/8 *ro*
13.7
frutti intagliati di sicomoro: 1/8 *ro*
13.8
semi di brionia bianca: 1/8 *ro*
13.9
ocra: 1/32 *ro* (10 ml.)
13.10
incenso: 1/64 *ro* (5 ml.)
13.11
acqua.
Trattamento
Far riposare alla rugiada e bere per 4 giorni.

13.12
40 Altra (prescrizione) per debellare dei dolori nel fianco (destro)[49]

13.13
del ventre-*Appendicite (?)*

Ingredienti
Meliloto[50]: 1

[49] Confr. n°757 e n°759.
[50] *Melilotus officinalis.*

13.14
succo di datteri: 1
Trattamento
13.15
Cuocere con grasso associato a esso.

13.16
41 Altra (prescrizione) per debellare ogni dolore nel ventre

Ingredienti
13.17
Fichi arrostiti immersi in
13.18
succo fresco di giuggiolo [51], similmente con uva passa, similmente con pinoli.
Trattamento
13.19
Mescolare
13.20
in una cosa unica che sia mangiata dal paziente che ha
13.21
dolori nel suo ventre e fare in modo che beva.

Foglio 14

14

14.1
42 Altra (prescrizione)

Ingredienti
Fichi arrostiti immersi in
14.2
succo fresco di giuggiolo, similmente con uva passa,
14.3
similmente con pinoli, fluido di *pa-ib*,
14.4
1 *henu* (480 ml.) e vino 1 *henu*.
Trattamento

---

[51] *Ziziphus jujuba.*

14.5
Mescolare in una cosa unica e bere
14.6
da parte di colui che ha malanni nel suo ventre.

14.7
43 Altra (prescrizione) per debellare un dolore del ventre

Ingredienti
14.8
Grasso, carrube, agnocasto,
14.9
e una perla nello stato tritato con miele.
Trattamento
14.10
Fare una cosa unica e mangiare per 1 giorno.

14.11
44 Prescrizione per porre fine alla minzione-*Incontinenza urinaria*

Ingredienti
14.12
Polpa fresca di carrube: 1/8 *ro* (40 ml.)
14.13
lievito (?) fresco: 1/8 *ro*
14.14
unguento: (1/8 *ro*?)
miele: 1/4 *ro* (80 ml.)
14.15
cera: 1/16 *ro* (20 ml.)
14.16
acqua: 25 *ro* (8 litri)
Trattamento
14.17
Cuocere e mangiare per 4 giorni.

14.18
45 Altra (prescrizione)- *Incontinenza urinaria*

Ingredienti
Piadina di pane *shenes*: 1/16 *ro* (20 ml.)
14.19

ocra: 1/32 *ro* (10 ml.)
14.20
Parte dell'uccello *juit* (?):1/16 *ro*
14.21
acqua: 25 *ro* (8 litri)
Trattamento
14.22
Bere per 4 giorni.

Foglio 15

15

15.1
46 Altra (prescrizione) -*Incontinenza urinaria*

Ingredienti
15.2
Semi di ferula (?): 1/8 *ro* (40 ml.)
15.3
datteri del deserto: 1/8 *ro*
15.4
uva passa: 1/16 *ro* (20 ml.)
15.5
semi di rubbia [52]: 1/16 *ro*
15.6
semi di ginepro: 1/16 *ro*
15.7
miele: 1/16 *ro*
15.8
acqua: 25 *ro* (8 litri)
15.9
Lasciare riposare alla rugiada ugualmente.

15.10
47 Altra (prescrizione) -*Incontinenza urinaria*

Ingredienti
15.11

[52] *Rubia tinctorum L.*.

Piadina di pane *shenes*: 1/16 *ro* (20 ml.)
15.12
Parte dell'uccello *juit* (?): 1/16 *ro*
15.13
polpa di carrube: 1/32 *ro* (10 ml)
15.14
acqua: 25 *ro* (8 litri)
15.15
Bere per 4 giorni.

15.16

48 Altra (prescrizione) -*Incontinenza urinaria*

Ingredienti
15.17
Fichi: 1/8 *ro* (40 ml.)
15.18
acini d'uva: 1/8 *ro*
15.19
fichi intagliati di sicomoro: 1/32 *ro* (10 ml.)
15.20
gomma: 1/32 *ro*
15.21
ocra: 1/64 *ro* (5 ml.)

Foglio 16

16

16.1
polpa di carrube: 1/32 *ro* (10 ml.)
16.2
pinoli: 1/8 *ro* (40 ml.)
Trattamento
16.3
Si dovrà dire:
"*Oh, babbuino!*
16.4
Oh, babbuino femmina! -e viceversa- Oh, (demone) Ajen!
16.5

Oh, (demone femmina) Ajenyt! -e viceversa-" [53]
mentre si misura
16.6
con 5 *ro* (1,6 litri) di acqua.
Far riposare alla rugiada e bere per 4 giorni.

16.7

49 Altra (prescrizione) per eliminare l'urina
16.8
e la sua grande quantità di sangue-*Minzione sanguinante*

Ingredienti
16.9
Frutta fresca premuta: 1/8 *ro* (40 ml.)
16.10
carrube frantumate: 5 *ro* (1,6 litri)
16.11
unguento: 1/8 *ro*
16.12
miele: 1/8 *ro*
Trattamento
16.13
Filtrare e bere per 4 giorni.
Ogni (altra) prescrizione
16.14
è come la sua seconda.[54]

16.15

50 Uccisione di un ascaride [55]

Ingredienti
16.16
Radici di melo-
16.17
grano [56]: 5 *ro* (1,8 litri) e acqua: 10 *ro* (3,20 litri)
16.18
Far riposare alla rugiada, filtrare e bere per 1 giorno.

---

[53] Chiaramente una formula magica.
[54] Cioè: in confronto a questa prescrizione, ogni altra è di secondo grado.
[55] *Ascaris lumbricoides.*
[56] *Punica granatum L.*

16.19

51 Altra (prescrizione)- *Presenza di ascaride*

Ingredienti
Orzo dell'Alto Egitto: 5 *ro* (1,6 litri)
sale del nord: 2 1/2 *ro* (800 ml.)
16.20
acqua: 10 *ro* (3,20 litri)
Trattamento
Similmente.

16.21

52 Altra (prescrizione) - *Presenza di ascaride*

Ingredienti
16.22
Foglie di acacia [57]: 5 *ro* (1,6 litri)

Foglio 17

17

17.1
acqua 10 *ro* (3,20 litri)
Trattamento
Far riposare alla rugiada, filtrare e bere per 1 giorno.

17.2

53 Debellare un ascaride nel ventre

Ingredienti
17.3
Malachite: 4 pezzi.
Trattamento
Metter(li) in
17.4

---

[57] *Acacia nilotica.*

4 focacce, che siano ingoiate
17.5
dal paziente,

54 Altra (prescrizione) - *Presenza di ascaride*

Ingredienti
Interno di albero *kesbet*: 5 *ro* (1,6 litri)
17.6
bevanda di datteri: 5 *ro*
17.7
acqua: 15 *ro* (4,8 litri)
Trattamento
17.8
Far riposare alla rugiada, filtrare e bere per 1 giorno.

17.9

55 Prescrizione per uccidere un ascaride

Ingredienti
17.10
Noccioli di datteri: 1/8 *ro* (40 ml.)
17.11
polpa di carrube: 1/8 *ro*
17.12
birra dolce: 25 *ro* (8 litri)
Trattamento
17.13
Cuocere, filtrare e bere.

17.14

56 Altra (prescrizione) - *Presenza di ascaride*

Ingredienti
17.15
Rami di inula baccherina [58]: 5 *ro* (1,6 litri)
17.16
assenzio: 5 *ro*
17.17

[58] *Conyza squarrosa L.*.

birra dolce: 20 *ro* (6,4 litri)
Trattamento
17.18
Tritare, filtrare e bere.

17.19
57 Altra (prescrizione) - *Presenza di ascaride*

Ingredienti
17.20
Parte interna dell'albero *kesbet*.
Trattamento
Lasciare che si formi
17.21
4 giorni in liquido *khemet-ny*.[59]
17.22
Fare riposare alla rugiada, filtrare in

Foglio 18

18

18.1
una scodella per 5 giorni. Non fare in modo che -trovato distrutto-[60] in *id*. Far riposare
18.2
alla rugiada in estate, e bere al mattino.

18.3
58 Altra (prescrizione) - *Presenza di ascaride*

Ingredienti
Scorza di zigolo: 1/32 *ro* (10 ml.)
18.4
malachite: 1/32 *ro*
18.5
acqua: 5 *ro* (1,6 litri)

---

[59] Forse: diluizione.
[60] Nota originale dello scriba. Indice che il papiro è una copia di un documento anteriore.

Trattamento
18.6
Cuocere e bere per 4 giorni.

18.7
59 Altra (prescrizione) - *Presenza di ascaride*

Ingredienti
18.8
Pianta *uam*: 1/4 *ro* (80 ml.)
18.9
Semi di ferula (?): 1/4 *ro*
18.10
parte interna dell'albero *kesbet*: 1/8 *ro* (40 ml.)
18.11
miele: 1/8 *ro*
18.12
birra: 5 *ro* (1,6 litri)
Trattamento
18.13
Tritare e lasciare riposare nel miele.
18.14
Tu devi svegliarti all'alba per pestarlo
18.15
con 5 *ro* (1,6 litri) di birra. Bere da parte dell'uomo.

18.16
60 Altra (prescrizione) - *Presenza di ascaride*

Ingredienti
18.17
Pianta *uam*: 5 *ro* (1,6 litri)
18.18
acqua: 10 *ro* (3,20 litri)
Trattamento
18.19
Lasciare riposare alla rugiada e bere per 4 giorni,
18.20
oppure (lasciare riposare) nella birra.

18.21
61 Altra (prescrizione) - *Presenza di ascaride*

Ingredienti
18.22
Canna palustre: 5 *ro* (1,6 litri)

Foglio 19

19

19.1
coriandolo: 1/4 *ro* (80 ml.)
Trattamento
19.2
Cuocere nel miele
19.3
e mangiare.
Il loro [61] incantesimo:
19.4
" *È sciolto il peso,*[62]
19.5
vacilla la stan-
19.6
chezza che ha posto
19.7
'quello che è sul suo ventre' [63] *in questo mio ventre,*
19.8
che un dio ha creato e che un nemico ha creato".
19.9
Ciò è dannoso per esso, poiché scioglie il dio ciò che esso [64] *ha fatto*
19.10
in questo mio ventre!"

19.11
62 Altra prescrizione utile
19.12
creata per il ventre- *Schistosomiasi*

Ingredienti

---

[61] Degli ingredienti.
[62] Del dolore.
[63] Epiteto del verme.
[64] Il verme.

19.13
Canne palustri: 1
19.14
coriandolo: 1
Trattamento
19.15
Tritare finemente, cuocere nel miele,
19.16
onde sia mangiato da parte di una persona che ha i vermi *hereret* [65]
19.17
nel suo ventre.
È lo *aaa* [66] che li crea,
19.18
e non possono morire con un'altra prescrizione!

19.19

63 Altra (prescrizione) - *Schistosomiasi*

Ingredienti
Radice sminuzzata di melo-
19.20
grano in 5 *ro* (1,6 litri) di birra.
Trattamento
19.21
Far riposare in un vaso *henu* in 15 *ro* (4,8 litri) di acqua.
Tu ti devi svegliare all'alba
19.22
per filtrarli in un panno, affinché (il tutto) sia bevuto da parte del paziente.

Foglio 20

20

20.1

64 Altra (prescrizione) per eliminare un ascaride nel ventre

[65] *Schistosoma haematobium*. Platelminta parassita, appartenente all'ordine Strigeatida e alla famiglia Schistosomatidae. È uno dei patogeni responsabili della malattia nota come schistosomiasi.
[66] Ematuria: presenza di sangue nelle urine.

Ingredienti
20.2
Meliloto: 1
20.3
assenzio: 1
20.4
fluido [67]: 1
Trattamento
20.5
Mescolare in
20.6
una cosa unica e mangiare.
20.7
Allora egli [68] orinerà ogni ver-
20.8
me [69] che è nel suo ventre.

Nota. Questa prescrizione ha l'ambizione di eliminare non solo l'ascaride, ma tutti i vermi presenti nel ventre del paziente, che saranno espulsi attraverso l'uretra e non per l'ano: ulteriore prova che per i medici egiziani esisteva una connessione organica tra vescica e intestino.

20.9

65 Altra (prescrizione) per uccidere un ascaride

Ingredienti
20.10
Frutti secchi non intagliati
20.11
di sicomoro: 1
20.12
dattero sul suo albero [70]: 1
Trattamento
20.13
Sminuzzare a dovere
20.14

---

[67] O: pasta per pane?
[68] Il paziente.
[69] Notare il termine *ḏdft*, che lett. significa 'serpente': forse riferito alla forma degli ascaridi.
[70] Lett. 'dattero su sua madre': dattero fresco?.

e mettere in birra densa.
20.15
Sia bevuta dal paziente.

20.16

66 Altra (prescrizione) per debellare i malanni
20.17
causati da un ascaride o da una tenia.

Ingredienti
20.18
Farina di giusquiamo bianco [71]: 1
20.19
il meglio della pianta *amau*: 1
20.20
grasso di oca: 1
Trattamento
20.21
Fare come cosa unica,
20.22
filtrare e bere per 4 giorni.

Nota. Il titolo di questa prescrizione mostrerebbe l'imbarazzo del medico nel distinguere un ascaride da una tenia e, nello stesso tempo, la sua confidenza testimoniata nella prescrizione n°64 nell'efficacia dei vermifughi. La maggior parte di essi è in forma di bevanda.

20.23

67 Eliminare i malanni causati da

Foglio 21

21

21.1
una tenia

Ingredienti
Foglia di acacia: 1

[71] *Hyoscyamus albus*.

21.2
germogli di pianta *iaiu*: 1
21.3
meliloto: 1
21.4
pianta *jas*: 1
21.5
Trattamento
Tritare in una cosa unica, e
21.6
bendare il ventre con essa di una donna
21.7
o di un maschio.[72]

21.8

68 Prescrizione per uccidere un ascaride

Ingredienti
21.9
Foglie di acacia.
Trattamento
Porre con acqua in
21.10
una giara *niu*, e far riposare coperto con stoffa.
21.11
Tu devi svegliarti all'alba e tritarlo in
21.12
un mortaio di pietra finché lo polverizzi.
21.13
Strofinare un carice [73] con il suo naso [74] dopo
21.14
che egli lo ha bevuto.

69 Altra (prescrizione) per debellare i malanni causati da una
21.15
tenia

Ingredienti

[72] Assorbito mediante cataplasma.
[73] *Carex elata.* Forse si desiderava fare starnutire o vomitare il paziente?
[74] Probabile gesto magico.

21.16
Coniza: 1
21.17
pianta *ineb*: 1
21.18
nervatura di carice:1
21.19
miele: 1
Trattamento
21.2
Assumere per 4 giorni.

21.21

70 Altra (prescrizione) per uccidere un ascaride

Ingredienti
21.22
Erba *uam*: 1/8 *ro* (40 ml.)
semi di ferula (?): 1/16 *ro* (20 ml.)
sale del nord: 1/32 *ro* (10 ml.)
21.23
miele: 1/8 *ro*
Trattamento
Fare una cosa unica e assumere per 1 giorno.

Foglio 22

22

22.1

71 Altra (prescrizione)-*Ascaride*

Ingredienti
Parti *qaa*[75] secche del sicomoro: 1
datteri freschi: 1
Trattamento
Frantumare nella
22.2

[75] Semi o frutta acerba (?).

birra e bere per 4 giorni.

72 Altra prescrizione per uccidere una tenia

Ingredienti
Interno dell'albero *kesbet*: 5 *ro* (1,6 litri)
22.3
Birra *jeseret*[76]: 20 *ro* (6,4 litri)
Trattamento
Cuocere, filtrare e bere subito.

73 Altra (prescrizione)-*Tenia*

Ingredienti
Pianta *uam*: 1/8 *ro* (40 ml.)
sale del nord: 1/32 *ro* (10 ml.)
semi di ferula (?):
22.4
1/32 *ro*
miele: 1/8 *ro*
birra dolce: 2 1/2 *ro* (400 ml.)
Trattamento
Fare 4 pillole che siano ingoiate da parte del paziente. Farle ingoia-
22.5
re con 2 1/2 *ro* di birra.

74 Altra prescrizione-*Tenia*

Ingredienti
Pianta *uam*: 1/4 *ro* (80 ml.)
semi di ferula (?): 1/32 *ro* (10 ml.)
Birra *jeseret* : 5 *ro* (1,6 litri)
Trattamento
Tritare
22.6
finemente e bere per 1 giorno.

---

[76] Di fine qualità.

75 Altra (prescrizione) -*Tenia*

Ingredienti
Fieno greco: 1
olio di conifera: 1
grasso bovino: 1
natron
22.7
rosso: 1
bile di toro *negau*: 1
Trattamento
Confezionare come una focaccia e mangiare per 1 giorno.

76 Altra (prescrizione) -*Tenia*

Ingredienti
Ocra rossa:1
22.8
pianta *ghenutet/qesetet*: (1)
semi germogliati (?) di malto: (1)
pane d'orzo: 1
asfalto: 1
birra dolce.
Trattamento
Tritare
22.9
finemente, filtrare e bere per 1 giorno.

77 Altra (prescrizione) -*Tenia*

Ingredienti
Fieno greco: 1
natron rosso: 1
olio di conifera : 1
Trattamento
Confezionare
22.10

una focaccia e mangiare per 1 giorno.

78 Altra (prescrizione) -*Tenia*

Ingredienti
Semi di pianta spinosa (?) *baghesu*: 1/8 *ro* (40 ml.)
vino: 5 *ro* (1,6 litri)
pianta *amau*: 5 *ro*
Trattamento
22.11
Riscaldare e bere per 4 giorni.

79 Altra (prescrizione) -*Tenia*

Ingredienti
Birra *desheret*: 1
cumino: 1
ruta siriana [77]: 1
22.12
cinquefoglie [78]: 1
pianta *amau*: 1
pianta *tiam*: 1
datteri del deserto: 1
birra dolce.
Trattamento
Cuocere e bere per 1 giorno.

22.13

80 Altra (prescrizione) -*Tenia*

Ingredienti
Semi di carruba: 1
latte: 1
miele: 1
fieno greco: 1

---

[77] *Peganum harmala*
[78] *Potentilla reptans* (piuma di Thoth).

vino.
Trattamento
Cuocere,
22.14
filtrare e bere per 4 giorni: è un'evacuazione del ventre.

81 Altra (prescrizione) -*Tenia*

Ingredienti
Fieno greco: 1
cuore di uccello migratore: 1
22.15
miele: 1
vino: 1
coniza: 1
birra dolce: 1
Trattamento
Confezionare come delle focacce e mangiare per un giorno.

22.16

82 Altra (prescrizione) per trattare una tenia

Ingredienti
Menta [79]: 1
minerale (?) *kemu*: 1
pianta *nua*: 1
pianta *amau*: 1
Trattamento
22.17
Cuocere, filtrare e bere per 1 giorno.

83 Altra (prescrizione) -*Tenia*

Ingredienti
Noccioli di datteri: 1/16 *ro* (20 ml.)
assenzio: 1/8 *ro* (40 ml.)
zigolo dolce: 1/16 *ro*

---

[79] *Mentha piperita L*

22.18
felce maschio [80]: 1/64 *ro* (5 ml.)
semi di ferula (?): 1/32 *ro* (10 ml.)
agnocasto [81]: 2 1/2 *ro* (800 ml.)
pianta *amau*: 5 *ro* (1,6 litri)
cumino
22.19
1/64 *ro*
birra dolce: 20 *ro* (6,4 litri)
Trattamento
Cuocere, filtrare e bere per 4 giorni.

84 Altra (prescrizione) -*Tenia*

Ingredienti
Polpa di carrube: 1/8 *ro* (40 ml.)
ocra rossa: 1/64 *ro* (5 ml.)
22.20
mucillagine fermentata: 2 1/2 *ro* (800 ml.)
olio bianco: 1/8 *ro*
birra dolce: 20 *ro* (6,4 litri))

Foglio 23

23

Trattamento
23.1
Cuocere e mangiarselo. È per uccidere una tenia.

85 Altra (prescrizione) -*Tenia*

Ingredienti
Semi di ginepro: 5 *ro* (1,6 litri)
Olio chiaro: 5 *ro*
Trattamento

---

[80] 'Grande protezione': (*Dryopteris filix-mas).*
[81] *Vitex agnus Castus L.*

23.2
Bere per 1 giorno.

86 Prescrizione per debellare le infiammazioni nel ventre

Ingredienti
Carne fresca di bue: 5 *ro* (1,6 litri)
incenso: 1/64 *ro* (5 ml.)
23.3
meliloto: 1/8 *ro* (40 ml.)
semi di ginepro: 1/16 *ro* (20 ml.)
pane fresco: 1/8 *ro*
birra dolce: 25 *ro* (8 litri)
Trattamento
23.4
Filtrare e bere per 4 giorni.

87 Altra (prescrizione) per respingere le infiammazioni nel ventre

Ingredienti
Erba *tiam*: 1/8 *ro* (1,875 cm^3)
datteri del deserto: 1/8 *ro*
23.5
bevanda di datteri: 5 *ro* (1,6 litri)
birra dolce: 1 *ro* (320 ml.)
Trattamento
Filtrare, cuocere e bere per 4 giorni.

88 Altra (prescrizione)-*Infiammazioni nel ventre*

Ingredienti
Crescione [82]: 1/64 *ro* (5 ml.)
datteri
23.6
del deserto: 1/8 *ro* (40 ml.)
foglie di acacia: 1/32 *ro* (10 ml.)
grasso di oca: 1/16 *ro* (20 ml)

---

[82] *Lepidium sativum.*

23.7
semi di ginepro: 1/16 *ro*
birra dolce: 25 *ro* (8 litri)
Trattamento
Ugualmente.

89 Altra (prescrizione) -*Infiammazioni nel ventre*

Ingredienti
Frutti intagliati di sicomoro: 1/8 *ro* (40 ml.)
acini d'uva: 1/16 *ro* (20 ml.)
23.8
datteri del deserto: 1/8 *ro*
fichi: 1/8 *ro*
incenso: 1/64 *ro* (5 ml.)
cumino: 1/64 *ro*
semi
23.9
di ginepro: 1/16 *ro*
grasso di oca: 1/16 *ro*
birra dolce: 25 *ro* (8 litri)
Trattamento
Ugualmente.

90 Altra (prescrizione)

23.10
per distruggere delle piaghe purulente (della pelle?) **nel ventre** [83]-
Erisipela/esantema

Ingredienti
Pietra appuntita[84] : 1
felce maschio: 1
pianta *besbes*: 1
23.11
seseka [85]: 1

---

[83] I medici egiziani ritenevano che delle piaghe purulente sulla pelle (erisipela?) derivavano da una patologia del ventre.
[84] Un minerale (?).

cera: <u>1</u>
olio di conifera: <u>1</u>
Trattamento
Tritare, fare una cosa unica e ungersi.
23.12
<u>Allora tu farai un rimedio di eliminazione, dopo che siano arrestate</u>[86] <u>nel suo ventre:</u>
Ingredienti
Fieno greco: <u>1</u>
23.13
pianta *ghenghenet*: <u>1</u>
erba *ineb*: <u>1</u>
frutti intagliati di sicomoro: <u>1</u>
Trattamento
Tritare e fare una cosa sola. Confezionare in
23.14
4 focacce e fare in modo che egli se ne nutra.

91 <u>Altra</u> (prescrizione) <u>per distruggere delle piaghe purulente che sono pesanti</u>
23.15
<u>per le membra, e che realmente uccidono, nel ventre</u>-*Fuoco di S.Antonio*

Ingredienti
Mirra secca[87]: <u>1/64 *ro*</u> (5 ml.)
incenso: <u>1/64 *ro*</u>
23.16
pietra appuntita: <u>1/64 *ro*</u>
felce maschio: <u>1/64 ro</u>
erba *ineb*: <u>1/32 *ro*</u> (10 ml.)
ocra: <u>1/32 *ro*</u>
canne
23.17
palustri: <u>1/16 *ro*</u> (20 ml.)
assenzio: <u>1/8 *ro*</u> (40 ml.)

---

[85] Pianta o minerale (?).
[86] Le piaghe.
[87] *Commiphora Myrrha.*

galena [88]: 1/64 *ro*
pianta *ghenghenet*: 1/8 *ro*
23.18
fieno greco: 1/8 *ro*
datteri del deserto: 1/8 *ro*
miele: 1/8 *ro*
acqua di innaffiatura (?) di carrube: 1/32 *ro*
Trattamento
23.19
Tritare, fare una cosa unica e mangiare calda: è un rimedio veramente eccellente.

92 Altra (prescrizione) per rimuovere
23.20
delle piaghe purulente nel ventre o distruggerle- *Erisipela/esantema*

Ingredienti
Fichi: 1/32 *ro* (10 ml.)
sale del nord: 1/8 *ro* (40 ml.)
pane
23.21
fresco: 1/8 *ro*
birra dolce: 25 *ro* (8 litri)
Trattamento
Cuocere, filtrare e bere per 1 giorno.
Altra (prescrizione) al seguito di questa
Ingredienti
Fieno greco: 1/8 *ro* (40 ml.)

Foglio 24

24

24.1
succo di datteri: 2 1/2 *ro* (800 ml.)
miele: 1/4 *ro* (80 ml.)

[88] Minerale di solfuro di piombo.

birra dolce: 25 *ro* (8 litri)
Trattamento
Mangiare per 4 giorni.

24.2
93 Altra (prescrizione) per debellare la febbre alta

Ingredienti
Noccioli di datteri: 5 *ro* (1,6 litri)
polpa di carrube: 5 *ro*
liquido *mesta*: 40 *ro* (12.8 litri)
Trattamento
24.3
Cuocere con il resto del liquido di 30 *ro* (9,5 litri).
Tu lo devi dare a un uomo o una donna, moderatamente caldo, per la sua salute.

24.4
94 Altra (prescrizione) per debellare le eruzioni cutanee- *Erisipela/esantema*

Ingredienti
Assenzio: 5 *ro* (1,6 litri)
polpa di carrube: 5 *ro*
sale del nord: 1/2 *ro* (160 ml.)
semi di datteri: 5 *ro*
24.5
unguento: 1/2 *ro*
pianta *amau*: 5 *ro*
birra dolce: 40 *ro* (12.8 litri)
Trattamento
Cuocerlo
24.6
e masticare ciò che è tra i due calori.[89]

---

[89] Mediamente caldo.

95 Altra (prescrizione) per debellare le eruzioni cutanee nel ventre- *Erisipela/esantema*

Ingredienti
Mirra aromatica: 1
24.7
felce maschio: 1
strozzatura / punta dello stampo per pane: 1
miele: 1
Trattamento
Fare una cosa unica
24.8
ed ungersi.

96 Altra (prescrizione) per debellare un'infiammazione cutanea- *Erisipela/esantema*

Ingredienti
Allume: 1
ocra rossa: 1
semi
24.9
di tamarisco [90]: 1
natron: 1
sale del nord: 1
Trattamento
Fare una cosa unica e applicarla.

97 Altra (prescrizione)

24.10
per spezzare le sofferenze (*wḫdw*) [91] nel ventre

---

[90] *Tamarix L.*

[91] Gli *wḫdw* () sono da considerarsi sostanze dannose, agenti di dolore e malattia. Essi erano originati da un tipo di processo putrido nell'intestino, e queste sostanze circolavano nel corpo. La loro rimozione era vitale e i medici consigliavano purghe per espellerle, onde purificare e pulire il corpo da tutti i tipi d'infezioni. Lo stesso vale per il *ꜥꜣꜥ* (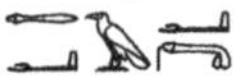) che potrebbe essere causato da un parassita come lo

Ingredienti
Fieno greco: 1/8 *ro* (40 ml.)
erba *tiam*: 1/16 *ro* (20 ml.)
fichi: 1/8 *ro*
polpa di carrubo:
24.11
1/32 *ro* (10 ml.)
datteri del deserto: 1/8 *ro*
cumino: 1/64 *ro* (5 ml.)
erba *aam*: 1/32 *ro*
grasso di codone: 1/8 *ro*
birra dolce: 25 *ro* (8 litri)
Trattamento
24.12
Idem.

98 Altra (prescrizione) per uccidere le sofferenze (*wḫdw*)

Ingredienti
Baccelli (?): 1/16 *ro* (20 ml.)
datteri: 2 1/2 *ro* (800 ml.)
birra stantia: 25 *ro* (8 litri)
24.13
frutti intagliati di sicomoro: 1/8 *ro* (40 ml.)
vino: 2 1/2 *ro* (800 ml.)
latte di asina: 20 *ro* (6,4 litri)
Trattamento
Cuocere, filtrare e bere per 4 giorni.

24.14
99 Altra (prescrizione) per uccidere le sofferenze (*wḫdw*) e debellare il cattivo influsso (ʿꜣʿ) [92] di un morto e di una morta nel ventre di un uomo o di una donna

---

schistosoma. Comunque entrambi erano considerati agenti provocatori legati alla putredine di 'un morto e una morta', identificabili anche come demoni.
[92] È chiaro che una malattia la cui eziologia sfuggiva ai medici, doveva essere attribuita a un'entità malefica, come una divinità irritata o l'anima errante di un defunto.

Ingredienti
24.15
Foglie di acacia: <u>5 *ro*</u> (1,6 litri)
la sua parte interna: <u>5 *ro*</u>
i suoi grani: <u>5 *ro*</u>
Foglie di albero *aru*: <u>5 *ro*</u>
24.16
parti interne: <u>5 *ro*</u>
i grani: <u>5 *ro*</u>
agnocasto: <u>1/4 *ro*</u> (80 ml.)
indaco (?): <u>1/4 *ro*</u>
pianta *tia*: <u>1/4 *ro*</u>
24.17
coniza: <u>1/4 *ro*</u>
uva passa: <u>1/4 *ro*</u>
menta [93]: <u>1/4 *ro*</u>
Trattamento
Mescolare, farne un qualcosa da ingoiare
24.18
e mangiare per 4 giorni.

100 <u>Altra</u> (prescrizione) <u>per uccidere le sofferenze</u> (*wḫdw*) <u>nel ventre</u>

Ingredienti
Semola di frumento tenero [94]: <u>5 *ro*</u> (1,6 litri)
semola
24.19
di orzo [95]: <u>5 *ro*</u>
buccia di datteri: <u>1/4 *ro*</u> (80 ml.)
semi / grandi di *shenfet*: <u>1/4 *ro*</u>
noccioli di datteri: <u>1/4 *ro*</u>
24.20
due metà di giusquiamo bianco: <u>1/4 *ro*</u>

---

[93] *Mentha piperita L.*
[94] *Triticum vulgare Vill.*
[95] *Hordeum vulgare L.*

assenzio: 1/8 *ro* (40 ml.)

Trattamento

Cuocere, far riposare alla rugiada e bere per 4 giorni,

101 Altra (prescrizione)

Ingredienti

Rizomi

Foglio 25

25

25.1
di zigolo dolce: 1/16 *ro* (20 ml.)
zigolo dolce dell'orto: 1/16 *ro*
zigolo dolce: 1/16 *ro*
semi di ginepro: 1/16 *ro*
25.2
pinoli: 1/16 *ro*
gomma: 1/32 *ro* (10 ml.)
grasso di codone: 1/4 *ro* (80 ml.)
miele: 1/4 *ro*
acqua: 120 *ro* (38,4 litri)
25.3
Idem

102-*Espulsione di vermi*

Quando tu esamini uno che ha dei muchi con dolori, è rigido il suo ventre
25.4
per essi, e soffre il suo stomaco, i suoi muchi sono nel suo ventre e non si può trovare a essi una via di
25.5
uscita, e proprio non vi è una via attraverso cui essi possono uscire da esso, essi imputridiscono nel suo ventre, non possono uscire da esso
25.6
e diventano come dei vermi. Allora essi finiscono di trasformarsi in anchilostomi e diventano come esseri morti.

25.7
Allora egli li espelle e immediatamente si sente meglio. Se non riesce a espellerli,
25.8
i vermi, allora tu confezionerai dei rimedi per l'espulsione onde egli stia meglio immediatamente.

103 Altra (prescrizione) per
25.9
uccidere le sofferenze nel ventre e sterminare la radice della pena dolorosa nel ventre di un uomo
25.10
o di una donna.

Ingredienti
Farina cotta di rizomi di zigolo dolce: 1/4 *ro* (80 ml.)
fieno greco: 1/8 *ro* (40 ml.)
farina dolce: 1/8 *ro*
farina di datteri: 1/8 *ro*
25.11
grasso di codone: 1/4 *ro*
miele: 1/4 *ro*
Trattamento
Tritare in una cosa unica e mangiare per 1 giorno.

104 Inizio delle unguenti
25.12
per eliminare le eruzioni cutanee- ***Erisipela/esantema***

Ingredienti
Pietra appuntita;
latte;
unguento puro.
Trattamento
Ungersi per 4 giorni.

105 Altro unguento - *Erisipela/esantema*

Ingredienti
Foglia di acacia;
felce maschio;
pietra
25.14
appuntita;
liquido *ta* di lavandaio;
natron rosso;
miele;
25.15
olio / grasso.
Trattamento
Ungersi.

106 <u>Altro unguento</u> - *Erisipela/esantema*

Ingredienti
Semi di ferula (?);
'testa d'asino';[96]
bes-
25.16
bes;
sebetety;
alcanna; [97]
terreno (?) di corte;
olio di moringa; [98]
un-
25.17
guento puro.
Trattamento
Ungersi.

107 <u>Altro unguento</u> - *Erisipela/esantema*

---

[96] Una pianta?
[97] *Alcanna tinctoria.*
[98] *Moringa pterygosperma / aptera.*

Ingredienti
Farina di frutti di carrube;
farina di fa-
25.18
ve;[99]
alcanna;
felce maschio;
giuggiolo;
unguento puro.
Trattamento
Ungersi per 4 giorni.

25.19
108 Altro unguento - *Erisipela/esantema*

Ingredienti
Foglie di loto di terra;
zampa di asino;
melma del
25.20
lago;
latte acido fresco;
unguento puro;
Trattamento
Ungersi per 4 giorni.

109 Altro unguento - *Erisipela/esantema*

Ingredienti
Focaccia
25.21
di frumento riscaldata nella cenere;
carice (?) riscaldato nella cenere;
sorgo riscaldato nella cenere:
pietra

Foglio 26

[99] *Vicia faba.*

26

26.1
appuntita;
latte di donna che ha partorito un maschio;
olio fresco di moringa;
26.2
unguento cotto;
Trattamento
Ungersi per 7 giorni.

110 Altro unguento- *Erisipela/esantema*

Ingredienti
besbes;
erba *ibsa*;
26.3
erba *sebetety*;
parte *pajeret* del sicomoro;
semi di lino (?) / pianta rossa:
foglia di mirto;[100]
26.4
unguento puro;
giuggiolo.
Trattamento
Ungersi per 8 giorni.

111 Altro unguento- *Erisipela/esantema*

Ingredienti
Terreno (?)
26.5
di corte;
frutti di pianta *sari*;
prezzemolo;[101]
seseka;

---

[100] *Myrtus communis L.*
[101] *Petroselinum crispum.*

semi di lattuga; [102]
26.6
cumino;
cera;
olio;
giuggiolo;
latte di donna che ha partorito un maschio.
Trattamento
26.7
Ungersi per 9 giorni.

112 Altro unguento- *Erisipela/esantema*

Ingredienti
Fango (di lago);
besbes;
semi
26.8
di pianta *ibu*;
seseka;
felce maschio;
pietra appuntita;
prezzemolo;
mirra secca;
26.9
mirra profumata.
Trattamento
Fare una cosa sola e ungersi per 10 giorni.

113 Prescrizioni per debellare
26.10
le eruzioni cutanee (*wḥ3w*) e togliere le ulcere (*wḫdw*) - *Erisipela/esantema*

Ingredienti
Bile di bue: 2 1/2 *ro* (800 ml.)
sale dell'Alto Egitto: 1/8 *ro* (40 ml.)

[102] *Lactuca sativa.*

miele
26.11
1/32 *ro* (10 ml.)
acqua: 25 *ro* (8 litri)
Trattamento
Mescolare in una cosa unica e ungersi.

114 Altra (prescrizione) per debellare le eruzioni cutanee
26.12
nelle membra di una persona- *Erisipela/esantema*

Ingredienti
Olio fresco: 1
olio di grasso d'ippopotamo: 1
miele: (1)
giunchi: (1)
felce maschio: 1
erba *tiam*: 1
26.13
assenzio: 1
pianta *pakh*: 1
cera: 1
besbes: 1
26.14
olio di conifera: 1
Trattamento
Fare una cosa unica e ungersi per 4 giorni.

115 Altra (prescrizione) per non fare in modo che si produca
26.15
qualsiasi infiammazione cattiva a ogni membro- *Erisipela/esantema*

Ingredienti
Pianta *sesayt* seccata: 1
26.16
unguento: 1
natron: 1
sale del nord: 1
Trattamento

Tritare finemente, fare una cosa sola
26.17
e ungersi.

116 Altra (prescrizione) di unguento e debellare le eruzioni cutanee in ogni membro di una persona- *Erisipela/esantema*

Ingredienti
Mirra
26.18
aromatica: 1
felce maschio: 1
unguento: 1
frutti di carrube: 1
pinoli: 1
ga-
26.19
lena: 1
punta di stampo per pane: 1
miele: 1
Trattamento
Fare una cosa sola
26.20
e ungersi.

117 Altra (prescrizione) per debellare le eruzioni cutanee (*wḥ3w*) e togliere le ulcere (*wẖdw*) - *Erisipela/esantema*

Ingredienti
Bile di bue: 1
26.21
sale del nord: 1
miele: 1
Trattamento
Fare una cosa unica e ungersi.

118 Altra (prescrizione) di un unguento

Foglio 27

27

27.1

Ingredienti
Fieno greco;
unguento.
Trattamento
Ungersi.

27.2
119 Altra (prescrizione) per non fare in modo che si producano infiammazioni- *Fuoco di S.Antonio*

Ingredienti
Unguento: 2 1/2 *ro* (800 ml.)
erba *sesayt* frantumata: 1
sale
27.3
del nord: 1
mitilo d'acqua dolce: 1
natron: 1
Trattamento
Tritare finemente, fare una cosa sola e strofinarsi le membra.

27.4
120 Altra (prescrizione) per debellare veramente le eruzioni cutanee- *Erisipela/esantema*

Ingredienti
Unguento: 1
olio di lino: 1
sale del nord: 1
erba *sa-*
27.5
yt: 1
natron: 1

Trattamento
Bendare su ciò.

121 Altra (prescrizione) per debellare le eruzioni cutanee- *Erisipela/esantema*

Ingredienti
Erba *khesayt*: 1
ocra rossa: 1
o-
27.6
cra: 1
miele: 1
seseka: 1
sorgo: 1
gomma: 1
minerale *senen*: 1
ladano [103]: 1
27.7
grasso: 1
Trattamento
Fare una cosa sola e applicarlo.

122 Altra (prescrizione) per combattere delle eruzioni purulente nella bocca-*Afte*

Ingredienti
Assenzio: 1/8 *ro* (40 ml.)
27.8
erba *tiam*: 1/8 *ro*
erba *aam*: 1/16 *ro* (20 ml.)
semi di brionia bianca: 1/8 *ro*
semi di ginepro: 1/16 *ro*
27.9
frutti intagliati di sicomoro: 1/8 *ro*
datteri del deserto: 1/16 *ro*

---

[103] *Cistus monspeliensis.*

polpa di carrube: 1/8 *ro*
incenso: 1/64 *ro* (5 ml.)
ocra: 1/16 *ro* (20 ml.)
27.10
crescione: 1/64 *ro*
parti *utyt* del sicomoro: 1/8 *ro*
amau: 20 *ro* (6,4 litri)

Trattamento

Far riposare alla rugiada, filtrare e
27.11
assumere per 4 giorni.

123 Altra (prescrizione) per combattere le eruzioni cutanee - *Erisipela/esantema*

Ingredienti

Olio preparato da semi di ricino.
Ungere
27.12
con esso una persona che ha eruzioni cutanee con (sintomi) *icecet* e putrefazioni dolorose. Le comparse *riumu* stanno
27.13
come ciò che non produce qualcosa contro esse. [104] Egli [105] deve essere trattato quindi con unzione corrispondente (a) 10 giorni, ungendo
27.14
molto presto per eliminarle.
Veramente efficace un milione di volte!

124 Altra (prescrizione) per combattere le eruzioni cutanee- *Erisipela/esantema*

Ingredienti

Sca-
27.15
glia di carapace di tartaruga: 1
natron: 1

---

[104] Cioè: si bloccano come se non fossero danneggiate.
[105] Il paziente.

giuggiolo fresco: 1
olio di conifera: 1
Trattamento
Fare una cosa
27.16
unica, riscaldare e ungersi.

125 Altra (prescrizione) per combattere le eruzioni cutanee e vesciche- *Erisipela/esantema pustoloso*

Ingredienti
Pianta *ihu*: 2 1/2 *ro* (800 ml.)
vale-
27.17
riana: 1/4 *ro* (80 ml.)
durra: 2 1/2 *ro*
miele: 5 *ro* (1,6 litri)
acqua: 30 ro (9,5 litri)
Trattamento
Lasciare riposare alla rugiada, filtrare e bere per 4 giorni.

126 Altra (prescrizione)

27.18

per combattere i germi delle eruzioni cutanee - *Erisipela/esantema*

Ingredienti
Fichi: 1/8 *ro* (40 ml.)
pane *bit* di frumento: 1/32 *ro* (10 ml.)
datteri
27.19
del deserto: 1/8 *ro*
ocra: 1/32 *ro*
acqua: 30 ro (9,5 litri)
Trattamento
Fare riposare alla rugiada e bere per 4 giorni.

127 Altra prescrizione per combattere i germi

27.20

delle eruzioni cutanee- ***Erisipela/esantema***

Ingredienti

Semi di ferula (?) : 1
ciò che è dentro i frutti di carrube: 1
ocra: 1
valeriana: 1
foglie di acacia: 1
27.21
foglie di ginepro: 1
latte di vacca: 1

Trattamento

Cuocere in una cosa unica e bere per 4 giorni.

128 Altra prescrizione

Foglio 28

28

28.1

per la parte anteriore della gamba[106]

Ingredienti

Cervello di pesce gatto [107] che si trova in mezzo alla sua testa.

Trattamento

28.2
Sarà immerso nel miele. Fasciare su essa, affinché egli [108] stia subito bene.

129 Altra (prescrizione)

28.3

per spezzare il dolore

Ingredienti

---

[106] Tibia e perone.
[107] *Clarias anguillaris*.
[108] Il paziente.

Farina di frumento: 1
farina di grano: 1
farina di sorgo: 1
mirto [109]: 1
28.4
miele: 1
Trattamento
Fasciare su ciò.

130 Altra (prescrizione) per sanare una ferita e il dolore che provoca

Ingredienti
Farina di sor-:
28.5
go: 1
birra dolce: 1
minerale blu: 1
foglie di acacia: 1
stoffa per bende di lino: 1
28.6
mirra profumata: 1
residui di birra dolce: 1
Trattamento
Fasciare su ciò.

131 Scongiuro per le sofferenze

28.7
"*Sono le sofferenze che escono dai gonfiori* -2 volte- *un rotolo di papiro che non ha una sua scrittura da parte delle mie mani!*
28.8
Io devasterò Busiris, farò crollare Mendes, salirò verso il cielo
28.9
affinché io possa vedere cosa si fa là. Non si faranno offerte in Abydos per togliere l'azione
28.10
di un dio, l' azione di una dea, il dolore dell' azione, il dolore
28.11

[109] *Myrtus communis L.*

dell'azione di un morto e dell'azione di una morta - e così via- *l'azione di ogni cosa*
28.12
malvagia che è in questo mio corpo, in questa mia carne e in queste mie membra!
Se
28.13
tuttavia si rimuove l'azione di un dio, l'azione di una dea, l'azione del dolore,
28.14
l'azione del dolore di un dio, il dolore dell'azione di un morto e di una morta - *e così via*- *e l'azione*
28.15
di ogni cosa malvagia che è in questa mia carne, in questo mio corpo e in queste mie membra,
28.16
io non parlerò né ripeterò: Spaccati! Sputati! Sparisci come ti formasti!"
28.17
Parole da dirsi 4 volte, sputando sulla parte dolente di una persona. Veramente efficace un milione di volte!

28.18
132 Prescrizioni per curare il ventre e curare l'ano

Ingredienti
Latte: 10 *ro* (3,2 litri)
grasso di codone: 1/8 *ro* (40 ml.)
farina di carrube: 5 *ro* (1,6 litri)
28.19
fieno greco: 1/4 *ro* (80 ml.)
uva passa: 1/4 *ro*
Trattamento
Filtrare e bere per un giorno.

133 Altra (prescrizione)-*Ventre e ano*

Ingredienti
Frutti intagliati di sicomoro: 3/2 *ro* (480 ml.)
28.20

farina di grano; 1/4 *ro* (80 ml.)
farina di datteri: 1/4 *ro*

Foglio 29

29

29.1
grasso di codone: 1/8 *ro* (40 ml.)
Trattamento
Filtrare e bere per 1 giorno.

134 Altra (prescrizione)-*Ventre e ano*

Ingredienti
Grasso di codone: 1/16 *ro* (20 ml.)
miele: 1/16 *ro*
fieno greco: 1/4 *ro* (80 ml.)
29.2
pane fresco: 1/4 *ro*
Trattamento
Filtrare e bere per 1 giorno.

135 Altra (prescrizione) -*Ventre e ano*

Ingredienti
Polpa di carrube: 25 *ro* (8 litri)
29.2 a
miele: 1/8 *ro* (40 ml.)
Trattamento
Filtrare e bere per 4 giorno.

136 Altra (prescrizione) -*Ventre e ano*

Ingredienti
Vino: 5 *ro* (1,6 litri)
miele: 1/32 *ro* (10 ml.)
fieno greco: 1/8 *ro* (40 ml.)
29.2 b

succo di carrube: 1/4 *ro* (80 ml.)
linfa di piante per focacce: 5 *ro* (1,6 litri)
29.3
grasso di codone: 1/4 *ro*
Trattamento
Cuocere, fare una focaccia da mangiare ogni giorno e ingoiare con birra
29.4
annacquata,

137 Altra (prescrizione) -*Ventre e ano*

Ingredienti
Fieno greco: 1/8 *ro* (40 ml.)
birra dolce: 1/4 *ro* (80 ml.)
miele: 1/16 *ro* (20 ml.)
in-
29.5
censo: 1/64 *ro* (5 ml.)
semi di ginepro: 1/16 *ro*
uva passa: 5 *ro* (1,6 litri)
fichi: 1/8 *ro*
Trattamento
Fare riposare alla rugiada,
29.6
filtrare e bere ogni giorno.

138 Altra (prescrizione) per debellare l'ematuria in una persona, uccidere i dolori, debellare le ferite
29.7
che si producono in una persona, curare l'ano e rinfrescarlo-*Prolasso anale*

Ingredienti
Assenzio: 1/8 *ro* (40 ml.)
semi di ginepro:
29.8
1/16 *ro* (20 ml.)
miele: 1/32 *ro* (10 ml.)

birra dolce: 25 *ro* (8 litri)
Trattamento
Filtrare e bere per 4 giorni.

139 Altra prescrizione per debellare l'in-
29.9
fiammazione nell'ano e nella vescica che ha molta aria senza che egli le percepisca

Ingredienti
29.10
Lattuga: 1
sale: 1
anguria [110]: 1
miele: 1
Trattamento
Tritare in una cosa unica e confezionare
29.11
come supposta da mettere nell'ano.

140 Altra supposta per rinfrescare l'ano

Ingredienti
Pianta *kheper-ur*: 1
29.12
fieno greco: 1
semi di ginepro: 1
incenso: 1
ocra: 1
'lingua di lago': 1
cu-
29.13
mino: 1
miele: 1
mirra: 1
cinnamomo [111]: 1

---

[110] *Citrullus lanatus.*
[111] *Cinnamomum verum.*

Trattamento
Confezionare una supposta da mettere nell'ano.

141 Altra (prescrizione) per debellare i dolori all'ano-*Ascesso anale*

Ingredienti
29.14
Fichi: 1
sale del nord: 1
incenso: 1
midollo di bue: 1
Trattamento
29.15
Confezionare una supposta da mettere nell'ano.

142 Altra (prescrizione) per togliere il calore all'ano

Ingredienti
Grasso di al-
29.16
cefalo [112]: 1
cumino: 1
Trattamento
Idem.

143 Prescrizione per rinfrescare l'ano

Ingredienti
Giuggiolo: 1
succo di
29.17
frutti di carrube: 1
unguento: 1
miele: 5 *ro* (1,6 litri)
Trattamento
Versare nell'ano.[113]

[112] *Alcephalus buselaphus.*

144 Altra prescrizione per ammorbidire

29.18
l'ano-*Ascesso anale*

Ingredienti
Incenso: 1
resina gialla: 1
khesyt: 1
ginepro: 1
cumino: 1
ga-
29.19
lena: 1
frutti di carrube: 1
minerale *sia*: 1
giuggiolo: 1
grasso: 1
unguento: 1
sale del nord: 1
Trattamento
Tritare
29.20
finemente, confezionarlo a pillola e mettere nell'ano per 4 giorni.

145 Altra (prescrizione) per le emorroidi (?) dell'ano

Ingredienti
Mirra: 1

Foglio 30

[113] Lo strumento per versare il miscuglio era un corno animale.

30

30.1
incenso: 1
zigolo dolce di giardino: 1
lo stesso [114] di riva: 1
sedano: 1
pi-
30.2
retro: 1
unguento: 1
sale: 1
Trattamento
Cuocere in una cosa unica, confezionare in una garza
30.3
e mettere nell'ano.

146 Altra prescrizione-*Emorroidi (?)*

Ingredienti
Parte / prodotto dell'oca selvatica[115]: 1
cervello dell'oca lombardella [116]: 1
30.4
Trattamento
Mettere nell'ano.

147 Altra (prescrizione) per curare il dolore dell'ano

Ingredienti
Vino: 5 *ro* (1,6 litri)
grasso di
30.5
codone: 1/8 *ro* (40 ml.)
farina di carrube: 1/4 *ro* (80 ml.)
fieno greco: 1/4 *ro*
uva passa: 1/4 *ro*
Trattamento

---

[114] Probabile errore per *mitt*.
[115] *Anser anser*.
[116] *Anser albifrons*.

Filtrare e bere per 1 giorno.

30.6

148 Altra (prescrizione)-*Dolore anale*

Ingredienti
Farina di orzo: 1/4 *ro* (80 ml.)
farina di datteri: 1/4 *ro*
farina di frumento: 1/4 *ro*
miele:
30.7
1/16 *ro* (20 ml.)
fieno greco: 1/4 *ro*
grasso: 1/8 *ro* (40 ml.)
Trattamento
Fare una cosa unica e mangiare per 1 giorno.

30.8

149 Altra (prescrizione) -*Dolore anale*

Ingredienti
Grasso di codone: 1/16 *ro* (20 ml.)
miele: 1/16 *ro*
fieno greco: 1/4 *ro* (80 ml.)
pane fresco: 1/4 *ro*
Trattamento
30.9
Mangiare per 1 giorno.

150 Altra (prescrizione) -*Dolore anale*

Ingredienti
Succo di frutti di carrubo: 1
miele: 1/8 *ro* (40 ml.)
Trattamento
Bere per 4 giorni.

30.10

151 Altra prescrizione-*Dolore anale*

Ingredienti
Vino: 5 *ro* (1,6 litri)
miele: 1/32 *ro* (10 ml.)
fieno greco: 1/8 *ro* (40 ml.)
succo di frutti di carrubo:
30.11
1/4 *ro* (80 ml.)
linfa di piante per focaccia: 1/4 *ro*
grasso di codone: 1/4 *ro*
Trattamento
Cuocere, confezionare come una focaccia,
30.12
mangiare ogni giorno e ingoiare tre volte con birra annacquata.

30.13

152 Altra (prescrizione) -*Dolore anale*

Ingredienti
Fieno greco: 1/8 *ro* (40 ml.)
birra dolce: 1/4 *ro* (80 ml.)
miele: 1/32 *ro* (10 ml.)
incenso: 1/64 *ro* (5 ml.)
30.14
semi di ginepro: 1/16 *ro* (20 ml.)
uva passa: 1/16 *ro* (20 ml.)
fichi: 1/8 *ro*
datteri del deserto: 1/8 *ro*
Trattamento
30.15
Fare riposare alla rugiada e bere per 4 giorni.

153 Ciò che deve essere eseguito per arrestare delle infiammazioni nell'ano
30.16
di cui egli [117] soffre, insieme alle contrazioni nelle sue gambe-

Ingredienti

[117] Il paziente.

Interno dei frutti di carrube: 1/32 *ro* (10 ml.)
lievito fresco: 1/8 *ro* (40 ml.)
30.17
cera: 1/16 *ro* (20 ml.)
grasso di codone: 1/8 *ro*
acqua: 25 *ro* (8 litri)
Trattamento
Fare riposare alla rugiada e bere per 4 giorni.

154 Altra (prescrizione)

30.18

per debellare delle infiammazioni nell'ano

Ingredienti
Valeriana: 1
erba *iu*-
30.19
hu: 1
gomma: 1
fieno greco: 1
assenzio: 1
rizomi
30.20
di pianta rampicante *rekrek*: 1
ocra: 1
scaglie della corteccia del sicomoro: 1
cipolle [118] : 1
30.21
datteri maschi: 1
Trattamento
Tritare, mescolare e bere da parte di un uomo che sta soffrendo.

Foglio 31

31

[118] *Allium cepa*. Lett. 'le bianche'.

31.1
d'infiammazione, o di una donna.

155 Altra (prescrizione) per debellare delle infiammazioni all'a-
31.2
no

Ingredienti
Farina di fave: 1
farina di frutti di carrubo: 1
31.3
mirra: 1
minerale *ihmet*: 1
collirio nero: 1
Trattamento
confezionare una supposta
31.4
da mettere nell'ano.

156 Prescrizioni per rinfrescare (l'ano, chiamate) **'arte del medico'**

Ingredienti
Cipolle:
31.5
1/64 *ro* (5 ml.)
vino: 1/16 *ro* (20 ml.)
viscere di bue grasso: 1/2 *ro* (160 ml.)
bevanda *se-*
31.6
jer: 15 *ro* (4,8 litri)
miele [119]
Trattamento
Filtrare e iniettare [120] nell'ano.

---

[119] È verosimile che bevanda *sejer* e miele erano uniti.
[120] Quindi: clistere.

157 Altra (prescrizione)-*Rinfrescare l'ano*

Ingredienti
Viscere
31.7
di bue: 1/16 *ro* (20 ml.)
vino cotto: 2 1/2 *ro* (800 ml.)
miele: 1/16 *ro*
grasso di latte: 1/2 *ro* (160 ml.)
Trattamento
31.8
Filtrare e iniettare nell'ano per 1 giorno.

158 Altra (prescrizione) -*Rinfrescare l'ano*

Ingredienti
Polpa di carrube: 1
coniza: 1
acqua
Trattamento
Iniettare
31.9
nell'ano.

159 Altra (prescrizione) -*Rinfrescare l'ano*

Ingredienti
Succo di frutti di carrube: 1
foglie di acacia: 1
foglie
31.10
di giuggiolo: 1
grasso di latte.
Trattamento
Iniettare nell'ano.

160 Altra (prescrizione) per rinfrescare l'a-
31.11
no

Ingredienti
Succo di frutti di carrube: 1/32 *ro* (10 ml.)
malva [121]: 1/32 *ro*
miele:
31.12
1/4 *ro* (80 ml.)
acqua: 1/16 *ro* (20 ml.)
Trattamento
Filtrare e bere per 4 giorni.

161 Altra (prescrizione) per migliorare i vasi sanguigni dell'ano- *Emorroidi*

Ingredienti
Grasso
31.13
1/64 *ro* (5 ml.)
foglie di acacia: 1/64 *ro*
Trattamento
Fasciare su esso.

31.14
162 Altra (prescrizione) per rendere sano l'a-no quando è malato

Ingredienti
Midollo di bue. 1
scrematura di unguento disseccato: 1
31.15
sedimento di vino: 1
Trattamento
Confezionare una supposta per uomo o per donna.

31.16
163 Altra supposta per rinfrescare l'ano

Ingredienti

[121] 'Coda di topo'. *Malva silvestris L.*

Valeriana: 1
31.17
farina di frutti di carrubo: 1
feccia di vino: 1
pianta *kheper-ur*: 1
31.18
sale del nord: 1
farina di orzo: 1
farina di datteri: 1
miele: 1
Trattamento
31.19
Confezionare una supposta e mettere nell'ano.

31.20
164 Miglioramento dell'ano e miglioramento del basso ventre

Ingredienti
Farina di fave: 1
natron: 1
mesco-
31.21
lato con mirra: 1
erba *khesayt* della Nubia orientale: 1
pino-
13.22
li: 1
semi di ginepro: 1
incenso: 1
frutti di carrube: 1

Foglio 32

32

32.1

cumino: 1
miele: 1
Trattamento
Tritare in una cosa unica, mescolare
32.2
a questa il miele, farne una pillola e mettere nell'ano per 4 giorni.

32.3
165 Debellare le forze magiche nel ventre

Ingredienti
Interno della pianta *hemem*: 1
interno di mitilo d'acqua dolce: 1
in-
32.4
censo: (1)
fieno greco: (1)
birra dolce
Trattamento
Strofinare come cosa unica e bere
32.5
da parte della persona.

166 Debellare le forze magiche nel ventre
Ingredienti
Erba 'la mia mano afferra, la mia mano impugna'[122]
Trattamento
Fare riposare 20 *ro* (6,4 litri) di succo [123]
32.6
alla rugiada e bere
1 *henu* (480 ml.) del liquido ogni giorno per 4 giorni.

32.7
167 Altra (prescrizione) per debellare le forze magiche nel ventre di un uomo o di una donna

[122] Una pianta rampicante?
[123] Della pianta.

Ingredienti
32.8
Pianta *jas*[124] : 1
pinoli: 1
idromele: 1
32.9
natron.
Trattamento
Fare una cosa unica e assumere da parte di un uomo o di una donna.

32.10
168 Altra (prescrizione) per debellare le forze magiche e il dolore maligno di un dio o di
32.11
un morto nel ventre di un uomo

Ingredienti
Parte *nehep* dello zigolo dolce: 1/8 *ro* (40 ml.)
vale-
32.12
riana: 1/8 *ro*
frutti di piselli: 1/64 *ro* (5 ml.)
lattuga: 1/8 *ro*
Trattamento
32.13
Farne una farina e porre nella birra. Bere prima di dormire.

32.14
169 Altra (prescrizione)

Ingredienti
Farina di datteri.
Trattamento
Mettere in olio e poi mettere in mosto.
32.15
Porre al fuoco e poi mettere in bevanda a base di datteri. Mangiare da parte di una donna il cui ventre è ostruito.

---

[124] *Lactuca amara*?

32.16

170 Altra (prescrizione)

Ingredienti
Lattuga: 1/64 *ro* (5 ml.)
coriandolo: 1/16 *ro* (20 ml.)
piselli: 1/64 *ro*
piretro: 1/8 *ro* (40 ml.)
Trattamento
Cuocere in
32.17
una cosa unica e mangiare prima di dormire.

32.18

171 Altra (prescrizione)

Ingredienti
Coriandolo: 1/16 *ro* (20 ml.)
valeriana: 1/8 *ro*
minerale (?) *qesenty*: 1/64 *ro* (5 ml.)
miele: 2 1/2 *ro* (800 ml.)
Trattamento
Fare una cosa unica e mangiare prima di dormire.

32.19

172 Altra (prescrizione)

Ingredienti
32.20
Acini d'uva: 1/8 *ro* (40 ml.)
gomma: 1/16 *ro* (20 ml.)
coriandolo: 1/8 *ro*
miele: 1/16 *ro*
32.21
valeriana: 1/16 *ro*
Trattamento
Tritare e mangiare prima di dormire.

Foglio 33

33

33.1

173 Altra (prescrizione)

Ingredienti
Legumi (?): 1/16 *ro* (20 ml.)
coniza: 1/16 *ro*
pinoli: 1/16 *ro*
sorgo: 1/8 *ro* (40 ml.)
as-
33.2
senzio: 1/8 *ro*
miele: 1/16 *ro* (20 ml.)
Trattamento
Mangiare prima di dormire.

174 Altra (prescrizione)

Ingredienti
Lattuga: 1/64 *ro* (5 ml.)
piretro: 1/16 *ro* (20 ml.)
33.3
sorgo: 1/16 *ro*
valeriana: 1/8 *ro* (40 ml.)
coriandolo: 1/16 *ro*
Trattamento
Cuocere in 2 1/2 *ro* (800 ml.) di miele e mangiare
33.4
da parte di una donna prima di dormire.

175 Prescrizione per debellare un'infiammazione al basso ventre[125]-*Enterite*

Ingredienti
Sorgo: 1
33.5

[125] Ipogastrium.

farina di frumento: 1
farina di orzo: 1
mirto: 1
miele: 1
Trattamento
Bendarvi il basso ventre

176 Altra (prescrizione) -*Enterite*

Ingredienti
33.6
Fichi: 1
cumino: 1
farina di carrube: 1
miele: 1
sedimento (di birra) ?: 1
Trattamento
Bendarvi il basso ventre.

177 Altra (prescrizione) -*Enterite*

Ingredienti
33.7
Semi di ginepro: 1
incenso: 1
datteri del deserto: 1
datteri: 1
unguento: 1
bevanda
33.8
di datteri: 1
Trattamento
Bendarvi il basso ventre.

178 Altra (prescrizione) -*Enterite*

Ingredienti
Carrube tritate: 1
miele: 1

unguento: 1
men-
33.9
ta: 1
mirto: 1
Trattamento
Bendare il basso ventre su ciò.

179 Altra (prescrizione) -*Enterite*

Ingredienti
Capsule dei gambi del lino: 1
33.10
poltiglia di piante.
Trattamento
Applicare al basso ventre di un uomo che è sofferente.

180 Altra (prescrizione) -*Enterite*

Ingredienti
Olio della parte superiore di un vaso
33.11
des.
Trattamento
Applicare al basso ventre di un uomo.

181 Altra (prescrizione) -*Enterite*

Ingredienti
Melma (di fiume)?
Trattamento
Tritare e mescolare in liquido *mes*-
33.12
ta, e applicare al basso ventre di un uomo.

182 Altra (prescrizione) per debellare (l'influenza) di un morto nel ventre di un uomo-*Enterite*

Ingredienti

Semi di pi-
33.13
selli: 1
semi di sedano: 1
semi *qaa* di albero *aru*: 1
interno del mitilo di acqua dolce: 1
vale-
33.14
riana: 1
Trattamento
Tritare finemente e assumere con miele da parte di un uomo.

183 Prescrizione per curare il petto[126]
33.15

Ingredienti
Polpa di carrube: 1/16 *ro* (20 ml.)
cumino: 1/4 *ro* (80 ml.)
vino
Trattamento
Riscaldare e bere per 4 giorni.

184 Altra (prescrizione)-*Cura della regione giugulare*

Ingredienti
Orzo
33.16
macinato: 1/4 *ro* (80 ml.)
scorza di zigolo dolce: 1/4 *ro*
pianta *necer*: 1/32 *ro* (10 ml.)
polpa di frutti di carrube: 1/32 *ro*
polvere di corteccia
33.17
di sicomoro: 1/32 *ro*
semi di ginepro: 1/16 *ro* (20 ml.)
erba *tiam*: 1/8 *ro* (40 ml.)

---

[126] Regione giugulare.

acqua.
Trattamento
As-
33.18
sumere per 4 giorni.

185 Altra (prescrizione) per curare il petto, debellare ogni malanno nel ventre e curare

33.19

il polmone

Ingredienti
Orzo;
birra annacquata;
polpa di carrube: 25 *ro* (8 litri)
Trattamento
Mettere in un vaso *des* e mescolare
33.20
finché si addensa. Spalmare la soluzione che si può riscaldare in ogni momento
33.21
e berne 1 *henu* (480 ml.) ogni giorno.

186 Altra (prescrizione) per le infiammazioni

33.22

nel petto

Ingredienti
Fichi: 1
semi *shezep* di uva: 1
datteri del deserto: 1
semi

Foglio 34

34

34.1
di ginepro: 1
incenso: 1

crescione: 1
cumino: 1
polpa di datteri: 1
34.2
birra dolce.
Trattamento
Cuocere, filtrare e bere per 4 giorni.

187 Altra (prescrizione) per allontanare i dolori nel petto

Trattamento
34.3
Foglie di acacia: 1/8 *ro* (40 ml.)
birra dolce: 25 *ro* (8 litri)
Trattamento
Tritare finemente, filtrare, fare riposare alla rugiada e bere per 4 giorni.

34.4

188 Istruzioni per malanno allo stomaco[127]-*Epatite*

a- Prima indagine
Quando tu esamini un uomo che ha
34.5
un'occlusione al suo stomaco, gli risulta pesante il mangiare del pane, il suo ventre
34.6
è stretto e il suo cuore è debole nel procedere[128] come un uomo che soffre
34.7
di infiammazioni dell'ano, allora tu dovrai osservarlo disteso sulla schiena.
34.8
Tu dovresti trovare il suo ventre caldo, essendovi un ostacolo al suo stomaco. Allora tu gli dirai:
" *È un caso*
34.9

---

[127] Lett. 'bocca del cuore', quindi l'orificio cardiaco dello stomaco, o 'cardia'.
[128] Cioè: batte debolmente.

di fegato!" [129]

b-Trattamento

Allora tu creerai un rimedio segreto di er-
34.10
be che un medico fa (e cioè):
cardo: [130]
noccioli di datteri.
34.11
Trattamento

Mescolare, spremere con acqua, e bere da parte di un uomo per
34.12
4 mattine, onde liberare il suo ventre.

c-Seconda indagine

Ora, dopo aver fatto questo,
34.13
se trovi i due canali nel suo ventre al fianco destro caldo, e al fianco sinistro [131]
34.14
fresco,
allora tu dirai riguardo ciò:
"*Ciò significa che è una sofferenza che blocca*
34.15
il suo mangiare"

d-Trattamento

Allora tu lo osserverai di nuovo
e dovresti trovare il suo ventre fresco
34.16
interamente.
Allora tu dirai:
" *Il suo fegato è libero e*
34.17
il composto liquido è suo. L'uomo ha accettato il rimedio!" [132]

189 –*Indigestione*

a-Prima indagine

---

[129] Epatite tropicale.

[130] *Cynara cardunculus astilis.*

[131] Le due fosse iliache del bacino. Indice di febbre.

[132] Cioè: la cura è riuscita.

Quando tu esamini un uomo che
34.18
sta soffrendo al suo stomaco, e tutte le sue membra sono pesanti come
34.19
per introduzione di stanchezza,
allora porrai la tua mano sul suo stomaco.
34.20
Dovresti trovare il suo stomaco (come) un tamburello mentre va e viene sotto le tue dita.
34.21
Allora tu dirai riguardo a ciò:
"*Questa è una debolezza del mangiare* [133]*che non permette*

Foglio 35

35

35.1
di mangiare prima"
b-Trattamento
Allora tu preparerai per lui qualche rimedio purgativo:
noccioli di datteri pressati
35.2
con birra stantia. Il mangiare il suo pane [134] verrà.
c-Seconda indagine
Se tu lo esamini dopo avere fatto questo,
35.3
dovresti trovare il suo fianco caldo e il suo ventre fresco.
Allora tu dirai:
" *Questo suo male*
35.4
è sceso".
Tu farai in modo che egli protegga la sua bocca da qualsiasi carne speziata.

190- *Cancrena polmonare*

---

[133] Disturbo di digestione .
[134] Cioè: appetito.

a-Prima indagine
Quando tu esamini un uomo con una'occlusione
35.5
che produce colpi di tosse, [135] e la sua comparsa morbosa è sotto il suo fianco come
35.6
come grumi di feci, [136] ciò significa che vi sono delle parti sollevate (di muchi?) sui suoi fianchi e il suo stomaco è ristretto.[137]
b-Trattamento
Allora
35.7
tu preparerai dei rimedi attivi da bere, (e cioè):
mosto fresco cotto nell'olio
35.8
e miele;
assenzio: 1/32 *ro* (10 ml.)
pinoli: 1/16 *ro* (20 ml.)
valeriana: 1/8 *ro* (40 ml.)
Dare a lui cotto
35.9
in una cosa unica e bere per 4 giorni.
c-Seconda indagine
Quando tu lo esamini dopo,
e lo trovi
35.10
nella sua comparsa morbosa della prima volta, [138] ciò significa che egli sta bene.

191- *Angina pectoris*

a-Prima indagine
Quando tu esamini un uomo che sta soffrendo al suo stomaco,
35.11
soffre al suo braccio e al suo pettorale al fianco del suo stomaco,[139] si dice riguardo a lui che si tratta della malattia 'verde'.[140]

---

[135] Sembrerebbe una costrizione della gola dovuta a muchi con conseguente tosse.
[136] Dolore dovuto ad accumulo di feci.
[137] Per accumulo di muchi.
[138] Si suppone il riferimento alla ricetta n°188.

35.12
Allora tu dirai riguardo a ciò:
" *Significa che qualcosa è penetrata nella bocca: si tratta di un morto / la morte che passa da lui*"
b-Trattamento
Allora tu creerai per lui degli stimolanti
35.13
di erbaggi (e cioè):
semi di piselli: 1
brionia: 1
menta: 1
coni-
35.14
za: 1
grani rossi di cereali: 1
Cuocere in olio e bere da parte di un uomo.
35.15
c.Seconda indagine
Tu porrai la tua mano su di esso, stesa fino a che il suo braccio stia bene e sia libero dal dolore.
Allora tu dirai:
35.16
" *Questo dolore è sceso all'intestino e all'ano, e non ripeterò più*
35.17
il rimedio"

192- *Catarro nasale*

a-Prima indagine
Quando tu esamini un uomo che sta soffrendo al suo stomaco e vomita parecchio,
se
35.18
e trovi ciò che è alla sua fronte, i suoi occhi sono infiammati e il suo naso cola,[141]
35.19

---

[139] *Angina pectoris.*
[140] Probabilmente riferimento alla colorazione della pelle del paziente.
[141] Catarro nasale e congiuntivite.

allora tu dirai:
" *Sono prodotti di decadimento dei muchi gastrici, non potendo scendere nel suo inguine come i suoi mu-*
35.20
chi"
b-Trattamento
Allora tu preparerai per lui:
pane *shenes* di frumento;
assenzio in grande quantità,
da porre in un misurino *debeh* (0,075 litri)

Foglio 36

36

36.1
su di esso pieno di cipolle, dosandolo con della birra,
e carne di bue grasso.
36.2
Mangiare da parte di un uomo, inghiottendo con birra di *hau-ikhet*,
[142]finché i suoi occhi si aprano
36.3
e finché passa il suo catarro, essendo scesa la massa di muco.

193- *Appendicite*

a-Indagine
Quando tu esamini un uomo
36.4
che ha un'occlusione allo stomaco, porrai la tua mano su di lui
e trovi il suo malanno
36.5
mentre le sue parti spesse tremano quando le punte delle dita sono poste su di lui,
allora tu dirai riguardo a esso:
"*Si tratta di un gonfiore di feci*
36.6
che lo annodano"

---

[142] Una qualità di birra.

b-Trattamento

Allora tu preparerai per lui dei rimedi di vegetali:
grani rossi di pianta *menji*: 7 *ro* 1/2 (2,4 litri)
36.7
cotta in olio e miele;
pianta *tiam*: 1/16 *ro* (20 ml.)
36.8
pinoli: 1/16 *ro*
valeriana: 1/8 *ro* (40 ml.)
zigolo dolce
36.9
di giardino: 1/16 *ro*
vino e latte.
Mangiare e inghiottire con birra dolce
36.10
affinché egli stia bene subito.

194 = 191

195 = 192

Foglio 37

37

196- *Febbre fulminante (piaghe bubboniche/peste bubbonica)/intestino ritorto*

37.2
a-Indagine
Quando tu esamini
37.3
un uomo e egli soffre di ciò nelle ore come un mangiare feci, e il suo cuore è debole
37.4
come un ansimare di uno che corre,
allora tu dirai:

"Si tratta di un'occlusione per accumulo.
37.5
Esso non può essere sollevato e il cuore non è ben disposto a causa del caso maligno. Esso ha prodotto un tumore,
37.6
vi è putrefazione di pus e vi è un colpire del male".
Allora tu preparerai per lui
37.7
un rimedio per farlo a pezzi con la prescrizione.[143]

197-*Diabete*

a-Indagine
Quando tu esamini in uomo che sta soffrendo al suo stomaco, le sue membra
37.8
sono contratte stranamente del tutto, se tu lo esamini e non hai trovato comparse morbose,
37.9
nel ventre al di fuori di manifestazioni del corpo come delle ruvidezze, allora tu dirai riguardo a lui:
37.10
" *Si tratta di un disordine nella tua casa*"[144]
b- Allora tu preparerai per lui un rimedio per ciò:
ematite di Abydos, tritata;
37.11
semi di lino;
frutti di carrube.
Trattamento
Cuocere nell'olio e nel miele, e mangiare da parte di un uomo per 4 mattine
37.12
per estinguere la sua sete e debellare il disordine del suo cuore.

198- *Dilatazione o ulcera dello stomaco*

[143] Questa non è nominata.
[144] Cioè: nel tuo interno.

a-Prima indagine

Se tu esamini
37.13
una sua occlusione nel suo stomaco
e trovi che è bloccato e ha traversato il canale, il suo cuore è alla deriva,
37.14
e il suo stomaco è diventato asciutto,
allora tu dirai riguardo a lui:
" *Si tratta di un nido di sangue che non è annodato*".[145]
Allora tu agirai
37.15
per la discesa (del sangue) con una prescrizione.

b-Trattamento

Allora preparerai per lui:
assenzio: 1/8 *ro* (40 ml.)
pinoli: 1/16 *ro* (20 ml.)
datteri del deserto:
37.16
1/8 *ro*
valeriana: 1/8 *ro*
Cuocere nella birra d'offerta, filtrare in una cosa
37.17
unica e bere da parte di un uomo.

c-Seconda indagine

Questo medicamento scenderà dalla sua bocca o dal suo ano, come
37.18
il sangue di un maiale dopo che è riscaldato.
Se tu hai fatto una fasciatura sulla
37.19
coagulazione in anticipo, non applicherai questo rimedio.

Trattamento

Allora tu creerai per lui una po-
37.20
mata veramente eccellente con grasso di bue, semi di sedano, erba *shauyt*, mir-
37.21

---

[145] Cioè: è una sacca di sangue che non è ancora solida.

ra e resina *aaghet*.[146]
Tritare e bendare su ciò

199 –*Imbarazzo gastrico*

a-Indagine
Se tu esamini un uomo che sta soffrendo di occlusione al suo sto-

Foglio 38

38

38.1
maco, e lo trovi che va e viene sotto le tue dita come l'unguento nell'interno di un
38.2
otre,
allora tu dirai riguardo a ciò:
" *Esso scende dalla sua bocca con della mucillagine*"
b-Trattamento
Allora tu preparerai per lui:
38.3
sorgo: 7 1/2 *ro* (1,2 litri)
noccioli di datteri: 7 1/2 *ro*
Mescolare, pigiare nella mucillagine maschile (?), tritare, cuocere nell'olio
38.4
e nel miele, e mangiare da parte di un uomo per 4 mattine.
Ma questo [147] deve essere bendato con della *mikat* [148] disseccata,
38.5
tritata e mescolata.

200- *Fuoco di S.Antonio?*

a-Indagine

---

[146] Forse resina dell'acacia somala.
[147] La parte malata.
[148] Un minerale, o semi di una pianta?

Quando tu esamini un uomo che sta soffrendo al suo stomaco, e trovi ciò [149] sulla sua schiena
38.6
come il peso di uno che è punto da uno scorpione,
allora tu dirai riguardo a ciò:
"*Si tratta di comparse morbose che hanno violato la sua schie-*
38.7
na: un malanno che io tratterò con terapia combinata, (cioè) penetrare contro di esso [150] *senza dargli tregua*"

b-Trattamento

Allora tu preparerai
38.8
per lui un *khemtu nu jesefu*, e darai a lui una post prescrizione:
mirto: 1
menta: 1
38.9
foglie di acacia: 1
argilla del muratore: 1
Tritare e cuocere in feccia di birra
38.10
dolce e bendare su essa per 4 giorni, affinché stia bene subito.

201 (?)

a-Indagine

Quando tu esamini un'occlusione al suo stomaco
38.11
e la trovi molto dolorosa,
allora tu dirai:
"*Si tratta di un'occlusione dell'entità maligna hyt*
38.12
che deve essere spezzata. Essa è come l'entità maligna nesyt [151]*che si è annodata nel ventre*"

b-Trattamento

Allora tu preparerai per lui:
erba *tiam*: 1
38.13

---

[149] Il malanno.
[150] Il malanno.
[151] Entità femminile.

valeriana: 1
zigolo dolce della riva: 1
zigolo dolce del giardino: 1
38.14
Cuocere nella birra dolce affinché tu possa spezzare l'azione del *hyt*.

202-*Costipazione*

a-Indagine
Quando tu esamini un uomo
38.15
con un'occlusione del suo stomaco, vomita molto dolorosamente, e soffre
38.16
come la malattia *sekhet*,
allora tu dirai:
"*Si tratta di un pacco di feci che non si è (ancora) annodato*".
b Trattamento
Allora tu preparerai
38.17
per lui una bevanda:
fichi: 1/8 *ro* (40 ml.)
latte: 1/16 *ro* (20 ml.)
frutti intagliati di sicomoro: 1/8 *ro*
38.18
Fare riposare in 25 *ro* (8 litri) di birra, filtrare e bere moltissime volte affinché egli stia bene subito.

203-*Appendicite?*

a-Prima indagine
Se tu esamini
38.19
un uomo che soffre al suo stomaco, allora dovrai porre la tua mano su esso, e se trovi che esso si è annodato
38.20
al suo fianco destro,
allora tu dirai:
" *Esso si è contratto e ha creato un blocco*"
b-Trattamento

Allora tu preparerai per lui
38.21
dei rimedi per ciò veloci:
sorgo.
Filtrare e bere per 4 giorni.
c-Seconda indagine
Se tu lo esamini

Foglio 39

39

39.1
dopo aver fatto questo, e trovi che questi suoi dolori sono come era l'inizio,
39.2
d-tu preparerai per lui un potente rimedio affinché esso scenda e egli stia bene:
semi di piselli: 1/64 *ro* (5 ml.)
39.3
semi di mandorle.
Tritare e cuocere in birra dolce.
e-Trattamento
Poi tu preparerai per lui un potente rimedio
39.4
di olio onde esso possa scendere da lui:
pietre dure;
legumi.
Tritare in olio e miele e sia mangiato
39.5
da parte di un uomo per 4 giorni.

204-*Ingrossamento della milza*

a-Prima indagine
Quando tu esamini un uomo che ha un'occlusione al suo lato sinistro e essa è sotto la sua regione costale
39.6

e non ha attraversato la terra, [152]
allora tu dirai riguardo a essa:
" *Essa ha creato una riva e ha prodotto un banco sabbia*".
39.7
b-Trattamento
Allora tu preparerai un rimedio per il suo stato iniziale [153] consistente in:
minerale (?) *pesej* 1/4 *ro* (80 ml.) tritato
erba *tiam*: 1/8 *ro* (40 ml.)
pinoli
39.8
1/16 *ro* (20 ml.)
valeriana: 1/8 *ro*
Cuocere in una cosa unica in 2/3 *ro* (213 ml.) di olio e 1/3 *ro* (106 ml.) di miele,
39.9
che sia mangiato da parte di un uomo per 4 giorni.
c-Seconda indagine
Quando tu esamini un uomo dopo aver eseguito questo, e lo [154] trovi che si è espanso ed è an-
39.10
dato sotto,
d-Trattamento
allora tu dovrai preparare per lui
una polvere di minerale (?) *pesej*.
Cuocere completamente e mangiare
39.11
da parte di un uomo sì da riempire il suo ventre, affinché ciò che è flessibile si arrotoli.
e-Terza indagine
Allora tu porrai la tua mano
39.12
su di esso e dovresti trovarlo tagliato a pezzi e spezzettato come il raccolto del grano.
f-Trattamento

---

[152] Un termine tecnico per 'non ha attraversato la zona'?
[153] Del malanno.
[154] Il malanno.

Allora tu preparerai una pozione stimolante ad azione rapida per
39.13
rinfrescare:
sorgo: 1
semi di frutta *iuhu*: 1
acqua.
Filtrare e bere per 4 giorni.

205-*Anchilostomiasi*

a-Prima indagine
Quando tu esamini un uomo che soffre al suo sto-
39.14
maco e lo trovi che ha attraversato il canale, egli soffre ai suoi due lati e il suo ventre è stretto per (ricevere) del pane,
39.15
il suo cuore è pesante e non si può entrare in esso, si tratta del verme *beciu.*[155]
Tu puoi combattere contro di esso con un rimedio
39.16
potente, dopo che è stato avvolto in mucillaggine [156] di orzo.
Se esso viene di nuovo sotto le tue dita,
b-Trattamento
allora tu preparerai per lui
39.17
4 rimedi mattutini come medicina *jesef* che penetri in esso e stimoli la sua condizione:
carrube: 1/2 *ro* (160 ml.)
grumi
39.18
di gomma: 1/8 *ro* (40 ml.)
ocra: 1/16 *ro* (20 ml.)
Cuocere in unguento e miele e sia mangiato da parte di un uomo per 4 giorni.
39.19
c-Seconda indagine

---
[155] Anchilostoma.
[156] Cioè: un cataplasma.

Se dopo (esso) si espande sotto le tue dita come granelli di sabbia e tutto il suo corpo è caldo
39.20
sotto l''amara',[157] (tu darai):
pane ammuffito, qualcosa di sporco (?); pane per uccelli. [158]
Curalo
39.21
e non abbandonarlo!

Nota. L'anchilostomiasi è una malattia tremenda che il medico cerca di curare non prima che il paziente abbia avuto un'applicazione di cataplasma di orzo, per poi verificare il risultato. Nella seconda palpazione, quando crede di sentire sotto le dita 'come dei granelli di sabbia', e il malato ha la febbre, allora provvede con dei rimedi meno naturali e abbastanza ripugnanti, improntati forse alla medicina magica, a meno che non abbiano lo scopo di far vomitare il paziente. Comunque il medico seguirà il suo paziente.

206-*Cancro dello stomaco*

a-Indagine

Quando tu esamini un uomo che ha un'occlusione nel suo stomaco, il suo cuore è ansioso, è difficile

Foglio 40

40

40.1
entrare in esso, quando ha mangiato del pane è stretto il passaggio [159] nel suo stomaco,
40.2
soffre alle sue cosce e alle anche, ma non alle sue gambe,
quando lo esamini
40.3
e trovi il suo stomaco ostruito come una donna che ha espulso un neo-
40.4
nato e il suo viso è mesto,
allora tu dirai riguardo a esso:

---

[157] Un malanno.

[158] Espressioni poco chiare.

[159] Esofago.

“ *Si tratta di un'occlusione di agenti patogeni (stt)*”
40.5
Curalo e non abbandonarlo.
b-Trattamento
Allora tu preparerai per lui un rimedio segreto
40.6
proprio del medico, tranne il tuo proprio assistente:
orzo fresco e non grigliato.
Cuocere in
40.7
acqua senza farlo bollire. Fallo uscire dalla fiamma per mescolarlo con
40.8
noccioli di datteri. Filtrare e bere per 4 giorni, affinché egli [160] stia subito bene.

207- *Indigestione*

40.9
a-Prima indagine
Quando tu esamini un uomo
che ha un'occlusione, il suo cuore è ansioso, il suo volto è pallido, e il suo cuore
40.10
batte,[161]
e quando tu lo esamini e trovi che il suo cuore è caldo e il suo ventre è sollevato,
40.11
si tratta di un avviluppo profondo, poiché egli ha mangiato della carne bruciata e piccante.
Trattamento
Allora tu preparerai un rimedio per
40.12
lavare la carne bruciata piccante e liberare il suo intestino mediante una bevanda:
40.13
birra dolce lasciata riposare con frutti intagliati secchi di sicomoro,
da mangiare e bere per 4 giorni.

---

[160] Il paziente.
[161] Lett. fa *debdeb*.

40.14
c-Verifica
Tu devi svegliarti presto per ciò ogni giorno, guardando ciò che scende dal suo ano.[162]
40.15
Se scendono da esso delle *naajet* come delle
40.16
arut nere,[163]
allora tu dirai di esso:
" *Questa carne bruciata piccante è scesa*
40.17
dal suo stomaco, ma il suo ventre è in cattivo stato e in disordine"
d-Seconda indagine
Quando tu lo esamini dopo
40.18
aver fatto questo, e le cose sono scene nel suo ano come *sheshet*
40.19
di fave, e gocciolano su di esse come essudazione
40.20
di corteccia,
allora tu dirai
riguardo a questo che è nel suo stomaco:

Foglio 41

41

41.1
"*È sceso*".
Trattamento
Allora tu preparerai un rimedio rinfrescante '*her-ra-a-nu*' sul fuoco facendo in modo
41.2
che coincida la cottura interamente.

---

[162] Si intuisce che il medico segue il suo paziente.
[163] Le *naajet* sono una forma di escrementi e le *arut* sono come il contenuto di ulcere, oltre il pus e il grasso.

208 Un'altra prescrizione per eliminare un'occlusione nello stomaco-*Indigestione*

Ingredienti
Pane
41.3
di giuggiolo: 1
cocomero: 1
sterco di gatto: 1
birra dolce: 1
vino: 1
Trattamento
Fare
41.4
in una cosa unica e bendare su esso.

209 Altra (prescrizione) per curare un'occlusione nel lato destro che è attraversato dall'entità maligna *ne*
41.5
syt[164]- *Epilessia*

Ingredienti
Frutti *shenfet*: 20 *ro* (6,4 litri)
orzo esastilo bianco: 1/8 *ro* (40 ml.)
orzo esastilo bianco: 1/8 *ro*
'coda' di brionia bianca
41.6
1/16 *ro* (20 ml.)
bacche di ginepro: 1/16 *ro*
prezzemolo: 1/8 *ro*
sedano del nord: 1/8 *ro*
rizomi di loto bianco:
41.7
1/8 *ro*
mirra: 1/16 *ro*
mirto: 1/8 *ro*
malachite di barca *uia*: 1/8 *ro*

---

[164] Forse nome dell'epilessia.

olio di pino libanese: 1/16 *ro*
pianta *ciun*:
41.8
1/8 *ro*
miele: 1/32 *ro* (10 ml.)
birra: 20 *ro*
grasso di codone: 1/8 *ro*
Trattamento
Far riposare alla rugiada, filtrare e bere per 4 giorni.

210 Altra

41.9
(prescrizione) per debellare una costrizione nel lato quando è e-stinta- *Epilessia*

Ingredienti
Fichi: 1/8 *ro* (40 ml.)
datteri del deserto: 1/8 *ro*
41.10
qesenty [165]: 1/16 *ro* (20 ml.)
uva passa: 1/16 *ro*
rubbia: 1/16 *ro*
bacche di ginepro: 1/16 *ro*
lat-
41.11
te: 1/8 *ro*
miele: 1/8 *ro*
incenso pulito: 1/8 *ro*
gomma bianca: 1/32 *ro* (10 ml.)
fichi
41.12
intagliati di sicomoro: 1/32 *ro*
ocra: 1/32 *ro*
foglia di acacia: 1/32 *ro*
vino: 20 *ro* (6,4 litri)
foglie di giuggiolo: 1/32 *ro*
41.13

---

165 Un minerale?

foglie di sicomoro: 1/32 *ro*
birra: 25 *ro* (8 litri)
Trattamento
Far riposare alla rugiada, filtrare e bere per 4 giorni.

211 Altra (prescrizione) per debellare una costrizione
41.14
e il mangiatore di sangue sullo stomaco- *Scorbuto*(?)

Ingredienti
Liquido di poltiglia: 1
mucillagine fermen-
41.15
tata: 1
olio di moringa: 1
Trattamento
Fare in una cosa unica e bendare con ciò.

212 Altra prescrizione per lo stomaco

Ingredienti
Rizomi di zigolo dolce: 1/16 *ro* (20 ml.)
uva passa: 1/16 *ro*
41.16
fieno greco: 1/4 *ro* (80 ml.)
fichi: un poco
fichi intagliati di sicomoro o polpa di carrube dell'oasi.
Trattamento
41.17
Tritare finemente, porre in birra dolce del fabbisogno (quotidiano), far riposare alla rugiada, senza permettere che veda la luce,
41.18
e conservare coperto. (Poi) aggiungere a essi 1/16 *ro* (20 ml.) di miele e 1/16 *ro* di grasso di codone.
Fare in una cosa unica
41.19
che sia bevuta da parte di un uomo o di una donna.

213 Altra (prescrizione) per debellare un'occlusione

nello stomaco

Ingredienti
Pane di giuggiolo: 1
41.20
sterco di gatto :1
ocra rossa: 1
cocomero: 1
birra dolce: 1
Trattamento
Fare in una cosa
41.21
unica e bendare con ciò.

214 Altra prescrizione per lo stomaco

Ingredienti
Miele: 1
olio di moringa: 1
incenso: 1
vino: 1

Foglio 42

42

Trattamento
42.1
Fare in una cosa unica, cuocere e mangiare.

215 Altra (prescrizione)

Ingredienti
Miele: 2
farina di sorgo: 2
42.2
fieno greco: 1
Trattamento

Confezionare in 4 focacce per 4 giorni
Dopo che il miele è stato bollito
42.3
prima, si dovrà fare in modo che la farina di sorgo e il fieno greco scendano, e mangiare per 4 giorni.

42.4

216 Altra (prescrizione) per lo stomaco

Ingredienti
Incenso: 1/64 *ro* (5 ml.)
pinoli: 1/16 *ro* (20 ml.)
fieno greco: 1/4 *ro* (80 ml.)
miele
42.5
1/4 *ro*
vino: 1/16 *ro*
grasso di codone: 1/16 *ro*
Trattamento
Cuocere e bere per 1 giorno.

217 Altra (prescrizione) per debellare una malattia dello stomaco[166]

Ingredienti
42.6
Farina di datteri: 1/4 *ro* (80 ml.)
polpa di carrube: 1/32 *ro* (10 ml.)
pianta *amau*: 1/16 *ro* (20 ml.)
birra dolce: 25 *ro* (8 litri)
Trattamento
Cuocere, filtrare
42.7
e bere per 4 giorni.
Addensare fino a 10 *ro* (0,15 litri)

218 Altra (prescrizione)

[166] In effetti (*r3*)-*ib*.

Ingredienti
Latte: 5 *ro* (0,075 litri)
miele: 1/16 *ro* (20 ml.)
acqua: 10 *ro* (0,15 litri)
Trattamento
Cuocere, filtrare e bere
42.8
per 4 giorni.

219 Prescrizione per debellare una torsione di calore sul muscolo cardiaco

Ingredienti
Rubbia: 1
datteri del deserto: 1/8 *ro* (40 ml.)
42.9
semola di frumento: 1/8 *ro*
gomma: 1/32 *ro* (10 ml.)
radici di melone
42.10
1/32 *ro*
qesenty: 1/32 *ro*
miele: 1/4 *ro* (80 ml.)
acqua: 20 *ro* (0,3 litri)
Trattamento
Fare riposare alla rugiada e bere per 4 giorni.

42.11

220 Altra (prescrizione) per curare il muscolo cardiaco

Ingredienti
Melone: 1/32 *ro* (10 ml.)
fichi intagliati di sicomoro: 5 *ro* (0,075 litri)
ocra: 1/32 *ro*
datteri
42.12
freschi: 5 *ro*

miele: 5 *ro*
acqua: 20 *ro* (0,3 litri)
Trattamento
Far riposare alla rugiada, filtrare e bere per 1 giorno.

42.13

221 Inizio delle prescrizioni per debellare l'ematuria parassitaria nel ventre e nel cuore [167]- *Ematuria*

Ingredienti
Coriando-
42.14
lo: 1/16 *ro* (20 ml.)
valeriana: 1/8 *ro* (40 ml.)
ocra: 1/64 *ro* (5 ml.)
miele: 2 1/2 *ro* (800 ml.)
Trattamento
Fare in
42.15
una cosa unica e mangiare prima di dormire.

222 Altra (prescrizione) - *Ematuria*

Trattamento
Zigolo dolce: 1/8 *ro* (40 ml.)
valeriana: 1/8 *ro*
42.16
pinoli: 1/16 *ro* (20 ml.)
malachite: 1/64 *ro* (5 ml.)
resina gialla: 1/32 *ro* (10 ml.)
giusquiamo bianco: 1/32 *ro*
miele
42.17
2 1/2 *ro* (800 ml.)
Trattamento
Fare in una cosa unica e mangiare prima di andare a letto.

---

[167] I medici egiziani ritenevano che esistesse una relazione tra cuore e vescica.

223 Altra (prescrizione) - *Ematuria*

Ingredienti
Gomma: 1/32 *ro* (10 ml.)
42.18
uva: 1/16 *ro* (20 ml.)
valeriana: 1/8 *ro* (40 ml.)
coriandolo: 1/16 *ro*
miele
42.19
2 1/2 *ro* (800 ml.)
Trattamento
Fare in una cosa unica e mangiare prima di andare a letto.

224 Altra prescrizione- *Ematuria*

Ingredienti
Rizomi di zigolo dolce
42.20
tritati: 5 *ro* (0,075 litri)
parti di ricino: 1/8 *ro* (40 ml.)
parti di sicomoro: 1/8 *ro*
datteri freschi: 1/8 *ro*
42.21
rizomi di loto: 1/8 *ro*
pasta/lievito fresco: 10 *ro* (0,15 litri)
acqua: 20 *ro* (6,4 litri)
Trattamento
Filtrare e bere subito.

42.22

225 Altra (prescrizione) per debellare l'ematuria parassitaria (causata da) un dio o un morto nel ventre di un uomo- *Ematuria*

Ingredienti
Foglie

Foglio 43

43

43.1
di acacia: 1/32 *ro* (10 ml.)
foglie di albero *aru*: 1/32 *ro*
frutti dell'albero *aru*: 1/32 *ro*
43.2
polpa di carrube: 1/8 *ro* (40 ml.)
sale: 1/32 *ro*
uva: 1/8 *ro*
interno di mitilo d'acqua dolce: 1/32 *ro*
valeriana
43.3
1/8 *ro*
coriandolo: 1/16 *ro* (20 ml.)
miele: 2 1/2 *ro* (800 ml.)
Trattamento
Fare in una cosa unica e mangiare prima
43.4
di dormire.

226 Altra (prescrizione)-*Ematuria*

Ingredienti
Rubbia: 1/8 *ro* (40 ml.)
fichi: 1/8 *ro*
sedano coltivato: 1/32 *ro* (10 ml.)
minerale *qesenty*: 1/32 *ro*
43.5
miele: 20 *ro* (6,4 litri)
uva: 1/32 *ro*
rizomi di zigolo dolce: 1/16 *ro* (20 ml.)
pane di giuggiolo: 1/16 *ro*
lattuga: 1/32 *ro*
43.6
piretro: 1/32 *ro*
Trattamento
Filtrare e bere prima di dormire.

227 Altra (prescrizione) per debellare l'ematuria parassitaria al muscolo cardiaco,

43.7

debellare la smemorataggine, la fuga della mente, e i danni della mente- *Ematuria*

Ingredienti
Rubbia: 1/8 *ro* (40 ml.)
fichi
43.8
1/8 *ro*
sedano: 1/16 *ro* (20 ml.)
ocra: 1/32 *ro* (10 ml.)
valeriana: 1/8 *ro*
miele: 1/32 *ro*
acqua: 10 *ro* (3,2 litri)
Trattamento
Ugualmente. [168]
43.9

228 Altra (prescrizione)-*Ematuria*

Ingredienti
Uva: 1/16 *ro* (20 ml.)
rizomi di zigolo dolce: 1/8 *ro* (40 ml.)
pane di giuggiolo: 1/16 *ro* (20 ml.)
lattuga: 1/16 *ro*
sedano: 1/32 *ro* (10 ml.)
43.10
rubbia: 1/16 *ro*
acqua: 10 *ro* (3,2 litri)
Trattamento
Ugualmente

229 Pozione per debellare l'ematuria parassitaria (causata) da un dio o un morto, e colpire ogni

43.11

cosa (cattiva)- *Ematuria*

[168] Ci si riferisce al trattamento della prescrizione 237.

Ingredienti
Fichi: 1/8 *ro* (40 ml.)
datteri del deserto: 1/8 *ro*
pane di giuggiolo: 1/32 *ro* (10 ml.)
ocra:
43.12
1/32 *ro*
acqua: 5 *ro* (1.6 litri)
Trattamento
Ugualmente.

230 Altra pozione per curare il muscolo cardiaco veramente

Ingredienti
Fichi: 1/8 *ro* (40 ml.)
ocra
43.13
1/16 *ro* (20 ml.)
gomma: 1/32 *ro* (10 ml.)
acqua: 15 *ro* (4.8 litri)
Trattamento
Ugualmente.

231 Pozione per debellare la morte nel ventre e debellare
43.14
l'ematuria parassitaria (causata) da un dio o da un morto, e colpire ogni cosa cattiva- *Ematuria*

Ingredienti
Sedano coltivato
43.15
1/32 *ro* (10 ml.)
rizomi di zigolo dolce: 1/4 *ro* (80 ml.)
frutti intagliati di sicomoro: 1/8 *ro* (40 ml.)
fichi: 1/8 *ro*
sorgo: 1/64 *ro* (5 ml.)
valeriana:
43.16

1/64 *ro*
miele: 1/32 *ro* (10 ml.)
acqua: 10 *ro* (3.2 litri)
Trattamento
Ugualmente.

232 Altra (pozione)

Ingredienti
Farina di rizomi di zigolo dolce: 1/8 *ro* (40 ml.)
fichi: 1/8 *ro*
uva:
43.17
1/8 *ro*
rubbia: 1/16 *ro* (20 ml.)
pinoli: 1/16 *ro*
zigolo dolce: 1/32 *ro* (10 ml.)
cumino: 1/64 *ro* (5 ml.)
miele
43.18
1/8 *ro*
acqua: 10 *ro* (3.2 litri)
Trattamento
Ugualmente.

232 Altra (pozione) per curare il muscolo cardiaco e eliminare i dolori

Ingredienti
Ocra: 1/32 *ro* (10 ml.)
43.19
gomma: 1/32 *ro*
fichi: 1/8 *ro* (40 ml.)
uva passa: 2 1/2 *ro* (800 ml.)
datteri del deserto: 1/8 *ro*
semola (?) di
43.20
frumento: 2 1/2 *ro*
acqua: 10 *ro* (3.2 litri)
Trattamento

Cuocere e bere per 4 giorni.

233 Altra (pozione)

Ingredienti
Fichi: 1/8 *ro* (40 ml.)
semola (?) di frumento: 1/8 *ro*
miele
43.21
1/8 *ro*
ocra: 1/32 *ro* (10 ml.)
acqua: 25 *ro* (8 litri)
Trattamento
Ugualmente.

234 Altra bevanda salutare per rinfrescare il muscolo cardiaco

43.22
Ingredienti
Fichi: 1/8 *ro* (40 ml.)
rubbia: 1/8 *ro*
ocra: 1/8 *ro*
miele: 1/32 *ro* (10 ml.)
acqua: 10 *ro* (3.2 litri)
Trattamento
Ugualmente.

43.23

235 Altra (prescrizione) per debellare l'ematuria parassitaria sul muscolo cardiaco

Ingredienti
Sedano: 1/16 *ro* (20 ml.)
lattuga: 1/32 *ro* (10 ml.)
birra dolce: 25 *ro* (8 litri)
Trattamento
Cuocere e bere per 4 giorni.

Foglio 44

44

44.1

236 Altra (prescrizione)

Ingredienti
Lattuga: 1/64 *ro* (5 ml.)
sedano: 1/32 *ro* (10 ml.)
piselli: 1/64 *ro*
birra dolce: 25 *ro* (8 litri)
Trattamento
Cuocere, far riposare alla rugiada, filtrare e bere per 4 giorni.

44.2

237 Bevanda salutare per debellare veramente l'ematuria parassitaria nel ventre e nel cuore

Ingredienti
Farina di lattuga:
44.3
1/64 *ro* (5 ml.)
farina di piretro: 1/16 *ro* (20 ml.)
birra dolce: 5 *ro* (1.6 litri)
Trattamento
Bere prima di dormire.

44.4

238 Altra (prescrizione)

Ingredienti
Lattuga: 1/64 *ro* (5 ml.)
piretro: 1/16 *ro* (20 ml.)
piselli: 1/64 *ro*
coriandolo: 1/64 *ro*
44.5
sorgo: 1/64 *ro*
valeriana: 1/8 *ro* (40 ml.)
miele: 1/2 *ro* (160 ml.)

Trattamento
Cuocere e mangiare prima di dormire.

44.6

239 Altra (prescrizione)

Ingredienti
Mucillagine di orzo il cui interno è stato rimosso: ?
orzo pestato e cotto: 5 *ro* (1.6 litri)
pianta *qesetet*: 1/16 *ro* (20 ml.)
44.7
polpa di carrube: 1/16 *ro*
miele: 1/16 *ro*
bulbo di pianta rampicante: 1/32 *ro* (10 ml.)
sicomoro: 1/32 *ro*
Trattamento
Cuo-
44.8
cere, filtrare, far riposare alla rugiada e bere per 4 giorni.

240 Altra (prescrizione) per respingere l'ematuria parassitaria

Ingredienti
Boc-
44.9
cioli di rami: ?
Trattamento
Bollire con olio e applicarlo.

44.10

241 Inizio delle prescrizioni che Ra creò per se stesso

Ingredienti
Miele in mezzo a due calori:[169] 1
cera: 1
44.11
perline di incenso: 1
frutti di erba *sari*: 1

---

[169] Tiepido.

valeriana: 1
bul-
44.12
bi di zigolo dolce: 1
frutti di pianta *jas*: 1
lattuga: 1
brionia: 1
il meglio
44.13
d'incenso: 1
bacche di ginepro: 1
frutti di piretro: 1
bulbi di ginepro: 1
bul-
44.14
bi di pino libanese: 1
lievito fresco: [1]
Trattamento
Fare in una cosa unica e bendare le parti malate con essa.
44.15
Glossa
È un debellare gli effetti di un dio, di un morto o di una morta, un dolore maschio o un dolore femmina in tutte le membra
44.16
di un uomo affinché stia subito meglio.

242 Altra prescrizione, la seconda, che Shu creò per se stesso

Ingredienti
Farina di frumento: 1
44.17
sale del nord: 1
olio: 1
farina di piretro: 1
fuliggine di muro: 1
farina
44.18
di polpa di carrube: 1
farina di fave: 1

incenso: 1
erba *qesetet*: 1
ocra: 1
44.19 mucillagine: 1
Trattamento
Fare in una cosa unica e bendare le parti malate con essa.

243 Altra prescrizione, la terza,
44.20 che Tefnut creò per Ra stesso

Ingredienti
Farina di semi di grano: 1
frutti *shenfet*: 1
grasso di lombardella: 1
44.21 **Trattamento**
Racchiudere in una qualsiasi cosa, bendare ogni parte malata e ogni effetto di un dio o una dea, affinché
44.22 egli [170] stia subito meglio.

244 Altra prescrizione, la quarta, che Gheb creò per Ra stesso

Ingredienti
Farina di polpa di carrube: 1
44.23 farina di piselli: 1
Trattamento
Tritare finemente nella fermentazione stessa di vino di datteri.

Foglio 45

45

[170] Il paziente.

45.1
Bendare ogni parte malata quale azione di un dio e di qualsiasi cosa cattiva per migliorare subito.

45.2
245 Quinta prescrizione che Nut creò per Ra stesso

Ingredienti
Mattone di muro: 1
radici di erba *qadet*:[171] 1
45.3
pietra della riva:[172] 1
natron: 1
sale del nord: 1
lievito fresco: 1
unguento: 1
mie-
45.4
le: 1
olio di conifera: 1
sfoglia di pane *shenes*: 1
Trattamento
Cuocere e fare in una cosa unica. Bendare ogni parte malata con essa, quale
45.5
dolore maschio, dolore femmina, azione, o qualsiasi cosa,

246 Altra (prescrizione), la sesta, che Iside creò per Ra
45.6
stesso onde debellare il malanno che è nella sua testa-*Mal di testa*

Ingredienti
Semi di piretro: 1
semi di brionia: 1
45.7
assenzio (?):1

---
[171] Forse una qualità di edera, o l'artemisia.
[172] Conchiglia?

semi di coriandolo: 1
pinoli: 1
miele: 1
Trattamento
Fare in una cosa
45.8
unica e mescolare con questo il miele. Bendare con essa affinché egli migliori subito.
Glossa
Riguardo a chiunque
45.9
per il quale è stata preparata questa prescrizione per ogni malanno nella testa o per ogni cosa maligna e cattiva,
45.10
egli migliorerà subito.

247 Prescrizione per debellare un'azione nella testa-*Mal di testa*

Trattamento
Interno della polpa di carrube: 1
galla (?) di
45.11
zizyphus vulgaris (?): 1
natron: 1
fango (?): 1
lische cotte di persico del Nilo: 1
pesce *desheru* [173] cotto: 1
45.12
cranio cotto di sinodonte: 1
miele: 1
ladano: 1
Trattamento
Ungervi la testa per 4 giorni.

45.13
248 Altra (prescrizione)

Ingredienti

[173] Una specie di tilapia.

Semi di aneto: [174] 1
semi di brionia: 1
semi di piretro: 1
coniza: 1
45.14
mirto: 1
grasso di asino: 1
Trattamento
Ungervi la testa.

249 Altra (prescrizione) per il malanno nella metà della testa- *Emicrania*

Ingredienti
Cranio
45.15
di pesce gatto cotto in olio.
Trattamento
Ungervi la testa per 4 giorni.

250 *Vari usi del ricino*

La conoscenza di ciò che è fatto con
45.16
la pianta di ricino, come ciò che è trovato negli scritti antichi, quale cosa utile per le persone.
a-Si
45.17
polverizzano le sue radici in acqua e porre alla testa di colui che è malato: allora egli migliorerà subito come
45.18
colui che non è malato.
b-Se poi sono masticati un po' dei suoi semi insieme a della birra,
45.19
da un uomo che ha diarrea, è un debellare le comparse morbose nel ventre di un uomo.
c-Inoltre

---

[174] *Anethum graveolens.*

45.20
si rinforza la capigliatura di una donna con i suoi semi:
macinare, fare in una cosa unica e porre in olio.
45.21
e la donna vi ungerà la sua testa.
d-Inoltre si prepara un suo olio con i semi per ungere
45.22
colui che ha eruzioni cutanee con putrefazioni dolorose: le comparse (*riwmw*) si arresteranno come

Foglio 46

46

46.1
uno a cui non è accaduto nulla. Egli comunque può essere trattato lo stesso con unzione
46.2
di 10 giorni, ungendo molto presto al mattino per debellarle.
Veramente efficace un milione
46.3
di volte

251 Altra (prescrizione) per debellare un tremore nella testa

Quando la testa di un uomo trema, allora tu
46.4
porrai la tua mano sulla sua testa senza che egli se ne accorga.
Allora tu preparerai per lui:
natron tritato in o-
46.5
lio, miele e cera,
fatto in una cosa sola.
Trattamento
Bendare su ciò.

252 Altra prescrizione per

46.6

una testa quando soffre e fare sparire il dolore

Ingredienti
Incenso: 1
midollo di lattuga: 1
ladano: 1
46.7
canne palustri: 1
grasso: 1
Trattamento
Tritare, cuocere e ungervi.

253 Altra (prescrizione) per una testa quando soffre e fare sparire
46.8
le sofferenze

Ingredienti
Incenso: 1
cumino: 1
semi di ginepro: 1
grasso di codone: 1
46.9
Trattamento
Tritare, cuocere e ungervi.

254 Altra (prescrizione) per curare la testa

Ingredienti
Cinnamomo: 1
pianta *ibsa*:[175] 1
parti morbide
46.10
di spezia *khesay*: 1
incenso: 1
Trattamento
Ungervi ogni giorno: è per curare la testa.

---

[175] Dello Wadi Natrun.

255 Altra (prescrizione)

Ingredienti
La qualità
46.11
migliore dell'incenso: 1
Trattamento
Ungervi la testa moltissime volte.

256 Altra (prescrizione) per rendere sana una testa quando soffre

46.12
Ingredienti
Canne: 1
ginepro: 1
resina di pino libanese: 1
frutti di *paaret*: 1
incenso: 1
46.13
grasso: 1
Trattamento
Tritare e applicare alla testa.

257 Altra (prescrizione)

Ingredienti
Cumino: 1
assafetida[176]: 1
semi di pianta *tentem*: 1
46.14
mirra: 1
giuggiolo: 1
semi di ginepro: 1
fiore di loto: 1

[176] *Ferula foetida Regel.*

Trattamento
Tritare e applicare alla testa.

46.15
258 Altra (prescrizione) per rinfrescare una testa quando soffre

Ingredienti
Ocra: 1
incenso: 1
aloe [177]: 1
pianta *ua-*
46.16
neb: 1
cinnamomo: 1
corno di daino [178]: 1
gomma: 1
preparazione di natron: 1
46.17
argilla per mattoni di muratore: 1
polpa di carrube: 1
acqua: 1
Trattamento
Tritare e applicare alla testa.

46.18
259 Altra (prescrizione) per la testa e per la tempia

Ingredienti
Incenso: 1/64 *ro* (5 ml.)
cipolle: 1/64 *ro*
preparazione d'incenso: 1/32 *ro* (10 ml.)
resina *senen*: 1/32 *ro*
46.19
malachite: 1/16 *ro* (20 ml.)

---

[177] *Aloe vera L.*
[178] *Dama schaeferi.*

galena: 1/32 *ro*
ferro di Cusae: 1/32 *ro*
minerale *uah-*
46.20
nehbet: 1/64 *ro*
acqua: 2 1/2 *ro* (800 ml.)
Trattamento
Tritare e applicare alla tempia.

46.21
260 Inizio delle prescrizioni per debellare il ristagno di urina quando il basso ventre soffre

Ingredienti
Frumento: 1/8 *ro* (40 ml.)
datteri: 1/4 *ro* (80 ml.)
rizomi di zigolo dolce: 1/4 *ro*
acqua: 3/4 *ro* (200 ml.)
Trattamento
Tritare, filtrare e bere per 4 giorni.

261 Altra (prescrizione) per fare in modo che un bimbo urini

Foglio 47

47

47.1
il ristagno di urina che è nel suo ventre

Ingredienti
Un vecchio libro [179] cotto
47.2
nell'unguento.
Trattamento

[179] Sicuramente un vecchio *grimoire* magico.

Ungere il suo ventre per regolare la sua minzione.

262 Altra (prescrizione) per regolare l'urina

Ingredienti
Foglie di can-
47.3
ne: 1/8 *ro* (40 ml.)
datteri: 1/4 *ro* (80 ml.)
radici di brionia: 1/4 *ro*
miele: 2 1/2 *ro* (800 ml.)
semi di gi-
47.4
nepro: 1/4 *ro*
acqua: 20 *ro* (6.4 litri)
Trattamento
Filtrare e bere per 4 giorni.

263 Altra (prescrizione) per regolarizzare l'eccesso di urina

Ingredienti
Zigolo dolce: 1
semi
47.5
di pinoli: 1
radice di pianta *beheh*: 1
Trattamento
Pestare in una cosa sola e lasciare la notte in birra dolce.
47.6
Bere essendo un sedimento in essa.

264 Altra (prescrizione) per eliminare un ostacolo bruciante nella vescica
47.7
quando egli soffre nelle emissioni dell'urina-*Cistite acuta*

Ingredienti
Sale del nord: 1/64 *ro* (5 ml.)
crema di latte: 5 *ro* (1.6 litri)

giuggiolo: 1 (5 *ro*)?
miele: 1 (5 *ro*)?
47.8
birra dolce: 1 (5 *ro*)?
Trattamento
Versare nell'ano.

265 Altra (prescrizione) per regolarizzare l'orina quando non è regolare

Ingredienti
Semi di
47.9
ginepro: 1/16 *ro* (20 ml.)
valeriana: 1/8 *ro* (40 ml.)
grasso di codone: 1/8 *ro*
miele: 5 *ro* (1.6 litri)
rizomi di zigolo dolce: 1/8 *ro*
noc-
47.10
cioli di datteri: 1/16 *ro*
datteri freschi: 1/32 *ro* (10 ml.)
Trattamento
Lasciare riposare alla rugiada, filtrare e bere per 4 giorni.

266 Altra (prescrizione) creata per
47.11
chi soffre di contrazioni nella sua minzione

Ingredienti
Fegato di bovino: 1
rubbia: 1
Trattamento
Fare come una focaccia che sia mangiata da un uomo.

47.12
267 Altra (prescrizione)

Ingredienti

Semi di lino: 1/8 *ro* (40 ml.)
interno della polpa di carrube: 1/32 *ro* (10 ml.)
frumento pestato: 1/4 *ro* (80 ml.)
grasso di codone: 1/8 *ro*
miele
47.13
1/8 *ro*
pianta *ihu*: 1/8 *ro*
acqua: 10 *ro* (3.2 litri)
Trattamento
Filtrare e bere per 4 giorni.

268 Altra (prescrizione) per regolarizzare l'orina

Ingredienti
Mirto: 1
Trattamento
Tritare
47.14
in mucillagine e applicare al suo pene.

269 Altra (prescrizione)

Ingredienti
Paglia di carice: 1
fave
47.15
cotte: 1
Trattamento
Mettere in olio e ungervi il pene.

270 Altra (prescrizione)

Ingredienti
Vaso *henu* (0,48 litri) pieno di acqua
47.16
di stagno: 1
pinoli: 1
nervature di brionia: 1

mucillagine: 1
47.17
sciacquatura di birra: 1
radici di melone: 1
datteri freschi: 1
Trattamento
Fare in una cosa sola, filtrare e bere per 4 giorni.

271 Altra (prescrizione)

Ingredienti
Legno di
47.18
giuggiolo: 1
Trattamento
Tritare in terza soluzione di liquido *mesta* e ungervi il pene.

272 Altra (prescrizione) per regolarizzare
47.19
l'urina di un bambino

Ingredienti
Midollo che sta nella canna.
Trattamento
Grattare interamente con birra
47.20
dolce in una tazza in stato coagulato. Bere da parte della donna e sia dato al bambino in
47.21
un vaso *henu*.

273 Ciò che deve essere fatto per un bambino che soffre d'incontinenza

Ingredienti
Ceramica allo stato cotto
47.22
in una pillola.

Se è un bambino grande, egli la deve ingoiare come una cosa che s'ingoia. Se è ancora in

Foglio 48

48

48.1
fasce, deve essere grattugiato per lui in latte dalla sua nutrice e poi succhiato
48.2
per 4 giorni.

274 Altra prescrizione per debellare l'urina quando è eccessiva

Ingredienti
Semola di
48.3
frumento: 1/8 *ro* (40 ml.)
datteri del deserto: 1/8 *ro*
ocra: 1/32 *ro* (10 ml.)
acqua: 5 *ro* (1.6 litri)
Trattamento
Far riposare alla rugiada, filtrare e bere per 4 giorni.

48.4

275 Altra (prescrizione)

Ingredienti
Gomma: 1/4 *ro* (80 ml.)
semola di frumento: 1/4 *ro*
mosto fresco: 1/4 *ro*
Trattamento
Filtrare e bere per 4 giorni.

48.5

276 Altra (prescrizione) per debellare la perdita dell'urina

Ingredienti
Pinoli: 1
zigolo dolce: 1
birra: 1 misura henu (10.240 litri)
48.6
Trattamento
Cuocere, filtrare e bere per 4 giorni.

277 Altra (prescrizione) per debellare l'urina quando è eccessiva

Ingredienti
Gomma:
48.7
1/4 *ro* (80 ml.)
semola di frumento: 1/4 *ro*
mosto fresco: 1/4 *ro*
ocra: 1/32 *ro* (10 ml.)
acqua e
miele: 15 *ro* (4.8 litri)
48.8
Trattamento
Lasciare riposare alla rugiada, filtrare e bere per 4 giorni.

278 Altra (prescrizione)

Ingredienti
Radici di pianta rampicante: 1/4 *ro* (80 ml.)
uva: 1/8 *ro* (40 ml.)
mie-
48.9
le: 1/4 *ro* (80 ml.)
semi di ginepro: 1/4 *ro*
birra dolce: 7 1/2 *ro* (2.4 litri)
Trattamento
Cuocere, filtrare e bere per 4 giorni.

48.10

279 Altra (prescrizione)

Ingredienti
Datteri del deserto: 1/8 *ro* (40 ml.)
semola di frumento: 1/8 *ro*
ocra: 1/32 *ro* (10 ml.)
gomma: 1/32 *ro*
48.11
acqua: 10 *ro* (3,2 litri)
Trattamento
Ugualmente.

280 Altra (prescrizione)

Ingredienti
Gomma: 1/8 *ro* (40 ml.)
miele: 1/32 *ro* (10 ml.)
acqua: 5 *ro* (1.6 litri)
Trattamento
Filtrare e bere per 4 giorni.

281 Altra (prescrizione)

48.12
Ingredienti
Pinoli: 1
zigolo dolce: 1
birra: 1 misura *henu* (10.240 litri)
48.13
Trattamento
Cuocere, filtrare e bere per 1giorno.

282 Prescrizioni per fermare l'urina

Ingredienti
Prezzemolo: 1/4 *ro* (80 ml.)
48.14
sedano del nord: 1/8 *ro* (40 ml.)
lattuga dell'Alto Egitto: 1/16 *ro* (20 ml.)
semi di ginepro: 1/4 *ro*
mosto fresco: 1/8 *ro*

48.15
lattuga del Basso Egitto: 1/16 *ro*
minerale/frutti *peshnet*: 1/16 *ro*
pianta *uam*: 1/16 *ro*
pianta *duat/sebat* (?):1/16 *ro*
acqua: 1/16 *ro*
Trattamento
Lasciare riposare alla rugiada, filtrare e bere per 4 giorni.

48.16
283 **(Altra prescrizione) per regolarizzare l'urina quando il basso ventre ha dolore alla prima volta della sofferenza**

Ingredienti
Mie-
48.17
le: 1
incenso: 1
pinoli: 1
zigolo dolce: 1
lievito (?) del birraio: 1
galla di
48.18
sicomoro: 1
radici di ricino: 1
ocra: 1
datteri freschi: 1
48.19
radici di brionia: 1
mosto
Trattamento
Riscaldare, filtrare e porre in una giara *ciab.*
48.20
Da preparare a prima mattina fino a che avvenga il momento della prima colazione e berlo
48.21
affinché egli migliori subito.

284 Inizio delle prescrizioni per fare in modo che il cuore accetti il pane [180] - *Inappetenza*

Ingredienti
Carne

Foglio 49

49

49.1
grassa: 1/16 *ro* (20 ml.)
ocra rossa: 1/32 *ro* (10 ml.)
fichi: 1/8 *ro* (40 ml.)
semi di ginepro: 1/16 *ro*
incenso
49.2
1/64 *ro* (5 ml.)
cumino: 1/64 *ro*
crescione: 1/64 *ro*
pianta *tiam*: 1/16 *ro*
grasso di codone: 1/8 *ro*
datteri del deserto: 1/8 *ro*
49.3
birra *desheret*: 5 *ro* (1.6 litri)
birra dolce: 25 *ro* (8 litri)
Trattamento
Bere.

285 Altra (prescrizione)

Ingredienti
Birra dolce: 5 *ro* (1.6 litri)
bevanda *sekhepet*: [181] 5 *ro*

---

[180] In questo caso 'cuore' è espresso da *ib*, che può intendersi come 'animo', 'mente', volontà'. Oppure manca la *r*, per *ib-r3*, stomaco ? Pane è da intendersi 'cibo'.

birra *desheret*:
49.4
5 *ro*
farina di datteri: 1/8 *ro* (40 ml.)
farina di frumento: 1/8 *ro*
semi di ginepro: 1/16 *ro* (20 ml.)
incenso: 1/64 *ro* (5 ml.)
49.5
crescione: 1/64 *ro*
uva passa: 1/8 *ro*
fichi: 1/8 *ro*
grasso di codone: 1/8 *ro*
Trattamento
Cuocere, filtrare e bere per 4 giorni.

49.6

286 Altra (prescrizione)

Ingredienti
Frutti *shenfet*: 1/32 *ro* (10 ml.)
birra dolce: 5 *ro* (1.6 litri)
Trattamento
Cuocere, filtrare e bere per 4 giorni.

287 Altra (prescrizione)

Ingredienti
Vino: 2 1/2 *ro* (800 ml.)
semola di
49.7
frumento: 1/8 *ro* (40 ml.)
Trattamento
Lasciar riposare alla rugiada, filtrare e bere per 4 giorni.

288 Altra (prescrizione)

Ingredienti

---

[181] Forse di datteri.

Erba *tiam*: 1/8 *ro* (40 ml.)
rizomi di zigolo dolce: 1/8 *ro*
incenso: 1/64 *ro* (5 ml.)
midol-
49.8
lo osseo (di bue): 1/8 *ro*
ocra: 1/32 *ro* (10 ml.)
vino: 20 *ro* (6.4 litri)
Trattamento
Cuocere, filtrare e bere per 4 giorni.

289 Altra (prescrizione)

Ingredienti
Pane secco e bruciacchiato:
49.9
2 1/2 *ro* (800 ml.)
rizomi di zigolo dolce: 1/4 *ro* (80 ml.)
minerale (?) *qesenty*: 1/32 *ro* (10 ml.)
miele: 1/32 *ro*
acqua: 10 *ro* (3.2 litri)
Trattamento
Filtrare e bere per 4 giorni.

290 Altra (prescrizione)

Ingredienti
Pane cotto: 1/8 *ro* (40 ml.)
rizomi di zigolo dolce:
49.10
1/8 *ro*
miele: 1/32 *ro* (10 ml.)
acqua: 7 1/2 *ro* (2.4 litri)
Trattamento
Filtrare e bere per 4 giorni.

291 Altra (prescrizione)

Ingredienti

Carne grassa: 1/16 *ro* (20 ml.)
vino:
49.11
5 *ro* (1.6 litri)
uva passa: 1/16 *ro*
fichi: 1/16 *ro*
sedano: 1/16 *ro*
birra dolce: 25 *ro* (8 litri)
Trattamento
Filtrare e bere per 4 giorni.

49.12

292 Altra (prescrizione)

Ingredienti
Pane *utiu*: 1/8 *ro* (40 ml.)
pane *heken*: 1/8 *ro*
interno di datteri: 1/8 *ro*
miele: 1/32 *ro* (10 ml.)
vino:
49.13
5 *ro* (1.6 litri)
Trattamento
Cuocere, filtrare e bere per 1 giorno.

293 Altra (prescrizione)

Ingredienti
Fichi: 1/8 *ro* (40 ml.)
rizomi di zigolo dolce: 1/8 *ro*
incenso: 1/64 *ro* (5 ml.)
interno di datteri: 1/32 *ro* (10 ml.)
49.14
cipolle: 1/32 *ro*
birra dolce: 25 *ro* (8 litri)
carne grassa: 1/4 *ro* (80 ml.)
salice: 1/8 *ro*
Trattamento
Cuocere, filtrare e bere per 4 giorni.

49.15

294 Inizio delle prescrizioni per fare scendere un flemma nell'ano

Un'erba - *convolvolo*
49.16
è il suo nome - essa cresce sul suo ventre [182] come l'erba serpente (*qa-det)* [183] e produce un fiore come un loto.
49.17
Se si trova che i suoi petali sono come legno chiaro, allora la si porta e sarà strofinata sull'a-
49.18
no: allora esso [184] scende immediatamente. Poi i suoi semi sono messi sul pane per chi si lamenta per il dolo-
49.19
re, in modo da permettere che (esso) [185] scenda nell'ano.

295 Altra (prescrizione)

Se tu vedi un uomo con un flemma nel
49.20
suo collo, soffre alle articolazioni del suo collo, soffre alla sua testa, le vertebre
49.21
del collo sono rigide, il suo collo è pesante e non avviene per lui di
49.22
poter sbirciare il suo ventre, [186] allora tu dirai:
"*È uno con un flemma nel suo collo*"

Foglio 50

50

[182] Cioè striscia sul terreno.
[183] Probabilmente: edera.
[184] Il flemma.
[185] Il flemma.
[186] A causa della rigidezza del collo.

50.1
Allora tu farai in modo che si unga e si trucchi (gli occhi) affinché egli migliori subito.

296 Altra (prescrizione)

Se tu vedi
50.2
uno con un flemma con dolori lancinanti, e il suo ventre è rigido sotto ciò, soffre al suo sto-
50.3
maco, il suo flemma sta nel suo ventre e non trova una strada per uscire - e dunque non c'è
50.4
una strada per cui possa uscire - inevitabilmente s'imputridisce nel suo ventre, non riesce a uscire e si trasforma in
50.5
vermi - ma può anche non fare vermi prima che diventi colliquazione -
50.6
allora lo espelle e poi migliora subito.
Se non espelle ciò come
50.7
dei vermi, tu farai per lui un rimedio per l'espulsione affinché migliori subito.

297 Altra (prescrizione) per
50.8
debellare un flemma del ventre

Ingredienti
Fichi: 1/8 *ro* (40 ml.)
datteri del deserto: 1/8 *ro*
uva passa: 1/16 *ro* (20 ml.)
cu-
50.9
mino: 1/64 *ro* (5 ml.)
foglia di acacia: 1/32 *ro* (10 ml.)
ocra rossa: 1/64 *ro*

menta: 1/32 *ro*
pianta *ghenghenet*: 1/8 *ro*
50.10
birra dolce: ?
Trattamento
Lasciar riposare alla rugiada e bere per 4 giorni.

298 Altra (prescrizione) da preparare per un uomo che è malato alla parte anteriore (*raffreddore*) della sua testa
50.11
e di un flemma nel suo collo

Ingredienti
Ladano: 1
resina (?) *khesayt*: 1
ramoscello di gine-
50.12
pro: 1
incenso: 1
galena: 1
ocra: 1
grasso di ibex [187]: 1
Trattamento
Tritare e confezionare
50.13
in una fascia da applicare alla testa.

299 Altra prescrizione
Ingredienti
Cinquefoglie: 1
cumino: 1
semi
50.14
di ginepro: 1
mirra: 1
resina/trementina di pino libanese: 1

---

[187] *Capra nubiana Cuvier.*

grasso di ibex: 1
ladano: 1
Trattamento
Fare
50.15
in una cosa unica, lasciar riposare alla rugiada, filtrare e bere per 4 giorno.

300 Altra (prescrizione) per debellare un flemma nel ventre di un uomo o una donna

50.16

Ingredienti
Fichi: 1/8 *ro* (40 ml.)
datteri del deserto: 1/8 *ro*
uva passa: 1/16 *ro* (20 ml.)
incenso: 1/64 *ro* (5 ml.)
50.17
cumino: 1/64 *ro*
fieno greco: 1/8 *ro*
miele: 1/8 *ro*
birra dolce: 25 *ro* (8 litri)
Trattamento
Filtrare e bere.

301 Altra

50.18

prescrizione per fare allontanare una malattia da ogni membro di un uomo

Ingredienti
Mucillagini mescolate.
50.19
Trattamento
Tritare finemente, mescolare in mucillagini fermentate (?) e bendare con ciò.

302 Altra (prescrizione)

50.20

per debellare l'amarezza

Ingredienti
Polpa di carrube.
Trattamento
Tritare con miele e bere con della birra.

50.21
303 Altra (prescrizione) per respingere una febbre altissima

Ingredienti
Una rana cotta in olio.
Trattamento
Ungersi.

304 Altra (prescrizione)

Ingredienti
Testa di pesce *jedeb* cotta nell'olio.
Trattamento
Applicare a un uomo e alla sua carne.

Foglio 51

51

51.1
305 Inizio delle prescrizioni per debellare la tosse

Ingredienti
Polpa di carrube fresche.
Trattamento
Mettere con acqua in un vaso *henu* (0.48 litri)
51.2
nuovo e bere per 4 giorni.

306 Altra (prescrizione)

Ingredienti

Polpa di carrube cotte con birra dolce.
51.3
Trattamento
Berne 5 *ro* (1.6 litri) per 4 giorni.

307 Altra (prescrizione)

Tu preparerai un vaso *remenet*:[188] una sua metà con acqua e una metà con
51.4
polpa di carrube. Tu farai in modo che trascorrano 4 giorni a trascorre- re il giorno alla luce e a trascorrere la notte alla rugiada. Versare
51.5
goccia a goccia ¼ di 5 *ro* (0.34 litri) da questo vaso *remenet*, e fare in modo che lo beva colui che ha la tos-
51.6
se per 4 giorni affinché stia subito bene.

308 Altra (prescrizione)

Ingredienti
Farina di carrube: 1 vaso *henu* (0.48 litri)
Trattamento
Confezionare
51.7
in una schiacciata. Porre in due vasi *henu* e mettere sul fuoco e pro- durvi questa schiacciata. (Poi) sarà levata
51.8
dopo che questa è pronta. Farne una pasta con grasso (di bovino) e unguento di giuggiolo, da mangiare da un uomo
51.9
a una temperatura media affinché egli stia subito bene.

309 Altra (prescrizione)

Ingredienti

---

[188] Il nome del vaso deriva da *rmn*, metà, per la divisione simile a setaccio in due parti: quella inferiore era riempita con un liquido al cui vapore i frutti nella parte superiore si cuocevano.

Polpa di carrube: 1
Datteri schiacciati: 1
51.10
1 vaso *henu* (0.48 litri) di latte.
Trattamento
Bere.

310 Altra (prescrizione)

Ingredienti
Latte di vacca cotto.
Trattamento
Ora do-
51.11
po che il grasso del latte è sminuzzato, metterlo con la crema di latte. Bere da parte dell'uomo e ingoiare con il latte
51.12
che è bollito, per 4 giorni.

311 Altra (prescrizione)

Ingredienti
Noccioli di datteri schiacciati.
Trattamento
Porre in un sacchetto
51.13
di lino. Porre questo sacchetto in miscuglio fermentato il giorno in cui è posto sul fuoco. Ritirare (dal fuoco) la pasta,
51.14
vuotare questo sacchetto e metterlo [189] in un vaso *henu*. Dare a esso dell'acqua e filtrare come si fa per
51.15
la birra. Bere per 4 giorni.

312 Altra (prescrizione)

Ingredienti
Mucillagine fermentata: 1/4 *ro* (80 ml.)
un-

---

[189] Il contenuto.

51.16
guento: 1/4 *ro*
birra: 1/4 *ro*
Trattamento
Porre in un paiolo e cuocere. Dopo tu triterai meli-
51.17
loto: 1
mirto: 1
Trattamento
Porre in questo paiolo. Poi dopo la cottura, filtrare. Tu lo darai a bere
51.18
per 4 giorni.

313 Altra (prescrizione)

Ingredienti
Farina di datteri: 5 *ro* (1.6 litri).
Trattamento
Porre in acqua e creare una pasta mescolando.
51.19
Poi tu dovrai porre due ciotole *pega* [190] sul fuoco per riscaldarle. Porre questa pasta in esse,
51.20
confezionando una schiacciata. Dopo che è cotta tu la farai come una poltiglia con mie-
51.21
le e grasso di bovino. Mangiare per 1 giorno.

314 Altra (prescrizione)

Ingredienti
Latte di vacca e rizomi di zigolo dolce.
Trattamento
Mettere in un vaso *remenet*
51.22
che sia posto sulla fiamma come (per) la cottura delle fave. Poi dopo la cottura, l'uomo masticherà

[190] Dal papiro Harris: ¼ di *henu* (0,25 litri).

Foglio 52

52

52.1
questi rizomi di zigolo ingoiandoli con questo latte per 4 giorni.

315 Altra (prescrizione)

Ingredienti
52.2
Miele e crema di latte.
Trattamento
Fare in una cosa unica, mangiare ingoiando con birra di
52.3
terza soluzione per 4 giorni.

316 Altra (prescrizione)

Ingredienti
Dente di maiale.
Trattamento
Tritare finemente, porre nell'
52.4
interno di 4 focacce *feqa* e mangiare per 4 giorni.

317 Altra (prescrizione)

Ingredienti
Succo di datteri stagionati;
mie-
52.5
le;
crema di latte.
Trattamento
Cuocere e mangiare in forma di focaccia *feqa* per 4 giorni

318 Altra (prescrizione)

Ingredienti
Farina di sorgo: 5 *ro* (1.6 litri)
grasso di
52.6
codone: 5 *ro*
miele: 5 *ro*
Trattamento
Cuocere e mangiare.

319 Altra (prescrizione)

Ingredienti
Farina di datteri: 1/32 *ro* (10 ml.)
52.7
frutti *shenfet*: 1/32 *ro*
erba *tiam*: 1/8 *ro* (40 ml.)
fieno greco: 1/8 *ro*
Trattamento
Tritare finemente e fare in una cosa
52.8
unica con 20 *ro* (6,4 litri) di birra. Far riposare alla rugiada, filtrare e bere per 4 giorni.

320 Altra (prescrizione)

Ingredienti
Erba *tiam*: 1/32 *ro* (10 ml.)
erba *amau*:
52.9
1/32 *ro*
Trattamento
Tritare finemente, porre sul fuoco e inalare il suo fumo con una cannuccia per 1 giorno.

52.10
321 Altra (prescrizione) istantanea per debellare la tosse nel ventre

Ingredienti

Fichi: 1/8 *ro* (40 ml.)
datteri del deserto: 1/8 *ro*
52.11
uva passa: 1/32 *ro* (10 ml.)
cumino: 1/64 *ro* (5 ml.)
foglie di acacia: 1/32 *ro*
ocra rossa: 1/64 *ro*
52.12
menta: 1/32 *ro*
ghenghenet: 1/8 *ro*
birra dolce.
Trattamento
Lasciare riposare alla rugiada e bere per 4 giorni.

322 Altra (prescrizione)

52.13
Ingredienti
Sorgo abbrustolito.
Trattamento
Mescolare con birra, riscaldare uno stampo per pane per esso,
52.14
confezionare come una piadina e mangiare per 4 giorni.

323 Altra (prescrizione)

Ingredienti
Miele: 1 vaso *henu* (0.48 litri)
grasso di bovino:
52.15
1 vaso *henu*
succo di datteri secchi: 2 vasi *henu*
sorgo abbrustolito: 1 vaso *henu*
52.16
gomma di acacia.
Trattamento
Tritare in una cosa unica, cuocere e mangiare alla temperatura
52.17
di un dito.

324 Altra (prescrizione)

Ingredienti
Miele;
polpa di carrube fresche.
Trattamento
Porre un vaso *remenet*: metà con acqua e metà con la polpa di carrube.
52.18
Berne 1 *henu* (0.48 litri) giornalmente per 4 giorni.

325 Altra (prescrizione)

Ingredienti
Solfuro di arsenico [191]: 1
52.19
minerale/resina *meny*: 1
erba *aam*: 1
Trattamento
Tritare in una cosa unica. Porterai 7 pietre
52.20
e le riscalderai sul fuoco. Ne porterai una e porrai (parte) di
52.21
questo rimedio su essa. Lo coprirai con una giara nuova con il suo
52.22
fondo bucato. Tu porrai un tubo di canna in questo buco e porrai
52.23
la tua bocca a questo buco affinché tu possa inalare il fumo. (Fare) lo stesso per ogni pietra.

Foglio 53

53

53.1
Tu mangerai qualcosa di grasso come carne grassa o olio.

53.2

[191] Orpimento. Proprietà antireumatica e antimicotica. Per artrosi d'anca e delle articolazioni da carico.

326 Inizio delle prescrizioni per sopprimere l'asma [192]

Ingredienti
Falco divino [193]: 1/32 *ro* (10 ml.)
cosa che è nel mitilo d'acqua dolce:
53.3
1/16 *ro* (20 ml.)
frutta/minerale *hemut*: 1/16 *ro*
escrementi di uccello/insetto *idu*: 1/16 *ro*
giuggiolo: 1/8 *ro* (40 ml.)
birra dolce:
53.4
5 *ro* (1.6 litri)
Trattamento
Fare in una cosa sola, cuocere, filtrare e bere per 4 giorni

327 Altra (prescrizione)

Ingredienti
Fichi: 1/8 *ro* (40 ml.)
datteri
53.5
del deserto: 1/8 *ro*
uva: 1/8 *ro*
frutti intagliati di sicomoro: 1/8 *ro*
incenso: 1/64 *ro* (5 ml.)
cumino: 1/64 *ro* (5 ml.)
53.6
semi di ginepro: 1/16 *ro* (20 ml.)
vino: 2 1/2 *ro* (800 ml.)
grasso di codone: 1/8 *ro*
birra dolce: 5 *ro* (1.6 litri)
Trattamento
Tritare
53.7
finemente, fare in una cosa sola, filtrare e bere per 4 giorni.

---

[192] Probabilmente derivato o corruzione di *kḥ* e *kḥkḥ*, ansimare.
[193] Una sostanza sconosciuta.

328 Altra (prescrizione)

Ingredienti
(Succo di) erba *amau*: 5 *ro* (1,6 litri)
pane
53.8
fresco: 2 1/2 *ro* (800 ml.)
ocra: 1/32 *ro* (10 ml.)
semi di ginepro: 1/8 *ro* (40 ml.)
unguento: 5 *ro* (1.6 litri)
sale del nord: 1/4 *ro* (80 ml.)
53.9
Trattamento
Fare in una cosa sola, filtrare e bere per 4 giorni.

329 Altra (prescrizione)

Ingredienti
Incenso: 1/64 *ro* (5 ml.)
carice fresco:
53.10
1/8 *ro* (40 ml.)
polpa di carrube: 1/32 *ro* (10 ml.)
vino: 5 *ro* (1.6 litri)
Trattamento
Cuocere, filtrare e bere per 4 giorni.

330 Altra (prescrizione)

Ingredienti
Fieno greco: 1/8 *ro* (40 ml.)
cipol-
53.11
le: 1/8 *ro*
erba *hemut*: 1/8 *ro*
erba *tia*: 1/8 *ro*
carne putrida: 1/8 *ro*
grasso di
53.12
codone: 1/8 *ro*

birra *jeseret*: 1/16 *ro* (20 ml.)
Trattamento
Cuocere, filtrare e bere per 4 giorni.

331 Altra (prescrizione)

Ingredienti
Incenso: 1/64 *ro* (5 ml.)
carice fresco:
53.13
1/8 *ro* (40 ml.)
polpa di carrube: 1/32 *ro* (10 ml.)
vino: 1/4 *ro* (80 ml.)
Trattamento
Cuocere, filtrare e mangiare per 1 giorno.

332 Altra (prescrizione)

Ingredienti
Sale del nord: 1/16 *ro* (20 ml.)
felce
53.14
maschio: 1/16 *ro*
ocra: 1/16 *ro*
vino: 1/16 *ro*
birra *jeseret*: 5 *ro* (1.6 litri)
Trattamento
Filtrare e bere per 4 giorni.

333 Altra (prescrizione)

53.15
Ingredienti
Ceramica: 5 *ro* (1.6 litri) (1.6 litri)
parte *dua/seba* di datteri: 5 *ro* (1.6 litri)
birra dolce: 5 *ro* (1.6 litri)
Trattamento
Tritare finemente, fare in una cosa
53.16

unica e mangiare per 4 giorni.

334 Altra (prescrizione)

Ingredienti
Giunco *tur* fresco: 1/16 *ro* (20 ml.)
pane fresco: 1/8 *ro* (40 ml.)
fieno
53.17
greco: 1/8 *ro*
escrezioni (?) di asino: 1/8 *ro*
sedano: 1/8 *ro*
semi di ginepro:
53.18
1/16 *ro*
uva: 1/16 *ro*
vino: 2 1/2 *ro* (800 ml.)
birra *jeseret*:
53.19
25 *ro* (8 litri)
Trattamento
Filtrare e bere per 4 giorni.

335 Altra (prescrizione)

Ingredienti
Miele: 1/32 *ro* (10 ml.)
birra *jeseret*: 1/4 *ro* (80 ml.)
vino: 5 *ro* (1.6 litri)
53.20
Trattamento
Filtrare e bere per 1 giorno.

336 Altra (prescrizione)
Inizio della raccolta di scritti per gli occhi.

a - Ciò che si deve fare per le
53.21
comparse morbose di sangue nell'occhio

Ingredienti
Minerale *sia* [194] dell'Alto Egitto: 1
miele: 1

Foglio 54

54

54.1
resina *senen*: 1
profumo *nehedet*: 1
incenso: 1
b- Curare la sua acqua[195]:
mirra: 1
pianta *ten-*
54.2
tem: 1
ocra: 1
c- Curare una comparsa morbosa:
minerale *sia* del Basso Egitto: 1
ocra rossa: 1
malachite: 1
54.3
miele: 1
d- Dopo tu preparerai per lui: [196]
olio: 1
- Inizio del seguito (del trattamento):
cera: 1
54.4
assafetida: 1
la migliore qualità d'incenso: 1
ocra: 1
- Completamento del seguito (del trattamento):
A-

[194] Forse un solfuro di arsenico.
[195] La 'secrezione' dell'occhio.
[196] Il paziente.

54.5
loe: 1
incenso: 1
unguento di codone: 1
- Fine del seguito (del trattamento):
ocra: 1
kohl[197]: 1
unguen-
54.6
to.
Trattamento
Bendare con ciò per 4 giorni. Non turbare molto.[198]

337 Altra (prescrizione)
Ciò che deve essere fatto per un trauma
54.7
nell'occhio

Primo giorno:
acqua di stagno: 1
Secondo giorno:
miele: 1
kohl: 1
54.8
per il giorno.
Se esso[199] sanguina:
miele: 1
tinta nera per occhi: 1
Trattamento
Bendare su esso per 2 giorni.
Se poi
54.9

---

[197] Il *kohl*, costituito principalmente di galena, e il resto da carbonato di piombo; ossido nero di rame: ocra bruna; ossido magnesico di rame; ossido di manganese; solfito di antimonio (in genere); malachite; minerale verde-blu di rame (crisocolla) (Lucas, pag. 99-101)
[198] Cioè: evitare colpi.
[199] L'occhio.

vi scende molto umore,
allora tu preparerai per esso un rimedio di compressa (?):
silicato di rame (?):1
malachite: 1
54.10
incenso: 1
estremità superiore di pianta *heden*: [200] 1
Trattamento
Cuocere ....[201]

54.11
foglia di acacia: 1
kohl: 1
malachite: 1
polpa di carrube: 1
acqua: 1
Trattamento
Tritare e mettere nel suo interno.

339 Altra (prescrizione) per eliminare un velo nell'occhio

Ingredienti
Mir-
54.12
ra: 1
felce maschio: 1
fritta: 1
polpa di carrube: 1
pianta *gayt* dell'Alto Egitto: 1
malachite: 1
54.13
sterco di gazzella dorcas : 1
ciò che è nell'interno dell'animale *qadyt*: 1
54.14
unguento chiaro.
Trattamento

---

[200] Serviva a fare le scope.
[201] Manca la fine del trattamento e l'inizio della seguente prescrizione (n°338).

Porre nell'acqua, lasciare riposare alla rugiada, filtrare e bendare su esso per 4 giorni.
O altrimenti:
tu puoi ungerlo con una piuma di
54.15
avvoltoio.

340 Altra (prescrizione)

Ingredienti
Assafetida: 1
materia marcita (?) di lago: 1
radici di papiro: 1
Ora do-
54.16
po, tu farai per lui:
midollo osseo: 1
cera: 1
Trattamento
Porre al suo esterno.

341 Altra (prescrizione) per scacciare una comparsa morbosa nei
54.17
due occhi

Ingredienti
kohl: 1
ocra rossa: 1
Trattamento
Truccarsi i due occhi.

342 Altra (prescrizione) per aprire la vi-
54.18
sta con ciò che è posto all'esterno dei due occhi

Ingredienti
Semi di pianta *tenti*: 1

ciò che è nell'interno dell'albero *kesbet*: 1
kohl: 1
54.19
acqua: 1
Trattamento
Tritare finemente, fare in una cosa unica e applicare all'esterno dei due occhi.

343 Altra (prescrizione)

Ingredienti
Polpa di carrube: 1
ciò che è nell'interno del mi-
54.20
tilo d'acqua dolce: 1
unione con unguento: 1
Trattamento
Confezionare come una pasta.
Fare in modo che si asciughi.
Tritu-
54.21
rare (qualcosa di) essa dopo che sia secca. Applicare all'esterno dei due occhi.

344 Altra (prescrizione)

Ingredienti
Scarabeo e *kohl*: 1 [202]
polpa di

Foglio 55

55

55.1
uva: 1
ocra: 1

[202] O due componenti distinti dei quali al primo manca la quantità?

sterco di coccodrillo: 1
felce maschio: 1
natron rosso: 1
55.2 miele: 1
Trattamento
Fare in una cosa unica e applicare all'esterno dei due occhi.

345 Altra (prescrizione) per contrarre
55.3 ### la pupilla dell'occhio – *Midriasi* [203]

Ingredienti
Scaglie (?) di ebano: 1
minerale *sia* dell'Alto Egitto: 1
Trattamento
Polverizzare nell'acqua e applicare ai due occhi
55.4 moltissime volte.

346 Altra (prescrizione) per eliminare un tracoma [204] nei due occhi

Ingredienti
Kohl: 1
ocra rossa: 1
55.5 ocra: 1
natron rosso: 1
Trattamento
Applicare all'esterno dei due occhi.

347 Altra (prescrizione) per eliminare un leucoma [205] dei due occhi

[203] Dilatazione della pupilla in assenza di luce.
[204] Malattia infiammatoria cronica della congiuntiva, di natura virale, contagiosa, caratterizzata da granulazioni che evolvono in cicatrici.

Ingredienti
Bi-
55.6
le di tartaruga: 1
miele: 1
Trattamento
Applicare all'esterno dei due occhi.

348 Altra (prescrizione) per eliminare il sangue
55.7
nei due occhi

Ingredienti
Ocra rossa: 1
malachite: 1
kohl: 1
aloe: 1
polpa di carrube: 1
55.8
acqua: 1
Trattamento
Tritare finemente e mettere nei due occhi.

349 Altra prescrizione che deve essere eseguita per un colpo quando s'insedia nell'occhio

Ingredienti
Sterco
55.9
che è nel ventre di un bimbo, secco: 1
miele: 1
Trattamento
Porre in mucillagine e applicare all'esterno di due occhi.

55.10
350 Altra (prescrizione) per eliminare un tracoma nei due occhi

---

[205] O leucoma corneale: patologia a carico della cornea e consistente nella formazione di uno strato cicatriziale in seguito a traumi o infiammazioni.

Ingredienti
Bile di tartaruga: 1
ladano: 1
Trattamento
Mettere nei
55.11
due occhi.

351 Altra (prescrizione) per l'emeralopia [206]

Ingredienti
Fegato di bovino, arrostito e spremuto.
55.12
Trattamento
Applicarlo. Rimedio veramente eccellente.

352 Altra (prescrizione) per eliminare il sangue sui due occhi

Ingredienti
Incenso: 1
sedano: 1
Trattamento
Mettere nei due occhi.

353 Altra (prescrizione) per eliminare un accumulo di infiammazione nei due occhi

55.13
Ingredienti
Polpa di carrube: 1
kohl: 1
semi di pianta *tenti*: 1
55.14
Trattamento

[206] Anche conosciuta come *cecità notturna*, è un disturbo caratterizzato dalla difficoltà di visione durante la notte o in condizioni di scarsa illuminazione, o di luce crepuscolare.

Applicare all'esterno dei due occhi.

354 Altra (prescrizione) per eliminare il grasso nei due occhi- *Pinguecola* [207]

Ingredienti
Kohl: 1
malachite: 1
ocra rossa: 1
55.15
felce maschio: 1
miele: 1
Trattamento
Applicare all'esterno dei due occhi.

355 Altra (prescrizione) per eliminare un calazio [208] nell'occhio

55.16
Ingredienti
Kohl: 1
malachite: 1
polpa di carrube: 1
aloe: 1
assafetida: 1
Trattamento
Mescolare
55.17
in acqua.
Applicare all'esterno dei due occhi.

356 Altra (prescrizione) per la cecità

[207] È una formazione degenerativa di colorito bianco nelle fasi iniziali, giallastro in quelle avanzate, leggermente sporgente nella fase infiammatoria acuta e cronica, che si forma nell'occhio sulla congiuntiva.

[208] È una cisti, precisamente un lipogranuloma, localizzata nella palpebra e dovuta all' infiammazione cronica della ghiandola di Meibomio a causa dell'ostruzione del dotto escretore della stessa. Il calazio si viene a formare con gradualità nel giro di poche settimane, localizzato nel mezzo della palpebra e spesso non doloroso.

Ingredienti

a- Due occhi di maiale e estrarre il loro umore;
55.18
vero *kohl*: 1
ocra rossa: 1
idromele: 1

Trattamento

Tritare finemente e fare
55.19
in una cosa unica. iniettare nell'orecchio dell'uomo affinché stia bene subito. Eseguire
55.20
e vedrai. Veramente efficace.

b -Poi tu pronuncerai la formula magica:

"*Io ho portato questi* (occhi di maiale) *e messi al posto di questi* (occhi dell'uomo).
55.21
Sostituita è la tremenda sofferenza!" - 2 volte.

Nota. Si tratta di un procedimento magico di 'transfert': l'umore vitreo degli occhi del maiale sostituisce quello malato del paziente. Cosa c'entra l'orecchio con gli occhi? I medici egiziani supponevano una connessione tra orecchi e occhi.

357 Altra (prescrizione) per eliminare la cecità nei due occhi con

Foglio 56

56

56.1

una pillola

Ingredienti

Mirra secca.

Trattamento

Tritare con mucillagine putri-
56.2
da e applicare all'esterno dei due occhi.

358 Altra (prescrizione)

Ingredienti
Polpa di carrube.
56.3
Trattamento
Mescolare con miele e applicare all'esterno dei due occhi.

359 Altra (prescrizione) per curare la vista
56.4
nei due occhi

Ingredienti
Galena: 1
ocra rossa: 1
polpa di carrube: 1
assa-
56.5
fetida: 1
kohl per uomo: 1
Trattamento
Fare in una cosa
56.6
unica e applicare all'esterno dei due occhi.

360 Altra (prescrizione) per eliminare il leucoma nei due occhi [209]

56.7
"*Un rumore nel cielo del sud dopo la notte, e un temporale*
56.8
nel cielo del nord. Un mucchio di cadaveri è caduto nell'acqua.
56.9
L'equipaggio di Ra sta battendo i suoi pali d'ormeggio, poiché sono cadute
56.10
delle teste nell'acqua. Chi dunque lo porterà e chi lo troverà? Io sono quello che lo porterà!
56.11

[209] Incantesimo.

Io sono quello che lo troverà! Io ho portato le vostre teste, io ho attaccato i vostri colli,
56.12
e io ho piazzato le vostre (teste) tagliate al loro posto. Io vi ho portato
56.13
per eliminare il male di un dio, di un morto o di una morta, ecc."
56.14
Parole da dire su una bile di tartaruga.
Trattamento
Mescolare con
56.15
miele e applicare all'esterno dei due occhi.

Nota. Miele e bile: un unguento che aveva valore solo se associato alla formula magica. Il malato s'identificava con colui che aveva riportato le teste ai componenti dell'equipaggio di Ra, beneficiando della loro riconoscenza.

361 Altra (prescrizione) per eliminare il bruciore
56.16
nei due occhi

Ingredienti
Pinoli di Biblo: 1
Trattamento
Tritare finemente con
56.17
acqua.
Dare a un uomo all'esterno dei suoi due occhi affinché stia subito bene.

362 Altra (prescrizione)

Ingredienti
Midol-
56.18
lo della mascella di un asino.
Trattamento
Polverizzare in
56.19

acqua fredda e dare a un uomo per la sua tempia affinché stia subito bene.

56.20

363 Altra (prescrizione) per la tempia

Ingredienti
Sedano schiacciato in acqua fredda.
56.21
Trattamento
Dare a un uomo per la sua tempia affinché stia subito bene.

364 Altra (prescrizione)

Ingredienti
Dente di
56.22
asino.
Trattamento
Polverizzare in acqua per la sua tempia affinché stia subito bene.

Foglio 57

57

57.1
365 Altra (prescrizione) per eliminare un pterigio [210] nell'occhio

Ingredienti
Sterco di pellicano: 1
sale del nord: 1
incenso: 1
Trattamento
Fare in una cosa unica
57.2

---

[210] Malattia oculare consistente in una crescita anomala della congiuntiva, che arriva a coprire la cornea.

e mettere nell'interno dell'occhio.

366 Altra (prescrizione) per eliminare un'infiammazione

Ingredienti
Minerale *sia* dell'Alto Egitto.
Trattamento
Mettere in
57.3
acqua di liquido *pau-a*, [211] e mettere nell'occhio affinché egli stia bene.

367 Altra (prescrizione) per eliminare un catarro nei due occhi

57.4
Ingredienti
Kohl: 1/32 *ro* (10 ml.)
minerale *senen*: 1/16 *ro* (20 ml.)
minerale *hetem*:[212] 1/16 *ro*
ocra rossa: 1/64 *ro* (5 ml.)
mirra
57.5
fresca: 1/64 *ro*
minerale *sia* dell'Alto Egitto: 1/64 *ro*
Trattamento
Tritare finemente, fare in una cosa unica e mettere nei due occhi affinché
57.6
esso stiano subito bene.

368 Altra (prescrizione) per eliminare la malattia *bidy* nei due occhi

Ingredienti
Kohl
57.7
vero.

---

[211] Forse forma arcaica di *p3wr*, aceto?
[212] Calamina?

Trattamento
Mettere con acqua in un vaso *henu* (0.48 litri)vper 4 giorni.
Ripetere l'azione ponendo ciò con
57.8
grasso di codone per 4 giorni. Poi sia sciacquato in latte di chi ha partorito un maschio.
57.9
Farlo seccare per 9 giorni. Quindi sia tritato e mettere in una pallottola di mirra fresca (?).
57.10
Truccarvi i due occhi
57.10a
di colui che ha i suoi occhi con la malattia *bidy*.

369 Altra (prescrizione) per eliminare un pterigio nell'occhio

a- Prima volta do-
57.11
po che si è sentito:
Idromele oppure crosta del miele.
57.12
Trattamento
Applicare a esso per 4 giorni.
b- Seconda volta
verderame: 1/8 *ro* (40 ml.)
kohl: 1/8 *ro*
aloe:
57.13
1/8 *ro*
minerale *sia* dell'Alto Egitto: 1/8 *ro*
Trattamento
Applicare a esso per 4 giorni.
Tritare in una cosa unica e applicare a esso per 4 giorni.

370 Altra (prescrizione)

Ingredienti
Sterco di lucerto-
57.14
la: 1

minerale *sia* dell'Alto Egitto: 1
kohl: 1
idromele: 1
Trattamento
Tritare in una co-
57.15
sa unica e applicare ai due occhi.

371 Altra (prescrizione)

Ingredienti
Ocra rossa: 1
kohl: 1
idromele: 1
57.16
Trattamento
Fare in una cosa unica e applicare ai due occhi.

372 Altra (prescrizione)

Ingredienti
Verderame: 1
miele: 1
Trattamento
Applicare ai
57.17
due occhi per 4 giorni.

373 Altra (prescrizione)

Ingredienti
Ocra rossa: 1
kohl:1
minerale *senen*: 1
idromele: 1
Trattamento
Tritare in una cosa unica e applicare ai due occhi per 4 giorni.

57.18

374 Altra (prescrizione)

Ingredienti
Ocra rossa: 1
aloe: 1
ferro
57.19
di Cusae: 1
verderame: 1
uovo di struzzo: 1
minerale *sia* dell'Alto Egitto: 1
polvere di minerale (?) *he-*
57.20
nu: 1
miele: 1
Trattamento
Tritare in una cosa unica e applicare ai due occhi.

375 Altra (prescrizione)

Ingredienti
Selce ne-
57.21
ra: 1
incenso: 1
kohl: 1
miele: 1
Trattamento
Applicare ai due occhi per 4 giorni.

376 Altra (prescrizione) per
57.22
la lacrimazione nell'occhio

Ingredienti
Argilla per statue: 1
parti *hemu* di ricino: 1
miele: 1

Foglio 58

58

Trattamento
58.1
Tritare finemente, fare in una cosa unica e mettere nei due occhi.

377 Altra (prescrizione per) aprire la vista

Ingredienti
58.2
Kohl: 1/8 *ro* (40 ml.)
aloe: 1/4 *ro* (80 ml.)
minerale *senen*: 1/4 *ro*
ocra rossa: 1/64 *ro* (5 ml.)
minerale *sia* dell'Alto Egitto:
58.3
1/64 *ro*
mirra: 1/64 *ro*
Trattamento
Fare in una cosa sola e truccavi i due occhi.

378 Altra (prescrizione) per eliminare
58.4
un accumulo di acqua nell'occhio - *Cataratta*

Ingredienti
Lapislazzuli veri: 1
malachite: 1
minerale *senen*: 1
latte:
58.5
1
galena: 1
sporcizia di coccodrillo: 1
mennu di melone: 1
Trattamento

Fare in una cosa
58.6
unica e applicare all'esterno dei due occhi.

379 Altra (prescrizione)

Ingredienti
Resina gialla: 1
grasso di codone: 1
idromele: 1
58.7
Trattamento
Fare in una cosa unica e mettere nei due occhi per 4 giorni.

380 Altra (prescrizione)

Ingredienti
Assafetida: 1
malachite: 1
ciò che esce
58.8
dalla sua montagna [213]: 1
Trattamento
Tritare, fare in una cosa unica e truccarsi i due occhi.

381 Altra (prescrizione) per eliminare un colpo nell'occhio
58.9

Ingredienti
Valeriana: 1
polpa di carrube: 1
miele: 1
Trattamento
Tritare finemente e conservare
58.10

---

[213] Nafta?

in una stoffa. Bendare l'occhio su ciò che è colpito, con esso[214] sull'esterno dei due occhi.

58.11

382 Altra (prescrizione) per eliminare un leucoma nell'occhio

Ingredienti
Granito.
Trattamento
Tritare finemente, setacciare in una stoffa, e cospargere ciò sui due occhi.

383 Altra (prescrizione) per eliminare un tracoma nei due occhi

58.12
Ingredienti
Foglia di acacia: 1
farina di polpa di carrube: 1
58.13
granito: 1
Trattamento
Tritare e bendare i due occhi su ciò.

384 Altra (prescrizione) per eliminare il sangue dai due occhi

Ingredienti
2 tazze di argilla.
58.14
Una con farina di sorgo e latte di chi ha partorito un maschio;
l'altra con latte.
58.15
Lasciare riposare alla rugiada. All'alba tu devi riempire i tuoi due occhi con questo sorgo. Dopo questo
58.16
laverai i due occhi con questo latte per 4 volte ogni giorno.

---

[214] L'impacco.

385 Altra (prescrizione) per eliminare

58.17

un accumulo di acqua nei due occhi – *Cataratta* [215]

" *Viene la malachite, viene la malachite, viene il verde, viene la secrezione dell'*
58.18
occhio di Horus e l'emissione dell'occhio di Atum, vengono gli efflussi che escono
58.19
da Osiride. Vieni da lui, elimina da lui l'acqua, il pus, il sangue, l'ambliopia,
58.20
la malattia bedy, la cecità, il velo, l'azione di un dio, di un morto o di una morta,
58.21
un dolore maschio o un dolore femmina, ogni male che è in questi due occhi, ecc."
58.22
Parole da dirsi su una malachite mescolata a idromele.

Trattamento

Mescolare

Foglio 59

59

59.1
a essi dello zigolo dolce e applicare all'occhio.
Veramente efficace.

386 Altra (prescrizione) per il trucco (degli occhi) e allontanare il dolore dei due occhi

Ingredienti

59.2
Cima della pianta di palude *heny*;

---

[215] Formula magica.

polpa di carrube;
miele;
grasso di codone.
Trattamento
Parte per parte:[216] applicare all'esterno dei due occhi.
59.3
Veramente efficace un milione di volte.

387 Altra (prescrizione) per eliminare i vasi di sangue nei due occhi

Ingredienti
Mirra secca;
59.4
profumo *nehdet*;
malachite.
Trattamento
Parte per parte: applicare all'esterno dei due occhi.

59.5 388 Ciò che si deve fare nel mese 3 dell'Inverno fino al mese 4 dell'Inverno

Ingredienti
Kohl;
minerale *sia* dell'Alto Egitto;
ocra rossa;
minerale *hetem*;
a-
59.6
loe.
Trattamento
Parte per parte: applicare ai due occhi.

389 Altra (prescrizione) per il trucco (degli occhi) da farsi in E-state, in Inverno e nell'Inondazione

---

[216] Cioè: miscelazione 1:1.

Ingredienti
59.7
Kohl.
Trattamento
Tritare con grasso di lombardella al mattino senza fare in modo che scenda sulla
59.8
fiamma. Truccarsi di notte.

390 Altra (prescrizione)

Ingredienti
Kohl;
ocra rossa;
lapislazzuli;
miele;
59.9
ocra.
Trattamento
Parte per parte: confezionare in una pasta morbida e applicare all'esterno dei due occhi.

391 Altra (prescrizione) per eliminare
59.10
un raffreddore nella testa con il trucco (per gli occhi)

Ingredienti
Kohl: 1
aloe: 1/8 *ro* (40 ml.)
minerale *senen*:
59.11
1/16 *ro* (20 ml.)
minerale *hetem*: 1/16 *ro*
ocra rossa: 1/64 *ro* (5 ml.)
59.12
mirra secca: 1/64 *ro*
semi di pianta *tenti*: 1/64 *ro*

392 Altra prescrizione per l'occhio quando si forma ogni cosa cattiva contro esso

Ingredienti
Bile di maiale [217] divisa
59.13
in due metà.
Trattamento
Mettere una sua metà con miele e truccarvi l'occhio alla sera, e
59.14
fare seccare l('altra) sua metà. Tritare finemente e truccarvi l'occhio al mattino.

393 Altra (prescrizione) per rinforzare la vista,
59.15
da eseguire il mese 1 dell'Inverno fino al mese 2 dell'Inverno

Ingredienti
Kohl di maschio;
59.16
kohl;
minerale *senen*.
Trattamento
Parte per parte: applicare ai due occhi.

394 Altra (prescrizione)

Ingredienti
Minerale *sia* dell'Alto Egitto;
kohl.
59.17
Trattamento
Parte per parte: applicare all'esterno dei due occhi.

395 Altra (prescrizione)

Ingredienti
Polpa di carrube;

---

[217] Errore per *rr*, maiale.

kohl;
miele.
59.18
Trattamento
Parte per parte: mettere nei due occhi.

396 Altra (prescrizione) per aprire la vista

Ingredienti
Coccio di
59.19
un vaso *henu* nuovo fumigato in mucillagine.
Trattamento
Applicare ai due occhi numerosissime volte.

59.20
397 Altra (prescrizione) per truccare all'apertura della vista

Ingredienti
Kohl;
midollo di bovino.
Trattamento
Mettere nei due occhi.

59.21
398 Altra (prescrizione) per aprire la vista

Ingredienti
Galena: 4
miele: 3
Trattamento
Similmente

399 Altra (prescrizione) per apri-

Foglio 60

60

60.1

re la vista

Ingredienti
Kohl;
succo di polpa di carrube fresche;
idromele.
60.2
Trattamento
Mettere nei due occhi.

400 Altro trucco

Ingredienti
Kohl: 2
miele: 4
malachite: 1/4 *ro* (80 ml.)
ocra:
60.3
1/4 *ro*
lapislazzuli veri: (?)
Trattamento
Tritare e mettere nei due occhi.

401 Altro trucco

Ingredienti
Kohl: 2
grasso
60.4
di codone: 2
acqua: 4
Trattamento
Tritare e versare nei due occhi.

402 Altra (prescrizione) per eliminare un leucoma che si produce nei due occhi

Ingredienti
Kohl: 1
60.5
aloe: 1
Trattamento
Tritare finemente e mettere nei due occhi.

403 Altra (prescrizione)

Ingredienti
Ocra rossa: 1
kohl: 1
acqua.
Trattamento
Tritare finemente e mettere
60.6
nei due occhi.

404 Altra (prescrizione)

Ingredienti
Ebano;
kohl;
acqua.
Trattamento
Ugualmente.

405 Altra (prescrizione)

Ingredienti
Bile di pesce *abeju*;[218]
60.7
kohl.

---

[218] Un tipo di muggine.

Trattamento
Ugualmente.

406 Altra (prescrizione)

Ingredienti
Latte acido;
latte.
Trattamento
Ugualmente.

407 Altra (prescrizione) per eliminare un tracoma

Ingredienti
60.8
Kohl: 1
ocra rossa: 1
ocra: 1
natron rosso: 1
Trattamento
Tritare e applicare all'esterno dei due occhi.

60.9
408 Altra (prescrizione) per eliminare un'infiammazione rossa nei due occhi

Ingredienti
Polpa di carrube;
foglia di acacia;
malachite;
60.10
latte di colei che ha partorito un maschio.
Trattamento
Fare in una cosa unica, e applicare all'esterno dei due occhi.

409 Altra (prescrizione)

60.11
per eliminare un pterigio nell'occhio

Ingredienti
Kohl: 1/2 *ro* (160 ml.)
uovo di avvoltoio: ¾ *ro* (240 ml.)
Trattamento
Tri-
60.12
tare finemente e applicare all'esterno dei due occhi.

410 Altra (prescrizione)

Ingredienti
Kohl: 2
miele: 1/64 *ro* (5 ml.)
ocra: 1/16 *ro* (20 ml.)
ocra
60.13
rossa: 1/8 *ro* (40 ml.)
minerale *senen*: 1/16 *ro*
Trattamento
Ugualmente.

411 Altra (prescrizione)

Ingredienti
Ocra rossa: 1/32 *ro* (10 ml.)
ocra: 1/4 *ro* (80 ml.)
kohl:
60.14
1/32 *ro*
minerale *senen*: 1/16 *ro* (20 ml.)
idromele: ¼ +2 (1/32 *ro*: 10 ml.)
Trattamento
Ugualmente.

412 Altra (prescrizione)

Ingredienti
Selce nera:

60.15
1/32 *ro* (10 ml.)
incenso: 1/8 *ro* (40 ml.)
sporcizia di coccodrillo: 1
miele: 1
Trattamento
Applicare agli angoli dei due occhi.

413 Altra (prescrizione)

Ingredienti
Ocra
60.16
rossa: 1/64 *ro* (5 ml.)
ocra: 1/64 *ro*
idromele: 1/8 *ro* (40 ml.)
kohl: 1/8 *ro*
60.17
minerale *senen*: 1/32 *ro* (10 ml.)
Trattamento
Ugualmente.

414 Altra (prescrizione) per aprire la vista

Ingredienti
Latte acido e latte di
60.18
colei che ha partorito un maschio.
Trattamento
Fare in una cosa unica e iniettare nei due occhi.

415 Altra (prescrizione) per eliminare la blefarite, l'amaurosi,[219] l'ambliopia e azioni negative che avvegono nei due occhi

60.19

[219] Detta anche cecità monoculare transitoria: è un disturbo riguardante la vista, per il quale temporaneamente si perde l'uso della vista a un occhio.

Ingredienti
Aloe: 1
60.20
malachite: 1
farina di polpa di carrube: 1
foglia di acacia: 1
scaglia di ebano: 1
estratti di semi *qebehu*: 1
60.21
Trattamento
Fare in una cosa unica, creare una pasta, seccare e mescolare con acqua. Applicare all'esterno dei
60.22
due occhi.

416 Altra (prescrizione) per eliminare una lesione dell'occhio

Ingredienti
Malachite: 2
ocra rossa: 1
kohl: 1
natron: 1

Foglio 61

61

61.1
ocra: 1/8 *ro* (40 ml.)
Trattamento
Tritare in acqua e applicare all'esterno dei due occhi.

417 Altra (prescrizione)

Ingredienti
Ocra: 1
grasso di codone: 1
Trattamento
Ungere l'esterno dei due occhi.

61.2
Fai e vedrai (l'effetto)!

418 Altra (prescrizione) per eliminare il raffreddore nel naso

Ingredienti
Kohl: 1
aloe: 1
mirra
61.3
secca: 1
miele: 1
Trattamento
Truccarsi per 4 giorni. Fai e vedrai (il risultato). Vedi, è un vero (rimedio)!

61.4
419 Altro trucco fatto per il 'Grande di vista'[220] Khuy

Ingredienti
Kohl: 1
malachite: 1
61.5
minerale *sia* dell'Alto Egitto: 1
minerale *sia* del Basso Egitto: 1
ocra rossa: 1
aloe: 1
idro-
61.6
mele: 1

420 Altra (prescrizione) per eliminare la cecità nei due occhi

Ingredienti
Polpa di carrube.
Trattamento
Tritare finemente, setacciare in

[220] Titolo del grande sacerdote di Heliopolis.

61.7
una stoffa e incorporare in idromele. Mettere nei due occhi.

421 Altra (prescrizione) per eliminare un ectoprion[221] nei
61.8
due occhi

Ingredienti
Malachite;
incenso;
ocra rossa.
Trattamento
Tritare e applicare ai due occhi.

422 Altra prescrizione per i due occhi riferita da un Asiatico di By-
61.9
blos

Ingredienti
Ajel[222]: 1
datteri: 1
orzo fresco: 1
orzo: 1
ciuceken: 1[223]
ocra rossa: 1
61.10
allume: 1
sale: 1
piombo: 1
galena: 1
midollo osseo di una coscia: ?
61.11
giuggiolo fresco: ?
Trattamento

---

[221] Lett. ribaltamento delle carni. Posizione palpebrale anomala caratterizzata da una rotazione verso l'esterno del bordo palpebrale.
[222] O l'accadico *ar(a)zallu,* pianta; pietra ?
[223] Parola straniera.

Mettere sul rimedio. [224]

423 Altra (prescrizione) per eliminare un calazio nell'occhio

Ingredienti
Kohl: 1
minerale *senen*: 1
a-
61.12
loe: 1
Trattamento
Truccarsii l'occhio.

424 Altra (prescrizione) per eliminare la torsione delle ciglia nell'occhio- *Trichiasi* [225]

Ingredienti
Mirra: 1
sangue
61.13
di lucertola: 1
sangue di pipistrello: 1
Trattamento
Distendere le ciglia e applicare a esso [226] fino alla guarigione.

61.14
425 Altra (prescrizione) per impedire a una ciglia di crescere nell'occhio dopo che è stata estirpata

Ingredienti
Incenso;
Trattamento
Tritare con:
escre-

---

[224] Gli ultimi due ingredienti.
[225] Deviazione patologica di una o più ciglia che trovandosi rivolte verso l'interno, sfregano contro la superficie del bulbo oculare.
[226] L'occhio.

61.15
menti di lucertola: 1
sangue di bovino: 1
sangue di asino: 1
61.16
sangue di maiale: 1
sangue di levriero: 1
sangue di capra: 1
kohl:
61.17
1
malachite: 1
Trattamento
Tritare finemente in una cosa sola con questi (diversi tipi di) sangue e applicare al posto di questa ciglia, dopo che
61.18
è estirpata. Non potrà più crescere.

426 Altra (prescrizione)

Ingredienti
Sangue di pipistrello: 1
bordi di un vaso *henu* nuovo: 1
61.19
miele: 1
Trattamento
Tritare finemente e applicare al posto di questa ciglia, dopo che è estirpata.

427 Altra (prescrizione)

Ingredienti
Grasso di bovino: 1
61.20
giuggiolo: 1
cervello di lumaca: 1
Trattamento
Tritare in una cosa sola, porre sulla fiamma e applicare al posto della ciglia.
61.21

428 **Altra (prescrizione)**

Ingredienti
Bile di uccello *uiat*.
Trattamento
Umettarvi un calamo [227] e applicare al posto di questa ciglia dopo che

Foglio 62

62

62.1
è estirpata.

429 **Altra (prescrizione) per impedire a una ciglia di crescere nell'occhio dopo che è stata estirpata**

Ingredienti
Escrementi
62.2
di mosca: 1
ocra rossa: 1
orina.
Trattamento
Tritare e mescolare. Applicare al posto di questa ciglia, dopo che
62.3
è estirpata.

430 **Altra (prescrizione) per eliminare un calazio nell'occhio**

Ingredienti
Minerale *senen*: 1
galena:
62.4
1
aloe: 1

---

[227] Il calamo era ricavato da una pianta, l'*Arundo isiaca* Del.

Trattamento
Truccarvi i due occhi.

431 Altra (prescrizione) per eliminare il grasso nei due occhi – *Pinguecola*

Ingredienti
Scheggia
62.5
di selce.
Trattamento
Tritare e mescolare con mucillagine. Applicarlo numerosissime volte.

432 Altra (prescrizione) per
62.6
un morso di una persona

Ingredienti
Resti di (pasta) di scodella *anju*;
porri [228] pestati.
Trattamento
Fare
62.7
in una cosa unica e bendare su esso.

433 Altra: seconda prescrizione

Ingredienti
Incenso: 1
ocra: 1
bile di una ca-
62.8
pra: 1
Trattamento
Fare in una cosa unica e bendare su ciò.

434 Altra: terza prescrizione

Ingredienti
Pianta *necer*: 1

---

[228] *Allium porrum L*

incenso: 1
cipol-
62.9
le: 1
Trattamento
Cuocere e creare un unguento. Bendare su ciò.

435 Altra (prescrizione)

Allora lo [229] benderai con della carne fresca il primo giorno.
62.10
Quindi, dopo ciò, tu lo tratterai con unguento e miele finché starà meglio.
Quindi, dopo,
62.11
tu applicherai unguento e cera affinché stia subito bene.

436 Ciò che deve essere fatto per una ferita di morso di coccodrillo

62.12
Quando tu esamini il morso di un coccodrillo e lo trovi (tale che) è scoperta la sua carne e sono separate le sue labbra,
62.13
tu lo benderai con carne fresca il primo giorno. (Procedere) similmente per ogni ferita di una persona.

62.14

437 Inizio delle prescrizioni per eliminare un'eruzione cutanea alla testa – *Forfora*?

Ingredienti
Semi di ricino: 1
grasso: 1
62.15

[229] Il morso.

olio di moringa: 1
Trattamento
Fare in una cosa sola e ungersi ogni giorno.

438 Altra (prescrizione)

Ingredienti
Pianta
62.16
sar.
Trattamento
Frantumare con miele e ungere con ciò.

439 Altra (prescrizione)

Ingredienti
Ocra rossa: 1
miele: 1
62.17
Trattamento
Bendare con ciò.

440 Altra (prescrizione)

Ingredienti
Pietra appuntita: 1
succo di datteri: 1
papavero:[230] 1
miele: 1
frutta *shenfet*: 1
62.18
Trattamento
Fare in una cosa sola e ungersi ogni giorno.

441 Altra (prescrizione)

Ingredienti

---

[230] *Papaverum somniferum L.*

Miele: 1
succo di datteri: 1
frutta *shenfet*: 1
62.19
Trattamento
Ungersi.

442 Altra (prescrizione)

Ingredienti
Ocra rossa: 1
unguento: 1
62.20
polpa di carrube: 1
Trattamento
Fare in una cosa sola e ungersi.

443 Altra (prescrizione)

Ingredienti
Pelle cotta di ippopotamo: 1
unguento: 1
62.21
papavero: 1
polpa di carrube: 1
Trattamento
Fare in una cosa sola e ungersi.

444 Altra (prescrizione)

Ingredienti
Minerale/frutta *abu*: 1
mirra: 1
farina di polpa di carrube: 1
sporcizia di coccodrillo: 1
uovo di struzzo: 1
Trattamento
Cosparger-

Foglio 63

63

63.1
si.

445 Altra (prescrizione)

Ingredienti
Pietra appuntita: 1
papavero: 1
mirra: 1
resina gialla: 1
Trattamento
Cosparger-
63.2
si.

446 Altra (prescrizione)

Ingredienti
Cumino: 1
fieno greco: 1
lingua di lago: 1
fanghiglia: 1
Trattamento
Tritare finemente in una cosa
63.3
unica e cospargersi.

447 Altra (prescrizione)

Ingredienti
Grasso di ippopotamo: 1

farina di menta selvatica[231]: 1
mirra: 1
assa-
63.4
fetida: 1
felce maschio: 1
Trattamento
Tritare finemente in una cosa unica e ungersi.

448 Altra (prescrizione)

Ingredienti
Minio: 1
sporcizia di coccodrillo: 1
63.5
menta selvatica: 1
Trattamento
Cospargersi.
Quando essa (la forfora) diventa secca dovrai mettere dell'unguento.

449 Altra (prescrizione)

Ingredienti
Grasso di
63.6
struzzo;
bile di pesce *abeju*;
minerale *kemu*;
felce maschio;
olio di conifera;
incenso.
Trattamento
Fare in
63.7
una cosa unica e ungersi la testa per 4 giorni.

---

[231] *Mentha longifolia*

450 Altra (prescrizione)

Ingredienti
Ocra rossa: 1
polpa di carrube: 1
unguento: 1
63.8
Trattamento
Fare in una cosa unica e ungersi.

451 Inizio delle prescrizioni per eliminare la brizzolatura e curare la capigliatura

Ingredienti
Sangue
63.9
di vitello nero.
Trattamento
Cuocere in unguento e ungersi.

452 Altra (prescrizione)

Ingredienti
Scaglia di tar-
63.10
taruga;
midollo spinale dell'uccello *gabgu* [232] nell'unguento.
Trattamento
Ungersi moltissime volte.

453 Altra (prescrizione) per non
63.11
fare in modo che avvenga la brizzolatura

Ingredienti
Placenta di gatta;

---

[232] Corvo?

uovo di uccello *gabgu*;
63.12
unguento;
ladano.
Trattamento
Cuocere e applicare alla testa di un uomo dopo che sia rasata.

454 Altra (prescrizione)

Ingredienti
Sangue
63.13
di corno di bue nero.
Trattamento
Cuocere in unguento e ungersi.

455 Altra (prescrizione)

Ingredienti
Viscere
63.14
di numerosi sinodonti.
Trattamento
Mettere in un vaso *henu* e applicare alla testa di un uomo che non vuole ingrigire.

456 Altra (prescrizione)

63.15
Ingredienti
Girini di pozzo.
Trattamento
Seccare, tritare e mescolare con allume. Ungersi
63.16
dopo che sia rasato.

457 Altra (prescrizione)

Ingredienti
Sangue del midollo spinale dell'uccello *gabgu*.

Trattamento
Porre in al-
63.17
lume vero.
Ungersi. Egli [233] può stendere la sua mano sul dorso di uno
63.18
sparviero vivo, o può porre la testa su una rondine viva.[234]

458 Altra (prescrizione)

Ingredienti
Corno di gazzella cotto con unguento in una caldaia.
Trattamento
Mescolare
63.19
con unguento. Ungervi la testa di un uomo o di una donna.

459 Altra (prescrizione) per eliminare veramente la brizzolatura
63.20
e curare la capigliatura

Ingredienti
Sangue di bue nero.
Trattamento
Mettere in unguento e ungersi.

460 Altra (prescrizione) per eliminare
63.21
la brizzolatura

Ingredienti
Zoccolo cotto di asino;
vagina di levriero femmina;
semi di
63.22
mandorle;
gomma;

[233] La persona.
[234] Tipico esempio di capro espiatorio.

bendaggi ....[235]

Foglio 64

64

461 [236]

64.1
.... di grasso di serpente nero;
larve (?) che si trovano nelle feci.
Trattamento
Cuocere con un-
64.2
guento e ungersi moltissime volte.

462 (Per) non fare in modo che avvenga la brizzolatura delle sopracciglia

Ingredienti
64.3
Miele in succo di polpa di carrube;
sporcizia di coccodrillo.
Trattamento
Dopo aver lavato per un periodo di 3 me-
64.4
si, dopo ciò si lascia stare. Quando è notte, lo applicherai ogni giorno.

463 Altra buona prescrizione

Ingredienti
64.5
Bevanda calda di liquido *sejer*;
fegato di asino.

---

[235] Il testo dell'ultima riga della pagina 63 si ferma qui; la colonna termina con mezza linea vuota.
[236] Il titolo della prescrizione è perso.

Trattamento
Porre in un vaso finché non diventa come
64.6
una palla. Seccare e porre in una pentola sul fuoco. Ciò che è in esso si produce per essere cotto e
64.7
immerso in unguento. Ungersi.

464 Inizio delle prescrizioni per rinforzare i capelli

Ingredienti
64.8
Erba *sari* pestata in unguento: 1
Trattamento
Porre in acqua di liquido *pau-a*, [237] e unger-
64.9
si.

465 Altra (prescrizione) per far crescere i capelli un calvo

Ingredienti
Grasso di leone: 1
gras-
64.10
so di ippopotamo: 1
grasso di coccodrillo: 1
grasso di gatto: 1
grasso di serpente: 1
64.11
grasso di ibex: 1
Trattamento
Fare in una cosa unica e ungere la testa
64.12
del calvo.

466 Altra (prescrizione) per far crescere i capelli a causa dell'alopecia (?)

[237] Forse forma arcaica di *p3wr*, aceto ?

Ingredienti
Aculei di porcospino.
Trattamento
Cuocere in unguento
64.13
e ungersi per 4 giorni.

467 Altra (prescrizione)

Ingredienti
a- Minio.
Trattamento
Mescolare con
64.14
soluzione di bile: 1 . Applicarlo a lui.[238]
b- Meliloto affettato. Applicarlo a lui.
c- Ciò che c'è nel mitilo d'acqua dolce mescolato
64.15
con soluzione di allume: 1 . Applicarlo a lui.

468 Altra prescrizione per rinforzare i capelli creata per Shesh,[239]
64.16
madre della maestà del re dell'Alto e Basso Egitto Teti,[240] giusto di voce

Ingredienti
Zampa di levriero: 1
noc-
64.17
cioli di datteri: 1
zoccolo di asino: 1
Trattamento
Cuocere in una pentola
64.18
come si deve, con unguento. Ungersi.

---

[238] Il paziente.
[239] Nomignolo formato con il nome di *nfr-sšm* (Nefer-seshem), dio o re.
[240] VI dinastia. Notare l'antichità della formula e il suo perpetuarsi nella memoria.

469 Altra (prescrizione)

Ingredienti
Lucertola nera.
64.19
Trattamento
Sbattere con un setaccio di metallo e cuocere in unguento. Ungersi.

470 Altra (prescrizione)

64.20
per curare veramente i capelli

Ingredienti
Dente di asino.
Trattamento
Mescolare con miele
64.21
e ungere.

471 Altra (prescrizione) per curare i capelli

Ingredienti
Minio: 1
kohl: 1
mirto: 1
un-
64.22
guento: 1
escrementi di gazzella: 1
grasso di ippopotamo: 1
Trattamento
Fare in una cosa unica e un-

Foglio 65

65

65.1

gersi.

472 Altra (prescrizione) per far crescere i capelli (dove c'è) una ferita

Ingredienti
Pinoli: 1
zigolo dolce: 1
galla (?) di zizifo: 1
65.2
valeriana: 1
sorgo: 1
unguento: 1
miele: 1
Trattamento
Bendare su essa.[241]

473 Altra (prescrizione) per rinforzare i capelli

Ingredienti
65.3
Unguento: 1
olio di conifera: 1
Trattamento
Ungersi.

474 Altro (mezzo) per fare in modo che cadano i capelli [242]

Ingredienti
Vermi di acqua cotti e bol-
65.4
liti in unguento e giuggiolo.
Trattamento
Tu li metterai sulla testa della donna odiata.[243]

---

[241] La ferita.
[242] Fattura.
[243] Probabilmente una rivale in amore, o semplicemente una donna malvista.

475 Altra (prescrizione)

Ingredienti
Foglia di loto.
Trattamento
Bol-
65.5
lire e mettere in unguento.
Porre sulla testa della donna odiata.

476 Eliminarle [244] come segue

Ingredienti
Scaglia
65.6
di tartaruga.
Trattamento
Bollire, tritare e mettere in grasso di zampa d'ippopotamo.
65.7
Ungersi moltissime volte.

477 Inizio delle prescrizioni per curare il fegato

Ingredienti
Fichi: 1/8 *ro* (40 ml.)
datteri del deserto:
65.8
1/8 *ro*
semi di uva: 1/16 *ro* (20 ml.)
frutti intagliati di sicomoro: 1/8 *ro*
semi di brionia: 1/16 *ro*
65.9
gomma: 1/32 *ro* (10 ml.)
incenso: 1/64 *ro* (5 ml.)
crescione: 1/64 *ro*
acqua: 15 *ro* (4.8 litri)
Trattamento

[244] Le fatture precedenti.

Far riposare alla rugiada, filtrare e bere per 4 giorni.

478 Altra (prescrizione)

Ingredienti
65.10
Fichi: 1/8 *ro* (40 ml.)
uva passa: 1/8 *ro*
pinoli: 1/16 *ro* (20 ml.)
canne: 1/16 *ro*
incenso: 1/64 *ro* (5 ml.)
ocra: 1/32 *ro* (10 ml.)
65.11
acqua: 1/32 *ro* (10 ml.)
Trattamento
Ugualmente.

479 Altra (prescrizione)

Ingredienti
Rizomi di loto: 1/8 *ro* (40 ml.)
vino: 20 *ro* (6.4 litri)
farina di giuggiolo: 1/8 *ro*
fichi: 1/8 *ro*
65.12
latte: 1/16 *ro* (20 ml.)
semi di ginepro: 1/16 *ro* (20 ml.)
incenso: 1/64 *ro* (5 ml.)
birra dolce: 20 *ro*
Trattamento
Far riposare alla rugiada, filtrare e bere
65.13
per 4 giorni.

480 Altra (prescrizione)

Ingredienti
Fichi: 1/8 *ro* (40 ml.)
datteri del deserto: 1/8 *ro*

rubbia: 1/4 *ro* (80 ml.)
pane di giuggiolo: 1/8 *ro*
polpa di carrube:
65.14
1/32 *ro* (10 ml.)
frutti intagliati di sicomoro: 1/16 *ro* (20 ml.)
semi di uva: 1/16 *ro*
crescione: 1/64 *ro* (5 ml.)
incenso: 1/64 *ro*
65.15
birra dolce: 20 *ro* (6,4 litri)
Trattamento
Far riposare alla rugiada, filtrare e bere per 4 giorni.

481 Altra (prescrizione)

Ingredienti
Fichi: 1/8 *ro* (40 ml.)
frutti intagliati di sicomoro: 1/8 *ro*
semi di
65.16
ginepro: 1/16 *ro* (20 ml.)
minerale *sia* dell'Alto Egitto: 1/8 *ro*
acqua: 20 *ro* (6,4 litri)
Trattamento
Far riposare alla rugiada, filtrare e bere per 4 giorni.

65.17

482 Inizio delle prescrizioni per un'ustione

Ingredienti
a- Ciò che deve essere fatto per essa il primo giorno:
Fango nero.
Trattamento
Applicare a essa.
b- Ciò che deve essere fatto
65.18
il secondo giorno:
Sterco di bestiame minuto.
Trattamento

Cuocere, tritare finemente con datteri spremuti e fermentati.
Applicare a essa.
c- Ciò che deve essere fatto il terzo giorno:
resi-
65.19
na secca di acacia.
Trattamento
Tritarla con polvere di polpa di carrube da mettere in unguento.
Bendare su essa.
65.20
d- Ciò che deve essere fatto il quarto giorno:
cera;
grasso di bovino.
Trattamento
Cuocere un foglio di papiro con rizomi di zigolo dolce e fare in una cosa unica.
Bendare su essa.
65.21
e- Ciò che deve essere fatto il quinto giorno:
polpa di carrube: 1
ocra rossa: 1
galla (?) di zizifo: 1
grasso di bovino.
Trattamento
Tritare finemente in scaglie
65.22
di rame battuto e fare in una cosa unica.
Bendare.

483 Prescrizioni per fasciare un'ustione

Foglio 66

66

Ingredienti
66.1
Rizomi di zigolo dolce.

Trattamento
Cuocere e bendare su essa.

484 Prescrizione per un'ustione

Ingredienti
Rizomi di zigolo dolce: 1
orzo: 1
zigolo dolce di campagna: 1
sale
66.2
del nord: 1
lino (?):1
foglio di papiro: 1
pelle cotta: 1
66.3
cera: 1
Trattamento
Applicare ciò dopo che si è rinfrescata ogni giorno

485 Altra (prescrizione) per un'ustione

Ingredienti
Pi-
66.4
noli: 1
pianta *iuh*: 1
Trattamento
Mescolare con estratto di gomma e applicarla a essa.

486 Altra (prescrizione)

Ingredienti
Gomma: 1
66.5
peli di gatto: 1
Trattamento
Tritare in una cosa unica e applicare a ciò.

487 Altra (prescrizione) per curare una ferita
66.6
da ustione in qualsiasi membro di un uomo

Ingredienti
Acqua fresca: 1
sedano: 1
resina di pino libanese: 1
66.7
olio di conifera: 1
Trattamento
Tritare e bendare su essa.

488 Altra (prescrizione)

Ingredienti
Pinoli: 1
erba *iuh*: 1
escrementi di gatto: 1
Trattamento
Mes-
66.8
colare e porre in estratto di gomma. Applicare a ciò.

489 Altra (prescrizione)

Ingredienti
Midollo osseo: 1
cicoria [245]: 1
erba *sha-*
66.9
bet: 1
foglia di acacia: 1
lingua di lago: 1
semi di lino: 1
ladano: 1
Trattamento

[245] *Cichorium intybus L.*

È uguale.

66.10

490 Altra (prescrizione)

Ingredienti
Incenso compresso: 1
grasso di ibex: 1
conchiglia: 1
cera: 1
66.11
polpa di carrube: 1
unguento: 1
lingua di lago: 1
semi di lino: 1
resina di pino libanese: 1
66.12
sicomoro: 1
rubbia: 1
Trattamento
Tritare e fare come pomata.

491 Altra (prescrizione) per una bruciatura che è putrida

66.13
Ingredienti
Limatura di rame: 1
malachite: 1
minio: 1
incenso fresco: 1
cumino: 1
qesenty: 1
66.14
assafetida: 1
cera: 1
cinnamomo: 1
erba *khesayt*: 1
mirra aromatica: 1
66.15

olio di conifera: 1
miele: 1
Trattamento
Tritare finemente, fare in una cosa unica e bendare su essa.

66.16

492 Altra (prescrizione) che si deve fare per un'ustione il primo giorno

Ingredienti
Miele.
Trattamento
Bendare su essa.

493 Altra (prescrizione)

Ingredienti
Fango del portatore
66.17
d'acqua;
grasso;
giuggiolo.
Trattamento
Cuocere in una cosa unica e applicare a essa.

66.18

494 Altra (prescrizione) per curare una ferita da ustione in qualsiasi membro di un uomo

Ingredienti
Giunchi cotti in unguento
Trattamento
Tritare e applicare a essa.

495 Altra (prescrizione)

Ingredienti
66.19
Conchiglia: 1

rubbia: 1
lattuga: 1
grasso di ibex: 1
Trattamento
Tritare e
66.20
applicare a essa.

496 Altra (prescrizione)

Ingredienti
Mitilo d'acqua dolce cotto.
Trattamento
Applicare a essa.

497 Altra (prescrizione) per un'ustione il primo giorno

Ingredienti
Rizomi cotti di zigolo dolce: 1
orzo cotto: 1
zigolo dolce cotto: 1
lino (?) cotto: 1
foglio di papiro cotto: 1
cuoio cotto: 1

Foglio 67

67

67.1
Grasso di bovino: 1
unguento: 1
Trattamento
Cuocere cera e unguento, fare in una cosa unica e applicare a essa.

498 Altra (prescrizione)

Ingredienti

Pi-
67.2
noli: 1
rizomi di zigolo dolce: 1
escrementi di gatto: 1

Trattamento

Mescolare in una cosa unica con soluzione di gomma e applicare a ciò.

67.3

499 Altra (prescrizione) per scongiurare il bruciore, la prima volta [246]

"*Tuo figlio Horus si è ustionato nel deserto*"
"*Vi è acqua là?*"
"*Non vi è acqua là*"
"*L'acqua*
67.4
è nella mia bocca e un Nilo è fra le mie cosce. Io sono venuto per spegnere il fuoco"
Parole da dirsi sul
67.5
latte di colei che ha partorito un maschio, gomma e pelo di ariete. Applicare all'ustione.

67.6

500 Altro detto

"*Mio figlio Horus si è ustionato nel deserto. Non vi è acqua là e io non sono là*"
"*Possa tu portare l'acqua dalle rive*
67.7
del corso d'acqua per spegnere il fuoco!"
Parole da dirsi sul latte di colei che ha partorito un maschio.

501 Altra prescrizione

[246] Incantesimo.

67.8

per annerire un'ustione

Ingredienti
Ocra rossa: 1 tritata in lattice di sicomoro: 1
polpa di carrube: 1
corteccia (?)
67.9
di polpa di carrube: 1
Trattamento
Tritare e bendare su essa.
Poi tu farai:
incisione di medico;
porri pestati: 1
semi
67.10
di piselli: 1
Trattamento
Bendare su ciò.

67.8

502 Altra (prescrizione)

Ingredienti
Sedano coltivato: 1
Trattamento
Pestare e bendare su ciò.

503 Altra (prescrizione)

Ingredienti
Legno di albero *meneq* [247] pestato: 1
67.11
secrezione di pianta *uam* pestata: 1
Trattamento
Fare in una cosa unica e bendare su ciò.

504 Altra (prescrizione) per eliminare il

---

[247] Forse lo stirace.

67.12

biancore di un'ustione

Ingredienti
Minerale (?) *keshu*: 1
miele: 1
polpa di carrube: 1
Trattamento
Schiacciare con delle spine e
67.13
ungersi ....[248]
....

505 (Altra prescrizione)

Ingredienti
Ocra rossa;
kohl.
Trattamento
Tritare e mescolare con lattice di sicomoro. Ungersi
67.14
per moltissimi giorni.

506 Altra (prescrizione)

Ingredienti
Farina di polpa di carrube: 1
Trattamento
Mescolare con miele e bendare su ciò.

507 Altra (prescrizione)

Ingredienti
Pezza
67.15
di lino fine
Trattamento
Pestare con unguento e ungersi.

---

[248] Resto mancante.

508 Altra (prescrizione)

Ingredienti
Incenso: 1
miele: 1
Trattamento
Ungersi.

67.16

509 Altra (prescrizione)

Ingredienti
Pane di orzo e unguento;
sale.
Trattamento
Mescolare in una cosa unica e bendare su ciò
67.17
moltissime volte affinché egli stia subito bene.
Veramente efficace di cui ho visto (il risultato) quando spesso è accaduto a me.

67.18

510 Prescrizione per eliminare le strie di un colpo

Ingredienti
Miele;
bile di bovino:
natron di muratore;
67.19
estratto di pianta *sar*;
sciroppo di datteri.
Trattamento
Cuocere e bendare su ciò.

511 Altra (prescrizione)

Ingredienti
Interno dell'alabastro;
argilla per statue

67.20
pietra pomice (?)
mucillaggine.
Trattamento
Ungersi.

512 <u>Altra</u> (prescrizione)

Ingredienti
Farina di orzo;
latte di vacca.
Trattamento
Ungersi
67.21
moltissime volte.

513 <u>Altra</u> (prescrizione)

Ingredienti
Miele.
Trattamento
Ungersi alla temperatura di un dito
.

514 <u>Altra</u> (prescrizione)

Ingredienti
Semi di mandorle secche.
67.22
Trattamento
Tritare finemente, farne una focaccia e un'altra su essa spalmata di miele. Ingerire da parte di un uomo.

Foglio 68

68

68.1
515 <u>Inizio delle prescrizioni per far migliorare una ferita inflitta sulla carne</u>

Ingredienti
Stoffa per fasce imbevuta di
68.2
incenso e miele.
Trattamento
Applicare a essa per 4 giorni.

516 Altra (prescrizione) per fasciare una ferita

Ingredienti
Fa-
68.3
ve.
Trattamento
Tritare [249] e sia avvolto con lino. Mescolare con unguento e miele
68.4
e le fibre della pianta *debyt* siano al loro lato superiore ...[250] ogni giorno finché egli stia meglio.

517 Altra (prescrizione) per estrarre
68.5
il sangue dalla bocca di una ferita

Ingredienti
Cera: 1
grasso: 1
giuggiolo: 1
miele: 1
polpa di carrube: 1
68.6
orzo bollito: 1
Trattamento
Cuocere, fare in una cosa unica e bendare su essa per 4 giorni.

518 Altra (prescrizione) per la secrezione quando si solleva

[249] Il termine 'finemente' è stato cancellato dallo scriba con un tratto obliquo.
[250] Manca il modo di applicazione.

68.7
Ingredienti
Cera: 1
unguento: 1
grasso: 1
Trattamento
Cuocere, fare in una cosa unica e bendare su essa.

519 Altra (prescrizione)

Ingredienti
Semi
68.8
di piselli: 1
peluria di pianta *usha*: 7
unguento: 1
miele: 1
olio di conifera: 1
cipolle
68.9
7 tuberi decomposti.
Trattamento
Tritare e bendare su ciò.

520 Altra (prescrizione) per fare asciugare una ferita

Ingredienti
Incenso: 1
polpa di carrube: 1
grasso
68.10
di bovino: 1
Trattamento
Tritare e applicare su ciò.

521 Altra (prescrizione)

Ingredienti
Gomma: 1

incenso: 1
profumo *nehed*: 1
escrementi di mosca: 1
68.11
ocra rossa: 1
sale del nord: 1
cera: 1
Trattamento
Tritare e applicare su ciò.

522 Altra (prescrizione) per una ferita
68.12
il primo giorno

Ingredienti
a- Grasso di bovino finché essa [251] marcisce, oppure carne di bovino. Ora, se
68.13
essa marcisce molto, tu la benderai su pane di orzo ammuffito finché essa diventa secca
68.14
sotto ciò.
Tu ripeterai bendandola con grasso finché essa marcisce.
b- Ora, quando si chiude sulle
68.15
sue secrezioni,
tu la benderai con grasso di ibex, olio di conifera e piselli tritati.
Se si rompe
68.16
sotto ciò,
tu la spolvererai con polvere di fritta verde.
c- Dopo tu la benderai
68.17
con fibre di pianta *debyt* e miscuglio (di droghe).
d- Se dopo essa si copre (di pelle)
allora
68.18
tu farai un unguento per stabilizzare i muscoli finché non stia meglio.

[251] La ferita.

e- Se dopo essa si
68.19
apre sulle sue secrezioni, tu dovrai preparare
grasso e pianta *jas*, e bendare su essa finché la sua bocca si apre
68.20
e finché essa marcisce.

523 Altra (prescrizione) per fasciare una ferita

Ingredienti
Cera: 1
piretro secco: …
68.21
Trattamento
Tritare finemente e bendare su ciò.

524 Altra (prescrizione)

Ingredienti
Polvere di fritta verde.
Trattamento
Mescolare con miele e bendare
68.22
su ciò.

525 Altra (prescrizione)

Ingredienti
Grasso di ibex: 1
cera: 1
polpa di carrube: 1
Trattamento
Mescolare e bendare su ciò.

68.23
526 Ciò che deve essere fatto per chi è sotto gli spasmi di una ferita

Ingredienti
Farina di orzo: 1

grasso: 1
giuggiolo: 1
Trattamento
Cuocere
68.24
e fare in modo che lo assuma anche se non vuole.[252]

527 Altra prescrizione per ulcere (*bnwt*) di una ferita

Foglio 69

69

69.1
Ingredienti
Foglie di acacia: 1
Trattamento
Tritare, porre su unguento e applicare alla ferita. È per eliminare le ulcere.

528 Ciò che deve essere fatto
69.2
per una ferita al petto

Ingredienti
Minerale *ushbet*: [253]1
sale del nord: 1
grasso di sevo: 1
Trattamento
Applicare al
69.3
petto e bendare su essa.

529 Ciò che deve essere fatto per una ferita al collo

---

[252] Riferimento al paziente.
[253] Allume contenente cobalto (Hannig), oppure terra astringente (Lucas).

Ingredienti
Mirra: 1
farina di pianta *debyt*:
69.4
1
Trattamento
Fare in una cosa sola e bendare su essa.

530 Rendere sane tutte le cose sotto forma di qualsiasi secrezione (di ferita) di cui soffre un uomo

Ingredienti
Sale
69.5
del nord: 1
meliloto: 1
Trattamento
Tritare con unguenti e bendare su essa.

531 Altra (prescrizione) per rendere sana qualsiasi secrezione (di ferita)

Ingredienti
Escrementi;
orzo.
Trattamento
Tritare
69.6
con grasso di ippopotamo o maiale, e bendare su essa.

532 Altra (prescrizione)

Ingredienti
Orzo cotto: 1
polpa di carrube: 1
incenso: 1
69.7
unguento: 1
Trattamento

Fare in una cosa unica e bendare su ciò.

533 Altra (prescrizione) per far crescere la carne

Ingredienti
Kohl: 1
69.8
grasso di bovino: 1
parte/perla di malachite: 1
miele: 1
Trattamento
Fare in una cosa unica e bendare su essa.

534 Altra (prescrizione)

69.9
Ingredienti
Polpa di carrube: 1
fave: 1
cinnamomo: 1
unguento: 1
miele: 1
Trattamento
Tritare in una cosa
69.10
unica e bendare su ciò.

535 Altra (prescrizione)

Ingredienti
Germogli di zizifo: 1
foglie di acacia: 1
cinnamomo: 1
semi
69.11
di albero *annu*: 1
pianta *ineb*: 1
polpa di carrube: 1

olio di conifera: 1
cera: …
Trattamento
Cuocere e applicare alla bocca della secrezione.

536 Rendere sane
69.12
tutte le cose sotto forma di qualsiasi spasmo (di ferita) di cui soffre un uomo

Ingredienti
Pane di giuggiolo: 1
Trattamento
Cuocere con acqua e bendare su essa a temperatura
69.13
moderata.

537 Altra (prescrizione) per eliminare una secrezione (*ꜣšyt*) di ferita

Ingredienti
Polpa di carrube: 1
sale del nord: …
Trattamento
Cuocere con urina e applicare a essa.

69.14
538 Altra (prescrizione)

Ingredienti
Gomma: 1
natron: 1
foglie di acacia: 1
Trattamento
Tritare e bendare su ciò.

539 Altra (prescrizione) per eliminare la se-
69.15
crezione (*ꜥꜣgyt*) esistente alla bocca di una ferita

Ingredienti
Uovo di struzzo: 1
scaglia di tartaruga
69.16
cotta: 1
resina di zizifo: 1
Trattamento
Ungersi.

540 Altra (prescrizione) per sanare qualsiasi spasmo

69.17
Ingredienti
Grasso di capra: 1
cera: 1
gomma profumata: 1
cinnamomo: 1
giuggiolo
69.18
fresco: 1
Trattamento
Fare in una cosa unica e applicare allo spasmo finché stia meglio.

541 Altra (prescrizione) per fasciare una ferita

69.19
Ingredienti
Feci umane.
Trattamento
Tritare con sedimenti di birra dolce, olio di conifera, miele, e bendare su essa.

69.20
542 Altra (prescrizione) per sanare uno spasmo

Ingredienti
Tilapia intera: 7 (pezzi)
polpa di carrube: 1

cera: 1
sporcizia di coccodrillo: 1
mie-
69.21
le: 1
Trattamento
Tritare finemente, fare in una cosa unica e bendare su esso.

543 Inizio delle prescrizioni per eliminare delle vesciche della pelle (*3kwt*)

Foglio 70

70

70.1
succo di datteri: 1
natron *haurt*[254]: 1
gomma: 1
miele: 1
Trattamento
Applicare a essa.

544 Altra (prescrizione)

Ingredienti
70.2
Acacia (?) *ciun*: 1
miele: 1
foglie di acacia: 1
olio di conifera: 1
70.3
Trattamento
Applicare a essa.

---

[254] O derivazione di *bd*, natron?

545 Altra (prescrizione)

Ingredienti
Pomice (?).
Trattamento
Tritare finemente con mirra, e applicare a essa.

546 Altra (prescrizione) per eliminare le vesciche
70.4
in ogni membro di un uomo

Ingredienti
Trementina di pino libanese: 1
olio di conifera: 1
balsamo *khesa-*
70.5
yt: 1
lingua di lago: 1
ocra: 1
fuliggine: 1
acqua.
Trattamento
Tritare finemente, mescolare in
70.6
una cosa unica, e ungersi.

547 Altra (prescrizione)

Ingredienti
Sale del nord: 1
mucillagine: 1
natron rosso: 1
70.7
unguento: 1
Trattamento
Ungersi numerosissime volte.

548 Eliminare le vesciche

Ingredienti

Polpa di carrube cotte con
70.8
schiuma di birra.
Trattamento
Mangiare per 4 giorni.

549 Altra (prescrizione)

Ingredienti
Fuliggine: 1
semi di lino: 1
lingua di lago: 1
70.9
fango (di lago): 1
acqua.
Trattamento
Ungersi.

550 Altra (prescrizione)

Ingredienti
Sale del nord: 1
mucillagine: 1
natron ros-
70.10
so: 1
unguento: 1
Trattamento
Ungersi numerosissime volte.

551 Inizio delle prescrizioni per eliminare le gli ascessi (*bnwt*) nelle
70.11
carni di un uomo e in ogni suo membro.

Ingredienti
Farina dell'aia: 1
sale del nord: 1
mie-
70.12

le: 1
Trattamento
Ungersi numerosissime volte.

552 Altra (prescrizione)

Ingredienti
Fieno greco: 1/8 *ro* (40 ml.)
miele: 1/8 *ro* (40 ml.)
vino: 5 *ro* (1.6 litri)
70.13
Trattamento
Tritare finemente e bere.

553 Altra (prescrizione) per eliminare le fistole degli ascessi (*bnwt*) nei denti

Ingredienti
70.14
Cinnamomo: 1
gomma: 1
miele: 1
unguento: 1
Trattamento
Bendare su ciò.

554 Eliminare gli ascessi (*bnwt*)
70.15
nei denti e rinforzare le gengive

Ingredienti
Erba *besbes* [255]: 1
fichi intagliati di sicomoro: 1
rubbia: 1
mie-
70.16
le: 1

---

[255] Finocchio (?).

incenso: 1
acqua: 1
Trattamento
Lasciar riposare la notte alla rugiada e masticare.

555 Altra (prescrizione)

Ingredienti
Erba *tiam*: 1
rubbia: 1
70.17
incenso: 1
semi (di orzo?): 1
erba *nuan*: 1
sedano: 1
radici di cinna-:
70.18
momo: 1
coniza: 1
zigolo dolce:
polpa di carrube: 1
acqua ….
Trattamento
Ugualmente.

70.19
556 Inizio (delle prescrizioni) per eliminare un gonfiore e far tacere il prurito in ogni membro di un uomo

70.20
Ingredienti
Piantine (?) di cereale *besha*: 1
frutta *shenfet*: 1
Trattamento
Mescolare con mucillagine e bendare su esso.

70.21
557 Altra (prescrizione) per portare via il pus

Ingredienti

Frutta / minerale *ipeshenen*: 1
natron: 1
gesso (o minerali cristallizzati) della fornace: 1

Foglio 71

71

71.1
polpa di carrube: 1
incenso: 1
noccioli di datteri: 1
Trattamento
Fare in una cosa unica e bendare
71.2
su ciò.

558 Altra (prescrizione)

Ingredienti
Incenso: 1
galena: 1
minio: 1
pianta *ghenutet / qesetet* (?):1
miele: 1
Trattamento
Fare in una cosa unica e bendare su ciò.

71.3

559 Altra (prescrizione)

Ingredienti
Grumi di terra frantumata.
Trattamento
Porre in acqua e farne una poltiglia;
polpa di carrube;
tritare e conservare
71.4

in una stoffa. Cuocere in una cosa unica e farne una focaccia. Bendare su ciò.

560 Altra (prescrizione)

Ingredienti
Semi di farro
71.5
bianco.
Trattamento
Arrostire, pestare e conservare in una stoffa. Porre in mucillagine, farne
71.6
una focaccia mescolata a unguento. Bendare su ciò.

561 Altra (prescrizione)

Ciò che deve essere fatto per le gambe gonfie e doloranti.
Ingredienti
71.7
Natron rosso: 1
Trattamento
Mescolare con succo fermentato di datteri, e bendare su ciò.

562 Altra (prescrizione) per il ginocchio

Ingredienti
71.8
Frutti di fave: 1
farina dell'aia: 1
sale del nord: 1
urina umana.
71.9
Trattamento
Cuocere in una cosa sola e bendare su ciò.

563 Altra (prescrizione) per eliminare i gonfiori e per far tacere il prurito in qualsiasi membro

71.10
Ingredienti
Zigolo dolce: 1
polpa di carrube: 1
datteri freschi: 1
natron: 1
sale del nord: 1
mucilla-
71.11
gine putrida: 1
frutti *shenfet*: 1
cumino: 1
Trattamento
Cuocere e ungersi.

564 Altra (prescrizione)

Ingredienti
Carbone: 1
succo di dat-
71.12
teri: 1
sale del nord: 1
sedimenti di birra: 1
incenso: 1
mirra: 1
Trattamento
Cuocere e bendare su ciò.

565 Altra (prescrizione)

71.13
per eliminare i gonfiori in qualsiasi membro.

Tu creerai
71.14
per esso un rimedio che porta via il liquido nei gonfiori.
Ingredienti
Frutti di orzo fresco: 1
zigolo dolce della riva: 1

zigolo dolce dell'orto: 1
tuberi di zigolo dolce: 1
71.15
khol: 1
frutti di *qaat*: 1
con unguento nuovo;
fibre di erba *deby*-
71.16
t[256]: 1
inchiostro: [257] 1
incenso: 1
unguento di codone: 1
mucillagine maschile: 1
71.17
tuia: 1
corteccia (?): 1
frutti e semi di pianta *nejeh ajehat* [258] cotta: 1
semi di lino: 1
Trattamento
Bendare su ciò.

71.18

566 Altra (prescrizione)

Ingredienti
Frutti di pianta *uab*: 1
uva: 1
pianta *shenau*: 1
frantumare (e porre) con mucillagine: 1
71.19
pianta *akh* fresca: 1
Trattamento
Frantumare in acqua pulita del fiume e bendare su ciò.

567 Altra (prescrizione)

---

[256] Lino ?
[257] Errore per *ryt*.
[258] Forse derivazione di *ḏḥ*, amaro.

Ingredienti
Sale del nord: 1
fa-
71.20
rina dell'aia: 1
natron: 1
focaccia di crema di farina: 1
Trattamento
Bendare su ciò per fare scen-
71.21
dere il suo liquido.

568 Altra (prescrizione)

Ingredienti
Frutti di semi di farro: 1
parte grassa del cuoio: 1
natron

Foglio 72

72

72.1
di muratore: 1
pianta *shebeb*: 1
Trattamento
Filtrare con sedimenti di birra dolce, e bendare il gonfiore su ciò.

72.2

569 Altra (prescrizione)

Ingredienti
Pianta *hemu* fresca cotta in liquido *mesta*: 1
frutta / minerale *huru* in latte
72.3
umano.

Trattamento
Applicare alla bocca dell'ulcera affinché se ne venga da se stessa.

570 Altra (prescrizione)

Ingredienti
Escrementi di mosca
72.4
con latte di sicomoro.
Trattamento
Applicare alla bocca dell'ulcera affinché se ne venga da se stessa.

571 Altra (prescrizione)

Ingredienti
72.5
Parti secche di gomma con latte di asina: 1
Trattamento
Applicare alla bocca dell'ulcera
72.6
affinché se ne venga da se stessa.
Poi dopo che se ne viene
vi si applicherà un drenaggio
mettendo
72.7
molto unguento su essa.
Ingredienti
Frutta *shenfet*: 1
natron: 1
sale del nord: 1
natron della
72.8
fornace: 1
incenso: 1
uva: 1
noccioli di datteri: 1
Trattamento
Tritare con sedimento
72.9

di succo di datteri. Bendare su ciò.

572 Altra (prescrizione)

Ingredienti
Sorgo: 1
mucillagine: 1
semi di farro: 1
72.10
qaa: 1
escrementi di mosche: 1
Trattamento
Mescolare con mucillagine e bendare su ciò.

573 Altra (prescrizione)

Ingredienti
72.11
Inchiostro di scriba.
Trattamento
Tritare e mescolare densamente con mucillagine. Bendare su ciò.

574 Altra (prescrizione)

Ingredienti
Legno
72.12
di pino libanese.
Trattamento
Schiacciare con mucillagine insieme al fondo di un vaso *henu* nuovo. Tritare e mescolare uno per uno. Bendare su ciò.

72.13

575 Altra (prescrizione)

Ingredienti
Nodosità di pino libanese.
Trattamento
Schiacciare con latte di

72.14
colei che ha partorito un maschio. Bendare su ciò.

576 Altra (prescrizione)

Ingredienti
Lumaca: 7 (pezzi)
mosca: 7 (pezzi)
'minatore di
72.15
terra' (formica?): 7 (pezzi)
polvere di calcedonio di Elefantina.
Trattamento
Cuocere con unguento. Bendare l'ulcera di una vescica
72.16
su ciò.

577 Altra (prescrizione)

Ingredienti
Semi di fieno greco: 1
semi di agnocasto : 1
72.17
semi di dattero fresco del deserto: 1
Trattamento
Cuocere e disseccare (e porre) in mucillagine. Bendare su ciò.

578 Altra (prescrizione)

Ingredienti
Resti di
72.18
alimenti: 1
escrementi di gatto: 1
escrementi di levriero: 1
Trattamento
Bendare l'ulcera su ciò.

579 Altra (prescrizione)

Ingredienti
Semi
72.19
di orzo.
Trattamento
Mescolare con mucillagine e cuocere. Bendare su ciò.

580 Altra (prescrizione)

Ingredienti
Resti di acqua
72.20
di lavaggio: 1
denti di maiale: 1
escrementi di gatto: 1
escrementi di levriero: 1
frutta di mirto: 1
Trattamento
Frantumare e bendare su ciò.

581 Altra (prescrizione)

Ingredienti
Terreno: 1
sale del nord: 1
miele: 1
Trattamento
Cuocere e bendare su ciò.

582 Altra (prescrizione)

Foglio 73

73

73.1

Marna tritata in soluzione di gomma: 1
frutti di sicomoro: 1
frutti di giuggiolo: 1
73.2 frutti di salice: 1
sorgo: 1
Trattamento
Fare in una cosa unica e bendare su ciò.

583 Altra (prescrizione) per rinfrescare
73.3
e eliminare i gonfiori

Ingredienti
Valeriana: 1
miele: 1
Trattamento
Fare in una cosa unica e bendare su ciò
73.4 per 4 giorni.

584 Altra (prescrizione) per eliminare le sostanze dolorose e gli accidenti dolenti in qualsiasi membro di un uomo

Ingredienti
Avanzi di acqua di lavaggio;
escrementi
73.5 di gatto;
escrementi di levriero;
frutti di mirto.
Trattamento
Bendare su ciò: è l'eliminazione dei gonfiori.

585 Eliminazione
73.6
di vesciche nel ventre

Ingredienti

Latte di vacca: 25 *ro* (8 litri)
semi di ginepro: 1/16 *ro* (20 ml.)
erba *kerker*: 5 *ro* (1.6 litri)
Trattamento
Frantumare
73.7
in una cosa unica, filtrare e bere per 4 giorni.

586 Altra (prescrizione)

Ingredienti
Sale del nord: 5 *ro* (1.6 litri)
birra: 5 *ro*
Trattamento
Ugualmente.

587 Altra (prescrizione)

Ingredienti
Frumento: 5 *ro* (1.6 litri)
mie-
73.8
le: 1/8 *ro* (40 ml.)
grumo di unguento (?): 1/32 *ro* (10 ml.)
ruta siriana: 1/32 *ro*
Trattamento
Cuocere, filtrare e bere per 4 giorni.

73.9
588 Altra (prescrizione) per far venir via le cose da se stesse

Ingredienti
Semi di piselli: 1
sale del nord: 1
ocra: 1
unguento: 1
Trattamento
Fare in una cosa

73.10
unica e bendare su ciò per 4 giorni.

589 Altra (prescrizione) per far tacere il prurito

Ingredienti
Zigolo dolce del *ra-penet*[259]: 1
poltiglia
73.11
di polpa di carrube: 1
fermentazione del succo di datteri: …
Trattamento
Fare in una cosa unica e applicare al posto
73.12
dei gonfiori. Fa e vedrai (il risultato). Vedi, è una prescrizione efficace.
Fu trovata nel corso di una revisione
73.13
nel tempio di Unen-nefer.[260]
Si tratta di una prescrizione per eliminare i gonfiori in qualsiasi membro di un uomo che lo farà migliorare
73.14
subito. Fa e vedrai (il risultato).

590 Eliminare una vescica in modo che non esista più

Ingredienti
1 vaso *henu* (480 ml.) di
73.15
orzo pestato e tritato;
semenza …
natron rosso: 1
agnocasto …
Trattamento
Fare in una cosa unica e bendare su ciò.

73.16

[259] Una denominazione di terreno.
[260] Epiteto del dio Osiride. Garanzia di efficacia.

591 Altra (prescrizione) per eliminare un gonfiore e far tacere il prurito nel ginocchio

Ingredienti
Polpa di carrube: 1
parti secche di
73.17
fave: 1
natron rosso: 1
sale del nord: 1
mucillagine putrida: 1
73.18
Trattamento
Bendare il ginocchio con ciò affinché migliori subito.

73.19
592 Inizio delle prescrizioni per assorbire il sangue e far tacere il prurito

Ingredienti
Pinoli: 1
pianta *in-*
73.20
un: 1
pianta *sar*: 1
pianta *sebetyt*: 1
agnocasto: 1
natron: 1
semenza: 1
poltiglia
73.21
di mucillagine maschio: 1
feccia di vino: 1
fermentazione del succo di datteri: 1
Trattamento
Cuocere in

Foglio 74

74

74.1
una cosa unica a temperatura di un dito, e bendare su ciò.

593 Altra (prescrizione) per eliminare un nido di sangue
74.2
che non si è solidificato

Ingredienti
Agnocasto: 1/8 *ro* (40 ml.)
dattero del deserto: 1/32 *ro* (10 ml.)
pinoli: 1/8 *ro*
vale-
74.3
riana: 1/64 *ro* (5 ml.)
unguento: 1/32 *ro*
Trattamento
Cuocere nella birra di *hau-ikhet*, e
74.4
bere per 1 giorno.

594 Altra (prescrizione)

Ingredienti
Grasso: 1
incenso: 1
zigolo dolce di orto: 1
zigolo dolce
74.5
di riva: 1
segatura di pino libanese: 1
pomata eccellente: 1
mirra secca: 1
74.6
resina *aagyt* [261]: 1
sedano: 1
Trattamento

---
[261] Di acacia?

Tritare in una cosa sola e bendare su ciò.

74.7

595 Altra (prescrizione) per far maturare il pus

Ingredienti

Farina di datteri arrostiti: 1
farina di semi di farro: 1
na-
74.8
tron: 1

Trattamento

Bendare su ciò mentre è caldo.

596 Altra (prescrizione) per eliminare (un gonfiore alla) parte anteriore del collo

Ingredienti

Pipi-
74.9
strello tagliato.

Trattamento

Bendare su ciò affinché egli migliori subito.

74.10

597 Altra (prescrizione) per eliminare del sangue nella regione costale

Ingredienti

Poltiglia fermentata;
mucillagine putrida.

Trattamento

Cuocere, fare
74.11
in qualsiasi cosa, e confezionare due palle che salgono e scendono. Ungere con unguento
74.12
e bendare su ciò

598 Altra (prescrizione) per eliminare le malattie che esistono nell'interno del corpo

Ingredienti
Focaccia *shatet*
74.13
mescolata con liquido *mesta* dopo che è uscita dalla fiamma.
Trattamento
Bendare le parti malate
74.14
su ciò

599 Altra (prescrizione)

Ingredienti
Focaccia *shatet* mescolata mentre è calda con unguento e sale
74.15
del nord.
Trattamento
Bendare le parti doloranti di qualsiasi cosa malata su ciò.

600 Altra (prescrizione)

Ingredienti
Focaccia *shatet*
Trattamento
Mescolare
74.16
con sale del nord e bendare le parti malate su ciò.

601 Altra (prescrizione) per eliminare le malattie in ogni membro
74.17
di un uomo

Ingredienti
Semi di ricino.
Trattamento

Polverizzare e porre in miele.
74.18
Bendare su ciò.

602 Altra (prescrizione) per la regione costale quando è malata

Ingredienti
Vaso *henu* di poltiglia: 1
sale del nord: 1
grasso
74.19
di bovino: 1
Trattamento
Cuocere in una cosa unica, mescolare e bendare su ciò.

74.20
603 Inizio delle prescrizioni per ammorbidire il ginocchio

Ingredienti
Zigolo dolce: 1
carne grassa: 1
semi di frumento: 1
miele: 1
74.21
Trattamento
Tritare in una cosa unica e bendare il ginocchio con ciò.

604 Altra (prescrizione) per il ginocchio quando è ritirato

Ingredienti
Paglia setac-

Foglio 75

75

75.1

ciata.

Trattamento

Mescolare con acqua e bendare su ciò per far migliorare subito.
Si può fare per qualsiasi membro tu desideri.

75.2

605 Altra (prescrizione) per eliminare un dolore nel ginocchio

Ingredienti

Farina di frutta *qat*: 1
pianta *jas*: 1

Trattamento

Frantumare con birra
75.3
dolce calda. Bendare su ciò.

606 Altra (prescrizione)

Ingredienti

1 uccello *sehyeht* pestato in mortaio
mentre tutto ciò
75.4
che appartiene a esso è lì con esso.

Trattamento

Bendare su ciò.

607 Altra (prescrizione) per eliminare una zoppaggine

Ingredienti

Pianta *qenet*: 1
semi di piselli: 1
75.5
farina di aia: 1

Trattamento

Mescolare con fermentazione di succo di datteri. Bendare le gambe su ciò.

608 Altra (prescrizione)

75.6

per ammorbidire il ginocchio

Ingredienti
Minerale / frutta *seseka*: 1
fermentazione di succo di datteri: 1
semi di pi-
75.7
selli: 1
sale del nord: 1
grasso di bovino: 1
midollo di bovino: 1
carne di bovino: 1
mil-
75.8
za di bovino: 1
sedimenti di birra dolce: 1
miele: 1
meliloto: 1
mir-
75.9
to: 1
Trattamento
Sigillare in una cosa unica, e bendare su ciò.

609 Altra (prescrizione) per curare un dolore nel ginocchio

Ingredienti
75.10
Terra grassa: 1
farina di aia: 1
sale del nord: 1
natron rosso: 1
75.11
pianta *jas*: 1
pianta / minerale *iagut*: 1
sedimenti di birra dolce: 1
meliloto: 1
Trattamento
Cuocere in una cosa sola

75.12
e bendare su ciò.

610 Altra (prescrizione) per ammorbidire il ginocchio

Ingredienti
Unguento: 1
miele: 1
minerale *pershet*: 1
semi
75.13
di brionia bianca: 1
semi di piselli: 1
semi di sedano: 1
semi di coriandolo: 1
75.14
Trattamento
Tritare e bendare su ciò.

611 Altra (prescrizione) per eliminare una vescica ulcerosa di un uomo

Ingredienti
Pianta *uadu* di campagna;
girini
75.15
di canale.
Trattamento
Bollire in unguento e ungersi le gambe.

612 Ciò che deve essere fatto per
75.16
l'articolazione della gamba

Ingredienti
Valeriana.
Trattamento
Tritare finemente e mescolare con acqua
75.17

di liquido *mesta*. Bendare su ciò affinché guarisca.

613 Altra (prescrizione) per guarire i polpacci doloranti

Ingredienti
Grasso: 1
mie-
75.18
le: 1
incenso: 1
scaglie di malachite: 1
mirra secca: 1
Trattamento
Cuocere e bendare su ciò.

614 Altra (prescrizione)

Ingredienti
Frutta *besbes*: 1
foglia di
75.19
acacia: 1
foglia di albero *mafet*: 1
brionia bianca: 1
cera: 1
gomma di
75.20
acacia: 1
incenso: 1
giuggiolo fresco: 1
resina / balsamo *khesayt*: 1
cinnamomo: 1
zigolo dolce: 1
gemma di
75.21
ginepro: 1
acqua di rugiada del cielo: 1
mirra secca: 1

agno-

Foglio 76

76

76.1
casto: 1
semi di ginepro: 1
Trattamento
Tritare finemente e bendare i polpacci su ciò
76.2
per 4 giorni.

615 Altra (prescrizione) per eliminare il prurito nelle gambe

Ingredienti292
Pinoli: 1
semi di piselli: 1
semi
76.3
di coriandolo: 1
grasso di bovino: 1
Trattamento
Cuocere e bendare su ciò per 4 giorni.

76.4
616 Inizio delle prescrizioni per un dito della mano che duole, o per un dito del piede

Quando dopo che tu hai creato per lui una prescrizione
76.5
rinfrescante, (consistente in):
foglia di acacia: 1/4 *ro* (80 ml.)
foglia di giuggiolo: 1/4 *ro*
ocra: 1/32 *ro* (10 ml.)
fritta di
76.6

malachite: 1/32 *ro*
interno del mitilo dolce: 1/8 *ro* (40 ml.)
Trattamento
Tritare e bendare su ciò.

617-*Pus in un dito del piede*

Se tu trovi il dito della mano o il dito
76.7
del piede che sono doloranti, corre liquido dietro essi, è cattivo il loro odore, e hanno creato
76.8
un 'verme',[262] allora tu dirai per ciò:
" *È un male che io tratterò*"
Allora tu preparerai un rimedio per
76.9
uccidere il 'verme' (consistente in):
minerale *sia* dell'Alto Egitto: 1/32 *ro* (10 ml.)
minerale *sia* del Basso Egitto: 1/32 *ro*
76.10
olio di conifera: 1/8 *ro* (40 ml.)
Trattamento
Tritare e bendare su ciò.

618 Altra (prescrizione) per un'unghia del dito del piede

Ingredienti
Miele: 1/4 *ro* (80 ml.)
ocra:
76.11
1/64 *ro* (5 ml.)
erba *shemshem*[263]: 1/32 *ro* (10 ml.)
cipolle: 1/32 *ro*
lattuga: 1/32 *ro*
Trattamento
Ugualmente e bendare su ciò.

---

[262] O coagulo di pus?
[263] Canapa?

619 Altra (prescrizione)

Ingredienti
76.12
Miele: 1/8 *ro* (40 ml.)
ocra: 1/64 *ro* (5 ml.)
unguento: 1/32 *ro* (10 ml.)
Trattamento
Ugualmente.

620 Altra (prescrizione) per curare un dito
76.13
del piede che duole

Ingredienti
Ocra: 1
natron: 1
felce maschio: 1
ocra rossa: 1
polvere / detriti
76.14
della corte: 1
semi di lino: 1
piantine (di malto di cereali?): 1
Trattamento
Cuocere e farne una polvere.
Ora, dopo
76.15
che hai fatto questa polvere, tu creerai un unguento
consistente in:
midollo;
grasso;
mie-
76.16
le;
unguento.
Trattamento
Tritare in una cosa sola e applicare a esso.

621 Altra (prescrizione) per un dito del piede

Ingredienti
Ocra
76.17
rossa: 1
coccio di vaso *henu* nuovo: 1
fermentazione del miele: 1
76.18
Trattamento
Bendare su ciò.

622 Altra (prescrizione) per curare un'unghia che cade a terra

Tu preparerai per essa:
natron: 1
incenso: 1
76.19
unguento: 1
ocra: 1
e polverizzare il natron con ciò.

76.20
623 Altra (prescrizione) per eliminare il tremore delle dita

Ingredienti
Frutti di pianta *tun* …
grasso di bovino: 1
frutta / minerale *seseka*: 1
latte: 1
sale del nord: 1
sicomoro: 1
Trattamento
Cuocere in una cosa sola e bendare su ciò.

Foglio 77

77

77.1

624 Altra (prescrizione)

Ingredienti
Incenso: 1
cumino: 1
cera: 1
ocra rossa: 1
neceryt: 1
miele: 1
fichi: 1
ocra: 1
77.2
Trattamento
Cuocere in una cosa unica e bendare su ciò.

625 Altra (prescrizione) per eliminare i tremori in qualsiasi membro di un uomo

Ingredienti
Sorgo: 1
77.3
cipolle: 1
miele: 1
carbonato rameico basico: 1
Trattamento
Aggiungere escrementi di levriero a esso.
77.4
Non devi mettere la mano su esso. [264]

626 Altra (prescrizione)

Ingredienti
Sorgo: 1

---

[264] Il tremore non dovrebbe essere soppresso violentemente.

polpa di carrube: 1
malachite: 1
Trattamento
Cuocere e applicarlo. Non devi mettere
la mano su esso.

627 Inizio dell'unguento per fortificare i muscoli e delle prescrizioni per migliorare i muscoli

Ingredienti
Un-
77.6
guento di gatto: 1
legno marcio: 1
resina dell'albero *iqeru*: 1
Trattamento
Fare in una cosa
77.7
unica e ungersi.

628 Altra (prescrizione)

Ingredienti
Semi di piretro: 1
cuoio di fabbricante di sandali: 1
frutta / minerale *seseka*: 1
77.8
Trattamento
Tritare in una cosa unica e ungersi.

629 Altra (prescrizione)

Ingredienti
Unguento di serpente: 1
Trattamento
Ungersi.

630 Altra (prescrizione) per rendere

77.9
mobile qualsiasi cosa [265]

Ingredienti
Focaccia di pane d'orzo: 1
semi di ceci: 1
pianta *jas*: 1
Trattamento
Bendare
77.10
su ciò.

631 Altra (prescrizione) per curare il muscolo nel fianco sinistro

Ingredienti
Fichi: 1/8 *ro* (40 ml.)
datteri del deserto: 1/8 *ro*
uva:
77.11
1/8 *ro*
canne: 1/32 *ro* (10 ml.)
vino: 5 *ro* (1.6 litri)
rubbia: 1/8 *ro*
semi di ginepro: 1/32 *ro*
cinque-
77.12
foglie: 1/32 *ro*
incenso: 1/64 *ro* (5 ml.)
cumino: 1/64 *ro*
polpa di carrube: 1/64 *ro*
ocra: 1/32 *ro*
pane
77.13
di zizifo: 1/8 *ro*
radici di melone: 1/8 *ro*
birra dolce: 20 *ro* (6.4 litri)

[265] Cioè: rimuovere una congestione.

Trattamento
Far riposare alla rugiada, filtrare e bere
77.14
per 4 giorni.

632 Altra (prescrizione) per il fianco sinistro

Ingredienti
Fichi: 1/8 *ro* (40 ml.)
datteri del deserto: 1/8 *ro*
uva passa:
77.15
1/8 *ro*
polpa di carrube: 1/32 *ro* (10 ml.)
rubbia: 1/8 *ro*
ocra: 1/32 *ro*
gomma: 1/32 *ro*
cre-
77.16
scione: 1/32 *ro*
incenso: 1/64 *ro* (5 ml.)
cumino: 1/64 *ro*
frutti intagliati di sicomoro: 1/8 *ro*
vino: 5 *ro* (1.6 litri)
bevanda *sekhepet*: [266]
77.17
5 *ro*
birra *jeseret*: 5 *ro*
Trattamento
Far riposare alla rugiada, filtrare e bere per 4 giorni.

633 Altra (prescrizione)

Ingredienti
Fichi: 1/8 *ro* (40 ml.)
datteri del deserto: 1/64 *ro* (5 ml.)
77.18

[266] Una preparazione di datteri.

uva: 2 1/2 *ro* (800 ml.)
rubbia: 2 1/2 *ro*
polpa di carrube: 1/8 *ro*
gomma: 1/32 *ro* (10 ml.)
ocra: 1/32 *ro*
acqua: 5 *ro* (1.6 litri)
77.19
Trattamento
Far riposare alla rugiada e bere per 4 giorni.

634 Altra (prescrizione) per ammorbidire il legamento del ginocchio

Ingredienti
Sa-
77.20
le del nord: 1
aroma *nehejet*: 1
grasso di ibex: 1
miele: 1
in-
77.21
censo: 1
sedano: 1
pianta *heny* della terra: 1
calamina (?):1
cipolle: 1
granulati di rame: 1
77.22
grasso di bestiame minuto: 1
cumino: 1
unguento: 1
natron: 1
Trattamento
Tritare e bendare su ciò.

635 Altra (prescrizione) per sciogliere

Foglio 78

78

78.1

la rigidezza in qualsiasi membro

Ingredienti
Carne grassa di bovino.
Trattamento
Bendare la parte malata
78.2
su ciò.

636 Altra pomata per rendere sano qualsiasi membro di un uomo

Rimedio veramente efficace

Ingredienti
78.3
Natron: 1
minerale *ushebt* [267]: 1
grasso: 1
selce nera: 1
miele: 1
78.4
Trattamento
Fare in una cosa unica e bendare su ciò.

637 Altra pomata per ammorbidire qualsiasi cosa

Ingredienti
Gom-
78.5
ma: 1
ocra rossa: 1

[267] Terra astringente / allume contenente cobalto (?).

mirra: 1
ocra: 1
grasso di bovino: 1
cera: 1
Trattamento
Con i muscoli
78.6
riscaldati, bendare su ciò

638 Altra (prescrizione)

Ingredienti
Minio: 1
ceramica: 1
granulato di rame: 1
incenso: 1
78.7
miele: 1
cera: 1
sale del nord: 1
ocra rossa: 1
grasso di ibex: 1
78.8
Trattamento
Fare in una cosa unica e bendare su ciò.

639 Altra (prescrizione)

Ingredienti
Carne di pesce gatto: 1
sedimenti
78.9
di birra dolce: 1
pianta *ghyt*: 1
miele: 1
Trattamento
Bendare su ciò per 4 giorni.

640 Altra (prescrizione)

Ingredienti
Minerale *u*-
78.10
shebt: 1
ocra rossa: 1
granulato di rame: 1
feccia di bevanda *sejer*: 1
78.11
natron: 1
grasso di ibex: 1
meliloto: 1
escrementi di asino: 1
scaglie
78.12
fresche (di ginepro?): 1
frutta / minerale *seseka*: 1
pianta *tun*: 1
baccelli (?):1
polpa di carrube: 1
78.13
fave: 1
unguento bianco: 1
Trattamento
Tritare in una cosa unica e
78.14
bendare su ciò.

641 Altra (prescrizione)

Ingredienti
Datteri freschi: 1
pianta *uam* fresca: 1
grasso di bovino: 1
mie-
78.15
le: 1
Trattamento
Bendare su ciò.

642 Altra (prescrizione) per fare in modo che i muscoli accettino una prescrizione

Ingredienti
Latte di
78.16
colei che ha partorito un maschio.
Trattamento
Fare riposare in un vaso *henu* nuovo per creare del latte acido.
78.17
Ungersi ogni parte malata.

643 Altra (prescrizione)

Ingredienti
Datteri spremuti;
feccia (?) di birra.
Trattamento
Unger-
78.18
si.

644 Ciò che si deve fare per un muscolo quando è mobile [268] in qualsiasi membro

Ingredienti
Galla (?) di zizifo: 1
pianta *tun*: 1
idro-
78.19
mele: 1
Trattamento
Fare in una cosa unica e bendare su ciò.

645 Altra (prescrizione)

[268] Verosimilmente quando pulsa in caso di gonfiore.

Ingredienti
Carne di bovino: 1
mil-
78.20
za (di bovino): 1
sale del nord: 1
cruschello di frumento: 1
ematite: 1
grasso di
78.21
ibex: 1
cervello di bovino: 1
Trattamento
Bendare su ciò.

646 Altra (prescrizione)

Ingredienti
Zizifo: 1
incenso: 1
sale del nord: 1

Foglio 79

79

79.1
erba / minerale *seseka*: 1
ladano: 1
miele: 1
carne di bovino: 1
Trattamento
Bendare su ciò.

647 Altra (prescrizione) per

79.2

migliorare i legamenti di un dito del piede

Ingredienti
Cera: 1
grasso di bovino: 1
foglia di acacia: 1
79.3
farina di pianta *tun*: 1
radici di erba serpentaria[269] (?) (*ḳ3dt*): 1
resina gialla: 1
poltiglia di gomma:
79.4
1
farina di polpa di carrube: 1
miele: 1
Trattamento
Cuocere e bendare su ciò.

648 Altra (prescrizione) per ammorbidire
79.5
i legamenti di un dito del piede

Ingredienti
Semi di farro: 1
semi di
79.6
orzo: 1
unguento: 1
Trattamento
Cuocere in una cosa unica e bendare su ciò a temperatura di un dito.
Veramente efficace.

79.7
649 Altra (prescrizione) per ammorbidire i muscoli

Ingredienti
Cera: 1

---

[269] *Dracunculus vulgaris*.

grasso di bovino: 1
pinoli: 1
79.8
incenso fresco: 1
zigolo dolce: 1
semi di brionia: 1
79.9
semi di pianta *sar*: 1
mirto: 1
khol: 1
Trattamento
Cuocere e bendare su ciò.
Ammorbidire
79.10
con mirra.

650 Altra (prescrizione) per migliorare i muscoli della spalla

Ingredienti
Mirra aromatica: 1
79.11
incenso: 1
agnocasto: 1
semi di lattuga: 1
semi di aneto: 1
79.12
zigolo dolce: 1
mucillagine maschio: 1
segatura di pino libanese: 1
frutto / minerale *sese-*
79.13
ka: 1
frutta di sicomoro: 1
piantine di cereale *besha*: 1
79.14
Trattamento
Mescolare in una cosa unica e bendare su ciò.

651 Altra (prescrizione) per migliorare i muscoli di qualsiasi membro

Ingredienti
79.15
Cera : 1
grasso di bovino: 1
pinoli: 1
fanghiglia (di lago): 1
agnocasto: 1
'lingua
79.16
di lago': 1
khol: 1
miele: 1
Trattamento
Fare in una cosa unica e bendare
79.17
su ciò. Ungere con mirra.

652 Altra (prescrizione) per ravvivare i muscoli e rinfrescare i muscoli

Ingredienti
Resina *i-*
79.18
hemet: 1
incenso: 1
olio di conifera: 1
cera: 1
segatura di cinnamomo: 1
sega-
79.19
tura di ginepro: 1
semi di piretro: 1
grasso di maiale: 1
grasso
79.20

di bovino: 1
Trattamento
Cuocere e bendare su ciò. Ungere con mirra.

653 Altra (prescrizione) di un unguento per migliorare i muscoli

Ingredienti
79.21
Ladano:
qualità migliore d'incenso:
semi di pianta *tenti*:
semi di pi-

Foglio 80

80

80.1
retro: 1
Trattamento
Ungersi per moltissimi giorni.

654 Altra (prescrizione) per ammorbidire le articolazioni in qualsiasi membro

80.2
Ingredienti
Miele: 1
cera: 1
qualità migliore d'incenso: 1
ladano: 1
grasso
80.3
di latte: 1
farina di polpa di carrube: 1
valeriana: 1
semi di pianta *jas*: 1

Trattamento
Tritare
80.4
in una cosa unica e ungersi.

655 Altra (prescrizione)

Ingredienti
Semi di ginepro: 1
tuberi di pianta *rekrek*:
80.5
1
balsamo (?) di *khesayt*: 1
ocra rossa: 1
semi di sedano: 1
perle di resina d'in-
80.6
censo: 1
scaglie di ginepro: 1
Trattamento
Fare in una cosa unica e bendare su ciò.

80.7
656 Altra (prescrizione) per ammorbidire la rigidezza di qualsiasi membro di un uomo

Ingredienti
Natron: 1
80.8
fave: 1
unguento del secondo giorno: 1
unguento di ippopotamo [270]: 1
unguento di
80.9
coccodrillo: 1
unguento di cefalo: …
unguento di pesce gatto: 1

---

[270] Inteso come unguento a base di grasso di …

incenso: 1
80.10
mirra aromatica: 1
miele: 1
Trattamento
Cuocere e bendare su ciò.

657 Altra (prescrizione) per ammorbidire i muscoli

80.11
Ingredienti
Grasso di bovino: 1
feccia di vino: 1
cipolle: 1
fuliggine di muro:
80.12
1
semi di brionia: 1
semi di piselli: 1
semi di erba *jas*: 1
minerale *sia*
80.13
dell'Alto Egitto: 1
incenso: 1
mirra: 1
Trattamento
Ungere le carni ed esporle alla luce solare.

658 Altra (prescrizione) di pomata
80.14
per ammorbidire la rigidezza.

Ingredienti
Grasso di maiale: 1
unguento di serpente: 1
un-
80.15
guento di animale *ibcersu*: 1
unguento di topo: 1

unguento di gatto: 1
Trattamento
Unire
80.16
in una cosa unica e bendare su ciò.

659 Altra (prescrizione) per ammorbidire un rigonfiamento del muscolo

Ingredienti
Mirto: 1
80.17
grasso: 1
milza di bovino: 1
incenso: 1
fave: 1
Trattamento
Bendare su ciò.

80.18

660 Altra (prescrizione)

Ingredienti
Cipolle: 1
cocomero: 1
sale del nord: 1
miele: 1
grasso
80.19
di ibex: 1
frutta / minerale *seseka*: 1
carne di bovino: 1
ematite: 1
polpa di carrube: 1
Trattamento
Bendare su ciò.

661 Altra (prescrizione)

Ingredienti
80.20
Argilla maschio: 1
semi di piretro: 1
datteri: 1
Trattamento
Bendare su ciò.

662 Altra (prescrizione) per far tacere
80.21
il prurito di un muscolo

Ingredienti
Terra: 1
succo disseccato di datteri: 1
sale del nord: 1
se-
80.22
dimenti di birra dolce: 1
Trattamento
Bendare su ciò.

663 Altra (prescrizione) per ammorbidire un muscolo

Ingredienti
Baccelli: 1

Foglio 81

81

81.1
fave: 1
semenza: 1
polpa di carrube: 1
segatura di pino libanese: 1
segatura di conifera liba-:
81.2

nese: 1
segatura di salice: 1
segatura di giuggiolo: 1
segatura di sicomoro: 1
segatura di ginepro: 1
81.3
foglie di acacia: 1
foglie di giuggiolo: 1
foglie di zizifo: 1
foglie di sicomoro: 1
semi di lino:
semi di
81.4
zizifo: 1
unguento chiaro: 1
unguento di codone: 1
sterco di maiale: 1
pinoli: 1
81.5
mirra: 1
cipolle: 1
fieno greco: 1
spine di pianta *ghyt*: 1
cocomero: 1
pianta *tiu*: 1
81.6
pianta *besbes*: 1
lattuga del Basso Egitto: 1
chicchi di lino: 1
sale del nord: 1
81.7
sale di montagna: 1
pianta *ineb*: 1
ocra rossa: …
ocra: 1
natron: 1
grasso di bovino: …
81.8
valeriana: 1

Trattamento
Fare in una cosa unica e bendare su ciò.

81.9

664 Altra (prescrizione) per sciogliere la rigidezza in qualsiasi membro

Ingredienti
Carne fresca: 1
pianta *ghyt* fresca: 1
miele: 1
Trattamento
Tritare in una cosa unica e bendare su ciò.

665 Altra (prescrizione)

Ingredienti
Milza
81.10
di bovino: 1
spremuta di datteri: 1
frutta / minerale *seseka*: 1
Trattamento
Tritare in una cosa unica e bendare su ciò.

666 Altra (prescrizione)

Ingredienti
Mil-
81.11
za (di bovino): 1
erba *khesayt*: 1
semenza di orzo: 1
semi di piselli: 1
sale del nord:
81.12
1
Trattamento
Tritare in una cosa unica e bendare su ciò.

667 Altra (prescrizione)

Ingredienti
Polpa di carrube: 1
cera: 1
miele: 1
pianta *sar*: 1
sale del nord: 1
81.13
spremuta di datteri: 1
Trattamento
Ugualmente.

668 Altra (prescrizione)

Ingredienti
Sale del nord: 1
spremuta di datteri: 1
terra: 1
cera: 1
81.14
meliloto: 1
Trattamento
Ugualmente.

669 Altra (prescrizione)

Ingredienti
Enula baccherina dell’Alto Egitto: 1
enula baccherina del Basso Egitto: 1
papiro: 1
pianta *tia*: 1
81.15
cinquefoglie: 1
minio: 1
Trattamento
Bendare su ciò.

670 Altra (prescrizione) per ammorbidire la rigidezza in qualsiasi membro

Ingredienti
Terra: 1
81.16
succo di datteri: 1
sale del nord: 1
feccia di vino: 1
natron: 1
grasso di bovino: 1
81.17
fichi: 1
meliloto: 1
miele: 1
sterco di asino: 1
scaglie di corteccia fresca: 1
frutta *shenfet*: 1
81.18
frutta / minerale *seseka*: 1
Trattamento
Cuocere e bendare su ciò.

671 Altra (prescrizione)

Ingredienti
Pianta *tun*: 1
polpa di carrube: 1
legumi: 1
fave: 1
81.19
unguento: 1
miele: 1
Trattamento
Tritare e bendare su ciò.

672 Altra (prescrizione)

Ingredienti

Mirto: 1
grasso di bovino: 1
fave: 1
81.20
incenso: 1
Trattamento
Bendare su ciò.

673 Altra (prescrizione)

Ingredienti
Frutta *pesej*: 1
fave: 1
pianta *shepes*: 1
selce nera: 1
81.21
'lingua di lago': 1
polpa di carrube: 1
incenso: 1
mirto: 1
gomma: 1
ocra rossa: 1
ematite: 1
sale
81.22
del nord: 1
miele: 1
Trattamento
Tritare e bendare su ciò.

674 Altra (prescrizione)

Ingredienti
Sedimenti / feccia: 1
succo di datteri: 1
sale del nord: 1

Foglio 82

82

Trattamento
Cuocere e bendare su ciò.

82.1
675 Altra (prescrizione) per ammorbidire la rigidezza in qualsiasi membro

Ingredienti
Miele: 1
82.2
cera: 1
polpa di carrube: 1
agnocasto: 1
semi di ginepro: 1
semi di sedano: 1
82.3
corteccia di zigolo dolce: 1
menta selvatica: 1
unguento: 1
frutta / minerale *peshnet*: 1
trementina
82.4
di abete libanese: 1
birra *jeseret*: 1
semi di coriandolo: 1
incenso: 1
ocra: 1
farina
82.5
di semenze: 1
Trattamento
Cuocere e bendare su ciò.

676 Altra (prescrizione)

Ingredienti

Natron: 1
sale del nord: 1
birra dolce: 1
frutti
82.6
di sicomoro: 1
Trattamento
Bendare su ciò.

677 Altra (prescrizione)

Ingredienti
Lattuga: 1
birra *jeseret*: 1
fritta: 1
82.7
cinnamomo: 1
frutta *pesej*: 1
menta selvatica: 1
semi di sedano: 1
semi di
82.8
piretro: 1
unguento di ippopotamo: 1
Trattamento
Bendare su ciò.

678 Altra (prescrizione)

Ingredienti
Frutta *pesej*: 1
fave: 1
pianta *shepes*: 1
82.9
mucillagine: 1
frutta (di sicomoro) pestata con insetto / uccello *irhenenet*: 1
(o) pestata con la sua
82.10
ala: 1

Trattamento
Bendare su ciò.

679 Altra (prescrizione)

Ingredienti
Unguento chiaro: 1
grasso di codone: 1
grasso di ibex: 1
perle di resina di
82.11
ginepro: 1
olio di conifera: 1
mirra aromatizzata: 1
valeriana: 1
cipolle: 1
cera: 1
Trattamento
Cuocere e
82.12
bendare su ciò.

680 Altra (prescrizione)

Ingredienti
Frutta *shenfet*: 1
sale del nord: 1
miele: 1
succo di datteri: 1
natron: 1
82.13
frutta / minerale *seseka*: 1
grasso di bovino: 1
feccia: 1
Trattamento
Cuocere e bendare su ciò.

681 Altra (prescrizione) per

82.14
un muscolo quando si 'muove' in qualsiasi membro- *Spasmo muscolare*

Ingredienti
Mucillagine marcita: 1
ciò che c'è in una pol-
82.15
tiglia: 1
Trattamento
Creare una polpetta, riscaldare e bendare su ciò.

682 Altra (prescrizione)

Ingredienti
Profumo *nehed*: 1
incenso: 1
82.16
semi di brionia bianca: 1
pianta *hepapat*: 1
frutto / minerale *seseka*: 1
piantine di
82.17
cereale *besha*: 1
sedano: 1
zigolo dolce: 1
trementina di pino libanese: 1
Trattamento
Cuocere e bendare su ciò.

683 Altra (prescrizione)

Ingredienti
82.18
Frutta di sicomoro: 1
feccia di birra dolce: 1
Trattamento
Cuocere e bendare su ciò.

684 Altra (prescrizione) per
82.19
eliminare il prolasso (?) di un muscolo

Ingredienti
Carrube: 1
ciò che è masticato da un uomo;
parti *sekhet* di un codone.
82.20
Trattamento
Mettere nell'ano.

685 Altra (prescrizione)

Ingredienti
Pianta *kheper-ur*: 1
cera: 1
miele: 1
Trattamento
Bendare su ciò.

686 Altra (prescrizione)
82.21
per fortificare i muscoli

Ingredienti
Grasso di bovino: 1
incenso: 1
cera: 1
semi di ginepro: 1

Foglio 83

83

83.1
semi di brionia bianca: 1
cinnamomo: 1

cumino: 1
Trattamento
Fare in una cosa unica e bendare su ciò per 4 giorni.

83.2
687 Altra (prescrizione) di una pomata per calmare i muscoli

Ingredienti
Galena: 1
cera: 1
incenso: 1
cinna-
83.3
momo: 1
mirra secca:
grasso di bovino: 1
olio dolce: 1
Trattamento
Bendare su ciò per 4 giorni.

83.4
688 Altra (prescrizione) per ammorbidire i muscoli

Ingredienti
Mirra aromatica: 1

segatura di pino libanese: 1
farina di carrube: 1
un-
83.5
guento di lavandaio: 1
Trattamento
Cuocere in una cosa unica e bendare su ciò per 4 giorni.

83.6
689 Altra (prescrizione) per l'estendersi delle contrazioni e ammorbidire la rigidezza

Ingredienti
Succo di datteri: 1
sale del nord: 1
fanghiglia di lago: 1
unguento: 1
83.7
natron: 1
pianta *jas*: 1
Trattamento
Fare in una cosa unica e bendare su ciò.

690 Altra (prescrizione) per ammorbidire

Ingredienti
Natron: 1
83.8
sale del nord: 1
trementina di pino libanese: 1
feccia di birra: 1
Trattamento
Bendare su ciò.

691 Altra (prescrizione)

Ingredienti
Miele: 1
83.9
sale del nord: 1
sterco di asino: 1
Trattamento
Cuocere e bendare su ciò.

692 Altra (prescrizione)

Ingredienti
Unguento: 1
Miele: 1
scaglie
83.10

fresche (di ginepro?): 1
Trattamento
Cuocere e bendare su ciò.

693 Altra (prescrizione) per rinfrescare i muscoli

Ingredienti
Grasso di asi-
83.11
no: 1
grasso di ariete: 1
frutta *pesej*: 1
piselli: 1
brionia bianca: 1
sale del nord: 1
Trattamento
Bendare
83.12
su ciò.

694 Ciò che si deve fare per un muscolo irrigidito

Ingredienti
Menta: 1
enula baccherina: 1
Trattamento
Pestare e bendare su ciò.

83.13
695 Altra (prescrizione) per rendere mobile qualsiasi cosa

Ingredienti
Argilla per statue: 1
menta selvatica: 1
valeriana: 1
un-
83.14
guento: 1
cera: 1

Trattamento
Cuocere, filtrare e bere per 4 giorni.

696 Altra (prescrizione) per eliminare le cause di una dolenzia nel braccio
83.15
quando trema

Ingredienti
Mucillagine di orzo, impastata e resa marcia interamente.
Trattamento
Bere
83.16
6 vasi *henu* (192 *ro*= 91,2 litri) riscaldati, e far vomitare per 4 giorni.

697 Inizio delle prescrizioni per eliminare un malanno
83.17
della lingua

Ingredienti
Latte: 1
Trattamento
Sciacquare e gettare (sputando) a terra.

698 Altra (prescrizione) per la lingua quando duole

Ingredienti
Grasso di bovino: 1
83.18
latte di vacca: 1
pane fresco: 1
Trattamento
Masticare.

699 Altra (prescrizione)

Ingredienti
Semenza: 1
latte: 1

grasso di codone: 1
83.19
Trattamento
Masticare.

700 Altra (prescrizione) per curare la lingua quando duole

Ingredienti
Incenso: 1
cumino: 1
ocra: 1
grasso di codone: 1
83.20
miele: 1
acqua: 1
Trattamento
Masticare per 8 giorni.

701 Altra (prescrizione)

Ingredienti
Khol: 1
sedano: 1
ocra: 1
scorie di rame: 1
83.21
miele: 1
Trattamento
Tritare e applicare a essa.[271]

702 Altra (prescrizione)

Ingredienti
Galla (?): 1
frutti intagliati di sicomoro: 1
polpa di carrube: 1
miele: 1

[271] La lingua.

acqua: 1
Trattamento
Masticare

Foglio 84

84

84.1
per 9 giorni.

703 **Altra** (prescrizione)

Ingredienti
Datteri del deserto: 1
polpa di carrube: 1
ocra: 1
miele: 1
acqua: 1
Trattamento
Ugualmente.

84.2

704 **Altra** (prescrizione)

Ingredienti
Foglie di acacia: 1
semenza: 1
ocra: 1
crescione: 1
fave: 1
84.3
ematite: 1
polvere di alabastro: 1
miele: 1
Trattamento
Ugualmente.

84.4

705 <u>Inizio delle prescrizioni per eliminare un dolore delle vie u-rinarie</u> (?) (*špn*) <u>che blocca il corpo di un uomo o di una donna</u>

Ingredienti

Sale del nord:

84.5

<u>1/4 *ro*</u> (80 ml.)

incenso: <u>1/4 *ro*</u>

mucillagine: <u>10 *ro*</u> (3,2 litri)

Trattamento

Versare [272] nell'ano. Può essere fatto (anche) senza mettere l'incenso.

706 <u>Altra</u> (prescrizione)

Ingredienti

84.6

Orina: <u>5 *ro*</u> (1.6 litri)

polpa di carrube: <u>2 1/2 *ro*</u> (800 ml.)

unguento: <u>5 *ro*</u>

Trattamento

Ugualmente.

707 <u>Altra</u> (prescrizione)

Ingredienti

Mucillagine: <u>15 *ro*</u> (4.8 litri)

carrubo: <u>2 1/2 *ro*</u> (800 ml.)

84.7

granulato di rame: <u>1/16 *ro*</u> (20 ml.)

galena: <u>1/16 *ro*</u>

miele: <u>1/8 *ro*</u> (40 ml.)

Trattamento

Ugualmente.

84.8

È (anche) utile per eliminare gli stati dolorosi.

---

[272] Con un clistere.

708 Prescrizioni per eliminare il cattivo odore (del corpo) in estate

Ingredienti
In-
84.9
censo: 1
lattuga: 1
pinoli: 1
mirra: 1
Trattamento
Unire in una cosa unica e ungersi.

84.10
709 Altra (prescrizione) per eliminare il cattivo odore nelle membra di un uomo o di una donna

Ingredienti
Schiacciata di polpa di carrube.
84.11
Trattamento
Creare delle pasticche e ungersi le membra.

710 Altra (prescrizione)

Ingredienti
Uovo di struzzo;
scaglia
84.12
di tartaruga;
resina *aaghyt* di carrubo.
Trattamento
Bollire e ungersi.
84.13
Non devi essere negligente su ciò.

711 Altra (prescrizione)

Ingredienti

Incenso;
poltiglia di datteri (?).
Trattamento
Mescolare
84.14
in una cosa unica, fare delle palline da mettere al posto dove si tocca membro contro membro.[273]

84.15
712 Prescrizioni per eliminare le squame nella testa-*Psoriasi* (?)

Ingredienti
a- Farina di orzo tritato e
84.16
bollito: 5 *ro* (1.6 litri)
farina di sorgo bollito: 5 *ro*
grasso morbido: 5 *ro*
Trattamento
Fare
84.17
in una cosa unica e ungersi senza che la sua sommità del capo sia verso terra.[274]
84.18
Non mettere alcun altra prescrizione su essa.
b- Ora, dopo che la sua sommità del capo è stata raggiunta ungendo
84.19
con questa prescrizione, allora sarà unta con unguento di pesce il II giorno;
84.20
deve essere unta con unguento di ippopotamo il III giorno;
deve essere unta con ladano il IV giorno, e
84.21
(poi) deve essere unta con focacce di pane stantio di frumento, applicando sulla sua sommità del capo ogni giorno.

[273] Praticamente dove due membra si sfregano.
[274] Cioè: con la testa eretta.

Foglio 85

85

85.1

713 Prescrizioni per trattare le membra

Ingredienti
Latte di asina: 25 *ro* (8 litri)
foglie di acacia: 1/16 *ro* (20 ml.)
85.2
pianta *der-neken* [275]: 1/16 *ro*
pianta *duat* / *seba*t: 1/32 *ro* (10 ml.)
parti *qaa* di albero *aru*: 1/32 *ro*
mie-
85.3
le: 1/16 *ro*
Trattamento
Cuocere, filtrare e bere per 4 giorni.

714 Altra (prescrizione) per trasformare la pelle

Ingredienti
Miele: 1
natron
85.4
rosso: 1
sale del nord: 1
Trattamento
Tritare in una cosa sola e ungersi le membra.

715 Altra (prescrizione) per abbellire le membra

Ingredienti
85.5
Polvere di alabastro: 1
polvere di natron: 1

[275] Forse *Indigofera argentea L.*

sale del nord: 1
miele: 1
Trattamento
Mescolare in una cosa
85.6
unica con questo miele e ungersi le membra.

716 Altra (prescrizione) per eliminare le rughe del volto

Ingredienti
Gom-
85.7
ma di incenso: 1
cera: 1
zizifo fresco: 1
zigolo dolce: 1
Trattamento
Tritare finemente e mettere in mucilla-
85.8
gine. Applicare al volto ogni giorno. Fai e vedrai (il risultato).

717 Altra (prescrizione) per far distendere il volto

Ingredienti
Polvere di gom-
85.9
ma e acqua di aceto (?).
Trattamento
Ora, dopo che lei lava il suo volto ogni giorno,
85.10
si ungerà il suo volto.

718 Altra (prescrizione)

Ingredienti
Polvere;
Bile di bovino;
unguento;
gomma;

polvere di uovo di
85.11
struzzo;
bedet-haurt.[276]
Trattamento
Mescolare e fare una pasta. Mescolare con
85.12
mucillagine. Lavarsi il viso ogni giorno.

719 Altra (prescrizione)

Ingredienti
Olio di conifera;
miele;
bedet-haurt.
85.13
Trattamento
Fare una pasta, pigiare e mescolare con mucillagine. Lavarsi il viso moltissime volte.

720 Altra (prescrizione)

Ingredienti
Acqua
85.14
di pianta *qebu*;
polvere di alabastro;
gomma;
fritta verde.
Trattamento
Mescolare con mie-
85.15
le, fare una pasta, pigiare e mescolare con vino. Ungersi il volto.

721 Altra (prescrizione)

85.16
per eliminare impurità del volto

[276] Una qualità di natron?

Ingredienti
Interno / lattice dell'albero *kesbet*;
Trattamento
Mescolare con ocra rossa e applicare al
85.17
volto moltissime volte.

722 Altra (prescrizione) per eliminare il sangue che mangia nell'interno delle carni – *Emorragia interna?*

Ingredienti
Farina di semen-
85.18
ze: 1
polvere di coccio: 1
farina di pianta *debet*: 1
semi di piselli: 1
idromele: 1
85.19
fermentazione di succo di datteri: 1
Trattamento
Fare in una cosa sola e farne una pasta. Bendare su ciò.

85.20
723 Altra (prescrizione) per il mangiare del sangue

Ingredienti
Succo di datteri: 1
polpa di carrube: 1
semi di piselli: 1
coccio: 1
granito: 1
85.21
interno del mitilo d'acqua dolce: 1
mucillagine marcita: 1
Trattamento
Fare in una cosa unica e bendare su ciò

Foglio 86

86

86.1
per 4 giorni.

724 <u>Altra</u> (prescrizione) <u>per il mangiare del sangue in qualsiasi membro</u>

Ingredienti
Cipolle.
Trattamento
Pestare con grasso
86.2
e applicare a ciò.

725 <u>Altra</u> (prescrizione)

Ingredienti
Poltiglia (di datteri?).
Trattamento
Mescolare con natron e noccioli (di datteri). Applicare a qualsiasi membro
86.3
in cui si manifesta il sangue.

86.4
726 <u>Ciò che deve essere fatto per estrarre una spina che è nella carne</u>

Ingredienti
Nido di vespe (?: *bibîw*);
miele.
86.5
Trattamento

Applicare a essa.[277]

727 Altra (prescrizione)

Ingredienti
Pelle scartata [278] di serpente, cotta e tritata in unguento;
lumaca tagliata a pezzi, cotta
86.6
e conservata in unguento.
Trattamento
Applicare alla sua bocca.[279]

728 (senza titolo)

Ingredienti
Sterco di asino.
Trattamento
Mescolare con mucillagine.
86.7
Applicare alla sua bocca.

729 Altra (prescrizione)

Ingredienti
Sperma / secrezione di un giovane o di una giovane.
Trattamento
Applicare a essa.

86.8

730 Altra (prescrizione)

Ingredienti
Cranio di pesce gatto, cotto con unguento.
Trattamento
Applicare alla sua bocca
86.9

---

[277] La spina.
[278] Di ricambio.
[279] *rdi r rꜣ.s*. Bocca della ferita.

finché esce.

731 Altra (prescrizione)

Ingredienti
Incenso;
gomma;
sale del nord;
escrementi di mosca;
grasso;
ocra
86.10
rossa;
cera.
Trattamento
Applicare a essa.
È un portare via il suo [280] siero.

732 Prescrizioni per una spina d'acacia quando è estratta
86.11
e esce sangue da essa [281]

Ingredienti
Polpa di carrube: 1
miele: 1
lingua di lago: 1
sicomoro: 1
semi di
86.12
erba *jas*: 1
Trattamento
Fare in una cosa unica e applicare a essa.

86.13
733 Prescrizioni per eliminare una stregoneria

---

[280] Della puntura.
[281] La ferita.

Ingredienti
Un grande scarabeo stercorario.
Trattamento
Tagliare la sua testa e le sue elitre. Bru-
86.14
ciare, mettere in unguento e dare a lui.
Se dopo, tu vuoi eliminare ciò, potrai cuo-
86.15
cere la sua testa e le sue elitre. Porre in unguento di lumaca, bru-
86.16
ciare e fare in modo che lo beva un uomo.

734 Un'altra prescrizione per un ematoma

Ingredienti
Latte
86.17
umano;
valeriana;
pomice (? *m3d*) per uno specchio;
Trattamento
Tritare e mescolare con semi
86.18
di lino e scaglia di tartaruga. Unire in un tutto e porre alla luce solare.
86.19
Tu potrai porre su ciò un frammento di selce e potrai applicare ciò finché scenda il sangue.

735 Altra (prescrizione)

Ingredienti
86.20
Feccia di succo di datteri;
minerale *jamu*; [282]
sabbia;
mirra.
Trattamento

---

[282] In verità sarebbe l’elettro.

Pestare e ungersi.

86.21

736 **Altra (prescrizione)**

Ingredienti

Orzo cotto;
liquido di aceto (?);
galena.

Trattamento

Ungersi.

737 **Altra (prescrizione)**

Ingredienti

Sangue di colomba;
86.22
sangue di oca del Nilo;
sangue di rondine;
sangue di avvoltoio.

Trattamento

Ungersi.

738 (senza titolo)

Foglio 87

87

87.1
granulato di rame;
malachite;
trovato distrutto
milza (di bovino).

Trattamento

Tritare in una cosa unica e ungersi.

87.2

739 **Inizio delle prescrizioni per fissare un dente**

Ingredienti
Farina di sorgo: 1
ocra: 1
miele: 1
87.3
Trattamento
Fare in una cosa unica e riempirvi il dente.

740 Altra (prescrizione)

Ingredienti
Polvere di pietra di macina: 1
87.4
ocra: 1
miele: 1
Trattamento
Riempirvi il dente.

741 Eliminazione di una crescita di materia dolorosa
87.5
nei denti

Ingredienti
Frutti intagliati di sicomoro: 1
fave: 1
miele: 1
malachite: 1
ocra: 1
Trattamento
Tritare,
87.6
ridurre in polvere e applicare al dente.

742 Altra (prescrizione) per curare un dente che rode alla bocca della gengiva

Ingredienti
Cumino: 1
87.7

incenso: 1
polpa di carrube: 1
Trattamento
Ridurre in polvere e applicare al dente.

743 Altra (prescrizione) per fissare un dente

Ingredienti
Incenso: 1
ocra: 1
87.8
malachite: 1
Trattamento
Ridurre in polvere e applicare al dente.

744 Altra (prescrizione)

Ingredienti
Acqua: 1
agnocasto: 1
Trattamento
Ugualmente.

745 Altra (prescrizione) per curare
87.9
i denti con prodotti di 'masticazione'[283]

Ingredienti
Sementa: 1
birra dolce: 1
Cinquefoglie: 1
Trattamento
Masticare e dare a terra.[284]

87.10

[283] Quasi sicuramente un colluttorio.
[284] Cioè: sputare.

746 Altra (prescrizione) per eliminare delle ulcere nei denti e fortificare le gengive

Ingredienti
Latte di vacca: 1
datteri freschi: 1
87.11
carrube: 1
Trattamento
Far riposare alla rugiada e muovere (nella bocca) masticando per 9 giorni.

747 Altra (prescrizione)

Ingredienti
Rubbia: 1
frutti intagliati di sicomoro: 1
ocra: 1
datteri
87.12
del deserto: 1
gomma: 1
erba *tiam*: 1
frutta / pianta *besbes*: 1
giuggiolo: 1
acqua: …
Trattamento
Ugualmente.

748 Altra (prescrizione) per forti-
87.13
ficare i denti e curare i denti

Ingredienti
Sedano: 1
pianta *duat / sebat*: 1
birra dolce: 1
Trattamento

Masticare e dare a terra.

87.14

749 Altra (prescrizione) per curare ciò che mangia il sangue [285] in un dente

Ingredienti
Pianta / frutti *qebu*: 1/32 *ro* (10 ml.)
polpa di carrube: 1/64 *ro* (5 ml.)
87.15
gomma: 1/16 *ro* (20 ml.)
frutti intagliati di sicomoro: 1/8 *ro* (40 ml.)
rubbia: 1/32 *ro*
acqua: 10 *ro* (3,2 litri)
Trattamento
Far riposare alla rugiada e muovere (nella bocca) masticando per 4 giorni.

87.16

750 Altra (prescrizione) per eliminare un'amarezza di verminazione (?) [286]

Ingredienti
Farina di datteri: 10 *ro* (3,2 litri)
acqua: ½ *heqat* (160 *ro* 2,4 litri)
Trattamento
Cuocere
87.17
nel resto di 2 *henu* (30,72 litri). Bere a temperatura di un dito e poi vomitare.
87.18
Si fa per eliminare un'amarezza di verminazione e per espellere ciò su qualsiasi membro.

87.19

751 Eliminazione della (malattia) *nesyt* [287] negli occhi

---

[285] Piorrea?
[286] Malattia demoniaca.

Ingredienti
Frutta / pianta *besbes*: 1
meliloto: 1
pianta *jas*: 1
pianta *ihu*: 1
birra dolce: 1
Trattamento
Filtrare
87.20
e bere da parte di un uomo che è sotto la (malattia) *nesyt*.

752 Altra (prescrizione) per eliminare la (malattia) *nesyt* in un uomo

Ingredienti
Frutta *shenfet*: 20 *ro* (6,4 litri)
cereale
87.21
sekhet bianco: 1/8 *ro* (40 ml.)
semi di ginepro: 1/16 *ro* (20 ml.)
nervature di brionia bianca: 1/16 *ro*
87.22
Trattamento
Fare in una cosa unica e bere.

753 Altra (prescrizione)

Ingredienti
Noccioli di mandorle.
Cuocere in mucillagine
87.23
marcita per bene, e bere.

754 Altra (prescrizione)

Ingredienti

---

[287] 'Quella che si affonda' = incubo (?), che forse usa gli occhi come mezzo di penetrazione. Probabilmente epilessia.

Fichi: 1/4 *ro* (80 ml.)
datteri del deserto: 1/4 *ro*
unguento

Foglio 88

88

88.1
chiaro: 1/8 *ro* (40 ml.)
miele: 1/32 *ro* (10 ml.)
uva passa: 1/16 *ro* (20 ml.)
semi di ginepro: 1/16 *ro*
88.2
birra dolce: 5 *ro* (1.6 litri)
Trattamento
Cuocere, filtrare e bere.

755 Altra (prescrizione)

Ingredienti
Menta selvatica: 1
datteri: 1
polpa di carrube: 1
sale del nord: 1
88.3
fermentazione di succo di datteri: 1
gomma: 1
Trattamento
Trovato distrutto.

88.4

756 Altra (prescrizione)

Ingredienti

Testicoli di un asino da maggese.[288]
Trattamento
Tritare finemente, porre in vino e bere
88.5
da parte di un uomo. Essa [289] si allontanerà immediatamente.

88.6
757 Inizio delle prescrizioni per curare il fianco destro con una rimozione (?) [290]

Ingredienti
Poltiglia fresca (di datteri?): 1/32 *ro* (10 ml.)
cereale *sekhet*:
88.7
1/16 *ro* (20 ml.)
birra *desheret*: ....
Trattamento
Bendare su ciò.

758 Altra (prescrizione)

Ingredienti
Incenso: 1/64 *ro* (5 ml.)
semi di ginepro: 1/16 *ro* (20 ml.)
lattuga
88.8
del Basso Egitto: 1/16 *ro*
liquido *ibekhi*: 1/16 *ro*
sedano coltivato: 1/16 *ro*
sedano del nord: 1/16 *ro*
frutta / minerale *peshent*:
88.9
1/16 *ro*

---

[288] La traduzione di questo attributo è incerta. Forse un riferimento al colore di Seth (che potrebbe essere dietro qualsiasi malattia demoniaca).
[289] La malattia.
[290] Non è chiaro se *rwyt* 'fuoriuscita / rimozione' è una malattia (conseguenza dell'infestazione *nsyt*) o un mezzo per allontanare la malattia demoniaca. Hannig, pag. 461, propone 'dolore vagante' (dovuto a calcoli biliari).

pianta *tiam*: 1/16 *ro*
carice: 1/16 *ro*
pianta *khebu*: 1/16 *ro*
cinquefoglie: 1/16 *ro*
cereale *sekhet*
88.10
bianco: 1/16 *ro*
cereale *sekhet* verde: 1/16 *ro*
trementina di pino libanese: 5 *ro* (1.6 litri)
erba *ghyt*: 1/16 *ro*
88.11
giusquiamo bianco: 5 *ro*
minerale *ruj*: 1/16 *ro*
mirto: 1/8 *ro* (40 ml.)
miele: 1/32 *ro* (10 ml.)
Trattamento
Bendare su ciò.

759 Altra (prescrizione)

Ingredienti
Convolvolo:
88.12
1
uva passa: 1
sorgo: 1
mandorle: 1
pianta *ghenutet / qesetet*: 1
semenza di orzo: 1
88.13
Trattamento
Fare in una cosa unica e bendare il fianco su ciò.

760 Altra (prescrizione)

Ingredienti
Pianta *ghyt*: 1
unguento di codone: 1

mie-
88.14
le: 1
Trattamento
Bendare su ciò.

761 Inizio delle prescrizioni per il catarro nasale

Ingredienti
Succo di datteri.
Trattamento
Riempirvi il suo orificio. [291]

762 Altra (prescrizione) per eliminare il malanno *nia* [292] nel naso

88.15

Ingredienti
Menta.
Trattamento
Riempirvi
Macinare con datteri e applicarlo al naso.

763 Altra (prescrizione)

88.16
Un incantesimo per il catarro nasale
"*Possa tu defluire raffreddore, figlio di un raffreddore, che spezzi le ossa, che de-*
88.17
vasti il cranio, che scavi il cervello, che poni il dolore nei 7
88.18
fori nella testa del seguito (nella barca solare) di Ra e che prega Thoth! [293]

---

[291] Del naso.
[292] Sternuto (?); muco nasale (?)
[293] Il dio la cui ipostasi era l'ibis. Spesso Thoth era rappresentato con testa di ibis e denominato 'il nasuto' in riferimento al lungo becco dell'uccello: relazione, qui, con il naso e il raffreddore.

Ecco, io ti ho
88.19
portato la tua prescrizione contro di te, una bevanda curatrice contro di te (fatta di) latte di chi ha partorito un maschio e
88.20
gomma profumata! Essa ti elimina e ti allontana - e viceversa- Va sulla terra, marciume!"-4 volte.
88.21
Parole da dire su del latte di chi ha partorito

Foglio 89

89

89.1
un maschio e gomma profumata.
Applicare al naso.

89.2
764 Inizio delle prescrizioni per l'orecchio quando è piccolo il suo ascoltare [294]

Ingredienti
Ocra rossa;
foglia di zizifo.
Trattamento
Tritare finemente
89.3
in giuggiolo fresco e applicare all'orecchio.

765 Altra (prescrizione) per l'orecchio quando secerne liquido marcio

Ingredienti
In-
89.4
censo con unguento di codone, crema di latte, natron del *hau-ikhet*.

[294] Quando è debole d'udito.

Trattamento
Tritare finemente, fare
89.5
in una cosa unica e applicare all'orecchio.

766 Altra (prescrizione) per curare un orecchio

a- Tu puoi curarlo con dei rimedi
89.6
freschi in modo che esso non si riscaldi.
b- Quando il muscolo trema tu preparerai per esso delle scaglie di malachite.
89.7
Tritare e applicare su ciò per 4 giorni.
Ora, dopo tu preparerai per lui:
fibre;
unguento 2/3 *ro* (213 ml.)
miele: 1/3 *ro* (106 ml.)
89.8
Applicare su esso per moltissime volte.
c- Quando il suo orificio è bagnato, tu preparerai per esso una polvere per disseccare
89.9
una ferita:
foglia d'acacia;
foglia di zizifo;
semi di oleandro;
cumino.
Tritare e applicare su ciò.
d-Quando
89.10
esso è untuoso, tu preparerai per esso un rimedio per disseccare una ferita:
testa di toporagno;
89.11
stomaco (?) di capra;
scaglia di tartaruga;
coniza.
Spruzzargli la polvere molto

89.12
spesso.
e- Tu farai lo stesso per un dito quando è spezzato e il suo midollo rimane a terra.
f- (Questo che segue) è un curare l'orecchio
89.13
quando è rotto e penzola in aria senza che cada a terra.
Tu preparerai per esso (l'orecchio) una reticella
89.14
di lino *aat* annodato, con lattice di sicomoro, in modo che esso (l'orecchio) si unisca al
89.15
suo sangue. Non applicare unguento e miele a esso (l'orecchio). Allora tu inciderai un suo [295] lato in modo
89.16
che il suo sangue vi scenda dal suo lato. Non dovrebbe più marcire.
g- Ora, dopo,
89.17
che hai accertato che esso (l'orecchio) si è unito, preparerai per esso:
unguento;
cera.
Cuocere e bendare su ciò.
89.18
Non applicare molto (spesso). Tu puoi applicarlo allo stesso modo per qualsiasi secrezione se esso (l'orecchio) è rotto.
h- Se esso ha passato (un certo tempo) in stato di refrattarietà, [296] allora tu preparerai per esso
89.19
un bendaggio di stoffa annodata alla sua nuca.

767 Ciò che deve essere fatto per curare una secrezione quando scende

89.20

nell'orecchio

[295] Del sacchetto.
[296] Alla cura.

Esso è gonfio nel suo interno come una manifestazione di secrezione e il suo coagulo (?)
89.21
porta acqua come l'acqua del liquido *mesta*.
Allora tu puoi agire intorno a esso con un coltello *khepet* ai limiti di tutto ciò che

Foglio 90

90

90.1
è rovinato in esso. Poi preparerai per esso:
unguento e miele messi nel
90.2
suo interno;
fibre vegetali poste in una fascia da testa di tessuto.
Bendare su ciò affinché egli stia bene.

90.3
768 Prescrizione per un orecchio anomalo [297] che ha contratto pus

Ingredienti
90.4
Giuggiolo: 1
incenso: 1
bevanda *sekhepet* a base di datteri: 1
Trattamento
Versare nell'orecchio.

769 Altra (prescrizione)

Ingredienti
Bevanda *sekhepet* a base di datteri: 1

[297] Il termine *šmꜣy* deriva da *šmꜣy*, entità errante, demoniaca. Quindi il senso è 'un orecchio che non vuole guarire'.

incenso: 1
90.5
sale del nord: 1
Trattamento
Ugualmente.

770 Altra (prescrizione) per asciugare un orecchio quando secerne dell'acqua [298]

Ingredienti
Ocra rossa: 1
cumino: 1
90.6
orecchio di asino: 1
olio fine: 1
giuggiolo: 1
Trattamento
Ugualmente.

90.7
771 Prescrizione per eliminare la perdita dei capelli - *Alopecia*

Ingredienti
Aculeo di istrice.
Trattamento
Bollire
90.8
e immergere in unguento. Applicare a esso.

772 Altra (prescrizione)

Ingredienti
Ocra rossa;
schiuma di birra eccellente.
90.9
Trattamento
Applicare a esso.

---

[298] Cioè: liquido.

Dopo che è stato tagliato: [299]
pianta / frutto *ihu.* Sminuzzare e applicare a esso.

773 Altra (prescrizione)

Ingredienti
Un vaso *qed* fo-
90.10
rato. Bollire in unguento e minio,
ridurre in polvere e mescolare con acqua.
Applicare a esso.

774 Altra (prescrizione)

Ingredienti
90.11
Lino;
pianta *henu.*
Trattamento
Bollire e immergere in unguento insieme a
90.12
escrementi di mosca. Ridurre in polvere in una cosa unica e applicare su ciò.

775 Altra (prescrizione)

Ingredienti
Terra che sta nell'
90.13
unghia di un uomo.
Trattamento
Applicare a ciò finché non sparisce subito.

776 Altra (prescrizione) per un incantesimo per la caduta dei capelli - *Alopecia*

[299] Il capello caduto.

90.14
"Oh tu che sorgi e che ti posi,[300] *che combatti l'apertura!*[301] *(Oh) disco solare, guardati*
90.15
dal signore della sommità della testa!"[302]
Parole da dirsi su:
ocra rossa;
polpa di carrube;
alabastro;
'ciò che il cielo ha creato';[303]
90.16
miele.
Fare in una cosa unica e applicare a ciò.

777 Altra (prescrizione) per eliminare la caduta dei capelli
90.17
nella testa - *Alopecia*

Ingredienti
Fichi: 1/8 *ro* (40 ml.)
datteri del deserto: 1/8 *ro*
erba *uam*: 1/8 *ro*
ocra: 1/32 *ro* (10 ml.)
90.18
incenso: 1/64 *ro* (5 ml.)
unguento di codone: 1/8 *ro*
birra dolce: 20 *ro* (6.4 litri)
Trattamento
Cuocere, filtrare e bere per 4 giorni.

90.19
778 Prescrizione per eliminare la malattia *mehes*[304]

---

[300] Il sole che sorge e tramonta.
[301] Probabilmente riferito all'area di caduta dei capelli.
[302] Una possibile entità demoniaca che, come il re con il nemico vinto, afferra e strappa i capelli dalla sommità del capo.
[303] Frammento di meteorite?
[304] Forse: parotite (e complicanze). La parotite epidemica, più conosciuta con il nome popolare di *orecchioni*, è una malattia infettiva acuta. Si localizza primariamente

Ingredienti
Meliloto.
Trattamento
Ungersi
90.20
la malattia *mehes*.

779 (senza titolo)

Ingredienti
Farina di foglie di acacia;
segatura di albero *aru*.
90.21
Trattamento
Bendare su ciò per 4 giorni.

780 Altra prescrizione per la malattia *zer* [305]

Ingredienti
Polpa di carrube: 1
sorgo: 1

Foglio 91-

91

Trattamento
91.1
Pestare e mangiare da parte di un uomo che ha la malattia *zer*.

---

in una o entrambe le parotidi , grandi ghiandole salivari nella regione tra il ramo della mandibolare e il processo stiloideo dell'osso temporale. Se questa malattia colpisce in età adulta, può portare sterilità, poiché il virus può spostarsi, tra i vari distretti, anche nei testicoli o nelle ovaie, causando nel 30% dei casi maschili gravi orchiti e nel 5% dei casi femminili delle ovariti.

[305] Forse orchite, dato che la prescrizione 782 tratta delle continue grida infantili, dovute forse alle complicanze della parotite.

781 (senza titolo)

Ingredienti
Miele: 1
Foglie di sorgo: 1
91.2
Trattamento
Pestare con il suo liquido e ungere il pene. Bendare su ciò per una notte fino alle sue brac-
91.3
cia e le sue membra.

782 Prescrizione per eliminare le urla di un bimbo

Ingredienti
Semi di papavero;
escrementi
91.4
di mosca che stanno al muro.
Trattamento
Fare in una cosa unica, filtrare bere per 4 giorni: termina subito. Riguardo le ur-,
91.5
la, è un bimbo che urla (continuamente).

91.6

783 Inizio delle prescrizioni che si fanno per una donna

Fare in modo che una donna cessi di restare incinta per 1 anno, 2 anni o 3 anni.
91.7
Ingredienti
Parti *qaa* di acacia;
polpa di carrube;
datteri.
Trattamento
Tritare finemente con un vaso *henu* (32 *ro*=0.48 litri) di mie-
91.8
le, e inumidirvi delle fibre vegetali.

Mettere nella sua vagina.

91.9
784 Prescrizione per non fare soffrire una donna della sua urina

Ingredienti
Sale del nord: 1/16 *ro* (20 ml.)
grasso di latte: 1/8 *ro* (40 ml.)
birra
91.10
dolce: 25 *ro* (8 litri)
miele: 5 *ro* (1.6 litri)
Trattamento
Versare nell'ano.

785 Altra (prescrizione) per rinfrescare l'ano

Ingredienti
Giuggiolo: 1
91.11
unguento: 1
succo di polpa di datteri: 1
miele: 1
Trattamento
Versare nell'ano.

91.12
786 +787 Altra (prescrizione) da farsi per una che orina lentamente

Ingredienti
Pezzi di fango del Nilo:
non fare in modo che vedano
91.13
la luce solare.
Porre sul pavimento chiaro di una camera, bagnando abbondantemente la sera.
(Poi) lascerai
91.14

riposare un vaso *andyt* nuovo e un vaso *mesedi* pieno d'acqua alla rugiada. (Poi) bagnerai
91.15
questi pezzi di nuovo all'uscita della stella del mattino e farai in modo che la donna si sieda su ciò
91.16
per moltissimi giorni.
Tu farai in modo che sia portato una tazza *mehet* nuova piena di unguento. Fare in modo che la donna si sieda
91.17
su ciò per 4 giorni.

788 Riconoscere il latte cattivo

Tu dovrai costatare il suo odore
91.18
di puzzo di pesci.

789 Prescrizione per fare in modo che scenda l'utero di
91.19
una donna al suo posto

Ingredienti
Segatura di pino libanese.
Trattamento
Mettere in sedimento (di birra dolce?) e ungere un'imbottitura
91.20
di stoffa *jaiu*.
Tu farai in modo che lei si sieda su ciò.

790 Altra (prescrizione)

Ingredienti
Terreno con efflussi (di una donna?).
Trattamento
Stabilizzare con miele,
91.21
ungervi il basso ventre di una donna.

791 Altra (prescrizione)

Ingredienti
Calafataggio (?) che si trova nel legno di un natante.

Foglio 92

92

Trattamento
92.1
Macinare con sedimenti di birra eccellente e fare in modo che lei beva ciò.

92.2

792 Altra (prescrizione)

Ingredienti
Ocra: 1
Trattamento
Stabilizzare in mirra fresca e applicare al suo ombelico. Porre una co-
92.3
pertura di stoffa inumidita di mirra sul suo fianco superiore.

793 Altra (prescrizione)

Ingredienti
Feci
92.4
secche umane.
Trattamento
Porre in incenso, fumigare la donna con ciò e fare in modo che penetri
92.5
il fumo nell'interno della sua vagina.

794 Altra (prescrizione)

Ingredienti

Escrementi secchi;
schiuma
92.6
di birra.
Trattamento
Strofinare le dita della donna con essi. (Poi) le porrai su ogni suo membro
92.7
dove lei soffre.

795 Altra (prescrizione) per fare in modo che scenda l'utero al suo posto

Ingredienti
Un ibis
92.8
di cera.[306]
Trattamento
Porre su dei carboni e fare in modo che il suo fumo penetri nella sua vagina.

796 Riconoscere

92.9

il latte buono

L'odore deve essere come una schiacciata di carrube.
Questa è la caratteristica
92.10
nella sua ricerca.

797 Altra (prescrizione) per fare in modo che una donna metta a terra (un neonato)[307]

Ingredienti
Menta.

---

[306] Immagine di Thoth, e quindi beneficamente magica.
[307] Cioè: partorisca. Ricordare che in antico Egitto la donna partoriva seduta su due mattoni.

Trattamento
Fare in modo che la donna
92.11
si sieda su essa, nuda.

798 Altra (prescrizione) per fare in modo che scenda tutto ciò che c'è nel ventre
92.12
di una donna – *Espulsione di membrane e placenta*

Ingredienti
Cocci di vaso *henu* nuovo.
Trattamento
Tritare con unguento, far riscaldare
92.13
e versare nella sua vagina.

799 Altra (prescrizione)

Ingredienti
Succo di datteri;
sale del nord;
unguento.
Trattamento
Cuocere e bere alla tem-
92.14
peratura di un dito.

800 Altra (prescrizione) per liberare un neonato nel ventre di una donna [308]

Ingredienti
Sale del nord: 1
orzo
92.15
bianco: 1

---

[308] Probabilmente in un parto difficile. La maggior parte delle donne egiziane aveva il bacino stretto, il che rendeva gravoso il parto.

carice femmina: 1
Trattamento
Bendare sotto il ventre su ciò.

801 Altra (prescrizione)

Ingredienti
Mandorle fresche: 1
92.16
miele: 1
Trattamento
Filtrare e bere per 1 giorno.

802 Altra (prescrizione)

Ingredienti
Pianta / frutta *besbes*: 1
incenso: 1
cipolle: 1
birra *desheret*: 1
92.17
mandorle fresche: 1
escrementi di mosche: 1
Trattamento
Confezionare in supposta e mettere nella vagina.

803 Altra (prescrizione)

Ingredienti
92.18
Incenso: 1
unguento: 1
Trattamento
Ungere il ventre con ciò.

804 Altra (prescrizione)

Ingredienti
Menta: 1
minerale (?) *qesenty*: 1

92.19
latte: 1
Trattamento
Filtrare e bere per 4 giorno.

805 Altra (prescrizione)

Ingredienti
Datteri del deserto: 1
birra *desheret*: 1
Trattamento
Versare nella sua vagina.

806 Altra (prescrizione)

Ingredienti
92.20
Semi di ginepro: 1
menta: 1
resina di pino libanese: 1
Trattamento
Confezionare in
92.21
supposta e mettere nella vagina.

807 Altra (prescrizione)

Ingredienti
Interiora di tartaruga: 1
elitre (?) di scarabeo: 1
olio di conifera: 1
birra *desheret*: 1
92.22
unguento: 1
Trattamento
Tritare in una cosa unica e bendare su ciò.

Foglio 93

93

93.1
808 **<u>Inizio delle prescrizioni per non fare in modo che se ne scendano le mammelle</u>**

Immergerli in sangue di una (donna) le cui mestrua-
93.2
ni sono venute all'inizio. Strofinarvi il suo ventre e le sue cosce senza che avvenga una fuoriuscita di latte
93.3
in lei.

809 **<u>Altra</u> (prescrizione) <u>per non permettere una fuoriuscita di latte in una partoriente / nutrice</u>**

Ingredienti
Fegato disseccato di una rondine.
93.4
Trattamento
Pestare e mescolare con mucillagine fermentata. Dare a una donna alle sue mammelle,
93.5
al suo ventre e a tutte le membra, quando avviene la fuoriuscita di latte in lei.

810 **<u>Altra</u> (prescrizione) <u>per il seno quando</u>**
93.6
<u>soffre</u>

Ingredienti

Galena: <u>1</u>
bile di bovino: <u>1</u>
escrementi di mosche: <u>1</u>
ocra: <u>1</u>

Trattamento
Fare in una cosa
93.7
unica e ungervi il seno per 4 giorni.

811 Incantesimo per il seno - *Carcinoma*

"*Oh questo seno*
93.8
che afflisse Iside in Khemnis quando dette alla luce Shu e Tefnet! Cosa lei fece per
93.9
esse (le mammelle) *fu incantarle con piante palustri* (?), *con una pallina di pianta seneb, con parti bekat di carice e con peluria*
93.10
delle sue parti ibet, portate per eliminare la cattiva influenza di un morto,una morta, e così via, *facendone*
93.11
un batuffolo sulla sinistra da dare contro le cattive influenze di un morto e una morta (dicendo):
- *Non fare espulsione,*
93.12
non fare masticazione, non creare sangue! Attento all'accadere dell'oscuramento dell'umanità!"
93.13
Parole da dirsi su giunchi palustri, su una pallina di pianta *seneb*, su parti *bekat* di carice e peluria della parte superiore *ibet*,
93.14
annodata a sinistra e fatta di 7 nodi. Applicare a ciò

93.15
812 Altra (prescrizione) per eliminare degli spasmi nella vagina- *Cancro*

Ingredienti

Foglie di mirto.
Trattamento
Disseccare (e mettere) in sedi-
93.16

mento di birra eccellente. Applicare al suo inguine e al suo basso ventre.

93.17

813 Altra (prescrizione) per il prurito dell'utero che produce ascessi (*bnwt*) nella vagina – *Phagedena* [309]

Ingredienti
Datteri freschi: 1
frutta / minerale *hekenu*: 1
guscio di conchiglia: 1
93.18
Trattamento
Pestare, mescolare con acqua e far riposare alla rugiada. Versare nella vagina.

814 Altra (prescrizione)

Ingredienti
Datteri freschi: 1
cervello di maiale: 1
93.19
minerale *qesenty*: 1
acqua: …
Trattamento
Far riposare alla rugiada e versare nella vagina.

815 Altra (prescrizione) da farsi per la 'malattia dolorosa'- *Vaginite acuta / metrite*

Ingredienti
Latte caldo
93.20
di vacca: 1
foglie di acacia: 1
minerale *qesenty*: 1
Trattamento

---

[309] Termine antico per gravi ulcere necrotiche e cancrenose della pelle.

Tritare in una cosa unica e far riposare alla rugiada. Versare nella vagina.
93.21
È un rinfrescare (la vagina).

816 Altra (prescrizione)

Ingredienti
Datteri freschi: 1
unguento chiaro: 1
foglie di acacia: 1
93.22
unguento: 1
acqua: …
Trattamento
Ugualmente.

817 Altra (prescrizione) per il formarsi di una malattia alle labbra della sua vagina

Ingredienti
Cipolle: 1
ocra: 1

Foglio 94

94

94.1
profumo *nehdet*: 1
incenso: 1
foglie di acacia: 1
midollo di bovino: 1
pianta '*heny*-della-terra': 1
94.2
acqua: 1
Trattamento
Tritare in una cosa sola e versare nella sua vagina.

818 **Altra (prescrizione) per (una donna) che ha un dolore tagliente nell'utero che produce**

94.3

ascessi (*benut*) **nella vagina**- ***Cancro dell'utero***

Ingredienti
Pianta *kheper-ur* : 1, pestata e mescolata in acqua;
incenso: 1
minerale *qesenty*: 1
94.4
Trattamento
Versare nella sua vagina.

819 **Altra (prescrizione)**

Ingredienti
Carrube: 1/8 *ro* (40 ml.)
datteri freschi: 1/8 *ro*

foglie di acacia: 1/8 *ro*
minerale *qesenty*: 1/32 *ro* (10 ml.)
94.5
acqua: 5 *ro* (1.6 litri)
latte di asina: ….
Trattamento
Far riposare alla rugiada e versare nella sua vagina.

94.6

820 **Altra (prescrizione) per rinfrescare l'utero e eliminare i suoi bruciori**

Ingredienti
Sorgo tritato;
zigolo dolce tritato in unguento.
Trattamento
Versare nella sua vagina.
94.7
È una contrazione dell'utero.

821 Altra (prescrizione)

Ingredienti
Canapa utile tritata con miele.
Trattamento
Versare
94.8
nella sua vagina.
È una contrazione (dell'utero).

822 Altra (prescrizione)

Ingredienti
Incenso;
sedano.
Trattamento
Tritare con latte di vacca e
94.9
coprire con una stoffa. Versare nella sua vagina.
È una contrazione (dell'utero).

94.10
823 Altra (prescrizione) per una contrazione dell'utero

Ingredienti
Pianta *kheper-ur*: 1
miele: 1
succo di polpa di carrube: 1
latte: 1
Trattamento
Filtrare e fare in modo
94.11
di versare nella sua vagina.

824 Altra (prescrizione)

Ingredienti
Acqua di liquido *mesta*.

Trattamento
Versare nella sua vagina.

825 Altra (prescrizione)

Ingredienti
Estratto di enula baccherina.
Trattamento
Versare nella
94.12
sua vagina.

826 Altra (prescrizione)

Ingredienti
Estratto di frutta *qetqetu*.
Trattamento
Versare nella sua vagina.

827 Altra (prescrizione)

Ingredienti
Estratto di menta.
Trattamento
Versare nella sua vagina.

94.13
828 Altra (prescrizione) per estrarre il sangue di una donna-
Emorragia al seno per l'allattamento

Ingredienti
Cipolle: 1
vino: 1
Trattamento
Fare in una cosa sola e versare
94.14
nella sua vagina.

829 Altra (prescrizione)

Ingredienti
Foglie di acacia: 1
giuggiolo: 1
incenso secco: 1
pakh-zeret: 1
94.15
semi di piselli: 1
miele: 1
Trattamento
Versare nella sua vagina.

830 Altra (prescrizione)

Ingredienti
Pianta/frutto *besbes*: 1/8 *ro* (40 ml.)
miele: 1/8 *ro*
94.16
grasso di latte: 2 1/2 *ro* (800 ml.)
birra dolce: 5 *ro* (1.6 litri)
Trattamento
Versare nella sua vagina per 4 giorni.

831-*Lacerazione dell'utero / Ipermenorrea*

a- Quando tu esamini una donna che ha
94.17
qualcosa che scende come dell'acqua, e la fine di essa è come sangue coagulato,
b- allora tu dirai:
94.18
"*È una lacerazione sul suo utero*".
c- Allora tu preparerai per lei del fango di portatore d'acqua.
Pestare e mescolare
94.19
con miele e galena. Ungervi un pezzo di stoffa di lino fine e applicare alla sua vagina
94.20
per 4 giorni.

832-*Irregolarità delle mestruazioni*

a- Quando tu esamini una donna che soffre a un lato del suo basso ventre,
b- allora tu dirai:
94.21
" *Non c'è una sua regolarità da parte della sua mestruazione*"
Ora dopo che essa (la mestruazione) è venuta al suo inizio,
c- allora tu preparerai per lei

Foglio 95

95

95.1
cipolle frantumate;
mosto;
segatura di pino libanese.
Trattamento
Bendare il basso ventre su ciò.

833-*Accumulo di sangue sull'utero*

a- Se tu esamini
95.2
una donna che ha molti anni e non le vengono le sue mestruazioni, vomita qualcosa come
95.3
dell'acqua da bere, il suo ventre è come ciò che è sotto il fuoco e si ferma dopo che lei ha vomitato,
allora tu dirai:
95.4
" *Si tratta di un accumulo di sangue sul suo utero quando è stata stregata* (?)….
95.5
quando stava dormendo"
Allora tu preparerai per lei:
semi di ginepro: 1/32 *ro* (10 ml.)

cumino: 1/64 *ro* (5 ml.)
incenso:
95.6
1/64 *ro*
carrube: 1/16 *ro* (20 ml.)
Trattamento
Tu metterai del latte di vacca sul fuoco insieme a midollo di zampa
95.7
(bovina). Porre su questi (ingredienti) il latte e berlo per 4 giorni.

834 Altra prescrizione per l'interruzione[310] del calore sull' utero
95.8

Ingredienti
Cervello di bovino: 1
minerale *qesenty*: 1
unguento: 1
Trattamento
Fare in una cosa unica e versare nella sua vagina.

835 Altra (prescrizione)
95.9
Ciò che si deve fare contro qualcosa che entra nel *niju*[311]

Ingredienti
Semi di pianta *khenesh* secca.
Trattamento
Tritare finemente a applicare a esso.

95.10
836 Produrre il latte a una nutrice che allatta un neonato

Ingredienti
Spina dorsale di persico del Nilo.
Trattamento
Cuocere

---
[310] Lett. taglio.
[311] Un organo del corpo.

95.11
con unguento e ungervi la sua spina dorsale.[312]

837 Altra (prescrizione)

Ingredienti
Impasto fermentato di orzo -
95.12
una parte della sua fiamma è con erba *khesau*-
Trattamento
Mangiare da parte della donna con le sue gambe in posizione *nyny*.[313]

95.13
838 Altro. Riconoscere un neonato il giorno in cui è partorito

Se egli dice '*ny*', significa che vive
Se
95.14
egli dice '*embi*' significa che muore.

839 Altro riconoscimento

Quando si ode la sua voce flebile, significa che egli muore.
95.15
Quando egli rivolge il suo volto verso il basso, anche significa che egli muore.

840 Inizio delle prescrizioni da eseguire per eliminare le pulci nella casa

95.16
Tu la cospargerai con soluzione di natron per far(le) allontanare.

841 Altra (prescrizione)

[312] Si pensava che il latte materno fosse nel midollo spinale, un processo che viene applicato qui per simpatia.
[313] Cioè leggermente aperte in modo che il fumo dell'erba *khesau* penetri nella vagina (?)

Ingredienti
Inula.
Trattamento
Tritare con carbone
95.17
e spalmarvi la casa convenientemente per far(le) allontanare.

842 Altra (prescrizione) per non fare uscire un serpente dalla sua tana
95.18

Tilapia secca posta all'ingresso della sua tana.
95.19
Esso non può uscirne.

843 Altra (prescrizione)

Ingredienti
Natron.
Trattamento
Porre all'ingresso della sua tana. Esso non può uscirne.

95.20

844 Altra (prescrizione)

Ingredienti
Bulbi di cipolle.
Trattamento
Porre all'ingresso della sua tana. Esso non può uscirne.

845 Altra (prescrizione) per non permettere che morda una mosca
95.21

Ingredienti
Unguento di rigogolo.[314]
Trattamento
Ungersi.

[314] Mezzo di antipatia: uccello contro mosche e gatti contro topi.

846 <u>**Altra**</u> **(prescrizione)** <u>**per non permettere che mordano**</u>

Foglio 96

96

96.1

<u>**delle zanzare**</u>

Ingredienti
Giuggiolo fresco.
Trattamento
Ungersi.

847 <u>**Altra**</u> **(prescrizione)** <u>**per non permettere che di avvicinino**</u>
96.2

<u>**i topi a ogni cosa**</u>

Ingredienti
Unguento di gatto.
Trattamento
Mettere a ogni cosa.

848 <u>**Altra**</u> **(prescrizione)** <u>**per non**</u>
96.3

<u>**permette che un nibbio rubi**</u>

Ingredienti
Un ramo di acacia.
Procedimento
Farlo stare dritto.
<u>Poi l'uomo dirà:</u>
"*Horus*[315]
96.4
ha afferrato nella città e nella campagna inondata. La sua sete e sulla campagna inondata degli uccelli.

---

[315] Qui inteso come uccello rapace.

96.5
Possa cuocere (un pasto) *e possa mangiare!*"
Parole da dirsi su un ramo di acacia su cui si deve mettere una focaccia. Ciò
96.6
non farà rubare al nibbio.

849 Altro per non permettere che i *kekut*[316] mangino
96.7
l'orzo nel granaio

Ingredienti
Sterco di gazzella.
Procedimento
Mettere sul fuoco nel granaio e spalmare
96.8
i suoi muri e il suo pavimento riempiendoli con acqua. Si tratta di non permettere sia mangiato
96.9
l'orzo

850 Altra (prescrizione) per uccidere le bestie *semet*

Ingredienti
Lucertola.
Procedimento
Mettere sul
96.10
fuoco finche esse (le *semet*) muoiono.

851 Ciò che deve farsi per uccidere una lucertola

Ingredienti
Bestie *semet*.
Procedimento
96.11
Mettere sul fuoco finché muoiono.

---

[316] Forse gechi / tonchi / vermi (?)

96.12
852 Sostanze profumate da creare per migliorare l'odore di una casa o delle vesti

Ingredienti
96.13 a
Mirra;
96.14 a
pinoli;
96.15 a
incenso;
96.16 a
zigolo dolce;
96.17 a
legno di cannella;
96.18 a
melone;
96.19 a
canna di Jahy;
96.20 a
ynktun;
96.21 a
minerale / frutta *jemeten*;
96.13 b
resina di storace.
Procedimento
Tritare finemente e fare in
96.14 b
una cosa sola. Porla sul fuoco.

853 Altro creato per le donne da ciò

96. 15 b
a- È data questa prescrizione, in accordo con queste istruzioni, per (la preparazione del) miele.
96. 16 b
Cuocere, mescolare e creare delle palline. Loro lo
96.17 b
possono fumigare.
b- Loro possono anche creare delle sostanze profumate per la bocca con esse
96.18 b

onde addolcire l'odore della loro bocca.

Foglio 97

97

97.1

854 **Inizio dei segreti del medico**

Prima parte dell'esposto
Conoscere il procedere del cuore e conoscere il cuore
97.2
a- Vi sono dei vasi il lui [317] per ogni membro.
Riguardo a questi, ogni medico, ogni
97.3
sacerdote *uab* di Sekhmet, e ogni mago che pone le sue dita sulla testa, sulla nuca, sulle mani, sulla sede del cuore, sulle
97.4
braccia, sulle gambe, egli misura il cuore, poiché i suoi vasi sono a ogni suo membro,
97.5
il che significa che esso 'parla' ai vasi di ogni membro.
b- Vi sono 4 vasi nelle sue na-
97.6
rici: sono 2 che danno il muco e sono 2 che danno il sangue.
97.7
c- Vi sono 4 vasi nell'interno delle sue tempie che di conseguenza danno il sangue ai due occhi, e avviene
97.8
una malattia dei due occhi poiché essi si aprono negli occhi. In quanto
97.9
all'acqua [318] che ne discende , sono le due pupille dei due occhi che la danno - oppure-
97.10
è il sonno nei due occhi che le crea.
d- Vi sono 4 vasi ripartiti nella testa e
97.11
essi si versano nella nuca, che di conseguenza creano il riposo.

---

[317] L'essere umano.
[318] Le lacrime.

97.12
La calvizie e la caduta dei capelli sono ciò che essi producono alla parte superiore.

Prima parte delle spiegazioni

855

a-In quanto all'aria

Foglio 98

98

98.13
che entra nel naso, essa entra nel cuore e il polmone. Sono essi che la danno al corpo
98.14
intero.

854

e- Riguardo a ciò per cui le orecchie sono sorde, (vi) sono 2 vasi che creano il condurre all'
98.15
orbita dell'occhio - oppure- riguardo a questa sordità delle orecchie, è
98.16
ciò che è sulle tempie di un uomo che produce i ronzii; sono essi che causano l'emicrania in un uomo,
98.17
per cui essa riceve per essa la sua aria.

855

b- Riguardo all'inondazione del cuore, è la saliva
98.18
che rende deboli tutte le sue membra.
c- Riguardo al 'cuore è basso', è un vaso
98.19
il cui nome è 'ricevitore' che fa ciò. È esso che da l'acqua al cuore - oppure-

854

98.20

al ventre [319] intero.
Se esso è sordo e la sua bocca non può aprirsi, [320] tutte le sue membra sono
98.21
deboli in seguito alla via che riceve.

855

d- Riguardo al lan-
98.22
guore che avviene nel cuore,
è un suo rigonfiamento ai limiti del polmone e del fegato.

Foglio 99

99

99.1
Egli [321] diventa sordo e i suoi vasi cedono. Dopo che sono riscaldati sarà il rigonfiamento
99.2
ad allentarsi.

Seconda parte dell'esposto

854

f- Vi sono 4 vasi per le sue 2 orecchie,
e 2 vasi sopra la sua spalla destra, e 2
99.3
per la spalla sinistra. Il soffio della vita entra nell'orecchio destro, e il soffio della morte nell'
99.4
orecchio sinistro - oppure - esso entra nella spalla destra e il soffio della morte entra nella
99.5
spalla sinistra.
g- Vi sono 6 vasi che conducono alle braccia:
3 a destra e 3 a sinistra

---

[319] Errore: *irt* per *ẖt* (?).
[320] Se non vi sono battiti.
[321] Il paziente.

99.6
che conducono alle sue dita.
h- Vi sono 6 vasi che conducono alle gambe:
3 a destra e 3 a sinistra
99.7
per raggiungere i piedi
i- Vi sono 2 vasi dei suoi testicoli. Sono essi che danno lo sperma.
k- Vi sono 2 vasi
99.8
per i glutei:
1 per un gluteo e l'altro per un gluteo.
l- Vi sono 4 vasi per il fegato.
Sono essi
99.9
che danno a esso acqua e aria, che conseguentemente fanno in modo che avvenga ogni malattia quando è pieno
99.10
di sangue.
m- Vi sono 4 vasi del polmone: (sono essi che gli danno acqua e aria, e 4 vasi che vanno) alla milza.
Sono essi che danno acqua e aria a essa ugualmente.
99.11
n- Vi sono 4 vasi per la vescica.
Sono essi che danno l'urina.
o- Vi sono 4 vasi che si aprono
99.12
all'ano.
Sono essi che permettono il formarsi dell'acqua e dell'aria. Inoltre l'ano si
99.13
apre a ogni vaso del lato destro e del lato sinistro, nelle braccia e nelle gambe, quando è pieno
99.14
di feci.

Seconda parte delle spiegazioni

855

Riguardo alla debolezza del cuore,
significa che il cuore non 'parla', o che i vasi
99.15

del cuore sono muti, quando non danno la loro indicazione sotto le tue [322] mani: ciò avviene
99.16
per l'aria che li riempie.
f- Riguardo al disgusto del cuore, significa che il cuore è in difetto per il calore dell'
99.17
ano. Tu lo [323] troverai che è molto esasperato e che le cose nel suo stomaco roteano come quella che è nell'occhio.[324]
g-Riguardo al cuore
99.18
quando si allarga, significa che i vasi del cuore sono sotto le feci.
h-Riguardo a ogni 'malattia amara', [325] essa entra
99.19
nell'occhio sinistro e esce dall'ombelico. Essa è il respiro (maligno) dell'attività di un sacerdote *uab*. È
99.20
il cuore che permette che essi [326] entrino nei suoi vasi. Essa cuoce ciò che è cotto nella sua carne intera. Il cuore fa *nejnej* a lui attraverso essi, poiché diventa cotto, e tremano a causa sua i vasi

Foglio 100

100

100.1
del suo cuore nelle cose. Se essi [327] s'impongono, significa che coprono
100.2
la 'malattia amara'. Ma se la sua [328] 'malattia amara' è superiore, significa che essi [329] traboccano.

---

[322] Rivolto al medico.
[323] Il paziente.
[324] L'iride.
[325] Malattia demoniaca.
[326] Gli elementi amari.
[327] I vasi.
[328] Dell'uomo? Del sacerdote *uab*?

i-Se fa *nej*-
100.3
jeh il cuore, significa che il cuore *ib* sprofonda come cuore -oppure- significa è allagato
100.4
il cuore *ib* come cuore. Esso sale e scende poiché ha raggiunto il suo esofago, mentre il suo cuore è sotto
100.5
l'acido dello stomaco/ il disgusto (?).
k- Riguardo all'inginocchiarsi del cuore *ib*,
significa che il suo cuore *ib* restringe il suo cuore
100.6
al suo posto con il sangue del polmone, uscendo una riduzione sotto ciò. Ciò significa che è caldo
100.7
il cuore, e sarà stanco il suo cuore *ib* sotto ciò. Diminuisce il suo [330] appetito e diventa schiz-
100.8
zinoso.
l- Riguardo al cuore *ib* secco,
ciò significa che è coagulato il sangue nel cuore.
Riguardo
100.9
all'inginocchiarsi del cuore *ib* alle sofferenze, ciò significa che il suo cuore *ib* s'impiccolisce nell'interno del suo ventre.
100.10
Cadono le sofferenze sul suo cuore, e così esso diventerà debole e s'inginocchierà.
100.11
m- Riguardo alla debolezza della vecchiaia, significa che le sofferenze sono sul suo cuore.
n- Riguardo alla
100.12
danza del cuore, significa che esso si allontana dalla sua mammella sinistra, e così
100.13
si agita sulla sua base e si allontana dalla sua sede, cioè la sua massa grassa

---

[329] I vasi.
[330] Dell'uomo.

100.14
sta nel lato sinistro verso la giunzione nella sua spalla.
o- Riguardo alla considerevole caduta
100.15
del suo cuore *ib*, significa che il suo cuore *ib* si accascia, scivola verso il basso e non sta (più) nella sua sede.
p- Riguardo al suo cuore
100.16
che è nella sua sede, significa che la massa grassa del cuore sta nel suo lato sinistro e non
100.17
può salire verso l'alto né può scendere verso il basso, poiché è stabile nella
100.18
sua sede.
q- Riguardo al suo cuore che vibra parecchio, e la massa di grasso è sotto la sua mammella sini-
100.19
stra, significa che vi è una piccola azione a scendere verso il basso da parte del suo cuore. Così si diffondono
100.20
le sue sofferenze.
r- Riguardo al suo stomaco bloccato, significa che il suo stomaco si è ingrossato.
s- Riguardo al suo stomaco
100.21
che si riscalda pungendo.
Riguardo al pungere del cuore *ib*, [331] ciò significa che il calore è attratto

Foglio 101

101

101.1
dal suo cuore. Ciò significa che il suo cuore *ib* è caldo a causa dell'incandescenza, come un uomo che

[331] Il redattore ha unito due spiegazioni simili in una.

101.2
lo tormenta una fitta.
t- Riguardo al suo cuore *ib* quando è stordito, come un uomo che ha mangiato dei frutti
101.3
di sicomoro, ciò significa che il suo cuore *ib* è velato come un uomo che ha mangiato frutti
101.4
di sicomoro.
u- Riguardo alla sparizione del cuore *ib* e all’oblio, si tratta del soffio dell’attività di un sacerdote ritualista
101.5
che fa ciò. Esso penetra nel polmone con (vari) mezzi e il cuore *ib* è distratto sotto ciò
101.6
v- Se cade una involto (di calore) sul suo cuore, significa che un involto di calore
101.7
è sul suo cuore, Ciò significa numerose debolezze. Ciò significa l’‘ingoiare il suo cuore *ib*’[332] per la rabbia. È
101.8
il riempimento del suo cuore di sangue che fa ciò, causato dal bere acqua (sporca?), e il mangiare del cibo
101.9
avariato caldo permette che avvenga (ciò).
w- Riguardo a quando il suo cuore *ib* è oscurato e al sapore
101.10
del suo cuore, ciò significa che il suo cuore *ib* è angusto e l’oscurità è nel suo ventre a causa della rabbia:
101.11
esso crea dei mezzi per ‘ingoiare il suo cuore *ib*’.
x- Riguardo a quando la sua intera carne è cocente (?), come
101.12
è stanco il cuore *ib* di un uomo che si è trovato una strada, significa che la sua carne è stan-
101.13
ca sotto ciò come è stanca la carne di un uomo sotto il camminare
101.14
lungo.

---

[332] Cioè: essere incosciente; distratto.

y- Riguardo al dimenarsi e a un ingresso da sopra, significa che il suo cuore *ib* si dimena
101.15
a causa dell'ingresso di un'entità superiore (malvagia).
z- Riguardo al suo cuore *ib* pieno, ciò significa che il suo cuore *ib* è distratto
101.16
come chi sta pensando a un'altra parola.

Foglio 102

102

Secondo trattato

856

102.1
a- Inizio del libro per espellere le sofferenze in qualsiasi membro di un uomo, come fu trovato negli scritti (antichi)
102.2
sotto i piedi di Anubis, a Letopolis. Fu portato all'Incarnazione del re dell'Alto e Basso Egitto Zemty, [333] giusto di voce.
b- Riguardo a un uomo, vi sono
102.3
22 vasi in lui, appartenenti al suo cuore. Sono loro che danno [334] a ogni suo membro.
c- Vi sono 2 vasi in lui nel plesso venoso della sue coscia
102.4
Sono essi che creano il calore nell'ano.
Ciò che si deve fare per ciò:
datteri freschi;
foglie di rici-
102.5
no;
scaglie di sicomoro.
Trattamento

---

[333] I dinastia.
[334] Cioè: riforniscono.

Schiacciare in una cosa unica con acqua, filtrare, e dare a bere per 4 giorni.
d-Vi sono
102.6
2 vasi in lui appartenenti alla sua coscia.

Se egli soffre alla sua coscia e tremano i suoi piedi, allora tu dirai per ciò:
" *Ciò significa*
102.7
che un vaso del plesso venoso della sua coscia ha contratto una malattia"
Ciò che si deve fare per ciò:
mucillagine;
assenzio;
na-
102.8
tron.
Trattamento
Cuocere in una cosa sola e bere da un uomo per 4 giorni.
e- Se egli soffre al suo collo e sbirciano
102.9
i suoi occhi, allora tu dirai per ciò:
" *Questi sono i vasi del suo collo che hanno contratto una malattia*"
Ciò che si deve fare per ciò:
102.10
mirto;
acqua sporca del lavandaio;
pinoli;
semi di coriandolo.
Trattamento
Mescolare
102.11
con miele, applicare al suo collo e bendare su ciò per 4 giorni.
f- Vi sono 2 vasi in esso appartenenti al suo braccio.
Se egli sof-
102.12
fre alla sua spalla e tremano le sue dita, allora tu dirai per ciò:
" *Sono degli spasmi*".

Ciò che si deve fare per ciò:
deve vomitare con un pesce, della bir-
102.13
ra e dell'erba *jas* o della carne, e bendare le sue dita su del cocomero affinché stia bene.
g- Vi sono due vasi appartenenti
102.14
alla sua nuca.
Vi sono due vasi appartenenti alla sua fronte.
Vi sono due vasi appartenenti al suo occhio.
Vi sono due vasi appartenenti.
102.15
alla suo sopracciglio.
Vi sono due vasi appartenenti al suo naso.
Vi sono due vasi appartenenti al suo orecchio destro:
entra
102.16
il soffio della vita in essi.
Vi sono due vasi appartenenti al suo orecchio sinistro:
entra il soffio della morte in essi.
h- Ven-
102.17
gono insieme al suo cuore, si dividono al suo naso e si uniscono insieme al suo ano. Se si presenta una malattia
102.18
dell'ano causata da essi, sono le feci che ne determinano il corso, e sono i vasi dei piedi a iniziare a morire

857

102.19
Istruzioni per un ristagno ulceroso (*ḥnḥnt*) nel collo di un uomo.
a-Se tu esamini questo nel collo di un uomo come spostamento

Foglio 103

103

103.1

di materia morbida che è nella parte anteriore, e lo trovi come qualcosa che è coperta in essa, è morbida
103.2
sotto le tue dita, e vi sono cose come delle *papayt,* [335]
b- allora tu dirai per ciò:
“ *È uno con un ristagno*
103.3
ulceroso di grasso come spostamento di materia morbida nel collo dell'uomo. È un male che tratterò”.
c- Allora tu farai
103.4
per ciò un rimedio che faccia in modo che ciò se ne vada con dei rimedi efficaci:
minerale *sia*;
pianta *t-*
103.5
un;
sangue di mosca;
bile di bovino;
sale del nord;
farina di fave.
Trattamento
103.6
Tritare e bendare su ciò per 4 giorni.

858

Istruzioni per un ristagno ulceroso (*ḥnḥnt*) che si genera con spostamento di sofferenze (*wẖdw*) in qualsiasi membro di un uomo.
a- Se tu esamini
103.7
un ristagno ulceroso che si genera con spostamento di sofferenze, e lo trovi come la consistenza di un gonfiore
103.8
in decomposizione, e la sua pelle è spessa, ma non molto, e si decompone con pus nell'
103.9

---

[335] Granulomi; noduli?

interno della sua carne,
b- allora tu dirai per ciò:
" *È uno con un ristagno ulceroso di sofferenza* [336] *che ha creato*
103.10
del pus. È un male che io tratterò"
c- Allora tu farai per ciò un rimedio per rompere il rigonfia-
103.11
mento e portare via il pus:
pianta *tun*;
semi di piselli;
mosche;
sale del nord;
coco-
103.12
mero;
mandorle;
farina di semenza;
farina di fave;
103.13
grasso bovino;
cera.
Trattamento
Cuocere e bendare affinché lui stia bene.

859-*Ascesso alla gola*

Istruzioni per un ristagno ulceroso (*ḥnḥnt*) che si genera con
103.14
spostamento di materia morbida e di pus.
a- Se tu esamini un ristagno ulceroso nella gola
103.15
di un uomo mediante spostamento di materia morbida e di pus in qualsiasi membro di un uomo, e trovi
103.16
la sommità della sua punta sollevata come una mammella, essendosi il pus formato nella sua sede,
b- allora tu dirai:

[336] Un'infiammazione diffusa dovuta a infezione dei tessuti morbidi o connettivi.

“ *È un ristagno ulceroso nella sua regione esofagea di pus fermo nella*
103.17
sua sede. È un male che io tratterò”
c- Allora tu farai per ciò un rimedio per ‘farlo capovolgere’ [337] con una prescrizione:
cipolle;
succo di datteri;
103.18
piselli:
cumino:
sale del nord;
bevanda a base di datteri;
farina di fave;
semi di
103.19
piretro;
miele;
unguento.
Trattamento
Mescolare in una cosa sola e bendare su ciò per 4 giorni,

Foglio 104

104

104.1
affinché lui stia bene.

860-*Cisti sebacea*

Istruzioni per un ristagno ulceroso (*ḥnḥnt*) di grasso nella parte anteriore del suo collo.
a- Se tu esamini un ristagno ulceroso
104.2
di grasso nella parte anteriore del suo collo, e lo trovi come un accumulo di carne morbida

[337] Il pus.

104.3
sotto le tue dita, la sua apparenza bianca e cedevole,
b- allora tu dirai per ciò:
104.4
" *È un ristagno ulceroso di grasso nella parte anteriore del suo collo. È un male che io tratterò con un bisturi*" .
Attento
104.5
ai vasi!
c- Allora tu farai per esso un rimedio per curarlo con fasciatura e per rompere il rigonfiamento:
104.6
pianta *tun*:
piselli;
semi di coriandolo;
sangue di uccello/insetto *hur*;
sangue di
104.7
mosche;
valeriana;
miele;
pianta *amau*;
felce maschio;
sale del nord.
Trattamento
104.8
Tritare, fare in una cosa sola e bendare su ciò.

861-*Ghiandola suppurata*

Istruzioni per un ristagno ulceroso (*ḥnḥnt*) di pus nella gola
104.9
di un uomo.
a- Se tu esamini un ristagno ulceroso di pus nella gola di un uomo, che è grande, ha formato
104.10
una parte superiore, esso ha prodotto carni di pus, sono trascorsi per esso anni o mesi, la
104.11

consistenza vi esce come l'escrezione di un sinodonte o un grande ariete (?),
104.12
b- allora tu dirai per ciò:
"*È un ristagno ulceroso di pus. È un male che io combatterò*"
c- Allora tu farai
104.13
per ciò un rimedio per tirar via il gonfiore dalla sua gola:
cera;
grasso di toro;
104.14
mirto;
minio;
pianta *tun*;
cumino;
granulato di rame;
malachite;
natron per
104.15
ceramica;
sale del nord;
unguento di codone;
semi (di piselli)?;
incenso;
khol.
Trattamento
Bendare la gola
104.16
su ciò.

862-*Tumore con processo infettivo*

Istruzioni per un ristagno ulceroso (*ḥnḥnt*) di materia morbida protratto per moltissimi giorni.
a- Se tu esamini il ristagno
104.17
ulceroso di materia morbida protratto per moltissimi giorni, producendosi in esso un contenuto infetto, ha creato del grasso,
104.18

il rigonfiamento del suo lato è grande, e lui ha febbre,
allora tu dirai per ciò:
"*È un ristagno ulceroso di materia morbida,*
104.19
ha formato un cumulo di pus, producendo in esso un contenuto infetto e lui ha la febbre. È un male
104.20
che io combatterò"
c- Allora tu farai per esso un rimedio che curi ciò, eliminando il caso:

Foglio 105

105

105.1
sangue secco;
cumino;
unguento;
polpa di carrube;
foglia d'acacia;
sca-
105.2
glie (di sicomoro);
semi / frutti acerbi di acacia;
lingua di lago;
granulato di rame;
Trattamento
Fare una polvere.

863-*Cisti*

Istru-
105.3
zioni per una cisti (*ꜥ3t*) [338] della carne di qualsiasi membro di un uomo.
a- Se tu esamini una cisti della carne
105.4

---

[338] Lett.: pietruzza; ciottolo.

in ogni membro di un uomo, la trovi come una pelle della sua carne, essendo untuosa,
105.5
non si muove e non viene con le tue dita, ma è ferma, ed è qualcosa che è venuta a formarsi in essa,
allora tu dirai per ciò:
" *È una cisti sebacea*
105.6
della carne. È un male che io curerò,
(dopo averla) *tastata, con il fuoco*".
Curala come può curare un
105.7
medico del bisturi.[339]

864-*Ernia ombelicale*

Istruzioni per un 'gonfiore vestito' (*ꜥꜣt nt ḥbs*) sulla parte superiore del suo ventre.
a- Se tu esamini un'ernia
105.8
sulla parte superiore del suo ventre, che è sopra il suo ombelico, porrai il tuo dito su essa, tasterai
105.9
il suo ventre, farai *sha* [340] con le due dita. Se cerchi di farlo [341] tossire, (essa) uscirà e si manifesterà con la sua tosse.[342]
105.10
b- Allora tu dirai per ciò:
" *È un'ernia del suo ventre. È un male che curerò*"
c- È il calore
105.11
sulla vescica davanti al suo ventre che la causa. Dopo che è caduta a terra ritorna
105.12
ugualmente. [343]

---

[339] Un chirurgo.
[340] Verbo sconosciuto: probabilmente una manovra d'ispezione, o di pressione.
[341] Il paziente.
[342] Tossendo, l'ernia si gonfia.
[343] Cioè: quando fuoriesce, poi ritorna come prima.

Allora tu la riscalderai per rinchiuder(la) nel suo ventre. Curala come
105.13
può curare un medico del bisturi.

865-*Ascite*

Istruzioni per un rigonfiamento del parte inferiore del suo ventre
a- Se tu esamini questa
105.14
sulla parte inferiore del suo ventre, e sale e scende acqua del suo ventre,
b- allora tu dirai per essa:
" *È debole*
105.15
la quantità di aria nella parte inferiore del suo ventre. È un male che io curerò"
È il calore nella vescica che
105.16
fa ciò.
c- Allora tu ve la rimuoverai con il bisturi
105.17
senza scendere verso il suo peritoneo (?).Curala come può curare un medico del bisturi.

866-*Tumore morbido di tessuto muscolare/lipoma*

Istruzioni per un rigonfiamento 'da olio di conifera' di
105.18
un vaso.[344]
a- Se tu esamini un rigonfiamento 'da olio di conifera' di un vaso e, se (lo) ta-
105.19
sta il tuo dito, esso è come un blocco sotto le tue dita, mentre è *berteret*,
b- allora tu dirai
105.20
per ciò:

[344] Probabilmente di contenuto molle come una resina di conifera?

"*È un rigonfiamento di un vaso. È un male che io curerò con il bisturi*"
Allora tu lo benderai su del grasso (di bovino).

Foglio 106

106

106.1
Tu curerai ciò come si cura una ferita (*bnw*) in un qualsiasi membro di un uomo.

867-*Cisti sebacea*

Istruzioni per
106.2
un rigonfiamento di grasso.
a- Se tu esamini un rigonfiamento di grasso in qualsiasi membro di un uomo, lo trovi che sta in parte fermo alla tua mano,
106.3
ma che va e viene sotto le tue dita,
b-allora tu dirai per ciò:
106.4
" *È una rigonfiamento di grasso. È un male che curerò*"
c- Allora tu adopererai per esso un bisturi, essendo curato come
106.5
si cura una ferita.

868-*Tumore con metastasi* (?) [345]

Istruzioni per un 'rigonfiamento del figlio'
a- Se tu esamini un 'rigonfiamento del figlio' in qualsiasi membro
106.6
di un uomo e lo trovi come unico o parecchi, è come la pelle della sua carne,
106.7

---

[345] Il 'figlio' del gonfiore potrebbe essere una metastasi o un polipo.

solido sotto le tue dita, ma non molto, esso è grande ed è doloroso nella sua carne,
b- allora tu dirai:
106.8
"*È un 'rigonfiamento del figlio'. È un male che curerò*"
c- Allora tu adopererai per esso un bisturi, essendo curato come
106.9
si cura una ferita in qualsiasi membro di un uomo.

869-*Tumore sebaceo*

Istruzioni per un rigonfiamento di pus.
a- Se tu esamini
106.10
un rigonfiamento di pus in qualsiasi membro di un uomo, lo trovi che la sua testa è sollevata, chiusa,
106.11
e di forma globulare,
b- allora tu dirai:
"*È un rigonfiamento di pus che si è formata*
106.12
nelle sue membra. È un male che curerò con bisturi".
Le cose in essa sono come la mucillagine che esce
106.13
dietro questa come una cera, e ciò forma una borsetta. Se resta qualcosa nella borsetta,
106.14
essa tende a tornare.

870-*Cisti dermoide*

Istruzioni per un rigonfiamento dei capelli.
a- Se tu esamini un rigonfiamento dei capelli, la trovi
106.15
globulare e morbida, e ciò che è in essa solido,
(allora tu dirai):
"*È un male che curerò con il bisturi*"
106.16
Il suo aspetto è come un rigonfiamento di pus di materia morbida.

871-*Grande ascesso purulento*

Istruzioni per un rigonfiamento doloroso.
a- Se
106.17
tu esamini un rigonfiamento doloroso nella sommità del suo braccio, lo trovi che ha formato del liquido,
106.18
è solido sotto le tue dita ed è fermo e morbido, ma non molto,
b-allora tu dirai per ciò:
106.19
" *È un un rigonfiamento doloroso alla sommità del suo braccio. È un male che curerò.*"
c- Allora tu preparerai per ciò un bisturi
106.20
Attento al vaso! Ciò che vi esce è come un liquido di gomma. Quando esso ha racchiuso

Foglio 107

107

107.1
la borsetta, non devi lasciare le cose in essa, così non tornerà.
Tu la devi curare
107.2
come si cura una ferita in qualsiasi membro di un uomo. Esso si può chiudere e migliorare (la condizione) dei vasi.
107.3
Essa può gonfiarsi dopo la sua eliminazione. Sono sofferenze che essa crea a un uomo.

872- *Cisti ematica muscolare*

Istruzioni per un rigonfiamento dei vasi
107.4

a-Se tu esamini un rigonfiamento dei vasi in qualsiasi membro di un uomo, lo trovi glo-
107.5
bulare, resistente sotto le tue dita nel procedere [346], (ma) è separato dalla sua carne,
107.6
non è grande a causa di ciò ne diminuire su ciò,
b- allora tu dirai per ciò:
"*È un rigonfiamento di un vaso. È un male che curerò*"
107.7
Sono i vasi che fanno ciò, e si manifesta come lesione al vaso.
c- Allora tu preparerai per ciò
107.8
un bisturi riscaldato con il fuoco, così non sanguinerà molto. [347] Tu curerai ciò come può curare
107.9
un medico del bisturi.

873-*Neurofibroma*

Istruzioni per un rigonfiamento dei vasi
a- Se tu esamini un rigonfiamento dei vasi sugli strati
107.10
interni (della cute) di qualsiasi membro, è difficile da vedersi, non si contorce di contorcimento, essi (i vasi) hanno formato
107.11
numerosi nodi, e questo è come qualcosa gonfio con aria,
b-allora tu dirai:
"*È un rigonfiamento*
107.12
dei vasi".
Non porre la mano su qualcosa di simile! Questo sarebbe un danno
107.13
di un membro nella sua [348] posizione.
c- Allora tu preparai
un qualcosa che allevi i vasi in qualsiasi membro di un uomo.

---

[346] Nel pulsare.
[347] Quindi taglio e cauterizzazione.
[348] Del vaso.

d- Parole da dirsi come incantesimo
107.14
veramente efficace:
" *Possa tu defluire, vena intrecciata che mi tieni intrecciato, che salta in mezzo*
107.15
a questi membri! Possa tu non unirti alle unioni di Khonsu! Se tu esamini un rigonfiamento di Khonsu, offrimi
107.16
lo stare bene e il neheq. Possa tu permettere che io offra Maat a Ra, la brillante all'alba!"
Parole
107.17
da dirsi 4 volte a prima mattina.

874-*Grande tumore necrotico di lebbra*

Istruzioni per un 'rigonfiamento di Khonsu'.[349]
a- Se tu esamini
107.18
un 'rigonfiamento di Khonsu', grande, in qualsiasi membro di un uomo, e sono (le superfici) disuguali, ha formato
107.19
moltissimi gonfiori, e vi si viene a produrre qualcosa come vi fosse dell'aria, esso opera
107.20
un danno al gonfiore, è richiamato alla tua vista, non è come quei gonfiori (prima menzionati), è liscio,

Foglio 108

108

[349] Khonsu, dio figlio di Amon e Mut, di carattere prevalentemente lunare. In epoca arcaica, Khonsu era probabilmente considerato un terrificante dio che trucidava i nemici del faraone per poi estrarne le viscere che, in qualche modo, sarebbero poi state utili al re. Creava così una metaforica placenta per la difesa del sovrano. Qui, nel nome di questa malattia devastante (come ancor nella 877) c'è probabilmente la sfumatura del lato oscuro e pericoloso della divinità.

108.1
e tende a formare cicatrici. Ogni membro in cui sta, è pesante
108.2
b- Allora tu dirai per ciò:
"*È un rigonfiamento di Khonsu*"
Tu non puoi fare alcuna cosa contro di esso.

875-*Dracunculiasi* [350]

Istruzioni
108.3
per rigonfiamenti in qualsiasi membro di un uomo.
a- Se tu esamini una grande quantità di rigonfiamenti in qualsiasi membro
108.4
di un uomo, tu puoi bendare su ciò.
(Se) tu trovi che esso va e viene (sotto le tue dita), è aderente alla
108.5
carne sotto di esso,
b-allora tu dirai:
"*È una penetrazione dei rigonfiamenti*"
c- Allora tu preparerai per ciò un bi-
108.6
sturi, tagliandolo con un coltello di selce e che è afferrato con uno strumento *henuh*, essendo afferrato questo
108.7
che sta nel suo interno [351] con lo strumento *henuh*. Allora tu lo estirperai con il coltello di selce. Quando ve n'è

---

[350] Malattia provocata dal dracunculo, verme lungo e sottile (verme della Guinea), in seguito all'assunzione di acqua contaminata da copepodi (piccoli crostacei) infestati dalle larve di *D medinensis*. Dopo l'ingestione, i crostacei muoiono e rilasciano le larve che, attraversando la parete dello stomaco e dell'intestino, entrano nella cavità addominale o nei vasi linfatici dello spazio retro perineale. Dopo maturazione e accoppiamento, i vermi migrano nel tessuto sottocutaneo. Dopo circa un anno dall'infestazione, la femmina matura produce una sostanza tossica che provoca la formazione di bolle sottocutanee. In questo caso abbiamo un esempio di escissione di un tumore: le larve in ogni membro possono essere estirpate senza togliere le capsule fibrose, trattandole come il 'taglio di una testa'.
[351] Il verme.

108.8
uno, vi sono delle cose simili a una vescica biliare di un topo. Allora tu le estirperai senza
108.9
portar via questa fasciatura che è su un suo fianco toccando la carne con il coltello *shas*.
108.10
Estirpare con delle parti di ogni frutto di carrubo. Ciò che è simile a una testa dovrebbe
08.11
essere (trattato) similmente.

876-*Ematoma / vene varicose*

Istruzioni per una comparsa 'olio di conifera' in qualsiasi membro
a- Se tu esamini una comparsa 'olio di conifera' di un vaso in qualsiasi membro,
108.12
lo trovi violaceo e tondeggiante come un colpo di bastone
108.13
attraverso una percossa di qualcosa in qualsiasi membro, e ha creato 7 nodi,
b-allora tu dirai per ciò:
"*È una comparsa 'olio di conifera'*
108.14
di un vaso. È una percossa a un vaso che ha provocato ciò"
c-Allora tu preparerai per loro un bisturi di carice per
108.15
un trattamento di bisturi. Se è molto ciò che da di sangue, tu la tratterai con fuoco. Possa tu curarla
108.16
come la curerebbe un figlio del bisturi.
d-Se poi trovi sugli strati interni di qualsiasi membro come delle numerose
108.17
striature, gonfie di aria, è un nemico del vaso.
Non mettere
108.18

la mano o qualsiasi cosa di simile a questo: è ‘testa a terra’.[352]

877-*Lebbra mutilante*

Istruzioni per gonfiori di ‘massacri
108.19
di Khonsu’.
Se tu esamini dei gonfiori di ‘massacri [353] di Khonsu’ in qualsiasi membro di
108.20
un uomo, trovi la sua testa appuntita e la sua base diritta, i suoi [354] occhi sono verdi/verdastri e infiammati,

Foglio 109

109

109.1
la sua carne è calda sotto essa: attenzione, è un incantesimo!
Se le trovi anche
109.2
sue spalle, nei suoi omeri, nel suo spazio pelvico, nelle sue cosce, e vi è pus,
109.3
non fare alcuna cosa per ciò!
c- Se dunque le trovi come qualsiasi gonfiore
109.4
di una ferita in decomposizione nei pettorali come dei tumori in qualsiasi membro,
109.5
che vanno e vengono cedendo sotto le tue dita e producendo acqua alla parte superiore,
109.6
d- allora tu dirai:

---

[352] Cioè: morire. La menzione di un possibile nemico, potrebbe suggerire un’influenza maligna esterna.
[353] L’espressione rende la devastazione della malattia.
[354] Del paziente.

“ *È nelle (mie) mani*”.[355]
e- Allora tu creerai per lui una prescrizione per eliminar(le):
escrementi di mosca;
109.7
farina di frumento;
natron;
farina dell’aia;
fave;
109.8
galena;
unguento
Trattamento
Mescolare con frutta *amau* senza aggiungere a esso dell’acqua. Somministrare la prescrizione fin quando (egli) starà bene.

---

[355] Cioè: curabile.

PRODOTTI NOTI PRESENTI NEL PAPIRO EBERS

PRODOTTI NOTI PRESENTI NEL PAPIRO EBERS

Acacia (*Acacia nilotica*) *šnḏt*

Astringente, antisettica, antinfiammatoria. Cura la dispepsia accompagnata da diarrea nelle enteriti, ed è un espettorante balsamico. Può essere benefica per gengiviti, stomatiti e faringiti.

Agnocasto (*Vitex agnus Castus L.*) *sꜥꜣm*

Agisce sul sistema endocrino, modulando la produzione di alcuni ormoni ipofisari. Impiegato per la cura d'irregolarità del ciclo mestruale, amenorrea, mastalgia, e sindrome premestruale.

Alcanna (*Alcanna tinctoria*) *nstyw*

Proprietà coloranti, antisettiche, cicatrizzanti, immunostimolanti, antibatteriche e vulnerarie. È usata per tingere di un intenso rosso/mogano/viola capelli, tessuti, legno, basi grasse cosmetiche e come colorante alimentare.

Aloe (*Aloe vera L.*) *ẖt-ꜥwꜣ*

Dalle foglie della pianta si estrae un succo denso, concentrato, della consistenza di un gel, il cui fitocomplesso contiene numerosissimi principi attivi dalle proprietà immunostimolanti, antinfiammatorie, depurative, nutrienti e remineralizzanti.

Le molteplici virtù sembrano essere il frutto di un'azione sinergica di questi composti, che la rendono a tutti gli effetti, 'pianta dell'immortalità' e 'regina di tutti i rimedi'.

L'aloe ripristina la funzionalità dell'intestino pigro, svolgendo un'azione riequilibrante del pH e della flora batterica, utile nei casi di stitichezza e diarrea.

Per uso interno, ai mucopolisaccaridi è riconducibile l'azione protettiva delle mucose, perché, aderendo alle pareti del tratto digerente, queste sostanze formano una sorta di film protettivo in grado di difendere i tessuti interni dello stomaco dai succhi gastrici o dagli agenti irritanti, che andrebbero ad alterare il corretto funzionamento del sistema digerente. Per questa ragione il succo di aloe è indicato in caso di gastrite, colite, intestino irritabile, ulcera, e per qualsiasi infiammazione delle mucose.

La proprietà cicatrizzante e riepitelizzante dell'aloe è dovuta invece alla presenza dei polisaccaridi derivati dal mannosio (glucomannani), che stimolano l'attività dei macrofagi, potenziano, la sintesi del collagene, aumentano la rigenerazione cellulare, migliorando così la lubrificazione di cartilagini e articolazioni.

Inoltre tra i polisaccaridi, l'Acemannano è risultato avere proprietà immunomodulante, cioè in grado di regolare le risposte immunitarie agli agenti infettivi o sensibilizzanti, come nel caso delle allergie o delle malattie autoimmuni. Questi principi attivi rendono la pianta un ottimo rimedio per incrementare l'attività dei macrofagi (fagociti) contro tossine e tumori.

Questa azione, diretta al sistema immunitario, aiuta a protegge l'organismo da infezioni virali, in caso di malattie da raffreddamento, febbre, bronchite, herpes, infezioni recidive. Inoltre è di aiuto nei problemi osteoarticolari, come l'artrite, reumatismi e dolori articolari.

Allume 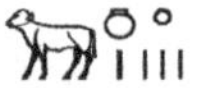 *ibnw*

L'allume si può riferire genericamente a una classe di sali doppi con identica formula e struttura, ma in cui l'alluminio può essere sostituito da altri cationi M^{3+}, tra i quali scandio, titanio, vanadio, cromo, manganese, ferro, cobalto, rodio, iridio, gallio o indio. Nel nostro caso può darsi che si tratta dell'allume di potassio, rimedio contro il sudore e quindi deodorante; contro il sanguinamento gengivale e le emorroidi. Aumenta la risposta immunitaria dell'organismo.

Aneto (*Anethum graveolens.*) 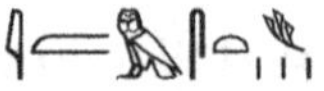 *ímst*

L'aneto è carminativo (favorisce l'espulsione di gas da stomaco e intestino) e antispasmodico, per cui è perfetto in caso di coliche, crampi allo stomaco e singhiozzo. È inoltre un ottimo rimedio naturale contro l'alitosi.

Le sue proprietà diuretiche e depurative lo rendono un grande alleato contro la cellulite poiché aiuta a eliminare le scorie, causa dell'accumulo di liquidi in eccesso.

Bere un infuso di semi di aneto prima di coricarsi è un'ottima abitudine poiché questa pianta favorisce la digestione e combatte l'insonnia.

Altra proprietà dell'aneto è di curare e rigenerare le unghie: i semi frantumati o le foglie sono ottimi per preparare impacchi rinforzanti,

Anguria (*Citrullus lanatus*) 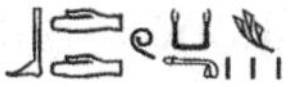 *beddw-k3*

Benefica per l'ipertensione. Può contribuire alla qualità del sonno. Contiene vitamina B 6 e magnesio, a parte i zuccheri. La presenza della citrulina produce nell'organismo l'arginina che dilata i vasi sanguigni degli organi genitali. Alto contenuto di acqua e assenza di grassi.

Assafetida (*Ferula foetida Regel)* 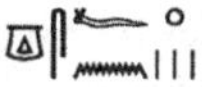 *gsfn*

Spezia che di base è carminativa, disinfettante, fa digerire ed è ottima per l'intestino.

Spesso si mastica per curare disturbi nervosi e spasmi, utilizzandola persino per la cura dell'epilessia; in alcuni paesi la gomma era usata come contraccettivo.

Mal di testa, mal di stomaco e mal di denti sono anche curati con l'assafetida assunta per via orale. In Cina è molto apprezzata l'attività antimicotica, antibatterica e antiparassitaria.

Assenzio (*Artemisia Absinthium L.*) 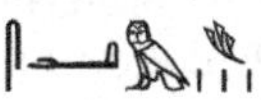 *sꜥm*

Le principali proprietà dell'assenzio sono: coleretico, colagogo (favorisce la secrezione biliare), eupeptico (facilita la digestione), emmenagogo (favorisce e regola il flusso mestruale), febbrifugo, vermifugo.

La droga è comunemente consigliata in caso di inappetenza, iposecrezione biliare, disturbi della digestione, atonia gastrica, vomito nervoso, parassitosi intestinale, infiammazioni delle mucose del tratto gastro-intestinale, amenorrea, irregolarità mestruale, dissenteria prolungata. La pianta è, altresì, utilizzata come epatoprotettore.

Grazie alla presenza di numerosi principi attivi, che conferiscono al fitocomplesso proprietà eupeptico, coleretico, colagogo, digestivo, vermifugo, emmenagogo, l'assenzio è largamente impiegato in caso inappetenza nel post-convalescenza, dispepsia, infiammazioni delle mucose gastriche, gastrite, atonia gastrica, vermi intestinali.

Birra

Discreta protezione del diabete; normale formazione delle urine, della vescica e diminuzione dei calcoli renali; contrasta l'insorgenza di tumori; rinforza i capelli; combatte l'osteoporosi. La bevanda contiene fibre solubili che facilitano la digestione e puliscono i tubi digerenti. Questo permette all'organismo di depurarsi dai metalli pesanti ed eliminare l'alluminio dal nostro corpo.

Excursus

Dall'inizio della storia d'Egitto la birra rivela la sua importanza sulle stele funerarie. Prima di tutti gli altri alimenti, il defunto desiderava avere pane e birra nella sua vita ultraterrena. Poiché poteva essere dimenticato dai posteri nel culto funerario, il proprietario della tomba faceva eseguire una stele funeraria su cui erano scritte le preghiere e i cibi: pronunciarli diveniva realtà e la sopravvivenza nell'aldilà era garantita.

Le prime stele menzionano parecchi tipi di birra delle quali non conosciamo sempre la composizione. Però, dalla IV dinastia in poi si trova sempre il termine  *ḥnḳt*, che noi traduciamo 'birra', ma il cui significato esatto è 'liquido'. Sappiamo che *henqet* è un liquido più o meno alcoolico che si ottiene da un miscuglio di pane e d'acqua, eventualmente aromatizzato con succo di datteri o di altro agente zuccherino.

Tra gli arredi funerari si trovano talvolta delle giare per birra molto grandi, a fondo semisferico e con una larga bocca senza bordo, molto differenti dalle giare per vino. Poiché la birra era deperibile, si preferiva produrla giornalmente e il suo procedimento era riportato sulle pareti delle tombe a uso e consumo del defunto. Va detto inoltre che pane e birra erano una parte importante della dieta dell'antico Egitto e del salario di un operaio o di un artigiano.

Le tombe della I dinastia hanno restituito una quantità di giare per birra, spesso munite del tappo d'argilla. Sovente si apponeva una pallina semisferica di argilla sulla quale si apponeva il nome del re regnante o qualche legenda. Alcune volte si coprivano il tappo e il sigillo con un cappuccio a forma di pan di zucchero sul quale si faceva rotolare il sigillo che lasciava impresso una frase, il nome di un re o altro che attestava la garanzia del prodotto.

La birra egiziana di solito era prodotta con l'orzo oltre che con il frumento: poteva però capitare il miscuglio dei due cereali. Inoltre, dalla ricostruzione dei procedimenti, la birra dell'antico Egitto si può paragonare alla *buzah* o ad altre birre africane prodotte in casa.

La concentrazione della birra dipendeva dalla quantità d'acqua utilizzata in rapporto alla quantità di cereali. Quando l'Egiziano fabbricava la birra per proprio conto, la concentrazione del prodotto non aveva importanza: egli aveva la ricetta di famiglia.

Nelle grandi produzioni di birra dello stato la gradazione non era lasciata al caso. Si definiva una quantità chiamata 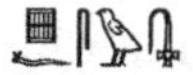 *psw*, proporzione di cottura, cioè la proporzione di farina per fabbricare la birra e anche il pane. Questo rapporto fa parte anche di esercizi matematici nel Papiro Rhind.[1] Un piccolo *pesu* corrispondeva a un po' d'acqua e quindi una birra forte; un grande *pesu* indicava una birra più leggera. Se il re ordinava una grande quantità di birra, ad esempio per celebrare una vittoria per una festa popolare, si produceva birra leggera; nel palazzo, però, si beveva una birra molto concentrata.

Nelle fabbriche di birra statali lavorava un personale numeroso: mugnaie; panettieri; lavoranti di datteri; portatori di anfore; scribi e una gerarchia di sorveglianti e responsabili. Il coppiere occupava un posto a Corte molto invidiato: in genere si trattava di un bel giovane asiatico che poteva fare una grande carriera nell'amministrazione interna di Palazzo.

La birra era utilizzata frequentemente in medicina in vari modi, sia come supporto di medicamenti, sia per le coliche addominali, la costipazione, il verme solitario, ecc. Il deposito nel fondo delle anfore da birra era usato in dermatologia e ginecologia e la schiuma serviva per le malattie oculari. Inoltre la birra era usata anche contro i serpenti che si rotolavano sul dorso quando erano ubriachi ...

La bevanda aveva un suo ruolo nella mitologia e nel culto. Fu con l'aiuto della birra rossa versato sul suolo che Ra salvò l'umanità quando la tremenda dea Sekhmet fu inviata a distruggerla. La dea leonessa la bevve ubriacandosi e il suo umore divenne quello di una gatta. La dea Menket era patrona della birra: proteggeva e apriva le anfore nelle feste e per le offerte.

Già nei Testi delle Piramidi pane e birra permettevano al defunto di vivere nell'aldilà. Il dio o il suo rappresentante in terra, il re, si faceva garante per le migliaia di pani e di birre. Questa bevanda, dunque, rappresentava, insieme al pane quotidiano, la sopravvivenza materiale sia nell'aldilà sia nell'al di qua.

Brionia bianca (*Bryonia dioica)* *ḫ3syt*

[1] Eisenlohr A., *Ein mathematisches Handbuch der alten Aegypter (Papyrus Rhind des British Museum),* Leipzig, 1877.

Azione purgativa drastica. Può essere usata come derivativo in casi di congestione cerebrale, ascite, e pleurite. Revulsivo nei reumatismi e nella sciatica.

Canapa utile (*Cannabis sativa L.*) 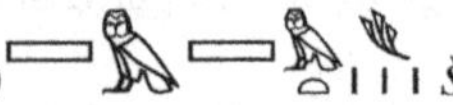 *šmšmt*

Il cannabidiolo totale presente nel fiore (CBD Totale) fissa le proprietà curative della canapa, che diventa cannabis con proprietà benefiche anche in assenza dell'effetto psicoattivo del THC. In questo caso assicura uno spettro più limitato, ma significativo, degli stessi benefici. In particolare quelli contro le infiammazioni, contro i dolori muscolari, contro i disturbi generati dalla tensione, dallo stress. Favorisce soprattutto il ripristino del ciclo naturale sonno-veglia.

Cardo (*Cynara carduncculus astilis*) 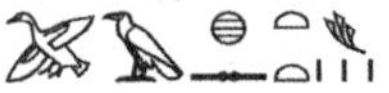 *p3ḫ-srit*

Usato selvatico in fitoterapia in estratti e tisane, il cardo alimentare è noto per le sue virtù depurative, in particolare come tonico per il fegato grazie alla presenza di una sostanza nota come silibina che aiuta a smaltire le tossine accumulate nell'organismo.

Inoltre ha anche proprietà lassative, essendo molto ricco di fibre. Contiene anche sostanze antiossidanti, che contribuiscono a mantenere giovane l'organismo, sali minerali e vitamine. L'insieme conferisce al cardo anche proprietà anticolesterolo, digestive e brucia grassi.

Carice (*Carex elata*)  *swt*

Depurativo, diuretico, essudativo.

Carrubo (*Ceratonia siliqua*) 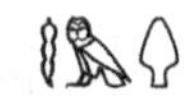 *nḏm*

Efficace contro la diarrea, la gastrite, infezioni gastrointestinali.

Cicerchia (*Lathyrus sativus.*) 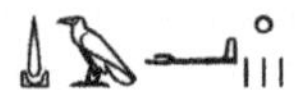 *ḏ3ˁ*

Fonte di vitamine, soprattutto del gruppo B e PP, e sali minerali (fosforo e calcio), contiene anche fibre. Del tutto povere, invece, di grassi, le cicerchie si rivelano valide alleate per la salute di ossa, denti, cuore e muscoli.

Cicoria(*Cichorium intybus L.*) *hrỉ*

La cicoria stimola la concentrazione, aiuta a combattere la sonnolenza, ha potere lassativo, stimola l'attività di pancreas e fegato. Grazie alle sue proprietà aiuta a regolare la quantità di glucosio e di colesterolo nel sangue; è dunque un alimento particolarmente prezioso per i diabetici o per chi ha il colesterolo alto.

La cicoria contiene cicorina, inulina, colina, tannino, amido, sali minerali e vitamine, tutte sostanze molto utili all'organismo, grazie alle quali questo vegetale vanta proprietà astringenti, toniche, disinfettanti e disintossicanti.

Inoltre, favorisce il funzionamento della cistifellea e dei reni, e stimola la digestione. Gli impacchi fatti con il decotto di cicoria aiutano a lenire le irritazioni cutanee. La cicoria, infine, è considerata un buon prodotto per l'acne.

Cinnamomo (*Cinnamomum verum*) *tỉ-špss*

È un potente antiossidante naturale, stimola la circolazione sanguigna e contribuisce a combattere il colesterolo. Ha proprietà antibatteriche (antisettiche, stimolanti e digestive.

Stimola il sistema immunitario ed è un buon rimedio naturale contro raffreddore, influenza, diarrea, flatulenza e dispepsia per l'azione antimicrobica e astringente.

Sembra combattere la fame nervosa ed è quindi un perfetto condimento per chi segue diete dimagranti.

Cinquefoglie (*Potentilla reptans*) *šwt-ḏḥwty*

Proprietà astringenti (limita la secrezione dei liquidi) e antiflogistiche (guarisce dagli stati infiammatori), grazie all'elevato contenuto di sostante tanniniche. Altre proprietà sono antidiarroiche (calma la diarrea per mezzo sia di azioni astringenti e sedative dell'intestino), febbrifughe (abbassa la temperatura corporea) e odontalgiche (attenua il dolore ai denti).

Cipolla (*Allium cepa*) *ḥḏt*

Le cipolle contengono enzimi che stimolano la digestione e il metabolismo; oligoelementi (zolfo, ferro, potassio, magnesio, fluoro, calcio, manganese e fosforo); vitamine (A, complesso B, C, E); flavonoidi dall'azione diuretica; glucochinina, un ormone vegetale dall'azione antidiabetica.

È un alimento che agisce sull'organismo in modo veramente positivo, con svariati effetti: antibiotico, espettorante, diuretico e depurativo, tonificante dell'apparato digerente, ipoglicemizzante.

Le cipolle normalizzano poi la flora intestinale e rallentano i processi putrefattivi che liberano sostanze tossiche legate al cancro del colon e del retto; hanno anche proprietà afrodisiache attribuite alla rivitalizzazione generale che producono.

Lo sciroppo di cipolla con un po' di miele è un rimedio ideale per alcune affezioni respiratorie; i gargarismi con brodo di cipolla decongestionano invece la faringe e sono molto utili in caso di tonsillite. In uso esterno, la cipolla stimola la crescita dei capelli, ammorbidisce e rende più bella la pelle, purifica la cute impura.

Coniza (*Conyza aegyptiaca L.*) 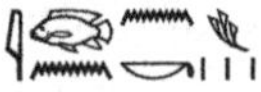 *ỉnnk*

Proprietà astringente, vermifuga, diuretica e cicatrizzante.

Convolvolo (*Convolvulus scammonia*) 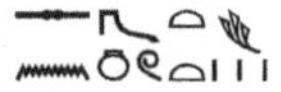 *sn-wtt*

Potente lassativo, principalmente antielmintico, attivo sui nematodi e sui cestoidi.

Coriandolo (*Coriandrum sativum*) 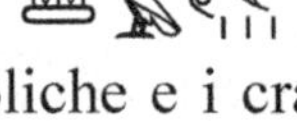 *š3w*

Proprietà digestive; contro le coliche e i crampi addominali; combatte la flatulenza; stimola le funzioni epatiche; cura influenza, raffreddore e reumatismi.

Crescione (*Lepidium sativum*) 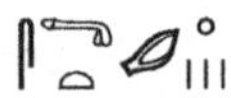 *smt*

A livello medicinale è usato come tonico. Ha anche effetti diuretici e depurativi. È antianemico grazie alla notevole quantità di ferro, vitamina C e acido folico, oltre che antiossidante e, tra gli alimenti ricchi di calcio, è protettivo delle ossa.

Cumino (*Cuminum cyminum L.*) *tpnn*
Proprietà carminative e digestive ed è un buon rimedio naturale contro gonfiori e coliche addominali.

Dattero (*Phoenix dactylifera L. 1753*) *bniw*

Dattero del deserto (*Balanites aegyptiaca*) *išd*

I datteri sono un'ottima fonte di potassio e una buona fonte di fosforo. In generale, comunque, sono ricchissimi di sali minerali e possono essere quindi considerati un ottimo remineralizzante naturale. Si ritiene che abbiano proprietà antinfiammatorie, benefiche soprattutto a carico di vie respiratorie **e** intestino.

Solitamente si mangiano secchi; in realtà, però, per approfittare di tutte le loro proprietà andrebbero consumati freschi. I datteri freschi, infatti, sono più ricchi di sali minerali e vitamine e contengono circa la metà delle calorie rispetto a quelli secchi.

Grazie al loro potere energico sono molti utili in caso di carenze, affaticamento e debilitazione fisica. Per il loro potere calorico e dell'elevato contenuto di zuccheri non sono idonei per chi segue una dieta ipocalorica e per i diabetici.

Ematite *ddi*

Ossido di ferro di colore grigio scuro che durante la lavorazione produce una polvere rossa.

L'ematite migliora l'assimilazione del ferro da parte dell'intestino tenue e stimola la produzione di globuli rossi. Utile in caso di anemia. Determina una migliore ossigenazione di tutti i tessuti dell'organismo e un miglioramento generale delle condizioni di salute dell'individuo.

Allevia qualsiasi tipo di dolore: mal di testa, dolori muscolari, renali o intestinali. È indicata per disintossicare l'organismo e assorbire le impurità dei reni, del fegato e della milza. È consigliata come coadiuvante nei dolori mestruali e durante la gravidanza o l'allattamento

Enula baccherina (*Conyza squarrosa L.*) *inš3*

Per uso interno, la presenza dell'olio essenziale conferisce all'enula azione eupeptica indicata per la digestione difficile e nell'inappetenza; ma soprattutto la pianta è rinomata per le proprietà antisettiche, fluidificanti ed espettoranti del catarro, utile per il trattamento dei disturbi delle vie respiratorie, in presenza di tosse e bronchiti da raffreddamento, acute e croniche, asma ed enfisema.

Fave (*Vicia faba*) 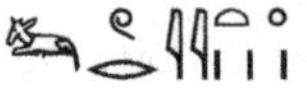 *iwryt*

Le fave fresche sono un legume molto nutriente e poco calorico ; le fave secche sono circa 4 volte più caloriche di quelle secche. Le fave fresche contengono Levodopa (o L-dopa), un aminoacido che aiuta a migliorare la concentrazione di dopamina nel cervello.

La Levodopa è il principio attivo dei principali farmaci utilizzati nella terapia del Morbo di Parkinson.

Le fave hanno una buona quota di ferro e di vitamina C che ne favorisce l'assorbimento e quindi indicate nelle anemie. Essendo molto ricche di fibra alimentare favoriscono il buon funzionamento dell'intestino.

Sono inoltre diuretiche e benefiche per reni e apparato urinario.

Felce maschio (*Dryopteris filix-mas*) 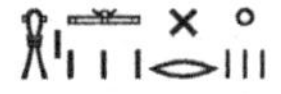 *z3-wr*

Le proprietà dei rizomi di Felce maschio, eminentemente vermifughe, sono particolarmente attive nei confronti di tenie e ascaridi i quali, una volta paralizzati dai principi attivi contenuti nella droga, sono facilmente eliminati dall'intestino mediante un purgante.

Le fronde (fresche o secche) e i rizomi sono utili per le loro proprietà antiartritiche e antireumatiche, usati, in forma di polpa o tintura, per uso esterno.

Le fronde di Felce maschio allontanano le cimici e i parassiti dall'uomo.

Fico (*Ficus carica L. 1753*) 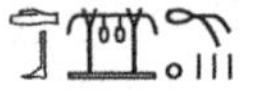 *db*

Effetto lassativo. Difesa della pelle. Usato per impacchi sugli ascessi e gonfiori infiammati, foruncoli. Utile per infiammazioni urinarie e polmonari, stati febbrili e gastriti.

I semi, le mucillagini, le sostanze zuccherine contenute nel cosiddetto frutto, fresco o secco, esercitano delicate proprietà lassative, utili, per esempio, ai bambini, in quanto stimolano la peristalsi intestinale.

Nei fichi freschi sono contenuti enzimi digestivi che facilitano l'assimilazione dei cibi. I fichi svolgono un'azione caustica e proteolitica a difesa della pelle.

Il frutto ha poi moltissime altre applicazioni: è usato come impacco sugli ascessi e i gonfiori infiammati, contro i foruncoli e possiede la dote di curare infiammazioni urinarie e polmonari, stati febbrili, gastriti.

Fieno greco (*Trigonella foenum-graecum L.*) 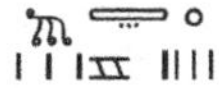 *šny-tꜣ*

Le mucillagini hanno proprietà antinfiammatorie e perciò sono indicate in presenza di irritazioni a carico delle mucose del sistema gastroenterico e di quello respiratorio. Questi principi attivi sono in grado di decongestionare i tessuti di bronchi e polmoni in caso di tosse; e di sfiammare la mucose dell'intestino in presenza di colite o stitichezza, data la capacità di aumentare il loro volume a contatto con i liquidi, conferendo alla pianta anche un'azione lassativa di tipo meccanico.

Studi clinici hanno dimostrato la validità dell'uso di questa pianta per la lotta al diabete: il decotto dei semi induce un abbassamento molto rapido del tasso di zuccheri nel sangue.

Infine il fieno greco è impiegato efficacemente in caso di deperimento, magrezza, convalescenze e astenia, per l'azione tonico-ricostituente, poiché influisce beneficamente sul metabolismo, determinando un miglioramento dello stato generale e un risveglio dell'appetito.

Queste sostanze lo rendono un efficace rimedio per far riacquistare il peso perduto dopo periodi di malattia o alimentazione squilibrata, grazie anche all'elevato contenuto calorico. Inoltre le sostanze steroidee anabolizzanti favoriscono la sintesi proteica e la formazione del tessuto muscolare.

Frumento (*Triticum vulgare Vill.*) 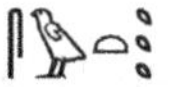 *swt*

Il germe (parte interna) e la crusca (parte esterna) del frumento sono ottimi per combattere la stitichezza, il colesterolo cattivo, l'artrite, i problemi cutanei e per favorire la depurazione del fegato.

Ginepro (*Juniperus communis L.*) *wꜥn*
Aperitivo, carminativo, depurativo, diuretico, emmenagogo, rubefacente.

Giuggiolo (*Ziziphus jujuba*) *nbs*
Coadiuvante della digestione, stipsi, della pressione sanguigna e pressione alta. Proprietà antinfiammatorie e rafforzante del sistema immunitario.

Giusquiamo bianco (*Hyoscyamus albus*) *psḏ*
Narcotico, anestetico e sudorifero. Molto tossico.

Incenso *snṯr*
Il suo nome significa 'quello che rende divino'. Utilizzato per trattamento di ferite e patologie infiammatorie, quindi antibatterico. Espettorante e antisettico, può aiutare nell'asma e nel raffreddore, nei disturbi intestinali e respiratori, nelle artriti reumatoidi e nella colite ulcerosa. Benefici per l'apparato uro-genitale.

Ladano (*Cistus monspeliensis*) *ibr*
Dalla pianta si ricava un olio (ladano) usato in profumeria come fissativo. In aromaterapia e nella medicina popolare è utilizzato per le sue proprietà antimicotiche e antibatteriche.

Latte *irṯt*
Ricco di vitamine D, B e A, di calcio e lattosio, notoriamente è un alimento completo. Le sue proprietà si differenziano poi nell'origine da vari animali conosciuti in antico Egitto.

Lattuga (*Lactuca sativa*) *ibw*
Analgesica; antispasmodica; emolliente; ipnotica; sedativa.

Essendo costituita da circa il 95% di acqua ha una grande capacità di reidratare il corpo umano;

Dalla base della lattuga appena raccolta si libera un lattice biancastro (detto lattucario e da cui deriva il nome della lattuga) che ha, come l'oppio, modeste proprietà sedative. È quindi un alimento particolarmente adatto ad essere consumato nei pasti serali da tutte quelle persone (bambini soprattutto) nervose, agitate o magari con difficoltà ad addormentarsi.

Malachite 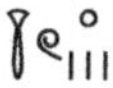 *w3dw*

La malachite è ottima come antispastico e calmante. Rilassa il sistema nervoso, allontana l'insonnia e la depressione. Utile in caso di dolori mestruali e durante il parto.

Può contribuire alla cura delle infezioni degli organi genitali e dei problemi di salute sessuale.

Svolge un'azione disintossicante, stimolando la funzionalità del fegato, e promuove l'attività nervosa e cerebrale.

Ha la proprietà di assorbire i dolori e i gonfiori, soprattutto se abbinata all'ametista.

Rafforza il cuore e il sistema circolatorio, è particolarmente indicata per chi soffre di fragilità capillare. Per il suo alto contenuto di rame completa l'azione del ferro nella produzione dei globuli rossi e stimola la rigenerazione del sangue e dei tessuti.

Malva (*Malva silvestris L.*) 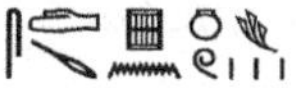 *sd-pnw*

Calmante, emolliente, lassativo, antinfiammatoria.

I fiori e in particolare le foglie della malva sono ricche di mucillagini, che conferiscono alla pianta proprietà emollienti e antinfiammatorie per tutti i tessuti molli del corpo. Questi principi attivi agiscono rivestendo le mucose con uno strato vischioso che le proteggono da agenti irritanti.

Per questo motivo, l'uso della malva è indicato contro la tosse, nelle forme catarrali delle prime vie aeree; per idratare, sfiammare il colon e depurare l'intestino, e per regolarne le funzioni, grazie alla sua dolce azione lassativa, dovuta alla capacità delle mucillaggini di formare una sorta di gel, che agisce meccanicamente sulle feci e quindi agevolandone l'eliminazione.

Il trattamento della stitichezza con la malva risulta non irritante e non violento, per cui è indicato in gravidanza , per bambini e per gli anziani. Inoltre contribuisce a guarire vaginiti, faringiti e tutte le irritazioni del cavo orale, come ascessi, gengiviti e stomatiti.

Mandorle *ḥm3yt*

Grazie all'alta percentuale di grassi 'buoni', le mandorle sono tra gli alimenti anticolesterolo più importanti poiché abbassano il livello di colesterolo nel sangue, contribuendo alla salute di arterie e cuore. Per le elevate quantità di ferro, sono un buon rimedio contro l'anemia, mentre il calcio le rende preziose per la salute delle ossa.

Meliloto (*Melilotus officinalis*) *ˁf3*

Possiede proprietà farmacologiche antinfiammatorie, diuretiche, flebotoniche, e leggermente sedative.

Per queste ragioni, è usato nei casi d'insufficienza venosa e linfatica, disturbi postflebitici, ritenzione idrica, somatizzazioni ansiose viscerali e insonnia.

Melograno (*Punica granatum L.)* *inhmn*

Antitumorale, anticoagulante, antidiarroico, astringente, gastroprotettivo, idratante, antimicrobico, antimicotico, antibatterico, vermifugo.

Melone(*Cucumis melo*) *šzpt*

Adatto per angina pectoris, disfunzioni cardiocircolatorie, eccessiva ritenzione di liquidi per cattiva funzionalità renale, forme anemiche, nervosismo, irritazioni cutanee; per alleviare dolore di scottature e ustioni, per favorire la cicatrizzazione di piaghe e ferite poco profonde, per decongestionare le emorroidi.

Menta (*Mentha piperita L.*) *ni3i3*

Ha proprietà anestetiche, analgesiche, antisettiche, antilitiche, decongestionanti, balsamiche, carminative e depurative.

Menta selvatica (*Mentha longifolia*) *ibs3*
Proprietà analgesiche, antisettiche, diaforetiche, carminative, emmenagoghe e toniche.

Miele *bit*
Antibatterico e antibiotico. Attenua le ulcere gastriche e la diarrea. Notoriamente è un dolcificante ed è un alleato del sistema immunitario, dell'apparato digerente, del fegato e della pelle. Combatte la tosse.

Excursus

Nelle scene che decorano le pareti delle tombe egiziane, quelle che riguardano l'alimentazione del defunto occupano un posto importante. Agricoltura, caccia, allevamento degli animali e preparazione ogni sorta di alimento sono rappresentati in tutte le epoche.

Il miele, che aveva un ruolo importante nella nutrizione, offre una rara eccezione a questa regola, nel senso che la sua raccolta e conservazione è raffigurata pochissime volte come, ad esempio, nel tempio solare del re Ny-user-Ra a Abu Gurab (V dinastia), e nelle tombe TT 100 del visir Rekh-mi-Ra (XVIII dinastia) e TT 279 di Pa-basa (periodo di Psammetico I) nella necropoli tebana.

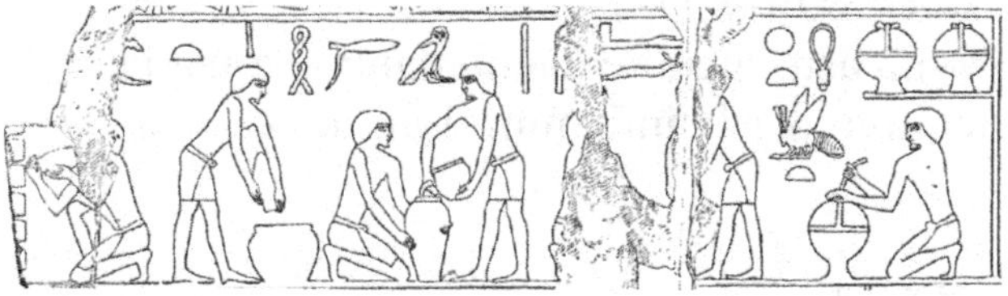

Nella scena del tempio solare del re Ny-user-Ra,[2] a sinistra un uomo inginocchiato dinanzi a una fila di alveari tiene un vaso oblungo. Il verbo *ntf*, che significa 'soffiare', sta sull'uomo, per cui si deduce che dopo aver soffiato negli alveari per allontanare le api, riempia il vaso. Poi versa il contenuto in un grande vaso panciuto. Un altro uomo scarica il miele raffinato in una giara tenuta da un compagno, e il verbo *mḥ*, riempire, descrive l'azione eseguita. Nella coppia seguente un operaio versa dell'acqua nella giara contenente miele, probabilmente per ottenere un prodotto diluito, di seconda qualità. La scritta mutila *iʿf*, descrive l'azione del 'pressare; premere'. Forse si può vedere in quest'operazione la preparazione dell'idromele, per analogia a quella del pane per la fabbricazione della birra. A de-

[2] Borchardt L., *Das Reʿ-Heiligtum des Königs Ne-woser-reʿ*, *ZÄS* XXXVIII, pag. 94 segg, Taf. V.

stra, poi, un lavorante è occupato a sigillare dei vasi sferici nei quali è contenuta la sostanza: la didascalia *ḫtm bit*, significa 'sigillare il miele'.

Nella tomba di Pa-basa,[3] è mostrata chiaramente la raccolta del miele. Nella rappresentazione, in basso si vede un uomo circondato da api mentre sta per prendere dagli alveari il miele. Gli alveari sono costituiti da elementi oblunghi probabilmente di ta. Nel registro superiore un altro personaggio versa il miele in un recipiente.

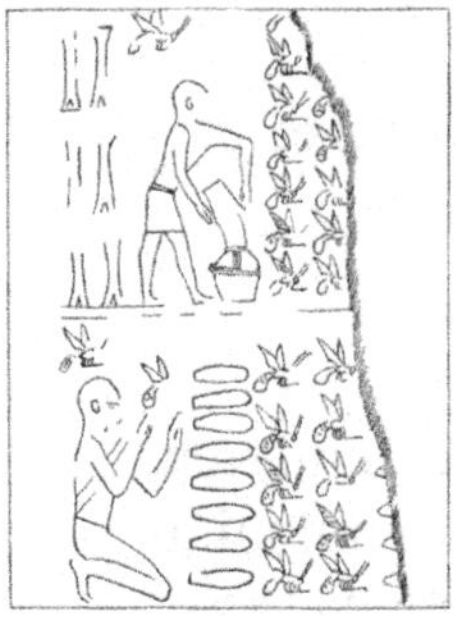

Gli antichi Egiziani conobbero due tipi di alveari: uno composto da giare oblunghe con una sola apertura, e l'altro cilindrico con due aperture che permetteva un'ispezione più agevole del contenuto.

È molto probabile che il miele puro fosse destinato alla corte reale e agli dei, visto che non compare mai nella lista delle vivande funerarie dei privati. Il miele di seconda qualità doveva esse di consumo corrente. Sicuramente esisteva un vero monopolio a profitto del re e dei templi sulla produzione in tutto l'Egitto.

Le primizie appartenevano al re e ai templi e ciò che restava andava ai privati. Ciò spiega la presenza di vasi di miele nelle tombe di questi, e la menzione sulla loro lista di alimenti funerari del *snbit*, con determinativo un'ape, quindi miele addizionato a acqua. Esso non era disdegnato però dai re, poiché presente anche nella loro lista funeraria di vivande.

Mirra (*Commiphora Myrrha*) *ʿntyw*

Il suo olio essenziale ha attività astringenti e disinfettanti, e aiuta la guarigione delle ferite. È un lenitivo per le infiammazioni del cavo orofaringeo.

Mirto (*Myrtus communis L.*) *ẖt-ds*

Contiene buone concentrazioni di olio essenziale (mirtolo), insieme a tannini e resine a cui sono riconducibili le proprietà terapeutiche della pianta. In particolare, può vantare virtù balsamiche, antinfiammatorie, astringenti e lievemente antisettiche. È utilizzato per il trattamento di disturbi digestivi e per affezioni a carico del sistema respiratorio.

[3] *PM* I^2, pag.357 segg. Steidorff G.-Wolf W., *Die thebanische Gräberwelt*, Glücksatdt, 1936, Pl. 18, fig.3.

Moringa (*Moringa pterygosperma / aptera*) *b3ḳ*

Ricca di sostanze antiossidanti e antinfiammatorie, è ottima per la pelle, la cura del diabete e del mal di testa. Il suo olio è un nutriente per i capelli.

Mucillagine *ẖs3yt*

Le mucillagini sono normali costituenti cellulari di alcune alghe e piante; in queste ultime si concentrano soprattutto nei semi, dove svolgono la peculiare funzione di trattenere acqua per evitarne l'essiccamento.

L'interesse fitoterapico per le mucillagini deriva proprio da questa loro capacità di rigonfiarsi a contatto con l'acqua, formando masse plastiche o dispersioni viscose che, una volta ingerite, possono avere una discreta attività:

lassativa, rendendo le feci più morbide e stimolando la progressione del processo intestinale;

anoressizzante, dilatando le pareti dello stomaco e sopprimendo lo stimolo della fame.

Dimostrano inoltre una certa efficacia nel contrastare le infiammazioni delle vie respiratorie (proprietà espettoranti e antitussive), le irritazioni del tratto digerente e le infiammazioni intestinali; sono inoltre utilizzate esternamente per preparare impacchi dalle proprietà lenitive.

Natron *ḥzmn*

Carbonato decaidrato di sodio, ha proprietà antisettiche. Era usato nella mummificazione per disseccare il cadavere.

Orzo (*Hordeum vulgare L.*) *it*

Ha proprietà remineralizzanti, contenendo una discreta quantità di fosforo, potassio, magnesio, ferro, zinco, silicio e calcio, a parte vitamine del gruppo B e vitamina E.

Papavero (*Papaverum somniferum L.*) *špn*

Gli alcaloidi presenti nel papavero sono utilizzati in medicina come sedativi della tosse e a scopo antidolorifico, perché in grado di agire a livello dei recettori del dolore.

Pinoli (*Pinus pinea L.*) *prt-šnʿ*

Contribuiscono al mantenimento della salute dell'organismo, sono dotati di proprietà antiossidanti e aiutano a proteggere il sistema cardio-vascolare.

Le vitamine presenti nei pinoli e la luteina contribuiscono a proteggere le cellule dall'azione dei radicali liberi. La luteina, inoltre, è benefica per la vista.

Il consumo di pinoli incoraggia la regolarità intestinale, e aiuta l'organismo a liberarsi dalle tossine accumulate. Sono considerati utili in caso di stipsi, poiché incoraggiano i movimenti intestinali. I pinoli contengono acido oleico, che risulta in grado di tenere sotto controllo i livelli di colesterolo.

Piretro (*Anacyclus pyrethrum*) *š3ms*

Capacità antisettica e digestiva.

Piselli (*Pisum sativum*) *tḫw3*

Contro la stitichezza, la colite, il meteorismo, i sintomi della menopausa. Alleati della pelle, del cuore, vasi sanguigni e sistema immunitario.

Porri (*Allium porrum L.*) *i3ḳt*

Hanno proprietà diuretiche, lassative e sono un alimento disintossicante e idratante. Ottimo antiossidante naturale, grazie alla presenza di flavonoidi, minerali e vitamine hanno notevoli benefici per la salute umana, soprattutto se consumato a crudo.

Lassativo, antibatterico e idratante naturale, il porro è un ottimo alleato del sistema vascolare e circolatorio, poiché contribuisce a distruggere il colesterolo cattivo che ostruisce vene e arterie.

Simile per proprietà e benefici alla cipolla, il porro è più ricco di calcio, ferro, fibre, proteine e vitamine, in particolare la vitamina C. Contiene anche vitamine A, K, E.

Prezzemolo (*Apium petroselinum L.*)  *m3tt ḫ3st*
Antianemico; antiscorbutico; depurativo; diuretico; emmenagogo; galattofugo; risolvente; sedativo; stimolante; tonico.

Ricino (*Ricinus communis L.*) 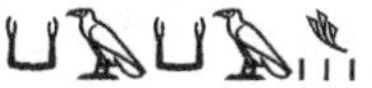 *k3k3;* 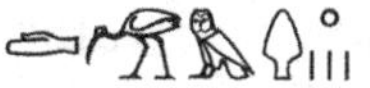 *dgm*
Notoriamente il suo olio ha proprietà lassative ed emollienti.

Rubbia (*Rubia tinctorum L.*) 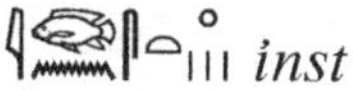 *inst*
Proprietà terapeutiche diuretiche e antinfiammatorie. È utile come coadiuvante in caso di cistite, reumatismi e costipazioni.

Ruta siriana (*Peganum harmala*)  *ḏ3is*
È utilizzata in diverse regioni come pianta medicinale, come vermifugo, soporifero, narcotico, afrodisiaco, e nella cura di alcuni disturbi della vista.

Salice (*Salix suberrata*) 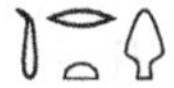 *ṯrt*
La corteccia dei rami del salice, di 2-3 anni, contiene glicosidi fenolici (salicina, populina, alcol salicilico); aldeidi; acidi aromatici; flavonoidi (isoquercetina); e tannini. La salicina, costituisce il principio attivo più interessante della pianta per le sue proprietà analgesiche, antipiretiche ed antireumatiche.

Per queste azioni il salice è utilizzato come integratore naturale alimentare antiinfiammatorio, antinevralgico, antifebbrile, utile in caso di reumatismi; dolori articolari e muscolari, mal di schiena; nevralgie; ottima contro il mal di testa; febbre; malattie da raffreddamento.

Per uso esterno, l'acido salicilico è usato in creme e lozioni, per il trattamento di molte patologie dermatologiche: acne, forfora, psoriasi, dermatiti seborroiche, duroni, calli e verruche comuni, perché svolge un'azione cheratolitica, nelle affezioni in cui lo strato corneo dell'epidermide produce cheratina in eccesso.

Sedano (*Apium graveolens L.*) *m3tt*

Contiene potassio, fosforo, magnesio e calcio, vitamina C, vitamina K e, in minore quantità, alcune vitamine del gruppo B e vitamina E. Il sedano è composto per circa il 90% da acqua; per questo motivo è diuretico e depurativo. Contiene luteina, un antiossidante protettivo nei confronti del cervello.

È un valido alleato anche contro l'ernia iatale. Il consumo regolare di sedano è utile in chi soffre d'ipertensione arteriosa, in quanto può aiutare a ridurne i valori. Il succo di sedano, sempre se assunto regolarmente, può essere un aiuto contro i reumatismi.

Sicomoro(*Ficus sycomorus L.,*) *nht*; **frutti intagliati** *nḳʿwt*

Il suo lattice è usato per la scrofolosi, contro i vermi, la dissenteria e alcune malattie respiratorie. Se si praticano dei taglietti sui suoi fichi, essi diventano più grandi e dolci.

Sorgo (*Sorghum vulgare*) *mimi*

La composizione chimica del sorgo è estremamente interessante da un punto di vista nutrizionale poiché la granella essiccata contiene molta fibra (circa 80%), proteine (7-14%), lipidi (2-3% superiore a quella del grano e del riso ma inferiore a quella del mais) e soprattutto carboidrati (20-30% amilosio e 70-80% amilopectina) ma, essendo priva di glutine, può essere utilizzata anche nella dieta per celiaci.

La modesta quantità di proteine è comunque rappresentata da alcuni aminoacidi essenziali, ma carente in altri come la *lisina*, che bisogna associare a quelli dei legumi per ottenere tutta la gamma necessaria d'aminoacidi.

Per questa sua composizione il sorgo è altamente digeribile e facilmente assimilabile, oltre a contenere importanti sali minerali come ferro, calcio, potassio e vitamine come la niacina (Vitamina B3) e la vitamina E che rendono quest'alimento ricco di proprietà nutritive.

Infine contiene anche antiossidanti naturali e fitocomposti quali acidi fenolici, fitosteroli e flavonoidi.

Tamarisco (*Tamarix L.*) 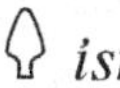 *isr*

Ha proprietà astringenti, diuretiche, sudorifere, eupeptiche.

Uva passa 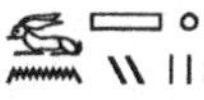 *wnšy*

È ricca di sali minerali quali soprattutto potassio, ferro e calcio.

La presenza di fibre aiuta il transito intestinale e permette di risolvere problemi di stitichezza. Infatti le fibre in presenza di acqua idratano e aumentano la massa fecale che, aiutata dalla motilità intestinale, attua un'espulsione facile e più rapida.

Valeriana (*Valeriana officinalis L.*)  *š3š3*

Proprietà antispasmodiche, ipnotiche e sedative.

Vino  *irp*

Riduzione del rischio cardiovascolare, di tumori e disturbi neurovegetativi, del diabete, della demenza. Effetto benefico sulle ossa, articolazioni e colecisti.

Excursus

La storia della vigna in Egitto testimonia il carattere di questa cultura: questa pianta non faceva parte della flora originaria del paese. L'area di sviluppo naturale della *vitis silvestris*, antenata della *vitis vinifera*, si trova(va) essenzialmente sulla costa settentrionale del Mediterraneo, nei dintorni del Mar Nero e del Mar Caspio, nelle province più orientali, come quelle del Tajikistan e Turkmenistan e più a sud nella parte meridionale della Turchia, nel Libano e nella Giordania.

È verosimile che per gli stretti contatti degli Egiziani con queste due regioni fin dalle prime dinastie, la vigna sia stata importata e adattata nella valle del Nilo. L'acclimatazione avvenne in condizioni particolari che mostrano il carattere peculiare del vino già nelle epoche remote.

Nelle tombe principesche di Naqada III, ultimo periodo di formazione dello stato egiziano (circa 3000 a. C.) spesso si sono trovate numerose giare vinarie. Ad esempio, nella grande tomba del re Narmer, una stanza conteneva più di 700 anfore vinarie d'importazione palestinese il cui contenuto originariamente si aggirava intorno ai 4500 litri.[4] Il tenore zuccherino del vino era rinforzato da succo di fichi secchi, i cui resti furono identificati sul fondo delle anfore.

---

[4] Dreyer G., « *Umm el-Qaab. Nachuntersuchungen im frühzeitlichen Kônigsfriedhof. 576. Vorbericht* », *MDAIK* 49, 1993, p. 23-62.

Da questo periodo in poi si vedono apparire giare vinarie di produzione egiziana, il che fa pensare che la vigna si apparsa in Egitto intorno al 3200 a.C., molto sviluppata dal potere del sovrano, come dimostra la maggior parte dei sigilli reali apposti sui tappi di argilla cruda.

Le vigne crebbero nel ramo occidentale del Delta in un'operazione valorizzata dalla monarchia.

È da questo periodo che il vino appare frequentemente nominato nelle tombe dei personaggi di alto rango e mai omesso nelle liste d'offerte per il defunto. Inoltre il carattere notevole del vino è assicurato dalle frequenti rappresentazioni della viticultura con vendemmia e spremitura. Inoltre è interessante notare che in tutto l'arco della storia egiziana il ciclo della produzione del vino appare più frequentemente di quello della fabbricazione del pane e della birra, anche se più ricorrente nella vita quotidiana.

Indubbiamente il Nuovo Regno (1550-1050 a. C.) fornisce informazioni dettagliate sulla viticoltura, poiché l'Egitto era in più stretto contatto con le regioni del Medio Oriente da lungo tempo esperte nella produzione vinicola. In seguito alle campagne militari egiziane in questa zona, numerose popolazioni furono deportate in Egitto tra le quali si rileva la presenza di vignaiuoli destinati alle grandi proprietà agricole dei templi.

Durante la metà della XVIII dinastia (ca. 1450 a. C.) si sviluppa un preciso sistema di marchiatura delle anfore vinarie che fornisce una considerevole quantità d'indicazioni preziose su questo prodotto. Si tratta d'iscrizioni a inchiostro redatte sul ventre delle giare che permettono di identificare il loro contenuto. In genere abbiamo:
1- data di confezione del recipiente alla fine della produzione del vino relativa all'anno di regno del re;
2- la qualità del prodotto: vino; vino buono (*nefer*), doppiamente buono (*nefer nefer*) o dolce (*nejem*). Un tipo di vino cotto molto alcolico era lo *shedeh*, a parte una specie di vinaccia destinata alla servitù;
3- il nome del beneficiario del prodotto: privato o istituzione;
4- la provenienza geografica del vino;
5- il nome del capo dei vignaiuoli, responsabile dell'elaborazione del prodotto.

Questi dati sono utilizzati per conoscere meglio i luoghi della viticoltura e del vino, destinato e fruito dall'elite della società. Lo studio delle etichette ha dimostrato che alla fine della XVIII dinastia le vigne erano situate principalmente sul ramo occidentale del Delta, via acquea che approvvigionava Menfi, la capitale amministrativa. Nella XIX e XX dinastia le zone vinicole si spostano nel ramo più orientale del Delta, quella pelusiaca chiamata dagli Egiziani 'Acqua di Ra': ciò dipese da una nuova capitale in questa regione, Pi Ramesse, e i testi non mancano di elogiare questo fertile territorio nominando anche il 'vino sacro di Ka-en-Kemet', principale vigneto della regione.

Zigolo dolce (*Cyperus esculentus*) *giw*

Antiossidante; previene invecchiamento della pelle; benessere dell'intestino e dell'organismo; controlla diabete e colesterolo; sostiene il sistema immunitario; prebiotico; aiuta a controllare gas intestinale e diarrea.

Zizifo (*Zyziphus vulgaris*) 𓆭𓄿𓆭 *im3*

Una varietà del giuggiolo (*Ziziphus jujuba*) con le stesse proprietà.

Le giuggiole sono frutti molto energetici, visto l'alto contenuto di carboidrati solubili. Sono ricche di oligominerali come magnesio, potassio, calcio e abbondano in vitamine, tra cui regna incontrastata la vitamina C.

L'elevata percentuale di vitamina C (circa 70 mg. in 100 gr, di giuggiole) rafforza il sistema immunitario e prepara l'organismo contro influenza, mal di gola e raffreddore.

PRODOTTI NOTI PRESENTI NEL PAPIRO EBERS
Geroglifico

i3ḳt	**Porri** (*Allium porrum L.*)
iwryt	**Fave** (*Vicia faba*)
ibw	**Lattuga** (*Lactuca sativa*)
ibnw	**Allume**
ibr	**Ladano** (*Cistus monspeliensis*)
ibs3	**Menta selvatica (***Mentha longifolia*)
im3	**Zizifo** (*Zyziphus vulgaris*)
imst	**Aneto** *(Anethum graveolens.)*
innk	**Coniza** (*Conyza aegyptiaca L.*)
inhmn	**Melograno** *(Punica granatum L.)*
inst	**Rubbia** (*Rubia tinctorum L*)
irp	**Vino**
irṯt	**Latte**
isr	**Tamarisco** (*Tamarix L.*)
išd	**Dattero del deserto** (*Balanites aegyptiaca*)
/ *it*	**Orzo** (*Hordeum vulgare L.*)
ʿf3	**Meliloto** (*Melilotus officinalis*)
ʿntyw	**Mirra** (*Commiphora Myrrha*)
w3ḏw	**Malachite**

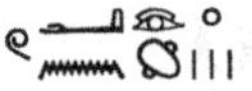 *wꜥn*	**Ginepro** (*Juniperus communis L.*)
 *wꜥḥ*	**Rizomi di zigolo dolce**
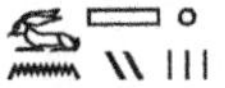 *wnšy*	**Uva passa**
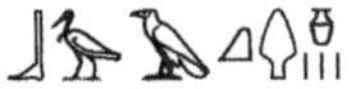 *bꜣḳ*	**Moringa (***Moringa pterygosperma / aptera***)**
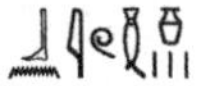 *bniw*	**Dattero** (*Phoenix dactylifera L. 1753*)
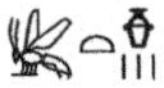 *bit*	**Miele**
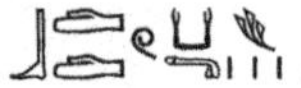 *bddw-kꜣ*	**Anguria** (*Citrullus lanatus*)
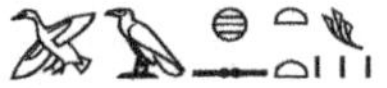 *pꜣḫ-srit*	**Cardo** (*Cynara cardunculus astilis*)
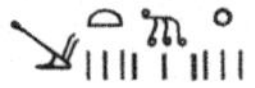 *prt-šnꜥ*	**Pinoli** (*Pinus pinea L.*)
 *psḏ*	**Giusquiamo bianco** (*Hyoscyamus albus*)
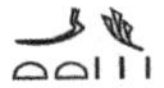 *mꜣtt*	**Sedano** (*Apium graveolens L.*)
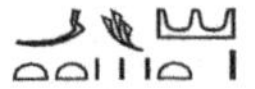 *mꜣtt ḫꜣst*	**Prezzemolo** (*Apium petroselinum L.*)
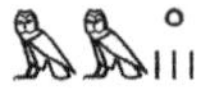 *mimi*	**Sorgo** (*Sorghum vulgare*)
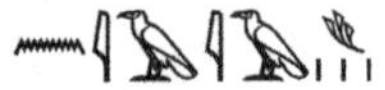 *niꜣiꜣ*	**Menta** (*Mentha piperita L.*)
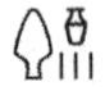 *nbs*	**Giuggiolo** (*Ziziphus jujuba*)
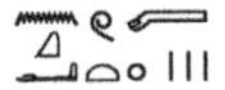 *nḳꜥwt*	**Sicomoro: frutti intagliati** (*Ficus sycomorus L., 1753*)
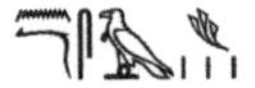 *nstyw*	**Alcanna** (*Alcanna tinctoria*)
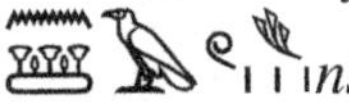 *nšꜣ*	**Enula baccherina** (*Conyza squarrosa L.*)
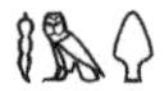 *nḏm*	**Carrubo (***Ceratonia siliqua***)**
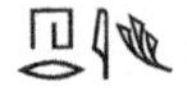 *hri*	**Cicoria** (*Cichorium intybus L.*)
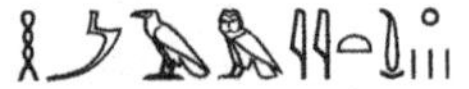 *ḥmꜣyt*	**Mandorle**
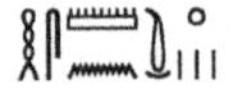 *ḥzmn*	**Natron**
 *ḥḏt*	**Cipolla** (*Allium cepa*)
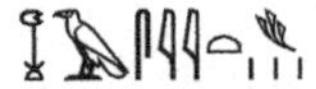 *ḥꜣsyt*	**Brionia** (*Bryonia dioica)*
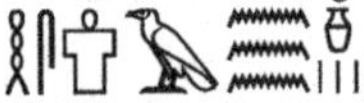 *ḥsꜣyt*	**Mucillagine**
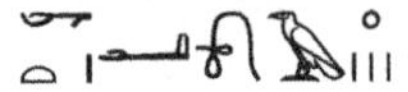 *ḫt-ꜥwꜣ*	**Aloe** (*Aloe vera L.*)

ẖt-ds	**Mirto** (*Myrtus communis L.*)
zꜣ-wr	**Felce maschio** (*Dryopteris filix-mas)*
sꜥꜣm,	**Agnocasto** (*Vitex agnus Castus L.*)
sꜥm	**Assenzio** (*Artemisia Absinthium L.*)
swt	**Carice** (*Carex elata*)
swt	**Frumento** (*Triticum vulgare Vill.*)
smt	**Crescione** (*Lepidium sativum*)
sn-wtt	**Convolvolo** (*Convolvulus scammonia*)
snṯr	**Incenso**
sd-pnw	**Malva** (*Malva silvestris L.*)
šꜣw	**Piretro** (*Anacyclus pyrethrum*)
šꜣms	**Coriandolo** (*Coriandrum sativum*)
šꜣšꜣ	**Valeriana** (*Valeriana officinalis L.*)
šwt-ḏḥwty	**Cinquefoglia** (*Potentilla reptans*)
špn	**Papavero** (*Papaverum somniferum L.*)
šmšmt	**Canapa utile** (*Cannabis sativa L.*)
šny-tꜣ	**Fieno greco** (*Trigonella foenum-graecum L.*)
šnḏt	**Acacia** (*Acacia nilotica*)
šzpt	**Melone**(*Cucumis melo*)
kꜣkꜣ	**Ricino** (*Ricinus communis L.*)
giw	**Zigolo dolce** (*Cyperus esculentus*)
gsfn	**Assafetida** (*Ferula foetida Regel*)
ti-špss	**Cinnamomo** (*Cinnamomum verum*)
tpnn	**Cumino** (*Cuminum cyminum L.*)
ṯrt	**Salice** (*Salix suberrata*)
tḥwꜣ	**Piselli** (*Pisum sativum*)

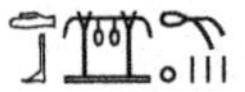 *db*	**Fico** (*Ficus carica L. 1753*)
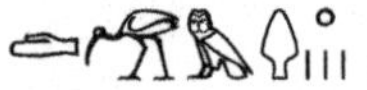 *dgm*	**Ricino** (*Ricinus communis L.*)
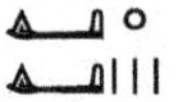 *ddi*	**Ematite**
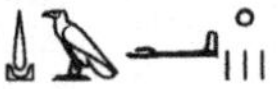 *ḏ3ᶜ*	**Cicerchia** (*Lathyrus sativus.*)
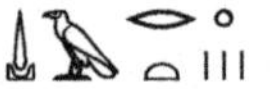 *ḏ3rt*	**Carrube (polpa)** (*Ceratonia siliqua.*)

ANNESSO

L'ALFABETO EGIZIANO E LA SUA FONETICA

In questo libro abbiamo incontrato alcuni testi scritti in geroglifico, e qualche traslitterazione. Brevemente cercheremo di spiegare il meccanismo di quest'operazione.

La scrittura geroglifica presenta solo le consonanti, ignorando le vocali, come del resto la scrittura araba corrente (quella letteraria le scrive). In questo modo i due sistemi si assomigliano, appartenendo entrambi alla famiglia delle lingue semite e forse, in parte, a quelle africane. Ad esempio

𓊵𓏏𓊪 *ḥtp*, essere soddisfatto; كتب *ktb*, scrivere.

Probabilmente il verbo egiziano si pronunciava *hàtap*; quello arabo si pronuncia *kàtab*: come si nota, mancano i segni delle vocali.

La scrittura geroglifica si compone, come tutte le scritture, di una serie di segni base che rappresentano i suoni, come indicato nella tabella seguente, rappresentante l''alfabeto' egiziano come stabilito dagli egittologi.

	Segno	traslitt.	suono		segno	traslitt.	suono
1	𓄿	*ꜣ*	a	13	𓎛	*ḥ*	h aspirata
2	𓇋	*i͗*	i/a	14	𓐍	*ḫ*	kh
3	𓇋𓇋 ; 𓏭	*y*	y	15	𓄡	*ẖ*	kh
4	𓂝	*ꜥ*	ain	16	𓊃	*z*	z
5	𓅱 ; 𓏲	*w*	u	17	𓋴	*s*	s
6	𓃀	*b*	b	18	𓈙	*š*	sh
7	𓊪	*p*	p	19	𓎡	*k*	k
8	𓆑	*f*	f	20	𓈎	*ḳ*	q

9	𓅓	***m***	m	21	𓏏	***t***	t
10	𓈖	***n***	n	22	𓍿	***ṯ***	c
11	𓂋	***r***	r	23	𓂧	***d***	d
12	𓉔	***h***	h (francese)	24	𓆓	***ḏ***	j

Fin qui tutto normale, poiché se noi vogliamo esprimere il suono 'd' scriviamo d, il greco scrive δ, l'arabo scrive د e l'egiziano scrive 𓂧. Quindi, sfatando un mito di mistero e di fantasie strane, gli Egiziani usavano dei loro grafemi per esprimere i suoni, né più e né meno come i vari popoli della terra.

A questo punto si presenta una particolarità. Se consideriamo il termine 𓊃 *z*, uomo e il termine 𓊃 *z*, chiavistello, notiamo che il suono consonantico è espresso alla stessa maniera. Come si faceva a distinguere il significato delle due parole (a parte il suono vocalico non scritto)? Dopo il fonema consonantico si poneva un segno che è stato chiamato 'determinativo', poiché 'determina' il vero significato di una parola. Così 𓊃𓏤𓀀 *z*, presenta il segno 𓏤 indicante il singolare, e 𓀀 determinativo dell'essere umano; 𓊃𓏤𓆱 *z*, presenta il segno 𓏤 indicante il singolare, e 𓆱 determinativo degli oggetti animati, e non, in legno (il grafema rappresenta un ramo d'albero stilizzato). Ciò come sistema base della scrittura geroglifica, senza addentrarci nella grammatica.

I suoni egiziani corrispondono con una certa sicurezza a quelli delle lingue semite, e in genere a quelli europei, ma non tutti. A causa di queste differenze, quando si trascrive la scrittura geroglifica in caratteri latini, a determinati segni la cui trascrizione non corrisponde a quella europea, si assegna un simbolo particolare: per questa ragione tale operazione si chiama '*traslitterazione*', alla quale segue la traduzione.

Va ricordato che, poiché gli scritti egiziani variano di grammatica nel tempo, ogni scriba aveva il suo modo di redigere, non tutti gli scribi erano istruiti in modo perfetto e tante altre particolarità caratteristiche della scrittura geroglifica, la '*traslitterazione*' serve a rendere un testo antico in modo ottimale, secondo le regole grammaticali dell'epoca alla quale esso appartiene, e integrarne, là dove necessario, errori, dimenticanze e quant'altro.

Per questa ragione facciamo notare delle caratteristiche di alcuni suoni non corrispondenti ai nostri:

𓄿 *ꜣ*, non è una vocale. Il segno è stato paragonato all'*alif* arabo e quindi dovrebbe pronunciarsi con una *a* leggermente gutturale.

𓇋 *i*, non è una vocale, così come 𓇌 ; 𓏭 [1] *y*: entrambe possono assimilarsi allo *yâ'* arabo.

𓂝 *ʿ*, è un suono simile allo *ʿayn* arabo, difficile da spiegare: una *a* laringale.

𓅱 ; 𓏲 [2] *w*, è un suono simile allo *wâw* arabo.

𓉔 *h*, simile all'inglese *h*, in *hat*.

𓎛 *ḥ*, simile allo *ḥa'* arabo

𓐍 *ḫ*, simile allo *ḫa'* arabo, molto raschiante in gola.

𓄡 *ẖ*, come sopra.

𓈎 *ḳ*, simile al *qâf* arabo: una *q* gutturale.

𓆓 *ḏ*, simile alla *j* francese.

In questo modo un testo geroglifico, se necessario, può essere reso solo con la traslitterazione.

Qual era il suono dell'egiziano parlato? Non lo si conosce completamente, anche se sono stati compiuti studi avanzati sulla fonetica raggiungendo un traguardo abbastanza credibile. Il tutto si basa sulla fonetica copta, su quella dei paesi medio orientali con i quali l'antico Egitto ebbe rapporti epistolari e in piccola parte a caratteristiche delle lingue semite antiche. L'argomento non è esaltante da descriversi in questa sede, ma basterà un esempio ai fini della curiosità:

il nome del re Tut-ankh-Amon 𓇋𓏠𓈖𓏏𓅱𓏏𓋹𓈖𓐍 *twt-ʿnḫ-imn*, [3] che significa 'immagine vivente di Amon', probabilmente si pronunciava *Tawât-anâkh-amûn*.

---

[1] Il secondo segno è un'abbreviazione.

[2] Il secondo segno è un'abbreviazione.

A causa dell'incertezza della fonetica, la lettura di uno scritto egiziano è soggetta a una regola universale stabilita dall'egittologia, cioè di porre una *e* tra le consonanti, o anteposta alle preposizioni, e altre parti grammaticali. Così ad esempio:
sḏm.n.f, egli ha ascoltato, si legge *sejemenèf*
wsr, potente, si legge *ùser*
pr.i m hwt, io esco dal santuario, si legge *peri em hut*.

Vi sono nomi di re ai quali si applica ormai da tempo la trascrizione greca, come nel caso del re Amenofis, Thuthmose, Sesostri, ecc.; o anche nel nome di divinità, quali Amon, Osiride, Isis, Satis, Uto, ecc.

Detto ciò, resta da dire che la lingua egiziana, come tutti gli idiomi, si trasformò nel tempo dando origine a varianti grammaticali con annessi e connessi. Ormai tutti sappiamo l'esistenza dell'Antico, Medio, Nuovo e Tardo Egiziano, come i tipi di scrittura geroglifica ieratica e demotica.

Ciò ha fatto nascere naturalmente la realizzazione di adeguate grammatiche e dizionari, a parte riviste specializzate nello studio della lingua egiziana, e università italiane e straniere specializzate in egittologia.

Per chi volesse avventurarsi nello studio della lingua egiziana, forniamo una breve lista delle opere più importanti e basilari:

GRAMMATICHE

Antico Regno

Elmar E., *Altägyptische Grammatik*, 2 voll. (Roma, 1955-1964. 625 pp.; Analecta Orientalia 34/39)

Allen J. P., *The Inflection of the Verb in the Pyramid Texts* (Bibliotheca Aegyptia II; Malibu: Undena, 1984)

Medio Regno

Gardiner A. H., *Egyptian Grammar; Being an Introduction to the Study of Hieroglyphs* (Oxford University Press, III edizione, 1957)

Allen J. P., Middle *Egyptian: An Introduction to the Language and Culture of Hieroglyphs* (Cambridge University Press, 1999)

---

[3] Il nome del dio Amon è scritto all'inizio per 'trasposizione onorifica'.

Englund G., *Middle Egyptian: An Introduction*, II edizione, (Uppsala, 1995)
Lefebvre G., *Grammaire de l'Égyptien Classique* (Le Caire 1955)

Nuovo Regno
Erman A., *Neuägyptische Grammatik* (Leipzig: Wilhelm Engelmann, II edizione 1933)
Korostovtsev M., *Grammaire du néo-égyptien* (Moscow, 1973)
Junge F., *Late Egyptian Grammar: An Introduction* (traduzione di David Warburton, 2001)[4]

DIZIONARI
Medio Egiziano
Faulkner R.O., *A Concise Dictionary of Middle Egyptian* (Oxford University Press, 1996).
Tutti i periodi storici
Erman A.- Grapow H., *Wörterbuch der aegyptischen Sprache*, 7 voll. Akademie-Verlag, Berlin, 1971 segg.
Hannig R., *Großes Handwörterbuch Ägyptisch-Deutsch*,(Mainz, 1995).
Aggiornamento
Meeks D., *Année lexicographique, Égypte ancienne* (3 voll., 1978-1980)
Tardo Egiziano
Lesko L. H., *A Dictionary of Late Egyptian* (2 voll., II edizione, Providence 2007).

Per le riviste specializzate l'elenco sarebbe enorme, per cui si consiglia di visitare il sito Web http://www.egyptologyforum.org/ dell'Università di Chicago in cui si può trovare una nutrita serie di notizie sull'egittologia, oltre l'informazione settimanale via e-mail dopo iscrizione gratuita.

---

[4] L'Italia è arretrata in fatto di grammatiche e dizionari egiziani, per cui si è costretti a conoscere per lo meno l'inglese, il francese e il tedesco. Nasce qui la differenza tra gli studi degli stranieri rispetto a quelli nostri, a livello di sistema verbale, analisi grammaticale, ecc. Nello studio dell'antico egiziano bisogna tener conto di ciò e fare sempre riferimento alla nostra lingua con il suo sistema logico e grammaticale.

Infine nel campo dell'informatica, come accennato nella prefazione, un ottimo software per scrivere in geroglifico è il JSESH di Serge Rosmorduc, (*http://jsesh.qenherkhopeshef.org/*) messo a disposizione GRATIS di qualsiasi utente: il sistema è periodicamente aggiornabile e contiene un numero incalcolabile di grafemi disegnati magistralmente. Inoltre è semplice da usare e ha versatilità di composizione dei geroglifici.

LE DINASTIE DELL'ANTICO EGITTO [1]

PRIMO PERIODO DINASTICO ca. 2900–2545^{+25}

I dinastia ca. 2900–2730^{+25}

Nar-mer	ca. 2900–?$^{+25}$
Aha ?	2870^{+25}
Jer	2870–2823^{+25}
Serpente	2822–2815^{+25}
Den	2814–2772^{+25}
Aj-ib/Anejib	2771–2764^{+25}
Semer-khet	2763–2756^{+25}
Qa-a	2755–2732^{+25}

II dinastia ca. 2730–2590^{+25}

Hetep-sekhemwy	2730–?$^{+25}$
Ra-neb ?	2700^{+25}
Ny-netjer	2700–2660^{+25}
Per-ibsen	2660–2650^{+25}
Sekhem-ib	2650–?$^{+25}$
Sened ?	2610^{+25}
Kha-sekhemwy	2610–2593^{+25}

III dinastia ca. 2592–2544^{+25}

Djoser (Necery-khet)	2592–2566^{+25}
Sekhem-khet	2565–2559^{+25}
Khaba	2559–?$^{+25}$
Nebka	?–?$^{+25}$
Huni ?	2544^{+25}

ANTICO REGNO ca. 2543–2120^{+25}

IV dinastia ca. 2543–2436^{+25}

Snofru	2543–2510^{+25}
Kheope	2509–2483^{+25}
Jedefra	2482–2475^{+25}

---

[1] Hornung E.- Krauss R.-Warbuton D. A., *Ancient Egyptian Chronology*, Leiden, 2006.

Bikheris	2474–2473^{+25}
Khefren	2472–2448^{+25}
Menkaura (Mikerino)	2447–2442^{+25}
Shepseskaf	2441–2436^{+25}
	V dinastia ca. 2435–2306^{+25}
Userkaf	2435–2429^{+25}
Sahura	2428–2416^{+25}
Neferirkara Kakai	2415–2405^{+25}
Neferefra	2404^{+25}
Shepseskara Izi	2403^{+25}
Neuserra Ini	2402–2374^{+25}
Menkauhor	2373–2366^{+25}
Djedkara Izezi	2365–2322^{+25}
Unas	2321–2306^{+25}
	VI dinastia ca. 2305–2118^{+25}
Teti	2305–2279^{+25}
Userkara	?–?$^{+25}$
Pepy I Meryra	2276–2228^{+25}
Nemtyemzaf Merenra	ca.2227–2217^{+25}
Pepy II Neferkara	2216–2153^{+25}
Nemtyemzaf II	2152^{+25}
	VIII dinastia ca. 2150–2118^{+25}
Neferkaura	2126–2113^{+25}
Neferkauhor	2122–2120^{+25}
Neferirkara	2119–2218^{+25}

PRIMO PERIODO INTERMEDIO ca. 2118–1980^{+25}
Dinastie (eracleopolitane) IX e X ca. 2118–1980^{+25}

MEDIO REGNO ca. 1980^{+16}–1760

	XI dinastia (tebana) ca. 2080–1940^{+16}
Mentuhotep I	ca. 1980–?$^{+16}$
Inyotef I Sehertauy	ca. ?–2067^{+16}
Inyotef II Uahankh	2066–2017^{+16}
Inyotef III Nakhtnebtepnefer	2016–2009^{+16}
Mentuhotep II Nebhepetra	2009–1959^{+16}
Mentuhotep III Sankhkara	1958–1947^{+16}
Mentuhotep IV Nebtauyra	1947–1940^{+16}
	XII dinastia 1939^{+16}–1760
Amenemhet II Nebukaura	1878–1843^{+3}

Senwosret I Kheperkara	1920–1875^{+6}
Amenemhet I Sehetepibra	1939–1910^{+16}
Nefrusobek Sebekkara	1763–1760
Senusert III Khakaura	1837–1819
Amenemhet III Nymaatra	1818–1773
Amenemhet IV Maakherura	1772–1764
Senusert II Khakheperra	1845–1837

SECONDO PERIODO INTERMEDIO 1759–ca. 1539

XIII dinastia 1759–ca. 1630

Ugaf Khutauyra	1759–1757
Amenemhet VII Sejefakara	ca. 1753–1748
Sobekhotep II Sekhemra-khutauy	1737–1733
Khenjer Userkara	ca. 1732–1728
Sobekhotep III Sekhemra-suajtauy	ca. 1725–1722
Neferhotep I Khasekhemra	ca. 1721–1710
Sobekhotep IV Khaneferra	ca. 1709–1701
Sobekhotep V Khahotepra	ca. 1700–1695
Ibiau Wahibra	ca. 1695–1685
Aya Merneferra	ca. 1684–1661
Ini Merhetepre	ca. 1660–1659
Swajtu, Ined, Hori, Dedumose	

XIV dinastia ?

XV dinastia (Hyksos) ca. ?–ca. 1530

Khian Suserenra	
Apophis Aauserra	ca. 1575–1540
Khamud	

XVI –XVII dinastia ca. ?–1540

Sebekhotep VIII, Nebiriau, Rahotep, Sobekemzaf I e II, Bebiankh	
Inyotef Nebukheperra	?–?
Taa Senakhtenra	?–?
Taa Seqenenra	?–?
Kamose Wajkheperra	ca. ?–1540

NUOVO REGNO ca. 1539–1077

XVIII dinastia ca. 1539–1292

Ahmose Nebpehtira	ca. 1539–1515

Amenhotep I Jeserkara	1514–1494
Thutmose I Aakheperkara	1493–1483
Thutmose II Aakheperenra	1482–1480
Thutmose III Menkheperra	1479–1425
Hatshepsut Maatkara	1479–1458
Amenhotep II Aakheperura	1425–1400
Thutmose IV Menkheperura	1400–1390
Amenhotep III Nebmaatra	1390–1353
Amenhotep IV/Akhenaten Neferkheprura	1353–1336
Smenkhkare'/Neferneferuaten Ankhkheperura	1336–1334
Nefernefruaten Ankhetkheperura	1334–?
Tutankhaten/amun Nebkheperura	?–1324
Itnecer Aya Kheperkheperura	1323–1320
Haremhab Jeserkheprura	1319–1292
XIX dinastia	**1292–1191**
Ramesses I Nebpehtira	1292–1291
Sety I Menmaatra	1290–1279
Ramesses II Usermaatrasetepenra	1279–1213
Merneptah Baenra	1213–1203
Sety II Userkheperura	1202–1198
Amenmesses Menmira	1202–1200
Siptah Akhenra	1197–1193
Tauseret Zatra merytamun	1192–1191
XX dinastia	**1190–1077**
Sethnekhet Userkhaura	1190–1188
Ramesses III Usermaatrameriamun	1187–1157
Ramesses IV Heqamaatra setepenamun	1156–1150
Ramesses V Usermaatra Sekheperenra	1149–1146
Ramesses VI Nebmaatra meryamun	1145–1139
Ramesses VII Usermaatra setepenra meryamun	1138–1131
Ramesses VIII Usermaatra akhenamun	1130
Ramesses IX Neferkara setepenra	ca. 1129–1111
Ramesses X Khepermaatra setepenra	ca. 1110–1107

Ramesses XI Menmaatra setepenptah	ca. 1106–1077

TERZO PERIODO INTERMEDIO ca. 1076–723

XXI dinastia ca. 1076–944

Smendes Hejkheperra setepenre'	ca. 1076–1052
Psusennes I Aakheperra setepenamun	ca. 1051–1006
Amenemnisut Neferkara	ca. 1005–1002
Amenemope Usermaatra setepenamun	ca. 1002–993
Osorkon Aakheperra setepenra	992–987
Siamun Necerkheperra setepenamun	986–ca. 968
Psusennes II Titkheperura.	ca 967–944

XXII dinastia 943–ca. 746

Shoshenq I Hejkheperrasetepenra	943–923
Osorkon I Sekhemkheperra setepenra	922–ca. 888
Takelot I Usermaatra setepenamun	ca. 887–874
Shoshenq II Heqakheperra setepenra	ca. 873
Osorkon II Usermaatra setepenamun	841–803
Shoshenq III Usermaatra setepenra/amun	ca. 872–842
Shoshenq IIIa Hejkheperra	?–790
Pami Usermaatra setepenra/amun	789–784
Shoshenq V Aakheperra	783–ca. 746

XXIII dinastia (Alto Egitto) e re rivali

Takelot II	845–821
Iuput I	820–809
Osorkon III, Takelot III	ca. 780 $^{\pm 20}$
Petubaste I	834–812
Shoshenq IV, Rudamun, Iny	

XXIII dinastia (Basso Egitto) ca. 730

Petubaste II (?), Osorkon IV	

XXIV dinastia ca. 736–723

Tefnakhte Shepsesra	ca. 736–729
Bocchoris Wahkara	728–723

PERIODO TARDO ca. 722–332

XXV dinastia ca. 722–ca. 655

Piye/Pyankhy	ca. 753–723
Shabaka Neferkara	ca. 722–707
Shebitku Jedkaura	ca. 706–690
Taharqa Khuranefertem	690–664
Tantamani Bakara	664–ca. 655
	XXVI dinastia 664–525
PsammetioI Uahibra	664–610
Necho II Uhemibra	610–595
Psammetico II Neferibra	595–589
Apries Haaibra	589–570
Amasis Khnemibra	570–526
Psammetico III Ankhkaenra	526–525
	XXVII dinastia (Persiana) 525–404
Cambise	525–522
Dario I	521–486
Xerxes	486–466
Artaxerxes I	465–424
Dario II	424–404
	XXVIII dinastia 404–399
Amirteos	404–399
	XXIX dinastia 399–380
Nepherites Baenra meryneceru	399–393
Psammuthis Userra setepenptah	393
Hakoris Khnemmaatra	393–380
Nepherites II	380
	XXX dinastia 380–343
Nectanebo I Kheperkara	380–362
Teos Irmaatenra	365–360
Nectanebo II Senejemibra setepenanhur	360–343
	II PERIODO PERSIANO 343–332
Artaxerxes III Ochus	343–338
Arses	338–336
Dario III Codoman	335–332

Alessandro il Grande 332–323

IL CALENDARIO DEL PAPIRO EBERS

Il calendario del papiro Ebers:
- riporta l'anno solare e i mesi dell'Alto Egitto relativi all'anno stagionale o agricolo.
- riporta i mesi civili dell'anno in uso nell'Alto Egitto.
- collega i calendari civile e solare al ciclo di Sirio per un anno particolare e rivela la relazione tra loro.
- individua il nono anno di Amenhotep I nel ciclo di Sirio.

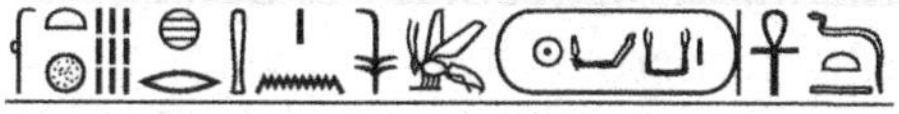

Anno di regno 9 sotto l'Incarnazione del re dell'Alto e Basso Egitto Jeser-ka-Ra, vivente eternamente.

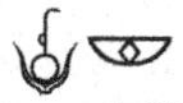 Apertura dell'anno	 mese 3	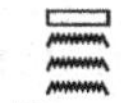 Estate	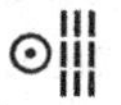 giorno 9	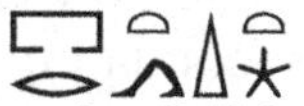 uscita di Sirio
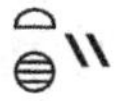 Quello del filo a piombo[1]	 mese 4	• ””””	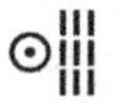 giorno 9	• ””””
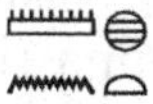 Abbigliamento	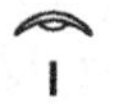 mese 1	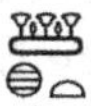 Inondazione	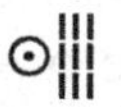 giorno 9	• ””””
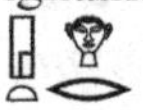 Hathor	 mese 2	• ””””	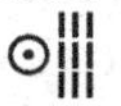 giorno 9	• ””””
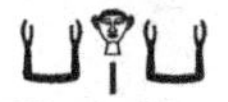 Ka sul ka	 mese 3	• ””””	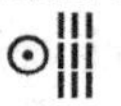 giorno 9	• ””””
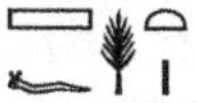 Crescita del farro	 mese 4	• ””””	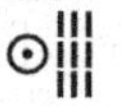 giorno 9	• ””””
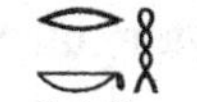 (Grande) Incendio	 mese 1	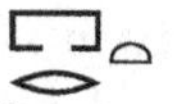 Inverno	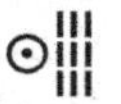 giorno 9	• ””””

[1] Epiteto del dio Thoth.

(Piccolo) Incendio	mese 2	””	giorno 9	””
Renenutet	mese 3	””	giorno 9	””
Khonsu	mese 4	””	giorno 9	””
Khent-khet(y-pery)	mese 1	Estate	giorno 9	””
Quella la cui Incarnazione è scelta	mese 2	””	giorno 9	””

Come riportato nella figura che segue lo schema originale, l'iscrizione consiste in 13 righe in 4 colonne.

L'inizio è scritto con inchiostro rosso e pone il calendario nel IX anno di regno del re Jeser-ka-Ra, [2] cioè Amenophis I, secondo re della XVIII dinastia. Il resto del calendario è scritto in nero.

La I riga indica che la levata di Sirio avveniva il IX giorno del III mese dell'Estate (*šmw*, *shemu*).

La seconda colonna fornisce i nomi dei mesi di un calendario civile. III Estate è seguito nella riga di sotto da IV Estate e le seguenti righe da I a IV Inondazione (*ꜣḫt*, *akhet*) e I-IV Inverno (*prt*, *peret*), per poi terminare con il I e II Estate.

Gli altri mesi sono indicati solo con i numeri (2, 3, 4) seguiti da un punto traducibile con le nostre 'virgolette' (idem). Questa colonna riflette un calendario originariamente basato sulle stagioni agricole di 4 mesi cadauna: inondazione (*akhet*), crescita (*peret*) e raccolto (*shemu*).

Nel documento, però, appare la discrepanza tra le stagioni agricole (anno solare) e calendario civile.

La III colonna riporta 'giorno 9' per i 12 mesi. Nella IV colonna, sotto l''uscita (o sorgere) di Sirio', vi sono i punti nelle seguenti 11 righe simili a quelli usati per i mesi civili, quindi anche qui 'virgolette'. La I riga della II, III e IV colonna devono essere lette insieme per dare 'l'uscita di Sirio (nel) III *shemu*, 9', che si riferisce al IX anno di Amenhotep I indicato nel titolo.

---

[2] Significato del nome: Il *ka* di Ra è sacro.

Così, il calendario civile sembra iniziare con l'ascesa di Sirio il III *shemu*, 9, seguita dagli altri mesi nel solito ordine. La ripetizione implica 12 mesi di 30 giorni senza i cinque epagomeni. Sembra che questi non siano stati considerati perché il 'giorno 9' di IV *shemu*, avrebbe dovuto essere seguito dal 'giorno 4' del I *akhet*.

I mesi civili non possono iniziare il 'giorno 9' poiché cominciano sempre con il giorno 1. Inoltre, i mesi lunari sono costituiti da 29 o 30 giorni, non 12 mesi di 30 giorni, e non inizieranno tutti il giorno 9.

La singolarità di tutte le restanti file indicate come 'giorno 9' e l'uso di 'idem' indica che il compilatore concentrò sullo stesso giorno nei mesi successivi del calendario civile. Il calendario civile è nell'ordine ortodosso, tranne che inizia i 12 mesi dell'anno il III *shemu*. Ma ciò si spiega con il fatto che nel IX anno di Amenophis I il sorgere di Sirio avvenne in quella data.

L'interesse principale del compilatore fu di costruire un calendario stagionale o agricolo per quell'anno che inizia con la comparsa di Sirio, rappresentata nella prima colonna. Questo è il calendario relativo a Sirio dell'Alto Egitto e elenca i mesi dell'Alto Egitto. Il primo mese è *wp rnpt* (*upet rempet*, l'apertura dell'anno), il secondo è *tekhy*, e così via, allineando l'anno solare al calendario civile per quell'anno. Quindi, le colonne 1 e 4 sono la struttura del calendario, la comparsa di Sirio che innesca le stagioni e le feste dell'anno, mentre le colonne 2 e 3 mostrano come si collegano al calendario civile in quello stesso anno.

Senza entrare in merito alle discussioni sulle differenze tra questo calendario e altri, si può affermare con cauta sicurezza che il papiro fu redatto nell'anno IX del re Amenophis I, cioè intorno al 1505 a.C.[3]

---

[3] Gli approfondimenti sul calendario egiziano con relative problematiche astronomiche sono complessi per fornirne una bibliografia. Si può iniziare, quindi, con il *LÄ* sotto le voci che interessano.

I DISTRETTI DELL'ANTICO EGITTO

		ALTO EGITTO (1-22: da Asuan a Tura)
1	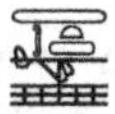	***t3-zty*** **'La terra di Nubia'**. Capoluogo: **Asuân** (*swnw*; Syene). Dall'isola di Bigga a nord di Nagᶜ el-Hisâya. Km.112, 07. Philae; Siheyl; Gezîret Asuan; Kom Ombo; Gebel es-Silsila.
2	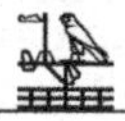	***wṯzt ḥrw*** **'Il trono di Horus'**. Capoluogo: **Edfu** (*ḏb3*; Apollinos polis). Da Nagᶜ el-Hisâya a sud di Kom el-Ahmar. Km.33.
3	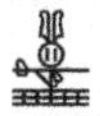	***Nḫn*** **'Il recinto'**. Capoluogo: el-Kâb (*nḫb*; Elithyas polis). Da el-Kâb a el-Moᶜalla. Km.48.80. Komîr; Esna; Asfûn el-Mataᶜna; Mataᶜna.
4	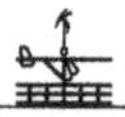	***w3st.*** Capoluogo: **Tebe** (*w3st*; Dios polis). Da el- Mataᶜna a nord di Gurna. Km.32.70. Gebelein; Tôd; er-Rizeikat; Armant; Medamûd.
5	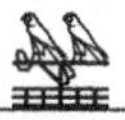	***b3wy*** **'Le due potenze (divine)'**. Capoluogo**: Qift** (*gbtyw*, Koptos). Da Khizâm fin quasi a Deir al-Ballâs. Km. 33.60. Qûs; Tûkh.
6	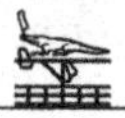	***ỉkr.*** Capoluogo: **Dendera** (*ỉwnt* ; Tentyra) da Deir el-Ballâs a Deshna. Km.44.61.
7	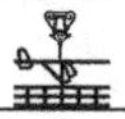	***b3t.*** Capoluogo: **Hû** (*ḥwt-sšm* ; Dios polis parva). Da Deshna a Gebel et-Târif (riva est) e fino a Abou Tîkh (riva ovest). Km.43.56.
8	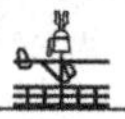	***3bḏw*** ; Abydos. Da Gebel et-Târif a nord di el-Minshîya (riva ovest) e fino al Gebel Tûkh (riva est). Km.67.13. Meshêkh.
9	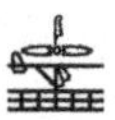	***mnw*** 'L'Emblema di Min'. Capoluogo : **Akhmîm** (*ỉpw*; Panos polis). Da el-Minshîya al Gebel esh-Shêkh el-Harîdi. Km.32.54. Sohag; Dêr el-Abyad.
10	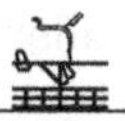	***w3ḏyt.*** Capoluogo : **Kôm Ishqâu** (*pr-w3ḏyt*). Dal Gebel esh-Shêkh el-Harîdi a nord di Abu Tîg. Km.32.54. Qau el-Kebîr.
11	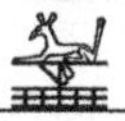	***stḫ***. Capoluogo : **Shutb** (*š3š-ḥtp* ; Hypselis). Da Abu Tîg a sud di Asyût. Km.22.83.
12	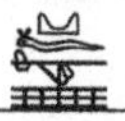	***3tft***. Capoluogo: **el-Ataula** (*pr-ᶜnty*). Da nord di Asyût al Gebel Abu Fêda. Km.55.63.
13	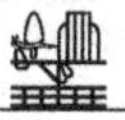	***nḏft ḫntt,*** 'Il Melograno (?) Superiore'. Capoluogo: **Asyût** (*s3wty*; Lykon polis). Da Dêr Dronka a el-Qûsiya. Km.66.13. Manqabâd.
14	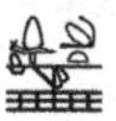	***nḏft pḥt*** 'Il Melograno (?) Inferiore'. Capoluogo: **el-Qûsiya** (*kỉs* ; Kusae). Da sud di el-Qûsiya a nord di Dêrut, o vicino Dêr Mauâs. Km.34.63. Tell el-ᶜamarna ; Hat-nub.
15	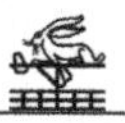	***wnt*** 'La Lepre'. Capoluogo: **el-Achmunên** (*ḫmnw*; Hermu polis megali). Da Dêr Mauâs a nord di Etlîdem.

		Km.33.16. Tûna el-Gebel.
16	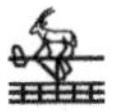	***m3-ḥḏ*** 'L'Orice'. Capoluogo: **Beni Hasan**. Da nord di Etlîdem a nord di Tihna. Km.45.66. Kôm el-Ahmar; Speos Artemidos; el-Minya.
17	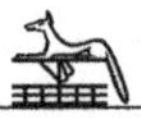	***inpwt*** 'La Cagna'. Capoluogo: **el-Qais** (*s3k3*). Da Tihna a Bahnâsa. Km.43.56. Gebel et-Têr; es-Sirirîya.
18	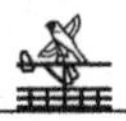	***ʿnty*** 'Quello dagli Artigli'. Capoluogo: **Kôm el-Ahmar Sauâris** (*ḥwt-nsw*). Fino a sud di Beni Suef. Km.64.56.
19	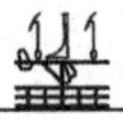	***w3bwy*** (?). Capoluogo: **Bahnâsa** (*pr-m3ḏ*; Oxirynkhos). Fino a Deshâsha. Km.45.56.
20	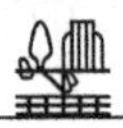	***nʿrt ḫntt*** 'L'Oleandro Anteriore'. Capoluogo: **Ihnâsya el-Medîna** (*nni-nsw* ; Herakleus polis). Da Beni Suef a Ashmânt. Km.33.59
21	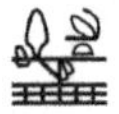	***nʿrt pḥt*** 'L'Oleandro Posteriore'. Capoluogo: **Kafr ʿammâr** (*smn-Ḥrw*). Da Ashmânt a er-Riqqa o el-Mâtanya. Km.33.59. Kôm Medînet Gurâb; Medînet el-Fayyûm; el-Lahûn; Abu Sîr el-Malaq; Meidûm.
22	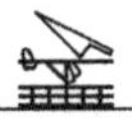	***mdnit*** 'Il Coltello'. Capoluogo: **Atfîh** (*tp-iḥw*; Aphrodites polis). Da Heluân a Uâdi Tura. Km.66.13.

BASSO EGITTO (1-20: da Menfi a Saft el-Henna)		
1	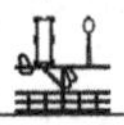	***inbw-ḥḏ*** 'I Muri Bianchi'. Capoluogo: **Mît Rahîna** (*mn-nfr*; Menfi). Da sud di Lisht a nord di Zauyet el-ʿariyan. Km.42.52. Tura.
2	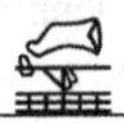	'La Coscia di Bue'. Capoluogo: **Aussîm** (*ḫm*; Letopolis). Da Zauyet el-aariyan a Kôm Abu Billu. Km 66.13.
3	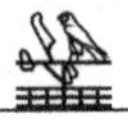	***imntt*** "L'Ovest". Capoluogo : **Kôm el-Hisn** (*i3mw*). Da Kôm Abu Billu a sud di Damanhur.
4	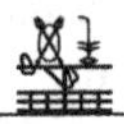	***nṯ-rst***. 'Neith meridionale'.
5	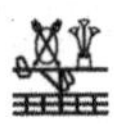	***nṯ-mḥt***. 'Neith settentrionale'. Capoluogo: **Sâ el-Hagar** (*s3w*; Sais). La frontiera tra i due distretti era probabilmente tra Tanta e Mahallet Menûf. Tell el-Farʿaîn.
6	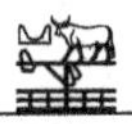	***ḫ3sww***.'Il Toro della Montagna'. Capoluogo: **Sakhâ** (*ḫ3sww*; Xois).
7	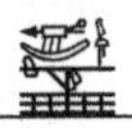	***wʿw m ḥww***. 'Arpione con Corda (occidentale)'.
8	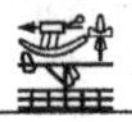	***wʿw m ḥww***. 'Arpione con Corda (orientale)'. Capoluogo: **Tell el-Mashkhûta** (*ṯkw*). De Abu Hammâd a Nefîsha. Tell er-Retaba.
9	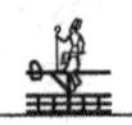	***ʿnḏty***. 'Il Dio della Terra da Pascolo'. Capoluogo: **Abu Sîr Bâna** (*ḏdw;* Busiris). Tell Mustâi.
10	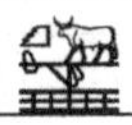	'Grande Toro Nero'. Capoluogo: **Kôm el-Atrib** (*ḥwt-t3- ḥry-ib*; Athribis)

11	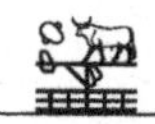	*ḥsbw*.'Il Toro Abbattuto'. Capoluogo: **Tell el-Moqdâm** (*ỉ3t-ḫnw* ; Leontopolis)
12	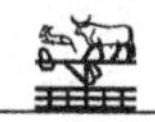	*ṯb-nṯr*.'Vitello e Vacca Divina'. Capoluogo: **Samannûd** (*ṯb-nṯr*; Sebennytos). Behbêt el-Hagar.
13	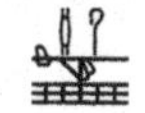	*ḥḳ3-ꜥnḏw*.'Il Governatore è Illeso'. Capoluogo: **Tell Hisn** (*ỉwnw* ; Heliopolis) Dal Gebel Ahmar al Bahra el-Manzala. Masr el-Qadîma; Atar en-Nabi; Hurbeit; Tell el-Yahudîya.
14	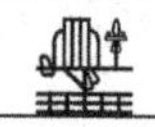	*ḫnty-ỉ3bty*. 'Parte Anteriore Orientale'. Capoluogo: **Tell Abu Seifa** (*ṯꜥrw*). Da Faqûs al Bahra el-Manzala. Tell Defenna.
15	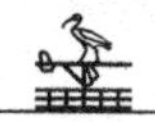	*ḥby*. 'L'Ibis'. Capoluogo: **Tell el-Baqlîya** (*bnw*; Hermupolis kato).
16	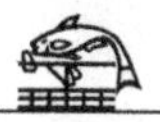	*ḫ3t*. 'L'Ossirinco'. Capoluogo: **Tell er-Rubaꜥ** (*ḏdt*; Mendes). Tell Tibilla ; Tell et-Timai.
17	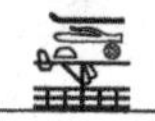	*bḥdt*. Capoluogo: **Tell el-Balamûn** (*ỉw-n-ỉmn*).
18	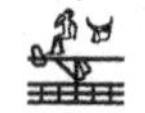	*ỉmt ḫnt*. 'Il Fanciullo Reale Anteriore'. Capoluogo: **Tell el-Faraꜥûn** (*ỉmt*). (Dalla XXV dinastia il capoluogo è Tell Basta). Tell ed-Dabaꜥ.
19	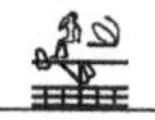	*ỉmt pḥt*. 'Il Fanciullo Reale Posteriore'. Capoluogo: **Sân el-Hagar** (*ḏꜥnt*; Tanis). (Dopo la XX dinastia capoluogo del XIV distretto)
20	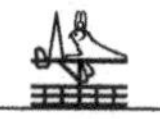	*spdw*. 'il dio Soped'. Capoluogo: **Saft el-Henna** (*pr-spdw*).

IL DELTA

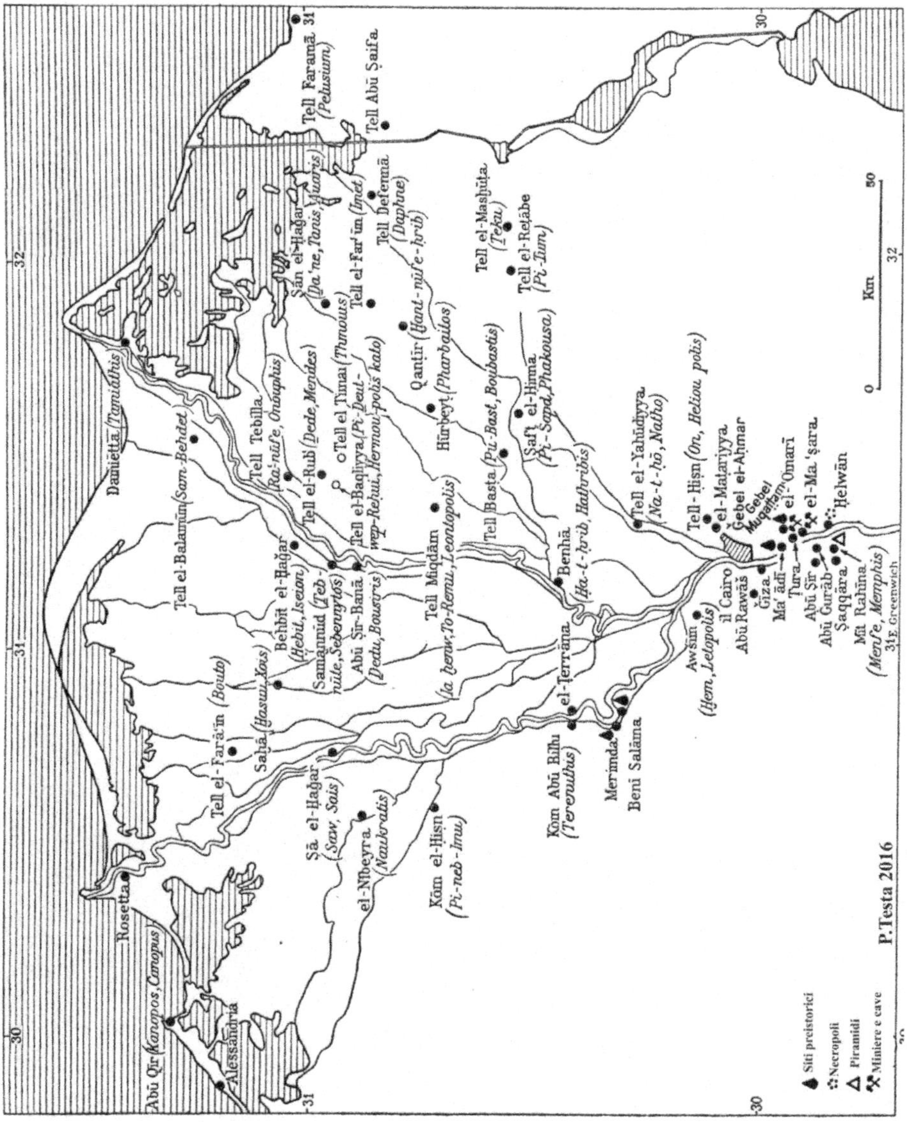

Alessandria
Abū Qīr (Kanopos, Canopus)
Rosetta
Damietta (Tamiathis)
Tell Faramā (Pelusium)
Tell Abū Ṣaifa
Tell el-Farā'īn (Bouto)
Saḥā (Hasuu, Xois)
Ṣā el-Ḥagar (Saw, Sois)
el-Nībeyra (Naukratis)
Kōm el-Ḥiṣn (Pi-neb-Imu)
Kōm Abū Billu (Terenuthus)
Merimda
Beni Salāma
el-Terrāna
Behbit el-Ḥagar (Hebit, Iseion)
Samannūd (Teb-nūte, Sebennytos)
Abū Ṣīr-Banā (Dedu, Bousiris)
Tell el-Balamūn (Sam-Behdet)
Tell Tebilla (Ra-nūfe, Onouphis)
Tell el-Rub' (Dede, Mendes)
Tell el-Tmai (Thmouis)
Tell el-Baqliyya (Pi-Deut-wep-Rehui, Hermou-polis kato)
Tell Miqdām (Ia-herw, To-Remu, Leontopolis)
Hūrbeyt (Pharbailos)
Qantīr (Ḥant-nūfe-ḥrib)
Ṣān el-Ḥagar (Da'ne, Tanis, Auaris)
Tell el-Far'ūn (Imet)
Tell Defennā (Daphne)
Tell el-Mashūta (Teku)
Tell el-Reṭābe (Pi-Tum)
Tell Basṭa (Pi-Bast, Boubastis)
Ṣafṭ el-Ḥinna (Pi-Ṣapd, Phakousa)
Benhā (Ḥa-t-ḥrib, Hathribis)
Tell el-Yahūdiyya (Na-t-hō, Natho)
Tell-Ḥiṣn (On, Heliou polis)
el-Maṭariyya
Gebel el-Aḥmar
Gebel Muqaṭṭam
el-'Omarī
el-Ma'ṣara
Ḥelwān
il Cairo
Abū Rawāš
Gīza
Ma'ādī
Ṭura
Abū Ṣīr
Abū Gurāb
Ṣaqqāra
Mīt Rahīna (Menfe, Memphis)
Awsīm (Ḥem, Letopolis)
31 E. Greenwich
Km
0
32
50
Siti preistorici
Necropoli
Piramidi
Miniere e cave
P.Testa 2016

IL MEDIO EGITTO

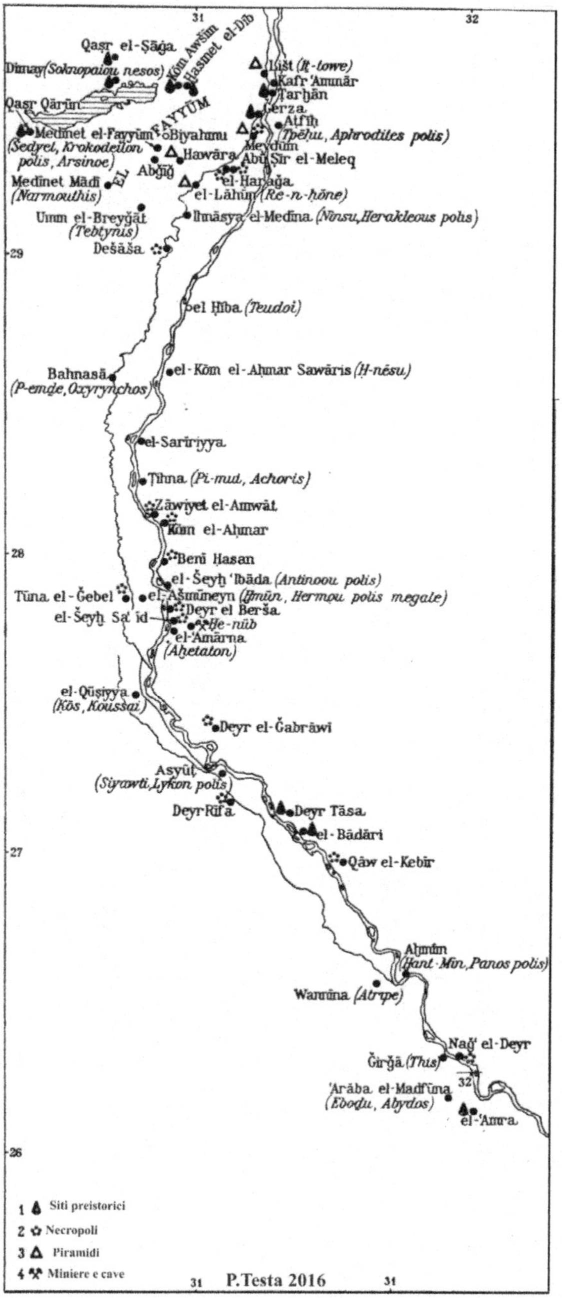

L'EGITTO MERIDIONALE

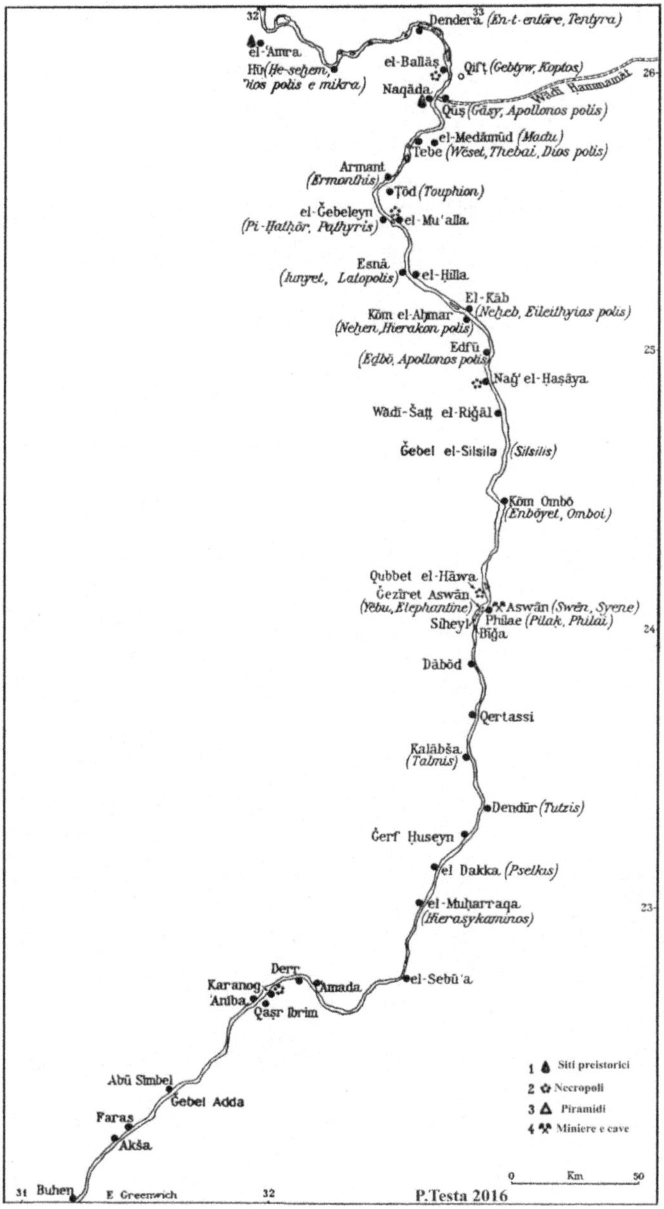

TAVOLA 1

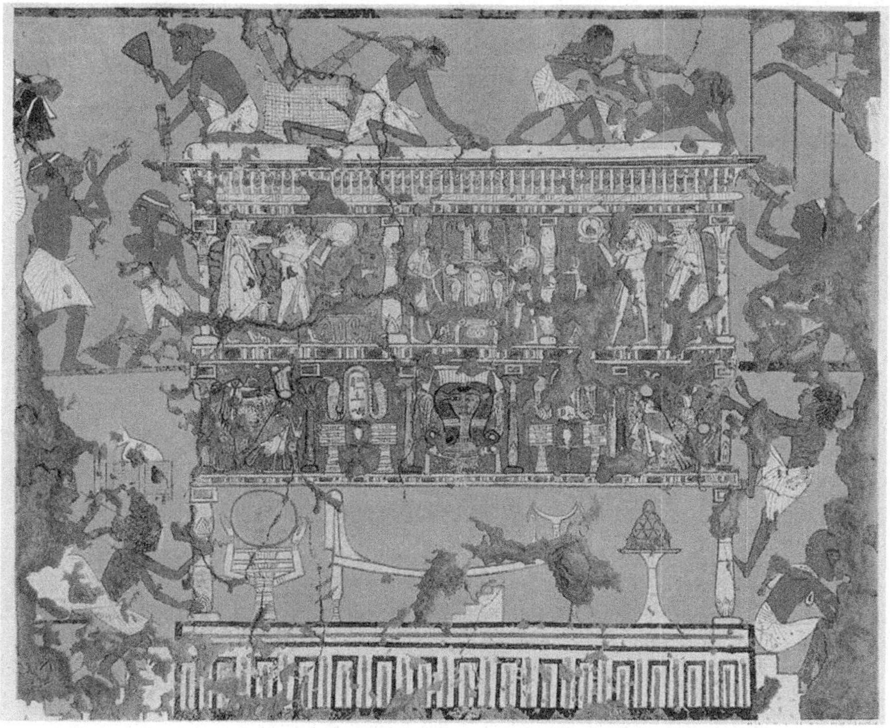

In alto a destra, intervento sulla slogatura di un braccio. In basso a sinistra, intervento a un occhio.

BIBLIOGRAFIA

Breasted J. H., *The Edwin Smith Surgical Papyrus*, 2 voll., Chicago, 1980.

Ebers G., *Papyros Ebers*, 3 voll., Leipzig,1875.

Eisenlohr A., *Ein mathematisches Handbuch der alten Aegypter (Papyrus Rhind des British Museum),* Leipzig, 1877.

Griffith F. Ll., *Hieratic Papyri from Kahun and Gurob*, London, 1948.

Hassan S., *Excavations at Giza*, I (1929-1930), Oxford, 1932,

Hornung E.- Krauss R.-Warbuton D. A., *Ancient Egyptian Chronology*, Leiden, 2006.

Iversen E., *Papyrus Carlsberg n.VIII,* Kobenagen, 1939.

Jonckeere F., *La médecine égyptienne* N.2, *Le payrus médical Chester-Beatty*, Bruxelles, 1947.

Lefebvre G., *Essai sur la médecine égyptienne de l'époque pharaonique*, Paris, 1956.

Lexa F, *La magie dans l'Égypte antique,*3 voll.,Paris,1923.

Reisner G. A., *The Hearst Medical Papyrus*, Leipzig, 1905.

Ruffer, M. A. *Studies in the palaeopathology of Egypt,* 1921, Chicago.

Sauneron S., *Le papyrus Illustré de Brooklin*, Oxford, 1970.

Sethe K., *Untersuchungen zur Geschichte und Altertumskunde Aegyptens*, VIII Band, Leipzig, 1924.

Steidorff G.-Wolf W., *Die thebanische Gräberwelt*, Glücksatdt, 1936.

Testa P., *Libro dei morti egiziano. Libro per uscire nel giorno*, Harmakis Edizioni, 2018.

Wreszinski W., *Der grosse medizinischer Papyrus des Berliner Museums*, Leipzig, 1909.

ABBREVIAZIONI

Alex, Meeks D., *Année Lexicographique*, 3 voll., Paris, 1978-1980.

BIFAO, *Bulletin de l'Institut français d'archéologie orientale,* Le Caire.

CdÉ, *Chronique d'Égypte*, Bruxelles.

Drogennamen, Von Deines H.-Grapow H., *Wörterbuch der ägyptischen Drogennamen*, Berlin, 1959.

Hannig, Hannig R., *Großes Handwörterbuch Ägyptisch-Deutsch*, Mainz, 1995.

JEA, *Journal of Egyptian Archaeology*, London.

KRI, *Ramesside Inscriptions. Historical and Biographical,* Band II, Oxford, 1979.

LÄ, Helck W. - Otto E.-Westendorf W., *Lexikon der Ägyptologie*, 7 voll., Wiesbaden, 1972-1975.

Lucas, Lucas A., *Ancient Egyptian materials and Industries*,[4] London, 1962.

MDAIK, *Mitteilungen des Deutschen Archäologischen Instituts*, Abteilung Kairo.

PM, Porter B. - Moss R., *Topographical Bibliography of Ancient Egyptian Hieroglyphic Texts, Reliefs and Paintings*, 7 voll, 1927-1951, London.

Wb, *Wörterbuch der ägyptische Sprache*, 7 voll., Erman A.- Grapow W., Berlin, 1926-1931

ZÄS, *Zeitschrift für ägyptische Sprache und Altertumskunde*, Berlin/Leipzig.

SEZIONE 2

TESTO GEROGLIFICO

Foglio 1

1.1

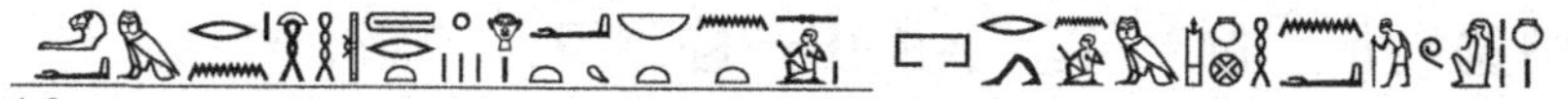

1.2

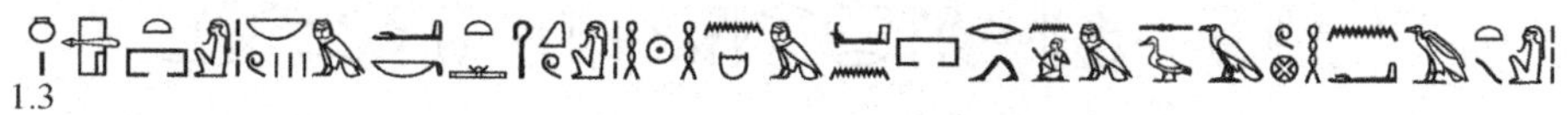

1.3

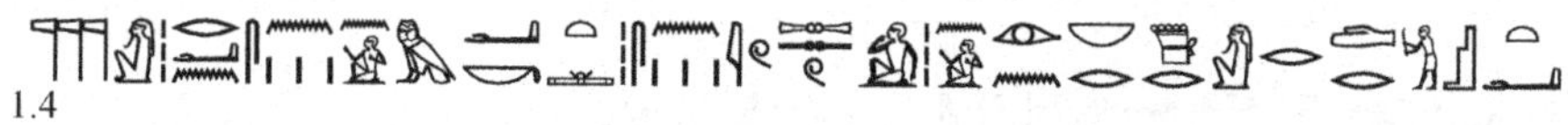

1.4

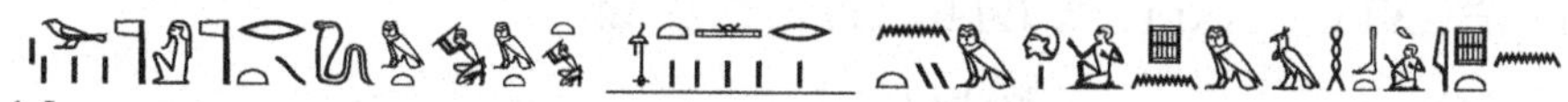

1.5

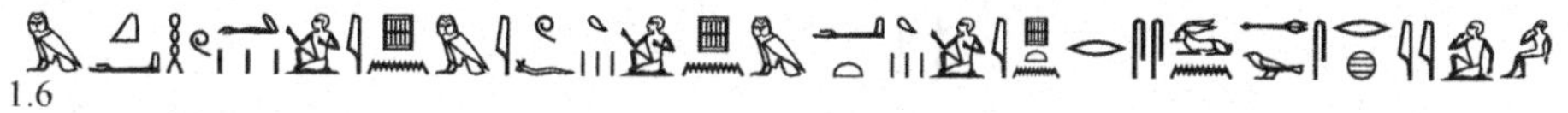

1.6

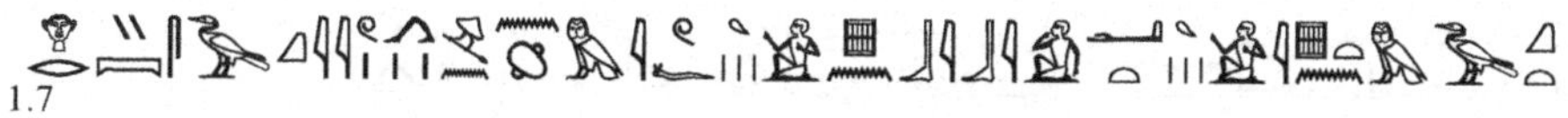

1.7

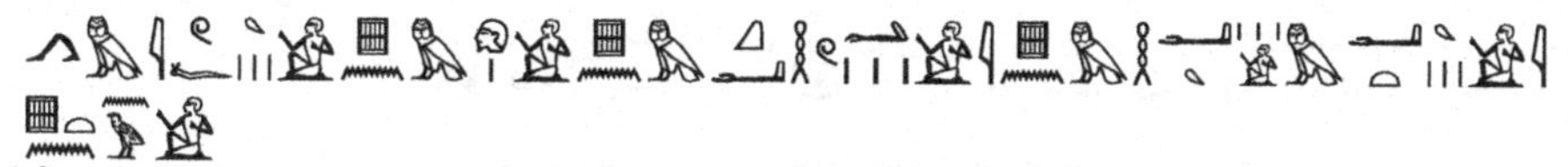

1.8

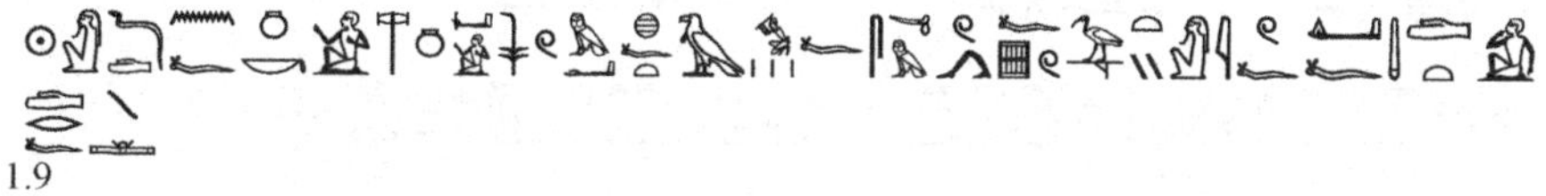

1.9

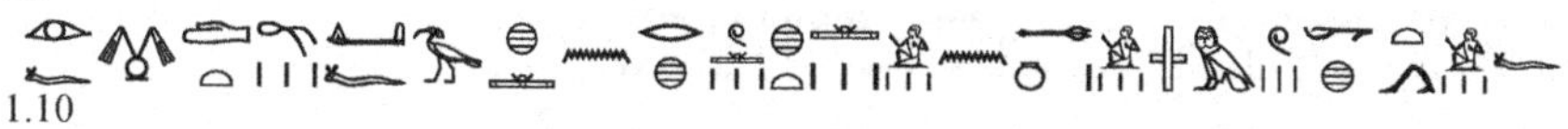

1.10

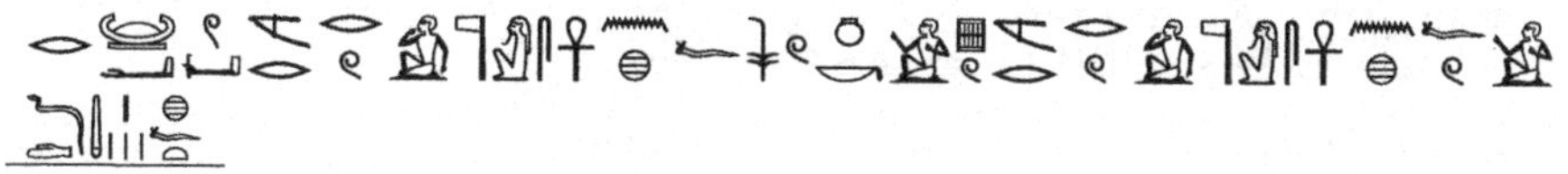

1.11

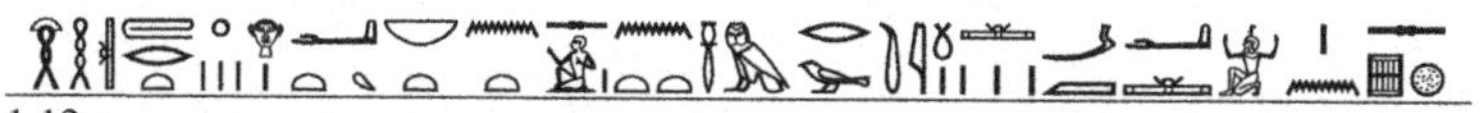

1.12

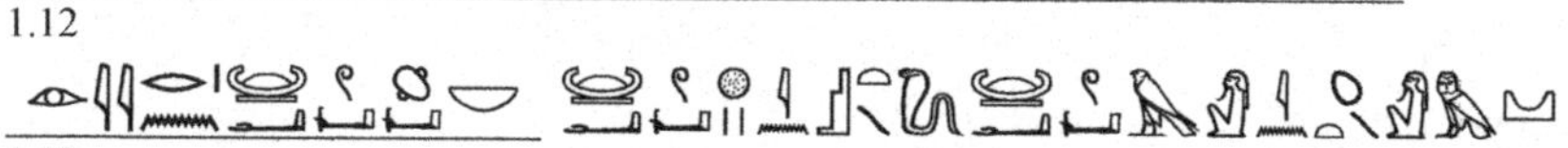

1.13

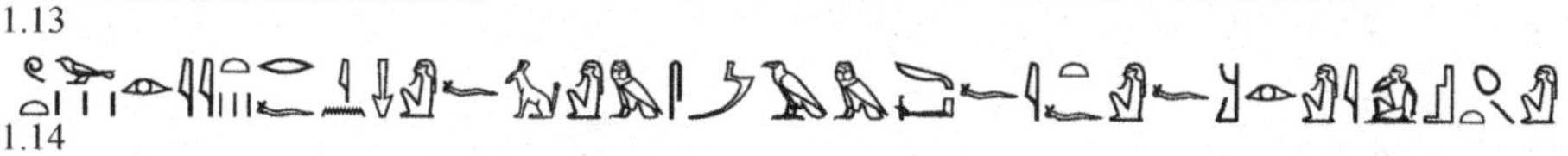

1.14

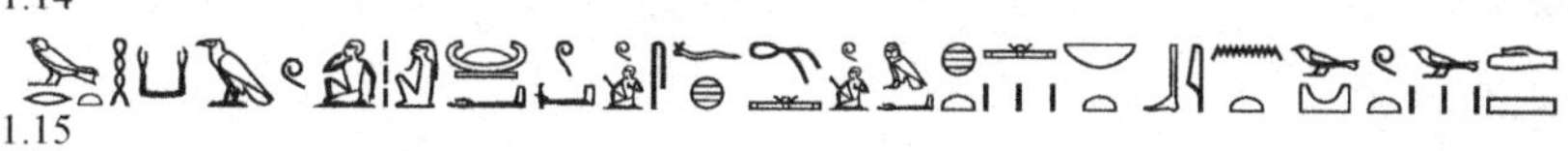

1.15

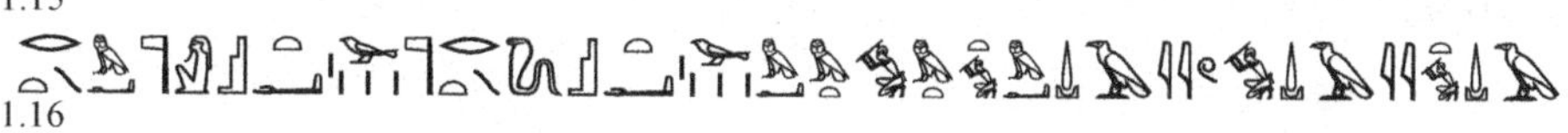

1.16

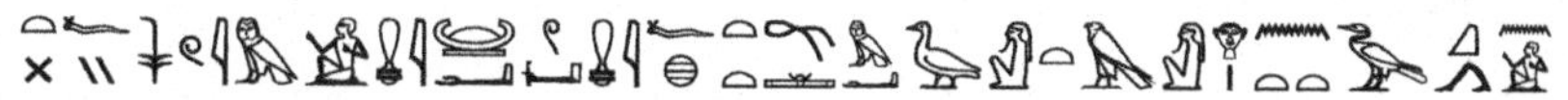

1.17
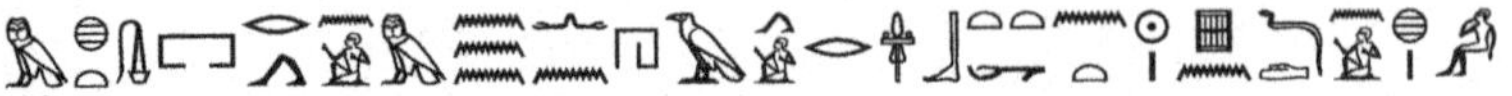
1.18
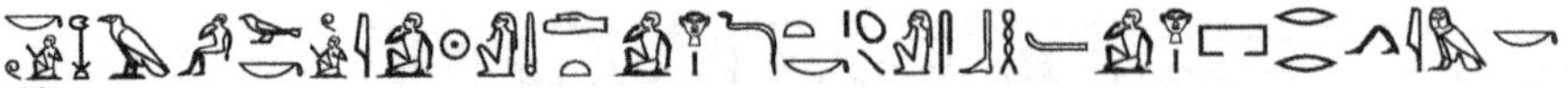
1.19
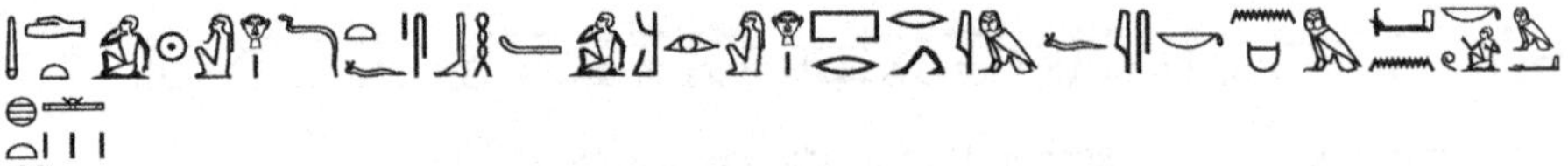
1.20
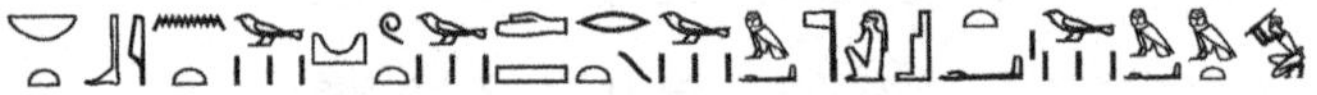

Foglio 2

2.1
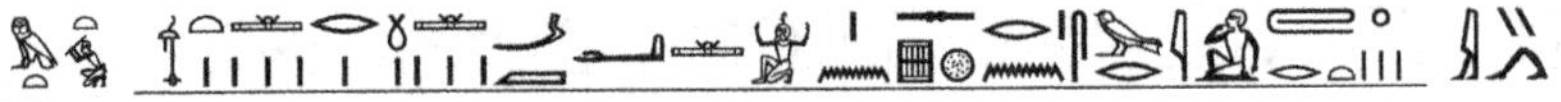
2.2
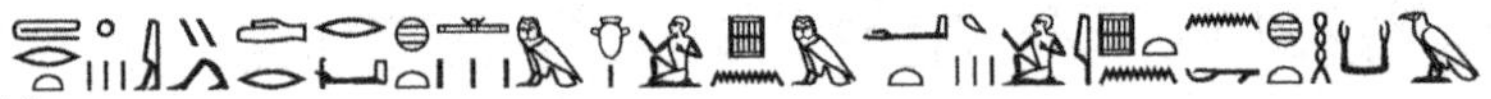
2.3
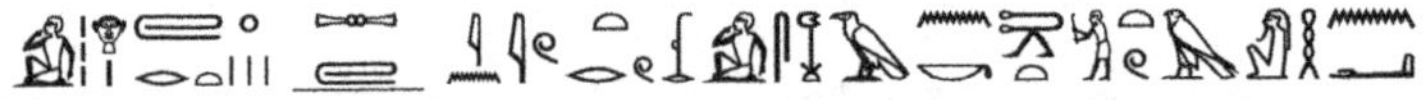
2.4
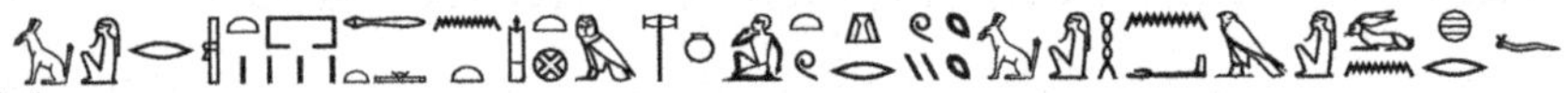
2.5
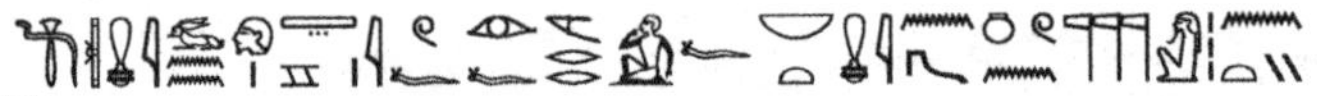
2.6
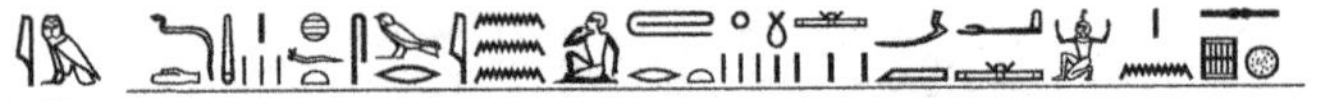
2a.7
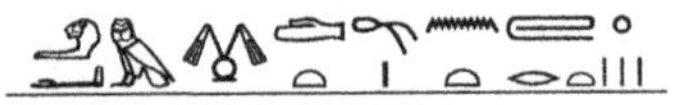
2a.8
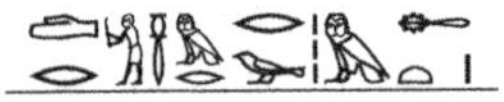
2a.9
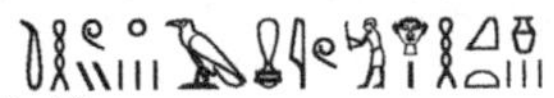
2a.10
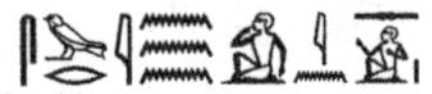
2a.11
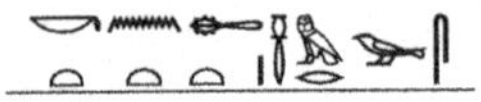
2a.12

2a.13

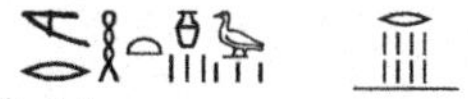
2a.14

2a.15
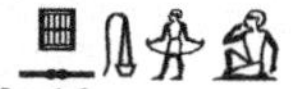
2a.16
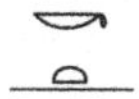
2a.17
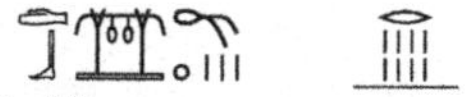
2a.18
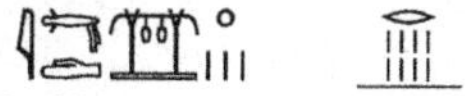
2a.19
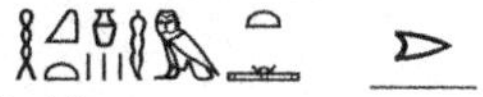
2a.20
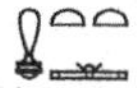
2b.7
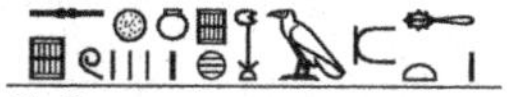
2b.8

2b.9
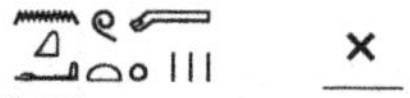
2b.10
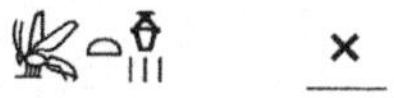
2b.11
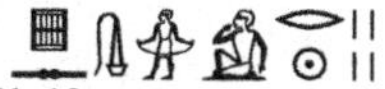
2b.12
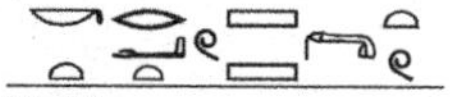
2b.13

2b.14
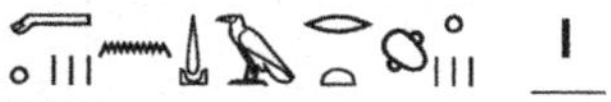
2b.15
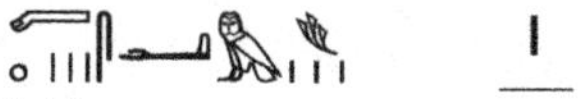
2b.16
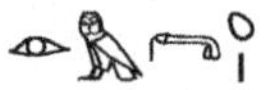

2b.17

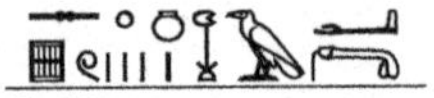

2b.18

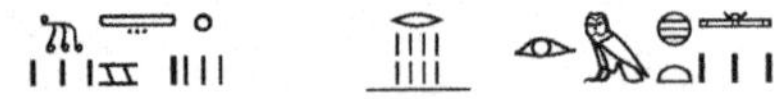

2b.19

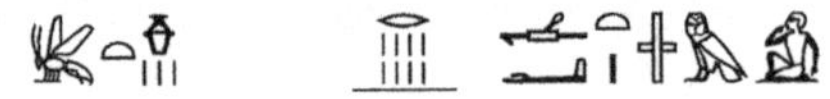

Foglio 3

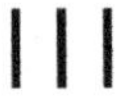

3.1

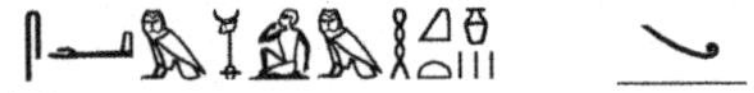

3.2

3.3

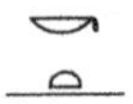

3.4

3.5

3.6

3.7

3.8

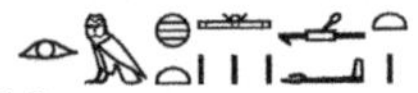

3.9

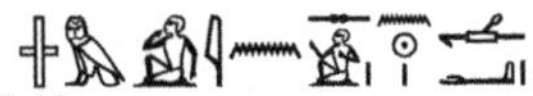

3.10

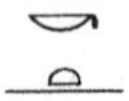

3.11

3.12

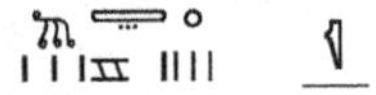

3.13

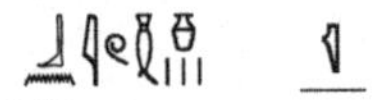

3.14

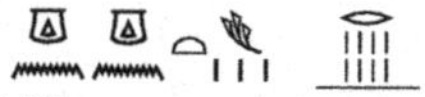
3.15
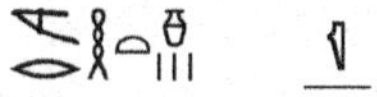
3.16
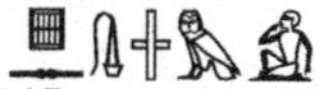
3.17
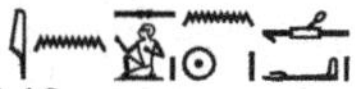
3.18
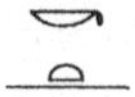
3.19
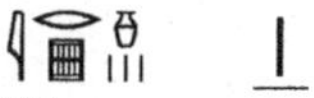
3.20
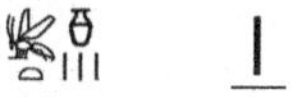
3.21
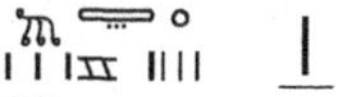
3.22
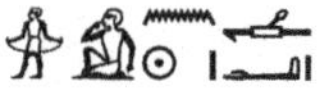

Foglio 4

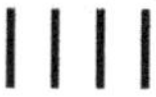

4.1
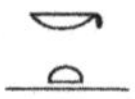
4.2
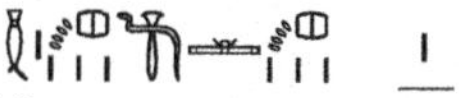
4.3
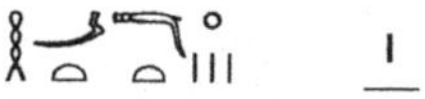
4.4
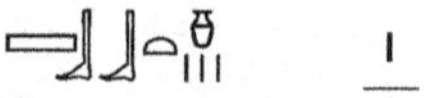
4.5
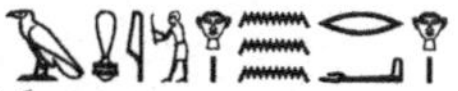
4.6
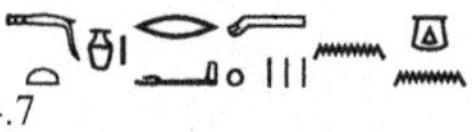
4.7
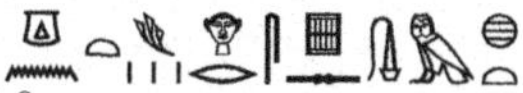
4.8
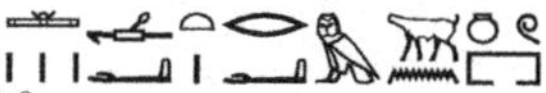
4.9

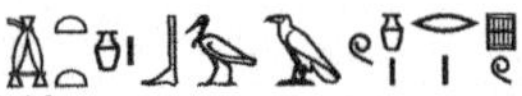
4.10
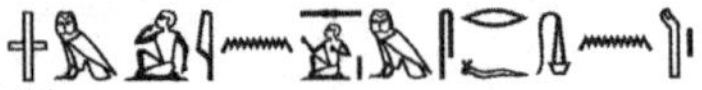
4.11
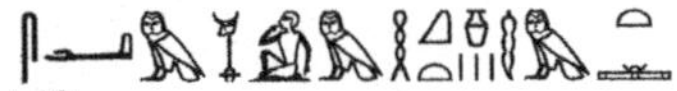
4.12
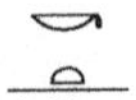
4.13
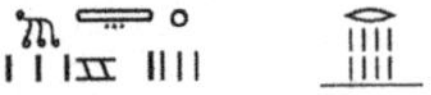
4.14

4.15
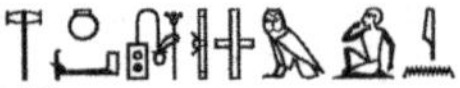
4.16
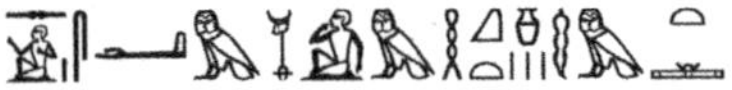
4.17
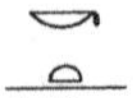
4.18
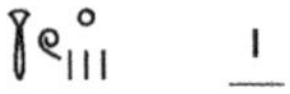
4.19
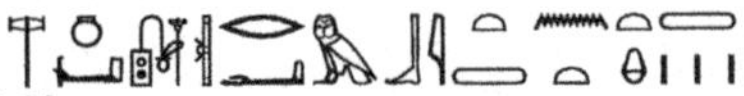
4.20
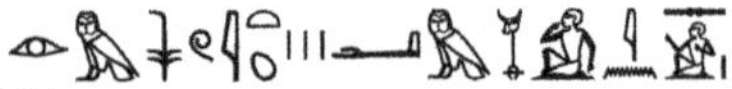
4.21
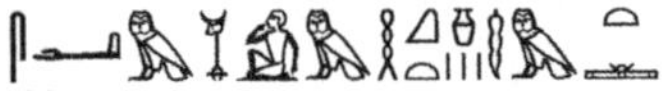
4.22
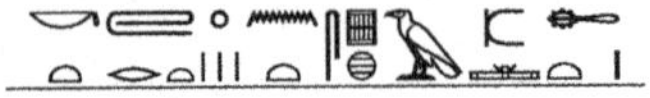

Foglio 5

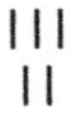

5.1
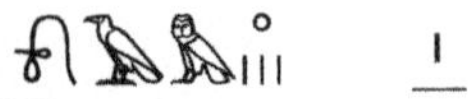
5.2

5.3
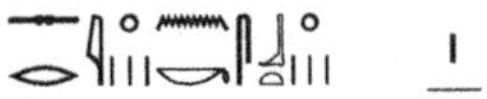
5.4

5.5

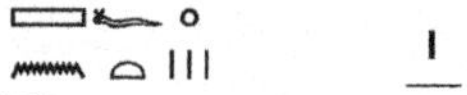

5.6

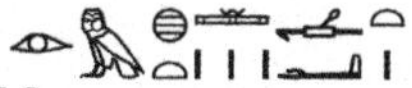

5.7

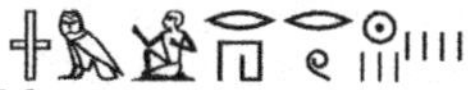

5.8

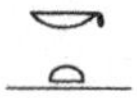

5.9

5.10

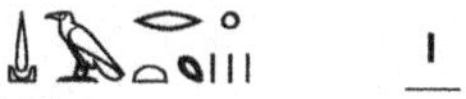

5.11

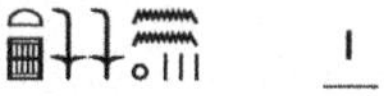

5.12

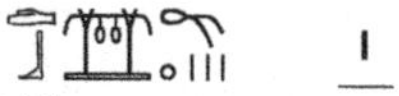

5.13

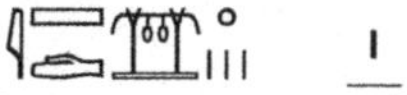

5.14

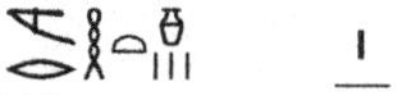

5.15

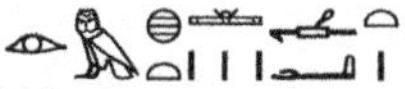

5.16

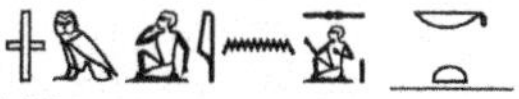

5.17

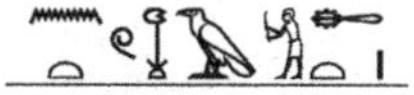

5.18

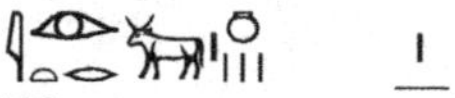

5.19

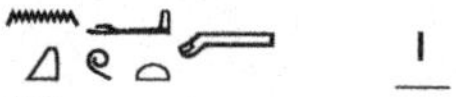

5.20

Foglio 6

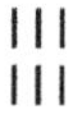

6.1

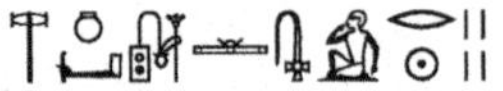

6.2

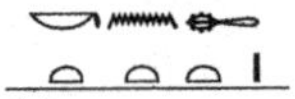

6.3

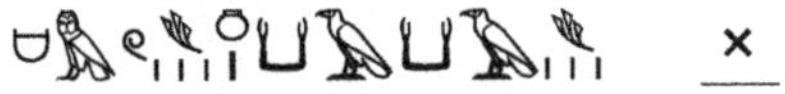

6.4

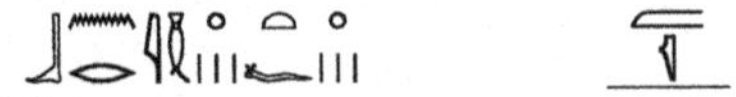

6.5

6.6

6.7

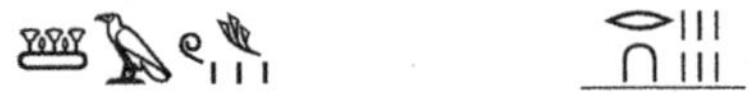

6.8

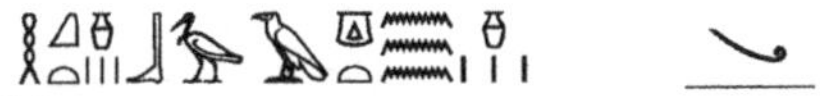

6.9

6.10

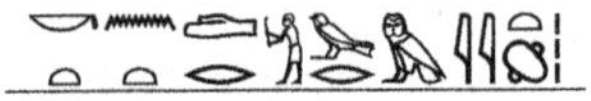

6.11

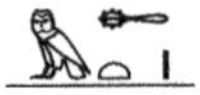

6.12

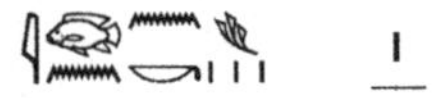

6.13

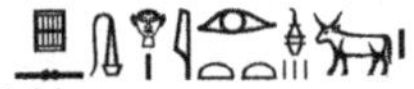

6.14

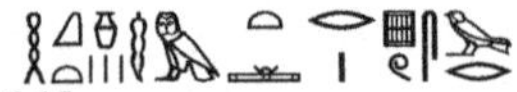

6.15

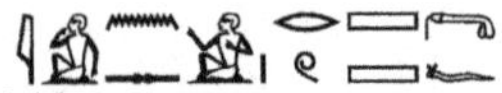

6.16

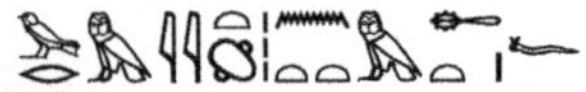

6.17

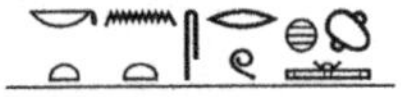

6.18

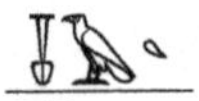

6.19

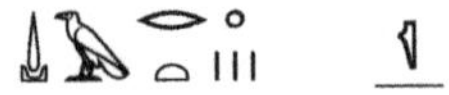

6.20
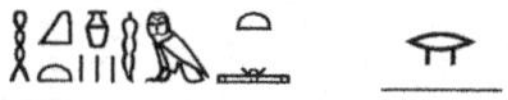
6.21
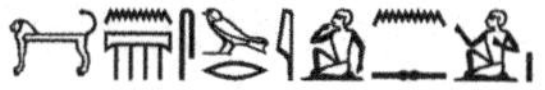

Foglio 7

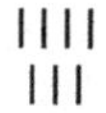

7.1
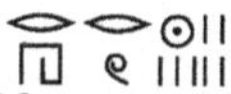
7.2
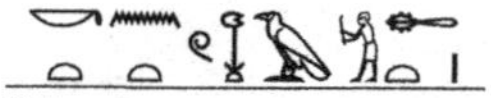
7.3
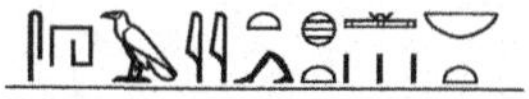
7.4
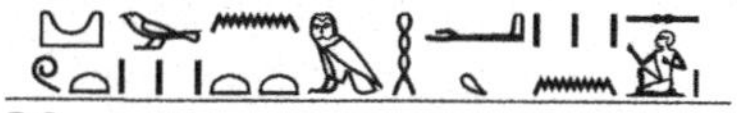
7.5
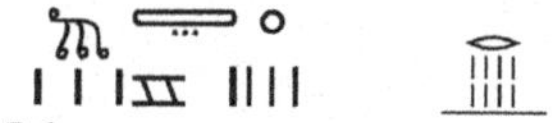
7.6

7.7

7.8

7.9
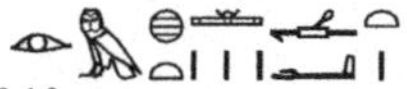
7.10
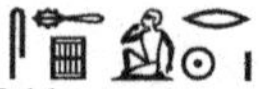
7.11
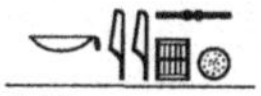
7.12
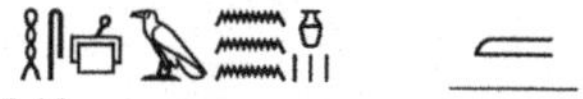
7.13

7.14

7.15

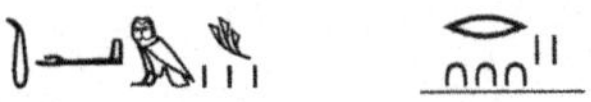

7.16

7.17

7.18

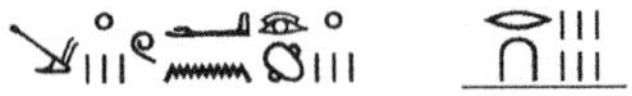

7.19

7.20

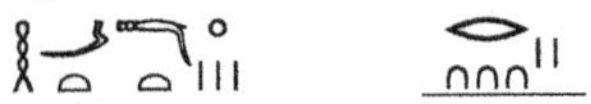

7.21

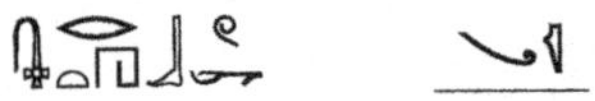

7.22

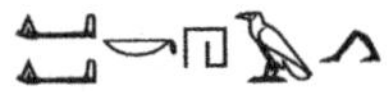

Foglio 8

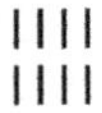

8.1

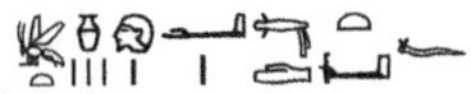

8.2

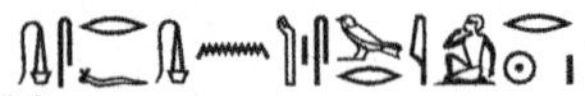

8.3

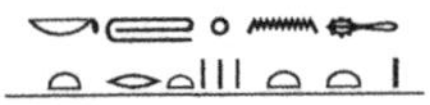

8.4

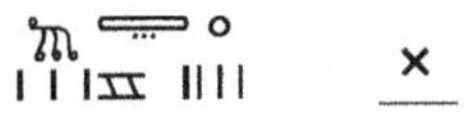

8.5

8.6

8.7

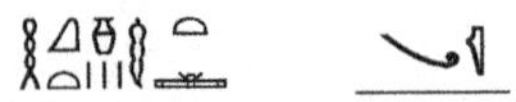

8.8

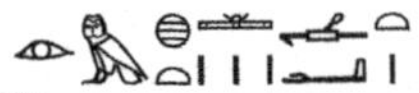

8.9

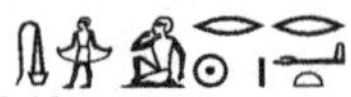

8.10

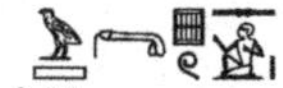

8.11

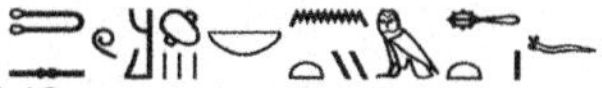

8.12

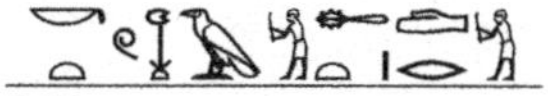

8.13

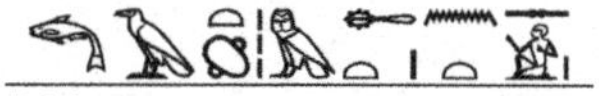

8.14

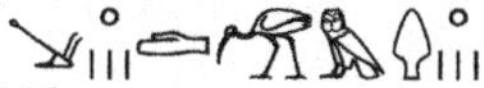

8.15

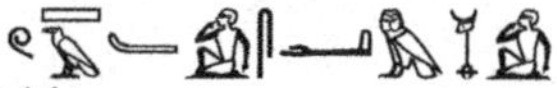

8.16

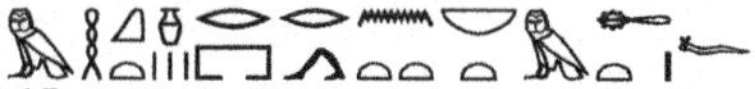

8.17

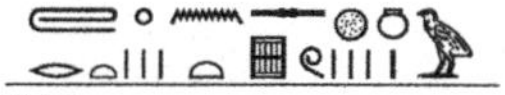

8.18

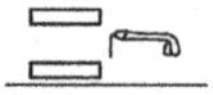

8.19

8.20

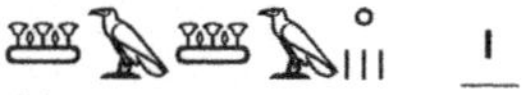

8.21

Foglio 9

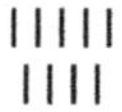

9.1

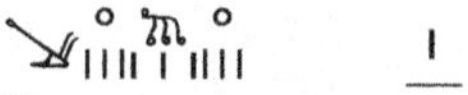

9.2

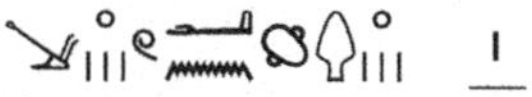

9.3

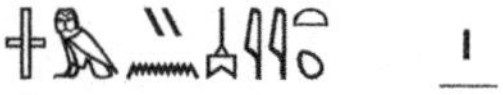

9.4

9.5

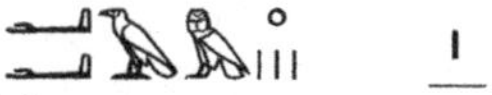

9.6

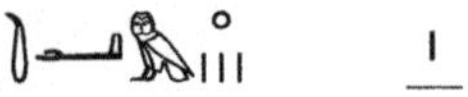

9.7

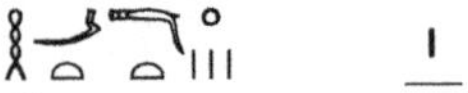

9.8

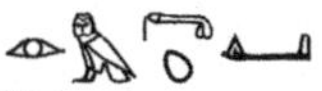

9.9

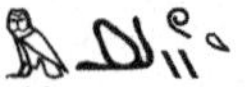

9.10

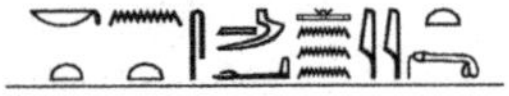

9.11

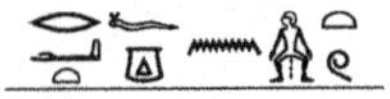

9.12

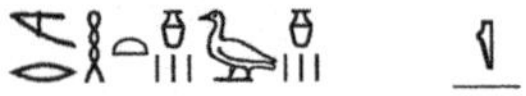

9.13

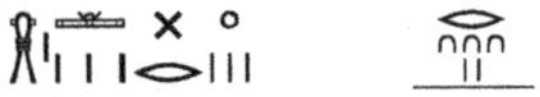

9.14

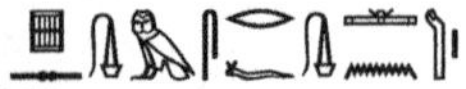

9.15

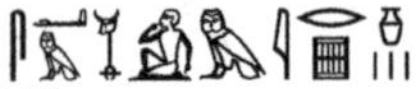

9.16

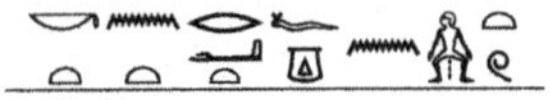

9.17

9.18

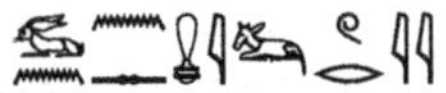

9.19

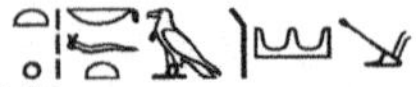

9.20

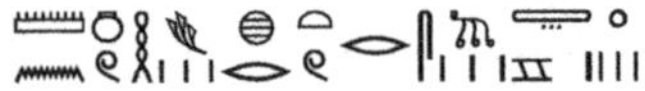

Foglio 10

10.1

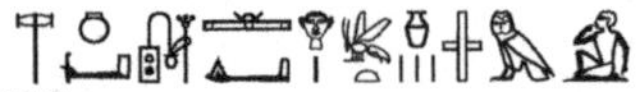

10.2

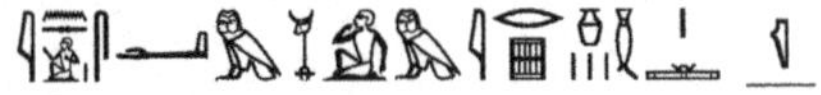

10.3

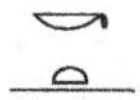

10.4

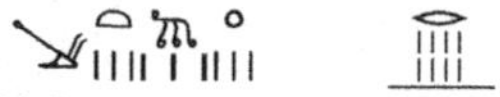

10.5

10.6

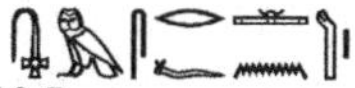

10.7

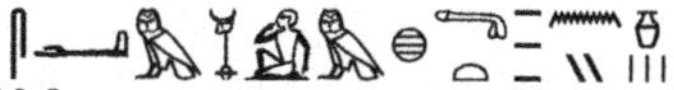

10.8

10.9

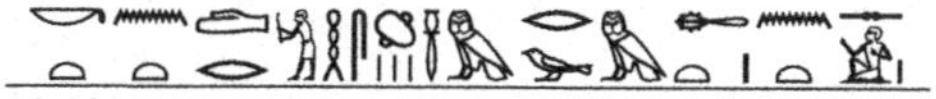

10.10

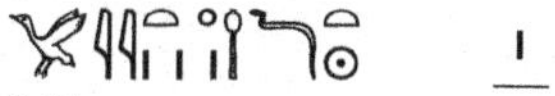

10.11

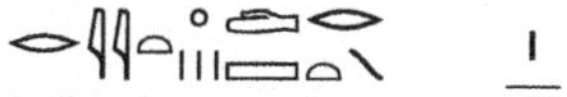

10.12

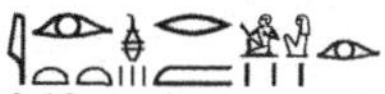

10.13

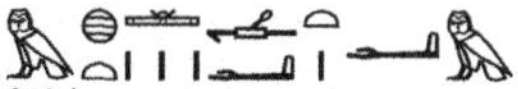

10.14

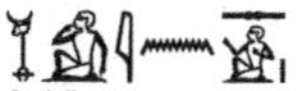

10.15

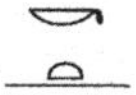

10.16

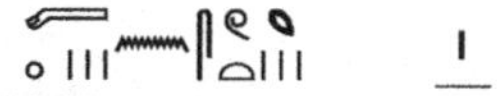

10.17

10.18

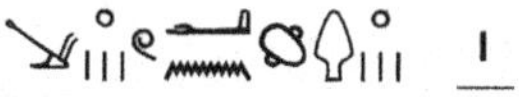

10.19

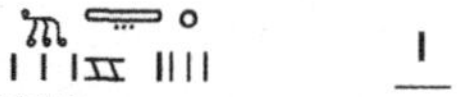

10.20

10.21

Foglio 1

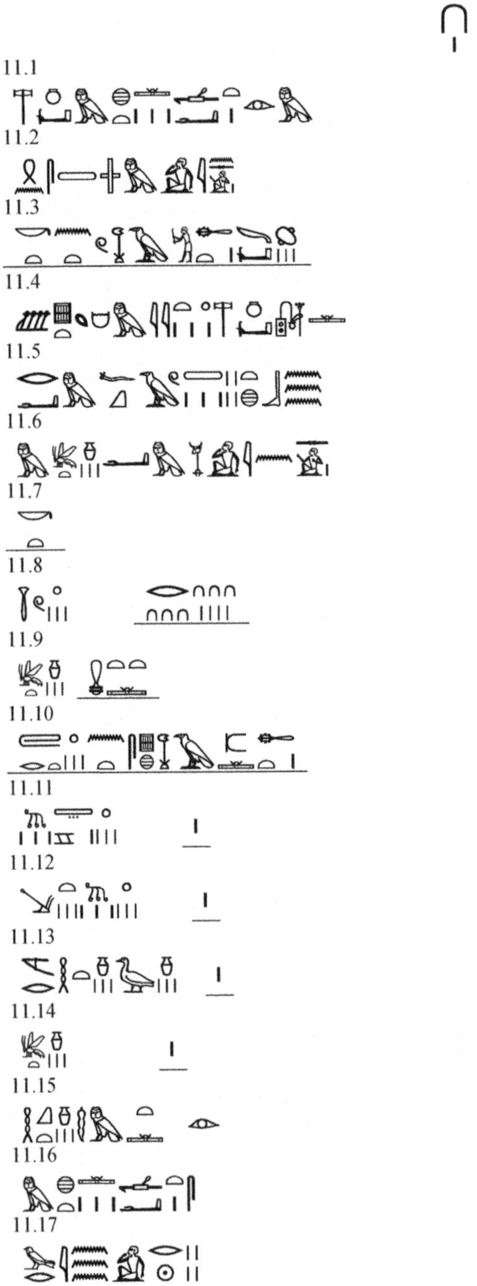
11.1
11.2
11.3
11.4
11.5
11.6
11.7
11.8
11.9
11.10
11.11
11.12
11.13
11.14
11.15
11.16
11.17

11.18
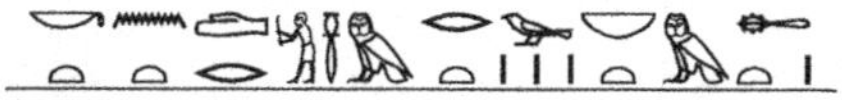
11.19
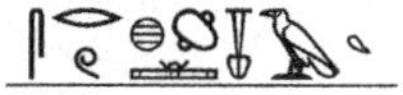
11.20
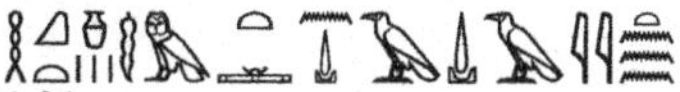
11.21
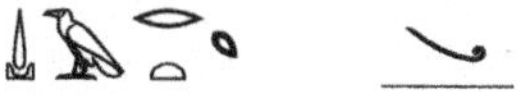

Foglio 12

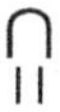

12.1
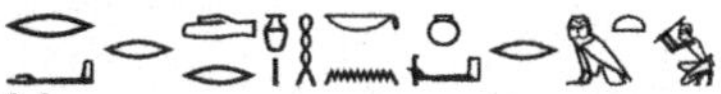
12.2
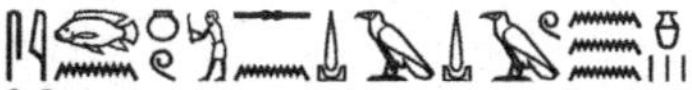
12.3
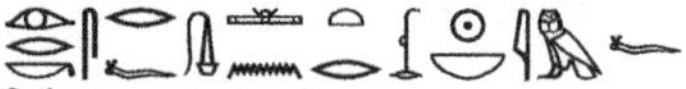
12.4
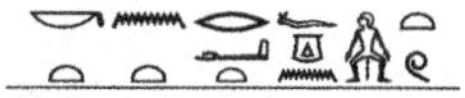
12.5
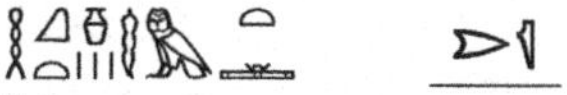
12.6

12.7

12.8
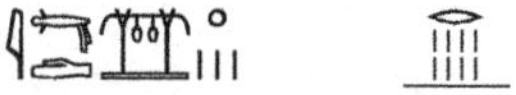
12.9
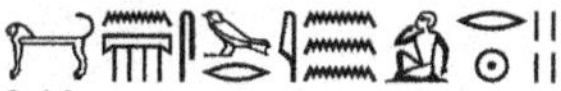
12.10
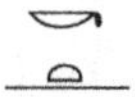
12.11
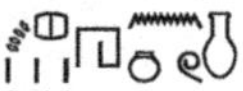
12.12
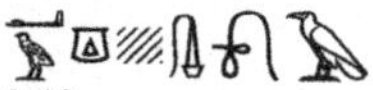
12.13
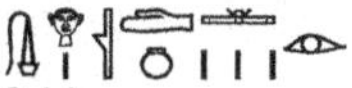
12.14

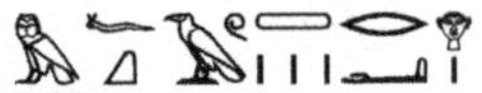
12.15
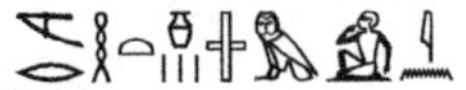
12.16
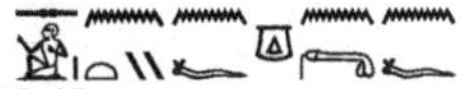
12.17
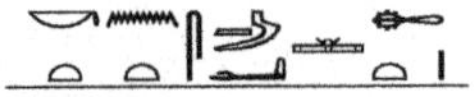
12.18
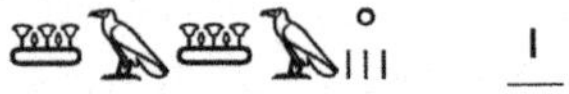
12.19

12.20
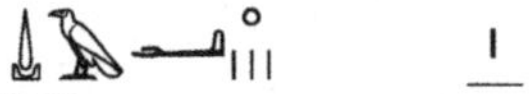
12.21

12.22

Foglio 13

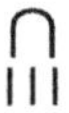

13.1
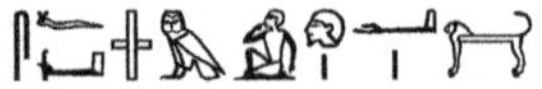
13.2
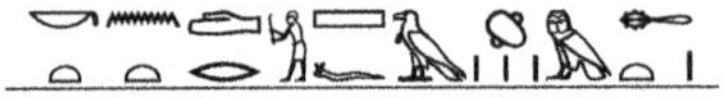
13.3
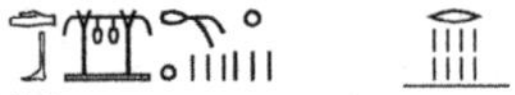
13.4
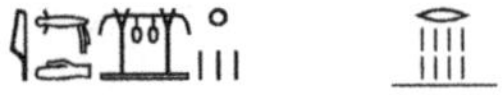
13.5
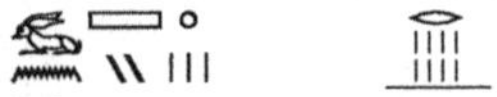
13.6

13.7
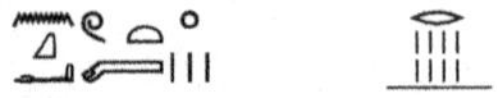
13.8
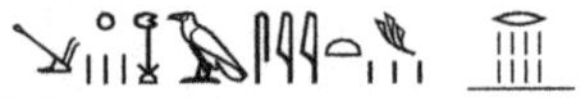
13.9

13.10

13.11

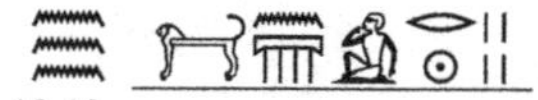

13.12

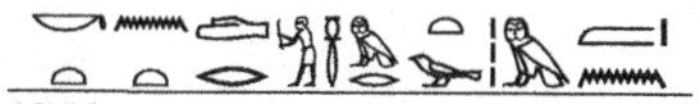

13.13

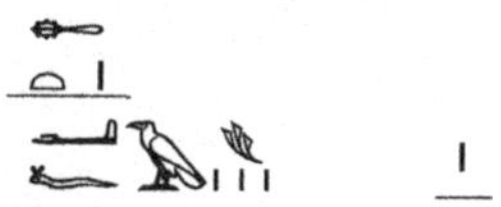

13.14

13.15

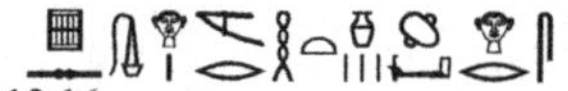

13.16

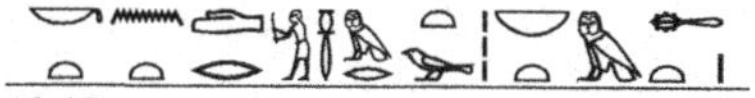

13.17

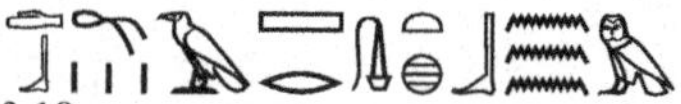

13.18

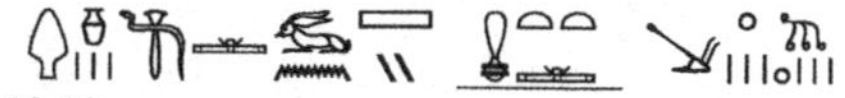

13.19

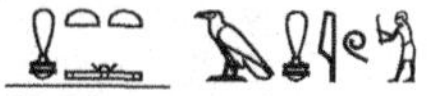

13.20

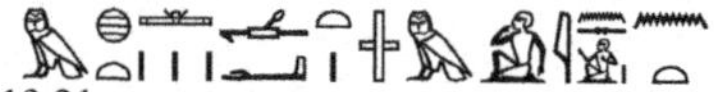

13.21

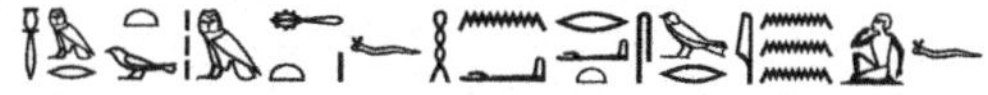

Foglio 14

14.1

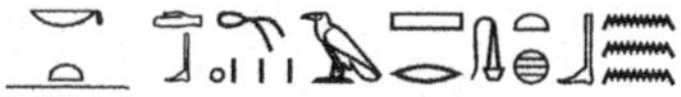

14.2

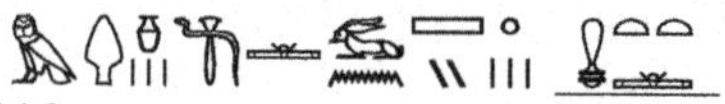

14.3

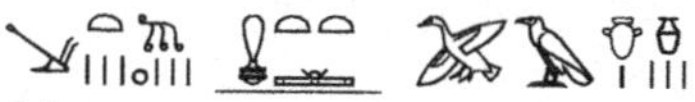

14.4

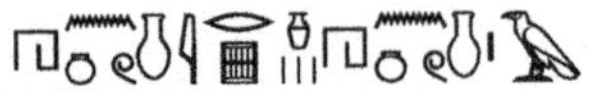

14.5

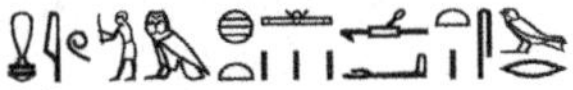

14.6

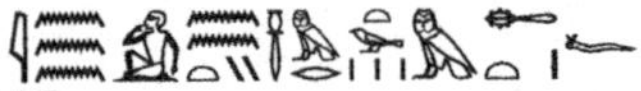

14.7

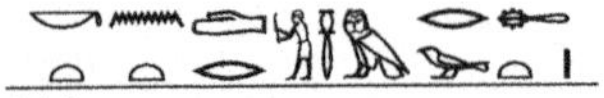

14.8

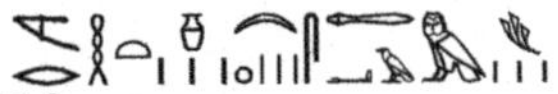

14.9

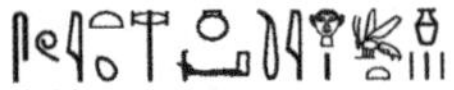

14.10

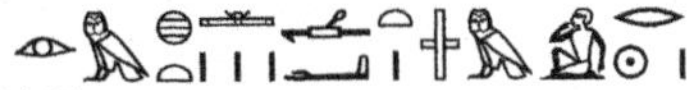

14.11

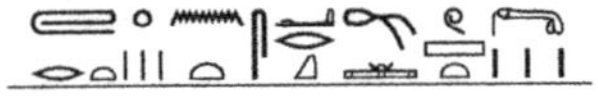

14.12

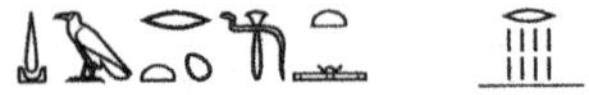

14.13

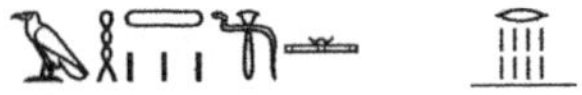

14.14

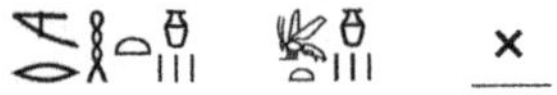

14.15

14.16

14.17

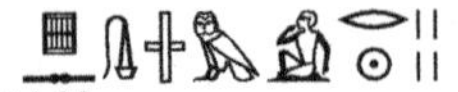

14.18

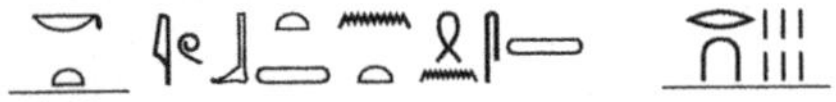

14.19

14.20

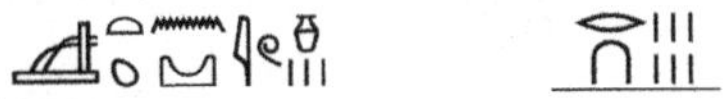

14.21

14.22

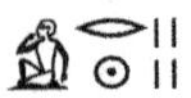

Foglio 15

15.1

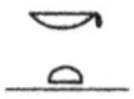

15.2

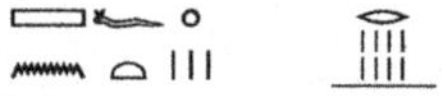

15.3

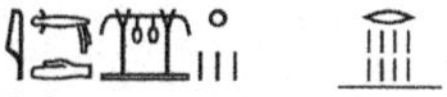

15.4

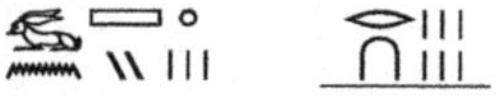

15.5

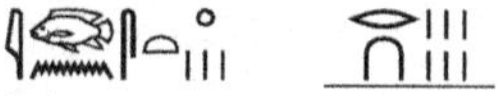

15.6

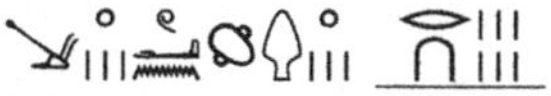

15.7

15.8

15.9

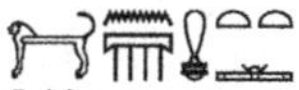

15.10

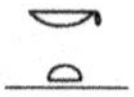

15.11

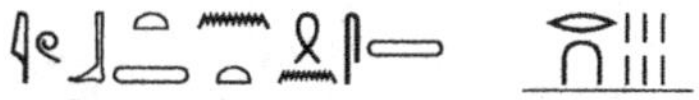

15.12

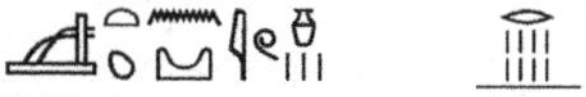

15.13

15.14

15.15

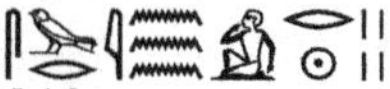

15.16

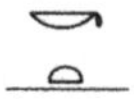

15.17

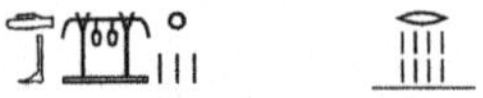

15.18

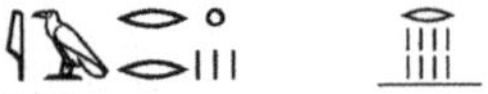

15.19

15.20

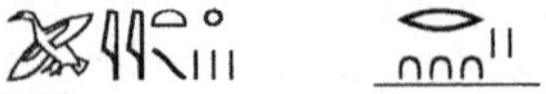

15.21

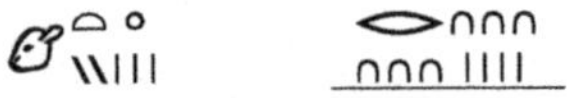

Foglio 16

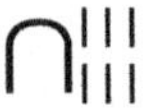

16.1

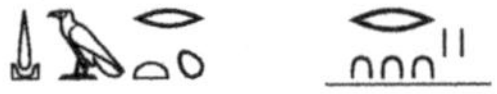

16.2

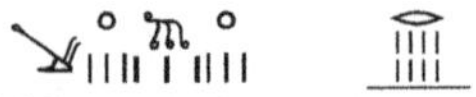

16.3

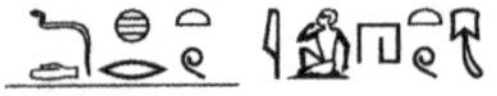

16.4

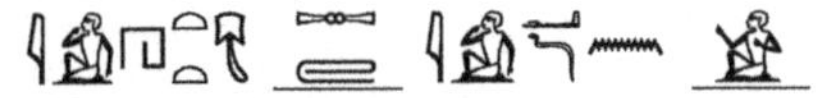

16.5

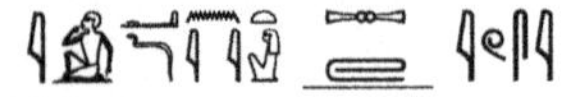

16.6

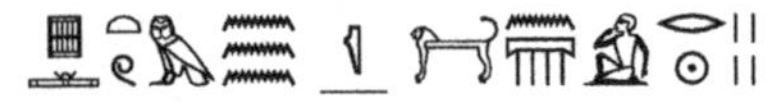

16.7

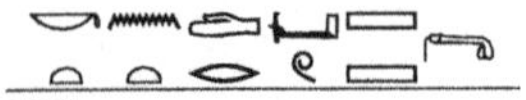

16.8

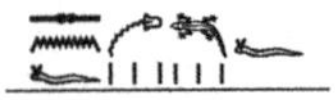

16.9

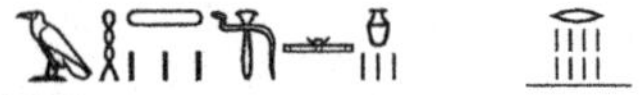

16.10

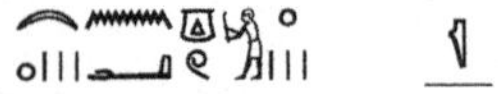

16.11

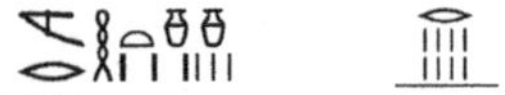

16.12

16.13
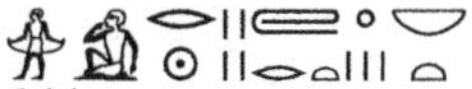
16.14
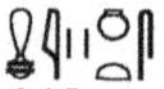
16.15
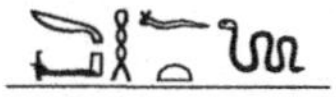
16.16
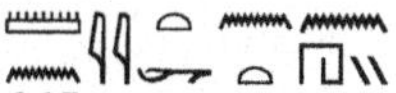
16.17
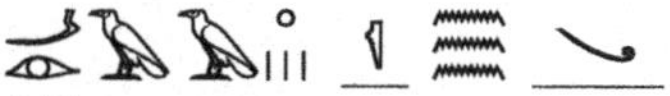
16.18
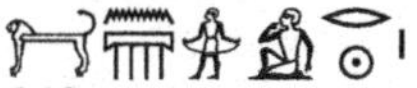
16.19
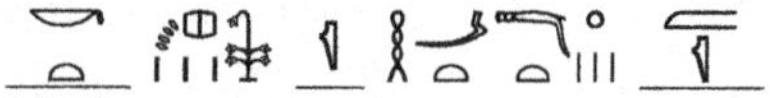
16.20
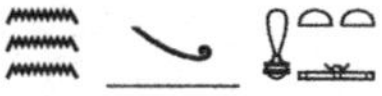
16.21
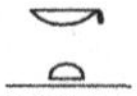
16.22
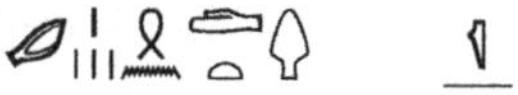

Foglio 17

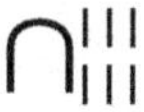

17.1
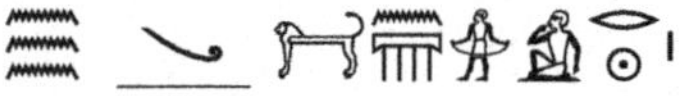
17.2
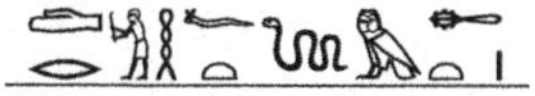
17.3
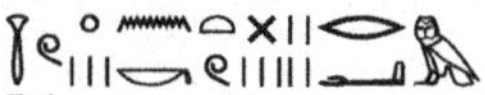
17.4
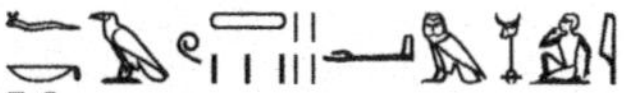
17.5
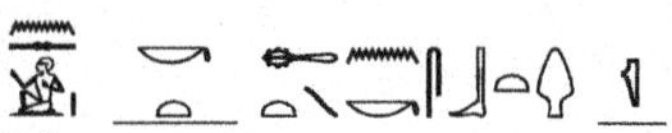
17.6
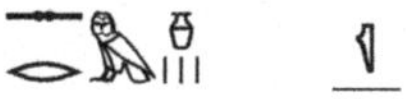
17.7

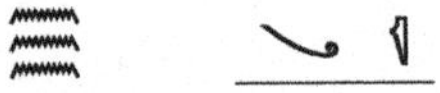

17.8

17.9

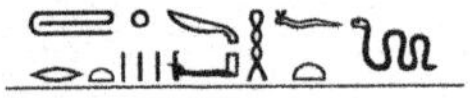

17.10

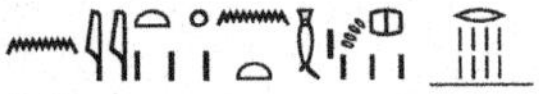

17.11

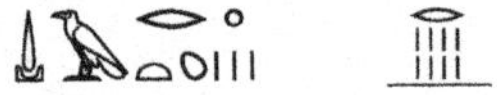

17.12

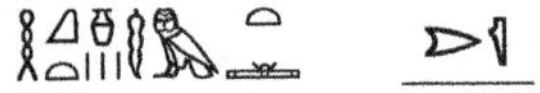

17.13

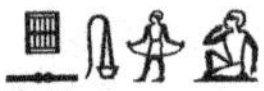

17.14

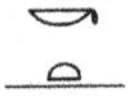

17.15

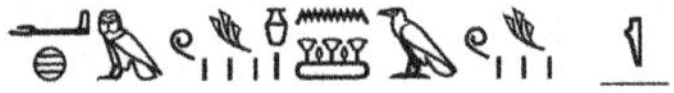

17.16

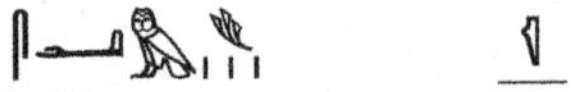

17.17

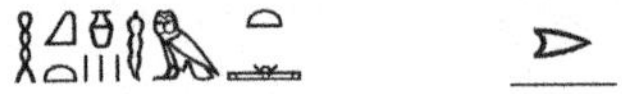

17.18

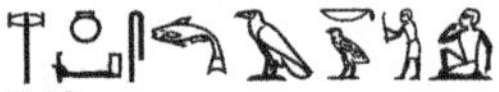

17.19

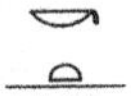

17.20

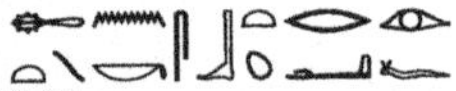

17.21

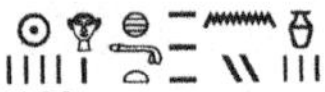

17.22

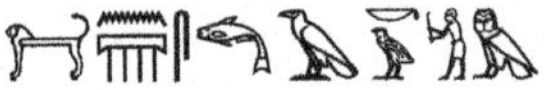

Foglio 18

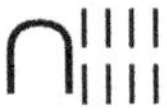

18.1

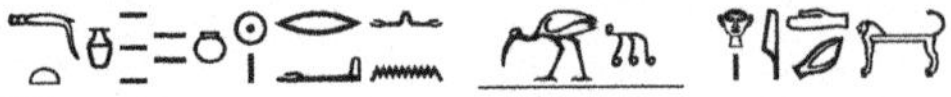

18.2

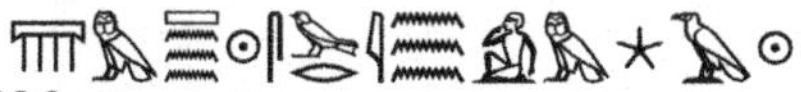

18.3

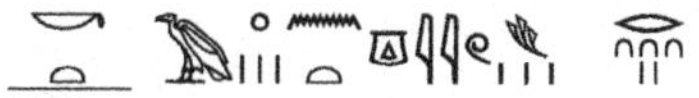

18.4

18.5

18.6

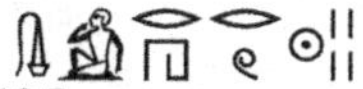

18.7

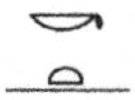

18.8

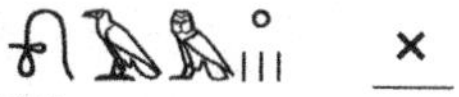

18.9

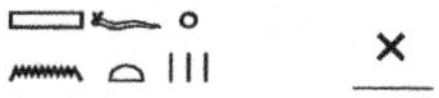

18.10

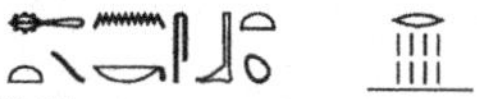

18.11

18.12

18.13

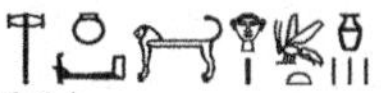

18.14

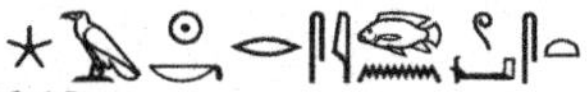

18.15

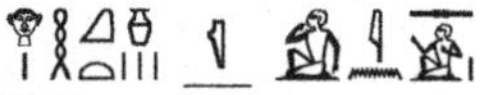

18.16

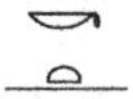

18.17

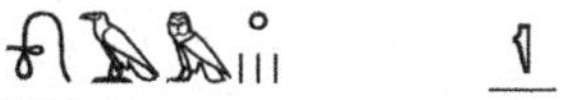

18.18

18.19

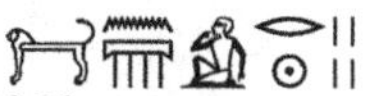

18.20

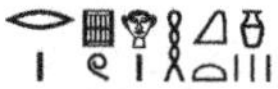

18.21
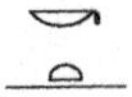
18.22
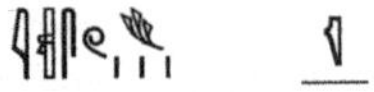

Foglio 19

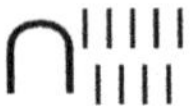

19.1

19.2
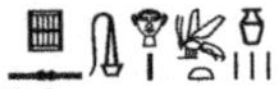
19.3
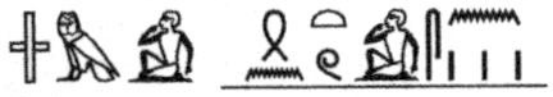
19.4
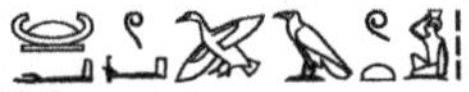
19.5
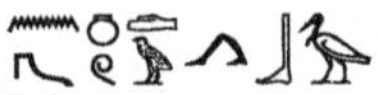
19.6
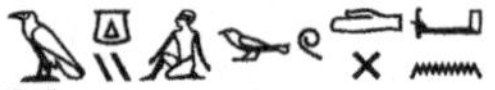
19.7
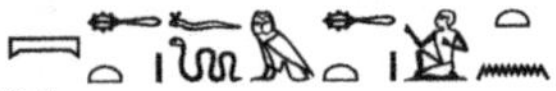
19.8
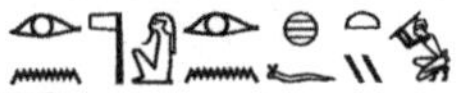
19.9
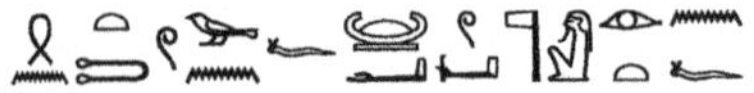
19.10
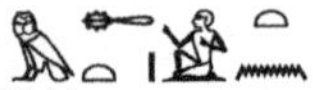
19.11
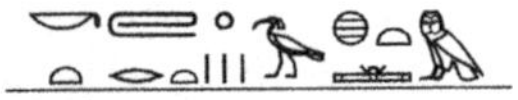
19.12
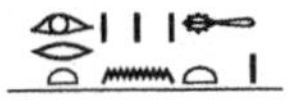
19.13

19.14

19.15
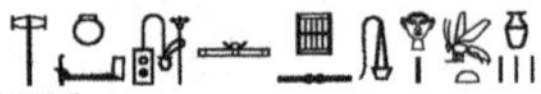
19.16

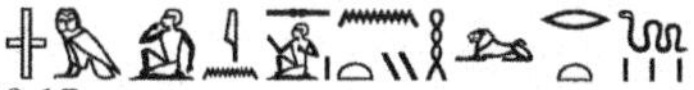
19.17
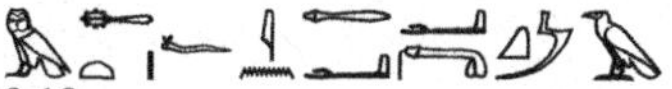
19.18
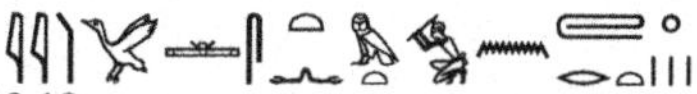
19.19
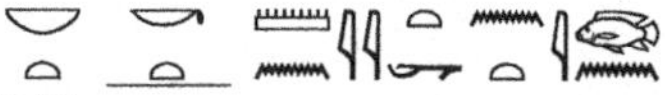
19.20
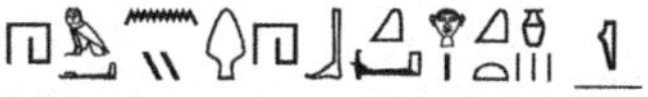
19.21
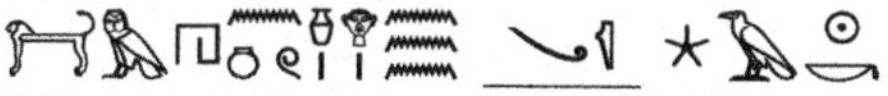
19.22
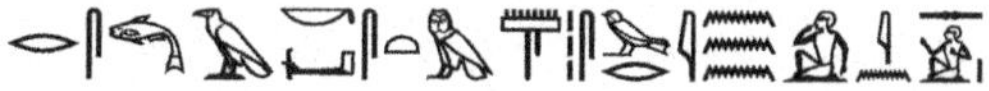

Foglio 20

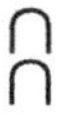
20.1
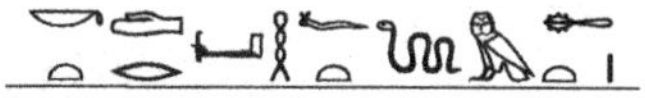
20.2

20.3

20.4
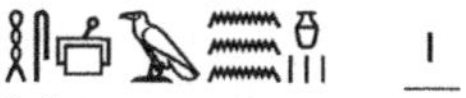
20.5
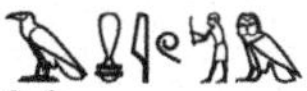
20.6
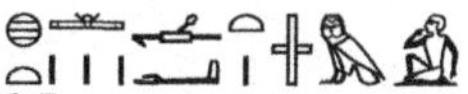
20.7
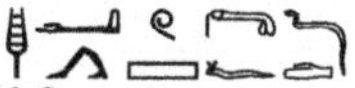
20.8
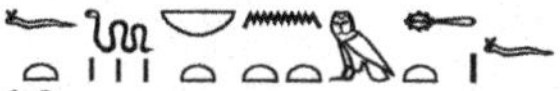
20.9
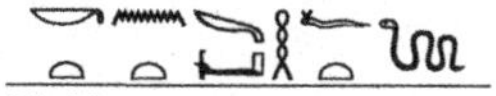
20.10
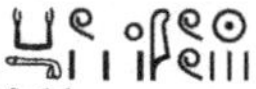
20.11

20.12

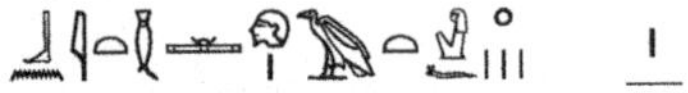

20.13

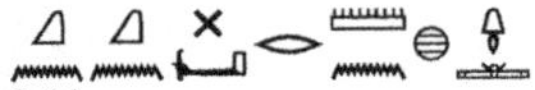

20.14

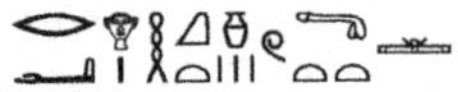

20.15

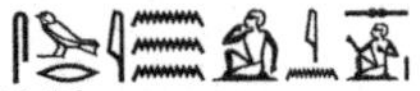

20.16

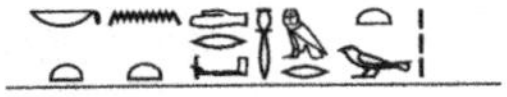

20.17

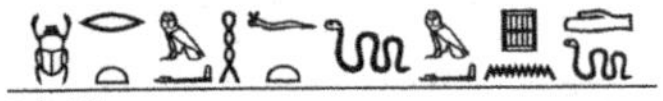

20.18

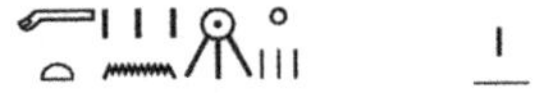

20.19

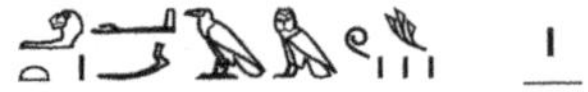

20.20

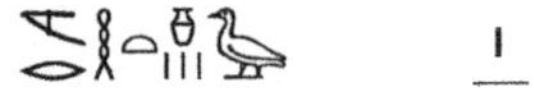

20.21

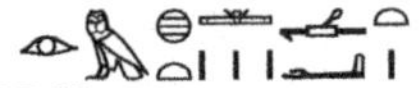

20.22

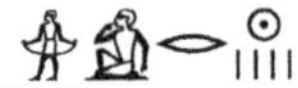

20.23

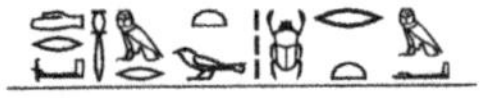

Foglio 21

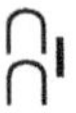

21.1

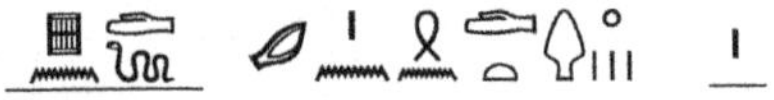

21.2

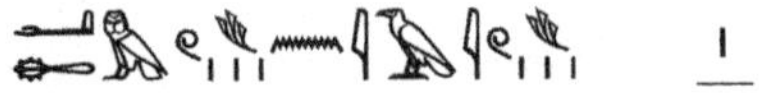

21.3

21.4

21.5

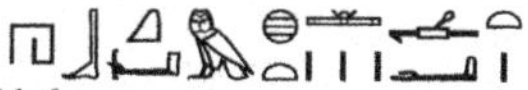
21.6
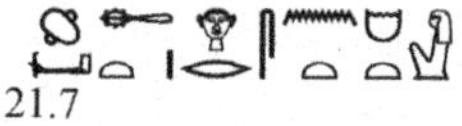
21.7
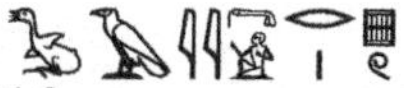
21.8
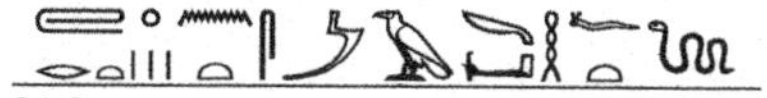
21.9
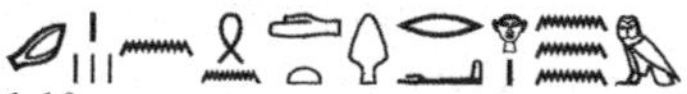
21.10
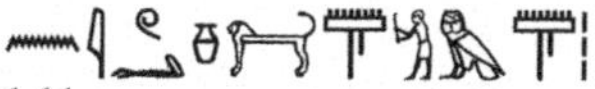
21.11
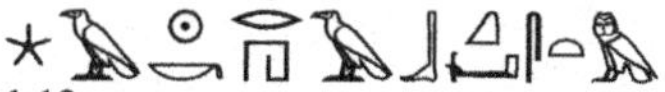
21.12
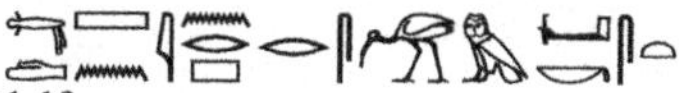
21.13
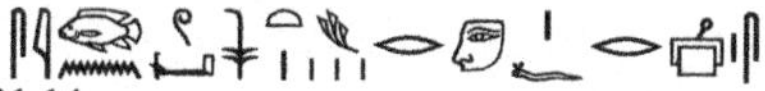
21.14
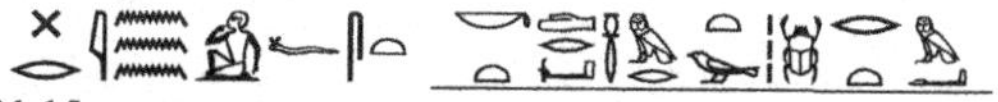
21.15
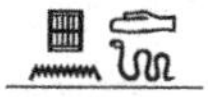
21.16

21.17
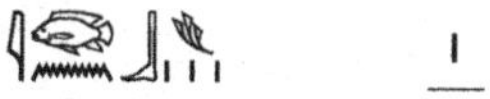
21.18

21.19

21.2
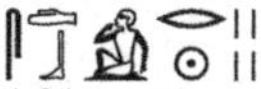
21.21
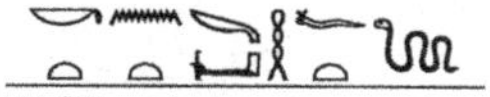
21.22
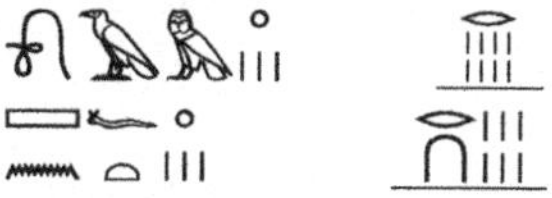

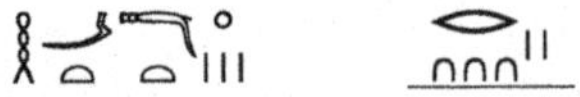

21.23

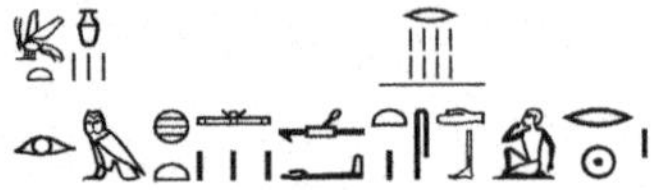

Foglio 22

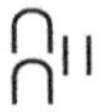

22.1

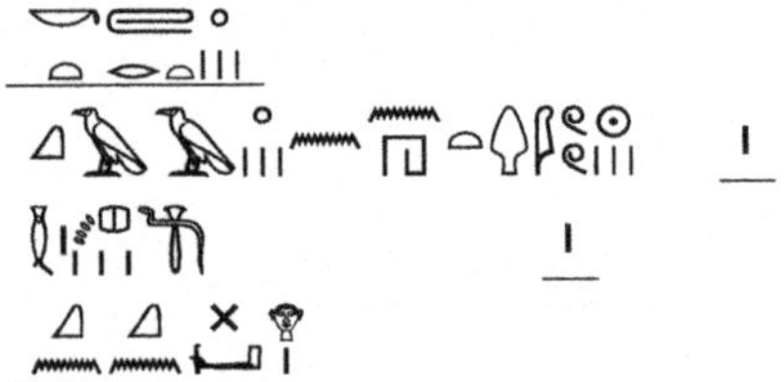

22.2

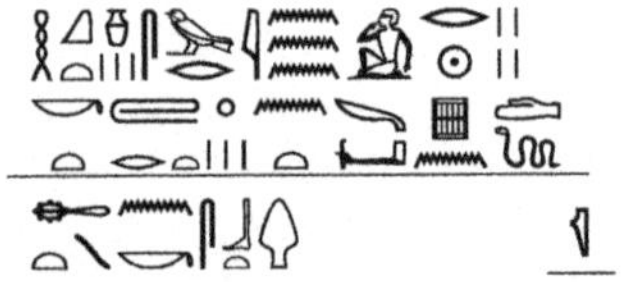

22.3

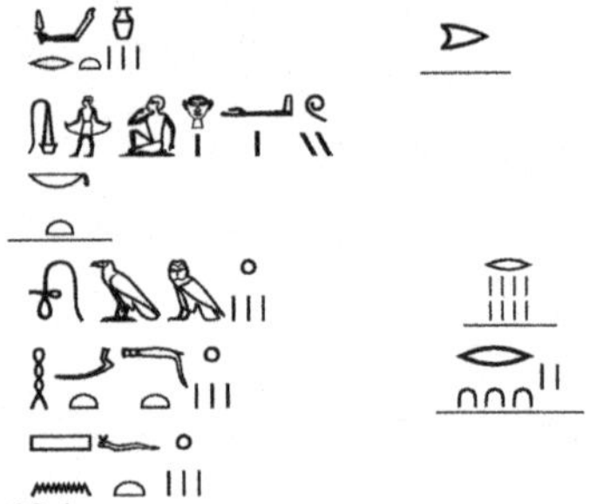

22.4

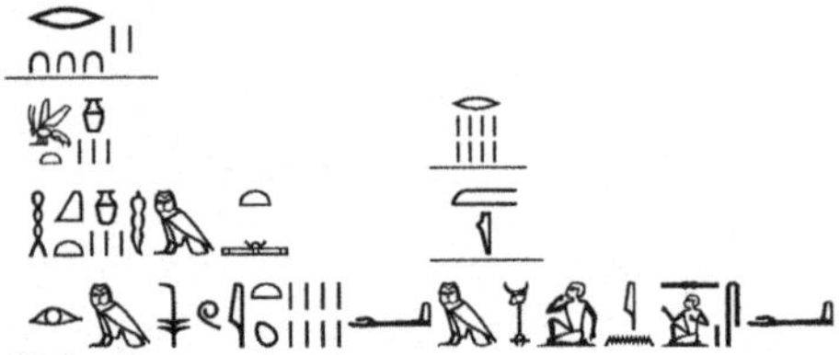

22.5

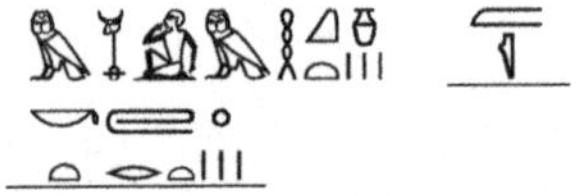

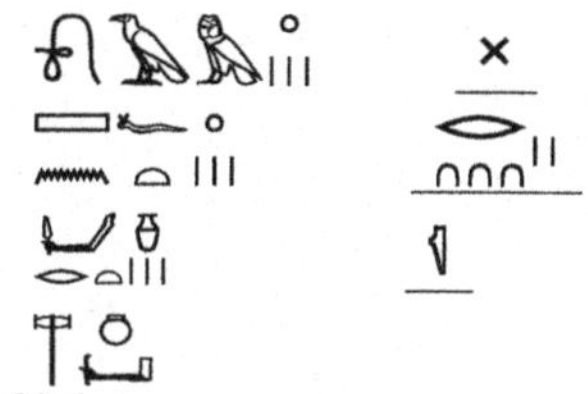

22.6

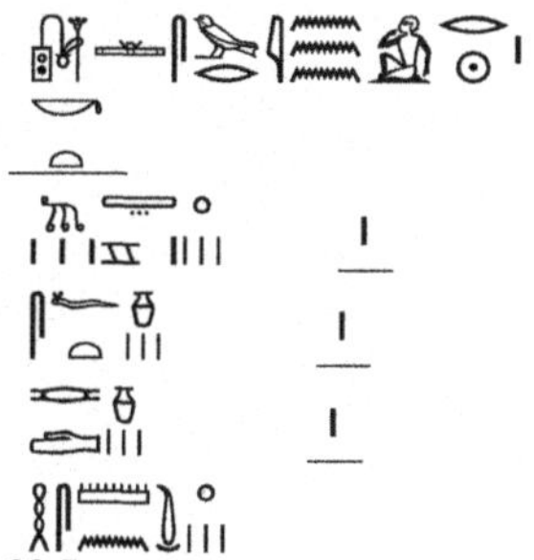

22.7

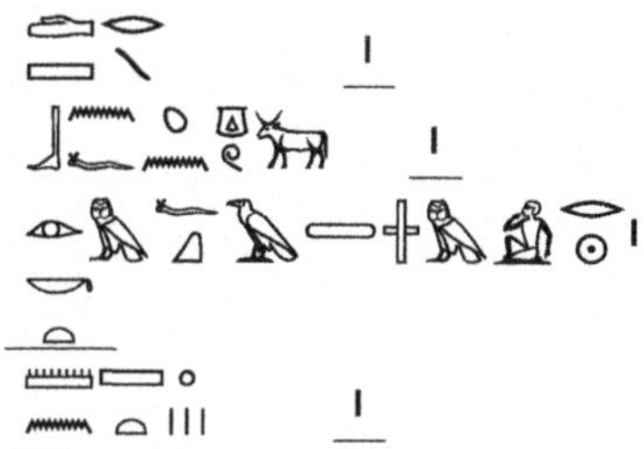

22.8

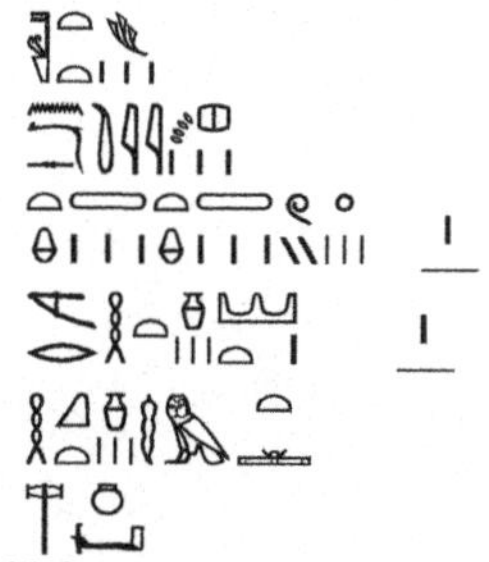

22.9

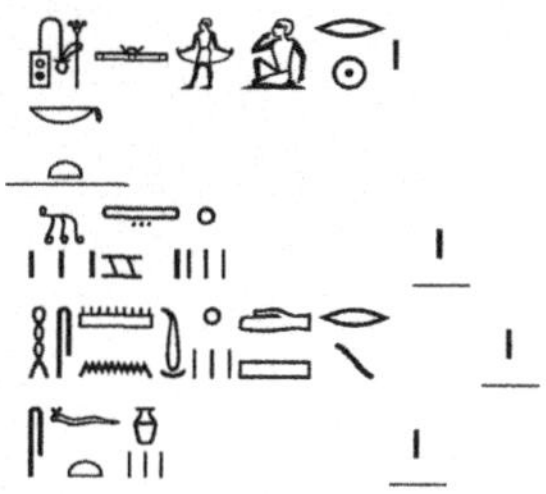

22.10

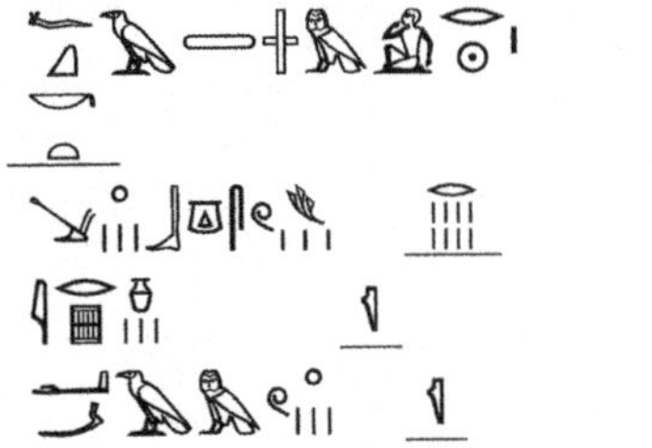

22.11

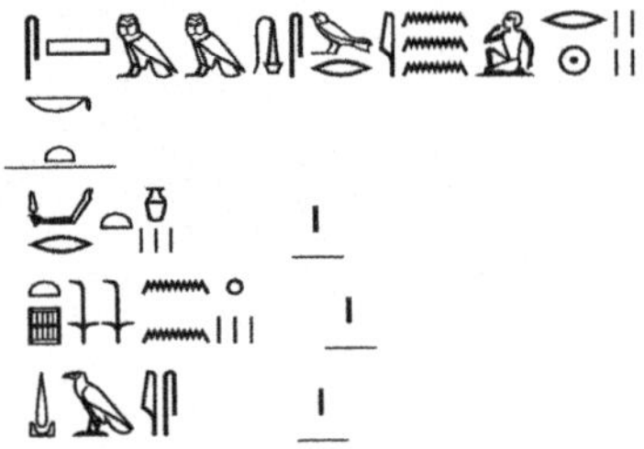

22.12

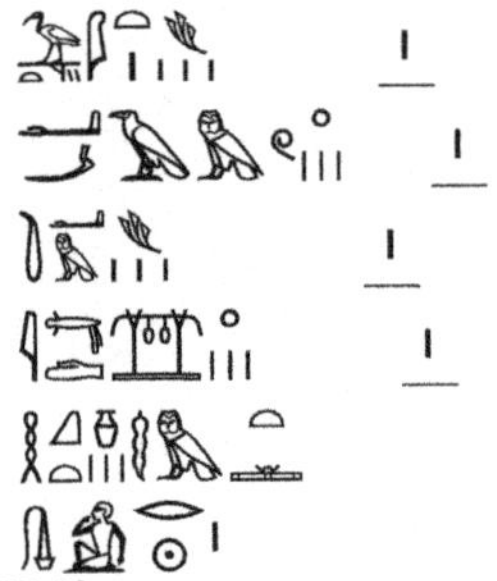

22.13

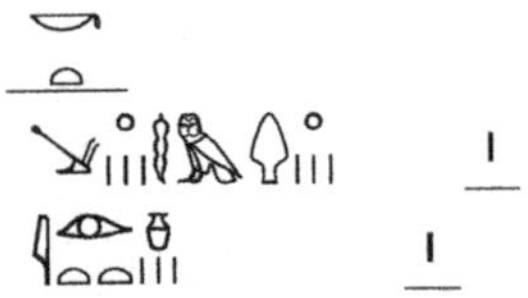

Foglio 23

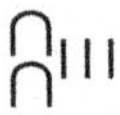

23.1

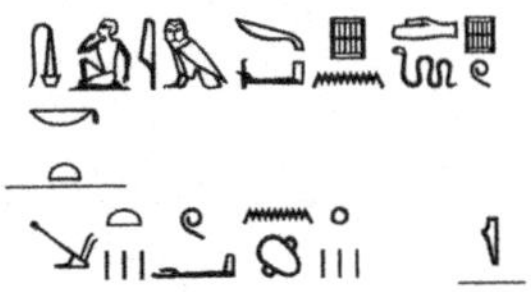

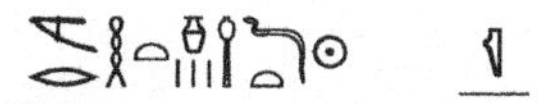

23.2

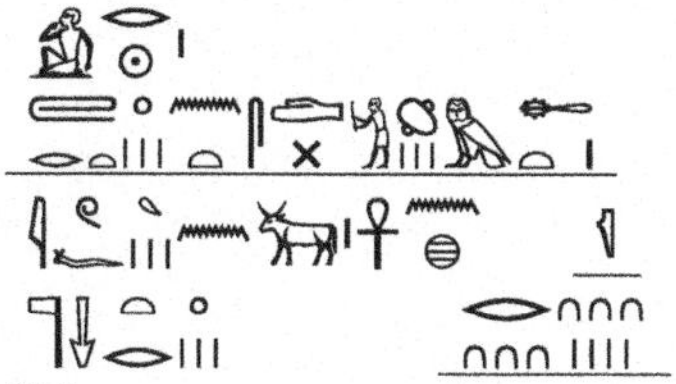

23.3

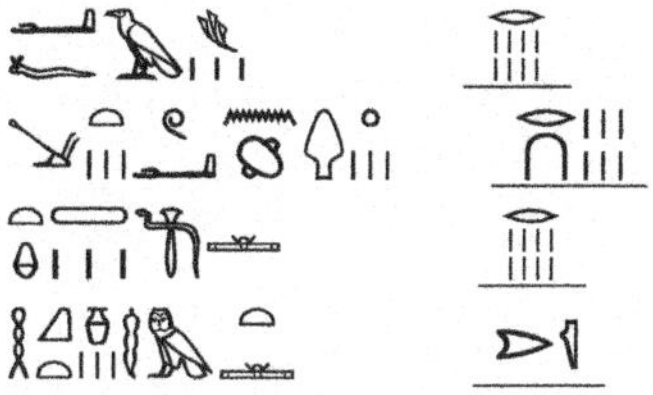

23.4

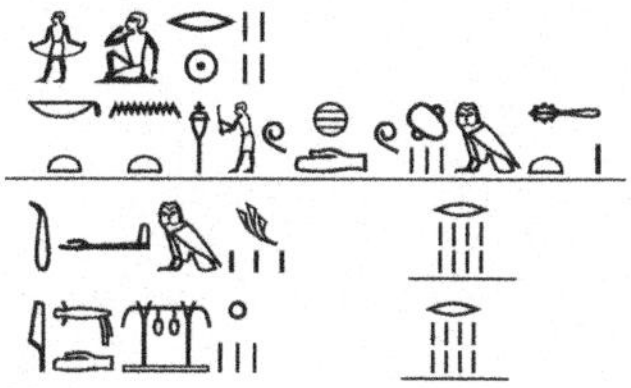

23.5

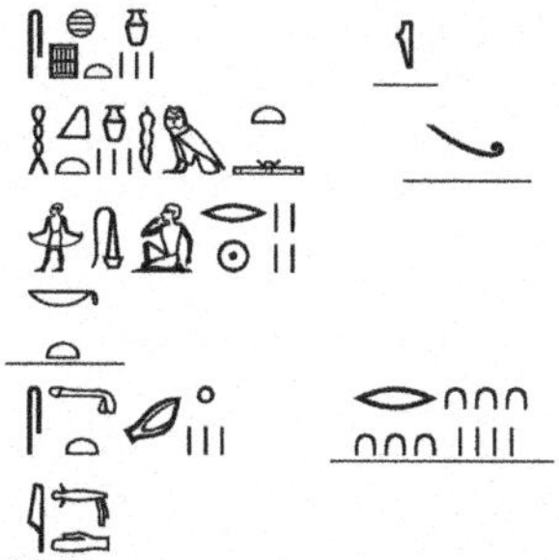

23.6

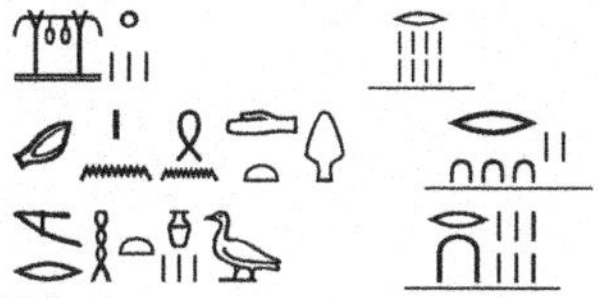

23.7

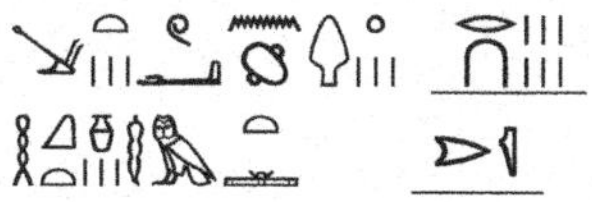

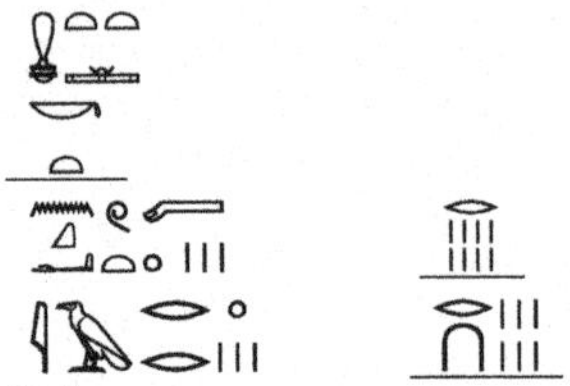

23.8

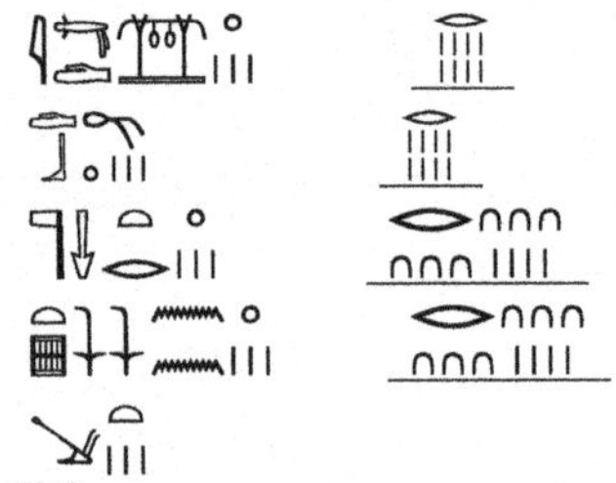

23.9

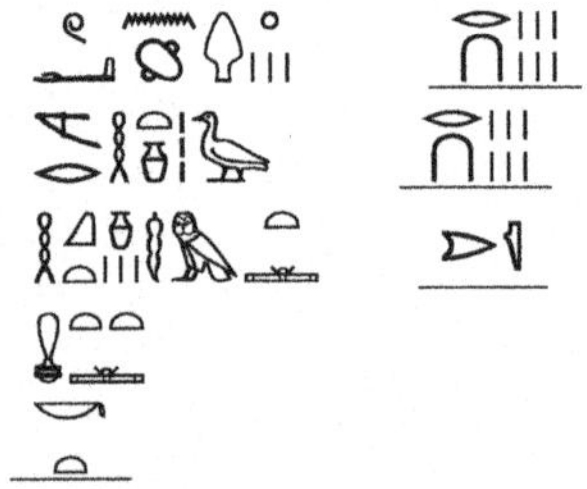

23.10

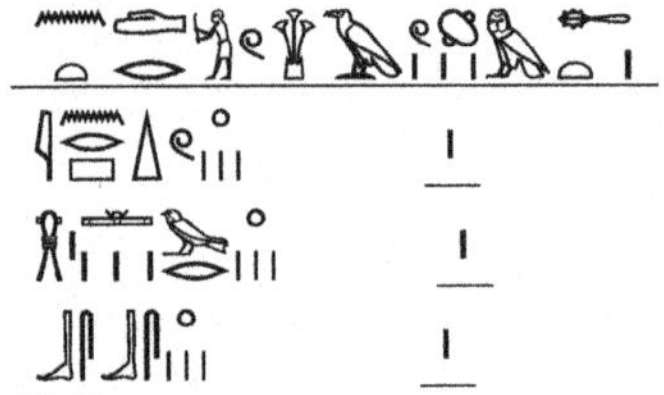

23.11

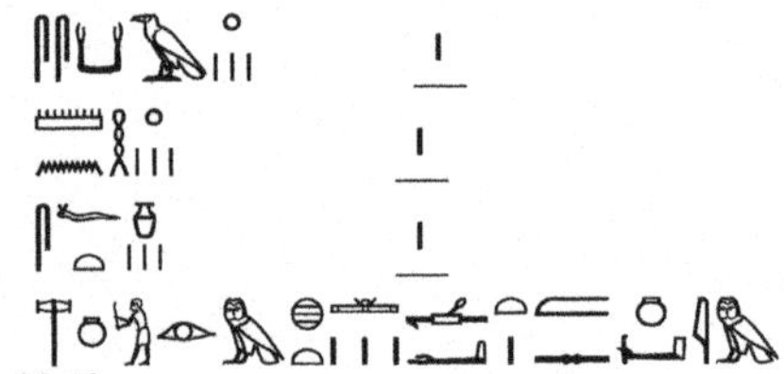

23.12

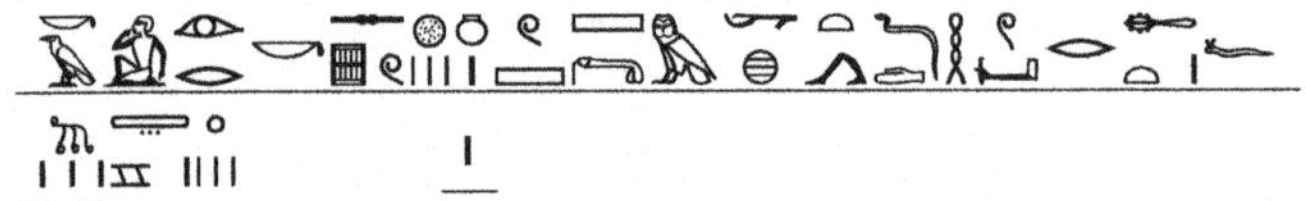

23.13

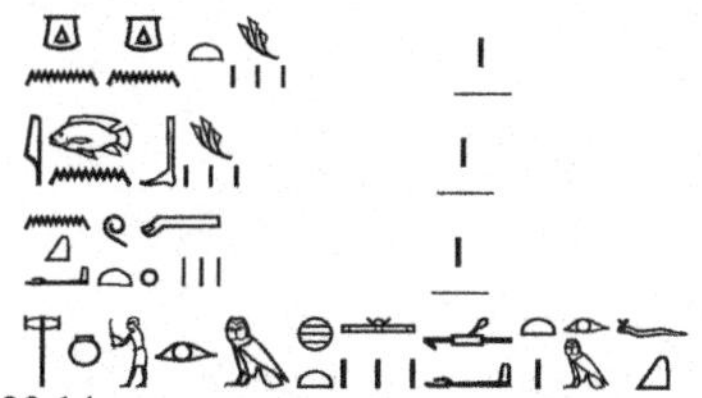

23.14

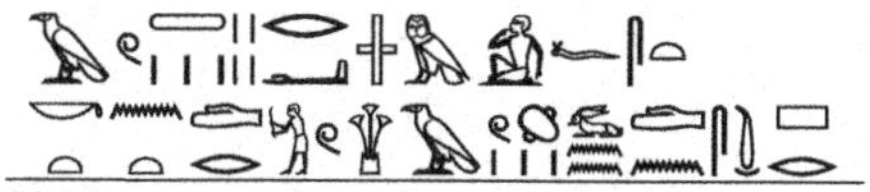

23.15

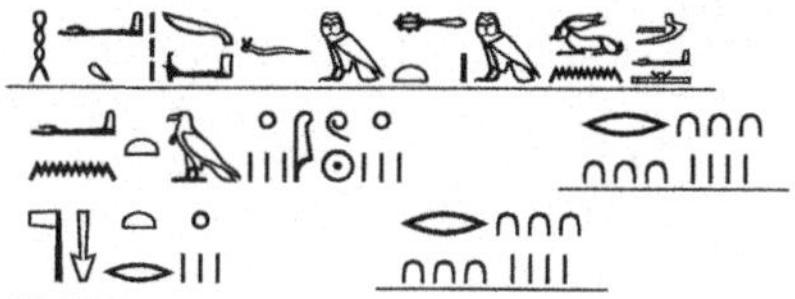

23.16

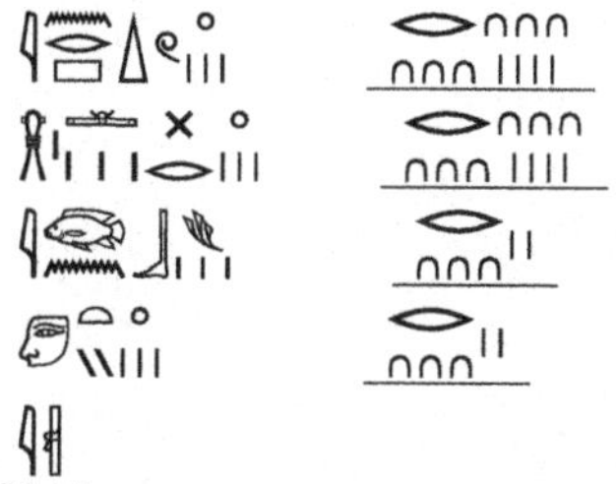

23.17

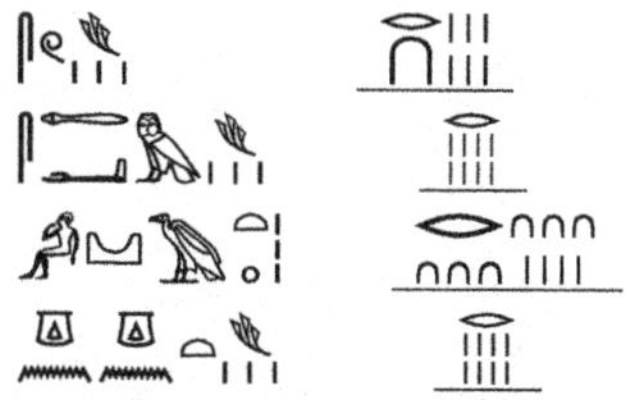

23.18

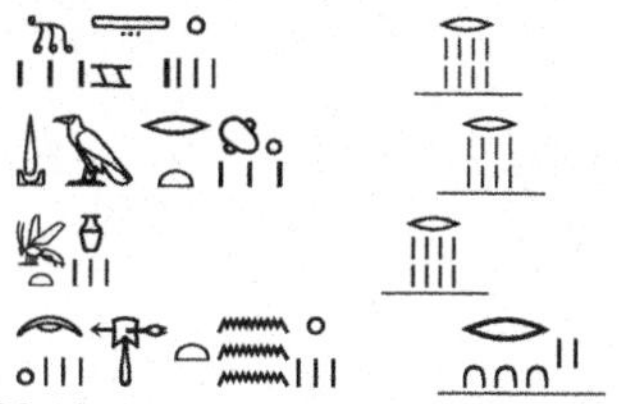

23.19

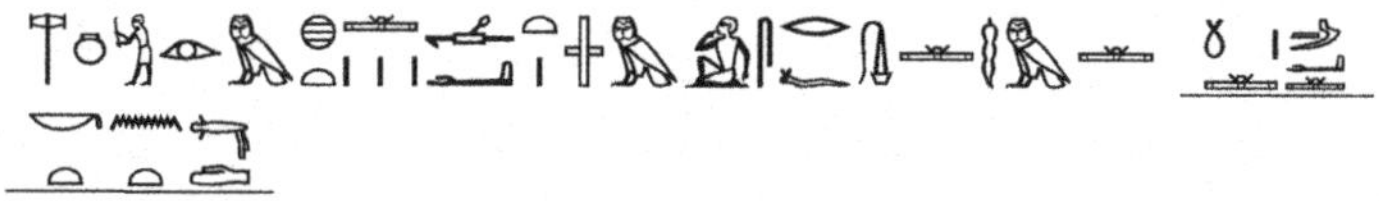

23.20

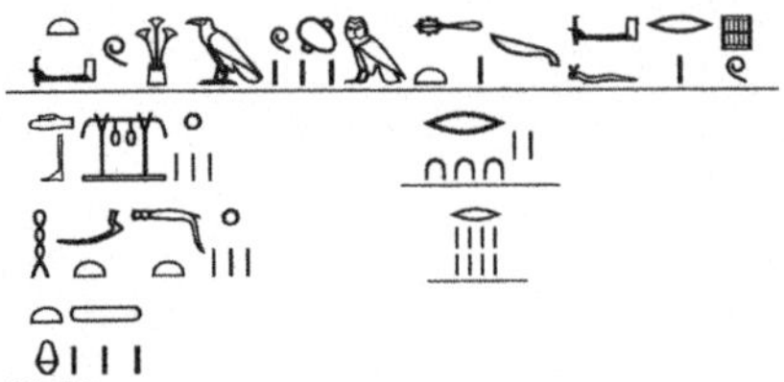

23.21

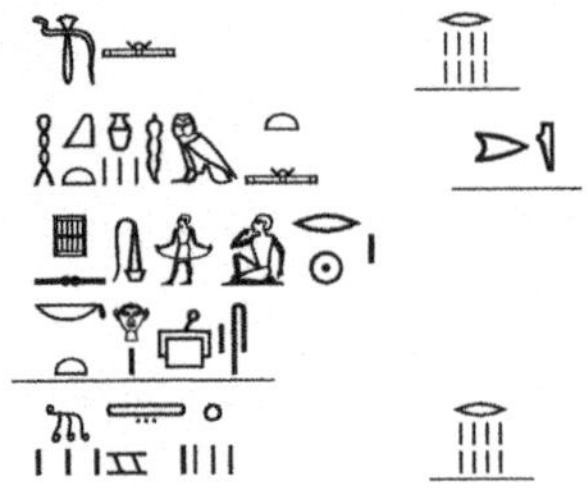

Foglio 24

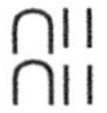

24.1

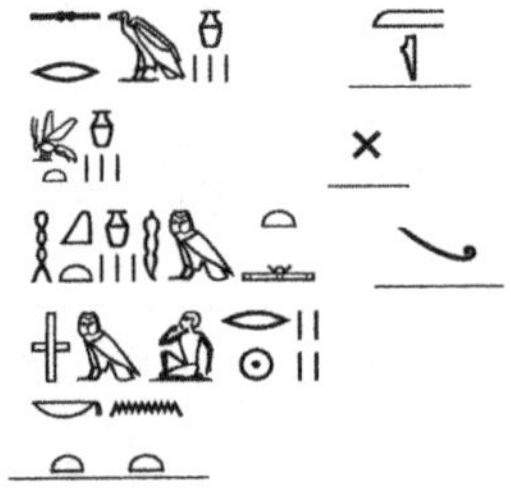

24.2

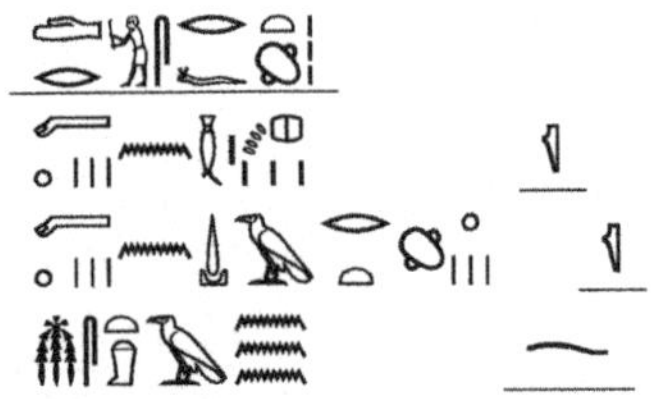

24.3

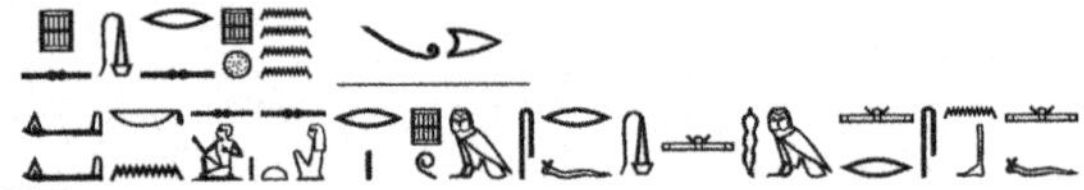

24.4

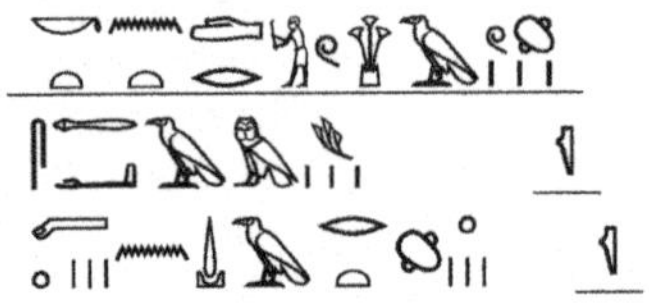

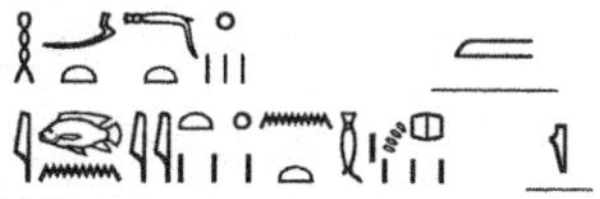

24.5

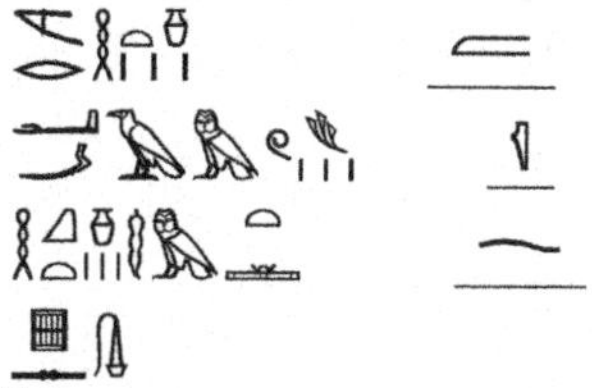

24.6

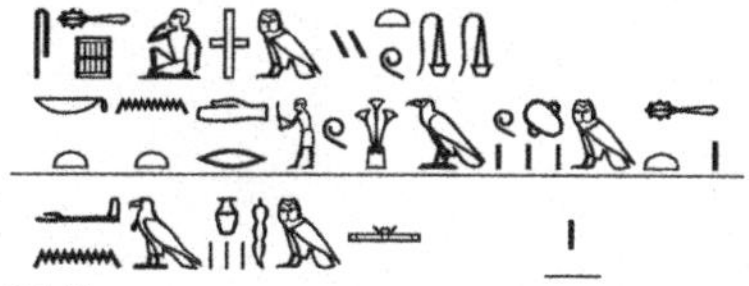

24.7

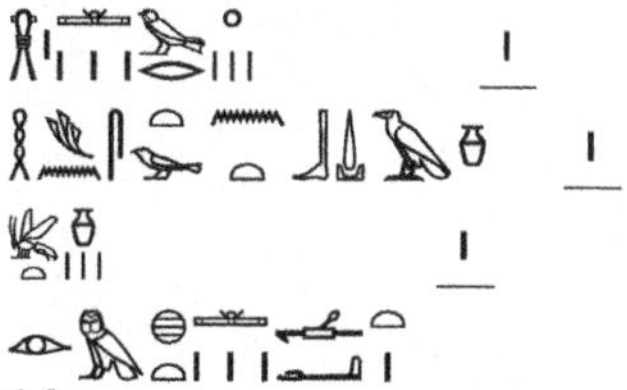

24.8

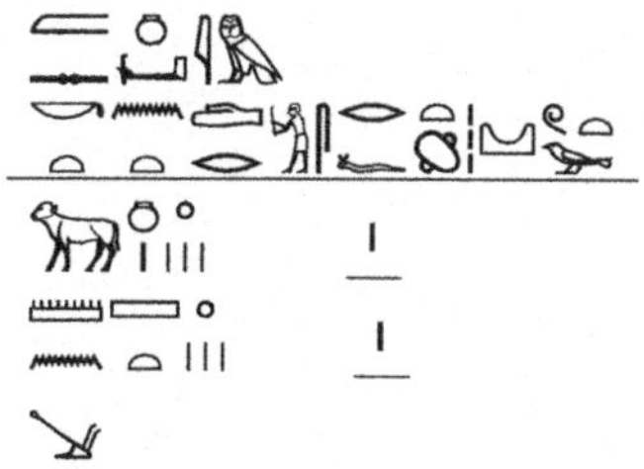

24.9

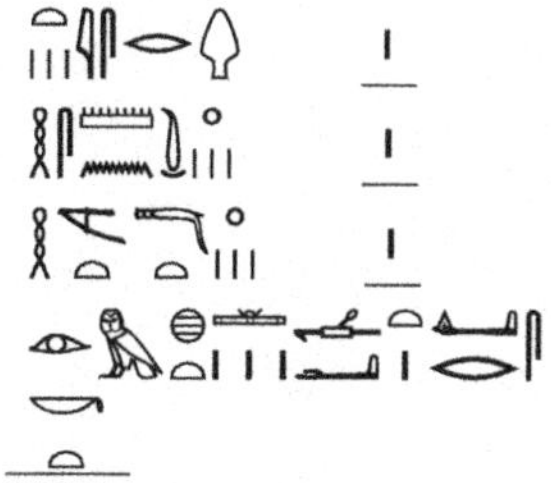

24.10

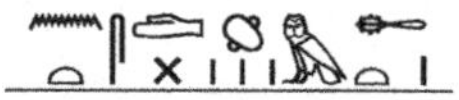

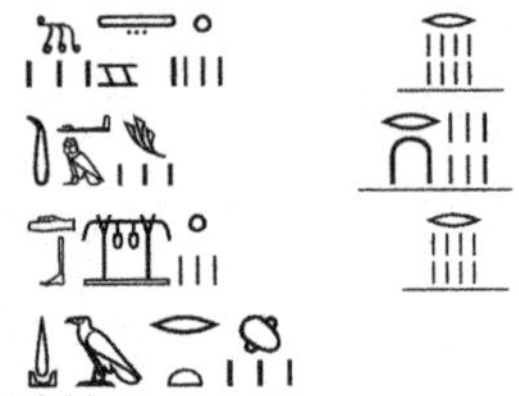

24.11

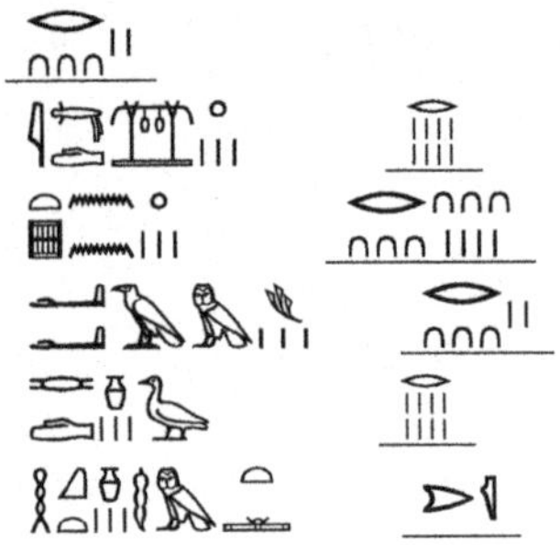

24.12

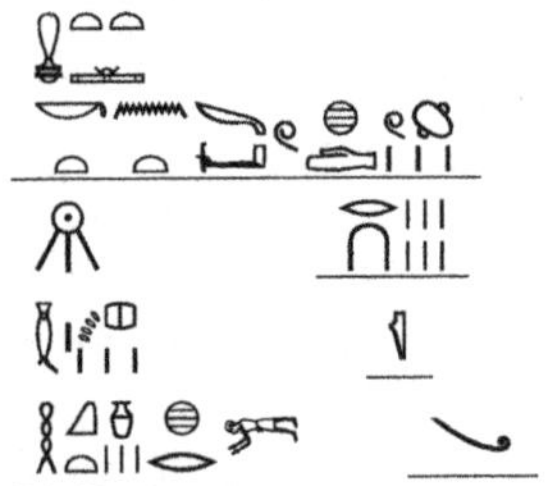

24.13

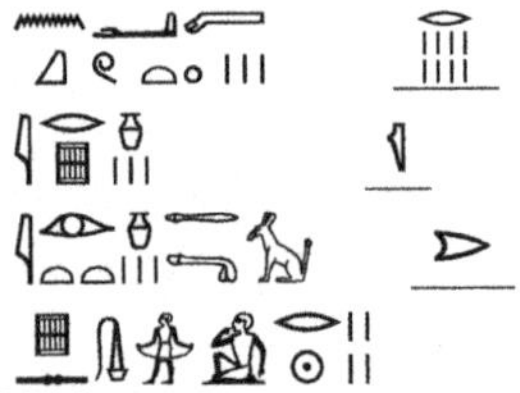

24.14

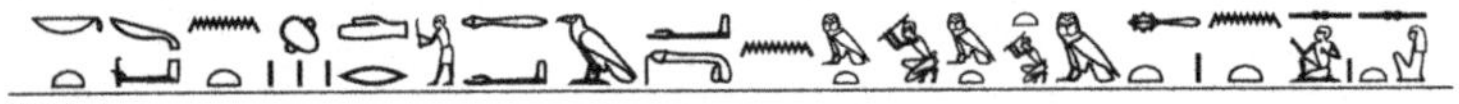

24.15

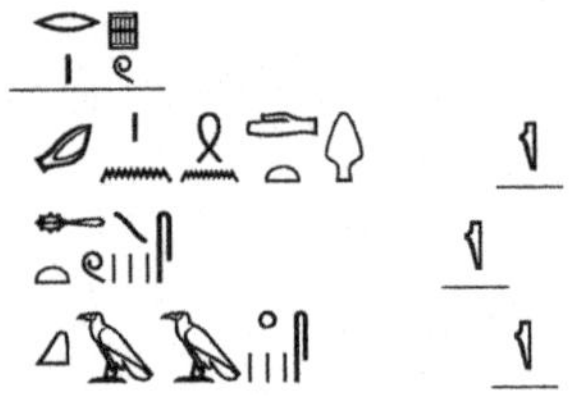

Foglio 25

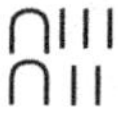

25.1

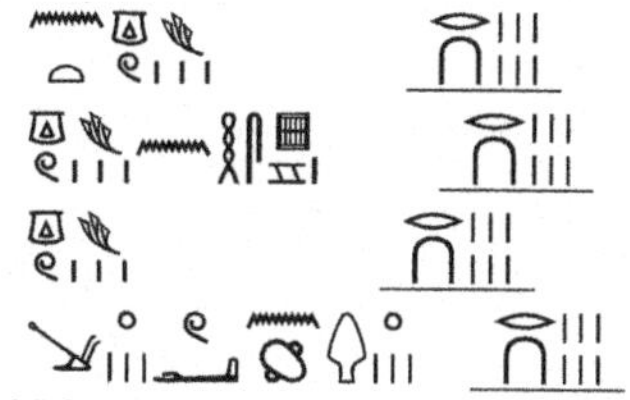

25.2

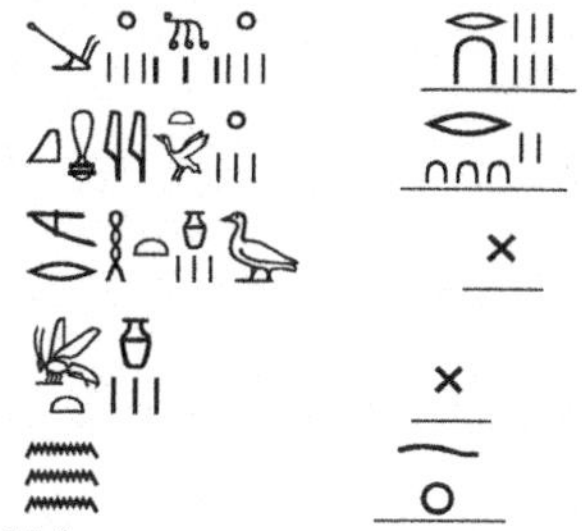

25.3

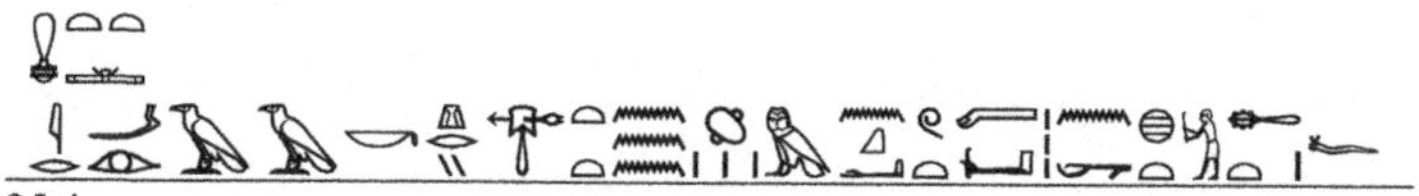

25.4

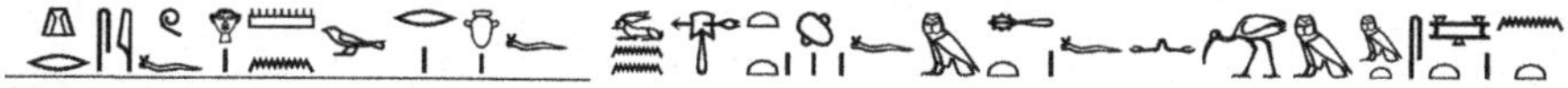

25.5

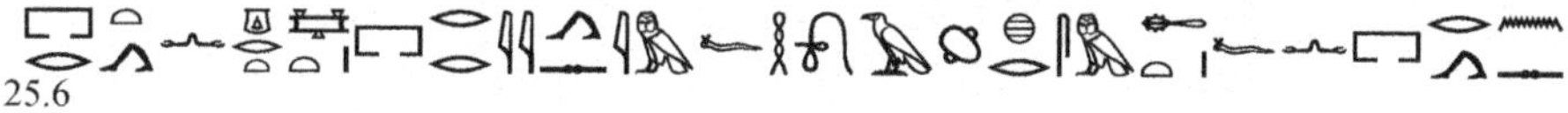

25.6

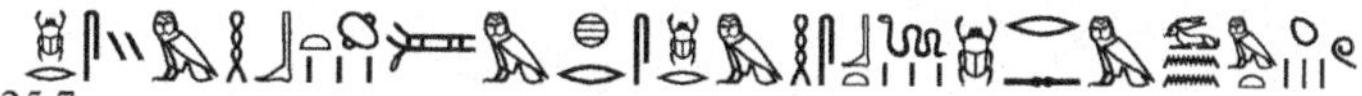

25.7

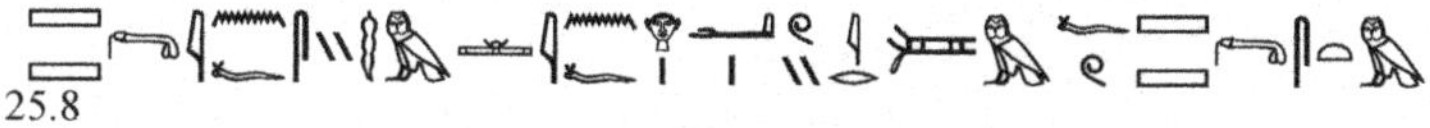

25.8

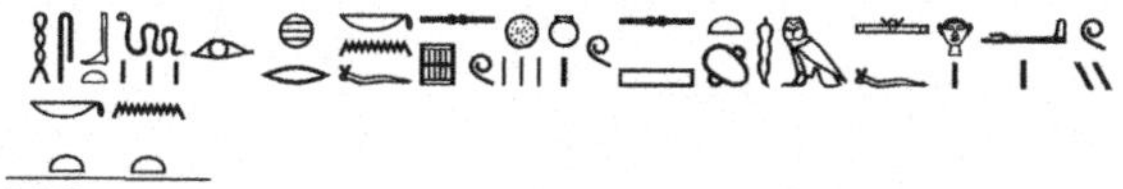

25.9

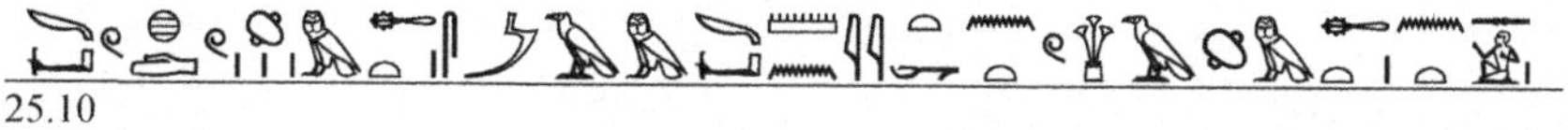

25.10

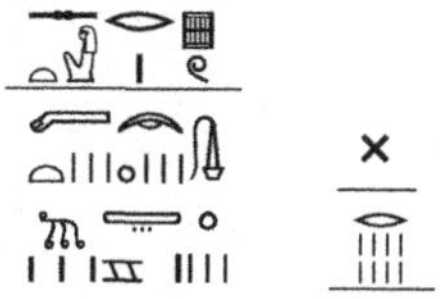

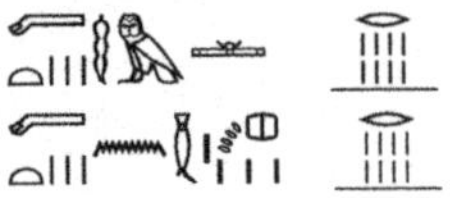

25.11

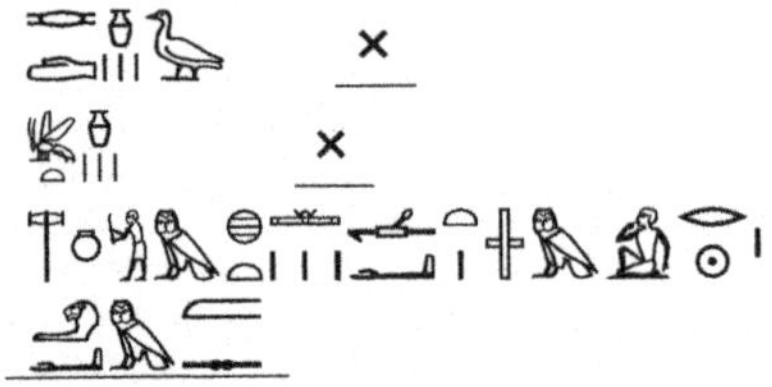

25.12

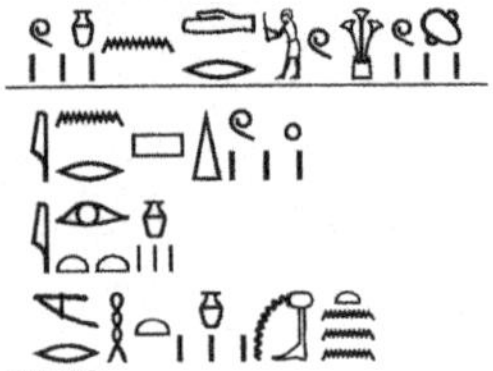

25.13

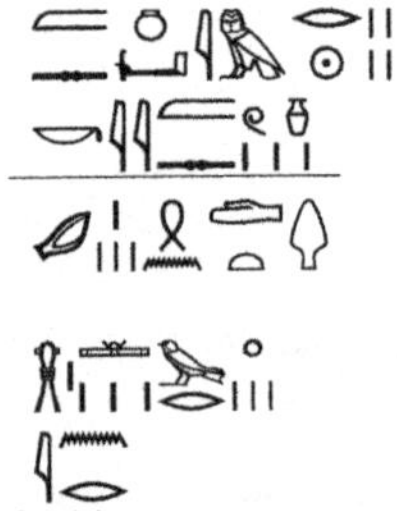

25.14

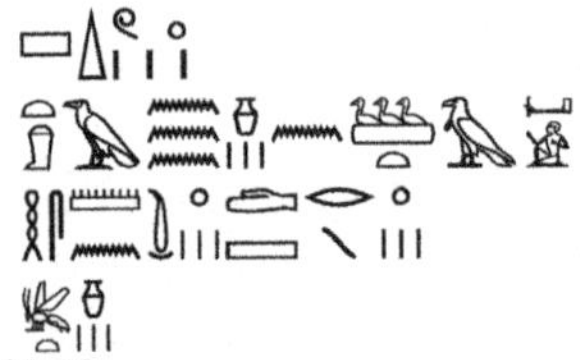

25.15

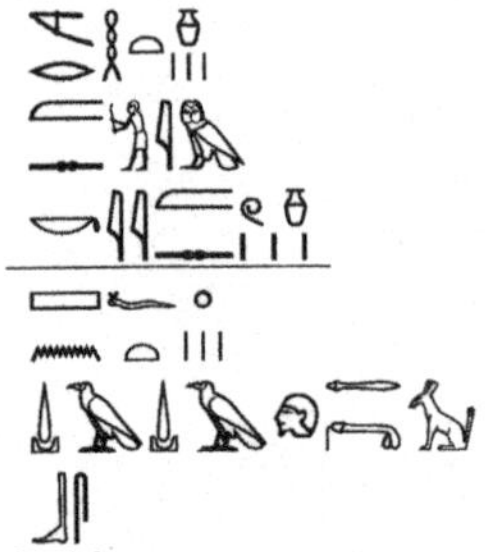

25.16

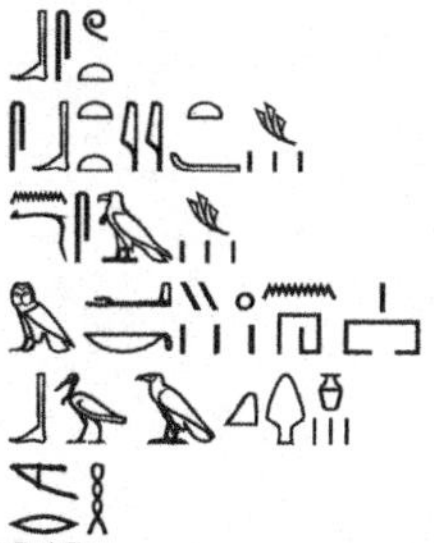

25.17

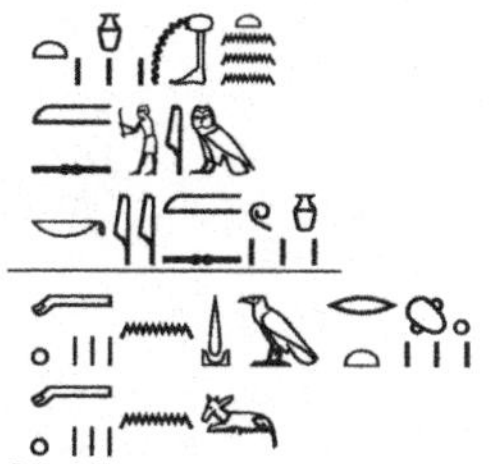

25.18

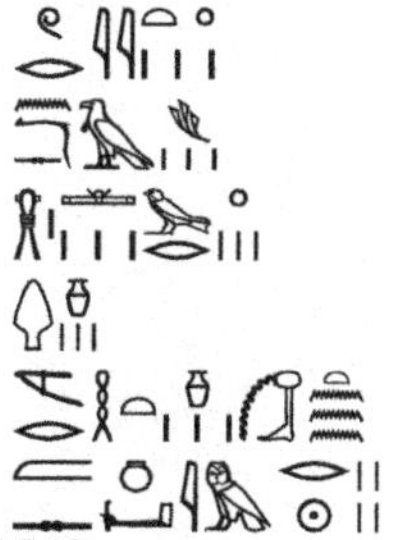

25.19

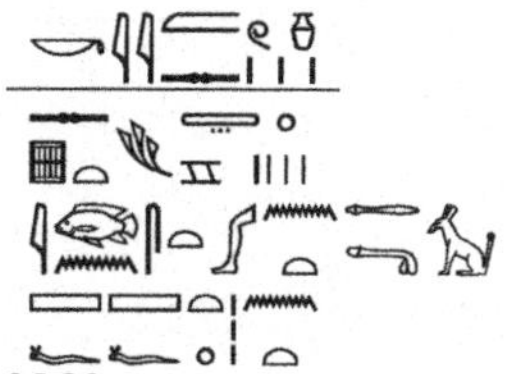

25.20

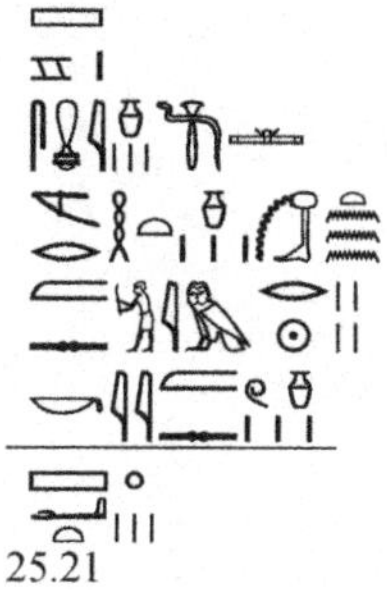

25.21

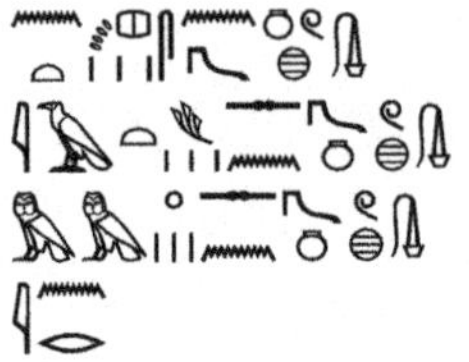

Foglio 26

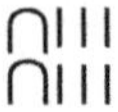

26.1

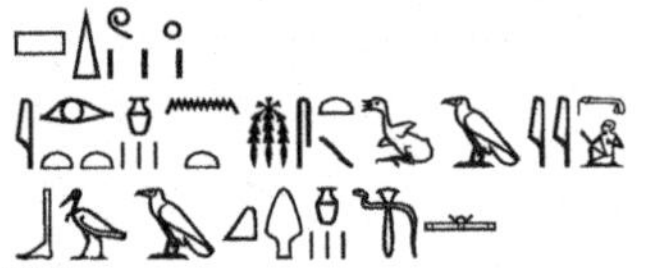

26.2

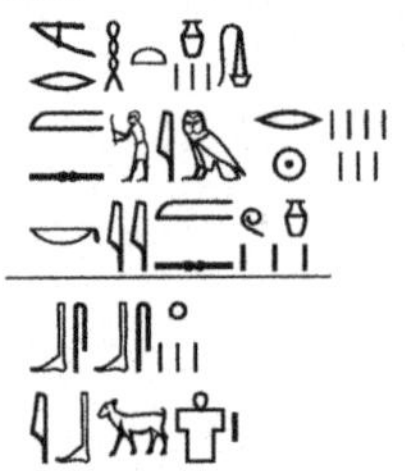

26.3

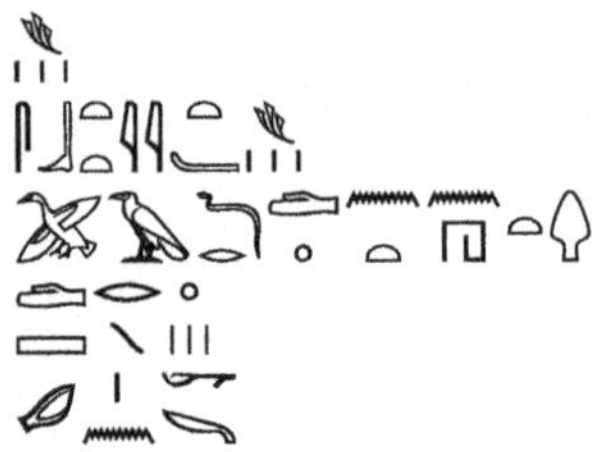

26.4

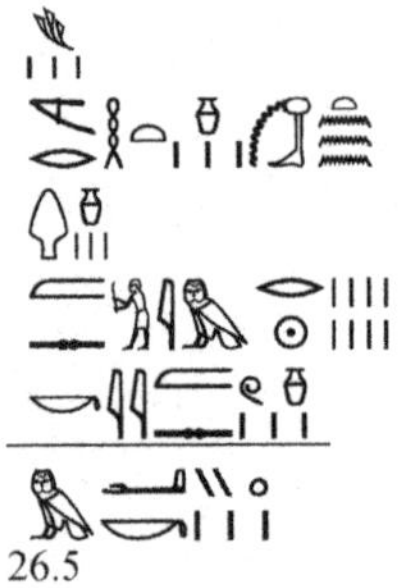

26.5

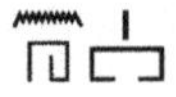

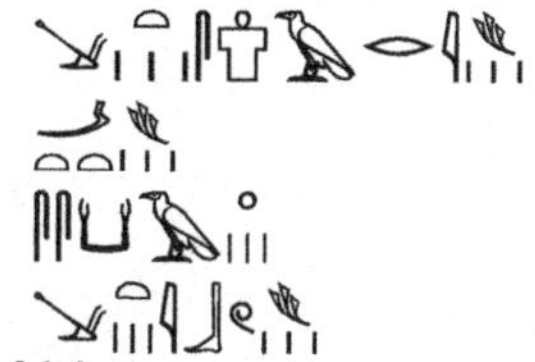

26.6

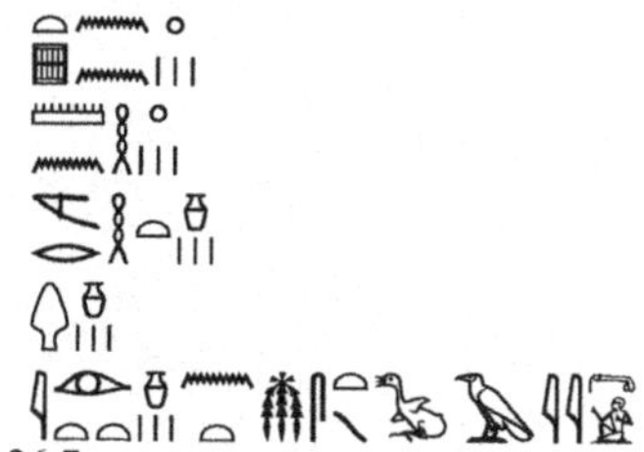

26.7

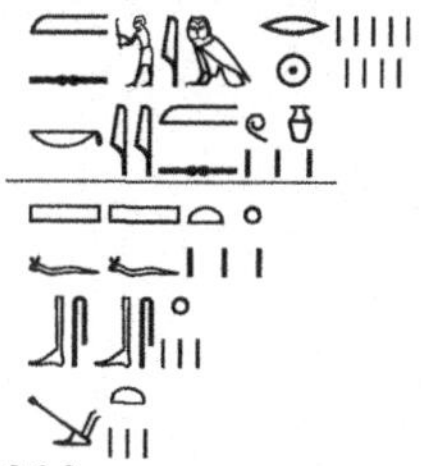

26.8

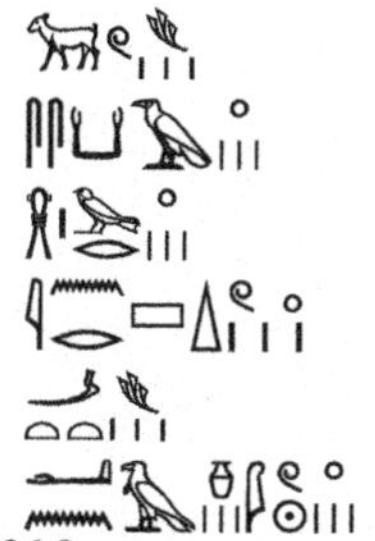

26.9

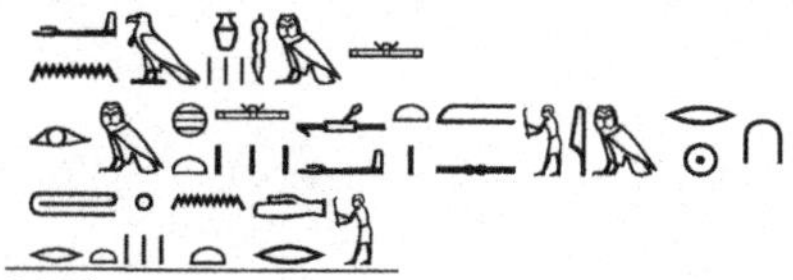

26.10

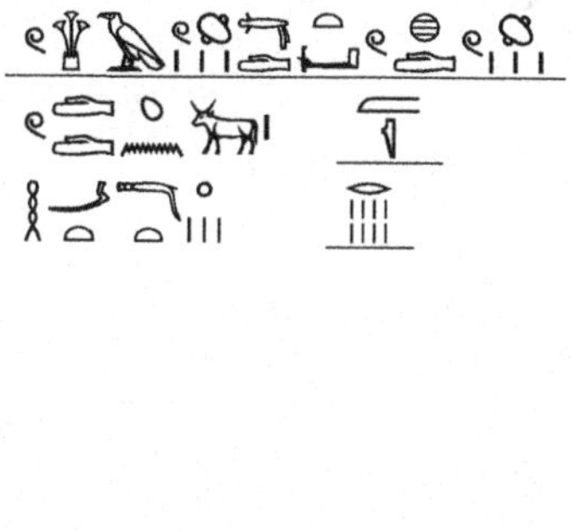

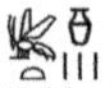

26.11

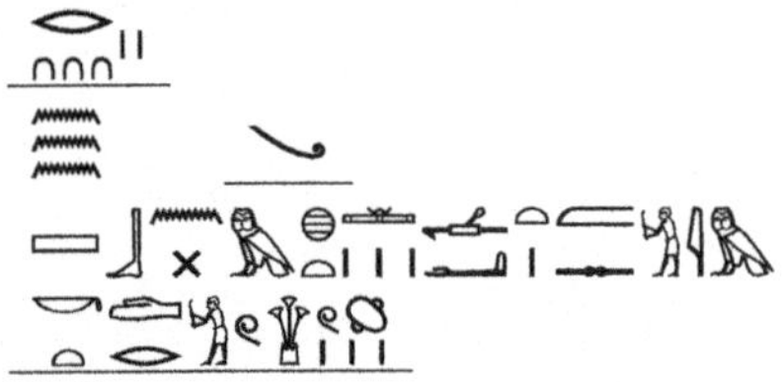

26.12

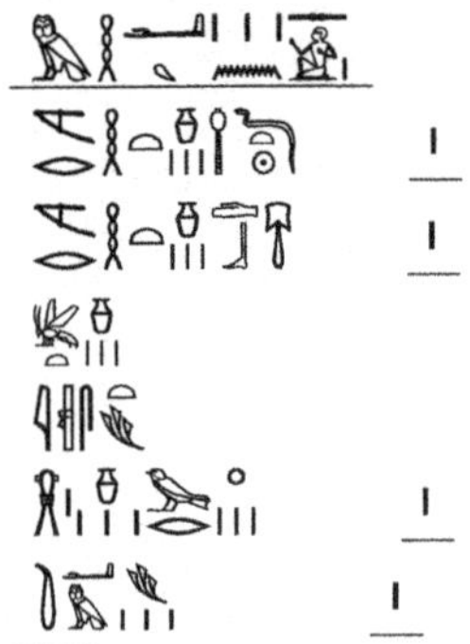

26.13

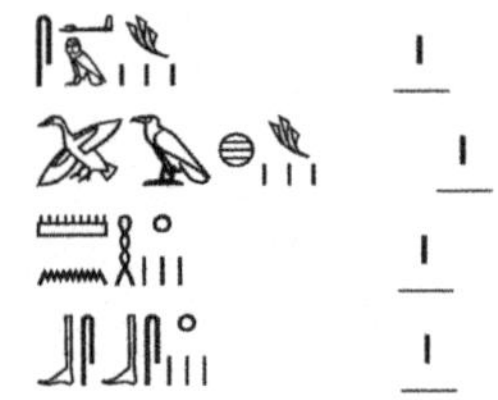

26.14

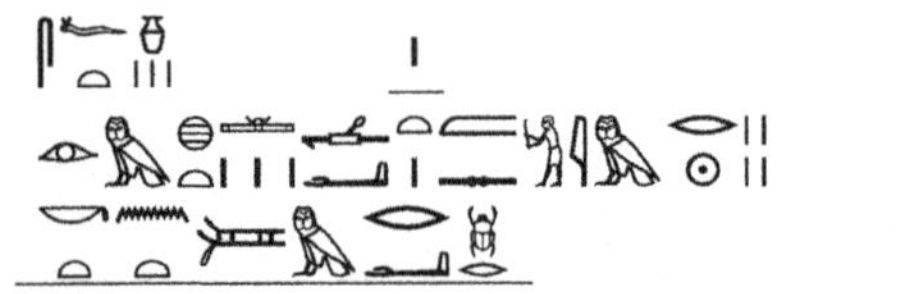

26.15

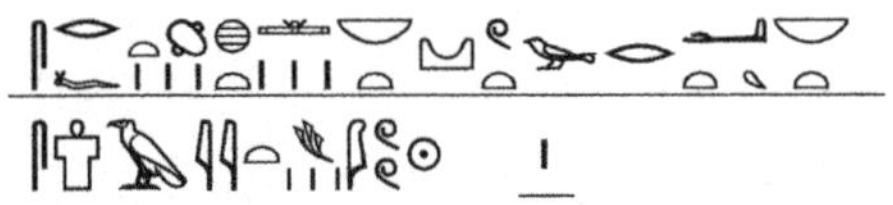

Foglio 27-Testo geroglifico

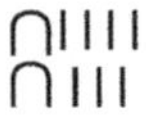

27.1

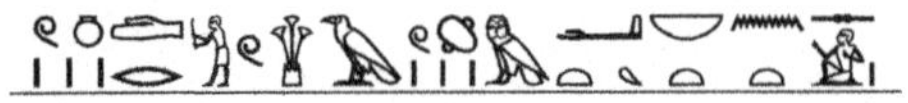

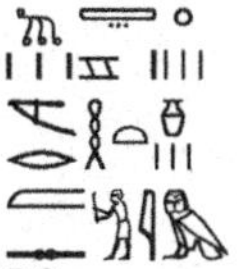

27.2

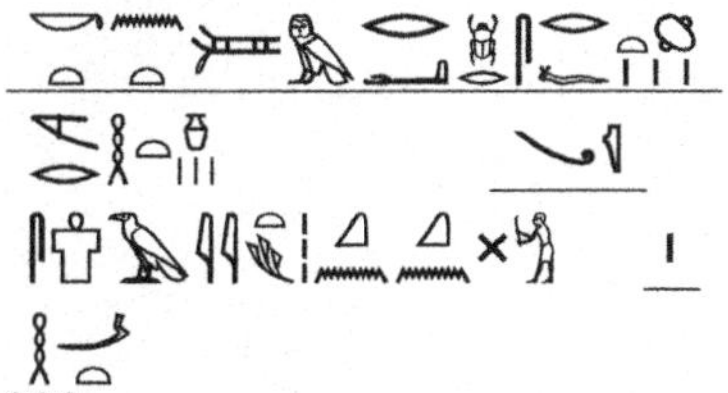

27.3

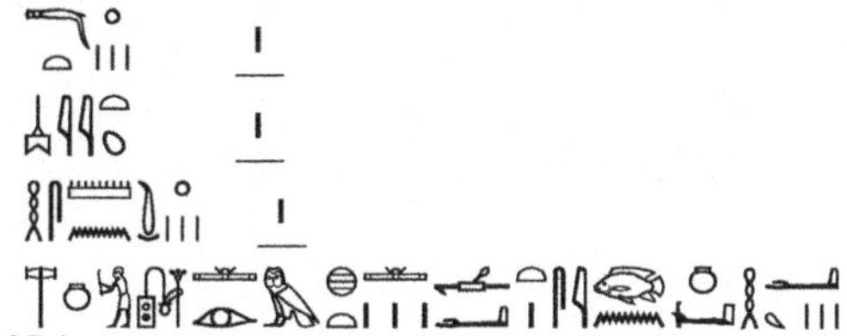

27.4

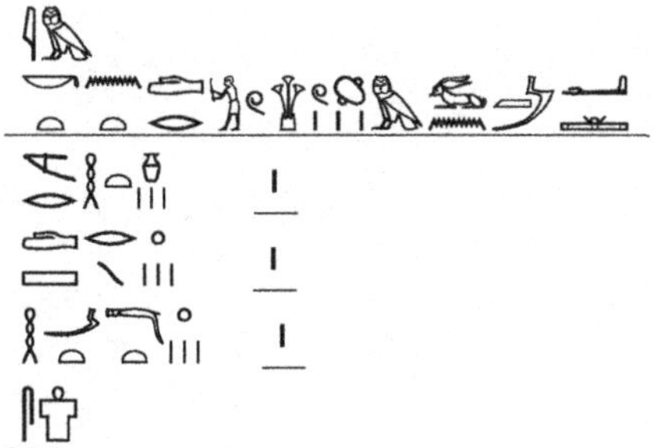

27.5

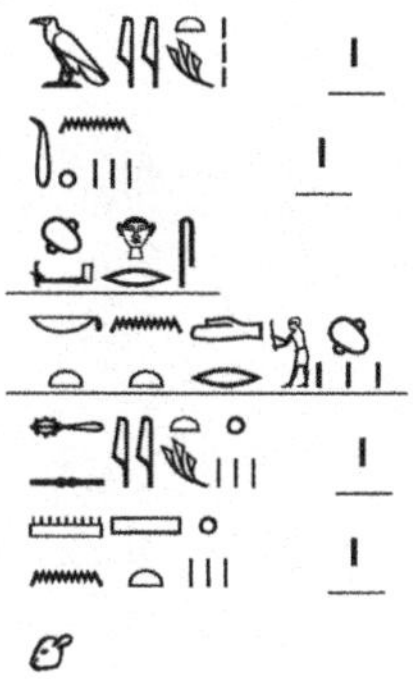

27.6

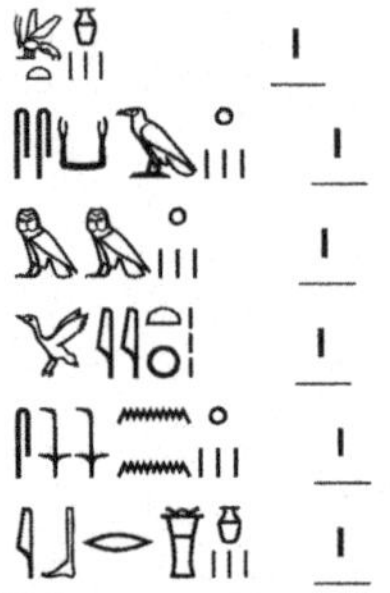

27.7

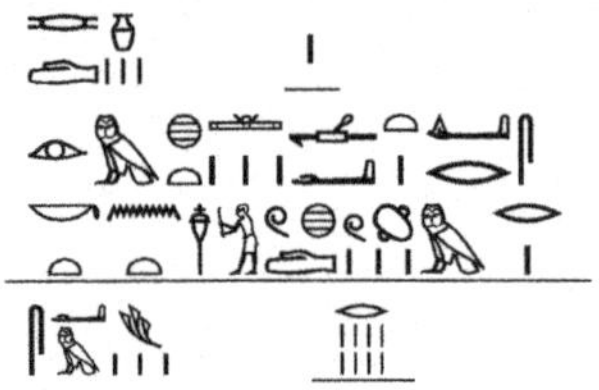

27.8

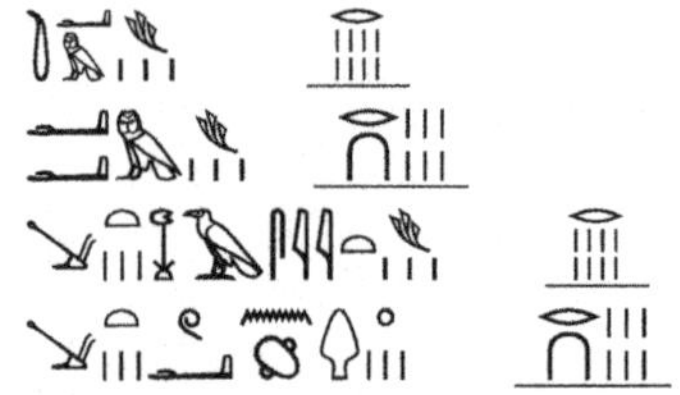

27.9

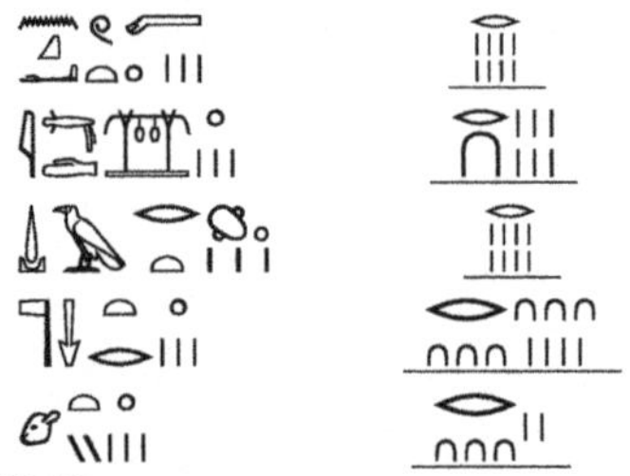

27.10

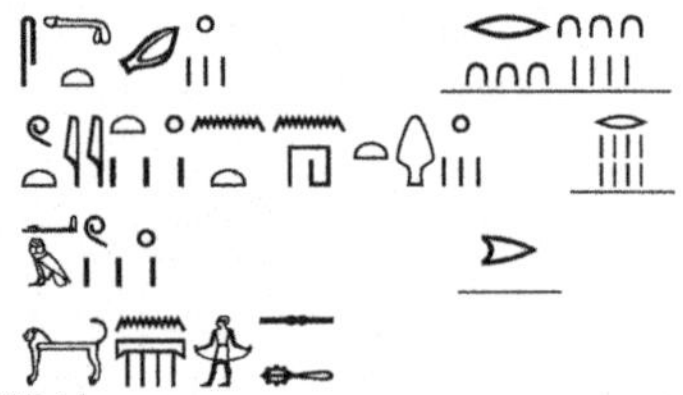

27.11

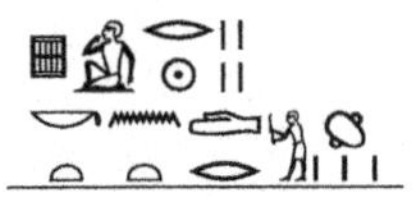

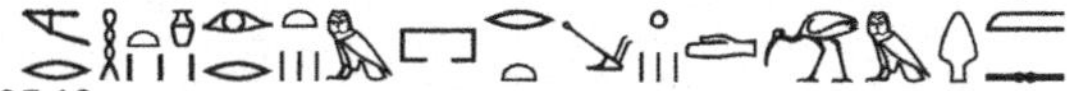

27.12

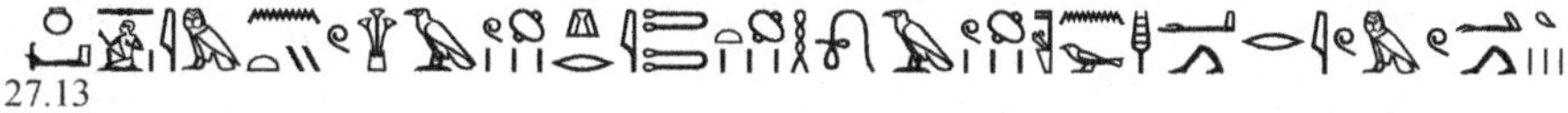

27.13

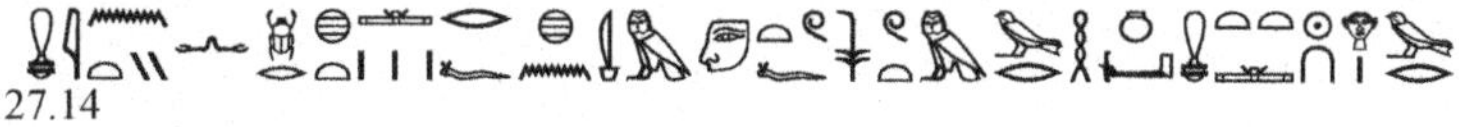

27.14

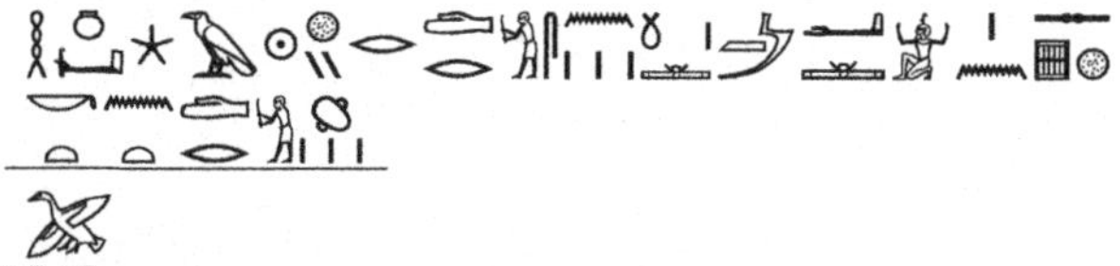

27.15

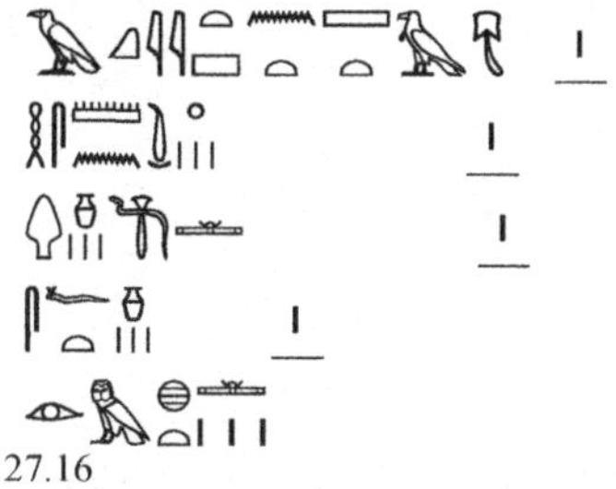

27.16

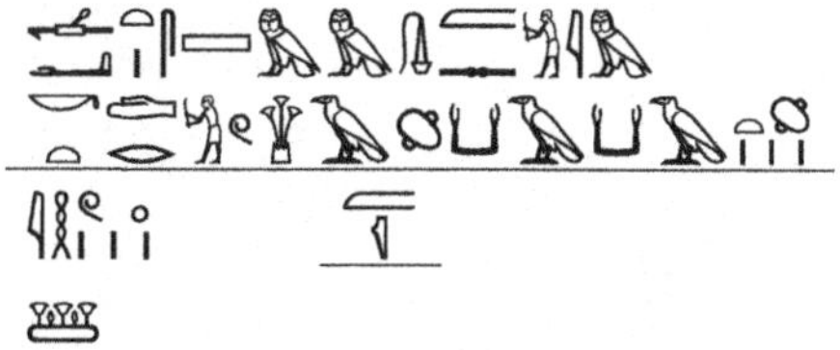

27.17

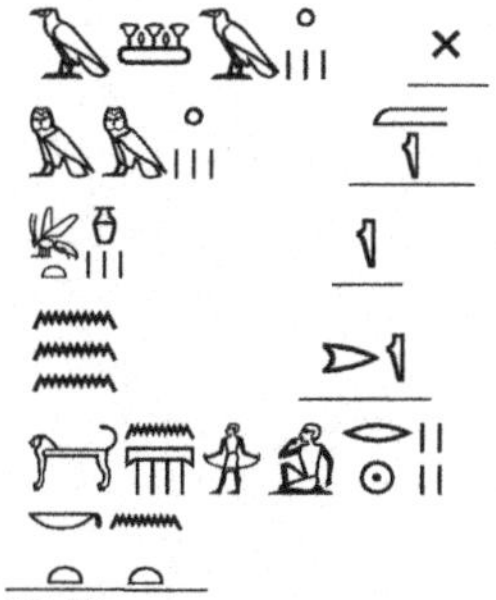

27.18

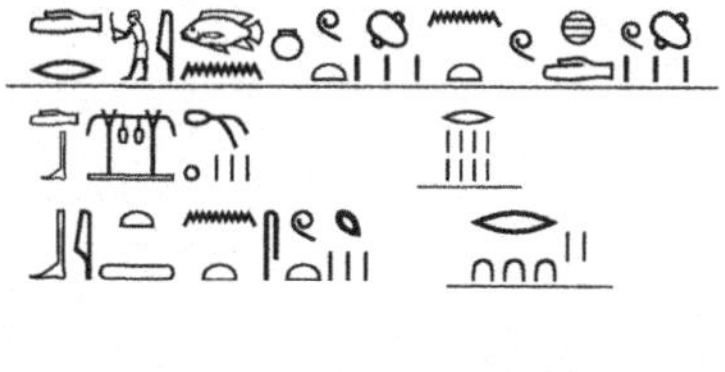

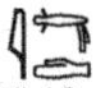

27.19

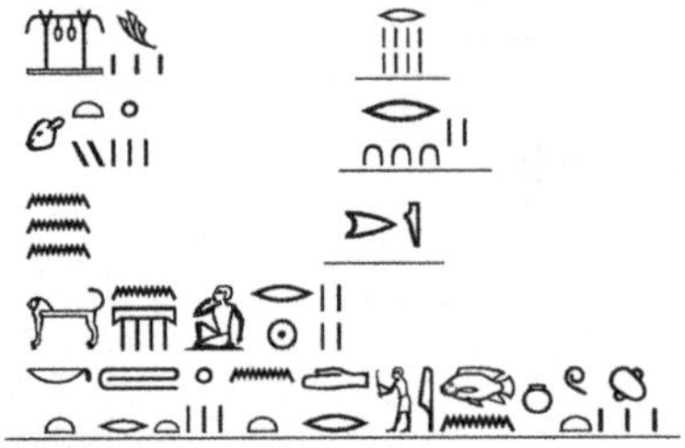

27.20

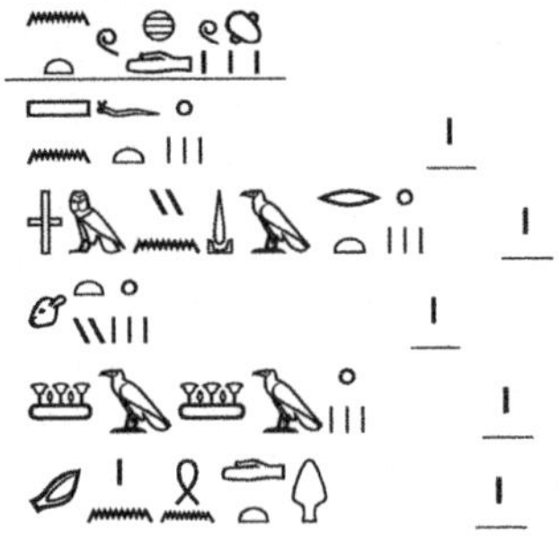

27.21

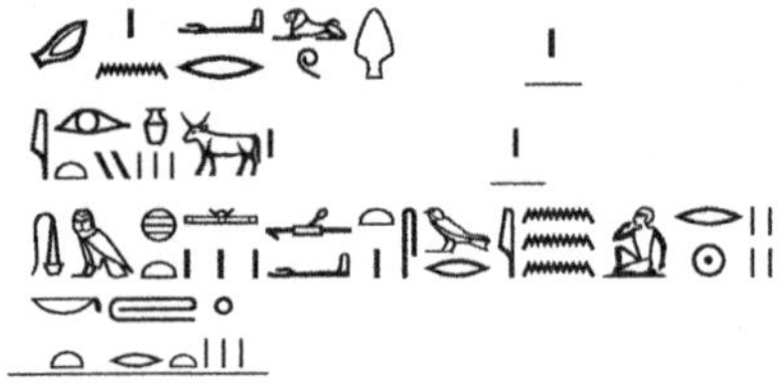

Foglio 28

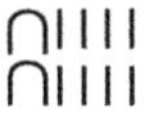

28.1

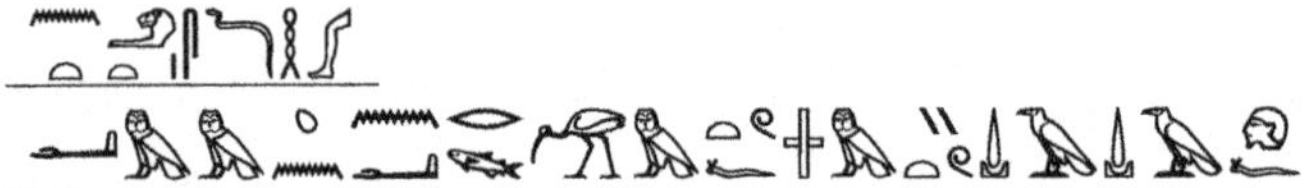

28.2

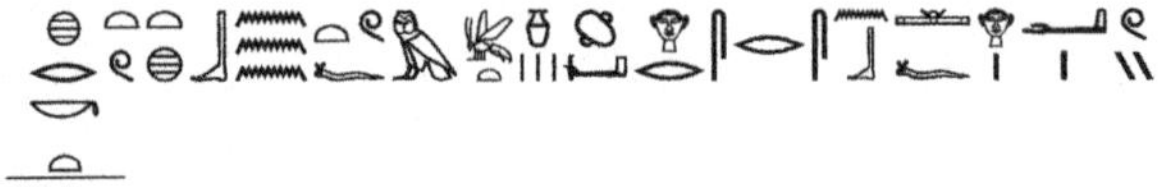

28.3

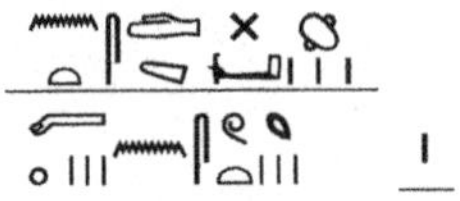

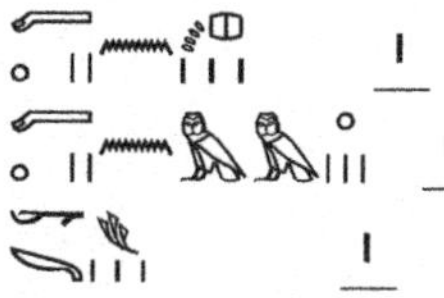

28.4

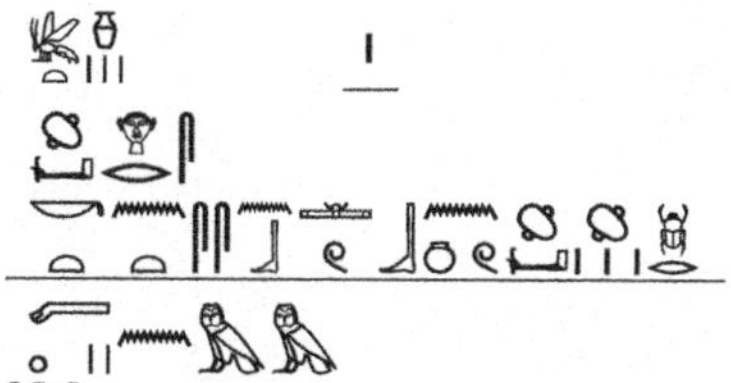

28.5

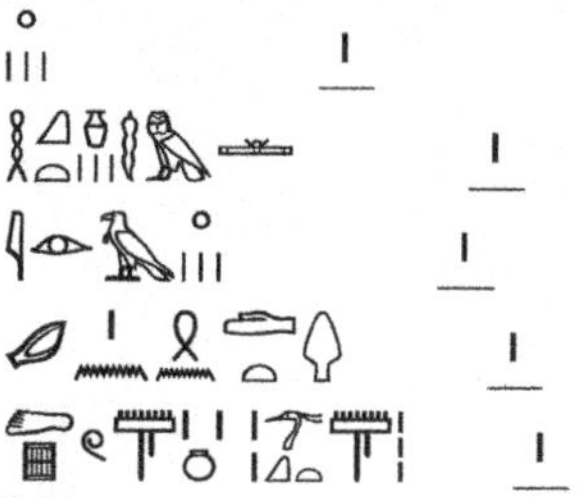

28.6

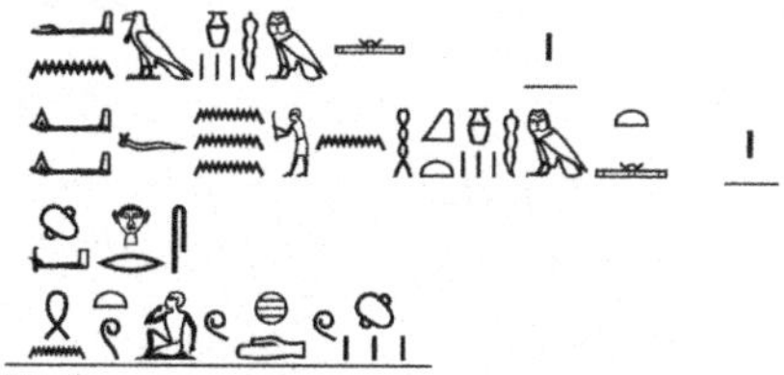

28.7

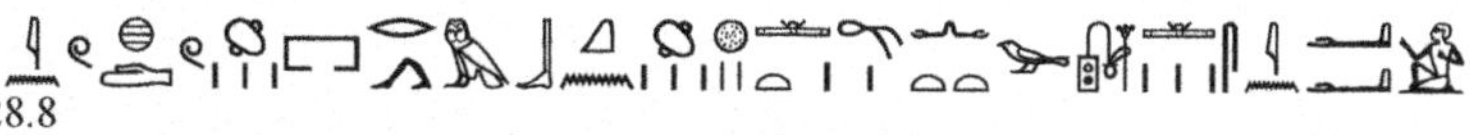

28.8

28.9

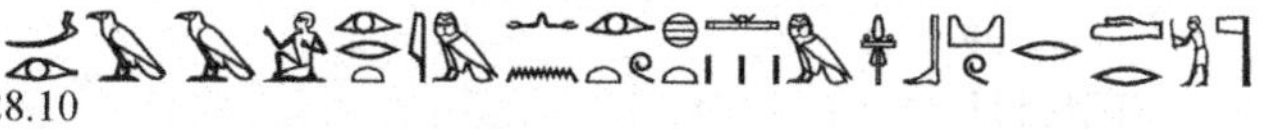

28.10

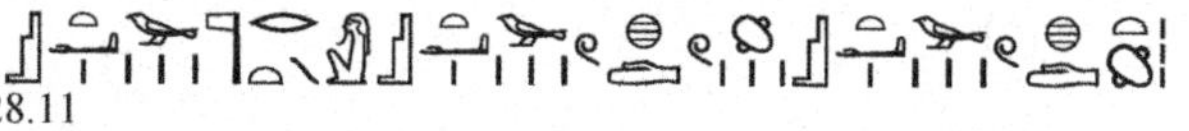

28.11

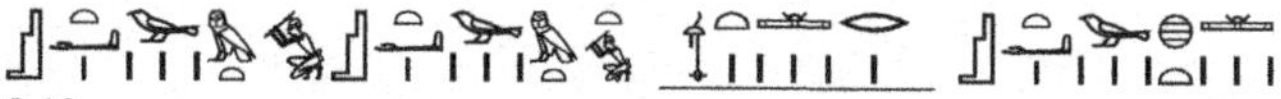

28.12

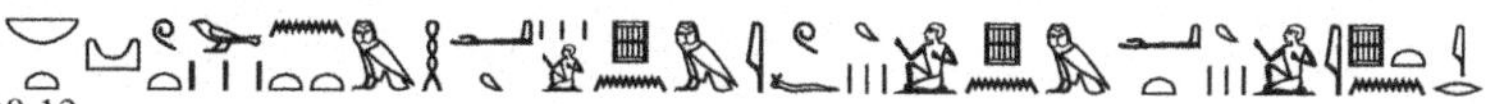

28.13

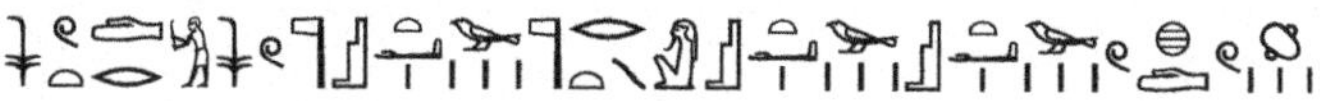

28.14

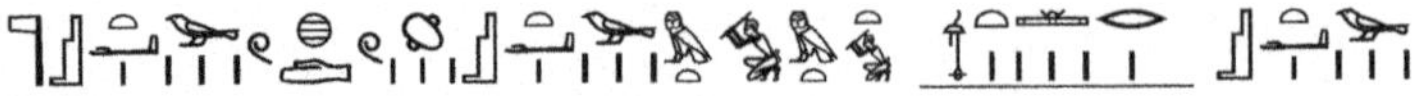

28.15

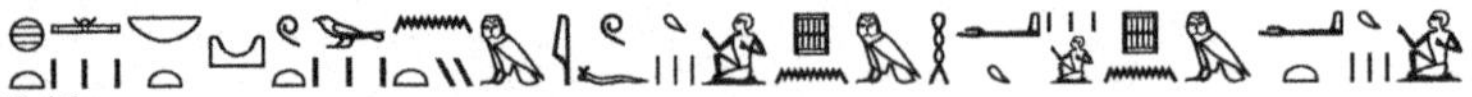

28.16

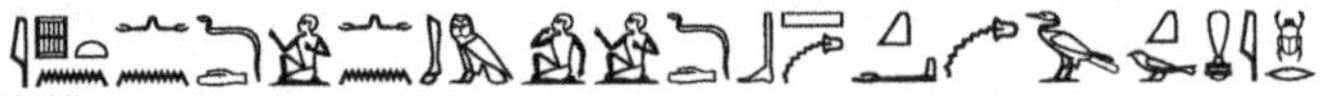

28.17

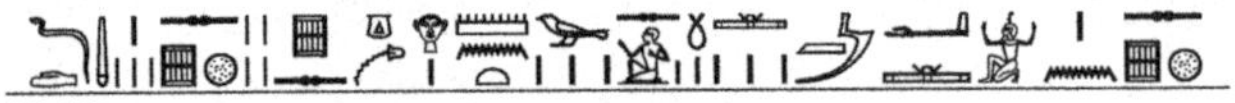

28.18

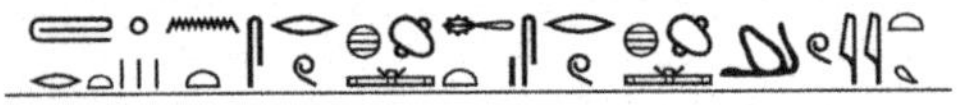

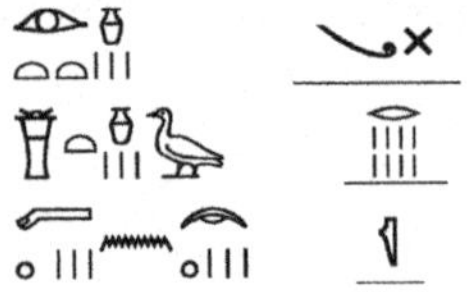

28.19

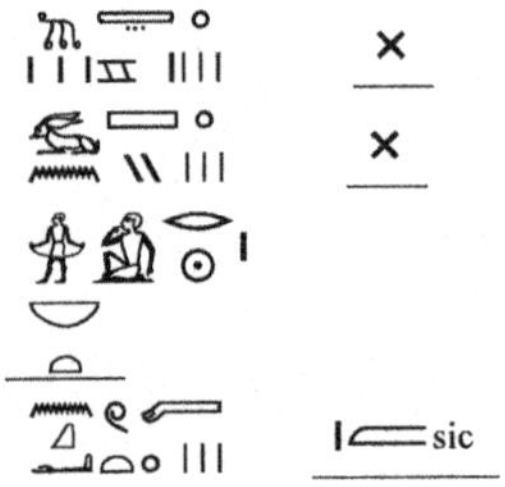

28.20

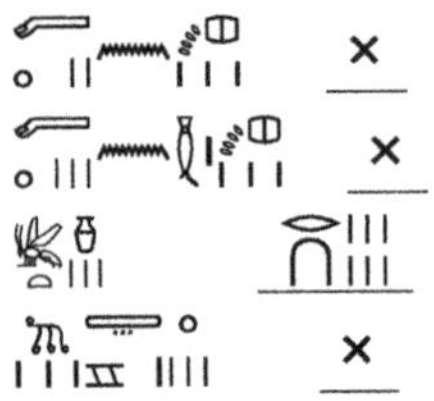

Foglio 29

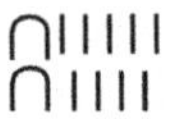

29.1

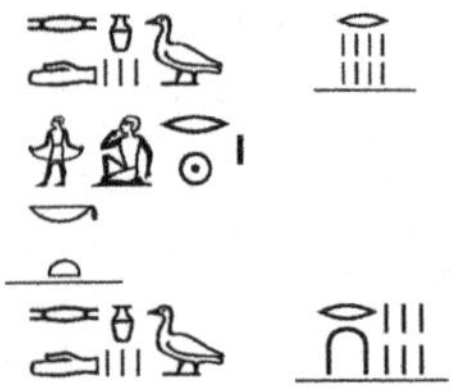

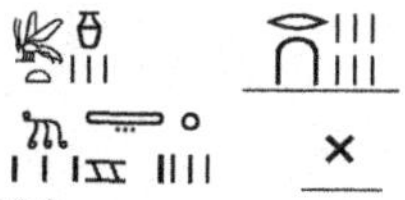

29.2

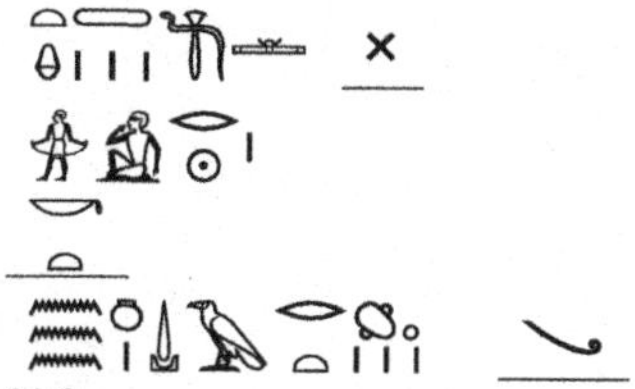

29.2 a

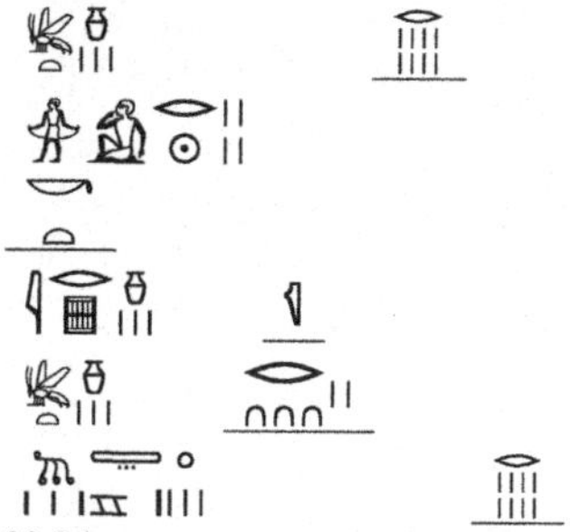

29.2 b

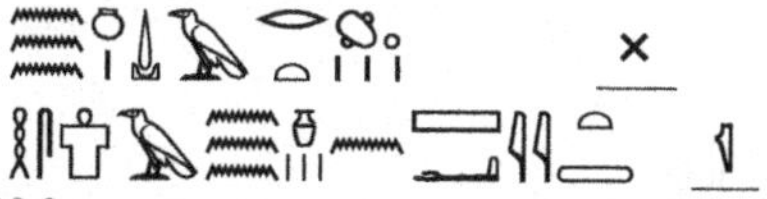

29.3

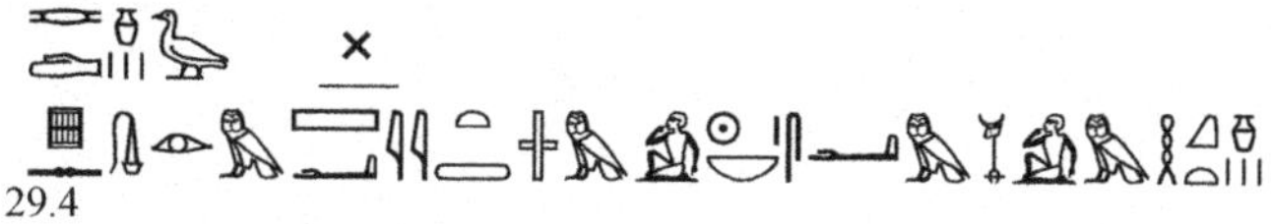

29.4

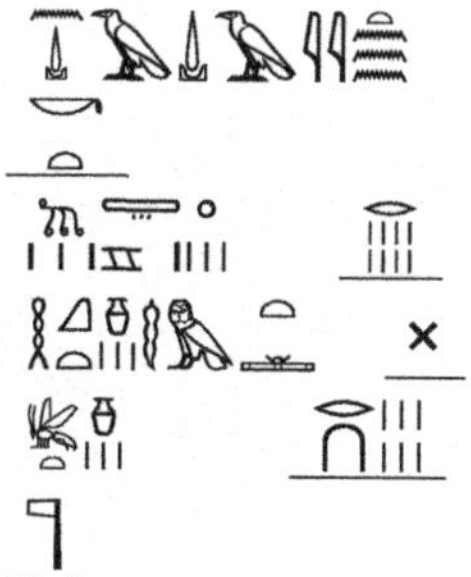

29.5

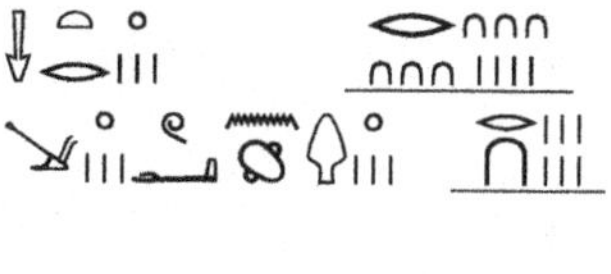

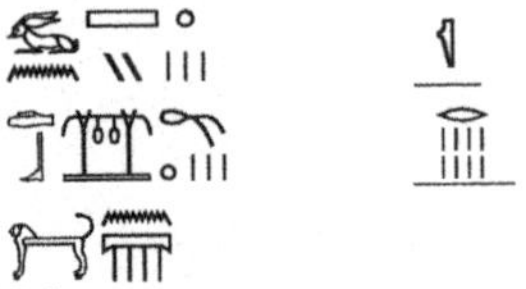

29.6

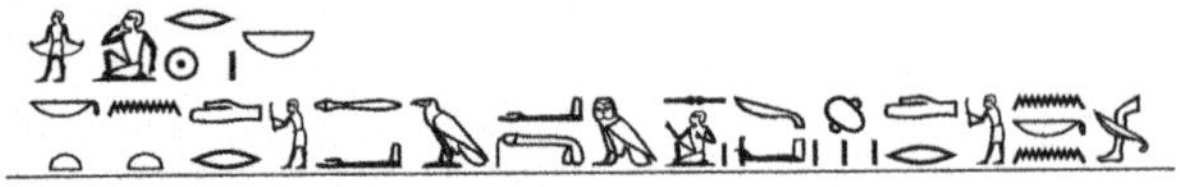

29.7

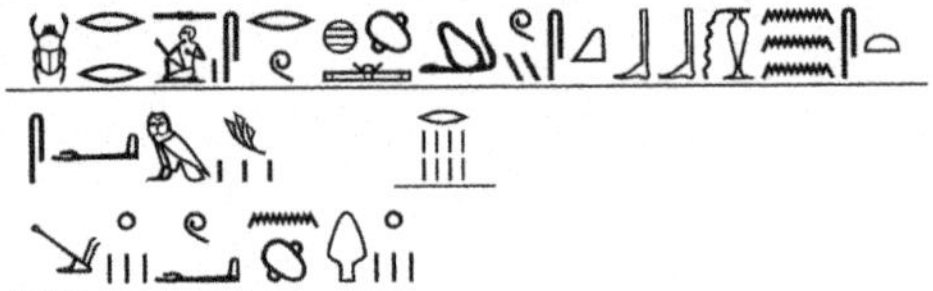

29.8

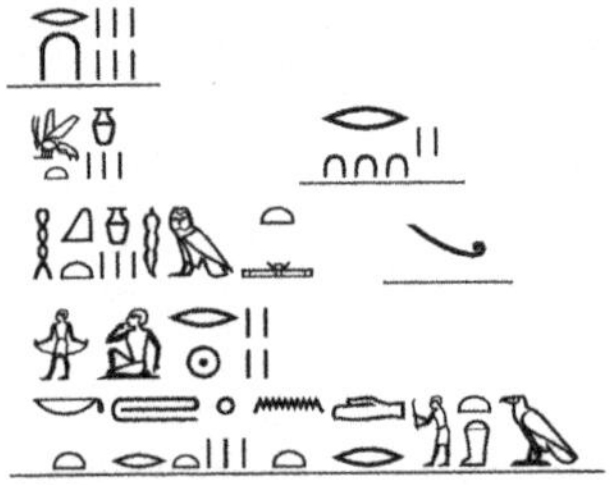

29.9

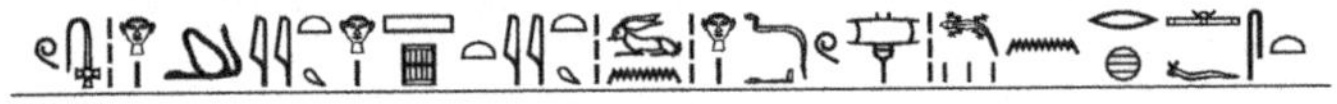

29.10

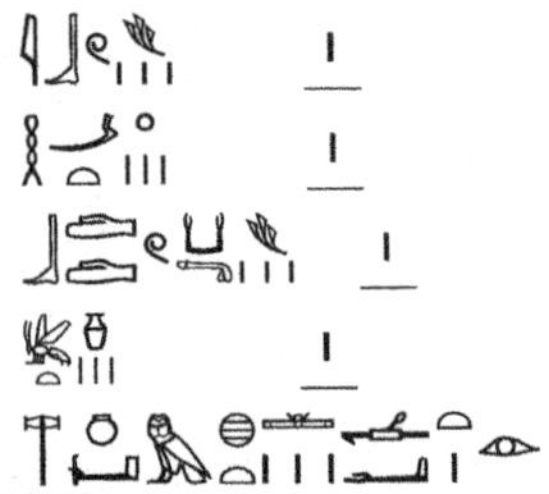

29.11

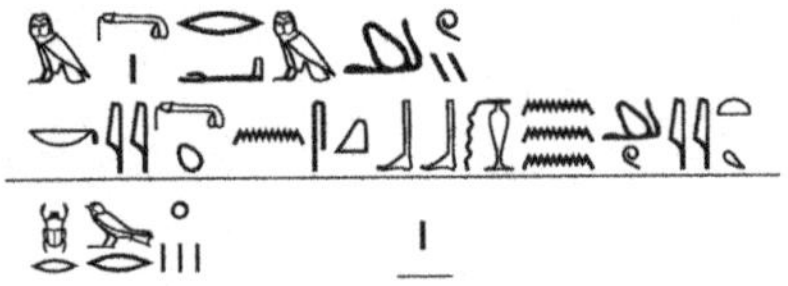

29.12

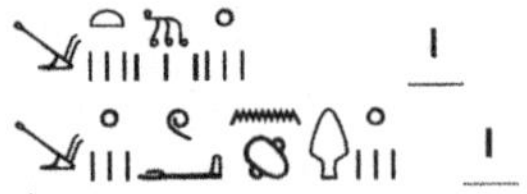

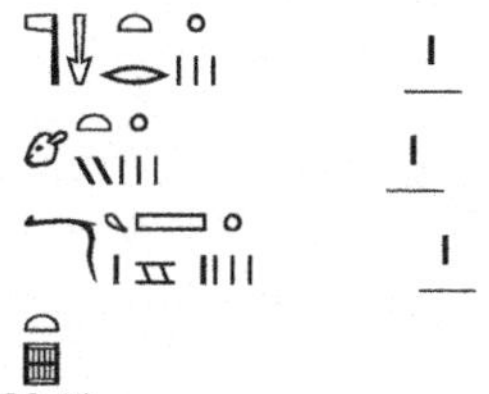

29.13

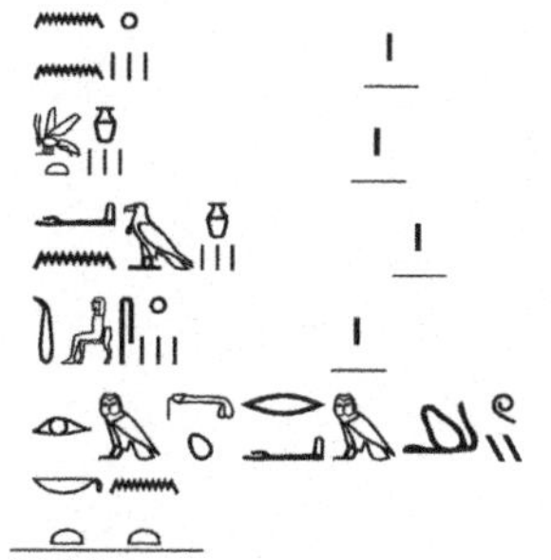

29.14

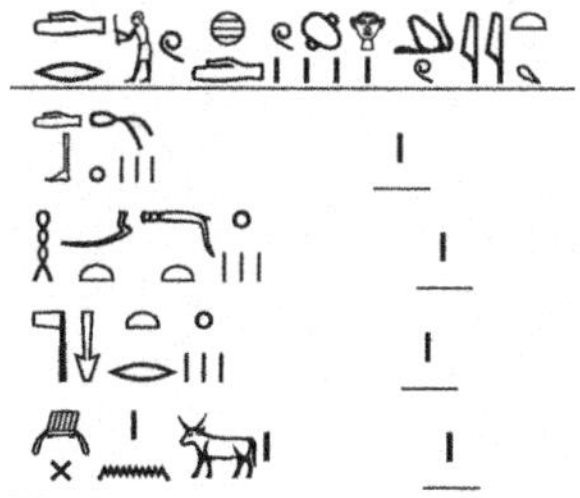

29.15

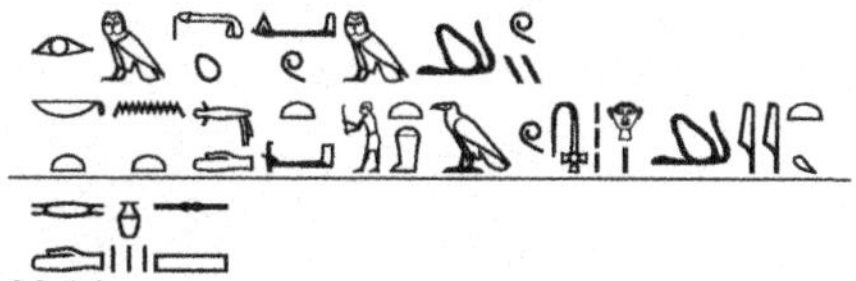

29.16

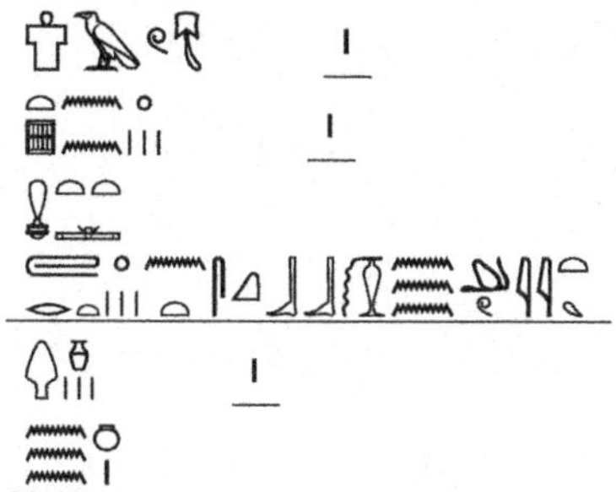

29.17

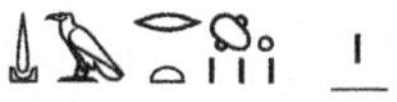

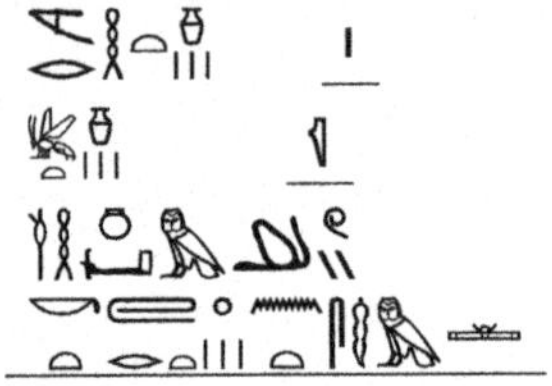

29.18

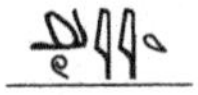

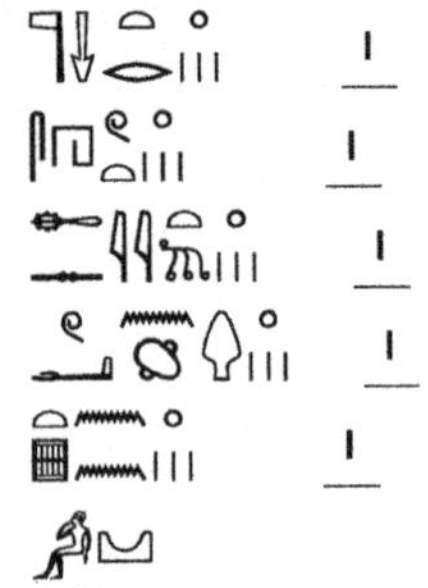

29.19

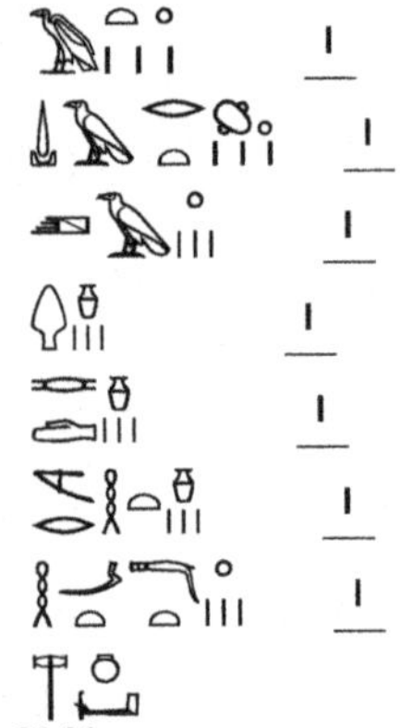

29.20

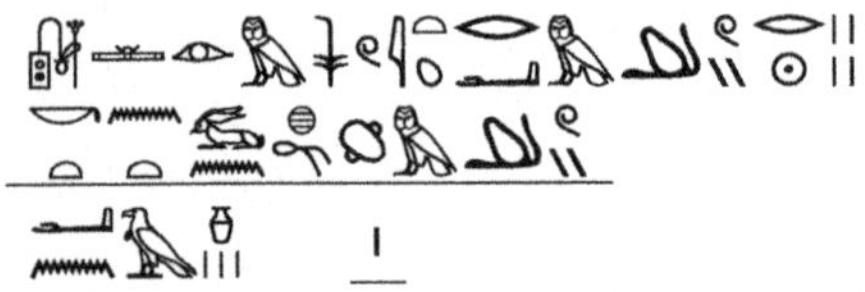

Foglio 30

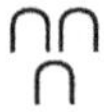

30.1

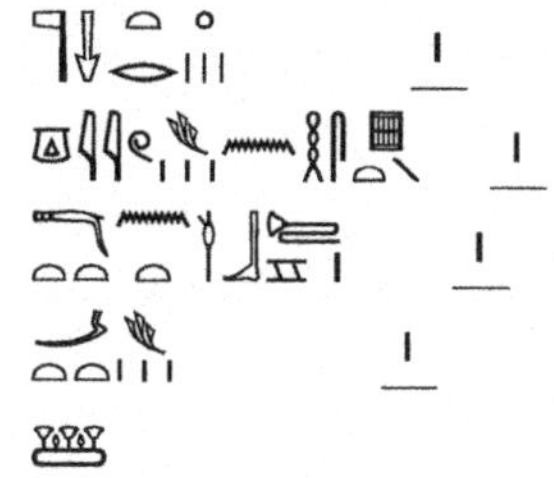

30.2

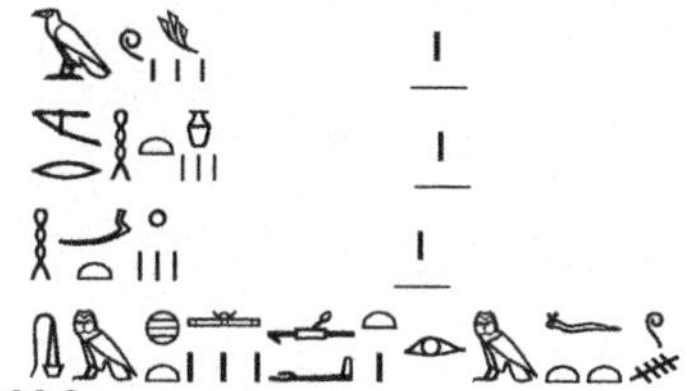

30.3

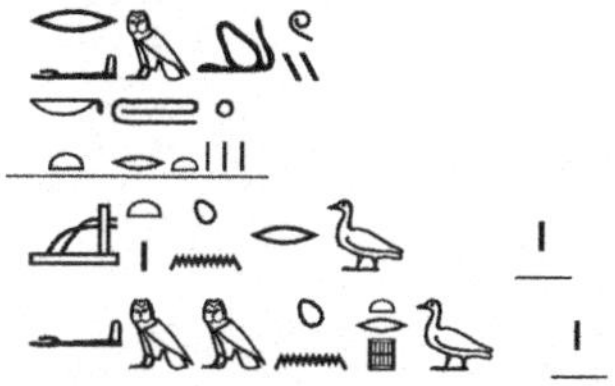

30.4

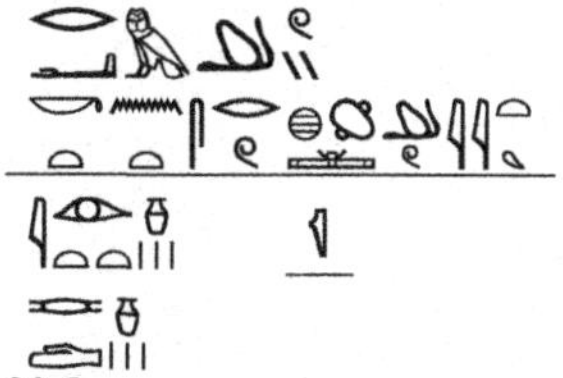

30.5

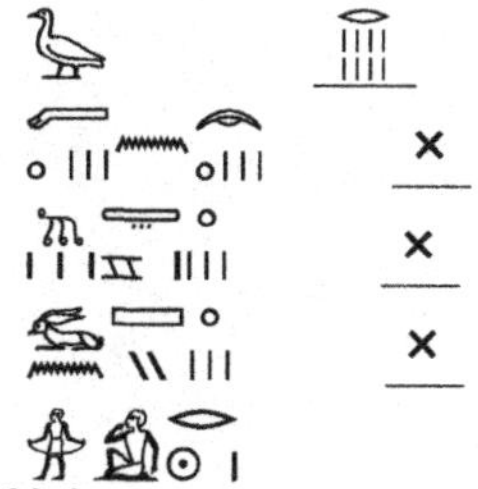

30.6

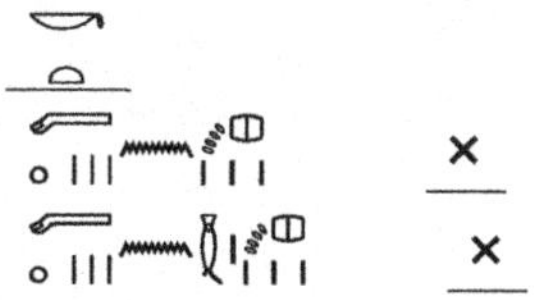

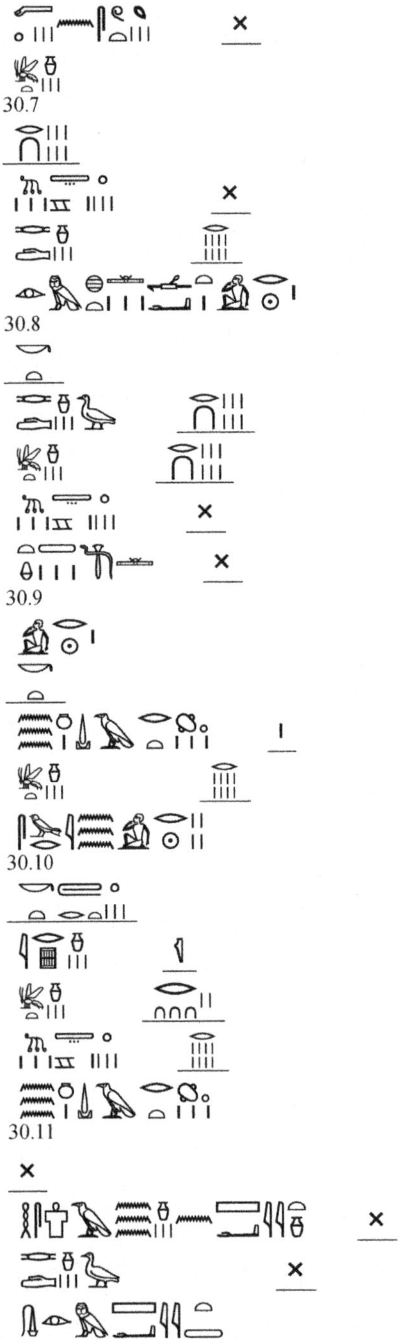
30.7
30.8
30.9
30.10
30.11

30.12
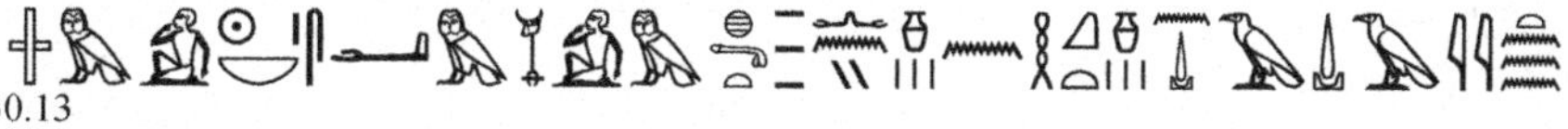
30.13
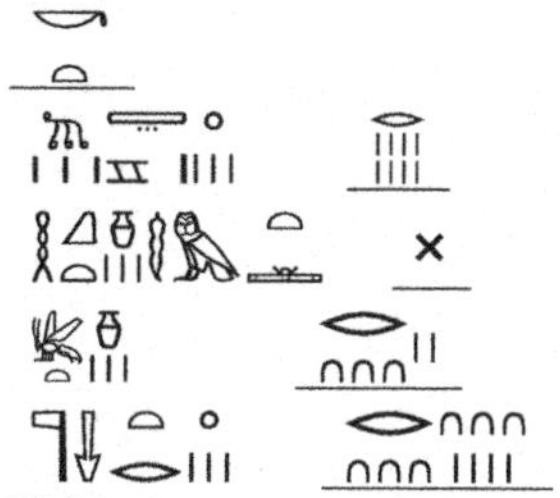
30.14
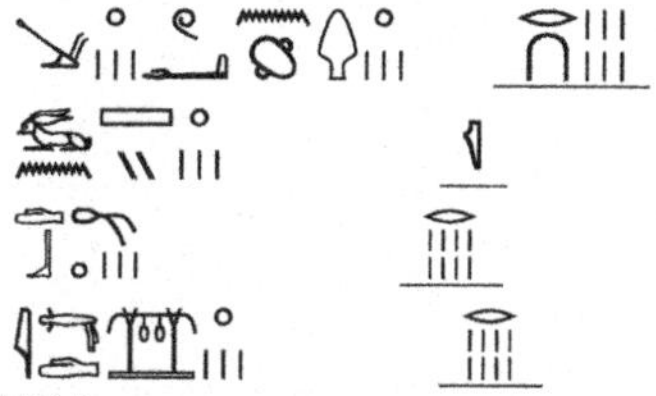
30.15
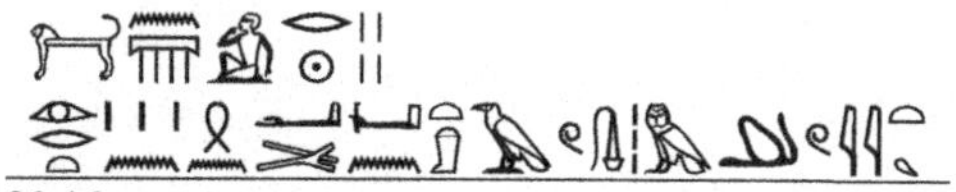
30.16
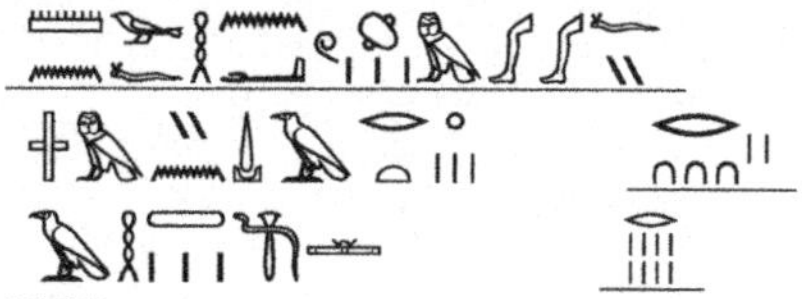
30.17
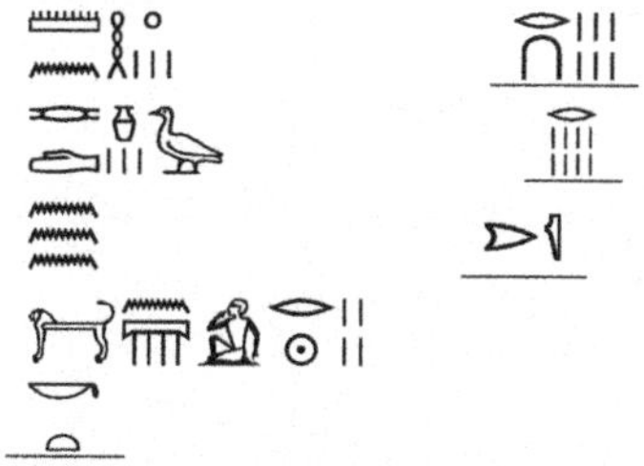
30.18
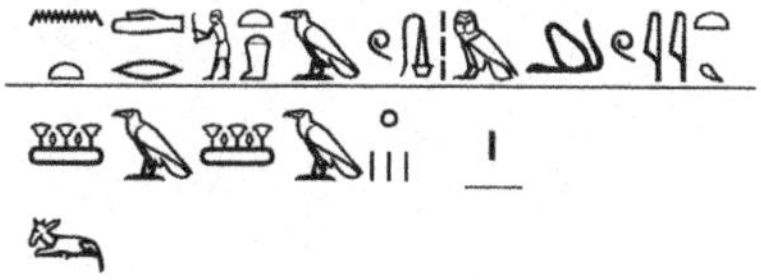
30.19

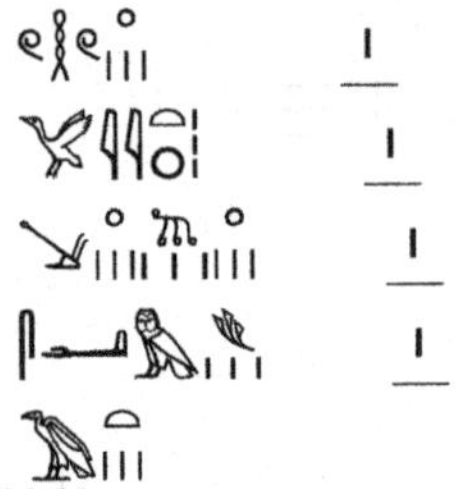

30.20

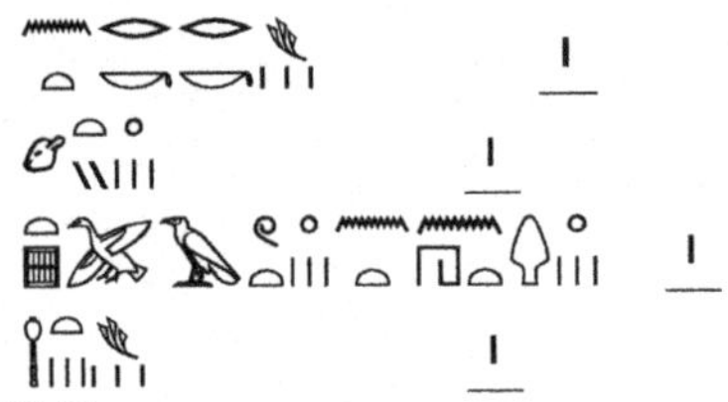

30.21

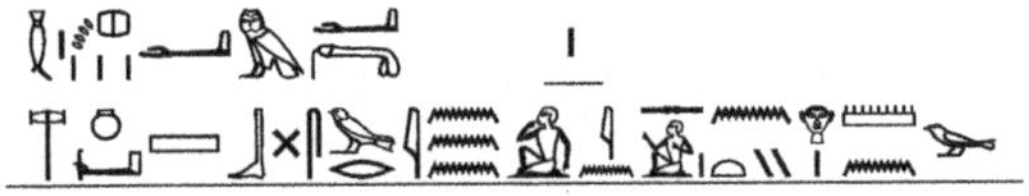

Foglio 31

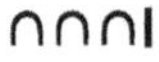

31.1

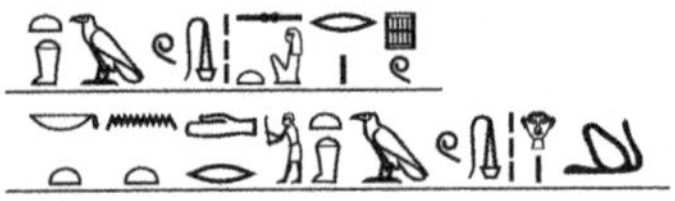

31.2

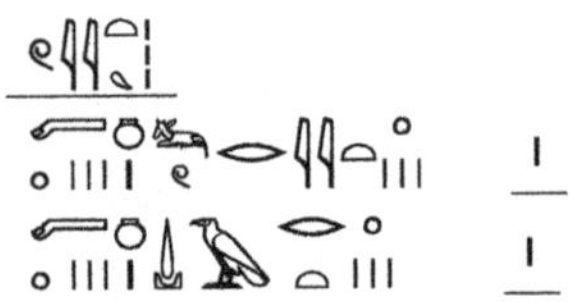

31.3

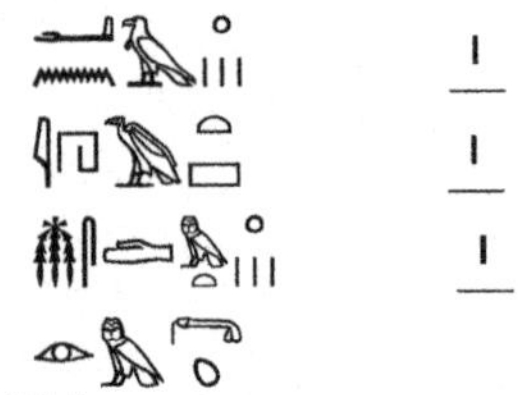

31.4

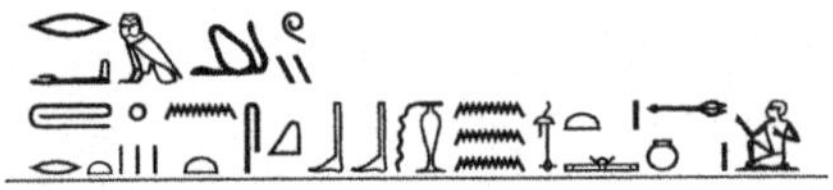

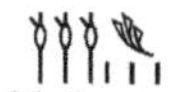

31.5

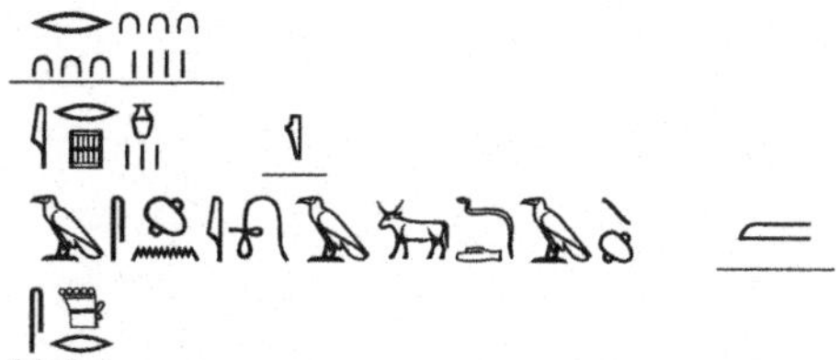

31.6

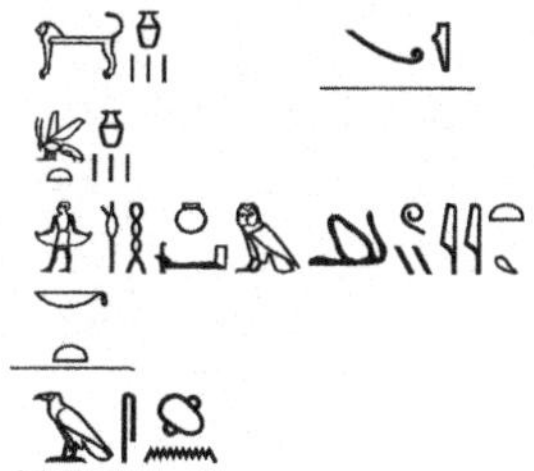

31.7

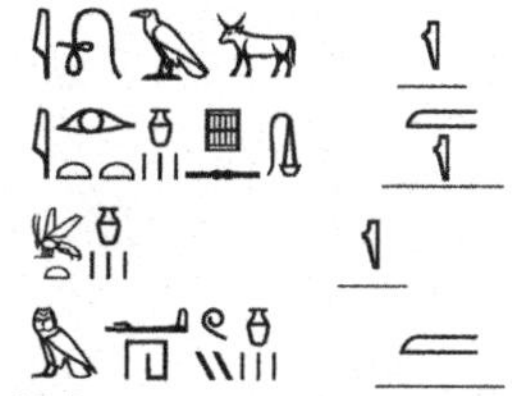

31.8

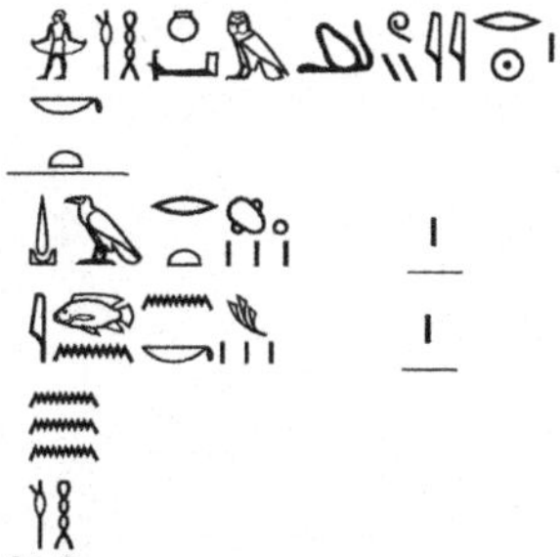

31.9

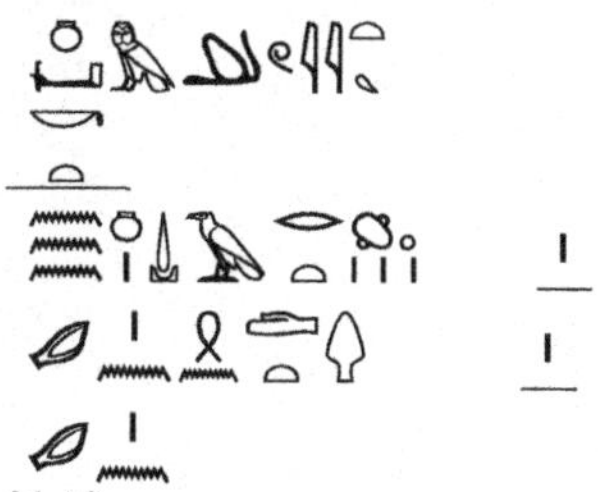

31.10

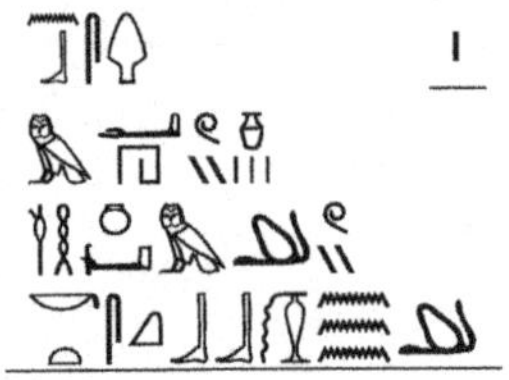

31.11

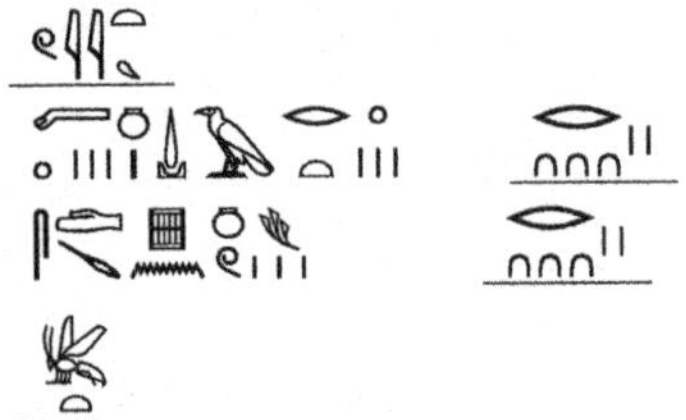

31.12

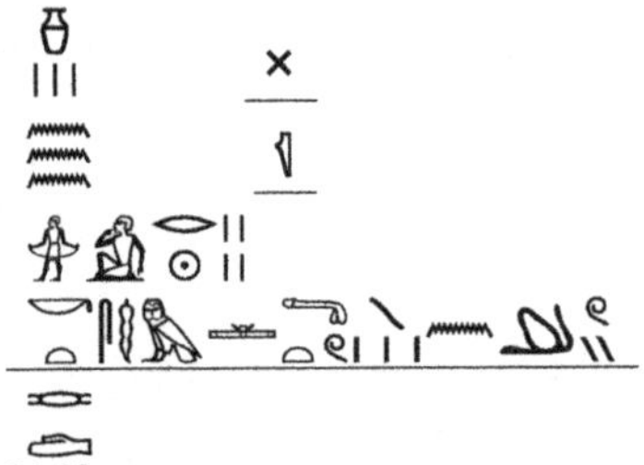

31.13

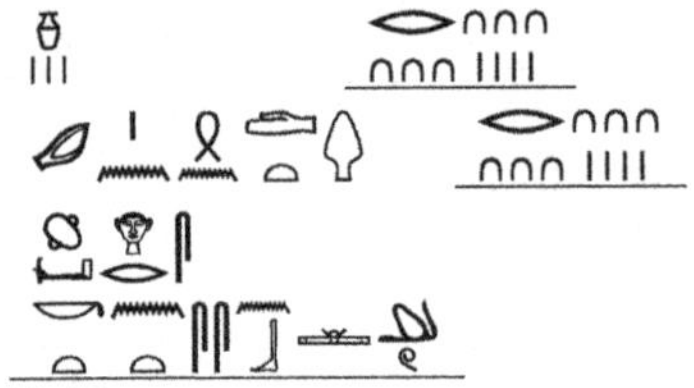

31.14

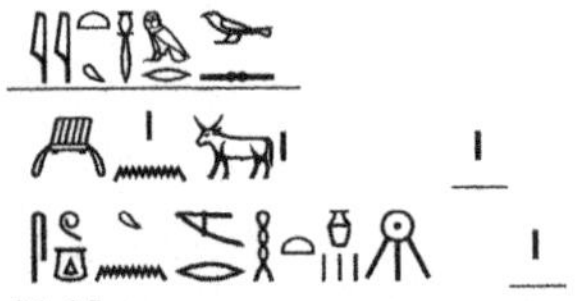

31.15

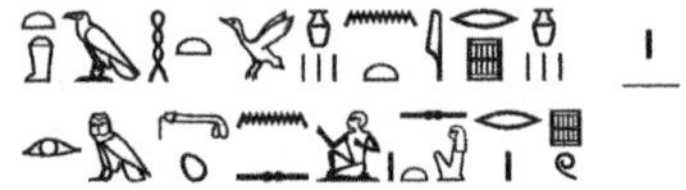

31.16

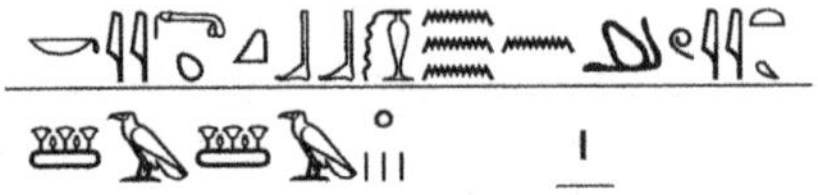

31.17

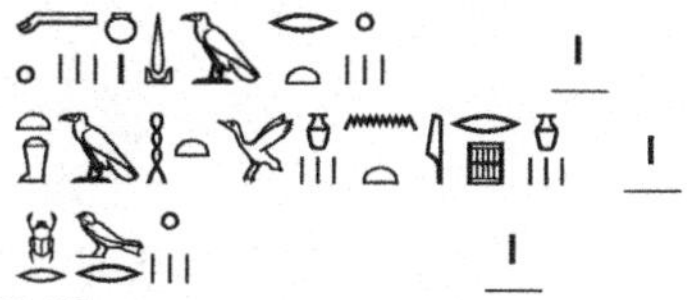

31.18

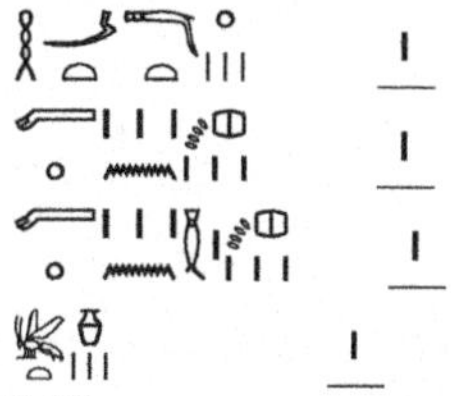

31.19

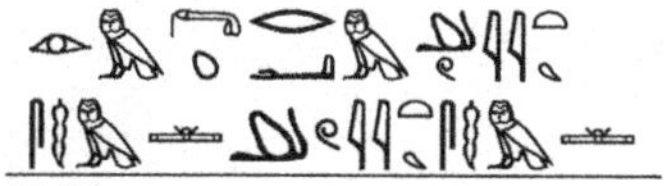

31.20

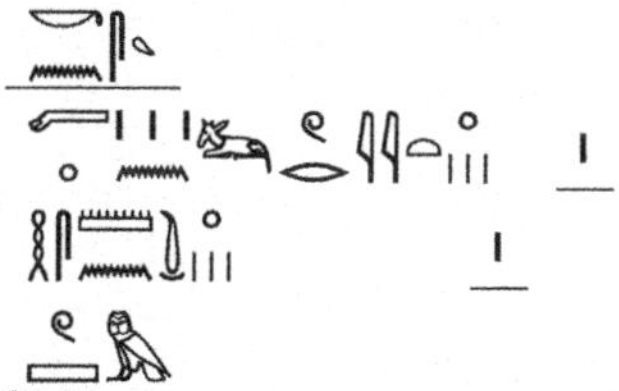

31.21

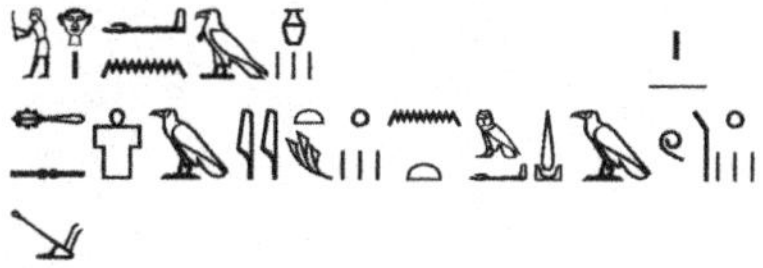

13.22

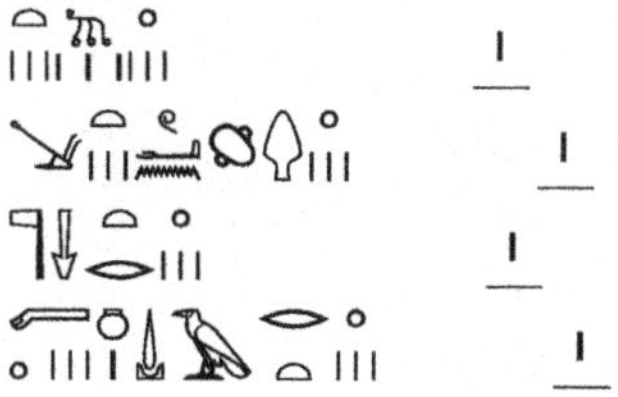

Foglio 32

∩∩∩
||

32.1

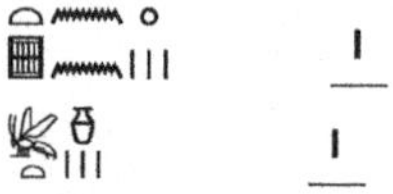

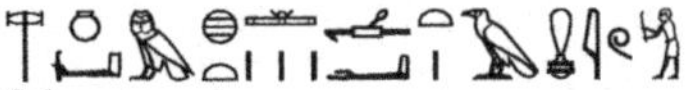

32.2

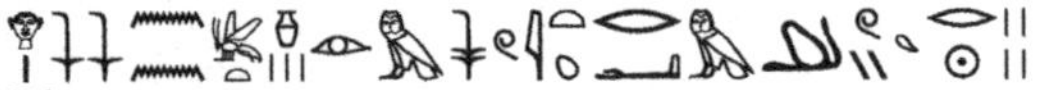

32.3

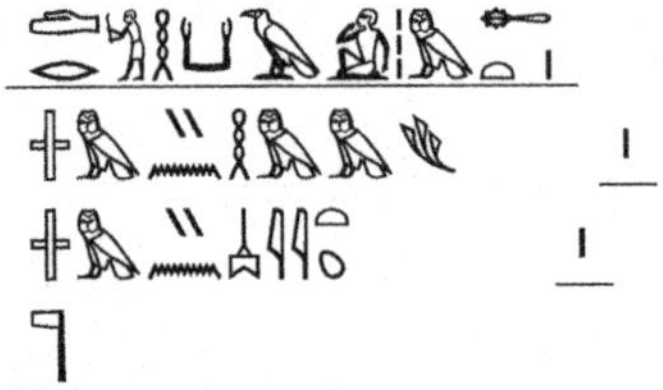

32.4

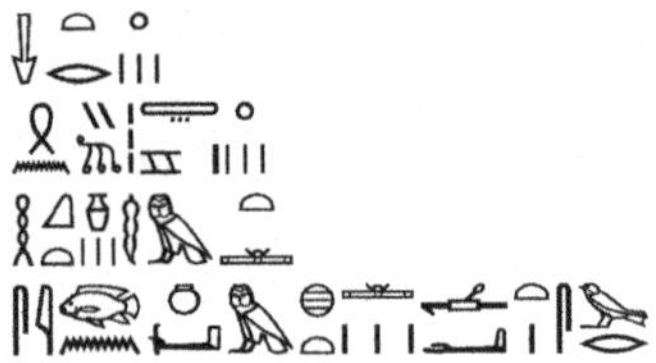

32.5

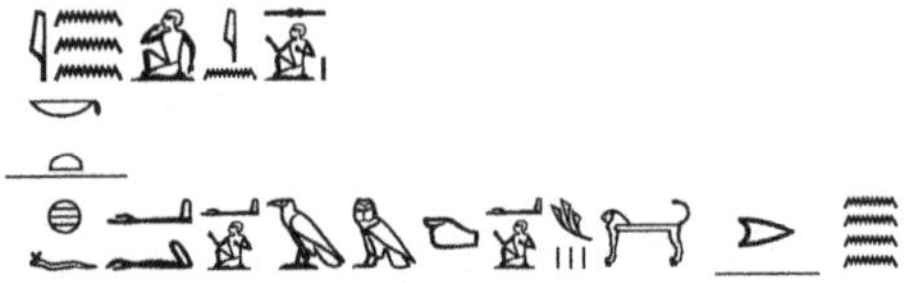

32.6

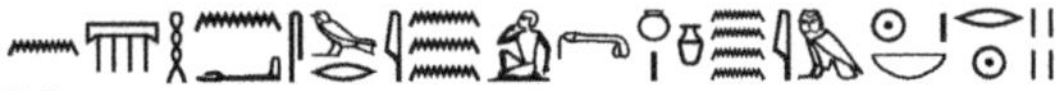

32.7

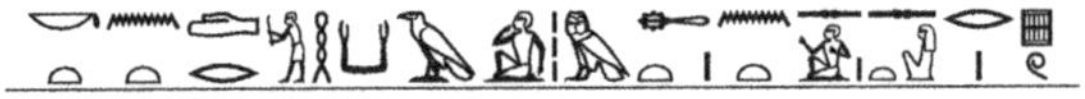

32.8

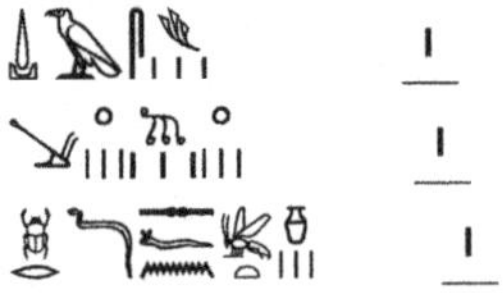

32.9

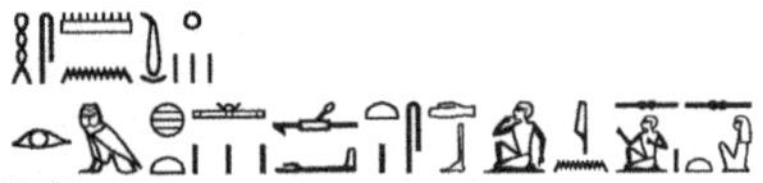

32.10

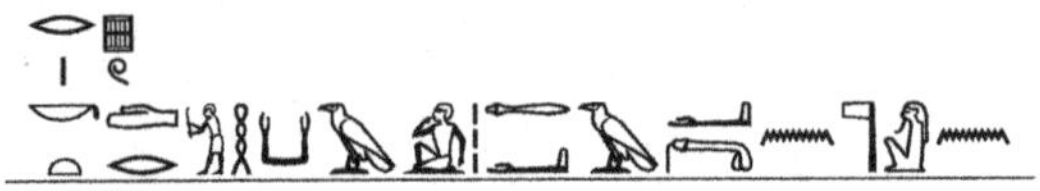

32.11

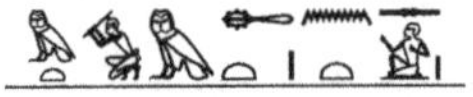

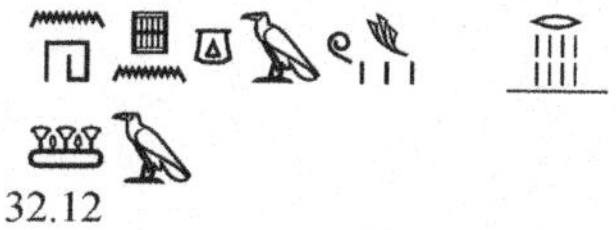

32.12

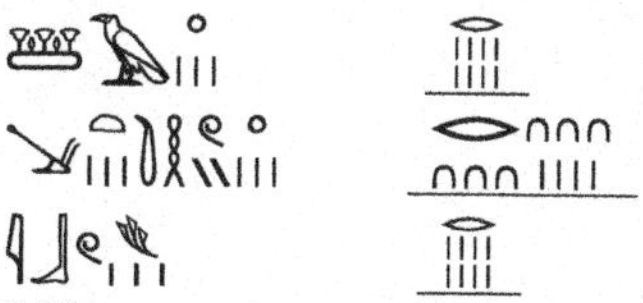

32.13

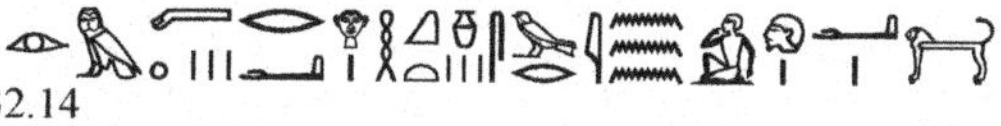

32.14

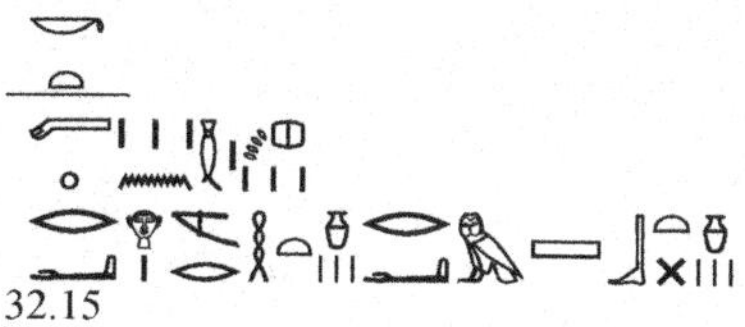

32.15

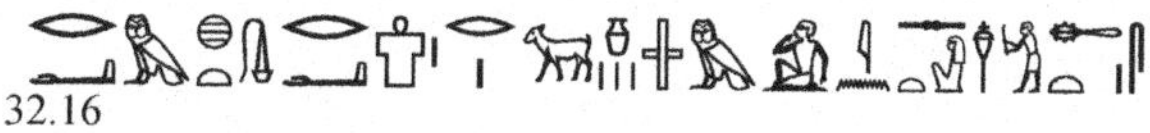

32.16

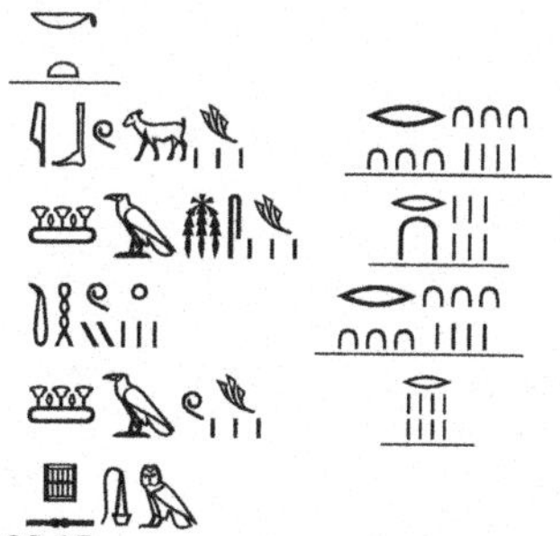

32.17

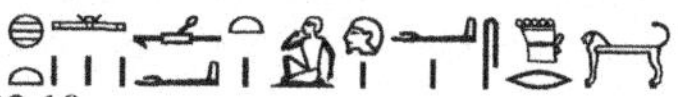

32.18

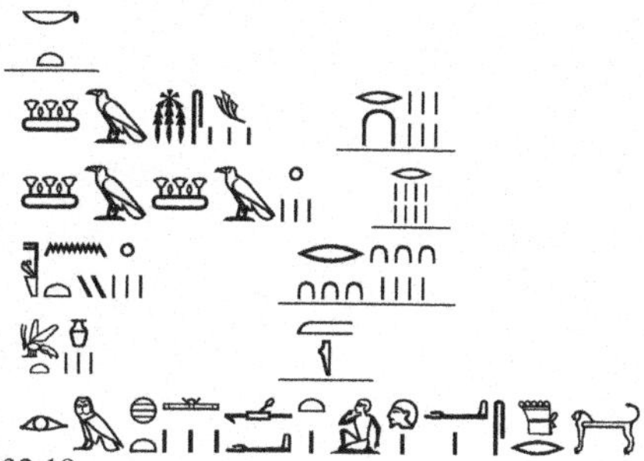

32.19

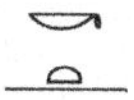

32.20

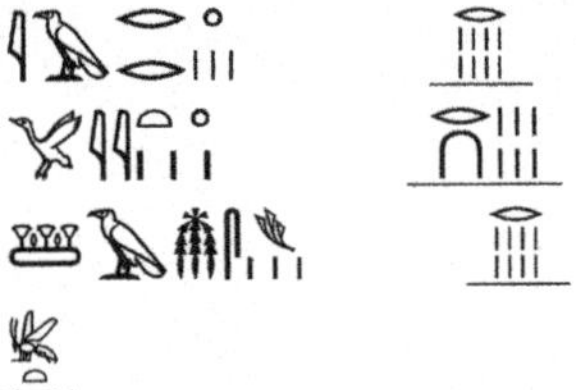

32.21

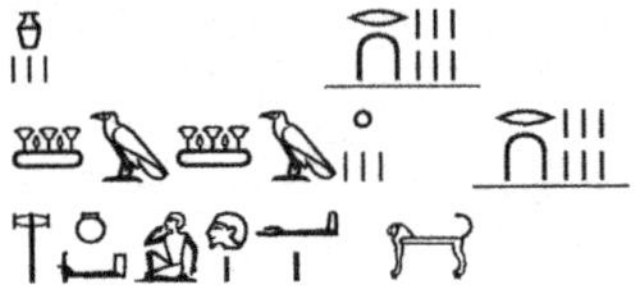

Foglio 33

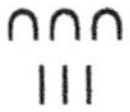

33.1

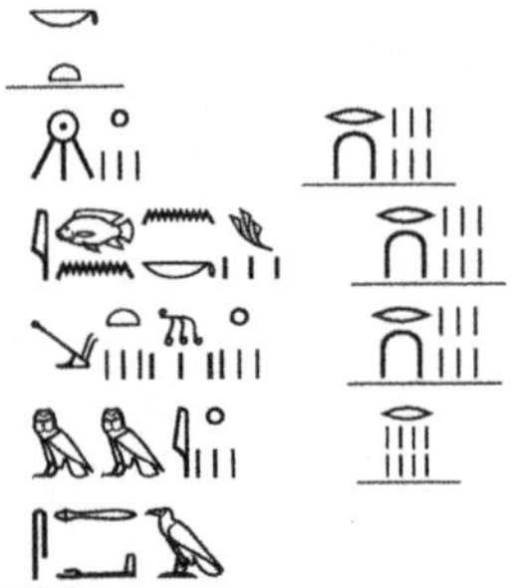

33.2

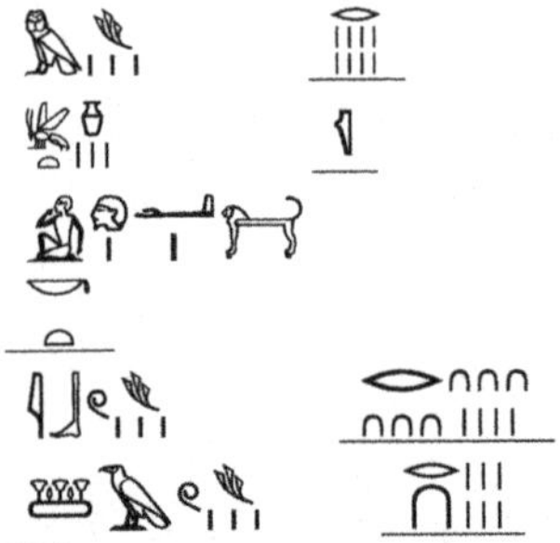

33.3

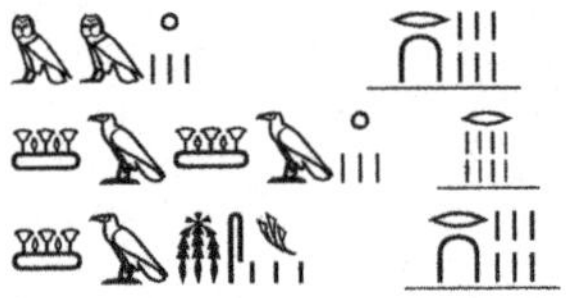

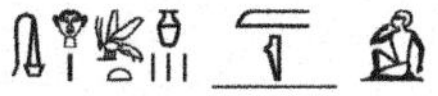

33.4

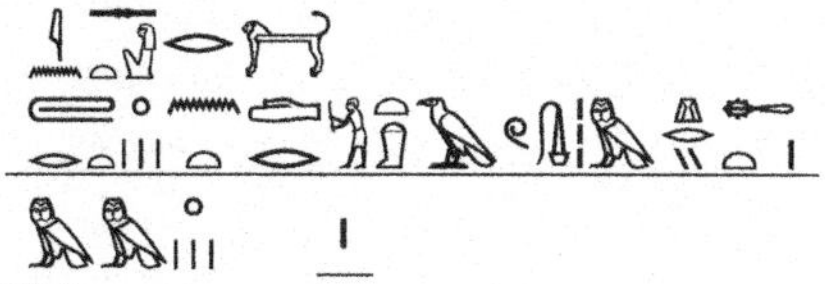

33.5

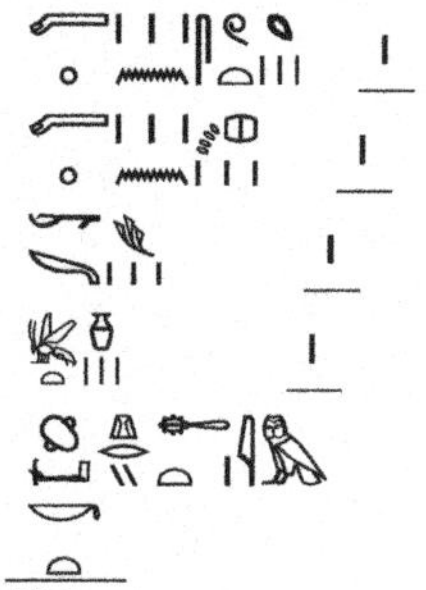

33.6

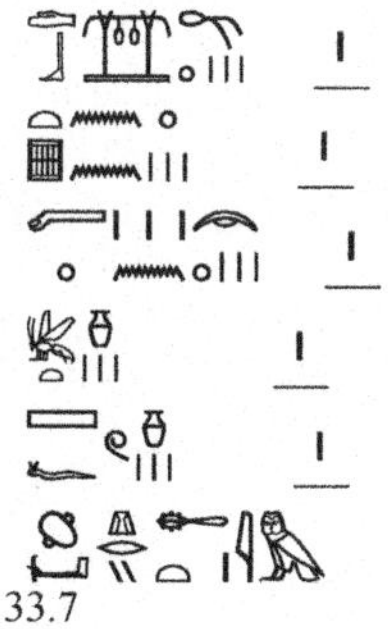

33.7

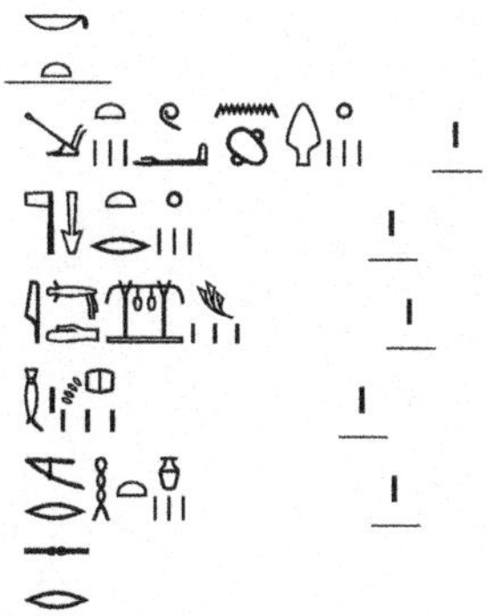

33.8

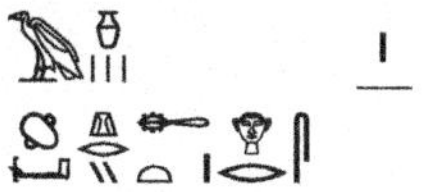

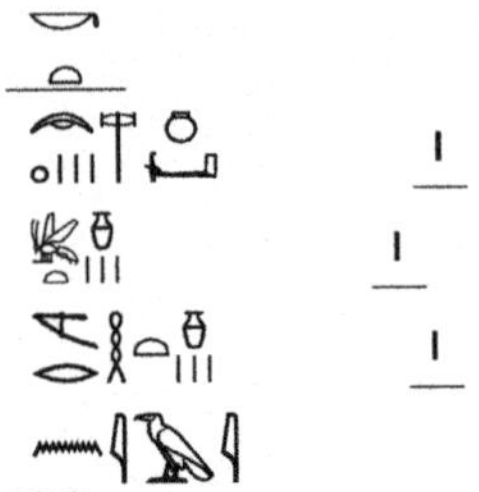

33.9

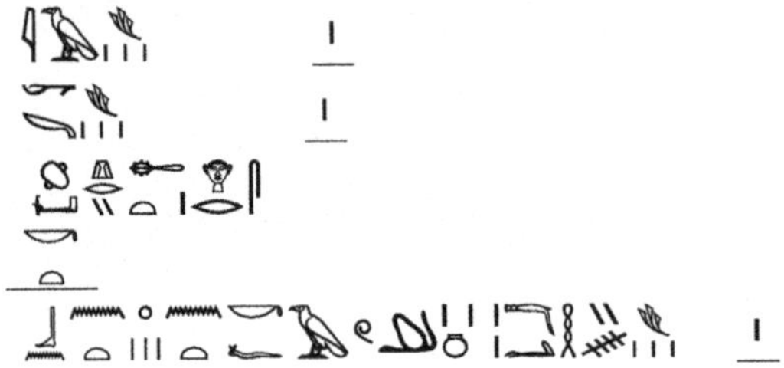

33.10

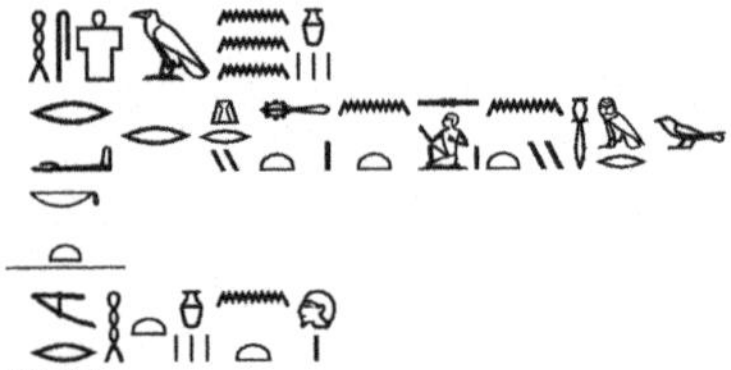

33.11

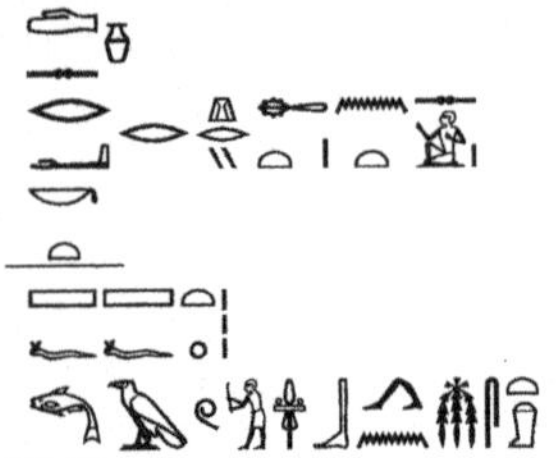

33.12

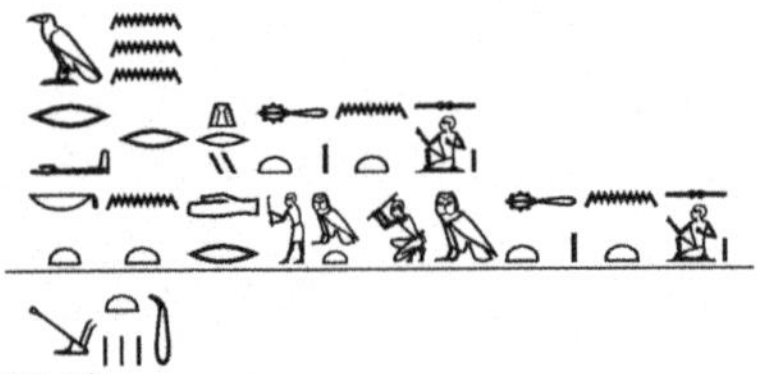

33.13

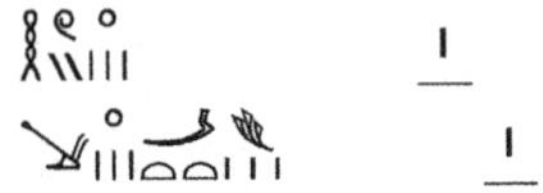

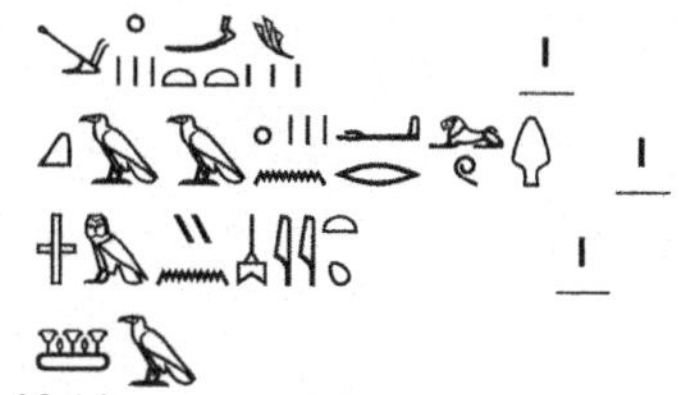

33.14

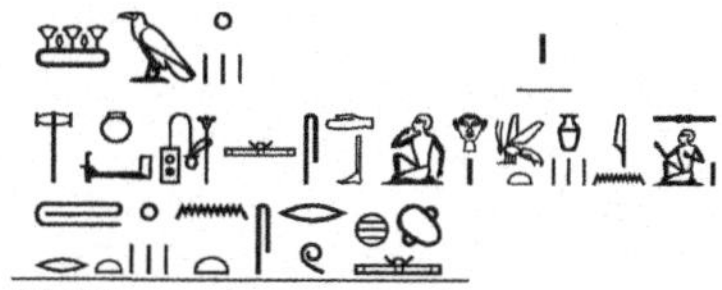

33.15

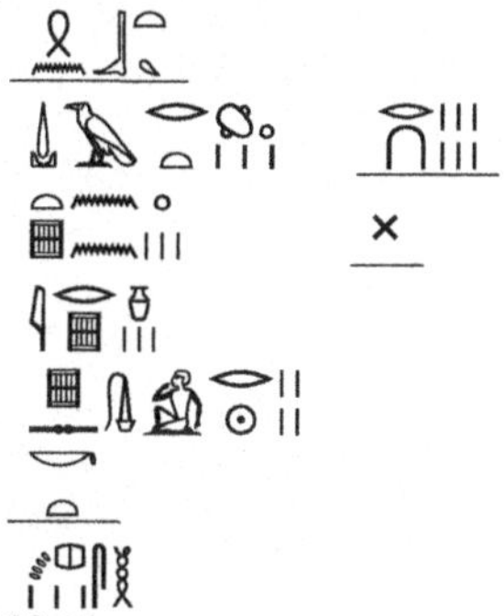

33.16

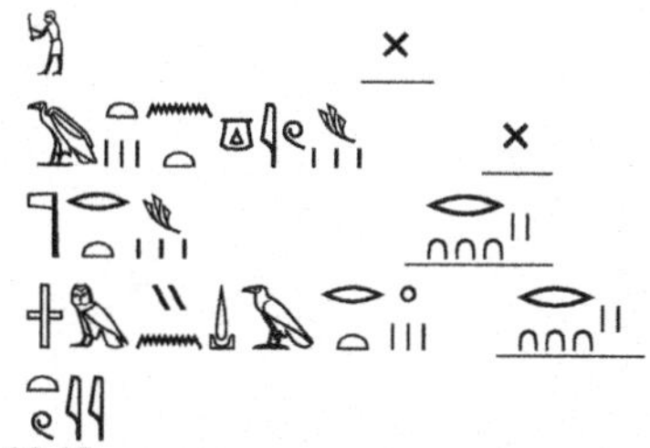

33.17

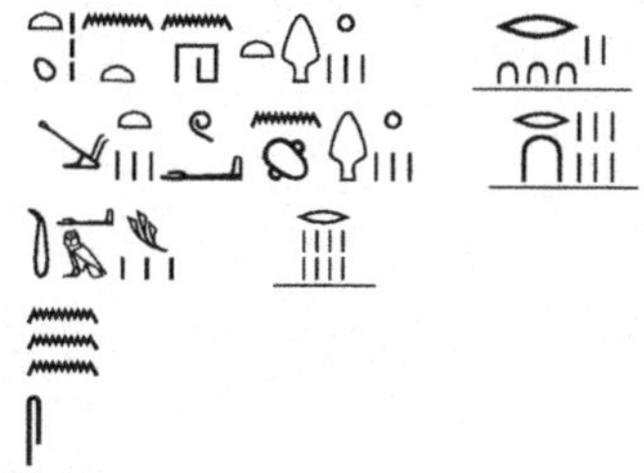

33.18

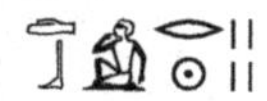

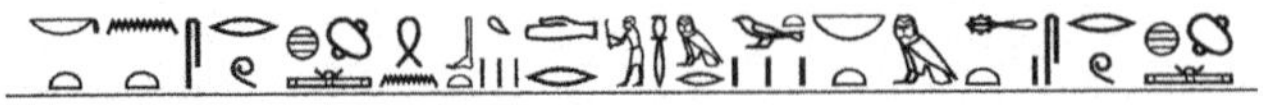

33.19

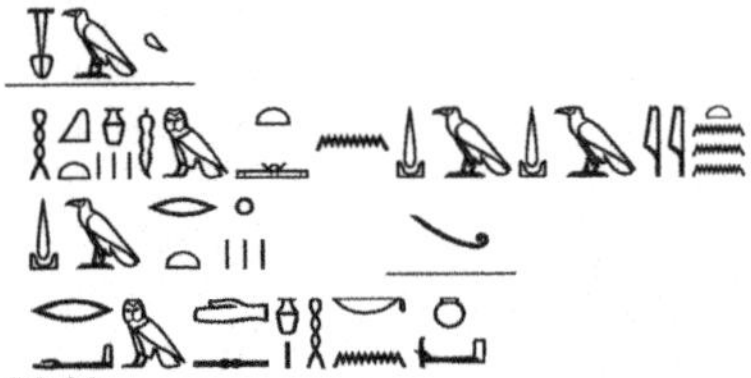

33.20

33.21

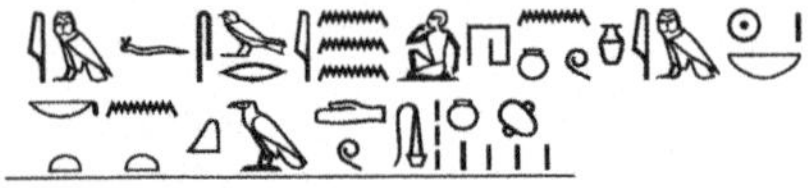

33.22

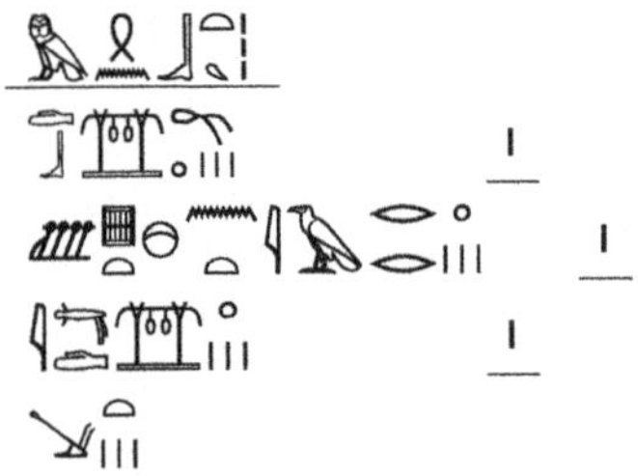

Foglio 34

∩∩∩
||||

34.1

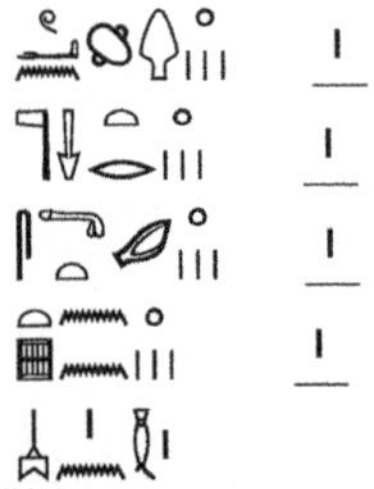

34.2

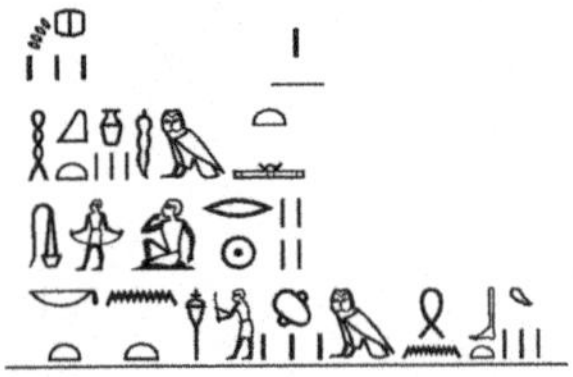

34.3

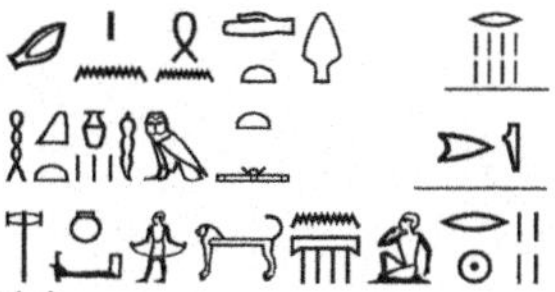

34.4

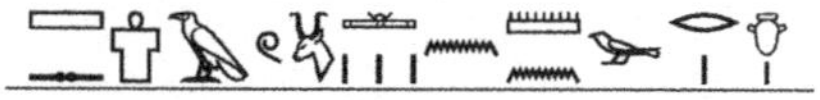

a 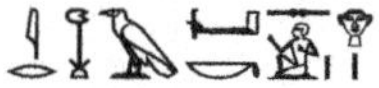

34.5

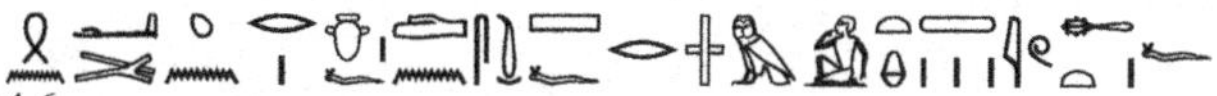

34.6

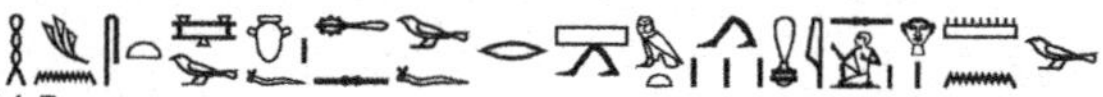

34.7

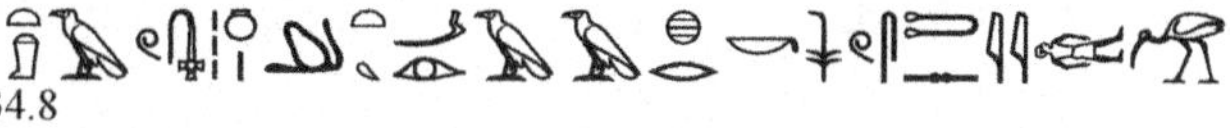

34.8

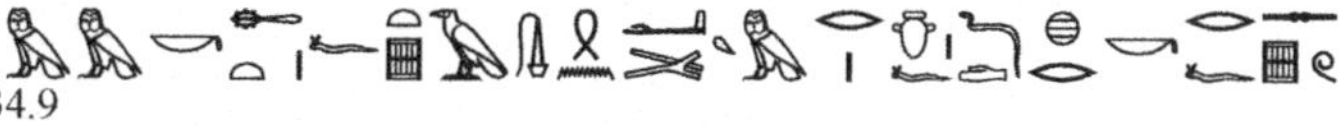

34.9

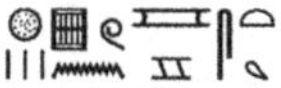

b 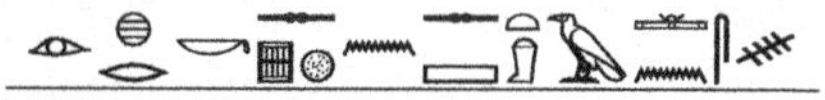

34.10

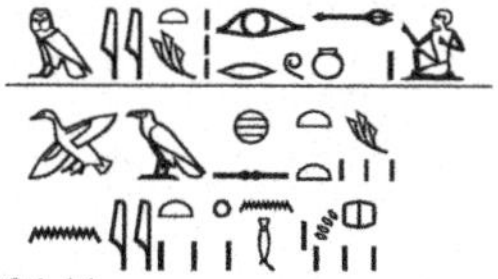

34.11

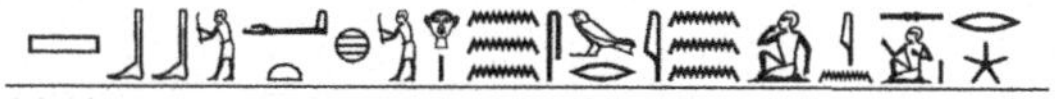

34.12

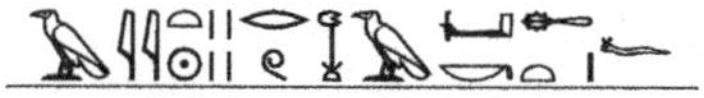

c 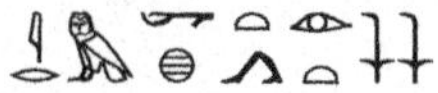

34.13

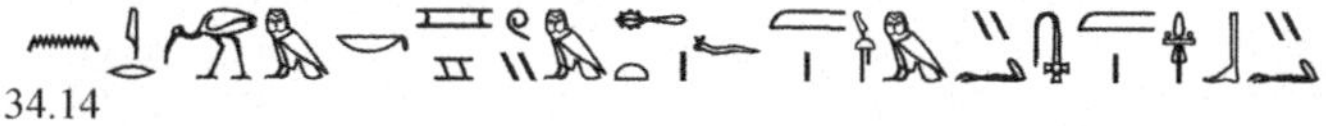

34.14

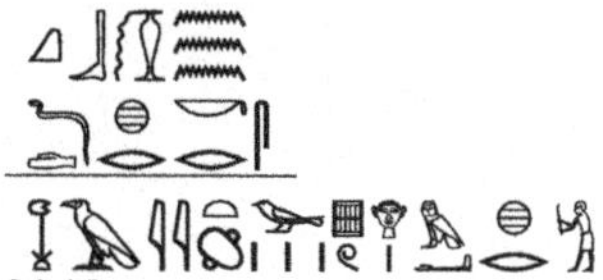

34.15

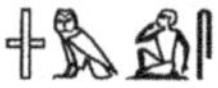

d 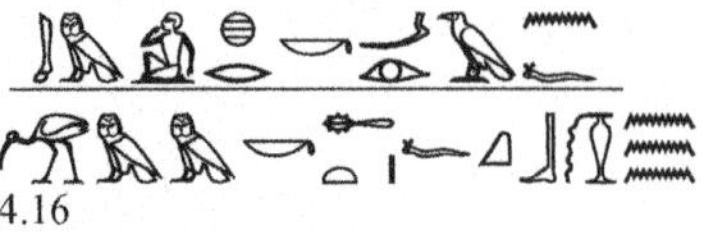

34.16

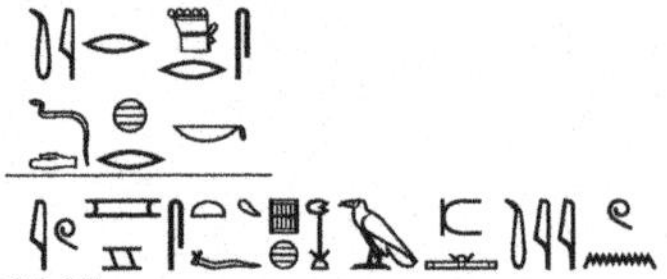

34.17

a 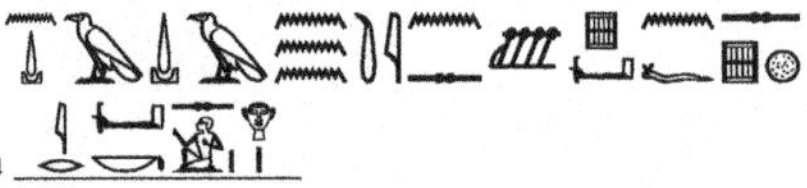

34.18

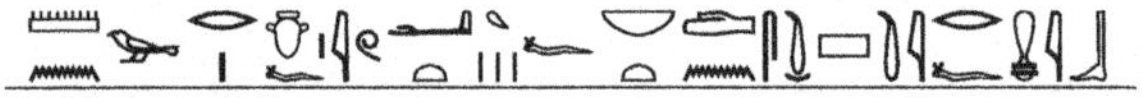

34.19

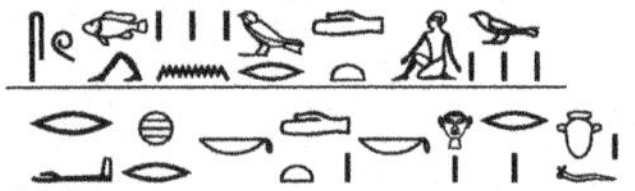

34.20

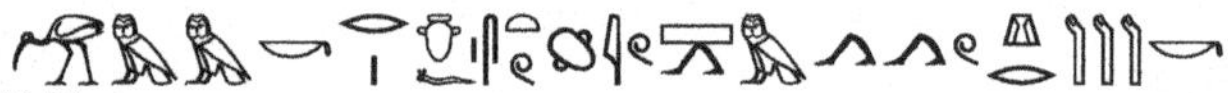

34.21

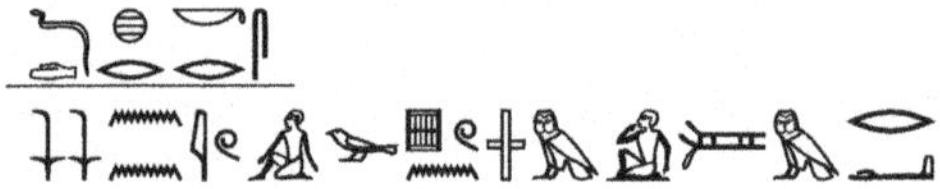

Foglio 35

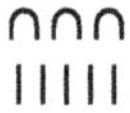

35.1

b 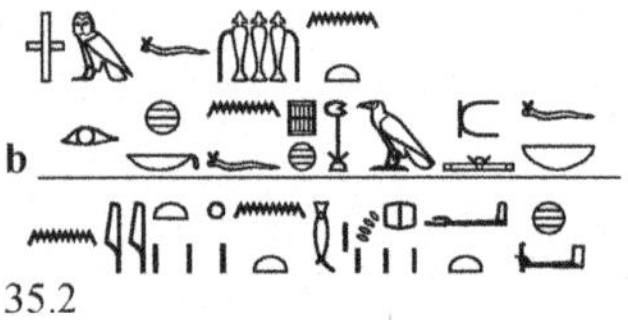

35.2

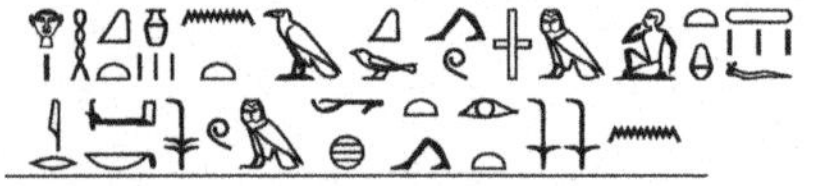

35.3

d 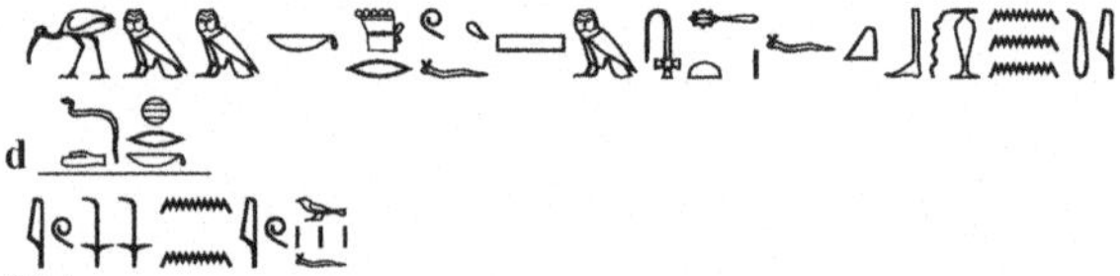

35.4

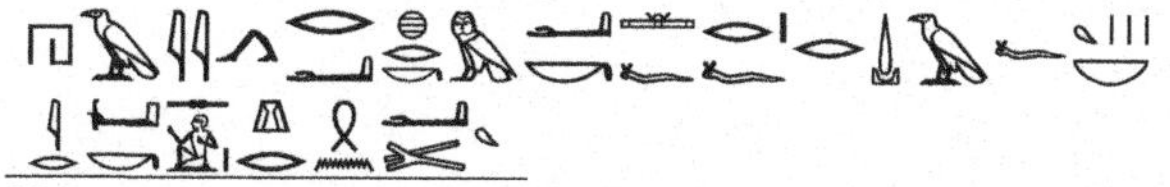

35.5

a 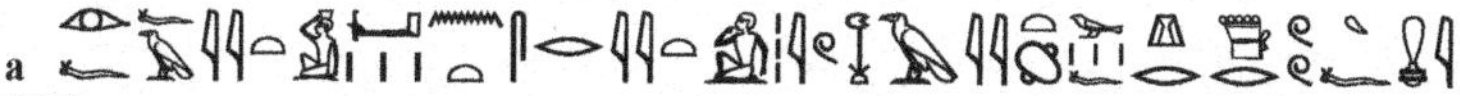

35.6

35.7

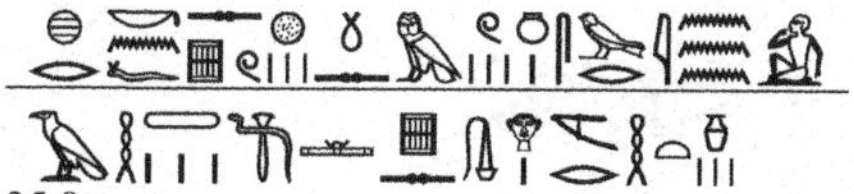

35.8

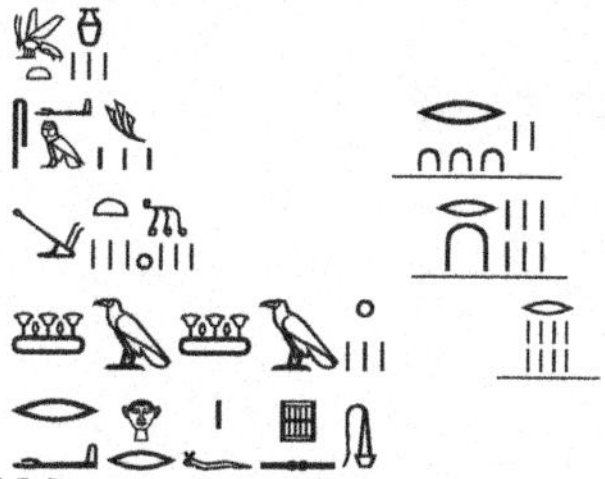

35.9

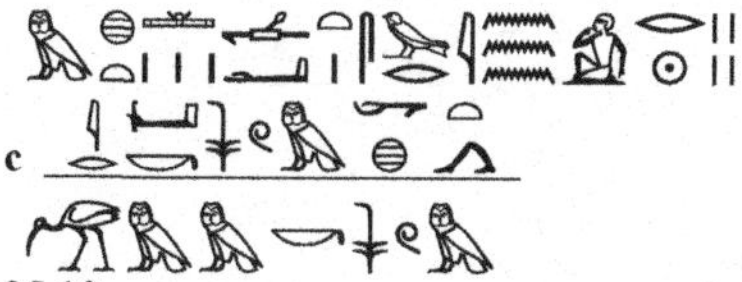

35.10

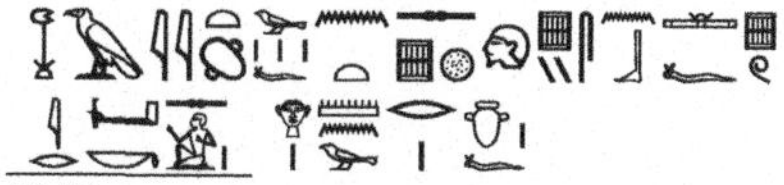

35.11

a 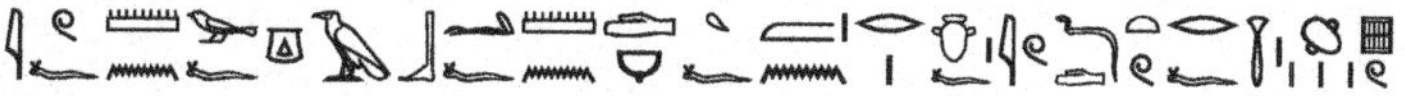

35.12

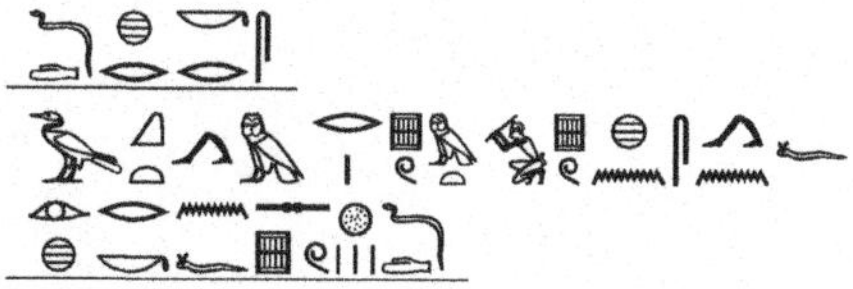

35.13

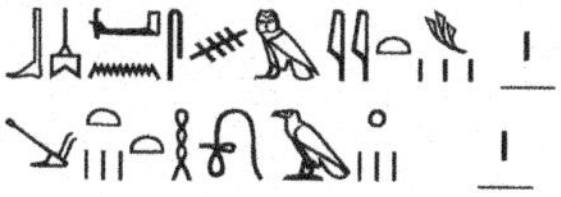

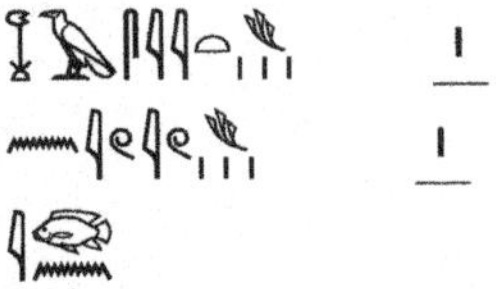

35.14

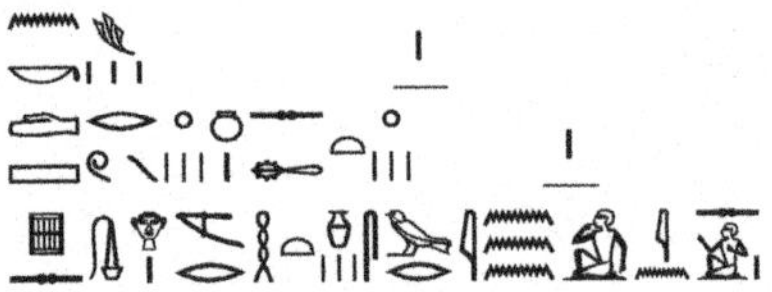

35.15

c

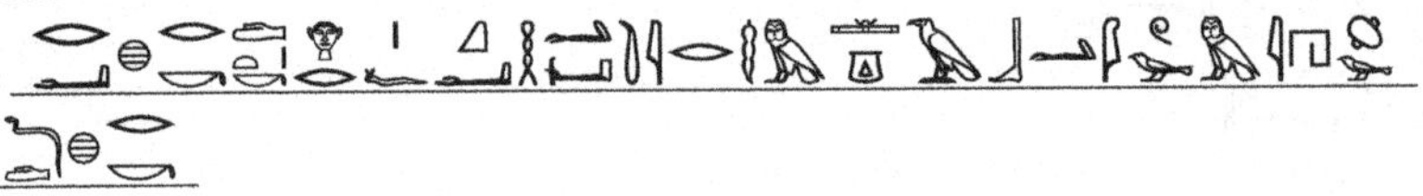

35.16

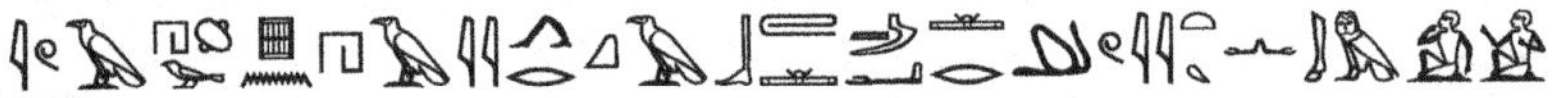

35.17

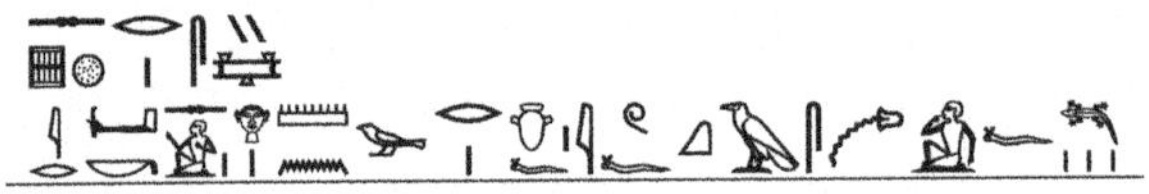

a

35.18

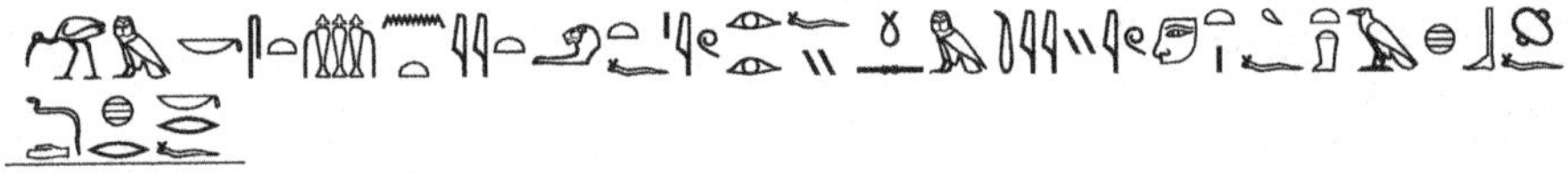

35.19

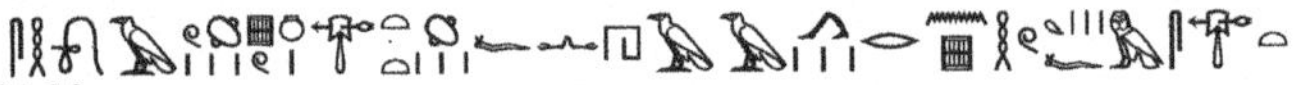

35.20

b

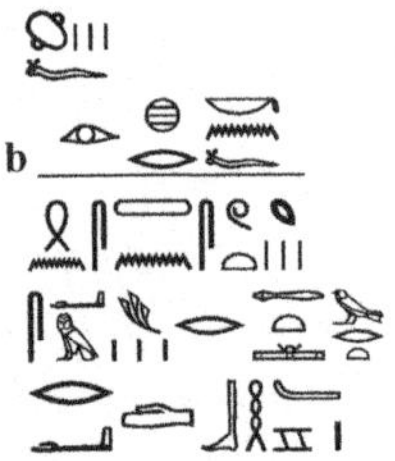

Foglio 36

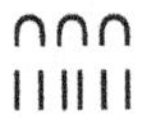

36.1

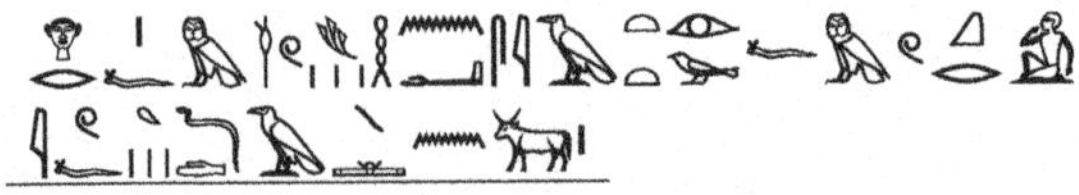

36.2

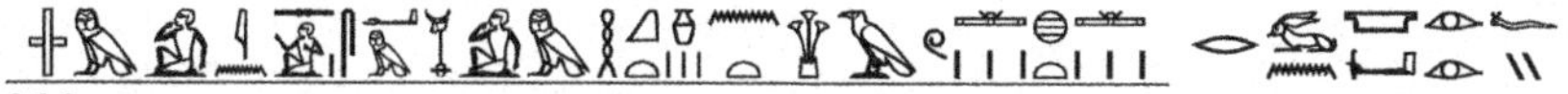

36.3

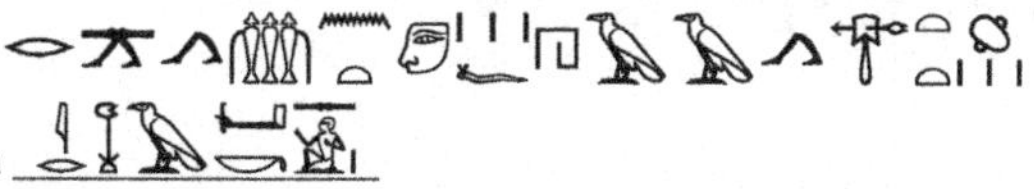

a

36.4

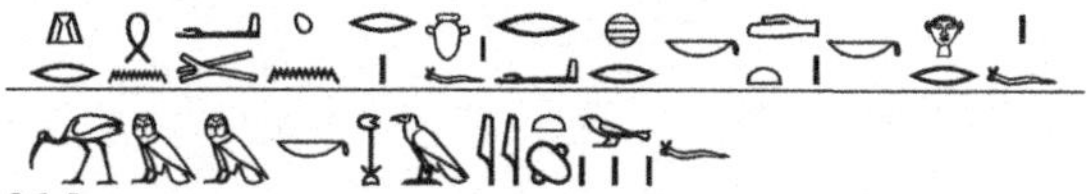

36.5

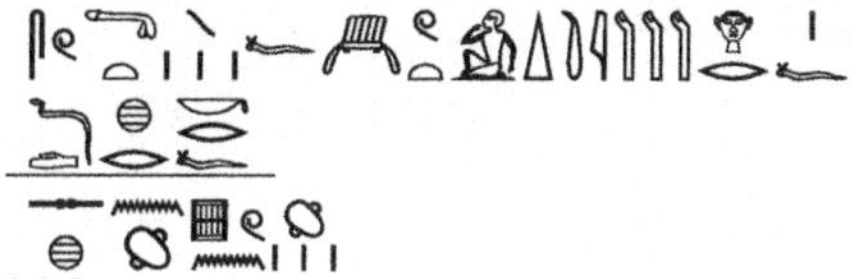

36.6

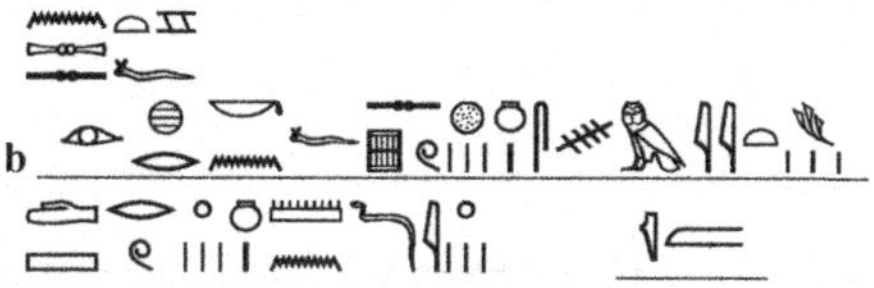

b

36.7

36.8

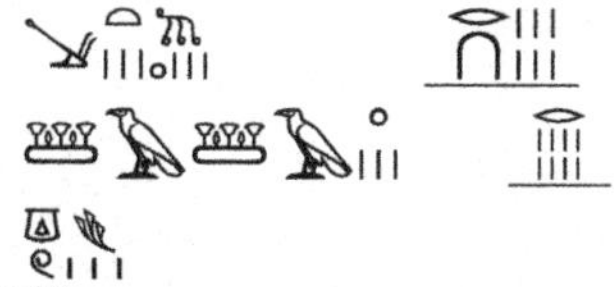

36.9

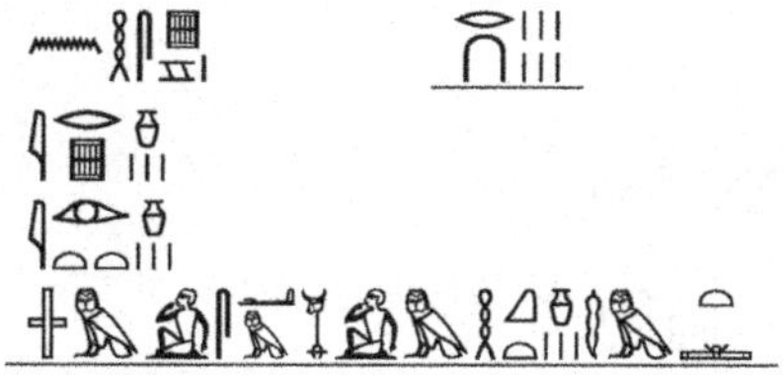

36.10

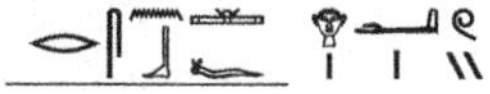

Foglio 37

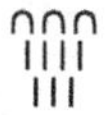

37.2

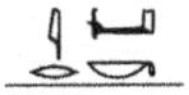

37.3

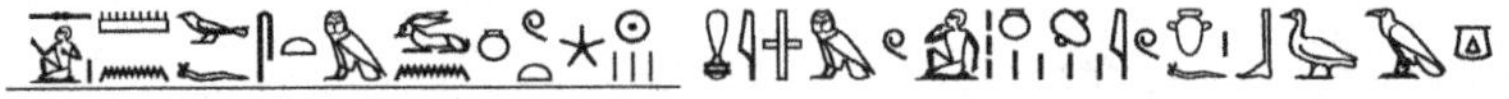

37.4

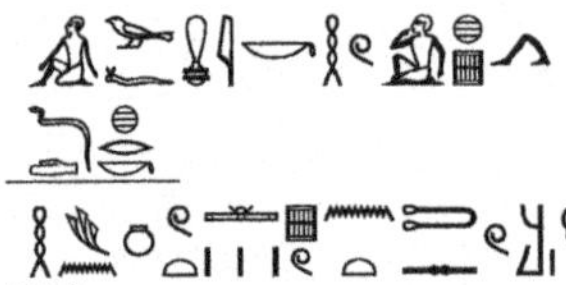

37.5

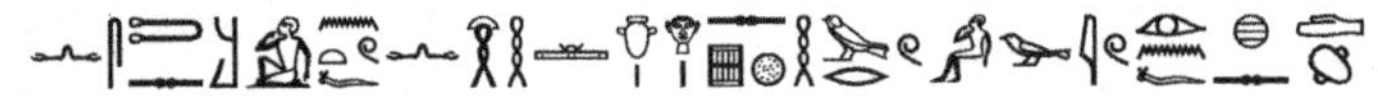

37.6

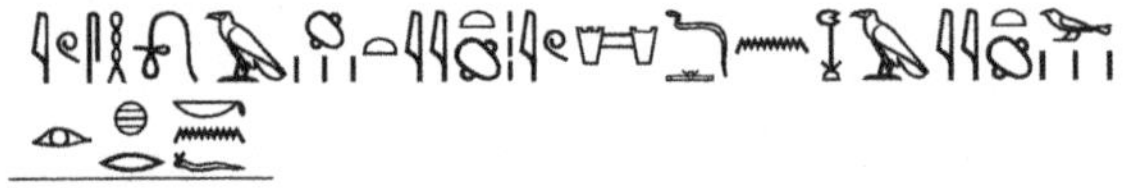

37.7

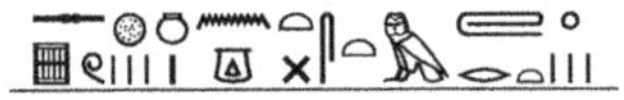

a

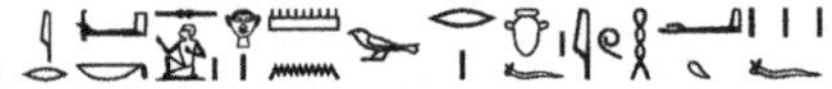

37.8

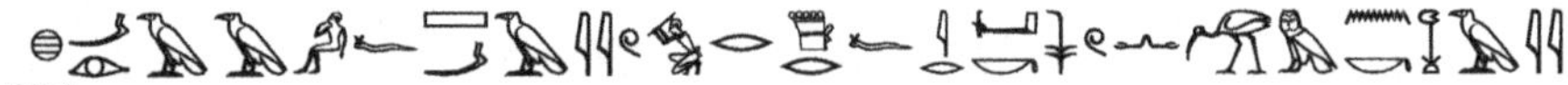

37.9

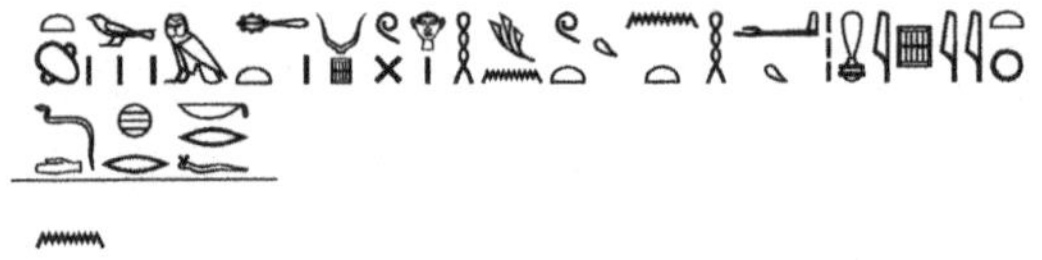

37.10

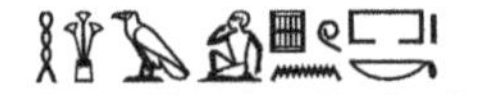

b

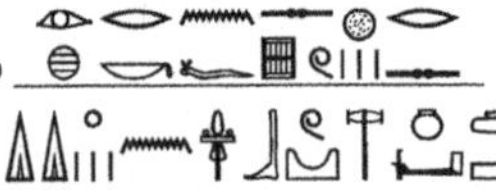

37.11

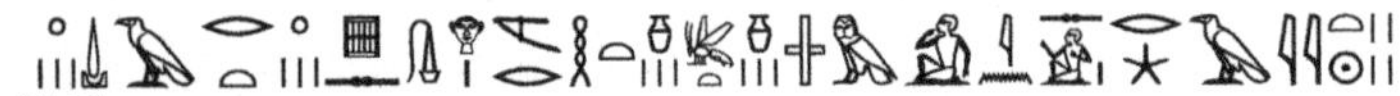

37.12

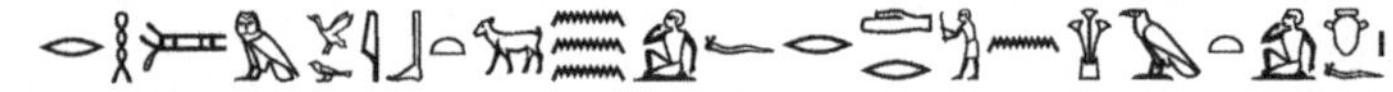

a

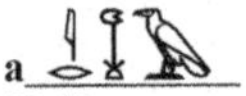

37.13

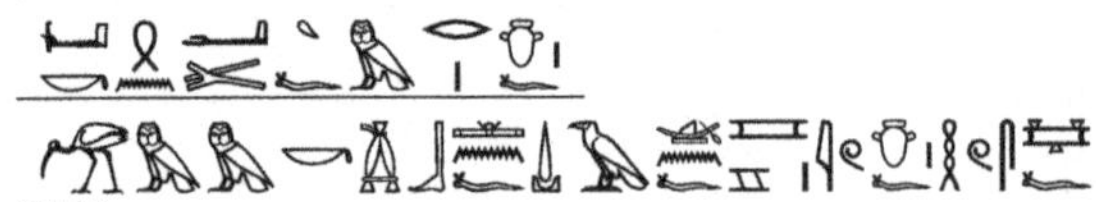

37.14

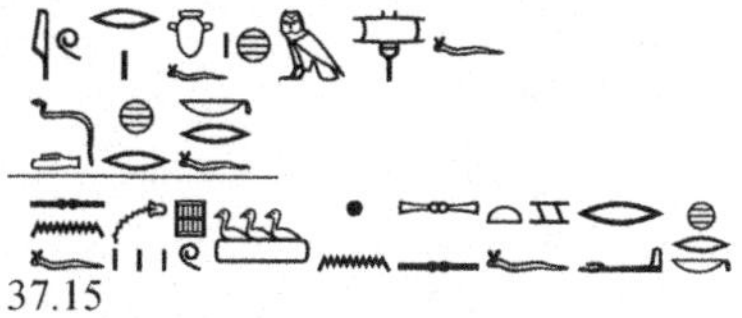

37.15

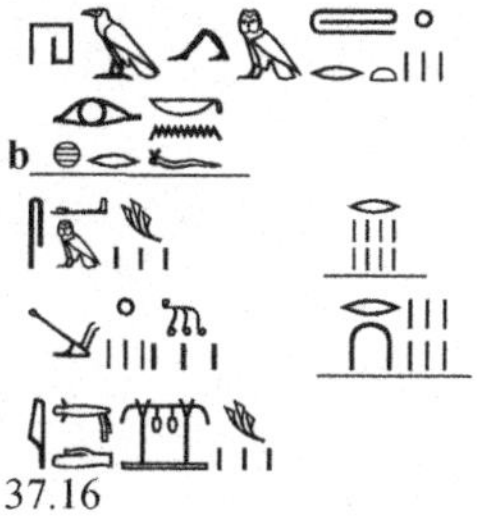

b

37.16

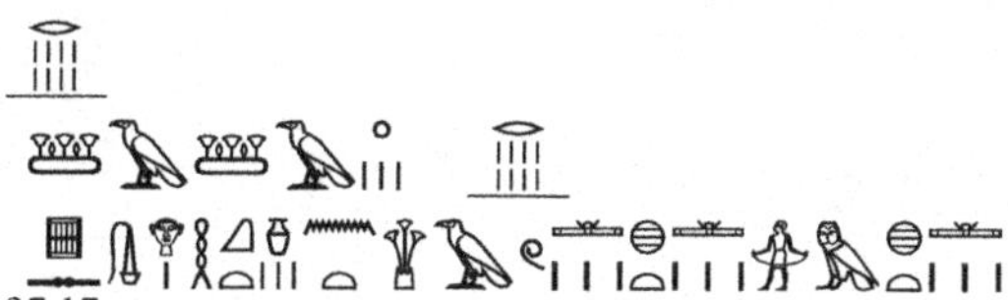

37.17

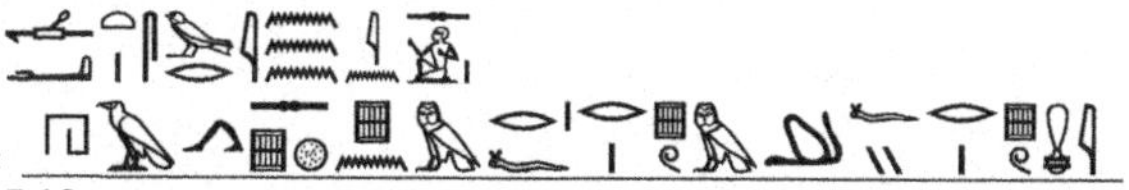

c

37.18

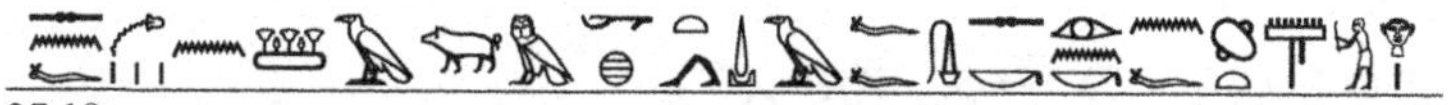

37.19

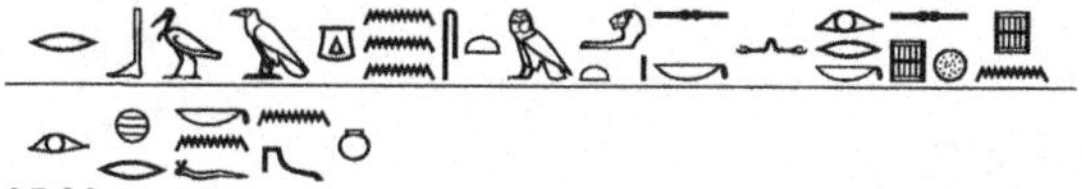

37.20

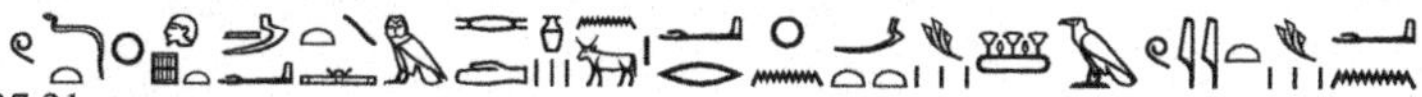

37.21

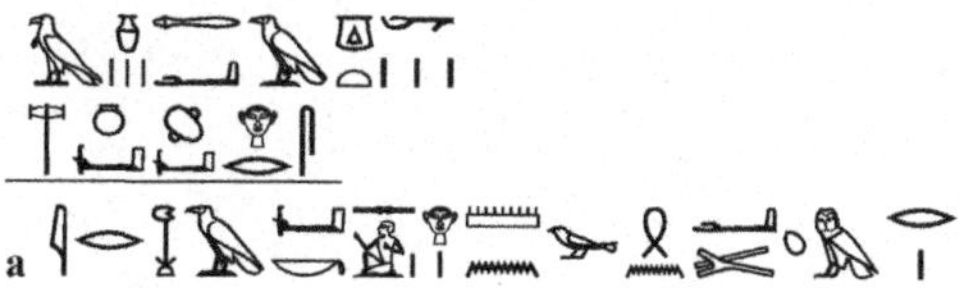

a

Foglio 38-Testo geroglifico

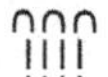

38.1

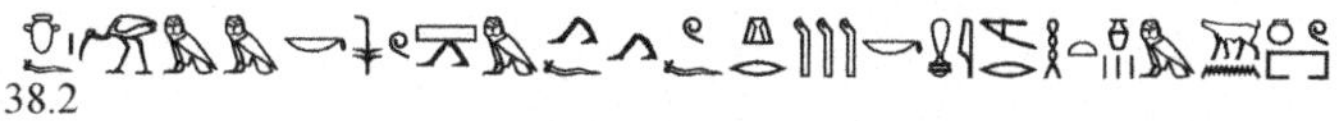

38.2

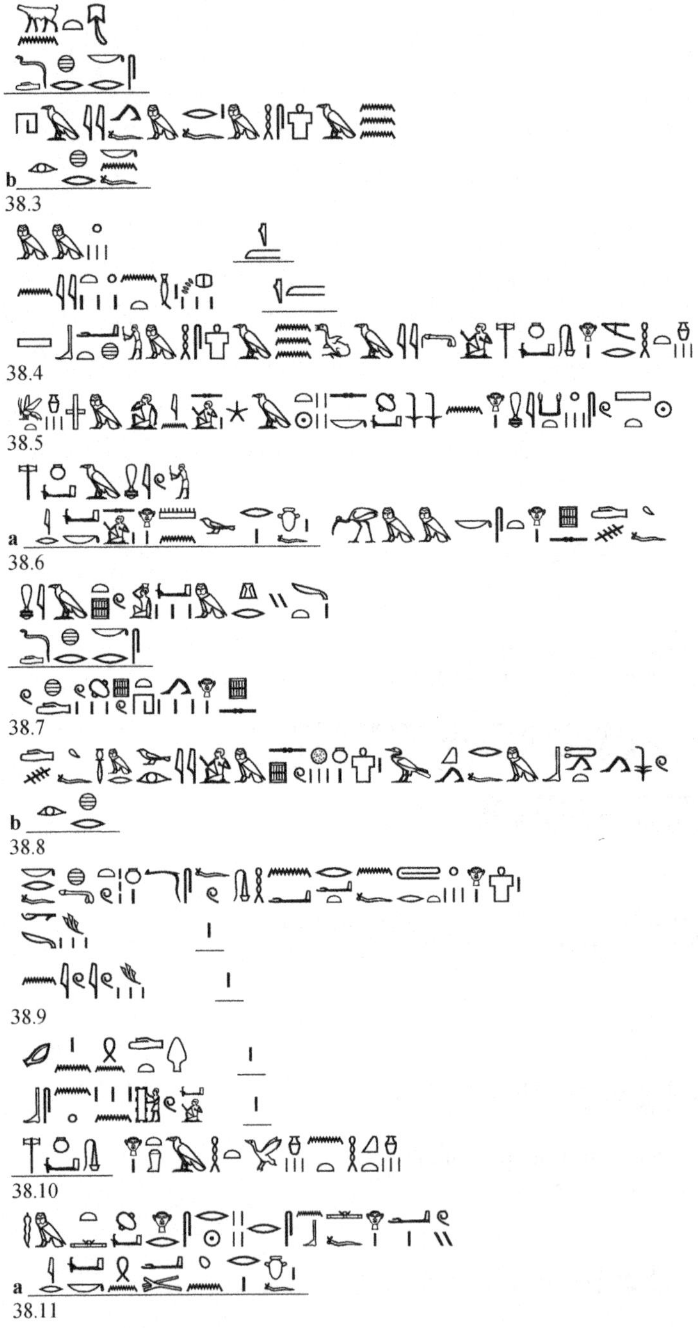
b
38.3
38.4
38.5
a
38.6
38.7
b
38.8
38.9
38.10
a
38.11

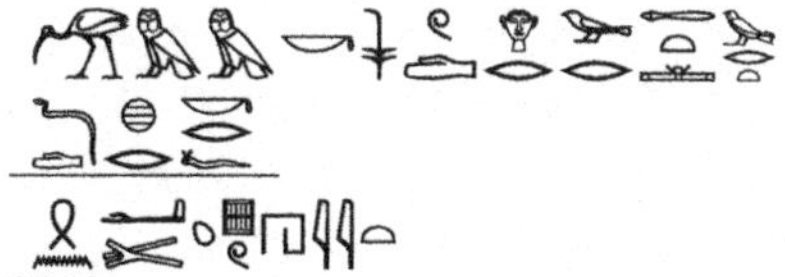

38.12

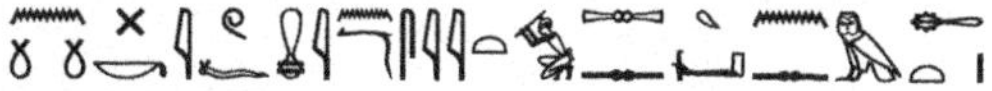

b

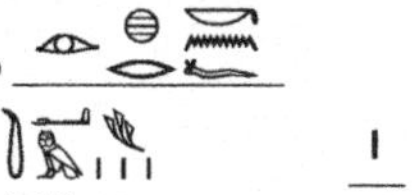

38.13

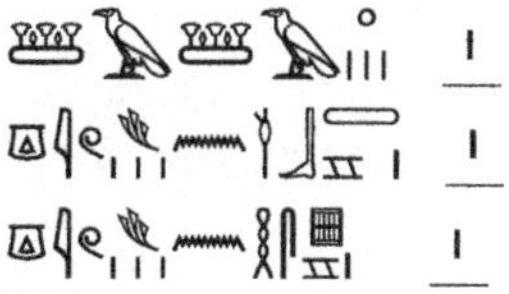

38.14

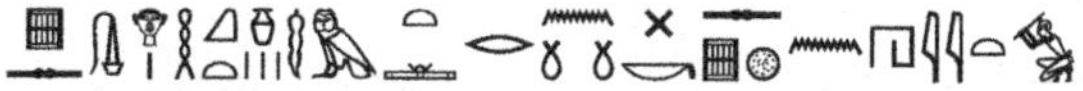

a

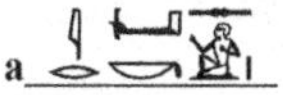

38.15

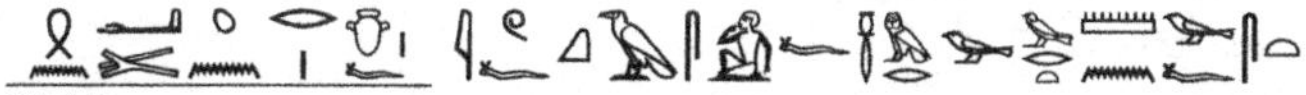

38.16

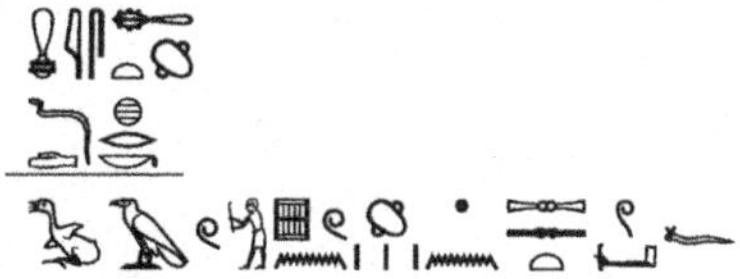

b

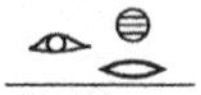

38.17

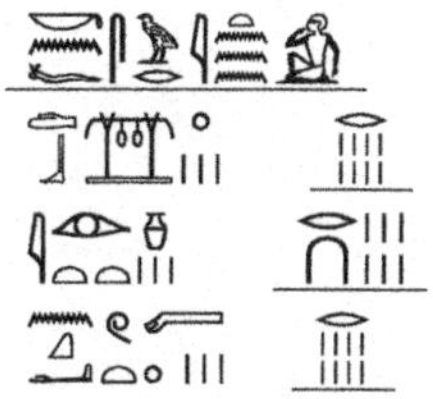

38.18

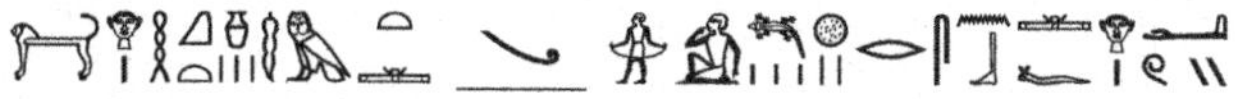

a

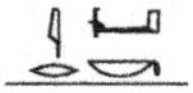

38.19

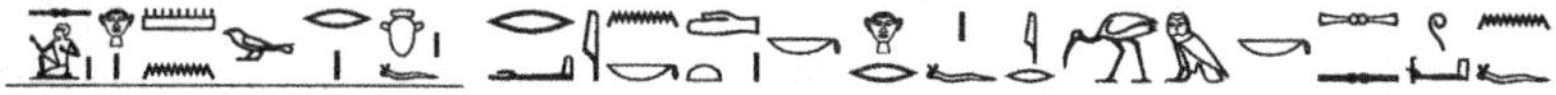

38.20

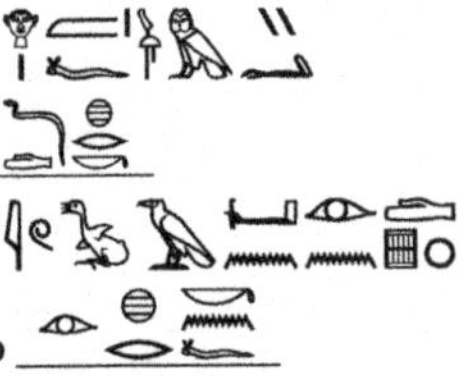

b

38.21

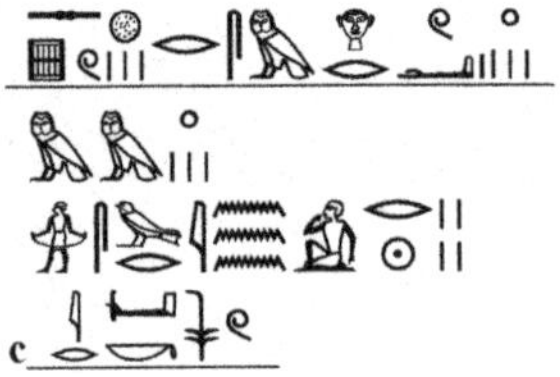

c

Foglio 39

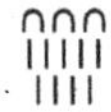

39.1

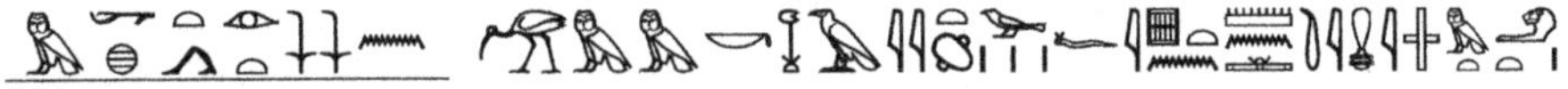

39.2

d

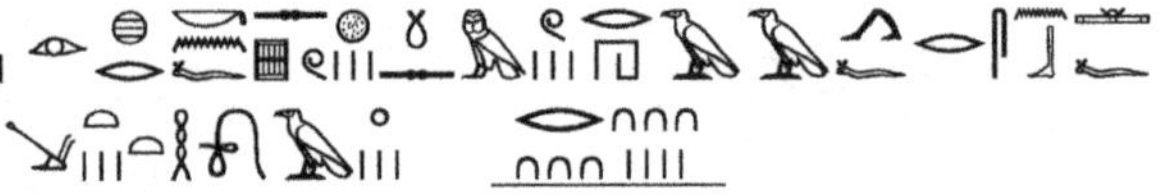

39.3

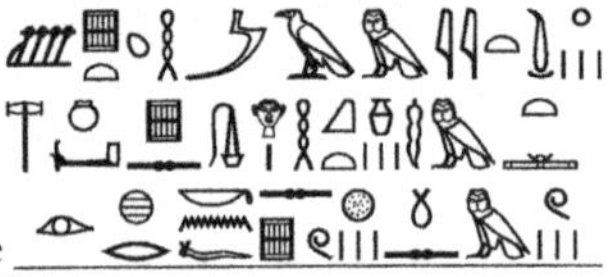

e

39.4

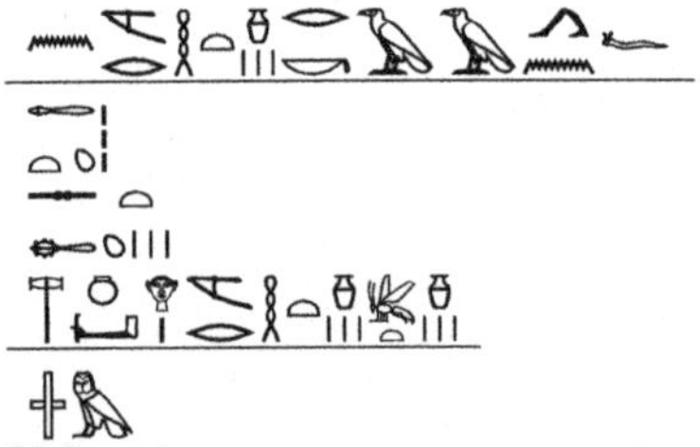

39.5

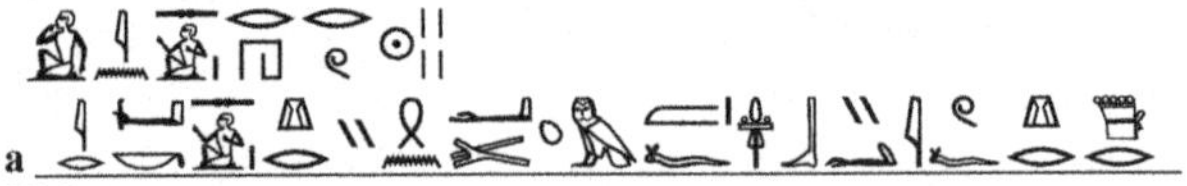

a

39.6

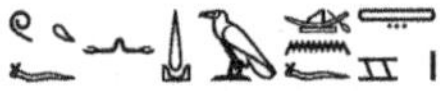

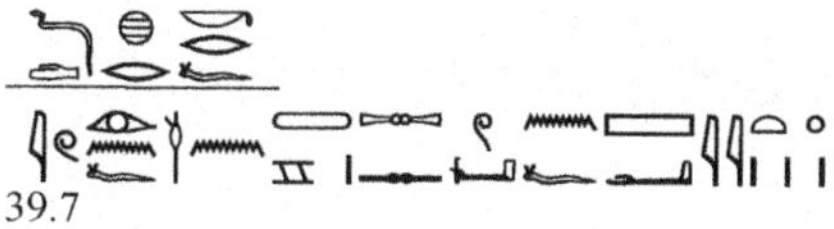

39.7

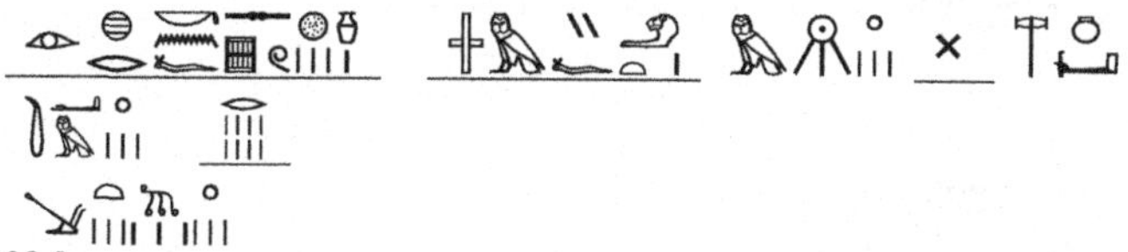

39.8

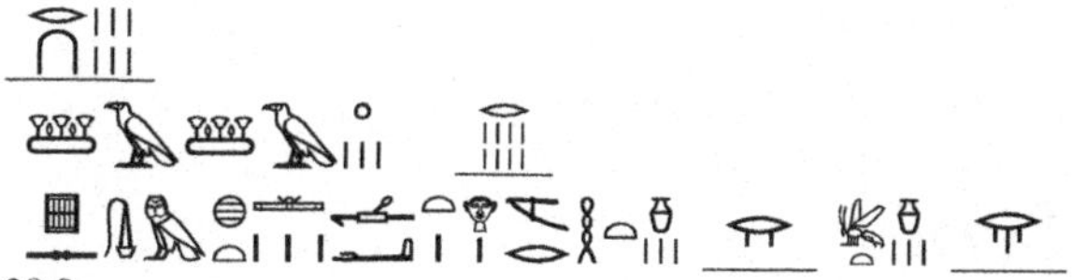

39.9

c

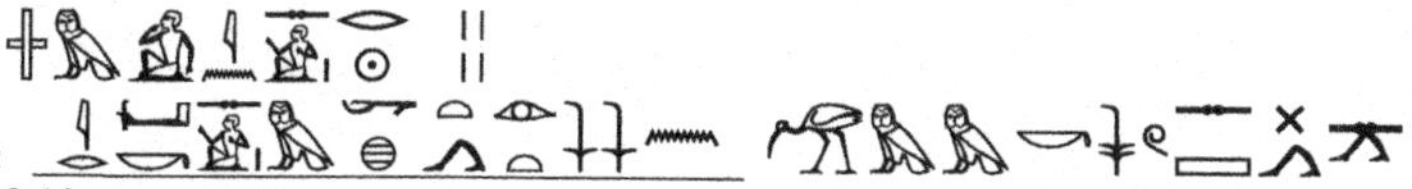

39.10

d

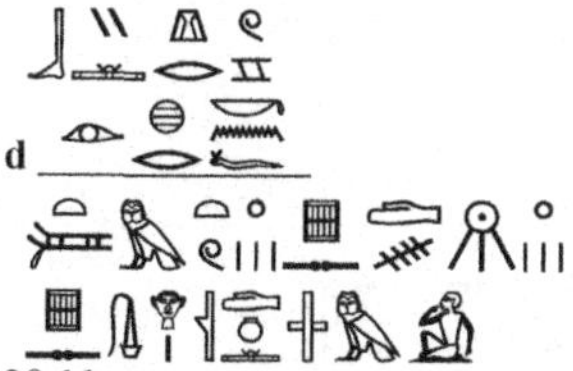

39.11

e

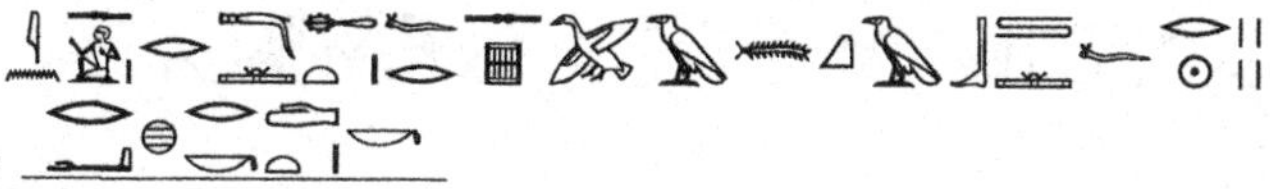

39.12

f

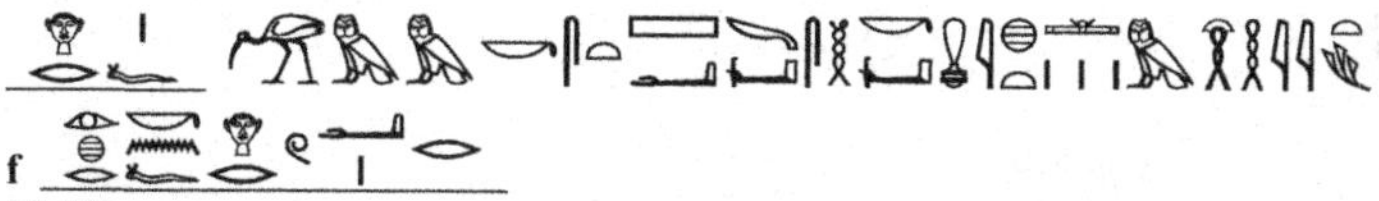

39.13

a

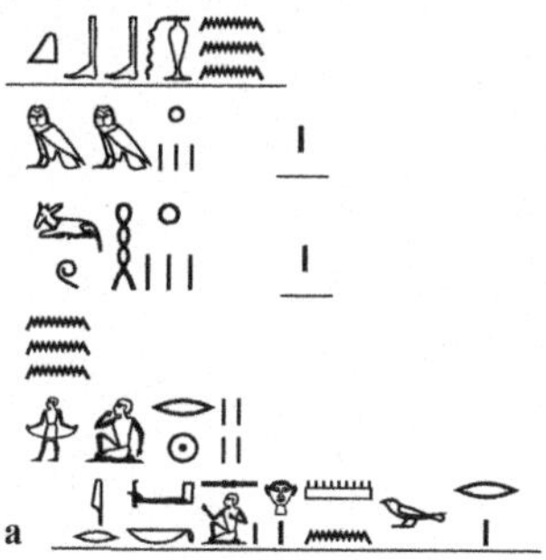

39.14
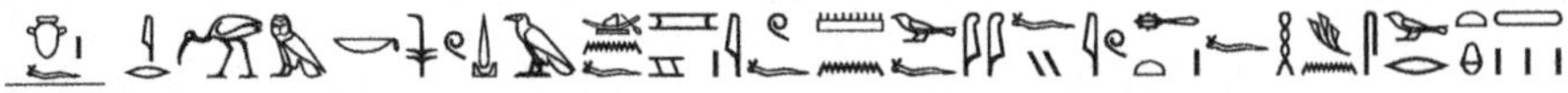
39.15
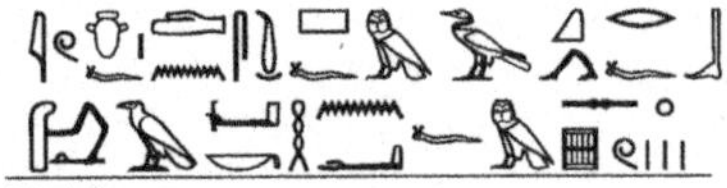
39.16
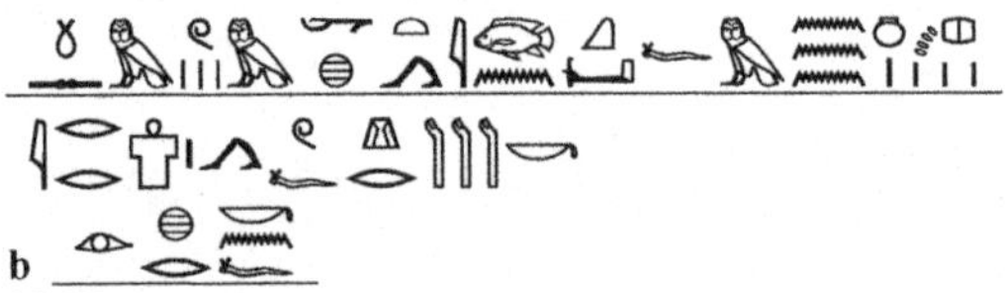
b
39.17
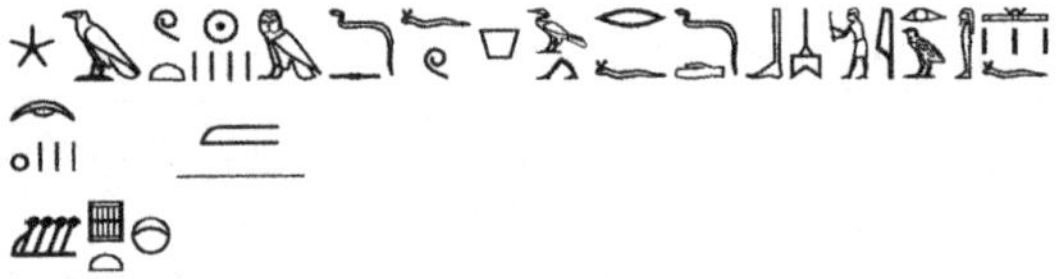
39.18
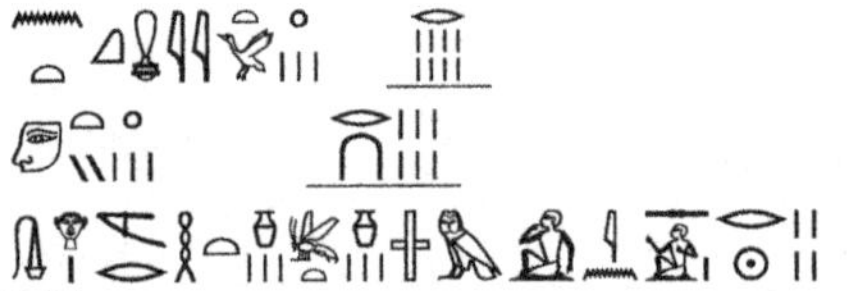
39.19
c
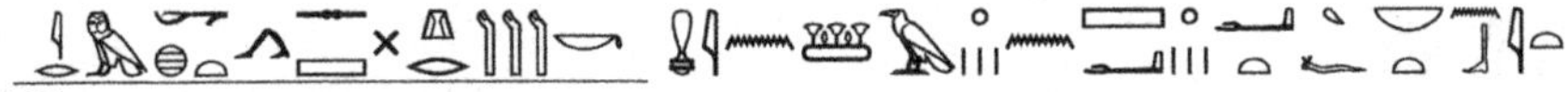
39.20
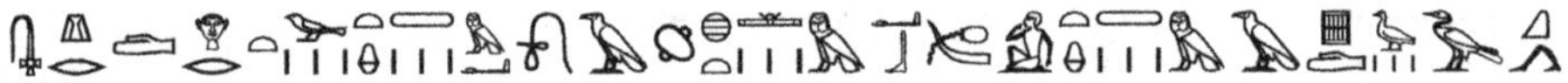
39.21
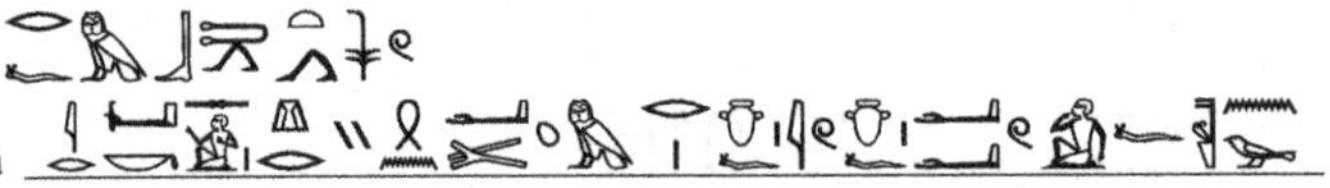
a

Foglio 40

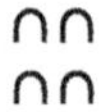

40.1
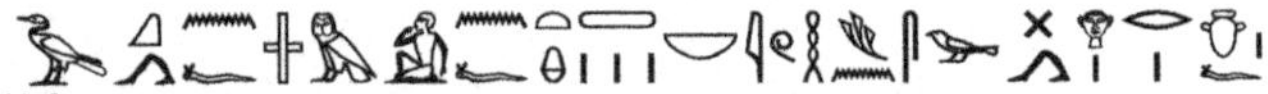
40.2
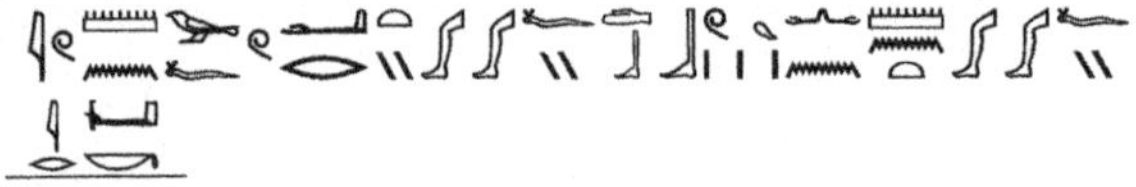
40.3
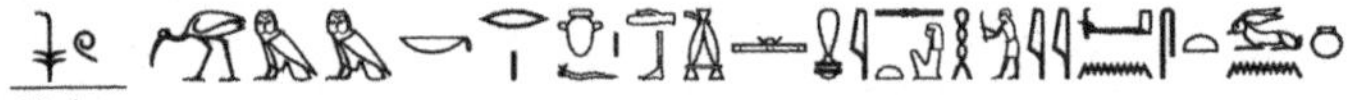
40.4

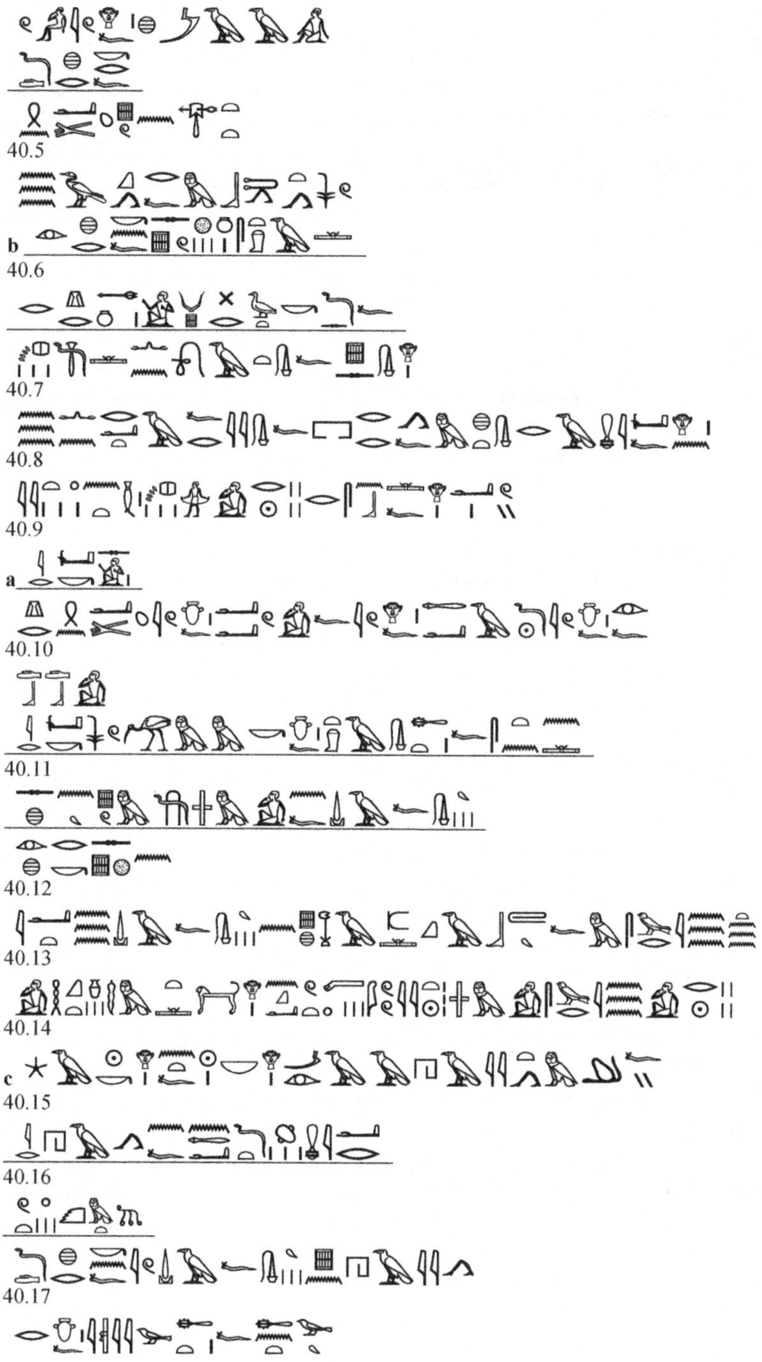

40.5
b
40.6
40.7
40.8
40.9
a
40.10
40.11
40.12
40.13
40.14
c
40.15
40.16
40.17

d 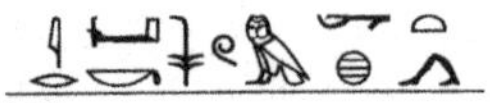

40.18

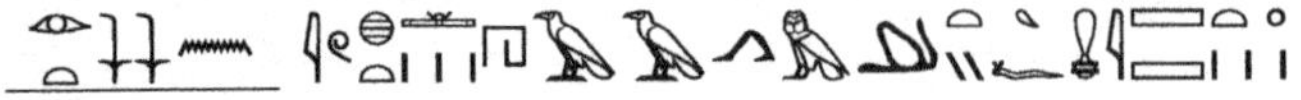

40.19

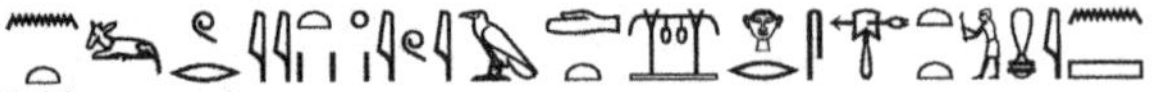

40.20

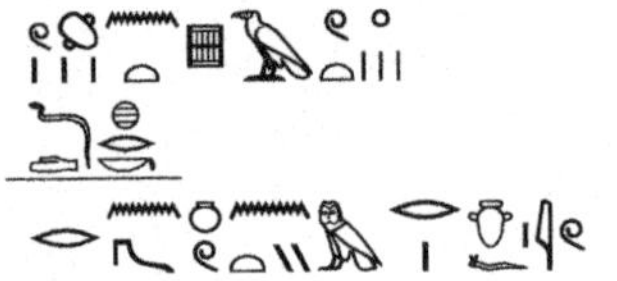

Foglio 41

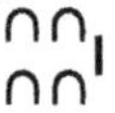

41.1

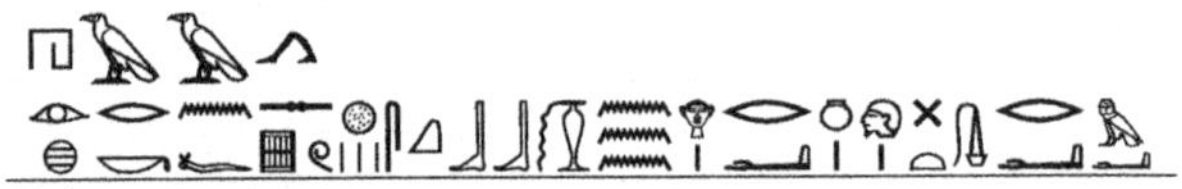

41.2

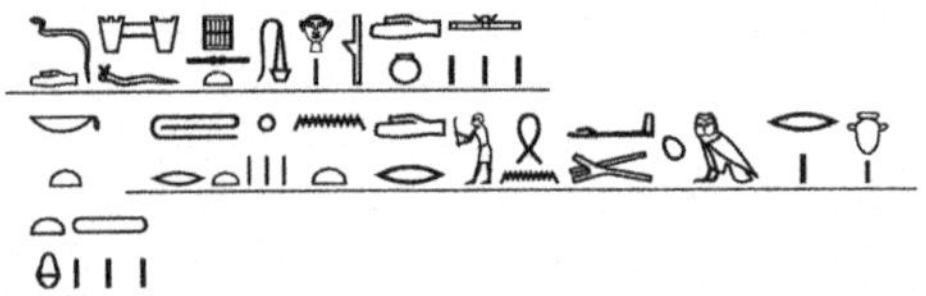

41.3

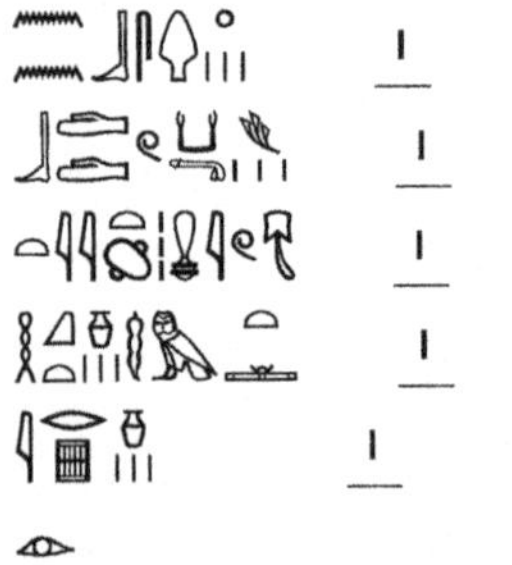

41.4

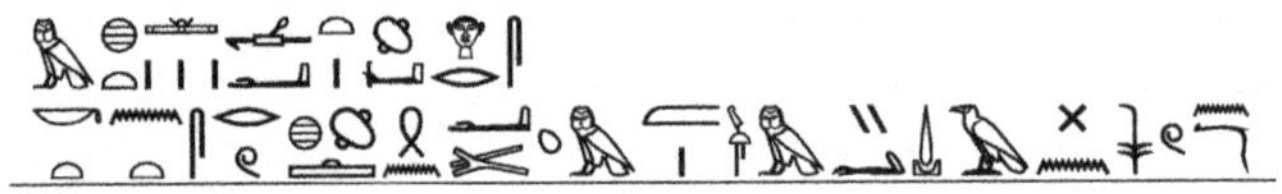

41.5

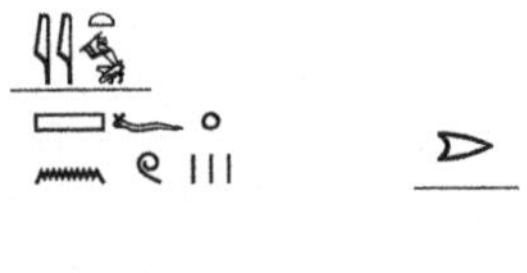

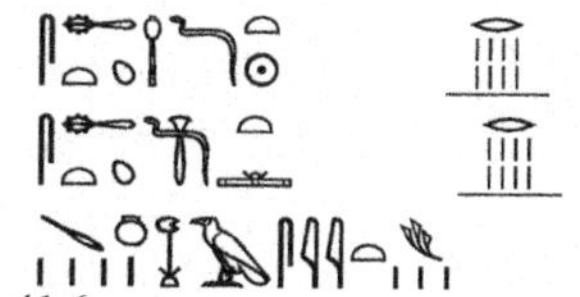

41.6

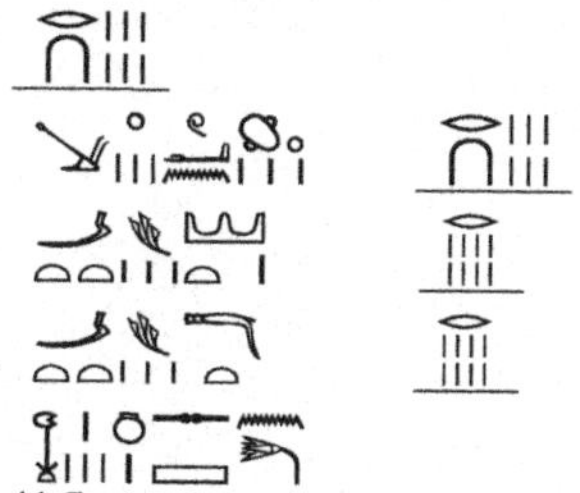

41.7

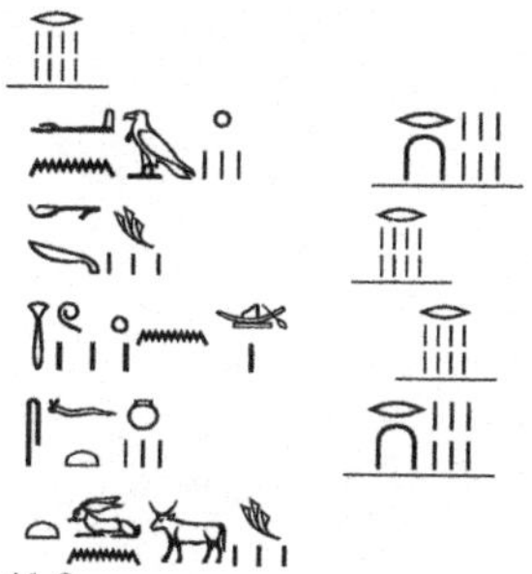

41.8

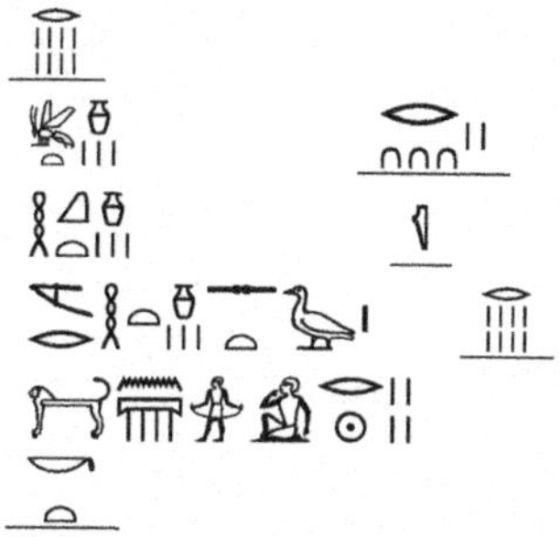

41.9

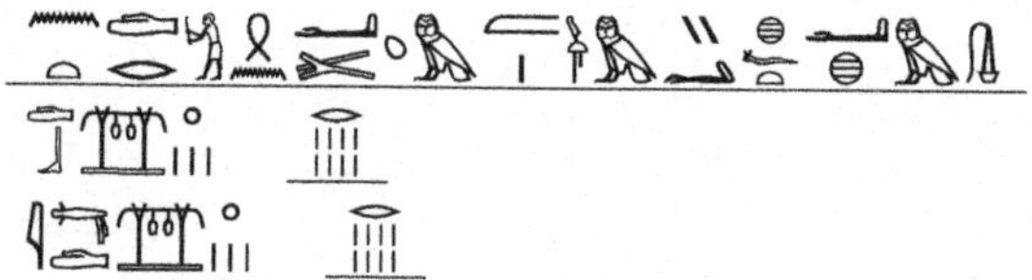

41.10

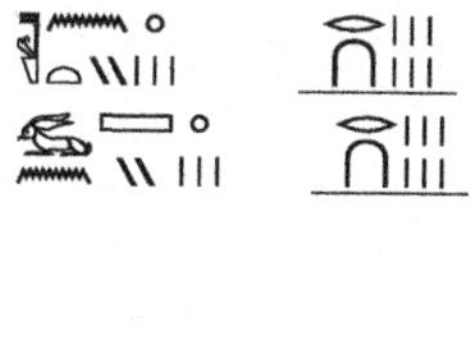

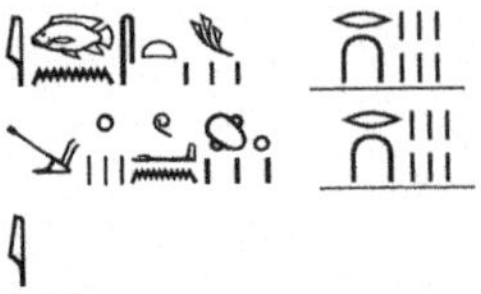

41.11

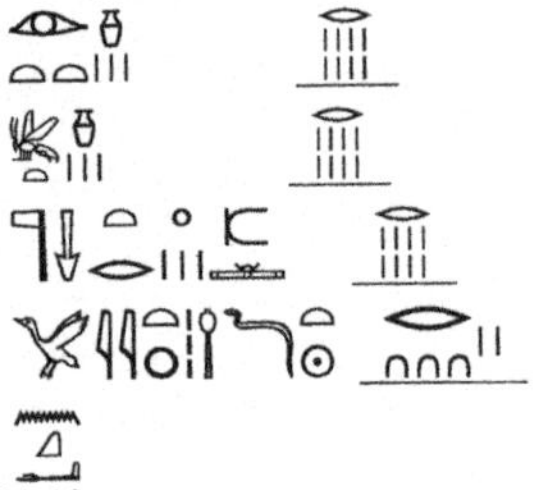

41.12

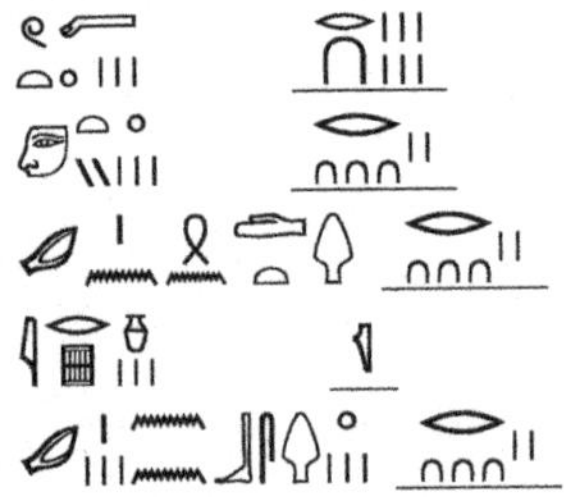

41.13

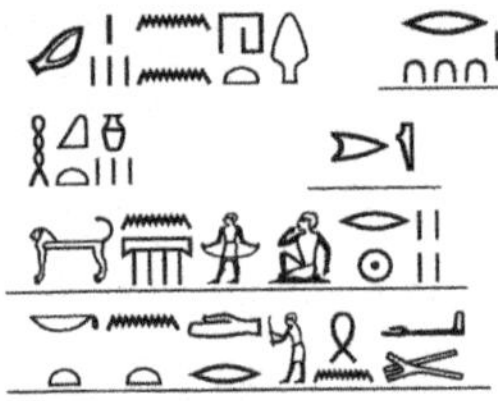

41.14

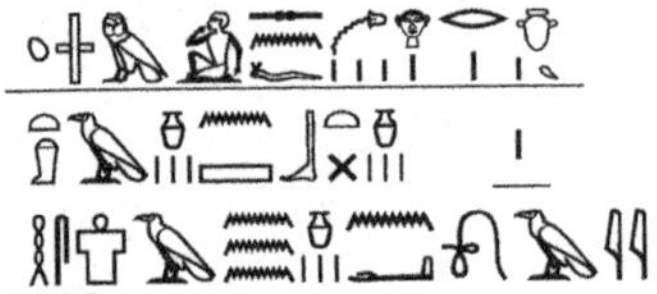

41.15

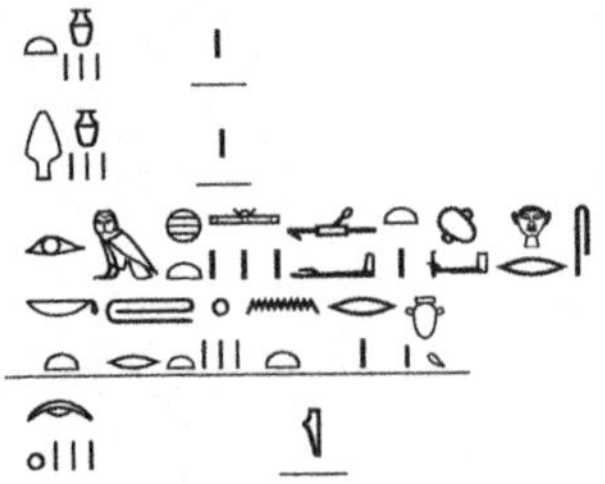

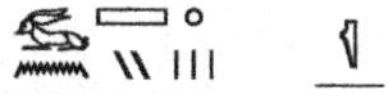

41.16

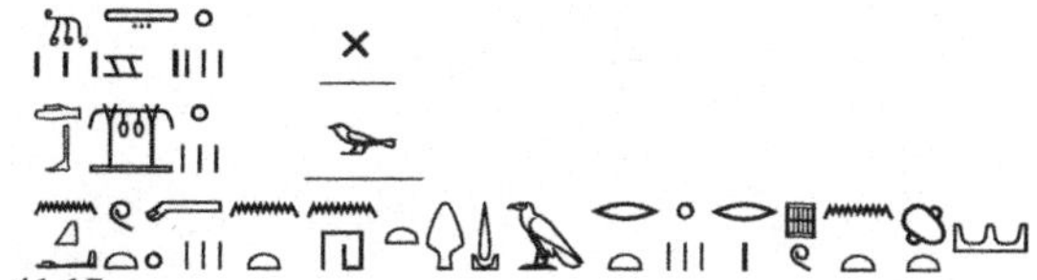

41.17

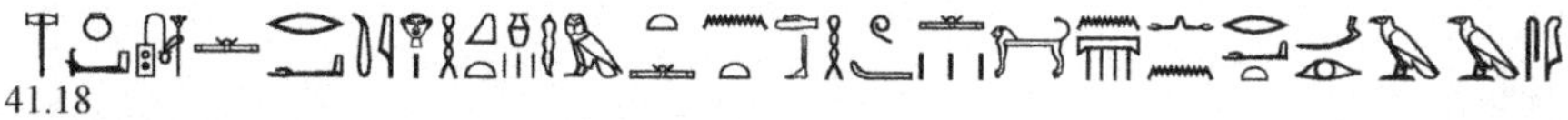

41.18

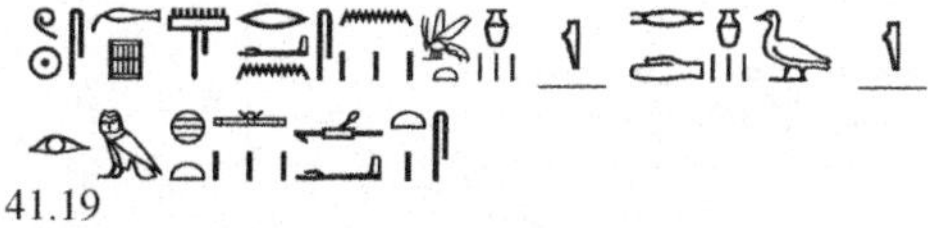

41.19

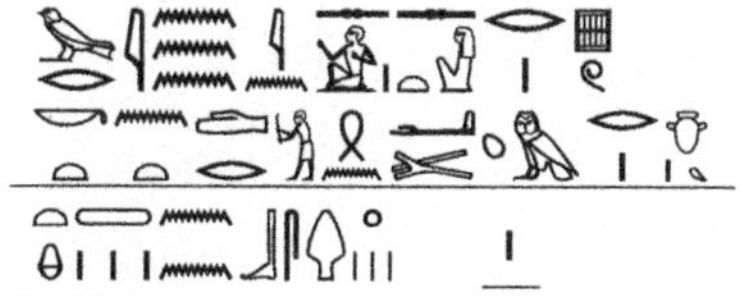

41.20

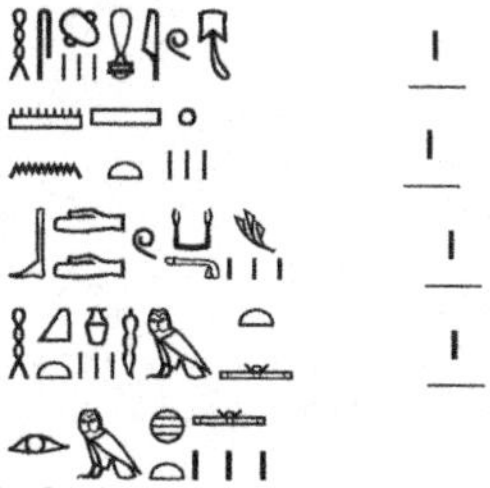

41.21

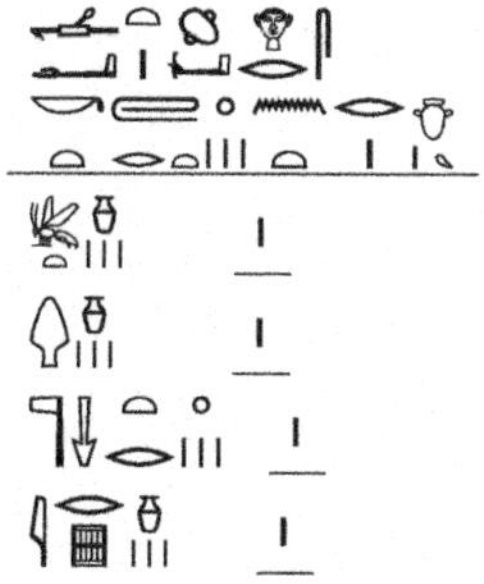

Foglio 42

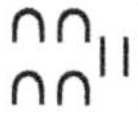

42.1

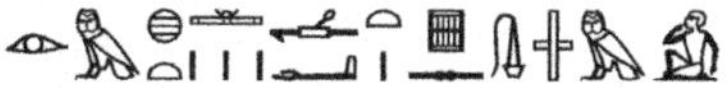

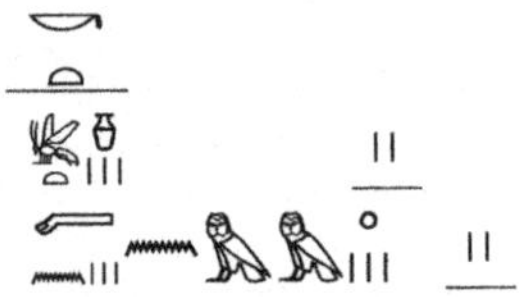

42.2

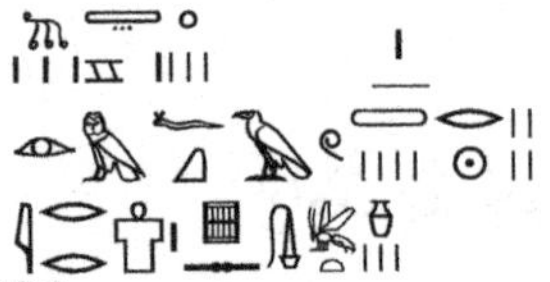

42.3

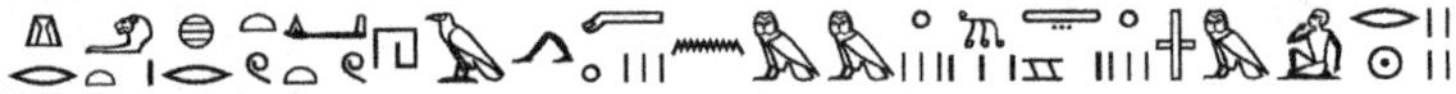

42.4

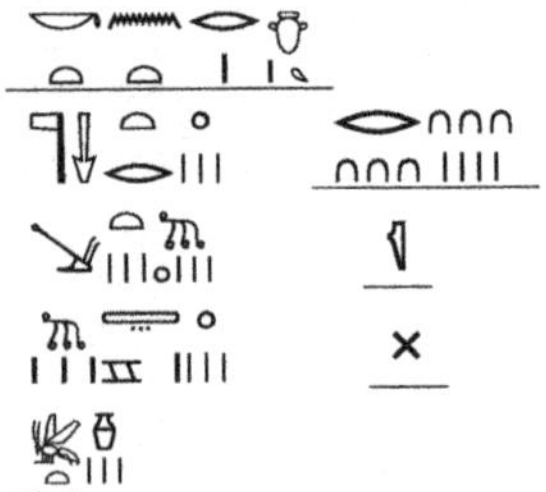

42.5

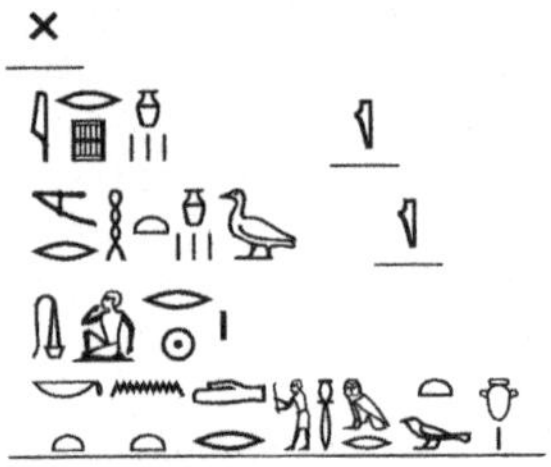

42.6

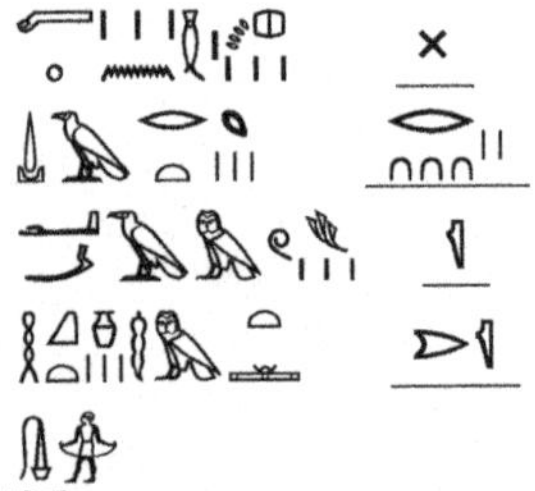

42.7

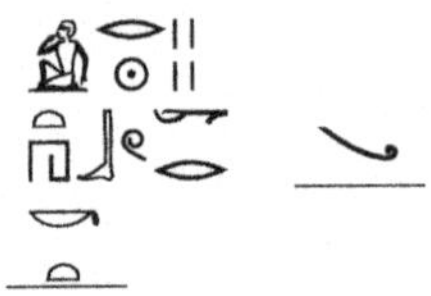

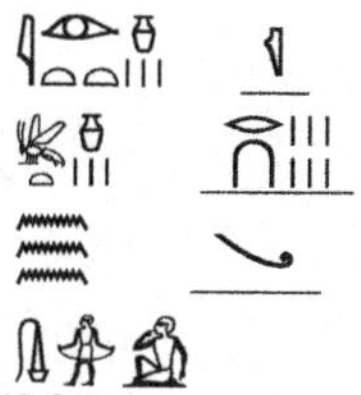

42.8

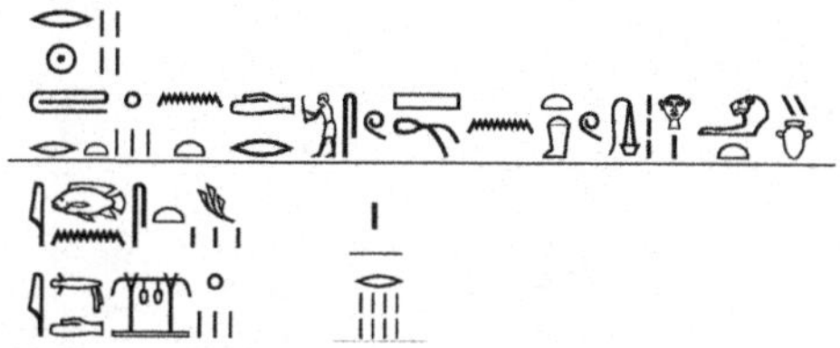

42.9

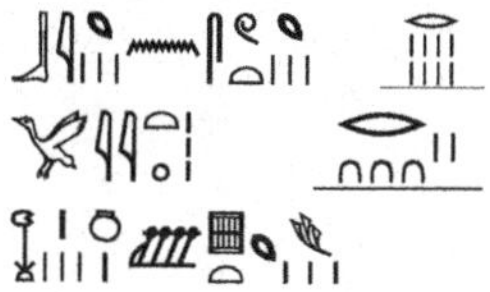

42.10

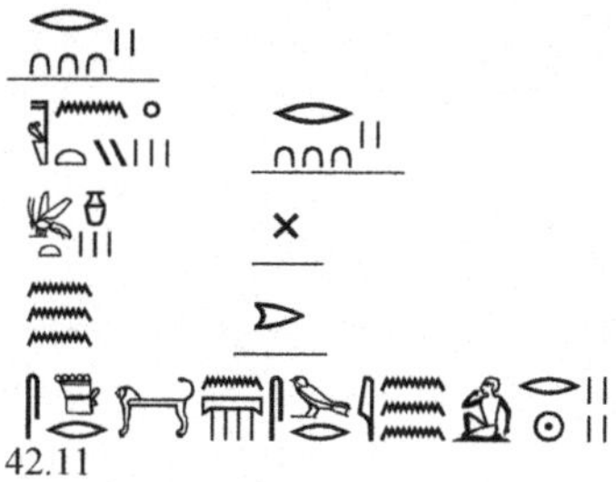

42.11

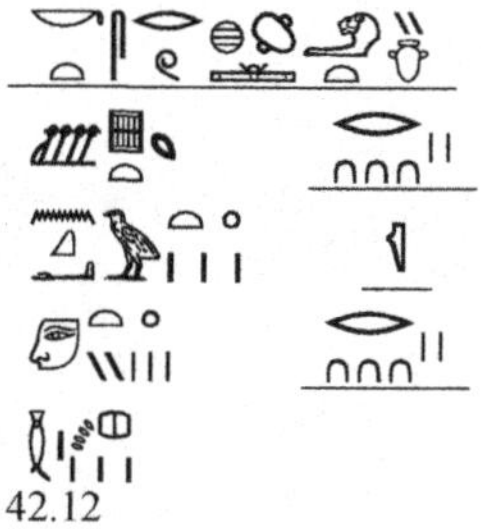

42.12

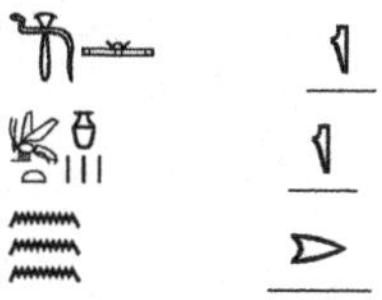

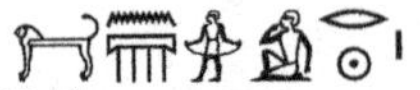

42.13

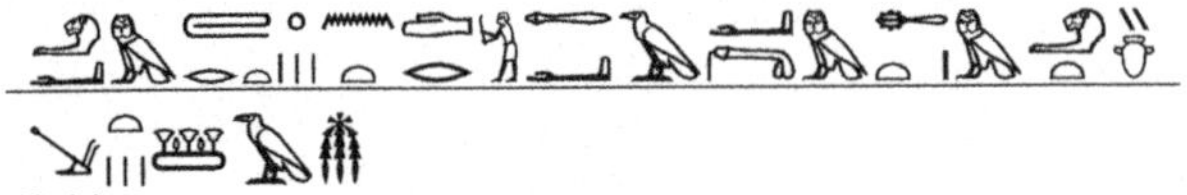

42.14

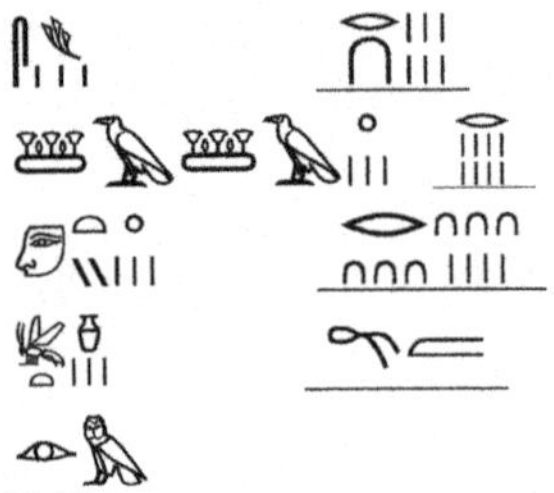

42.15

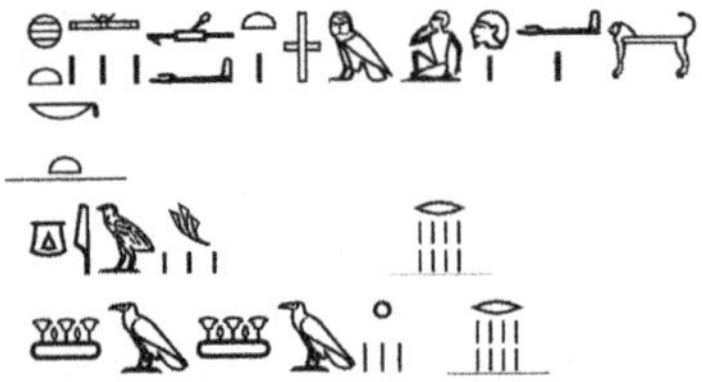

42.16

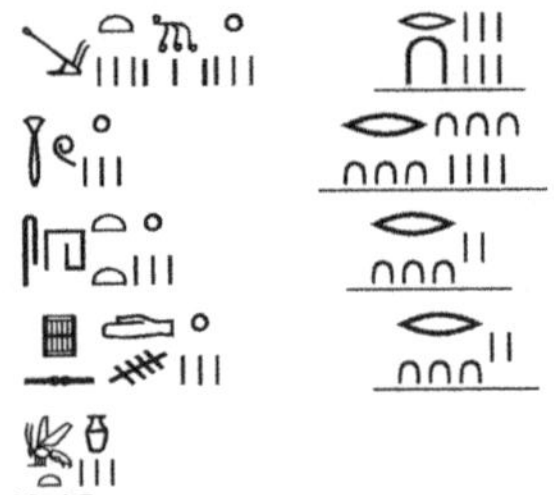

42.17

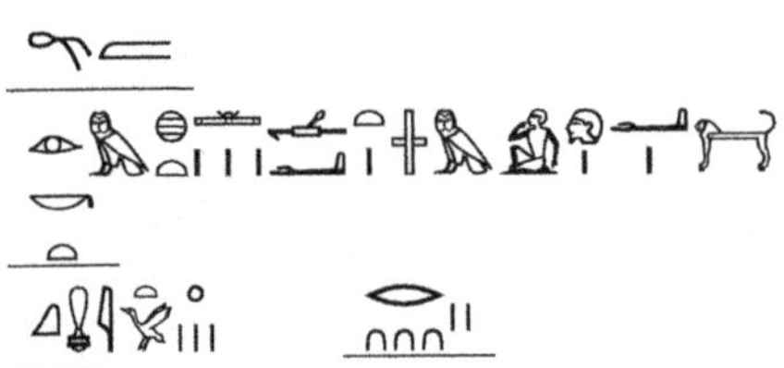

42.18

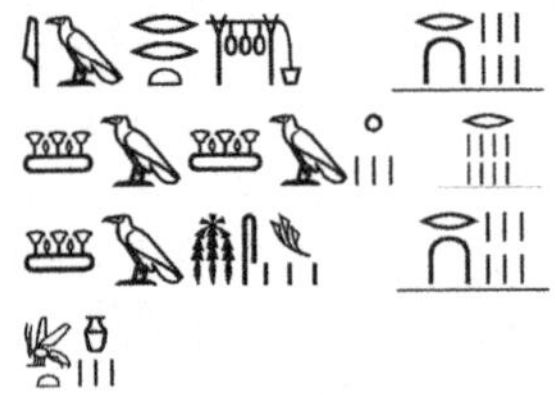

42.19

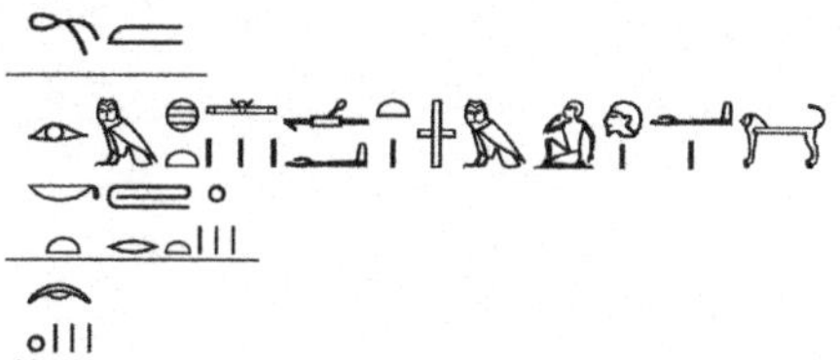

42.20

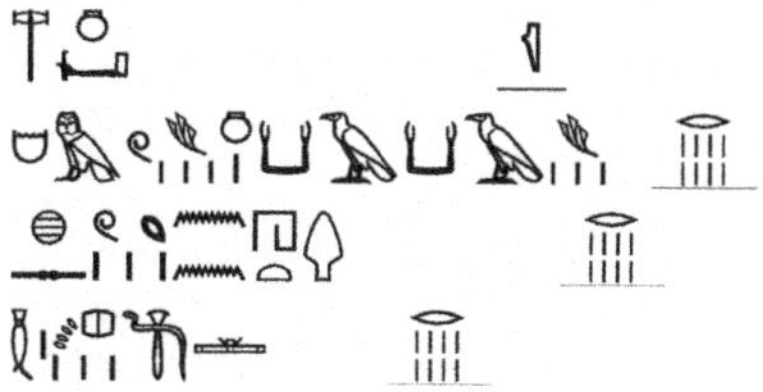

42.21

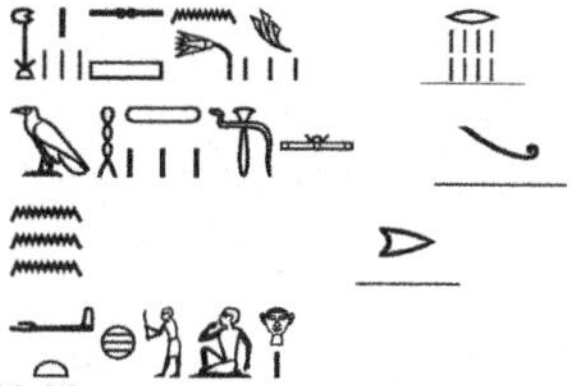

42.22

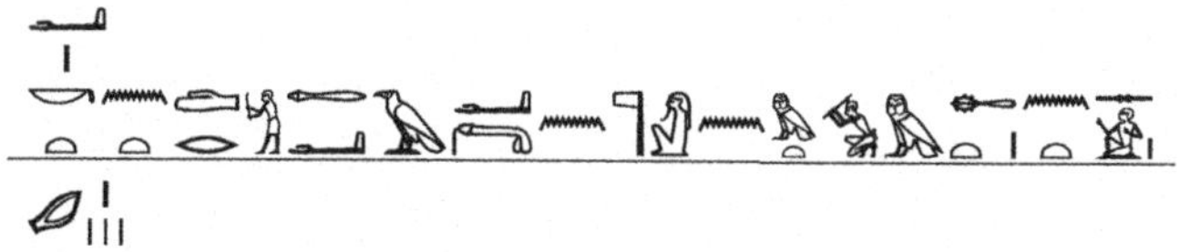

Foglio 43

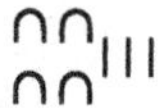

43.1

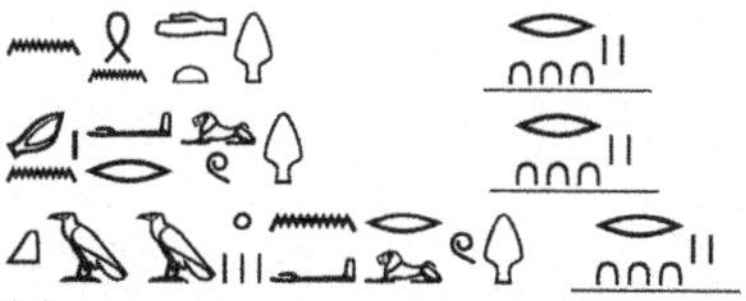

43.2

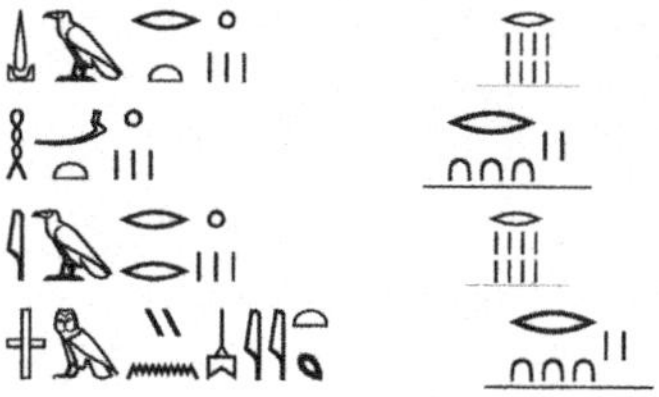

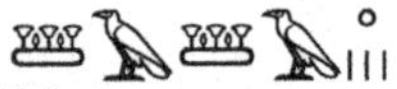

43.3

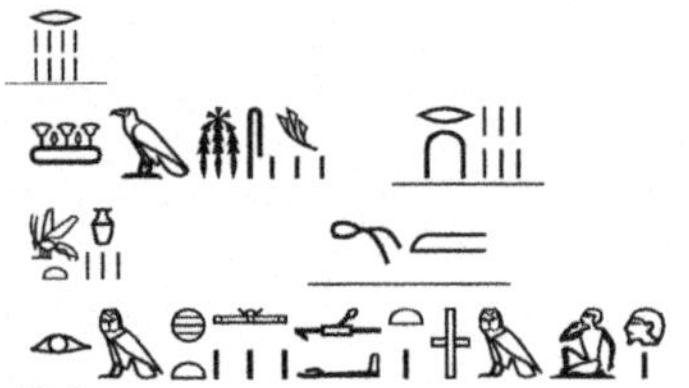

43.4

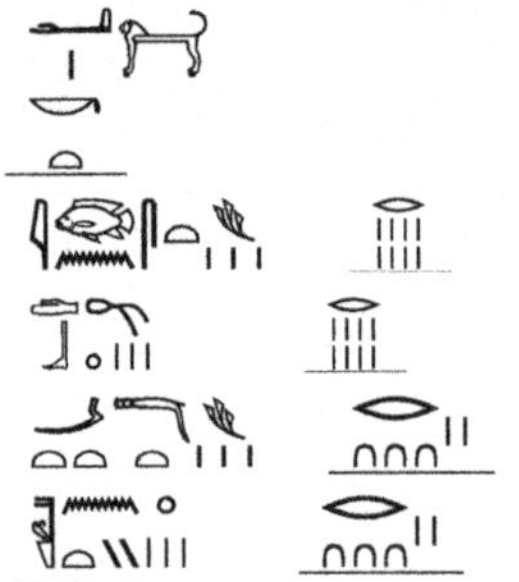

43.5

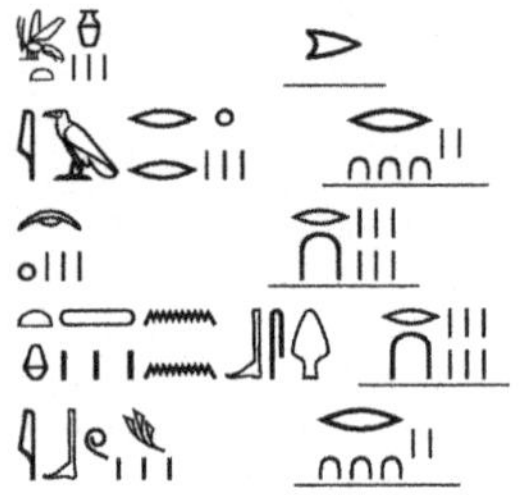

43.6

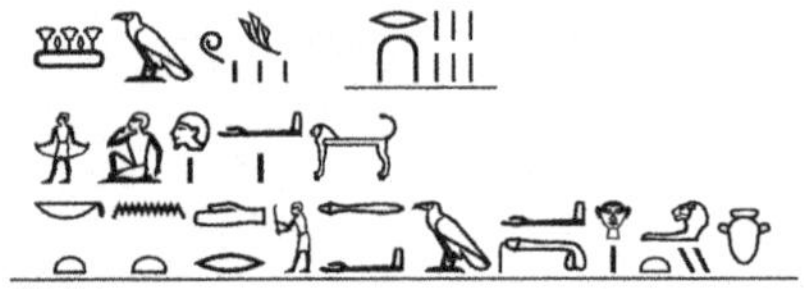

43.7

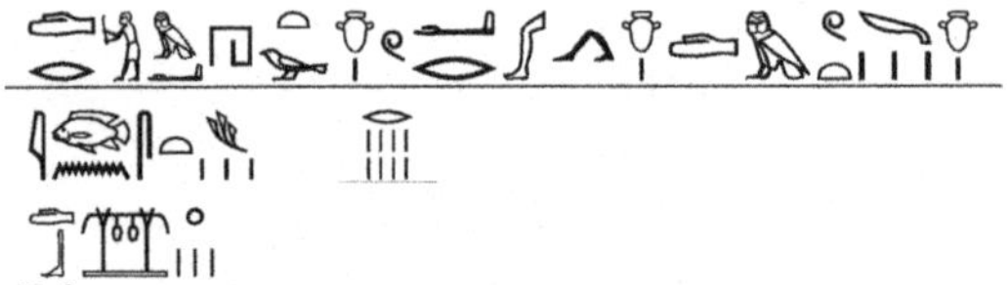

43.8

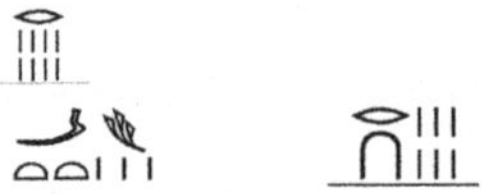

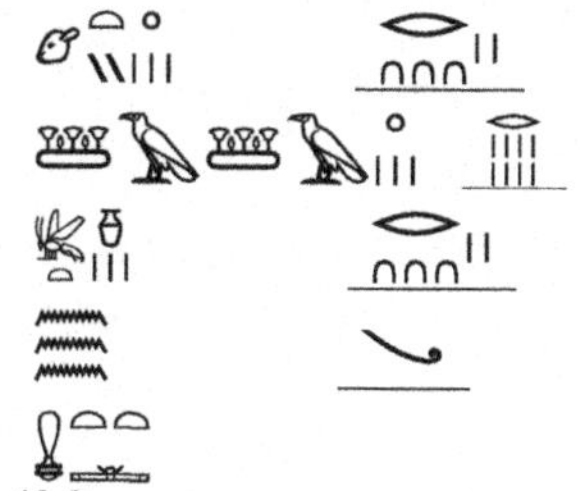

43.9

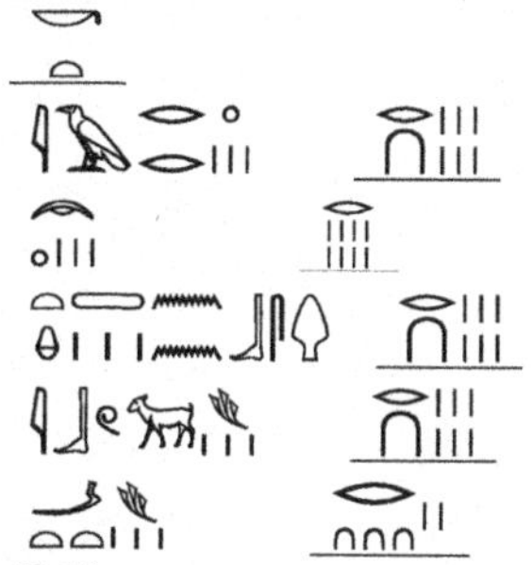

43.10

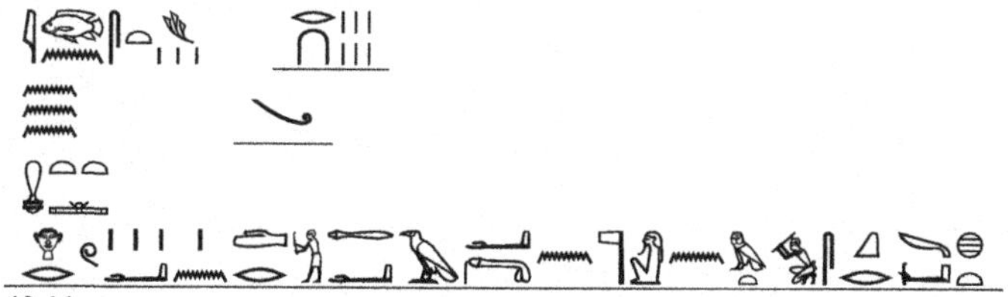

43.11

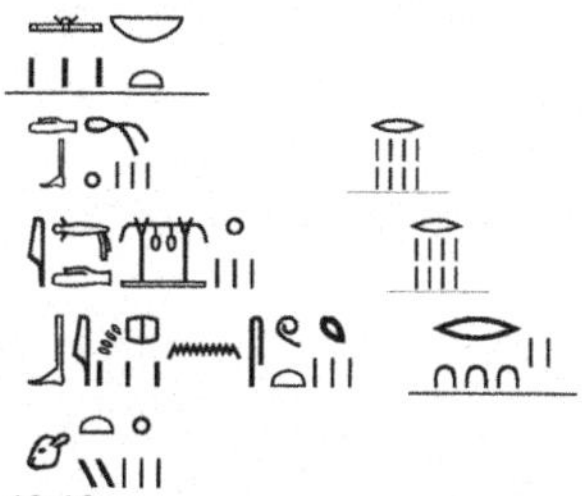

43.12

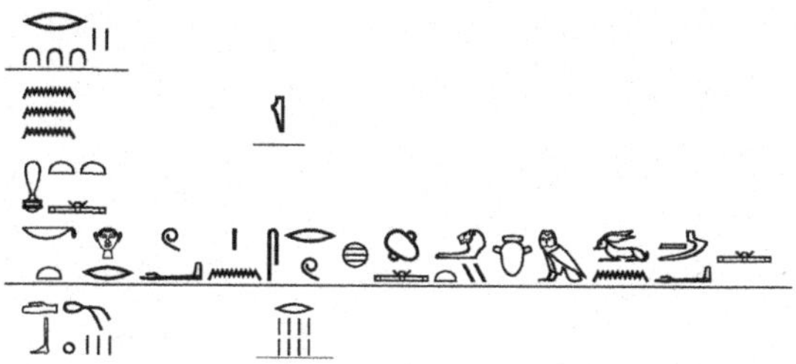

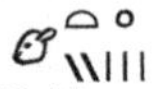

43.13

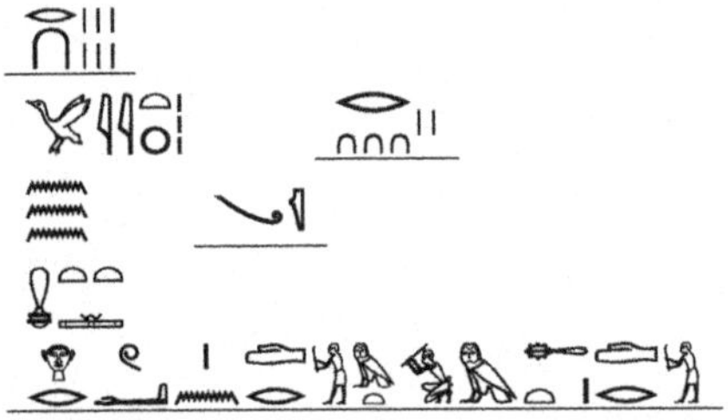

43.14

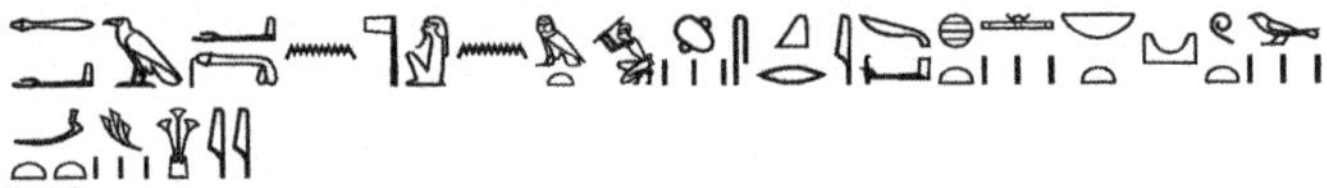

43.15

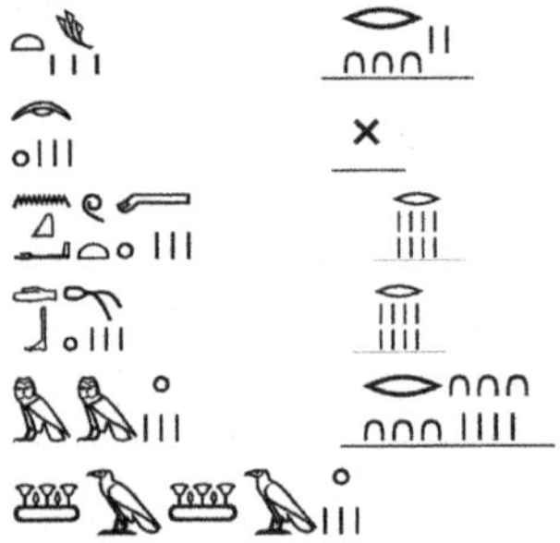

43.16

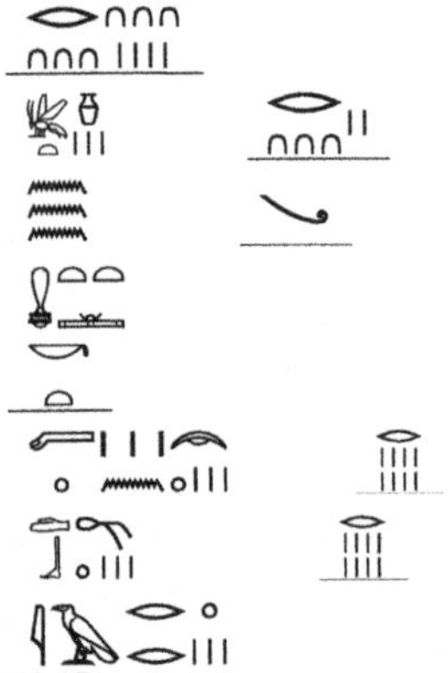

43.17

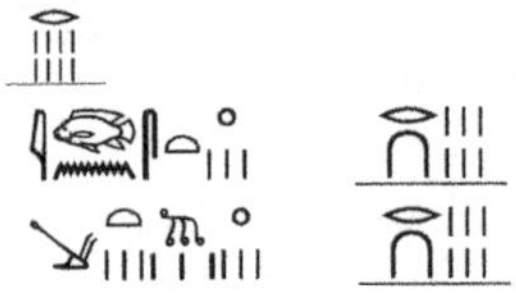

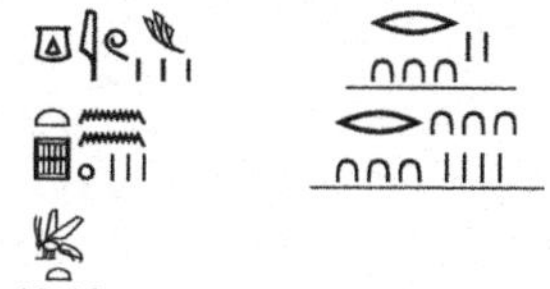

43.18

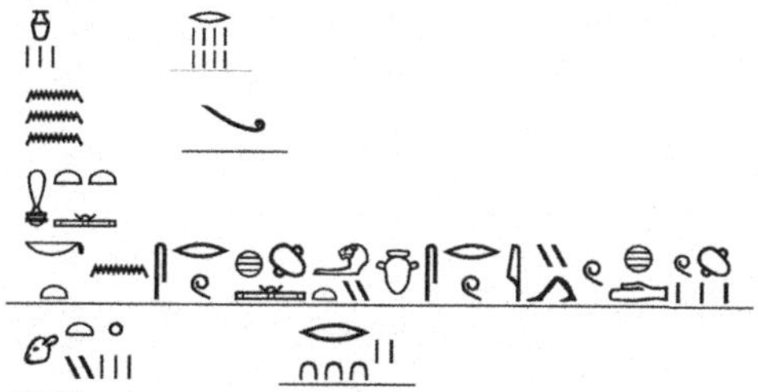

43.19

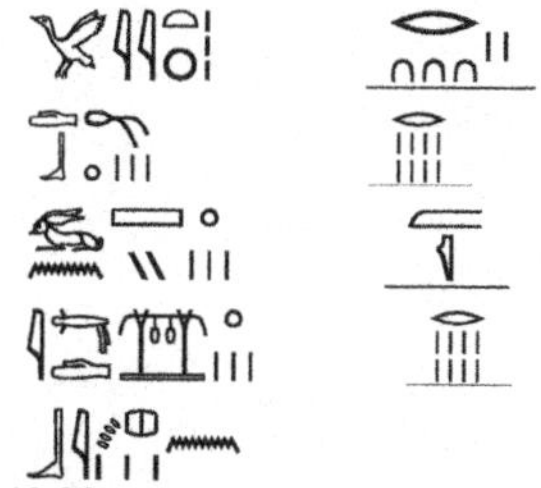

43.20

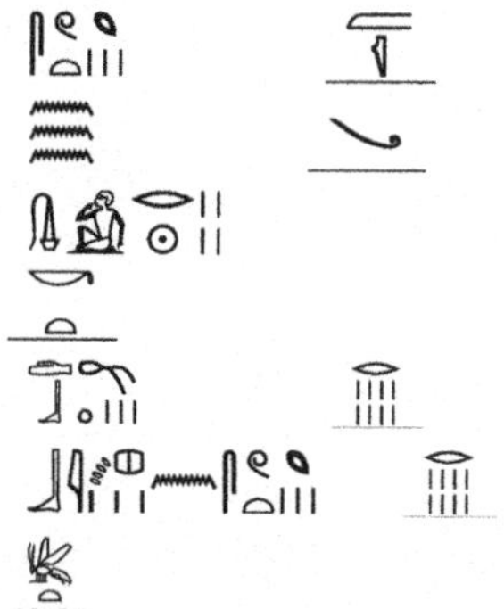

43.21

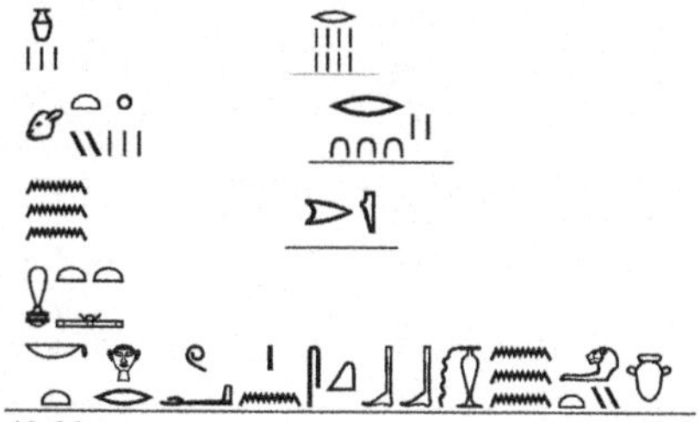

43.22

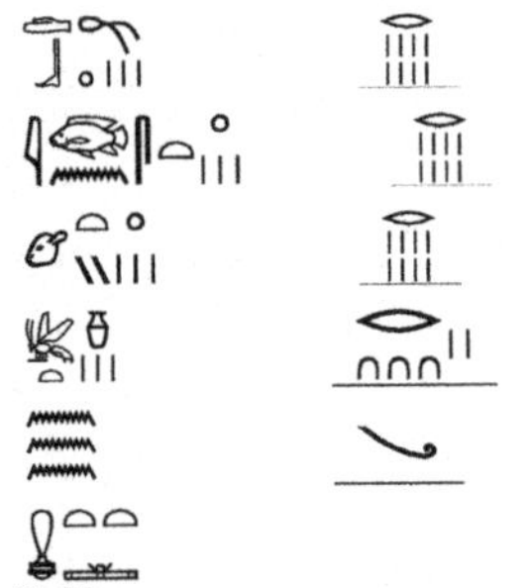

43.23

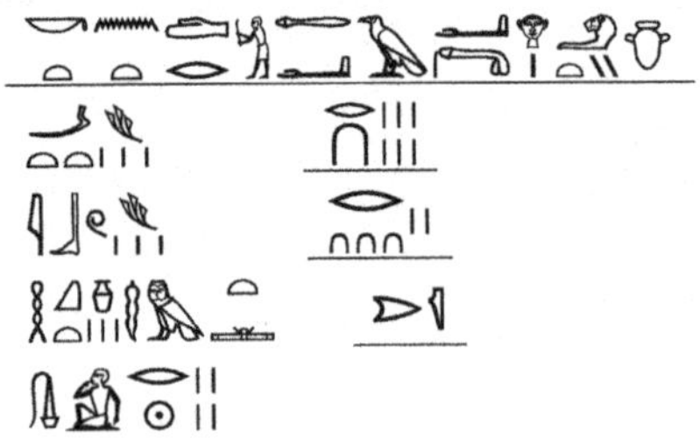

Foglio 44-Testo geroglifico

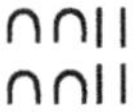

44.1

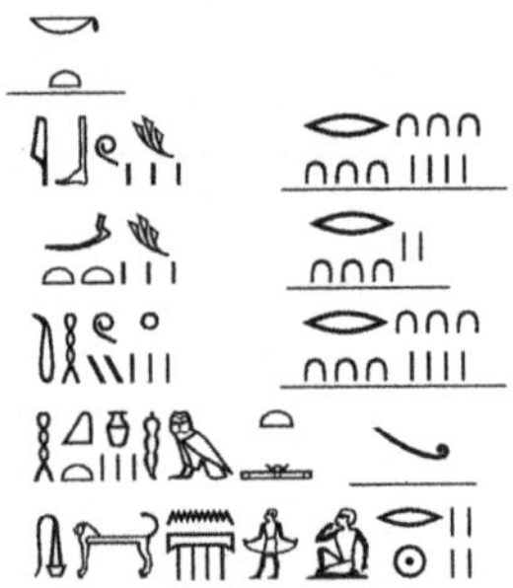

44.2

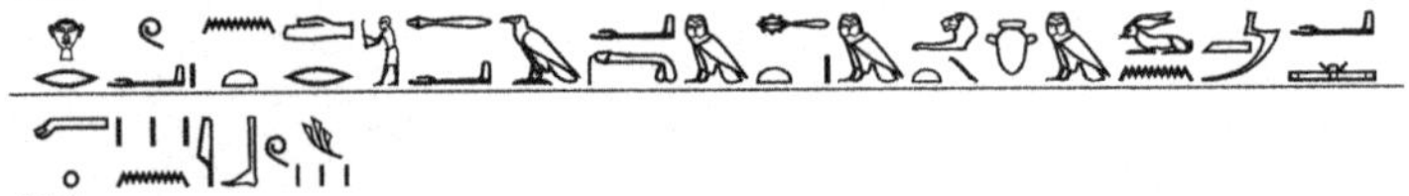

44.3

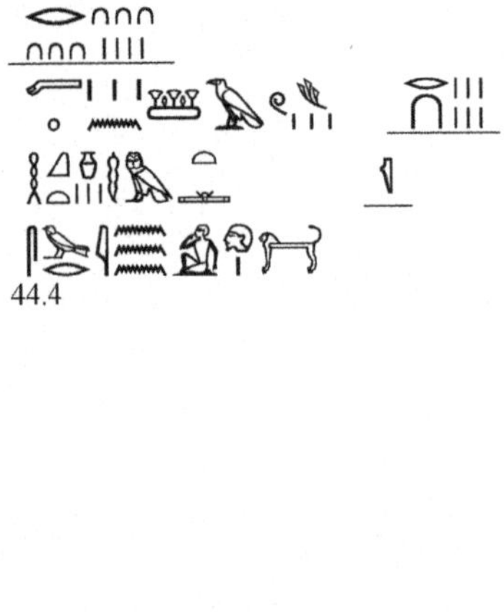

44.4

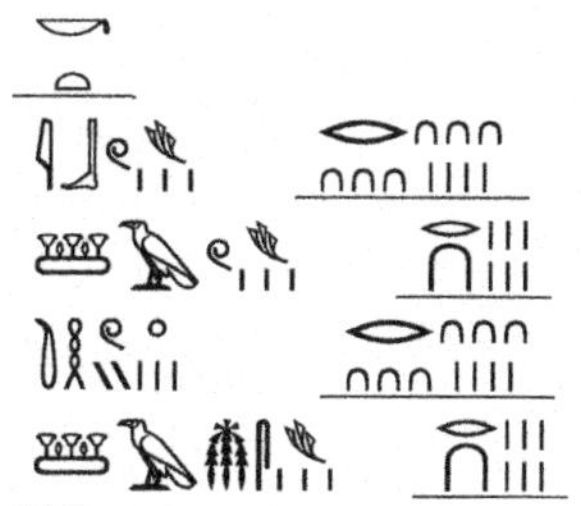

44.5

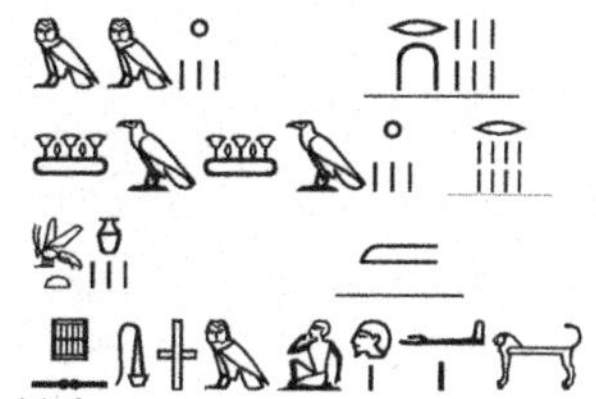

44.6

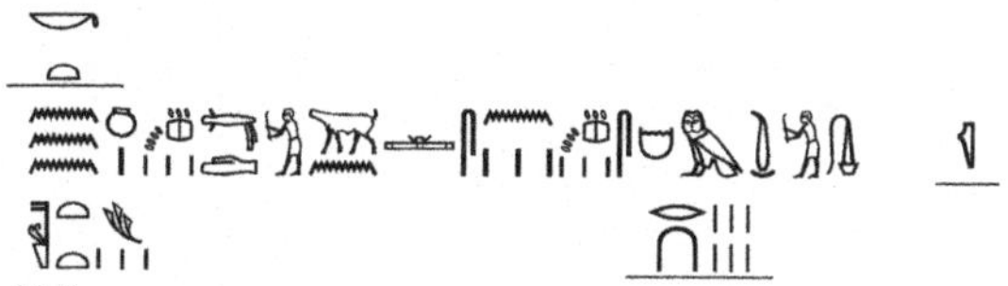

44.7

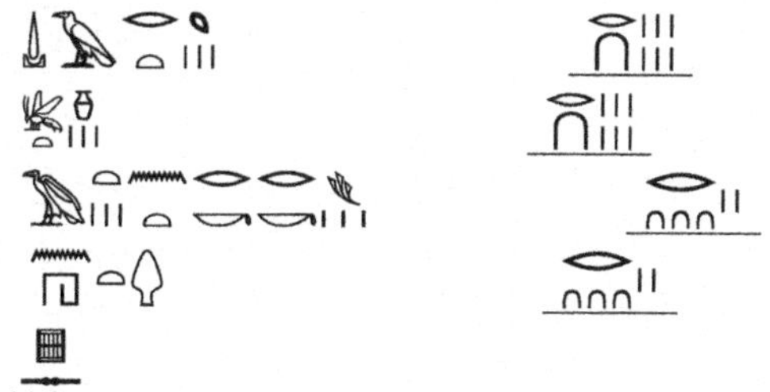

44.8

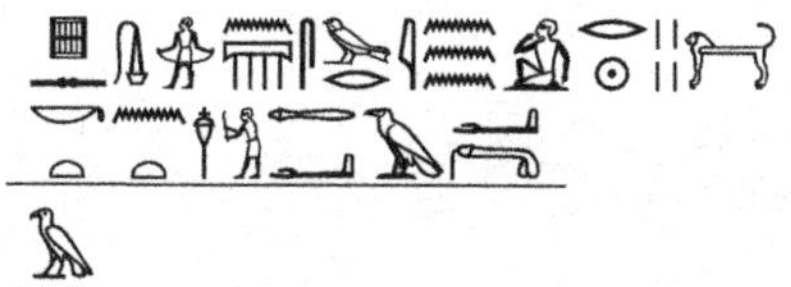

44.9

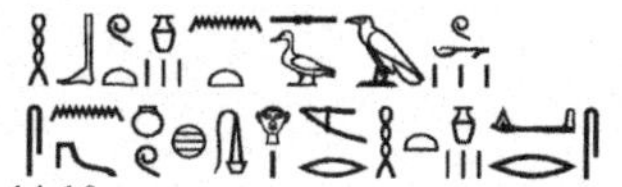

44.10

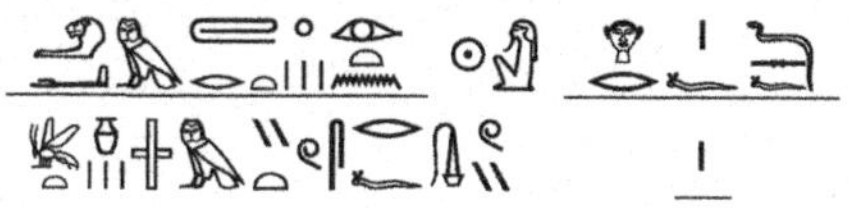

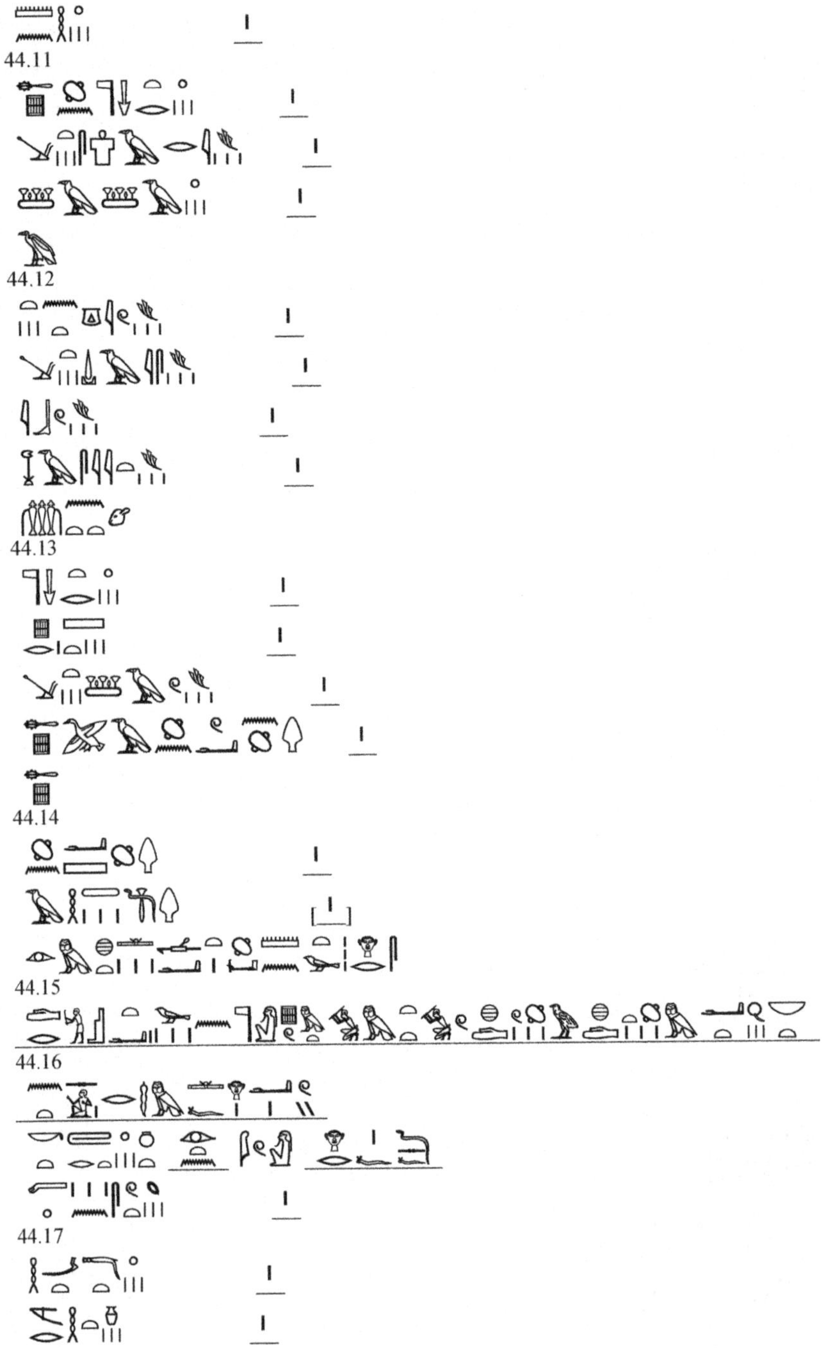
44.11
44.12
44.13
44.14
44.15
44.16
44.17

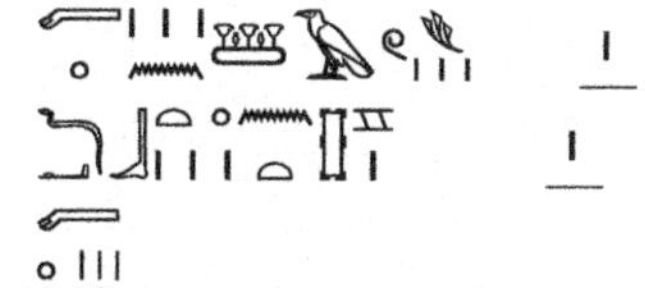

44.18

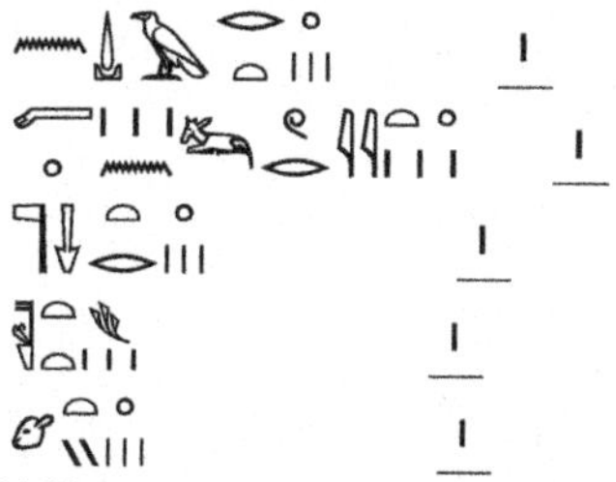

44.19

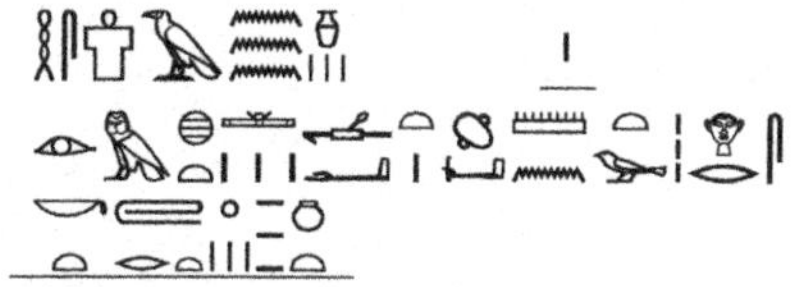

44.20

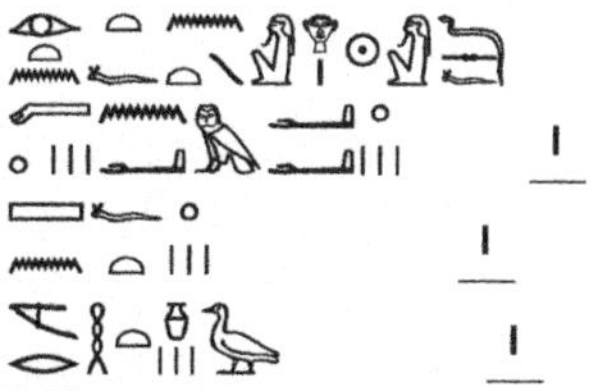

44.21

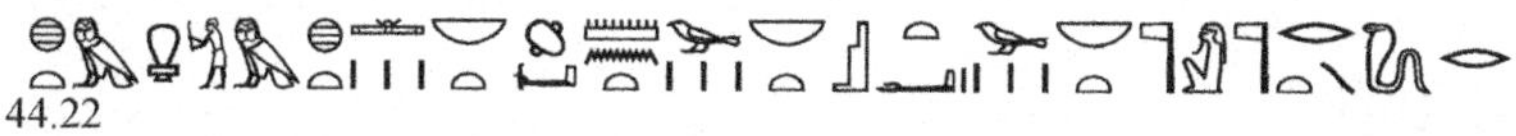

44.22

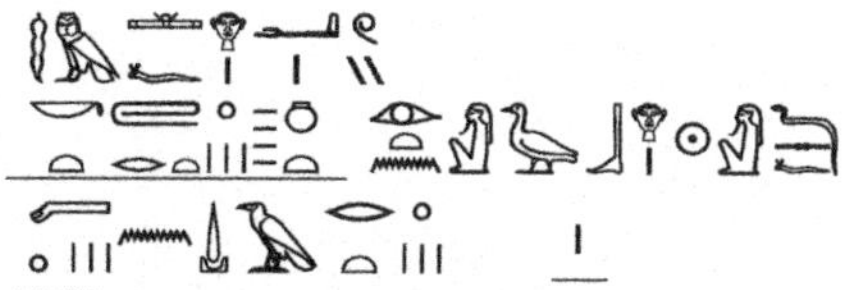

44.23

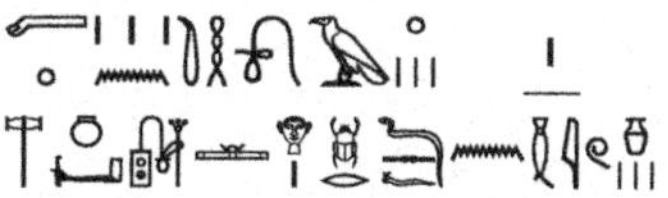

Foglio 45

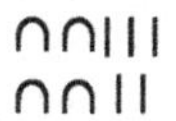

45.1

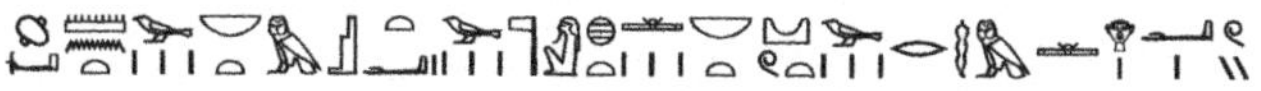

45.2

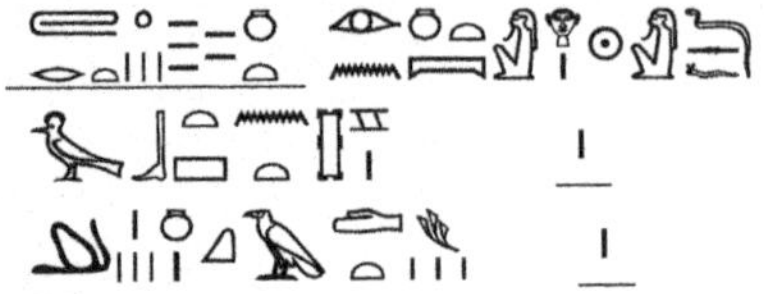

45.3

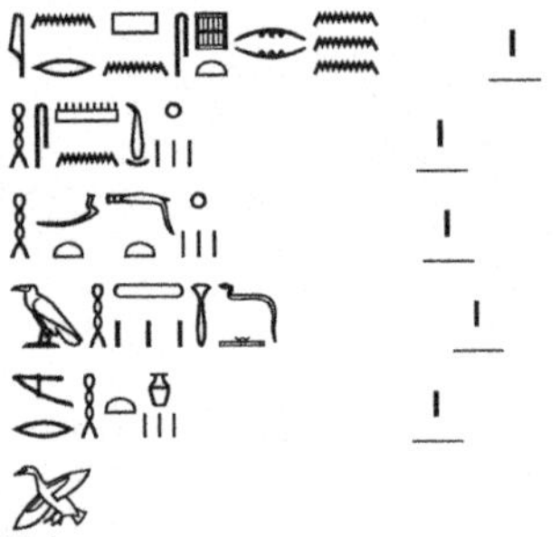

45.4

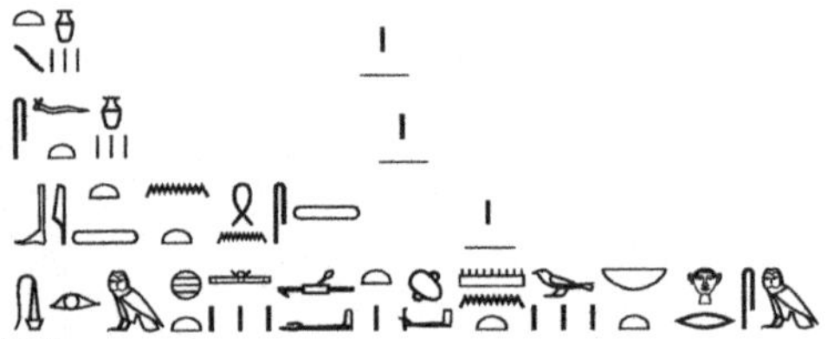

45.5

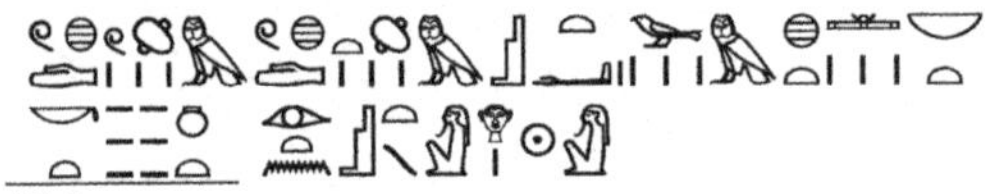

45.6

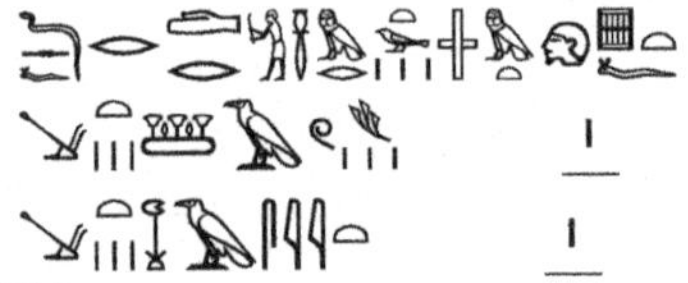

45.7

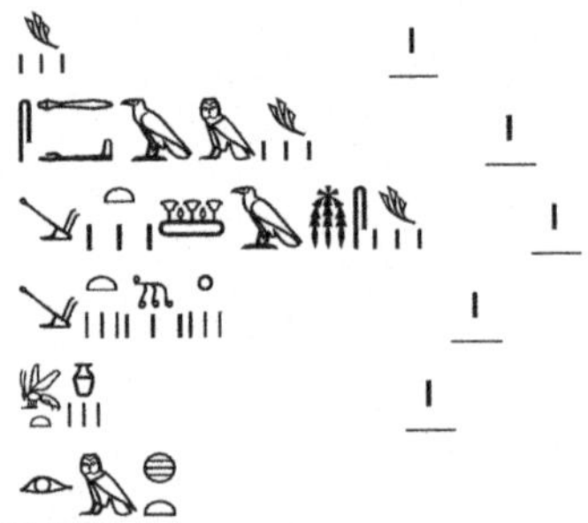

45.8

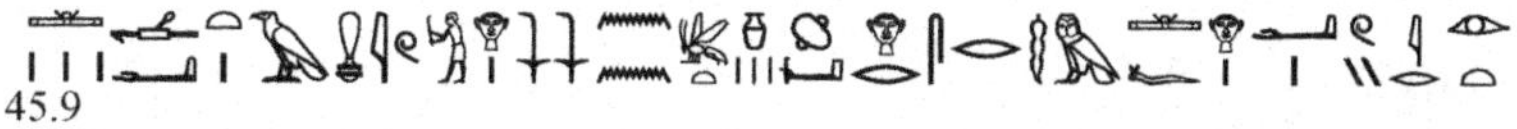

45.9

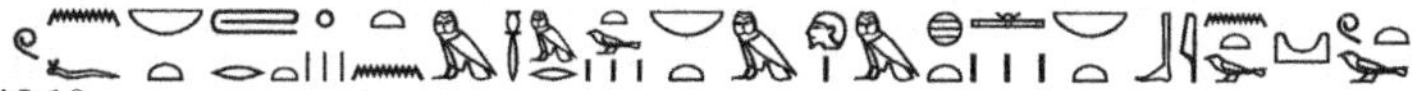

45.10

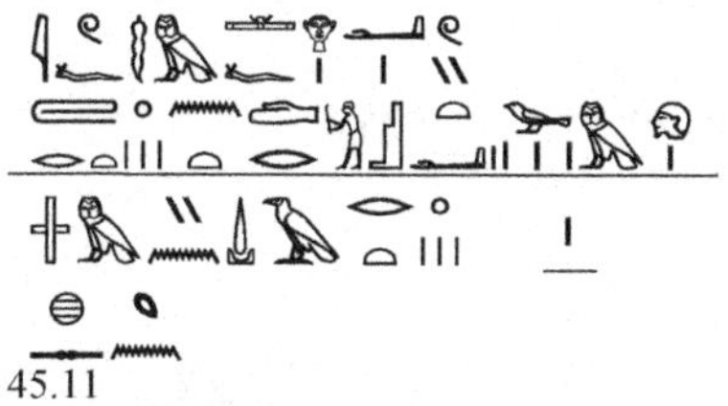

45.11

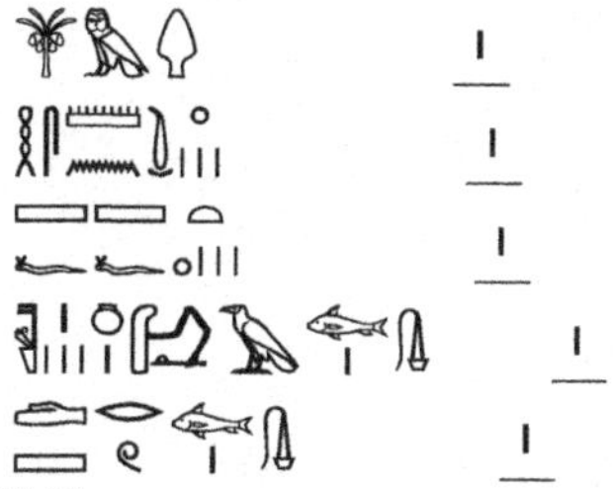

45.12

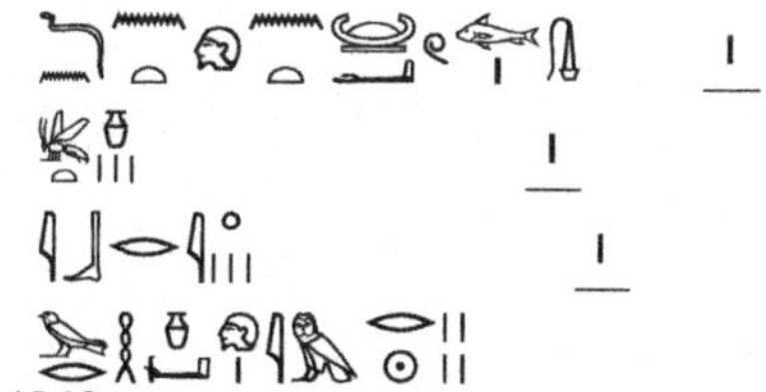

45.13

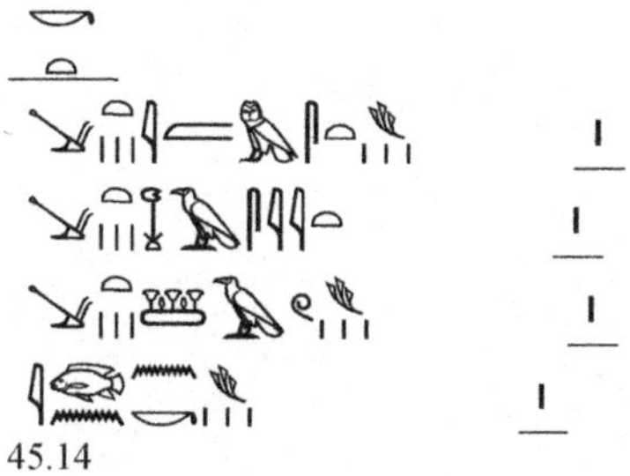

45.14

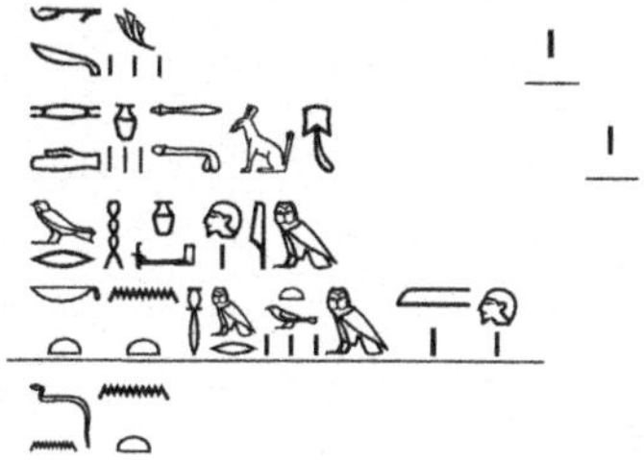

45.15
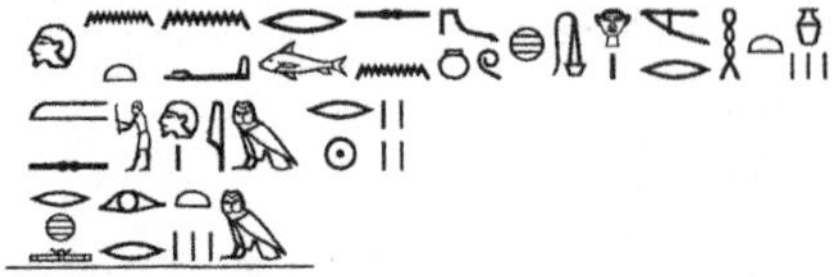
45.16
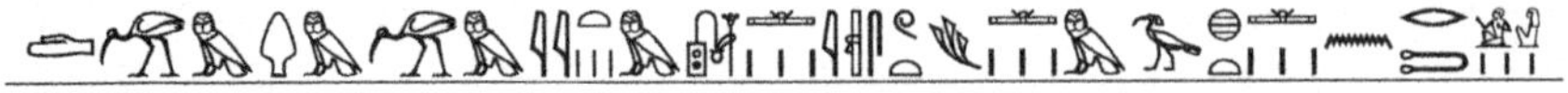
a 
45.17
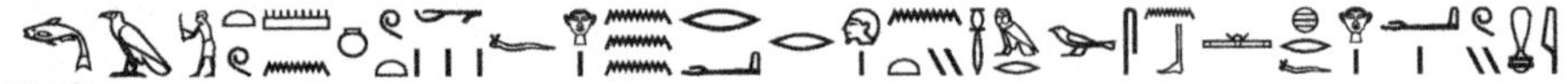
45.18
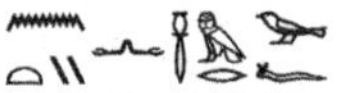
b 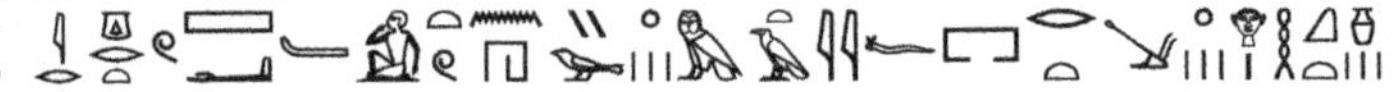
45.19
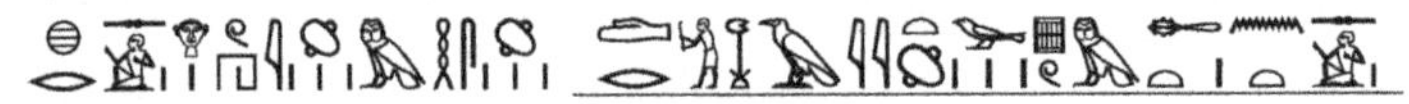
c 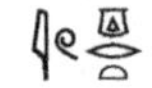
45.20
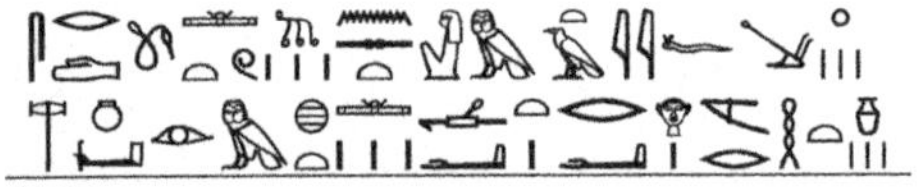
45.21
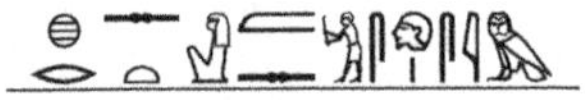
d 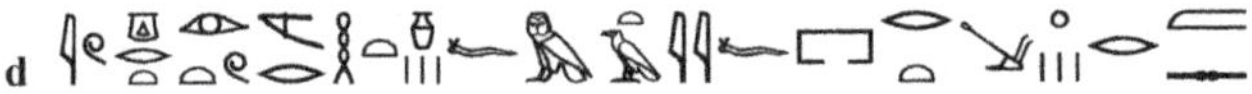
45.22
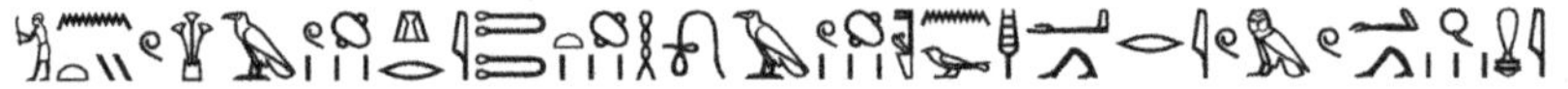

Foglio 46

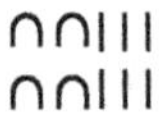
46.1
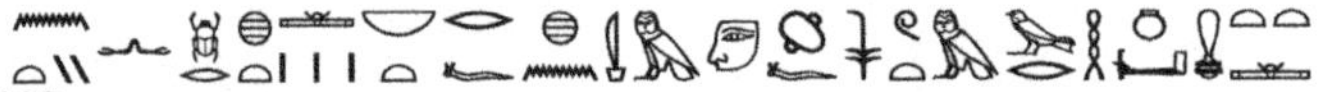
46.2
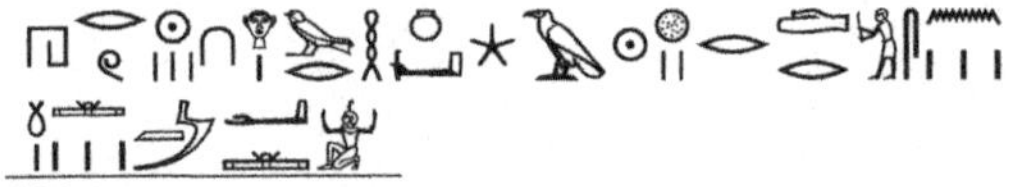
46.3
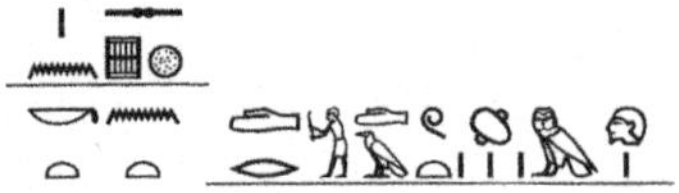

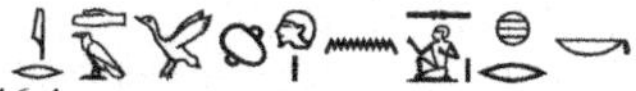

46.4

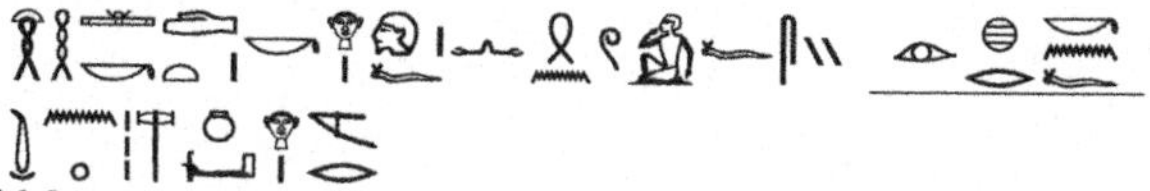

46.5

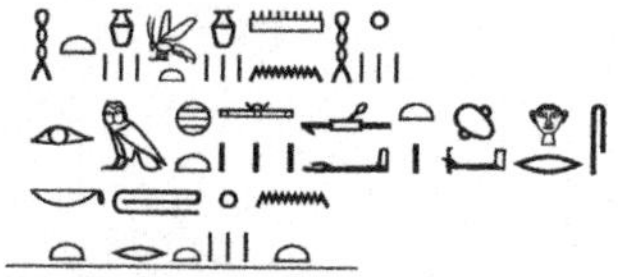

46.6

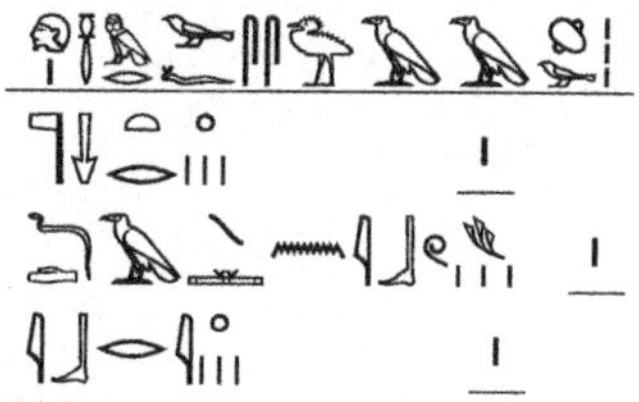

46.7

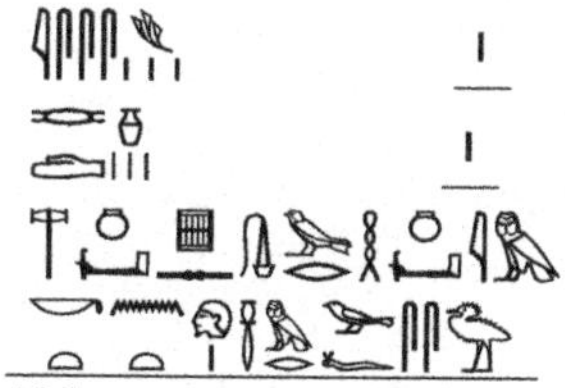

46.8

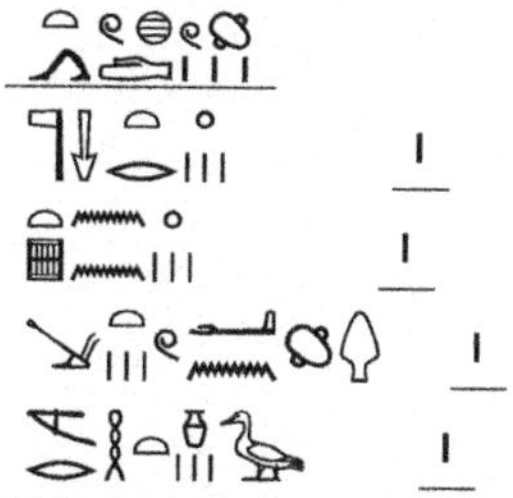

46.9

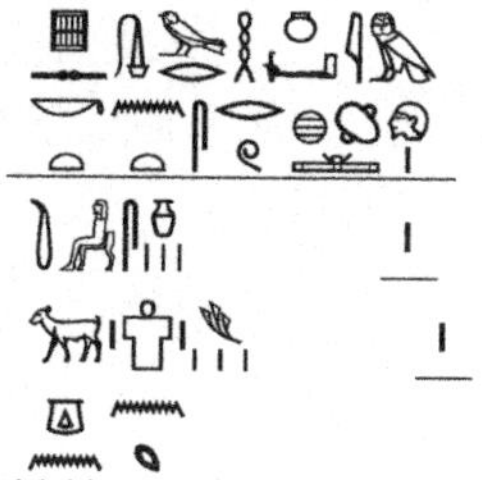

46.10

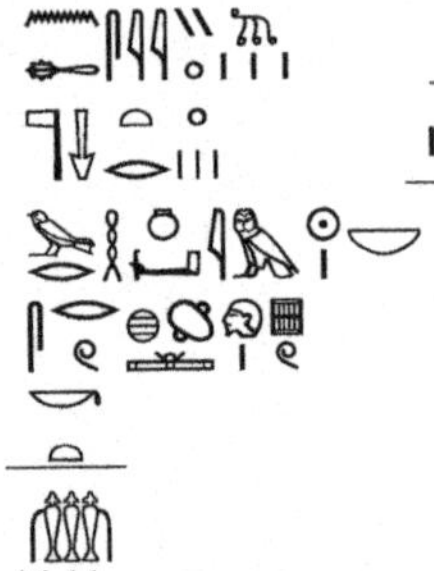

46.11

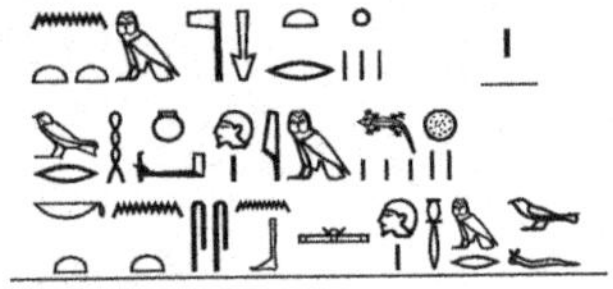

46.12

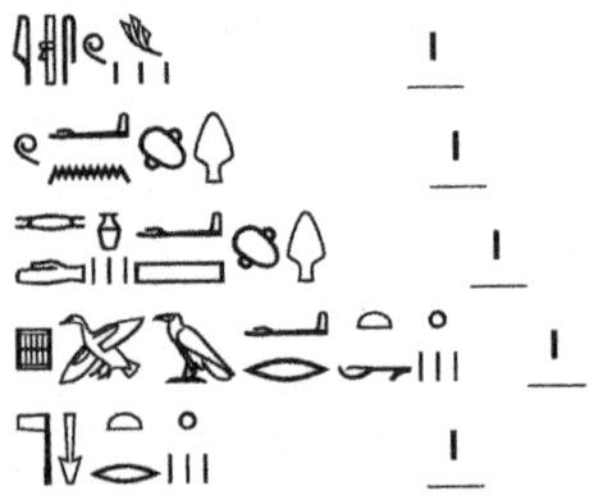

46.13

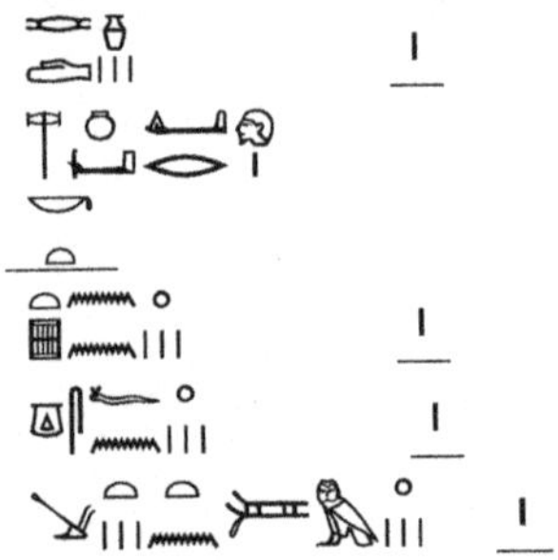

46.14

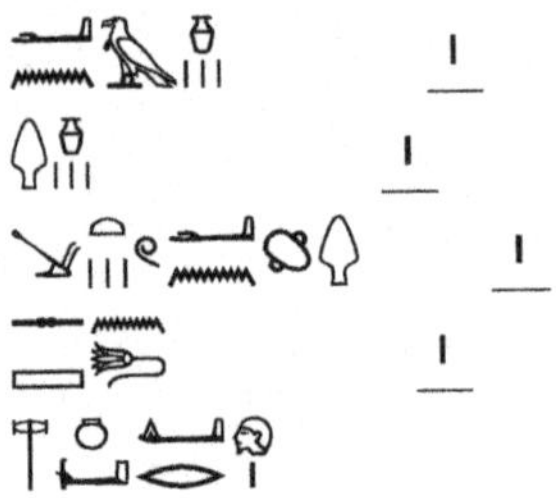

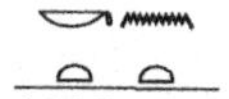

46.15

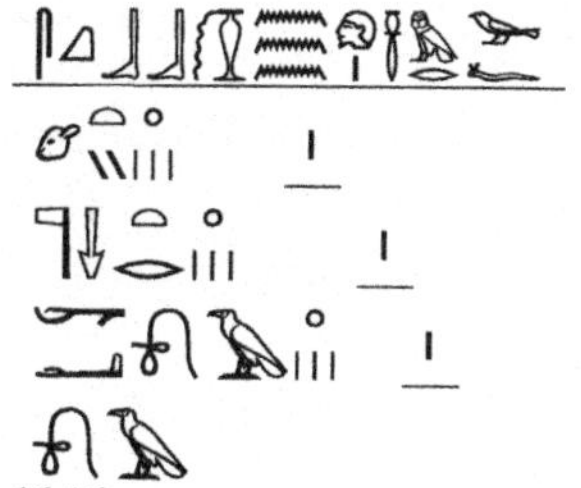

46.16

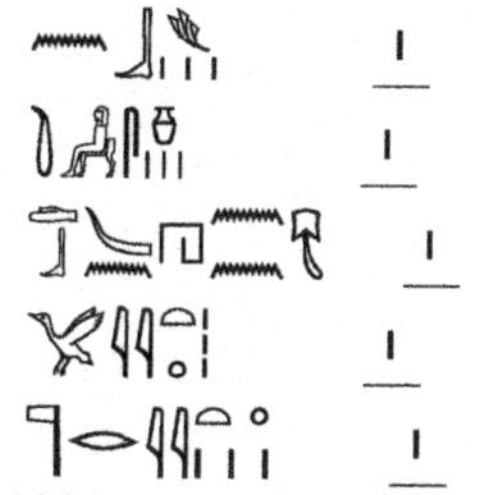

46.17

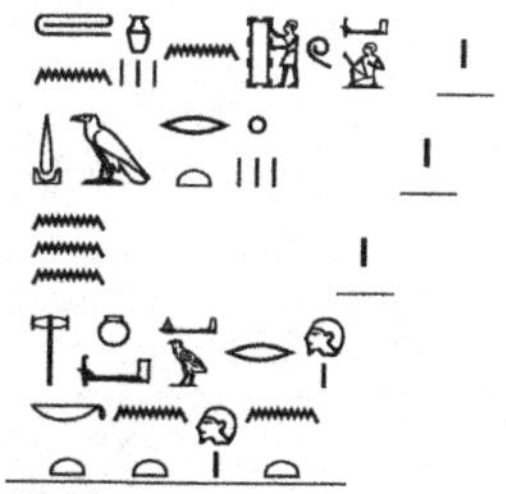

46.18

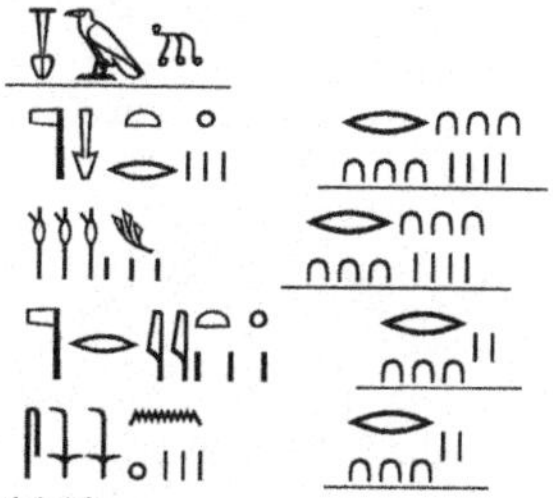

46.19

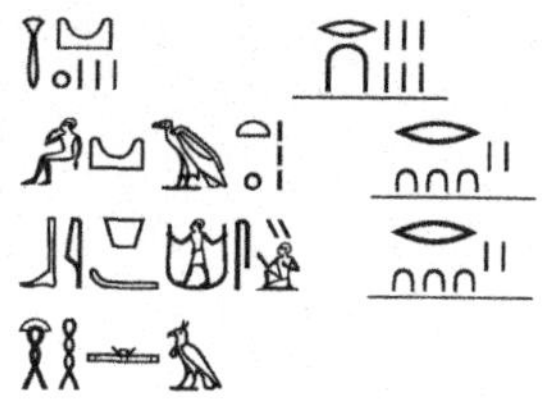

46.20

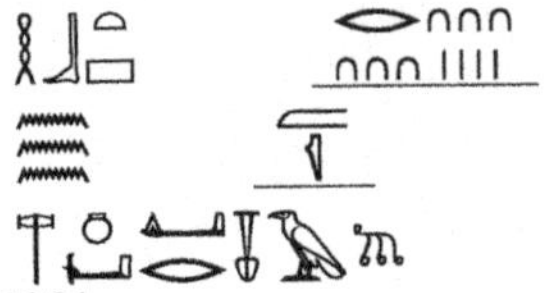

46.21

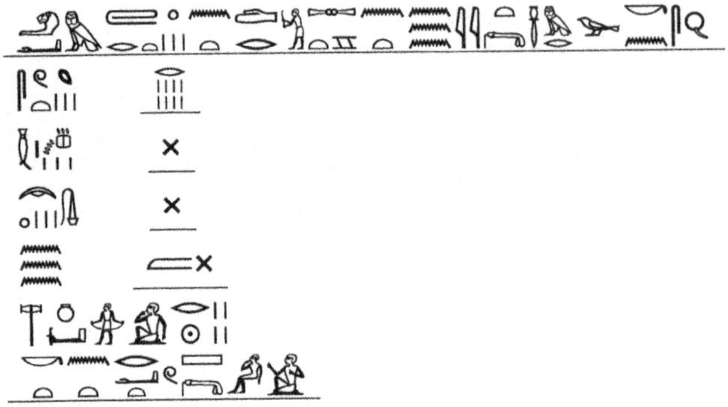

Foglio 47

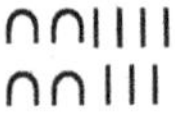

47.1

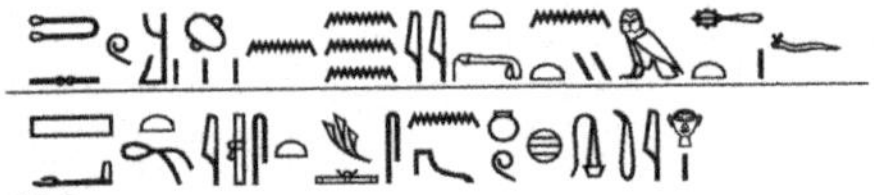

47.2

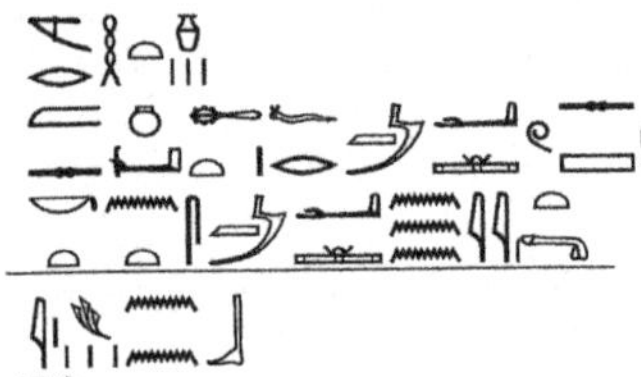

47.3

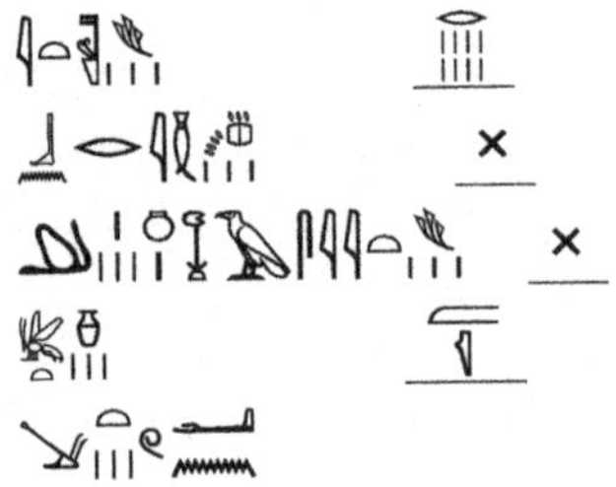

47.4

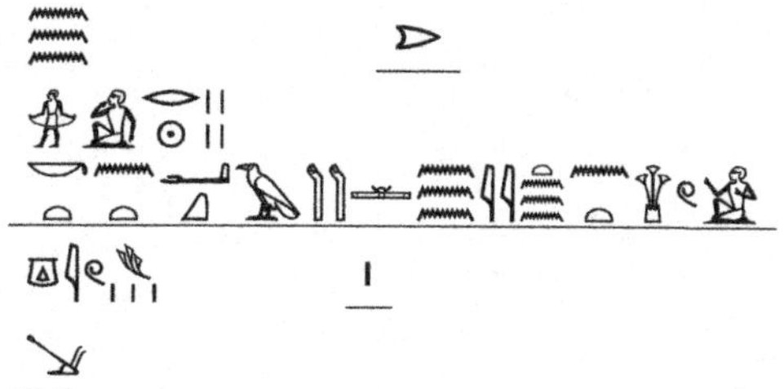

47.5

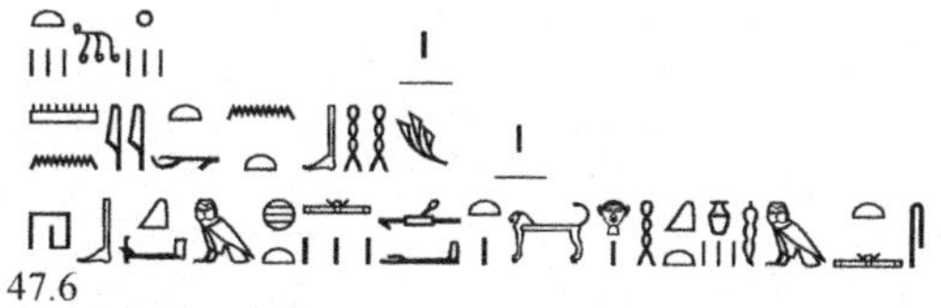

47.6

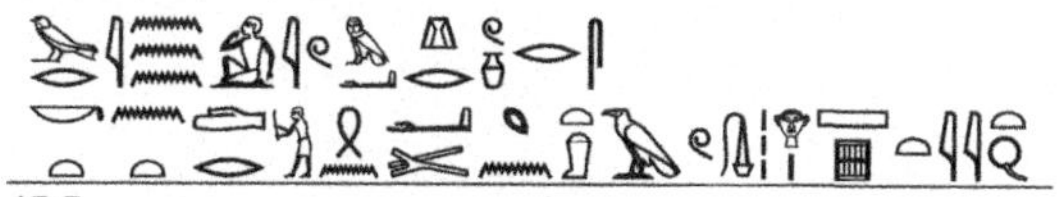

47.7

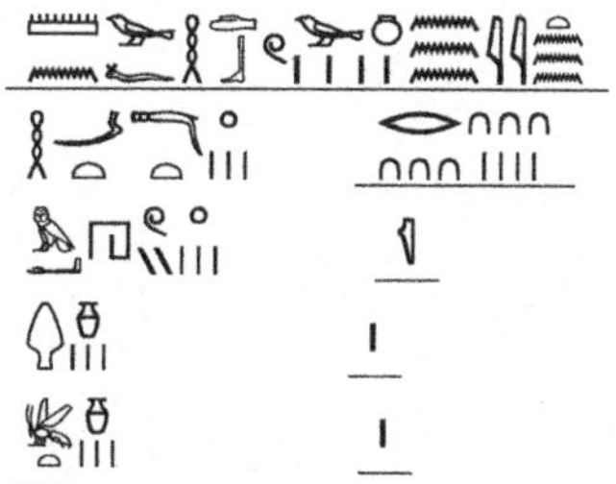

47.8

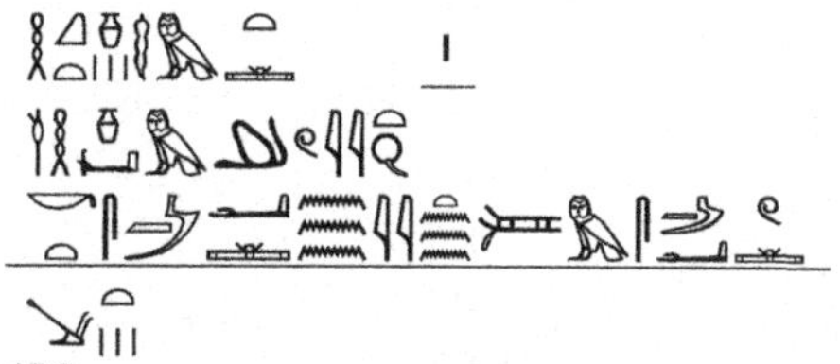

47.9

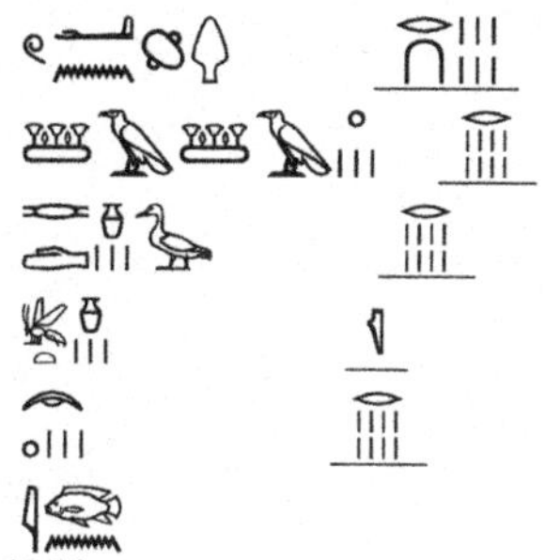

47.10

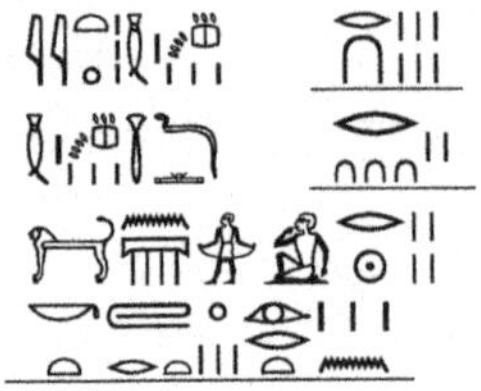

47.11

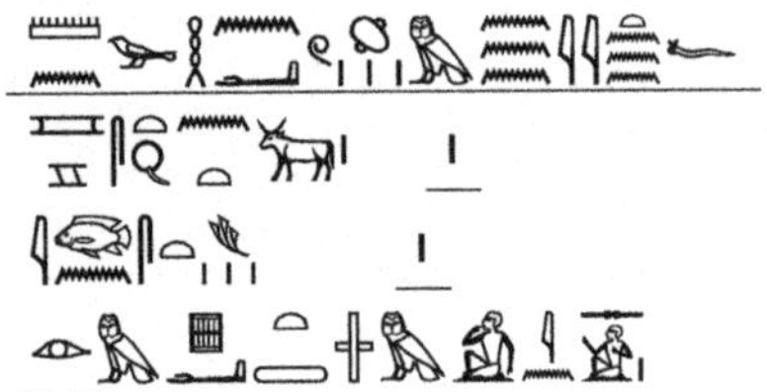

47.12

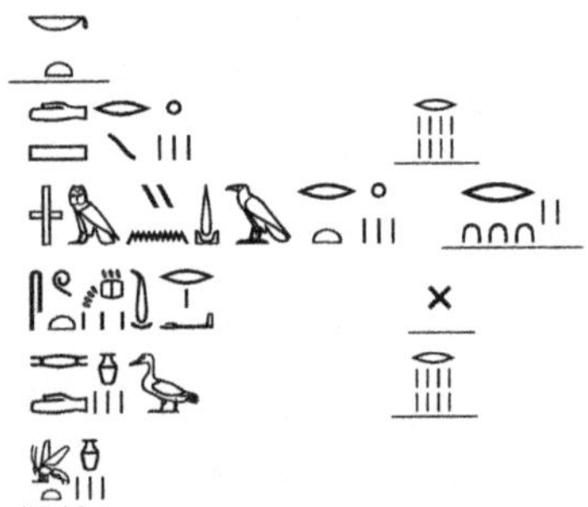

47.13

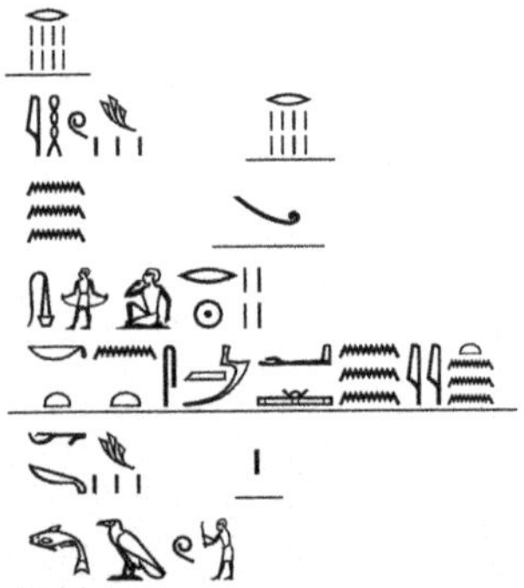

47.14

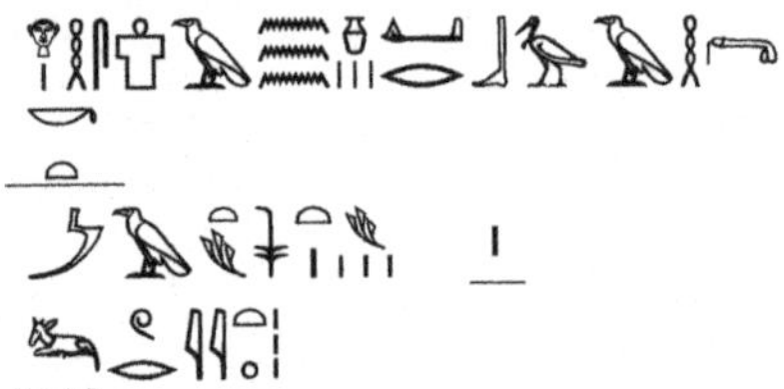

47.15

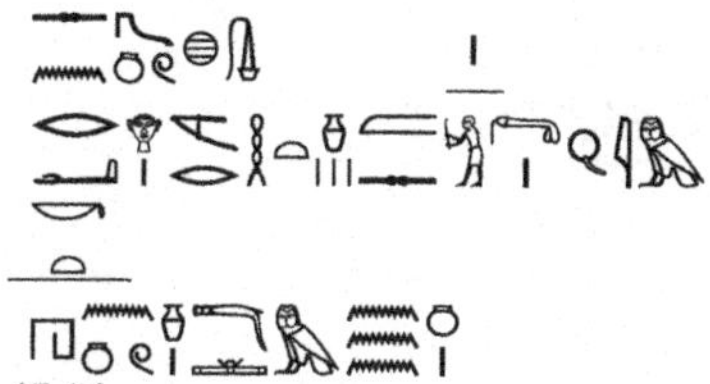
47.16

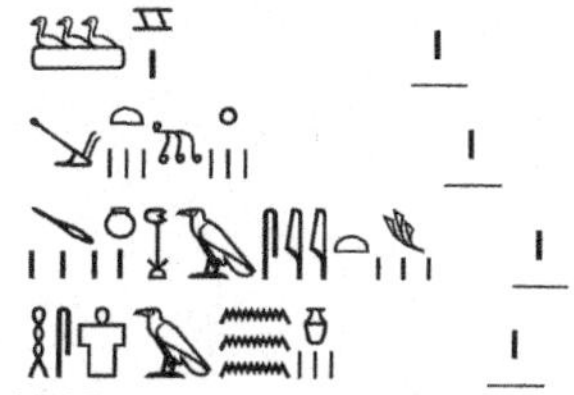
47.17

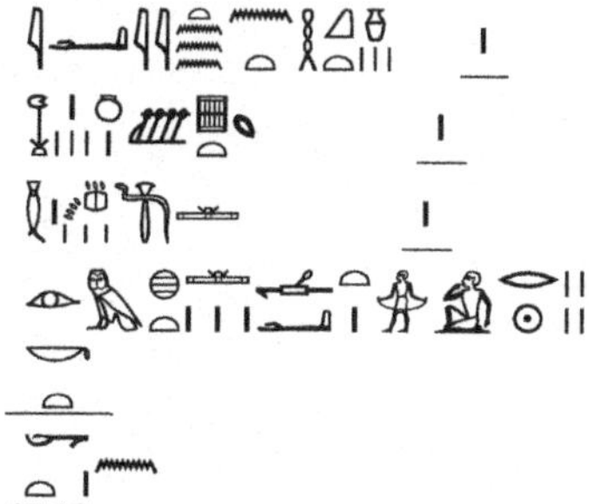
47.18

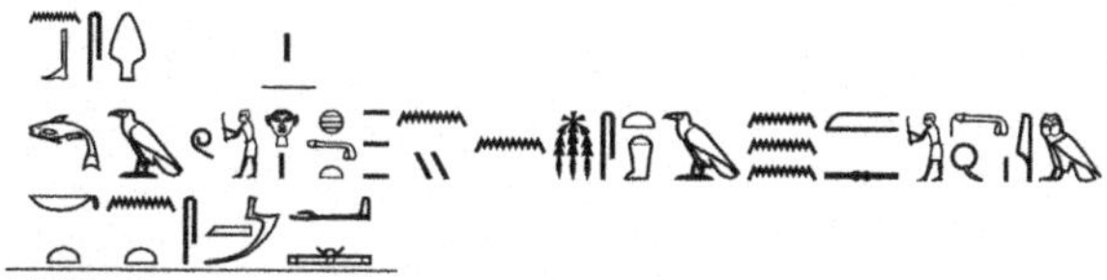
47.19

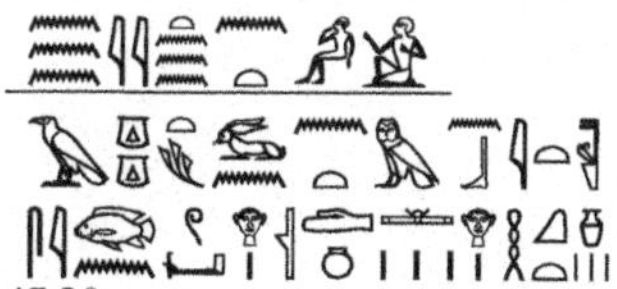
47.20

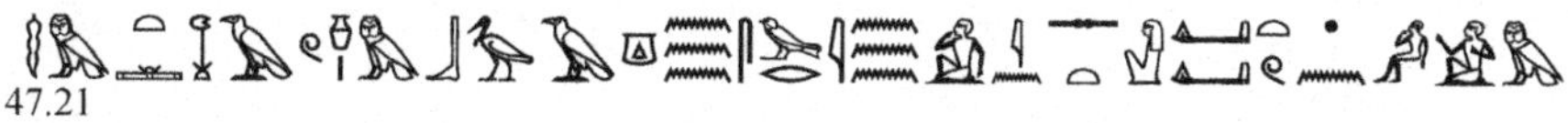
47.21

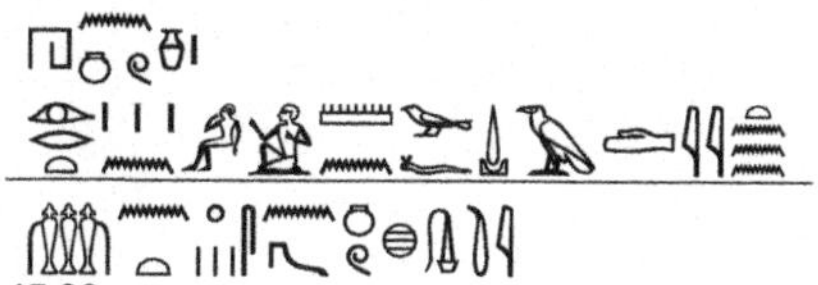
47.22

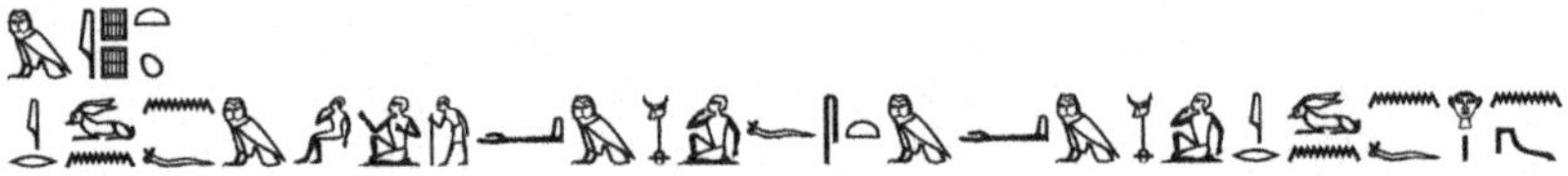

Foglio 48

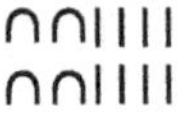

48.1

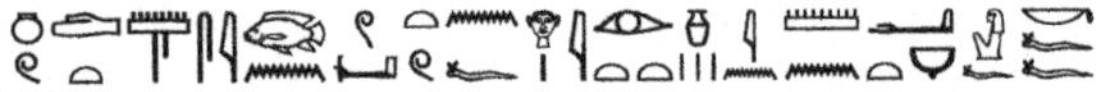

48.2

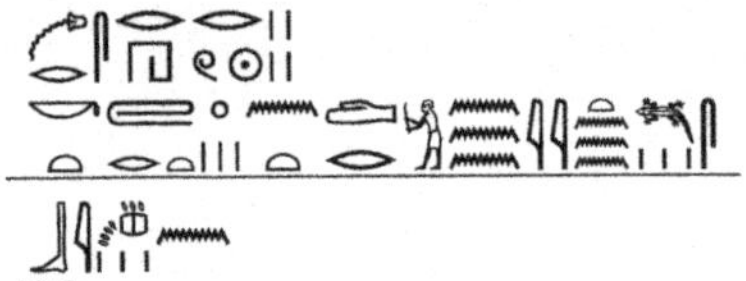

48.3

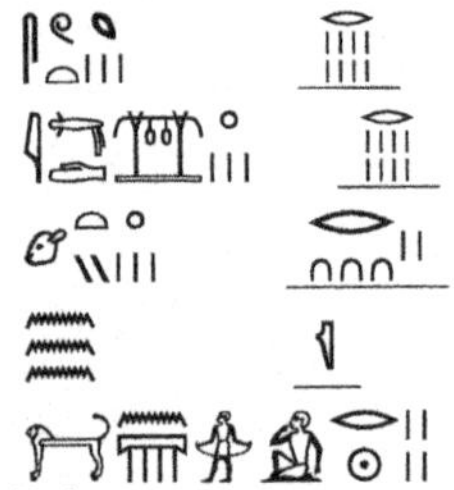

48.4

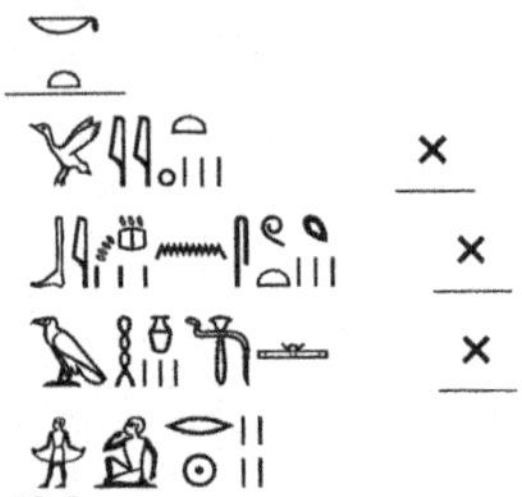

48.5

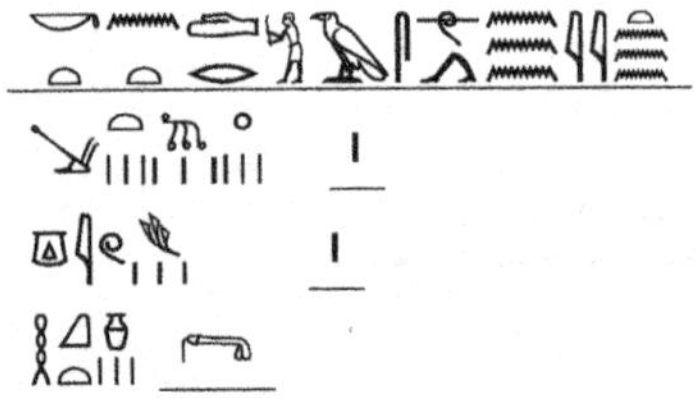

48.6

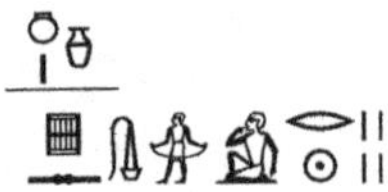

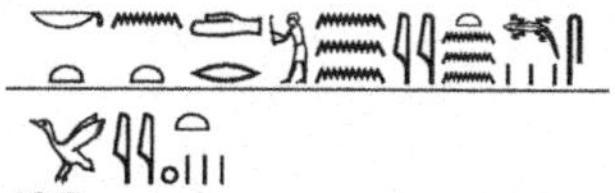

48.7

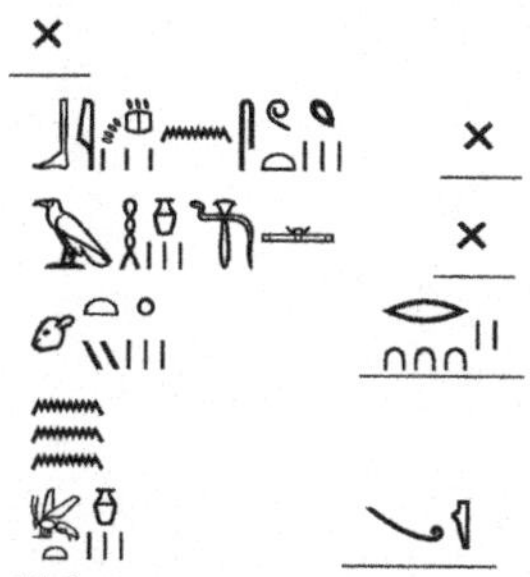

48.8

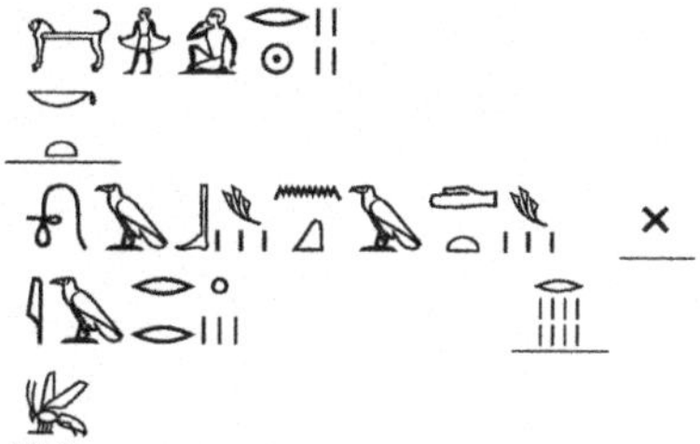

48.9

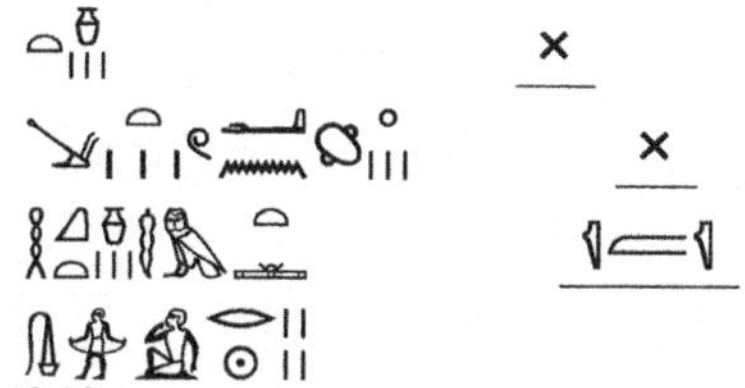

48.10

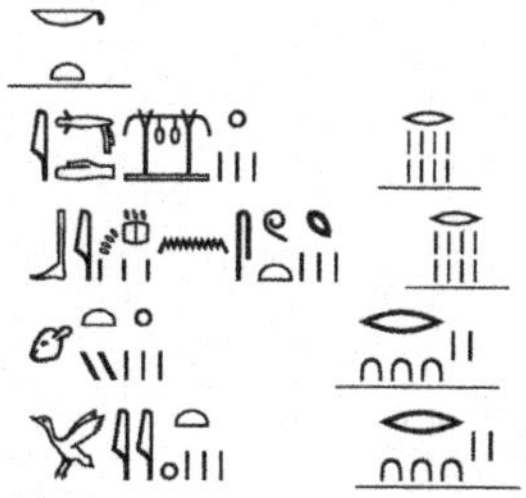

48.11

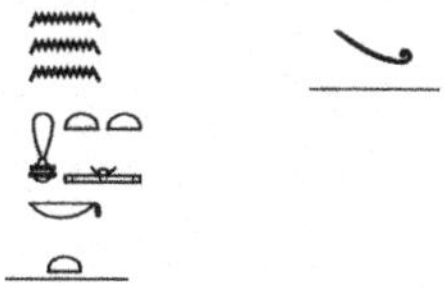

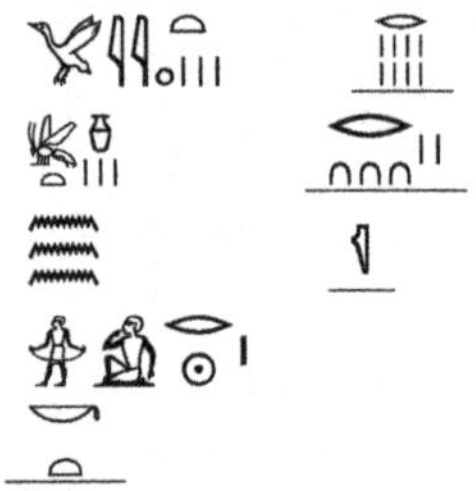

48.12

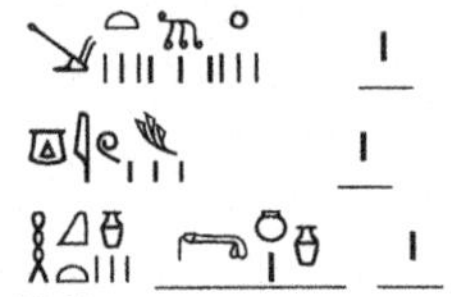

48.13

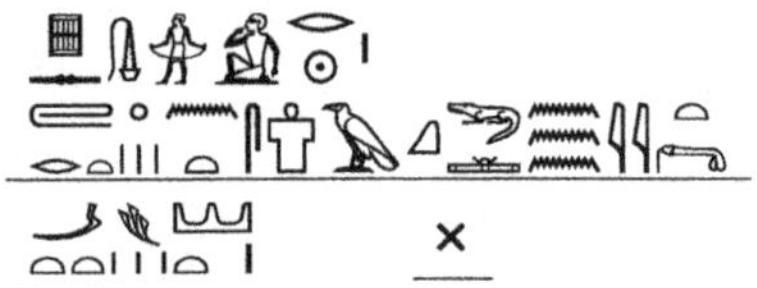

48.14

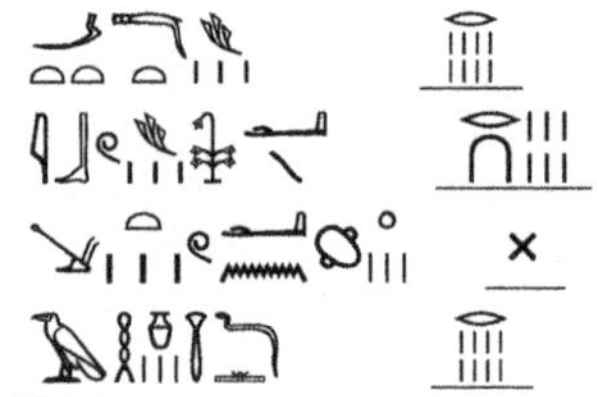

48.15

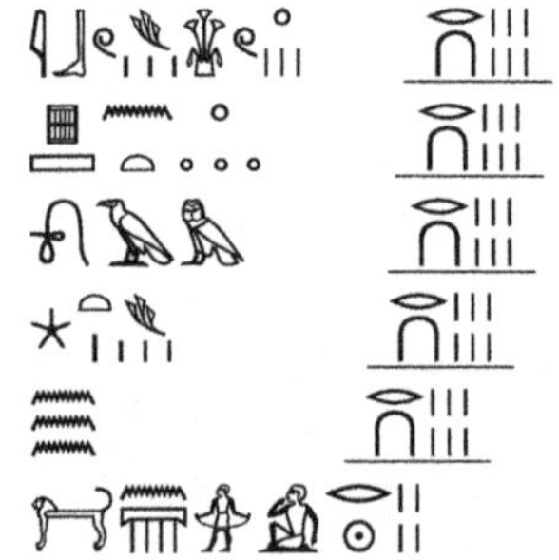

48.16

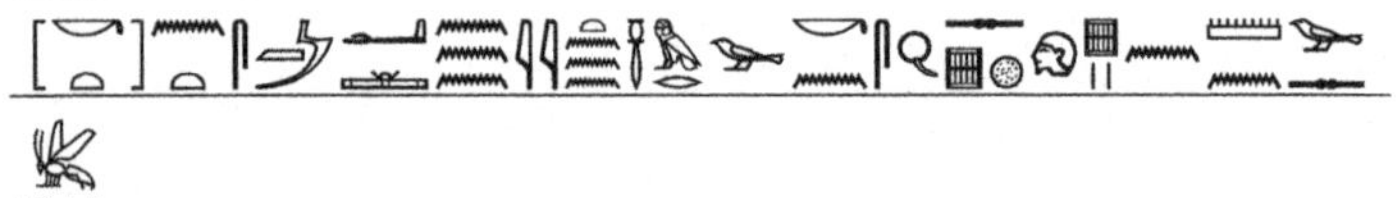

48.17

48.18

48.19

48.20

48.21

Foglio 49

49.1

49.2

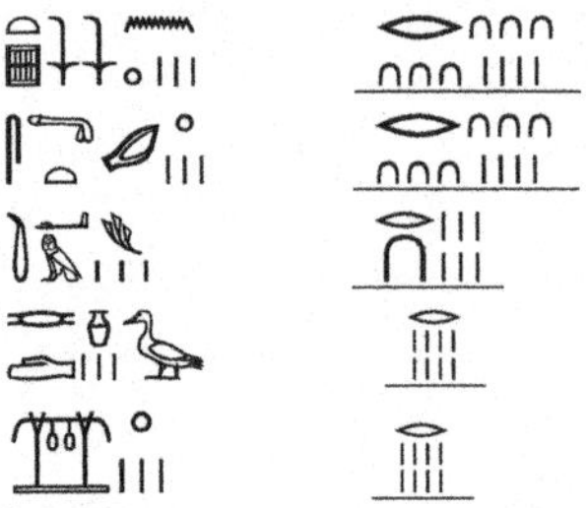

49.3

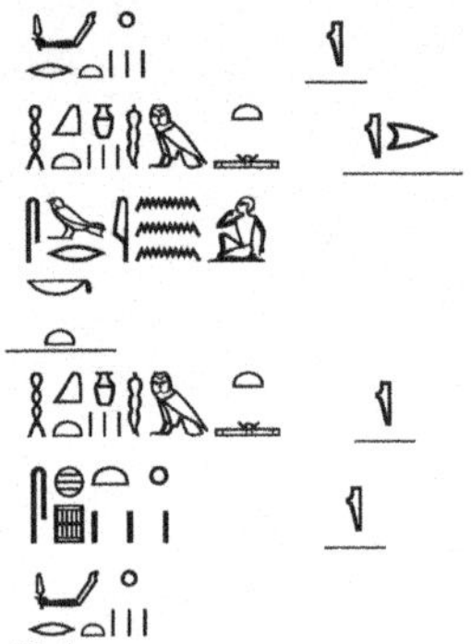

49.4

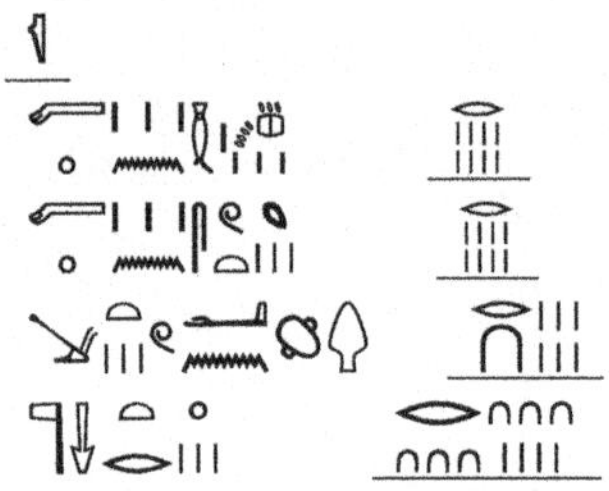

49.5

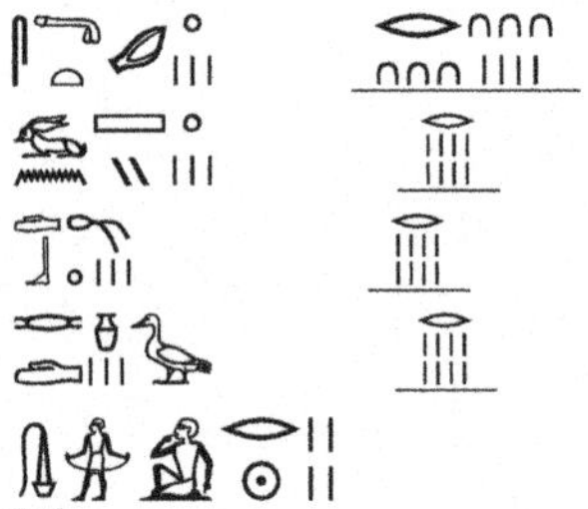

49.6

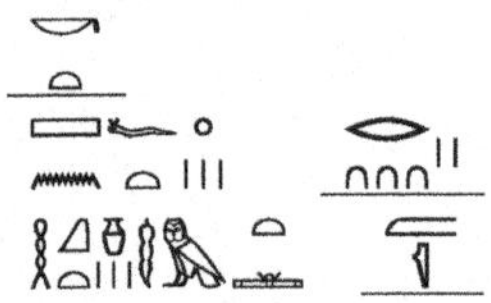

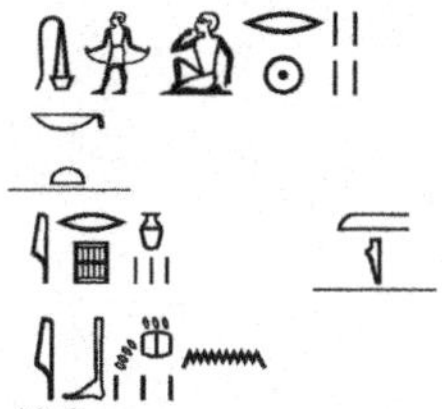

49.7

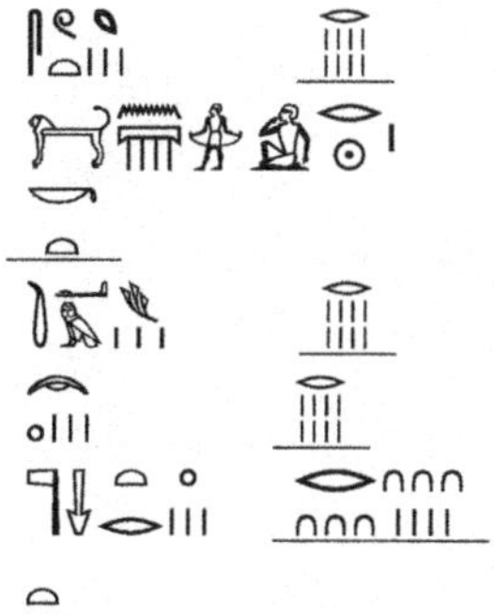

49.8

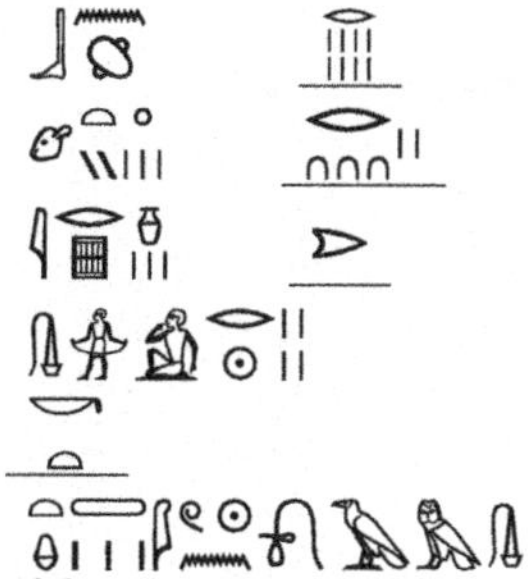

49.9

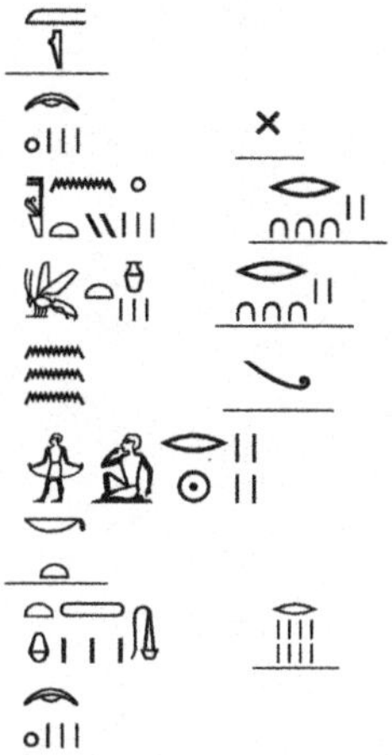

49.10

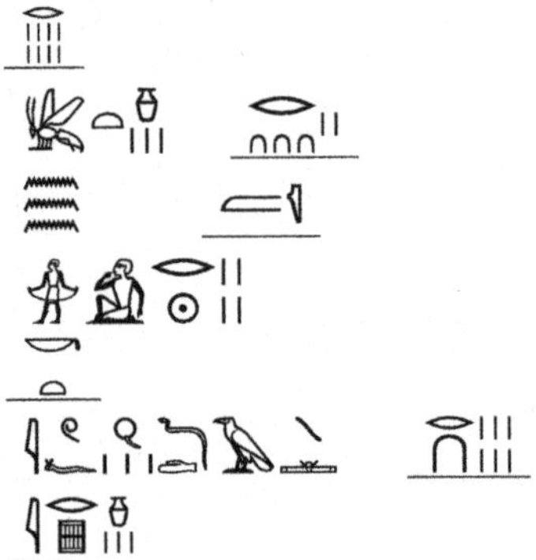

49.11

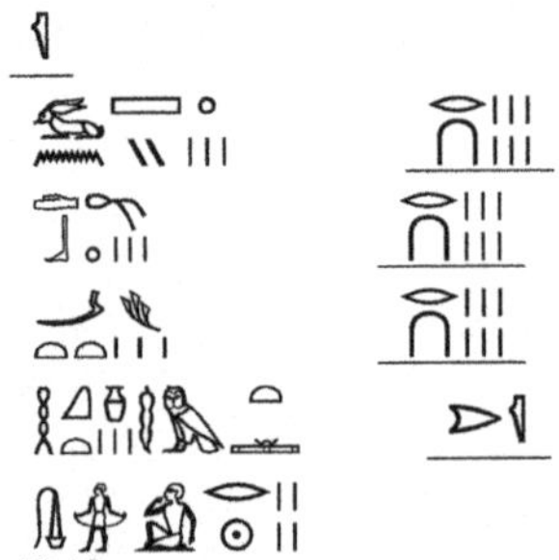

49.12

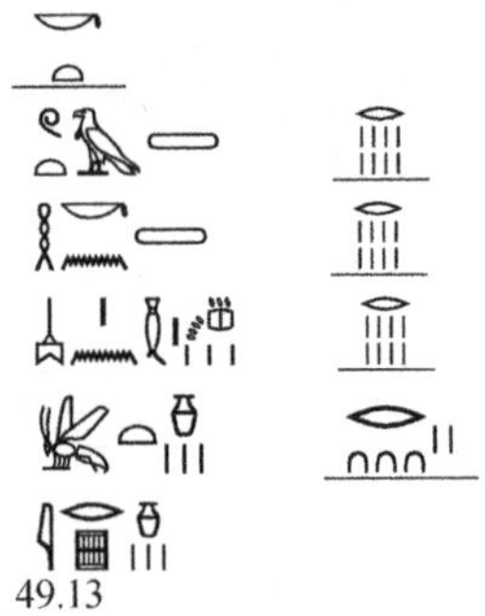

49.13

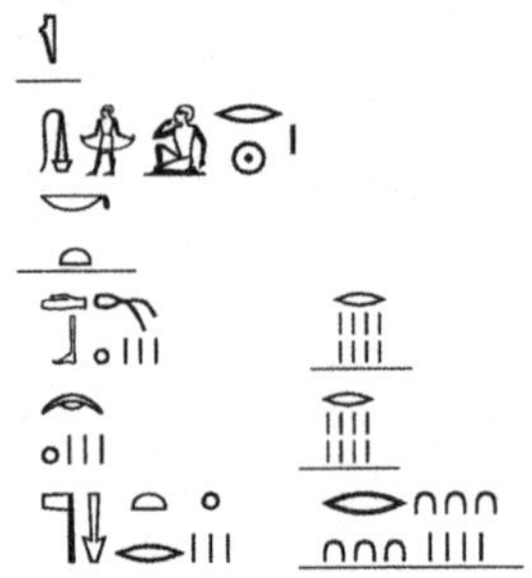

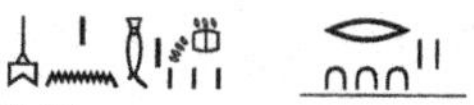

49.14

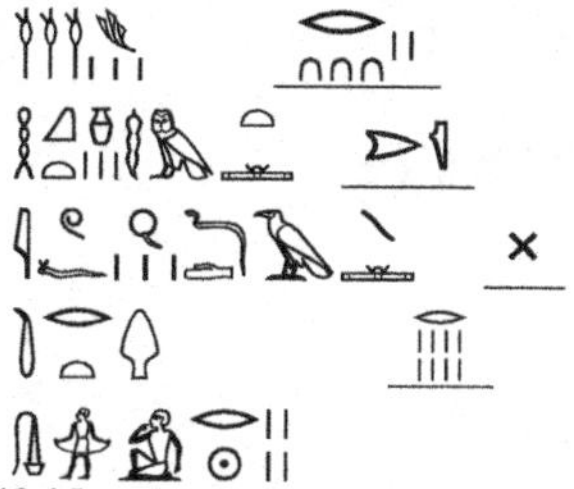

49.15

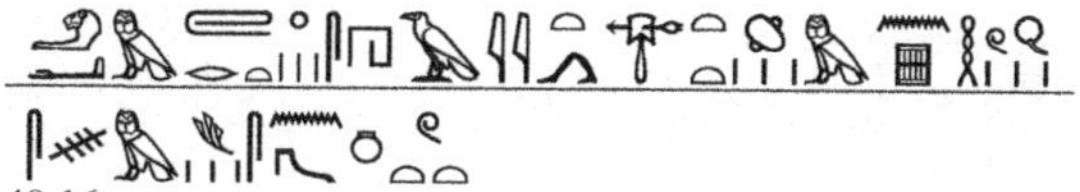

49.16

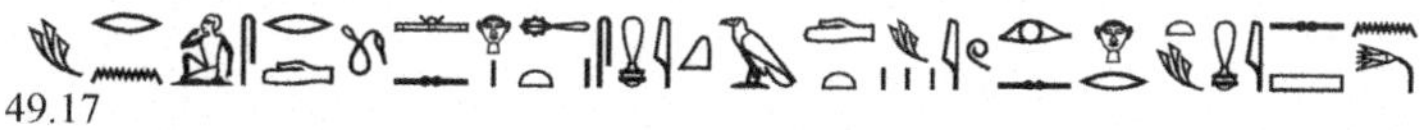

49.17

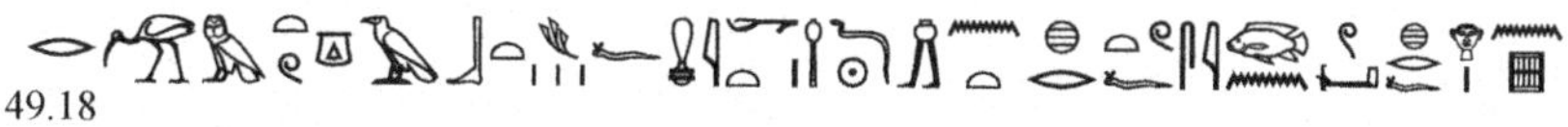

49.18

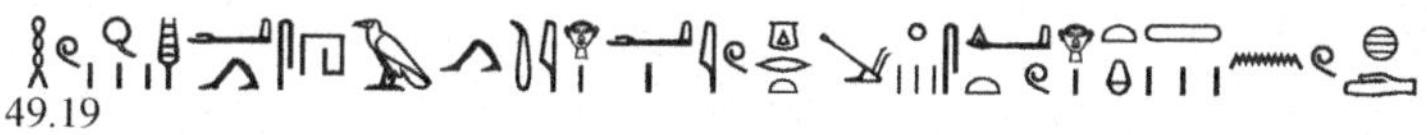

49.19

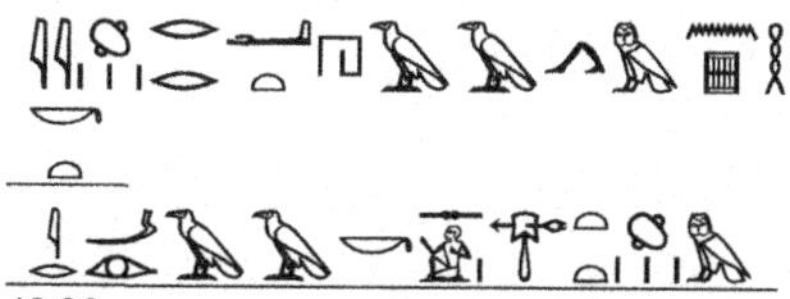

49.20

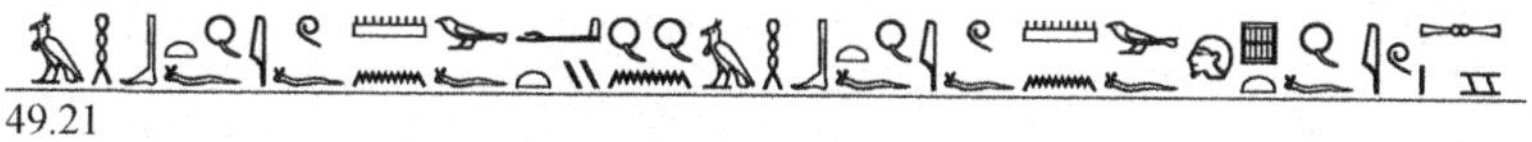

49.21

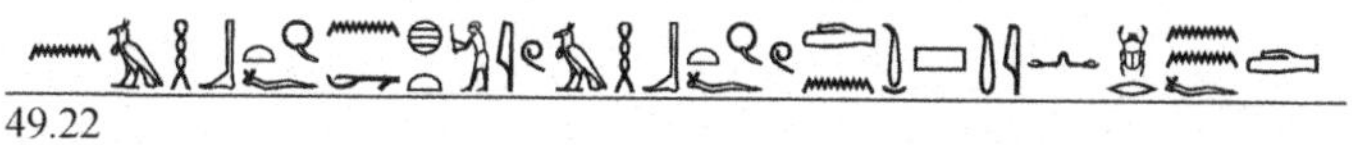

49.22

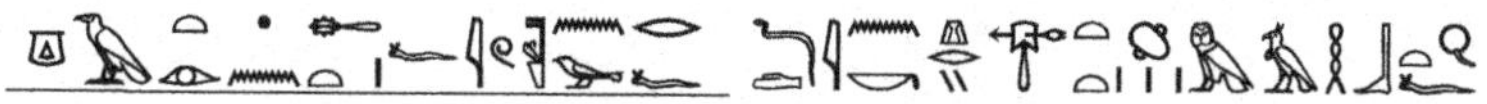

Foglio 50

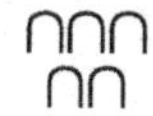

50.1

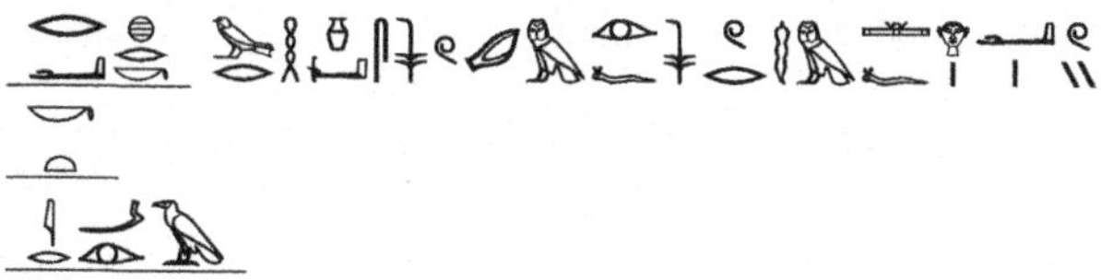

50.2

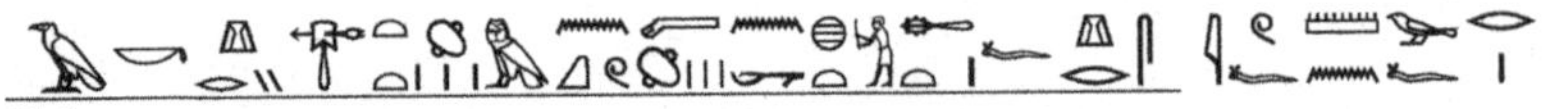

50.3

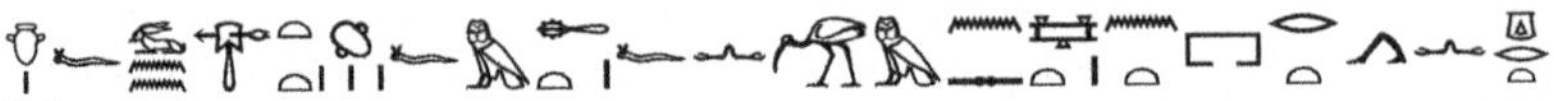

50.4

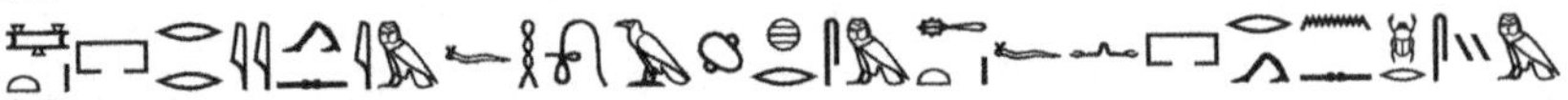

50.5

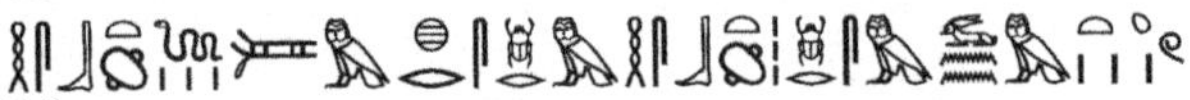

50.6

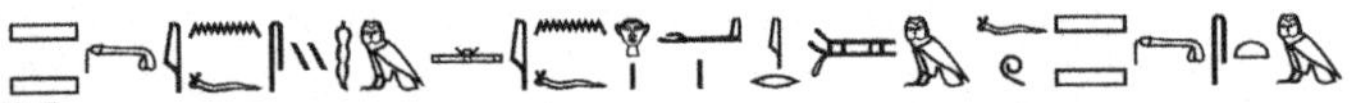

50.7

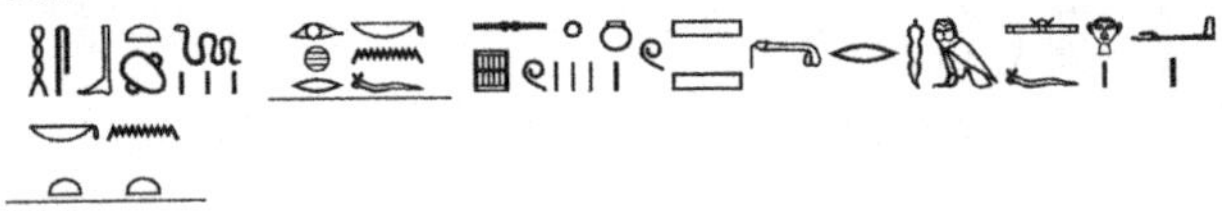

50.8

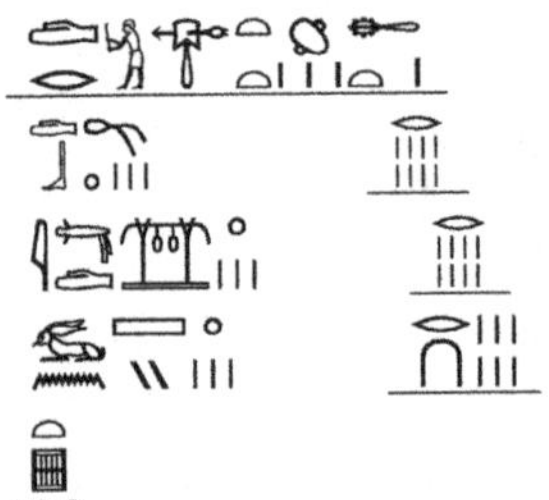

50.9

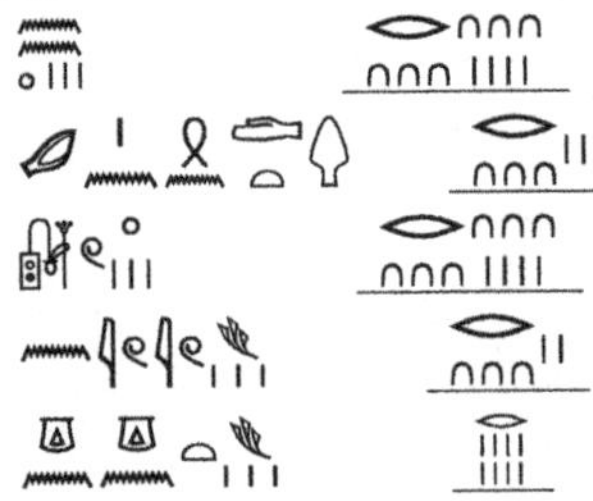

50.10

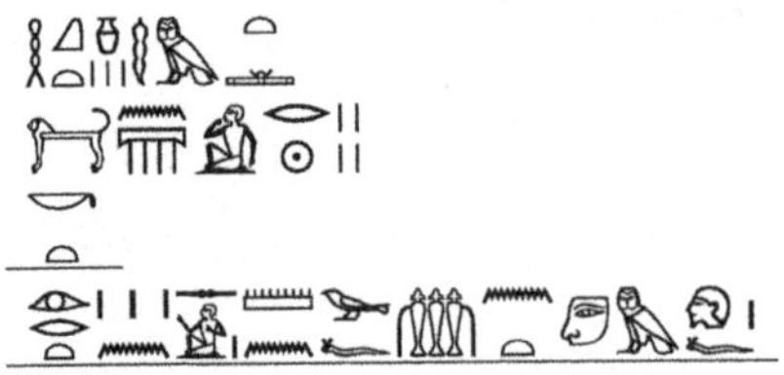

50.11

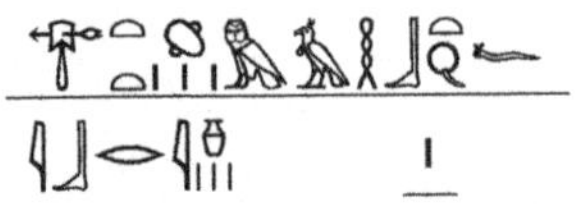

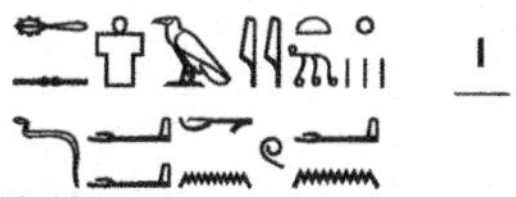

50.12

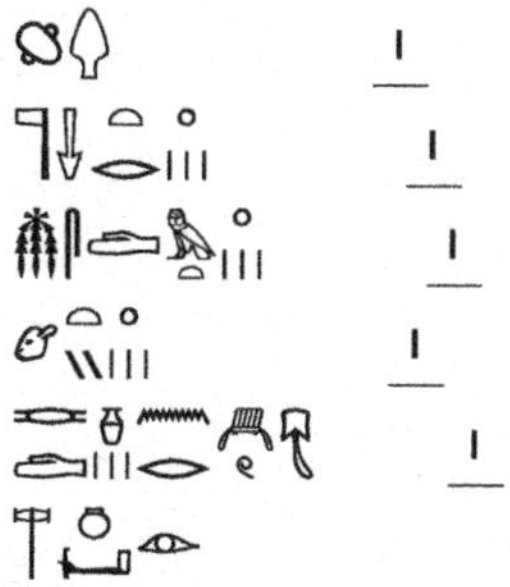

50.13

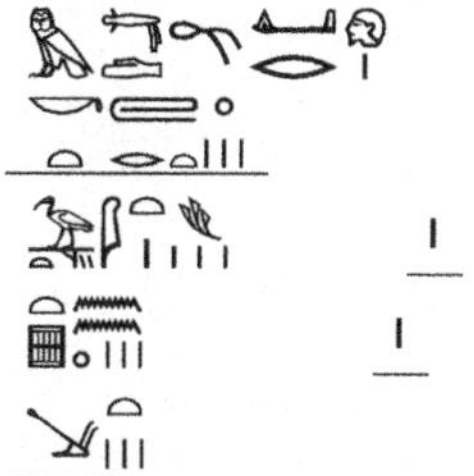

50.14

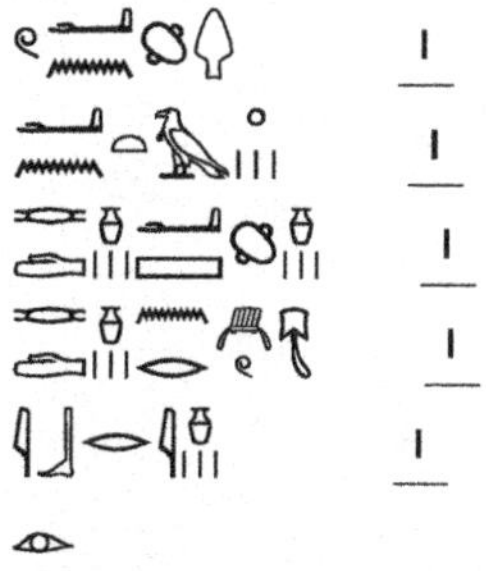

50.15

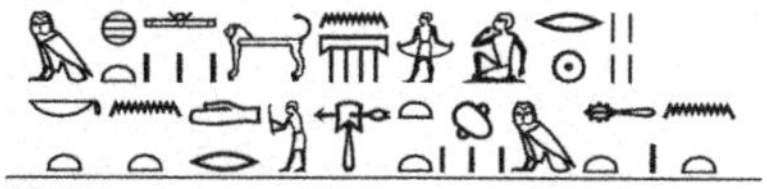

50.16

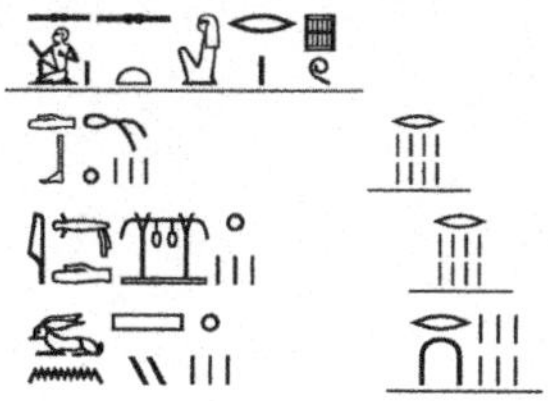

50.17

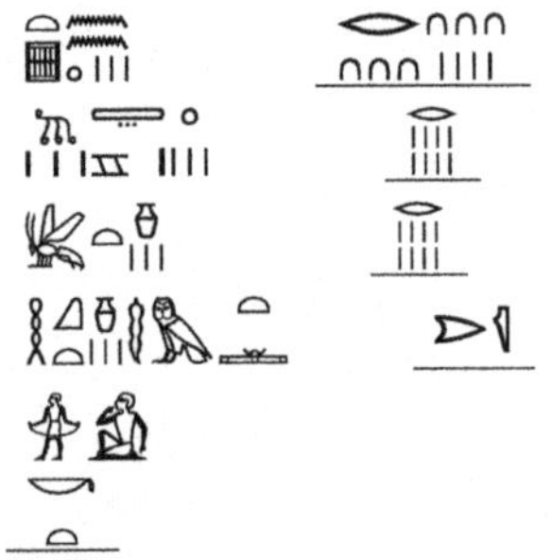

50.18

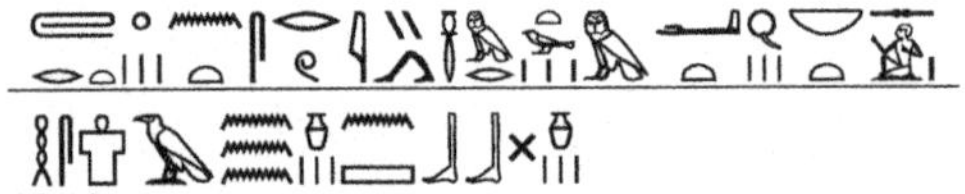

50.19

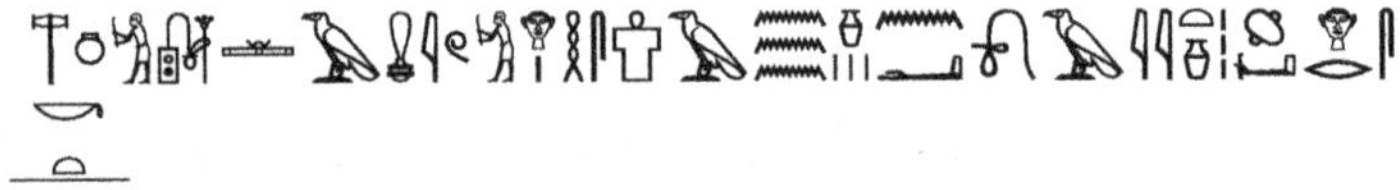

50.20

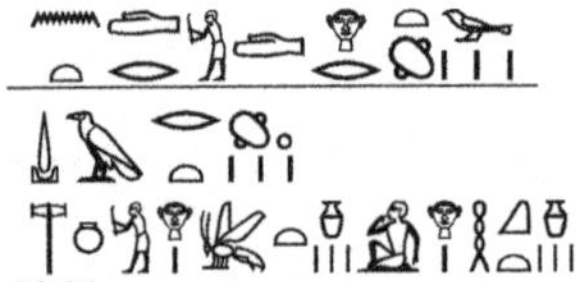

50.21

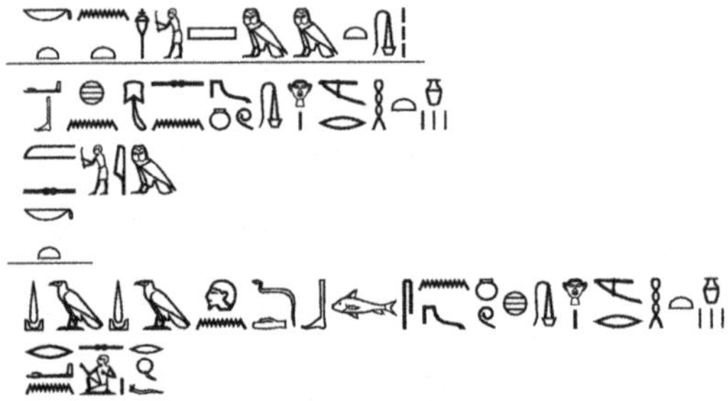

Foglio 51

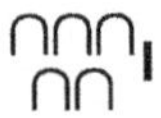

51.1

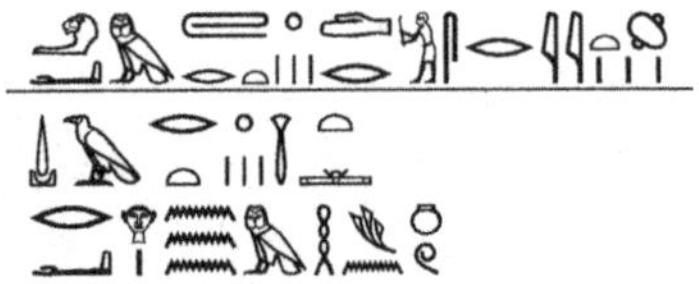

51.2

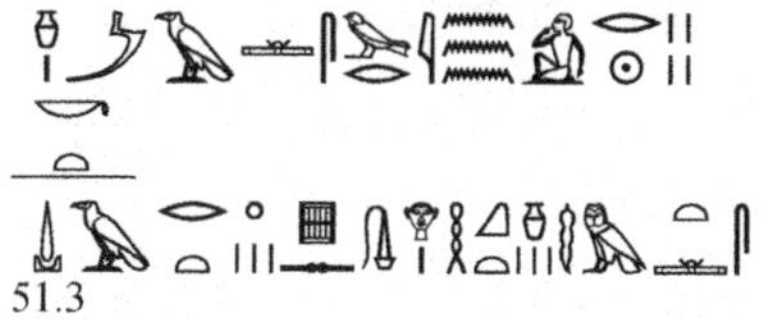

51.3

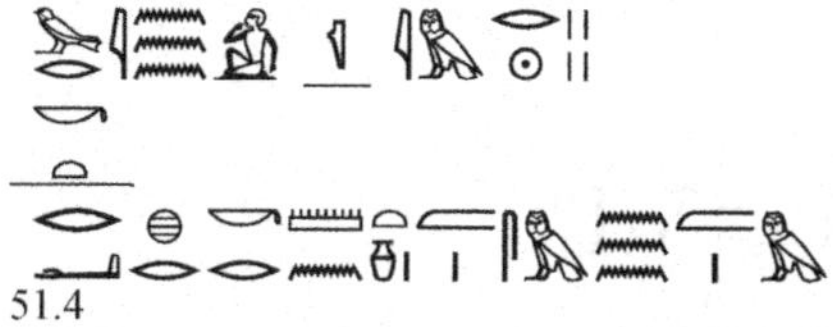

51.4

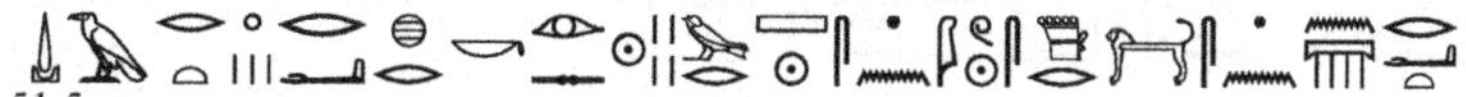

51.5

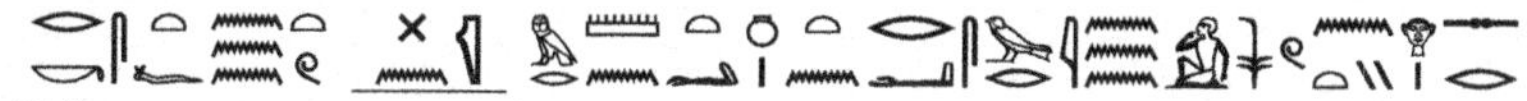

51.6

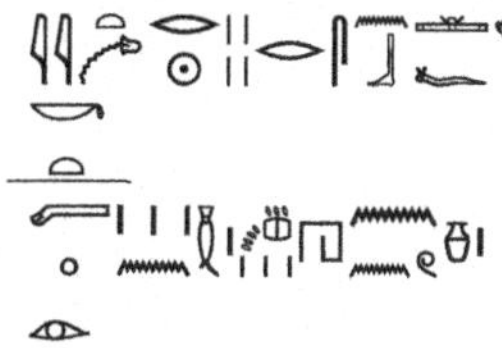

51.7

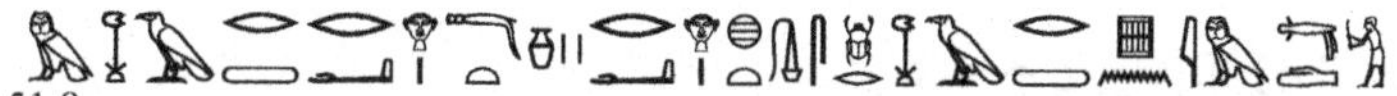

51.8

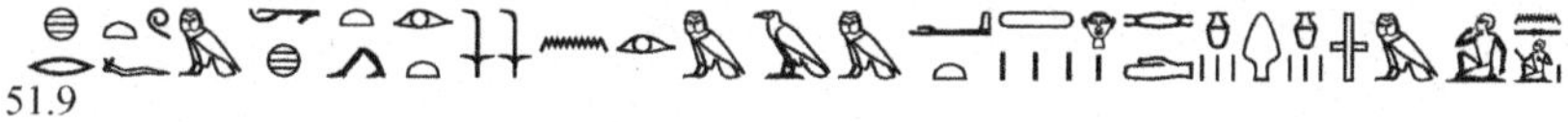

51.9

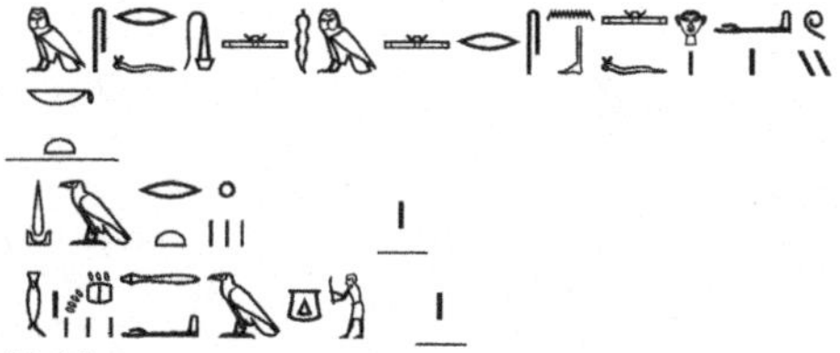

51.10

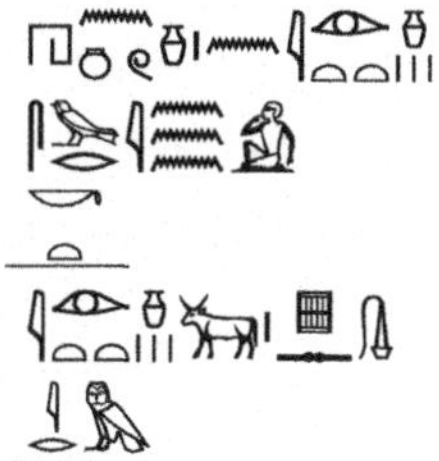

51.11

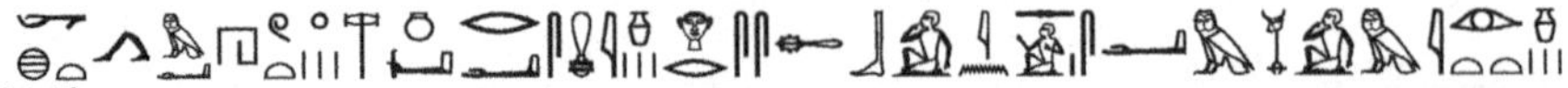

51.12

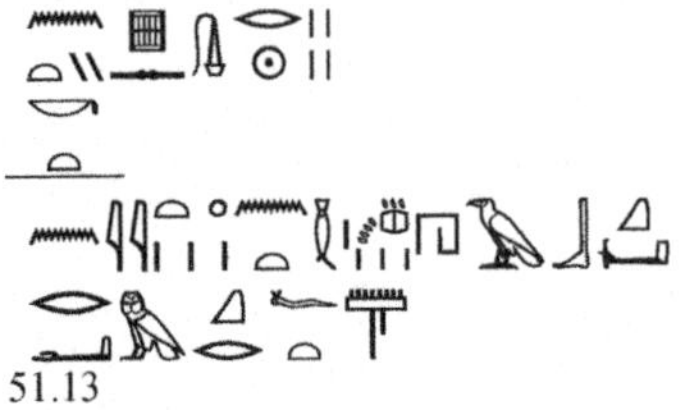

51.13

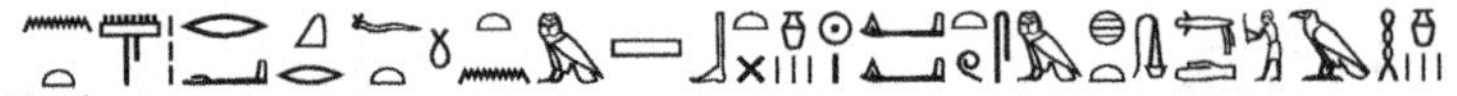

51.14

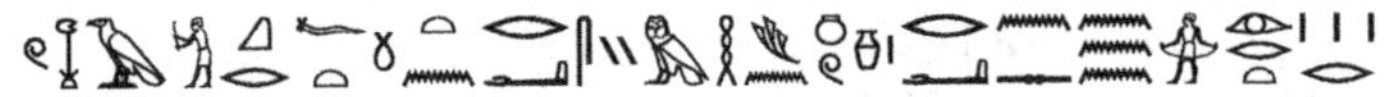

51.15

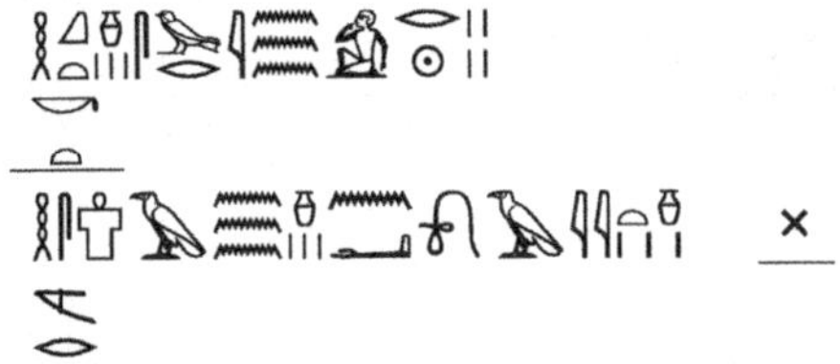

51.16

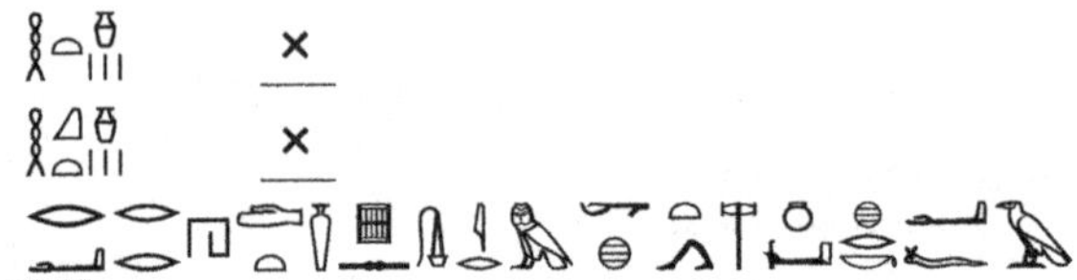

51.17

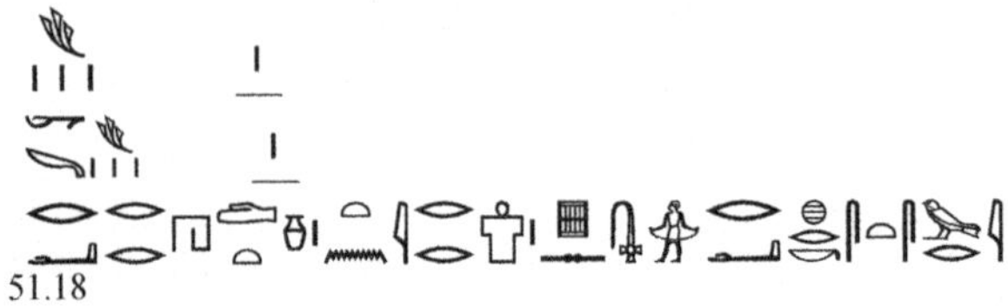

51.18

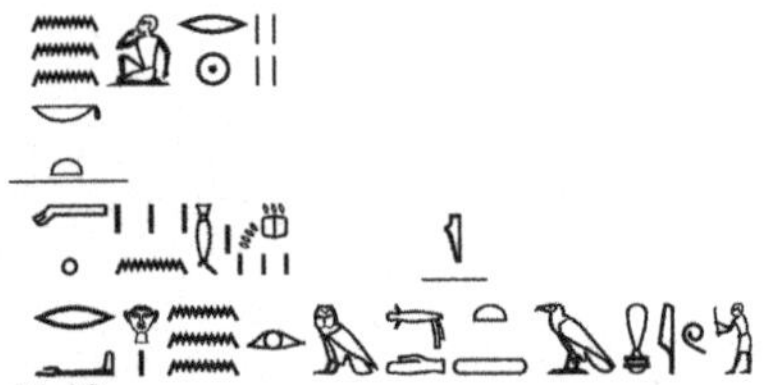

51.19

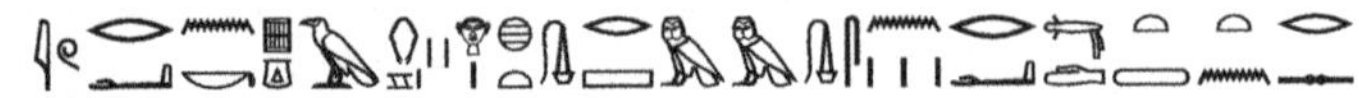

51.20

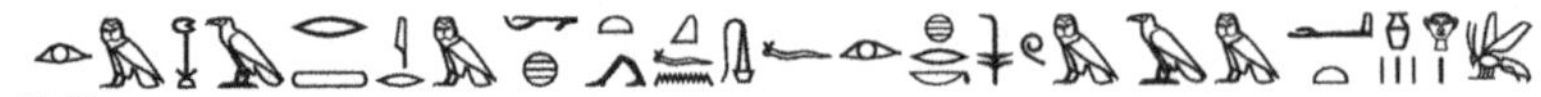

51.21

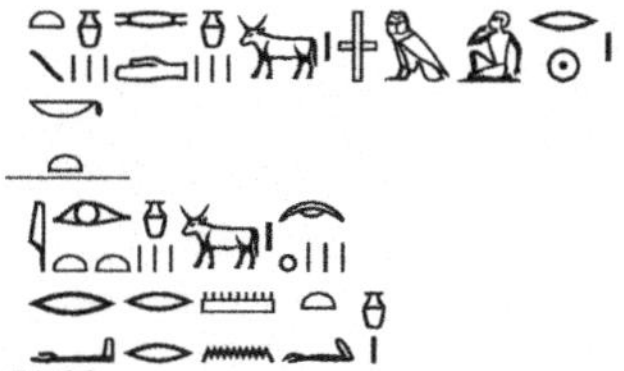

51.22

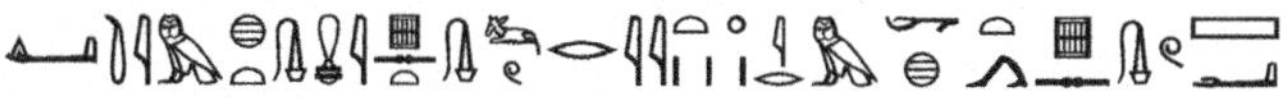

Foglio 52-Testo geroglifico

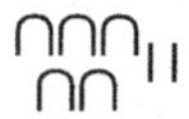

52.1

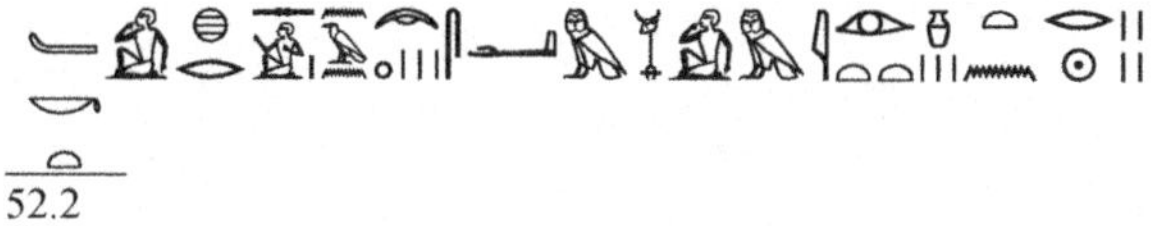

52.2

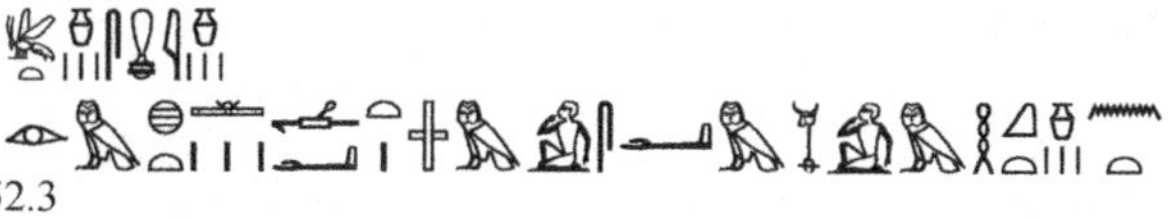

52.3

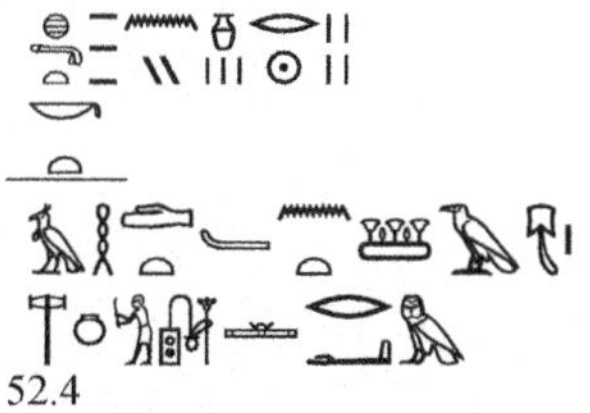

52.4

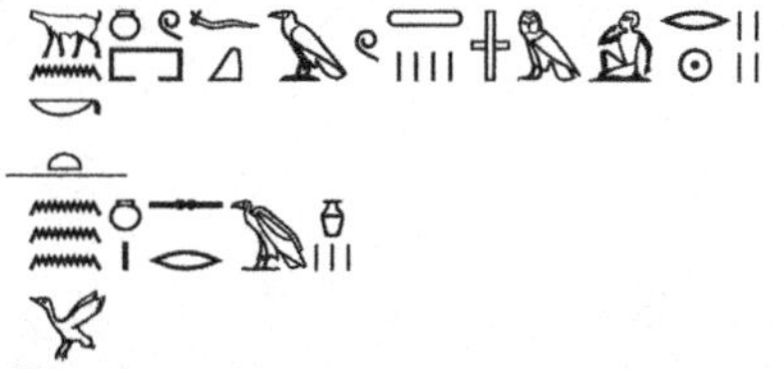

52.5

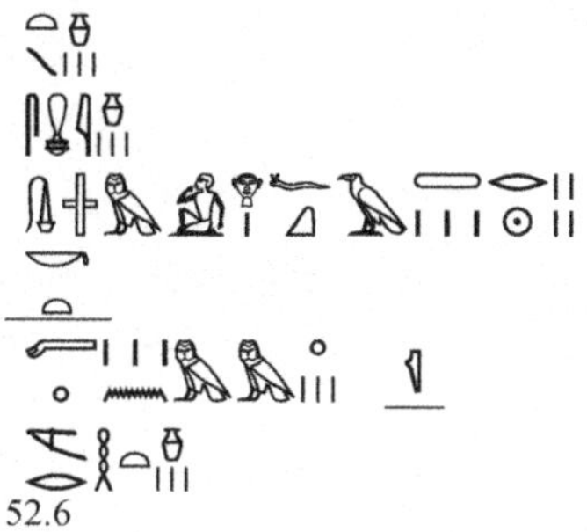

52.6

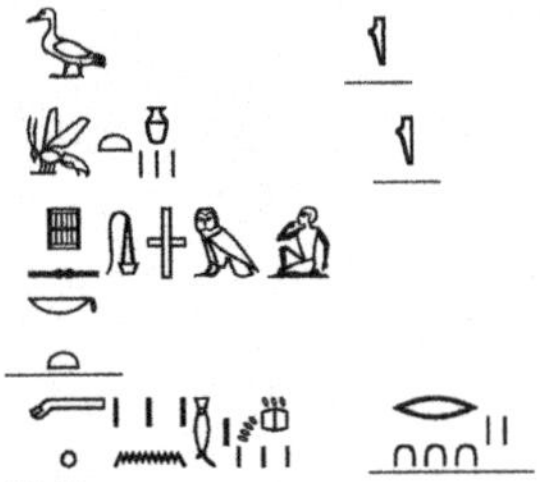

52.7

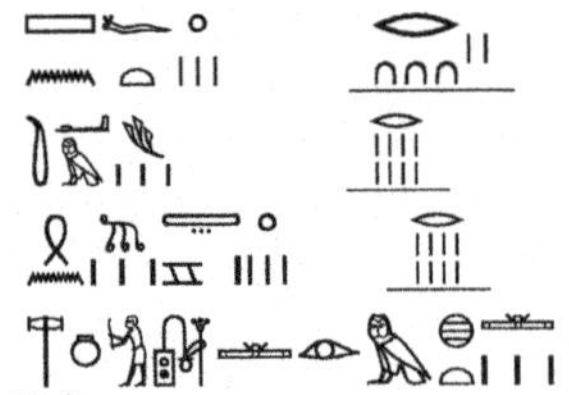

52.8

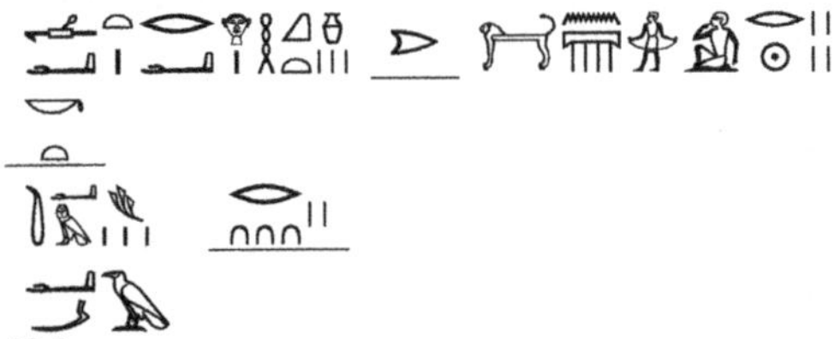

52.9

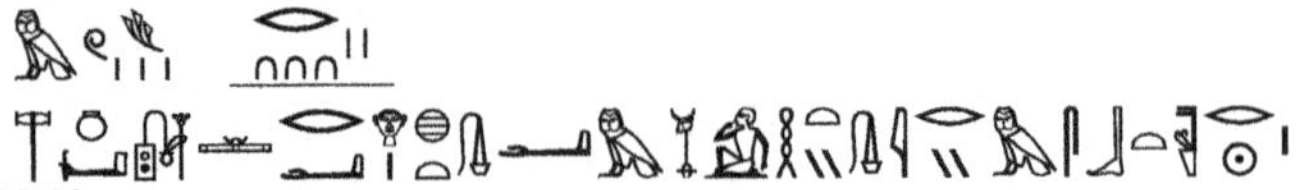

52.10

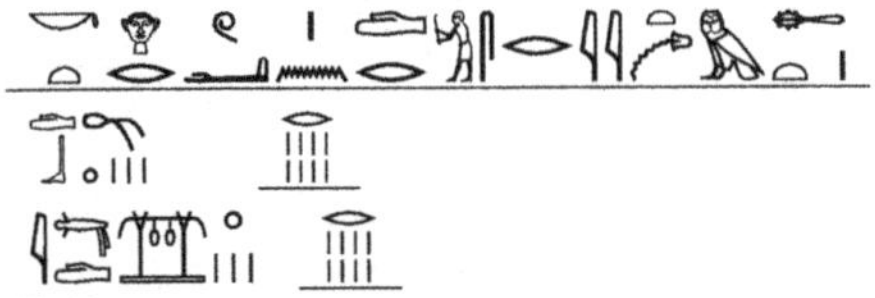

52.11

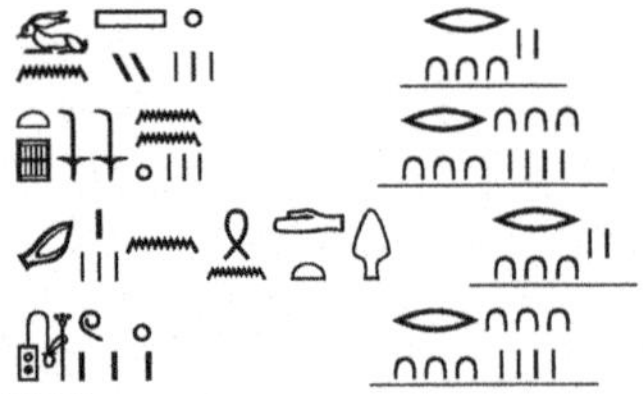

52.12

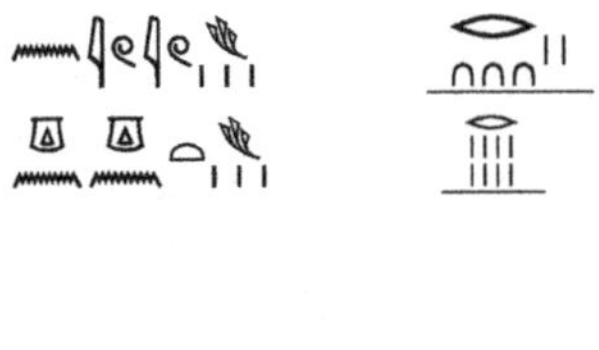

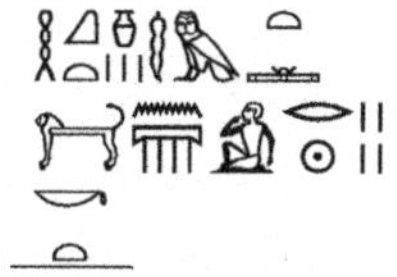

52.13

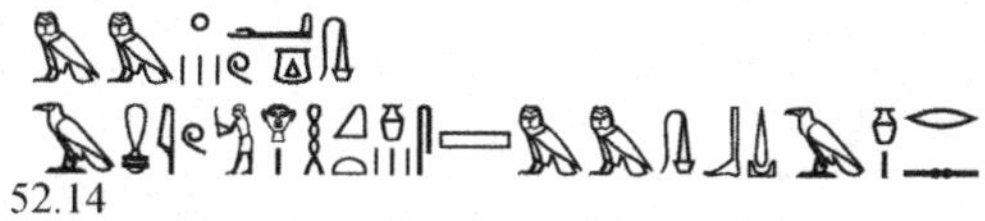

52.14

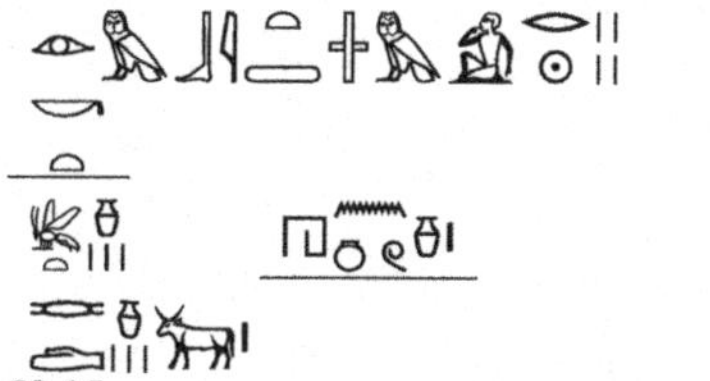

52.15

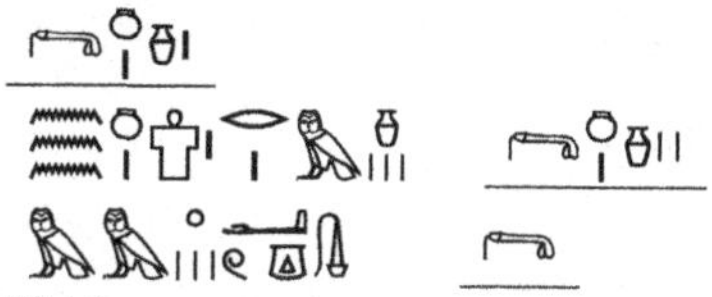

52.16

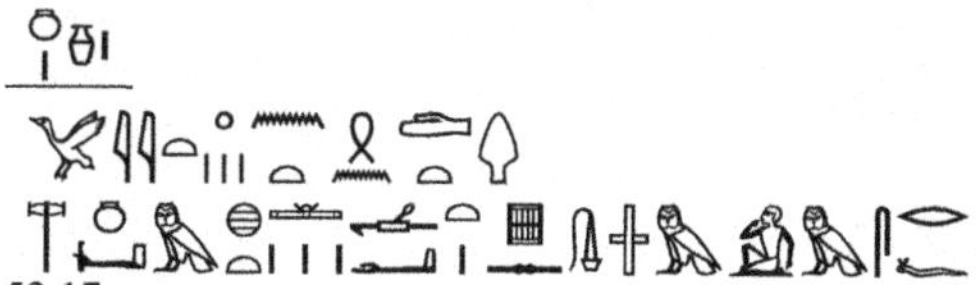

52.17

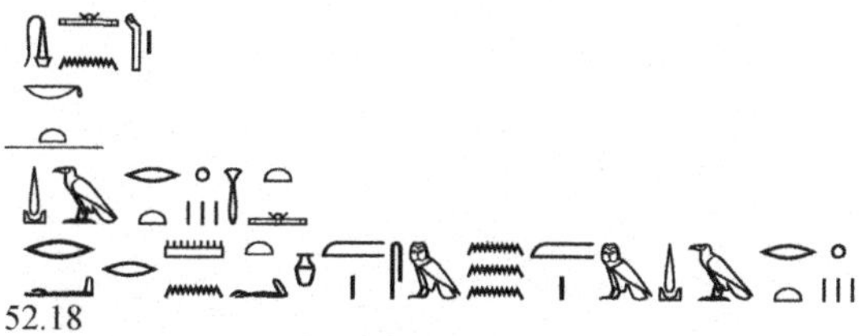

52.18

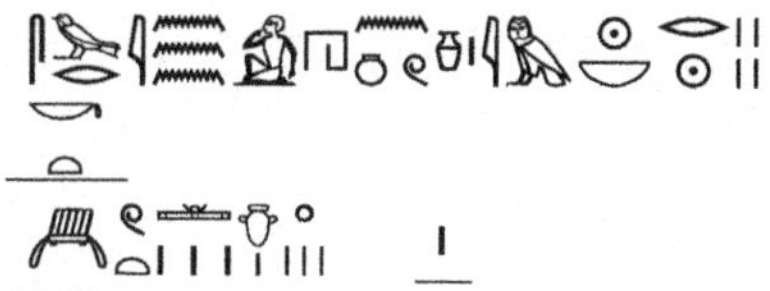

52.19

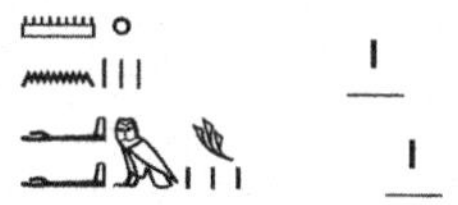

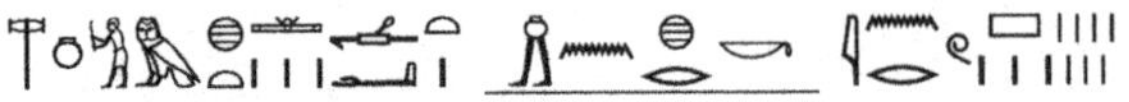

52.20

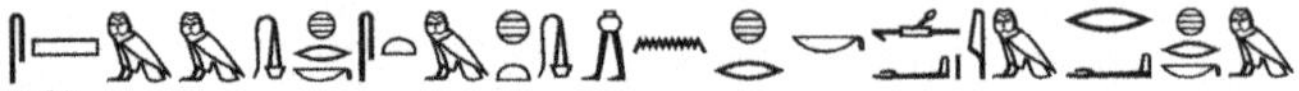

52.21

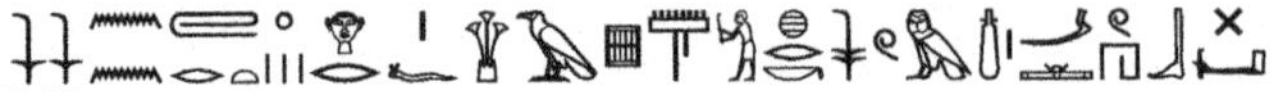

52.22

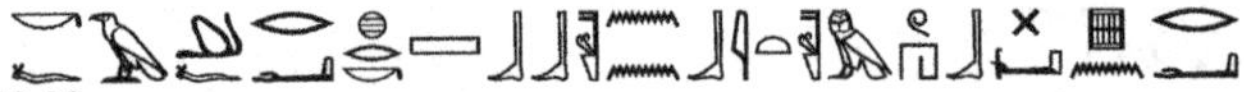

52.23

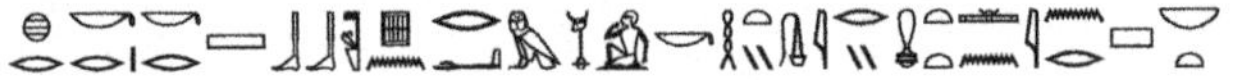

Foglio 53

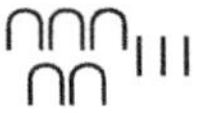

53.1

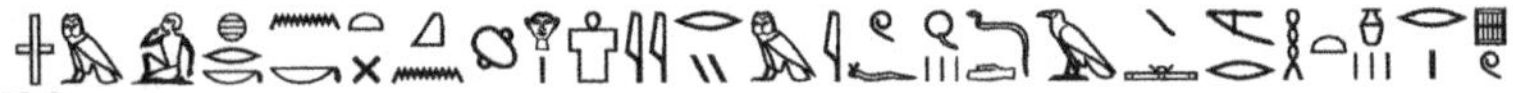

53.2

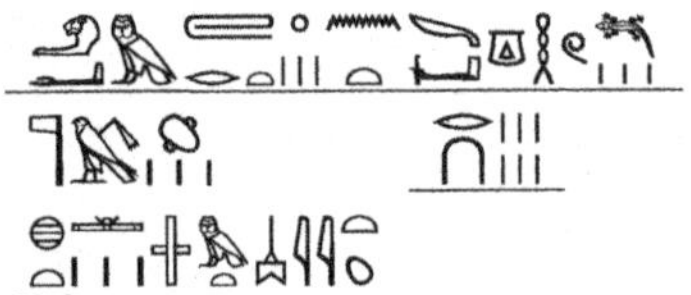

53.3

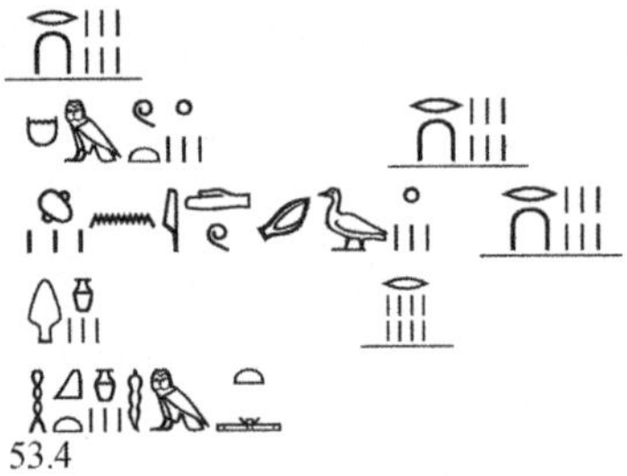

53.4

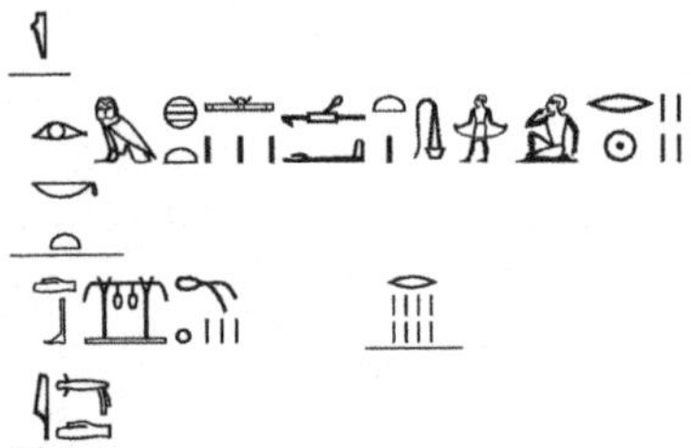

53.5

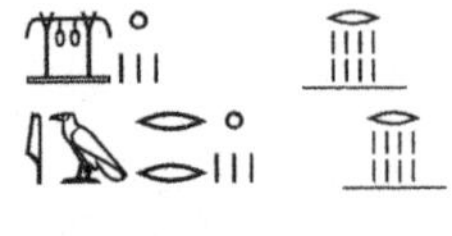

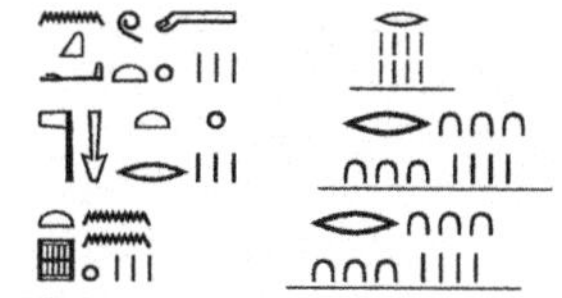

53.6

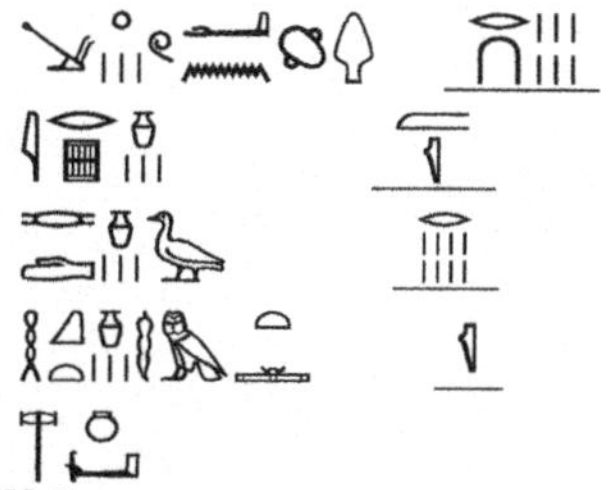

53.7

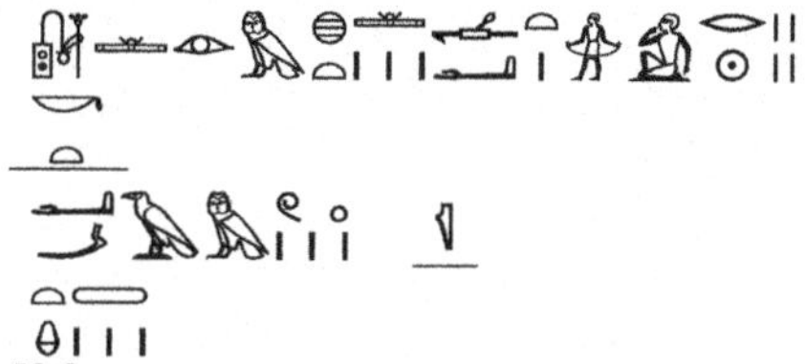

53.8

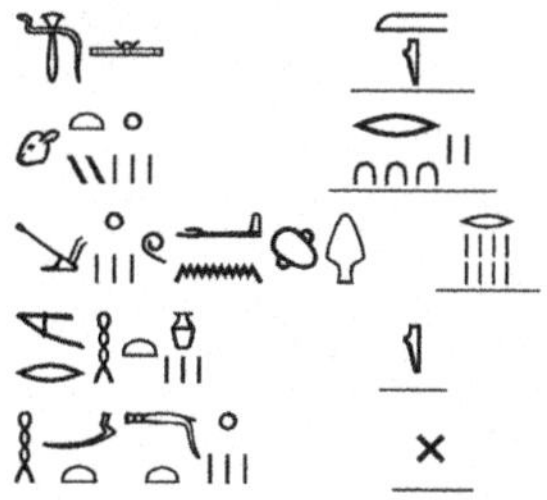

53.9

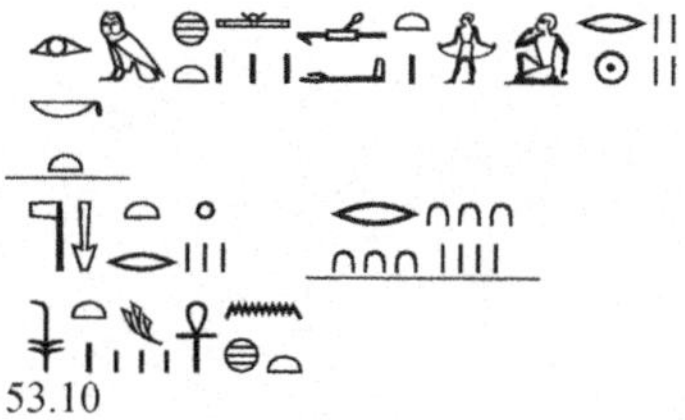

53.10

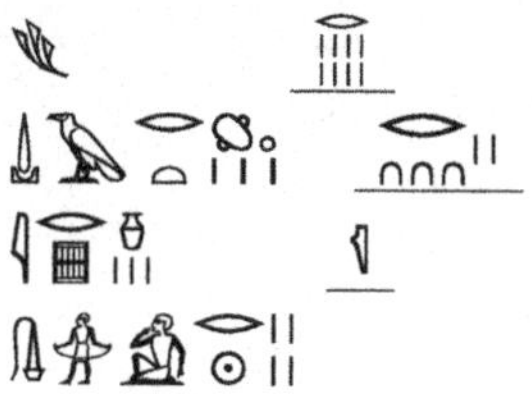

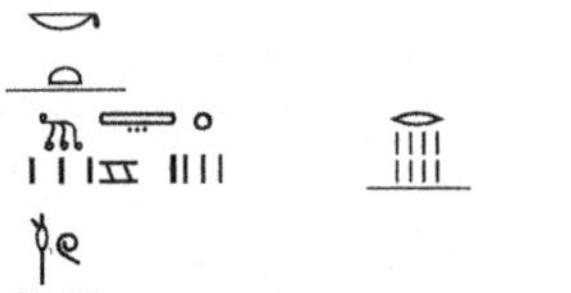

53.11

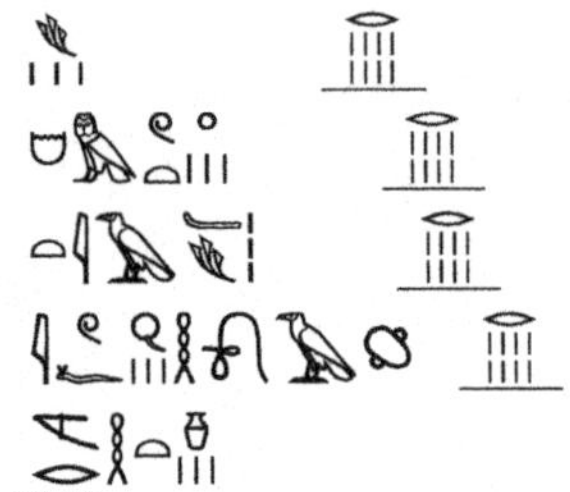

53.12

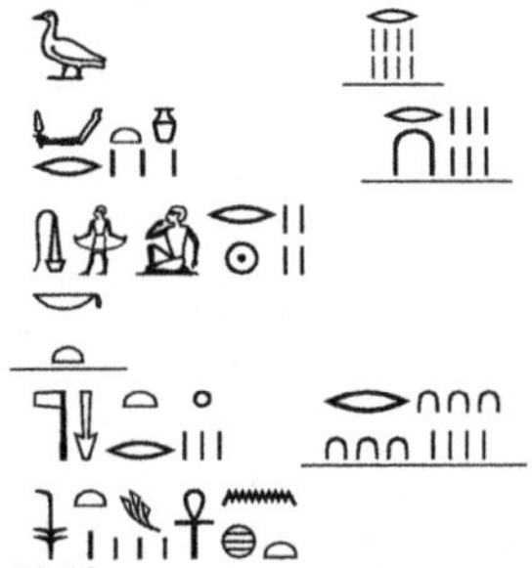

53.13

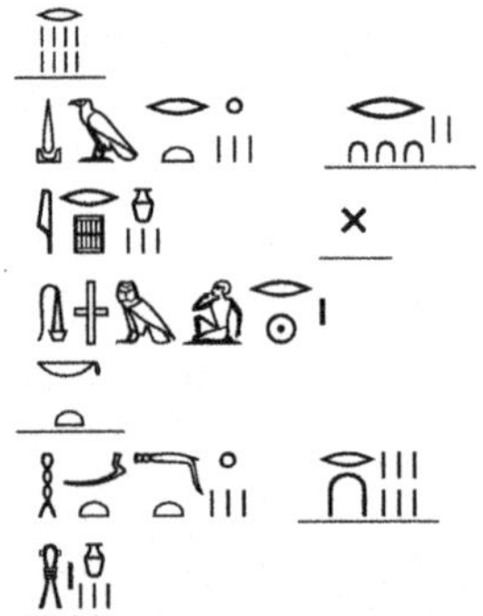

53.14

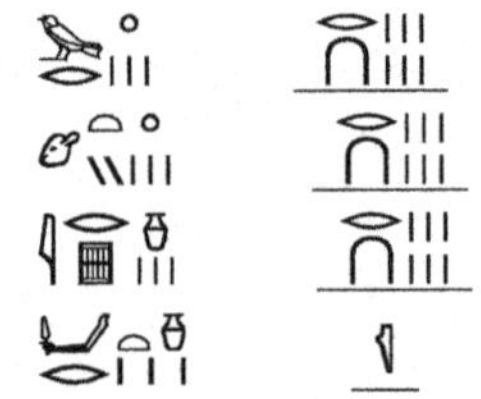

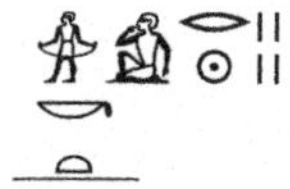

53.15

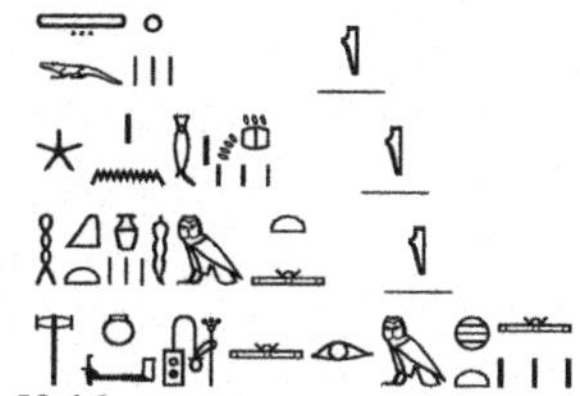

53.16

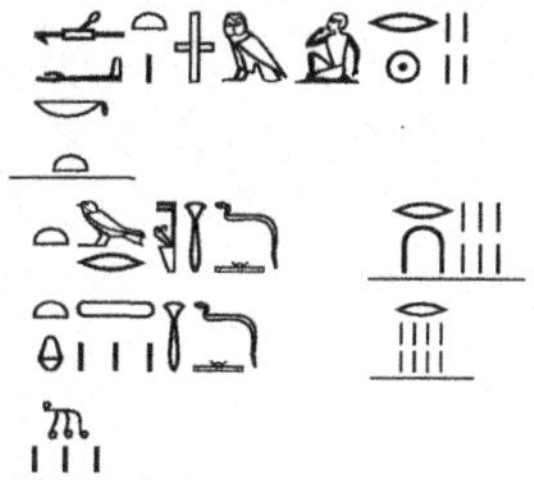

53.17

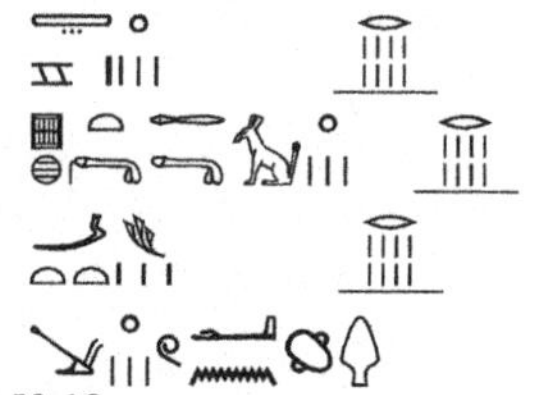

53.18

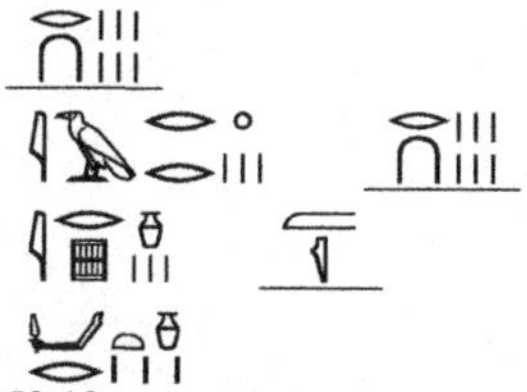

53.19

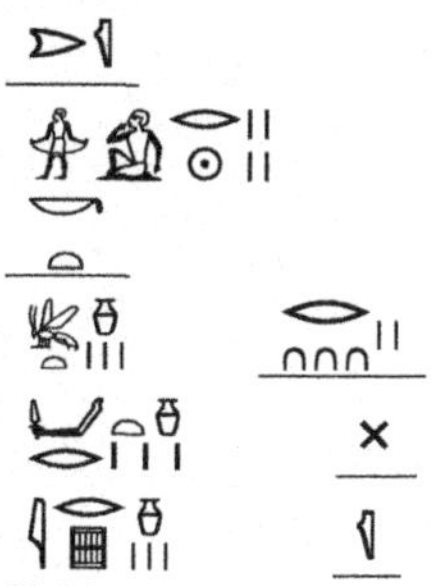

53.20

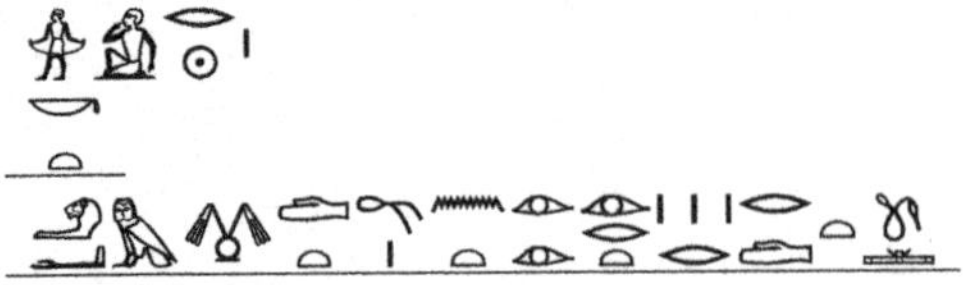

53.21

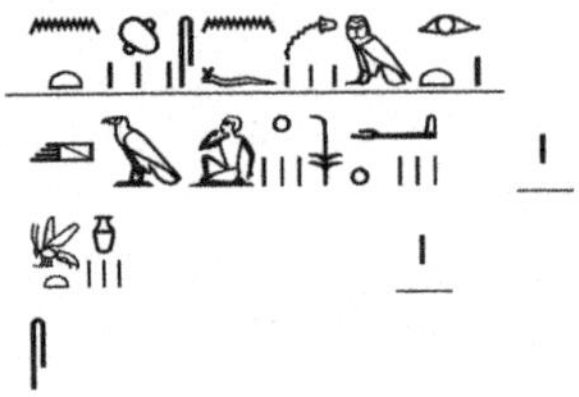

Foglio 54

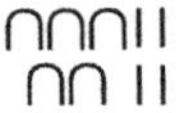

54.1

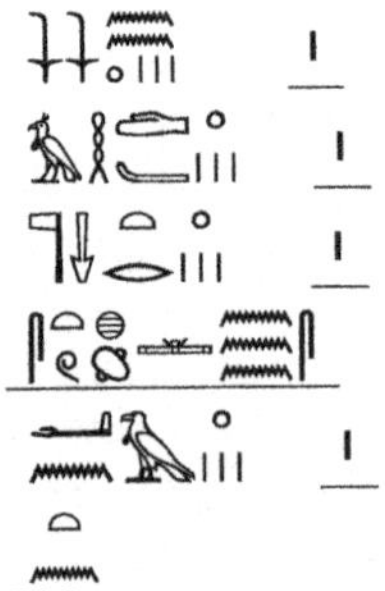

54.2

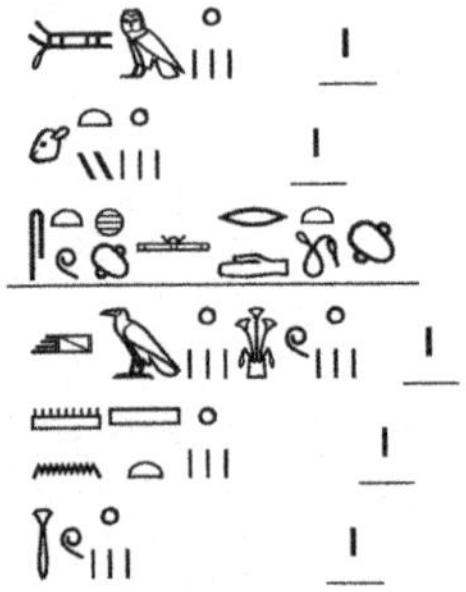

54.3

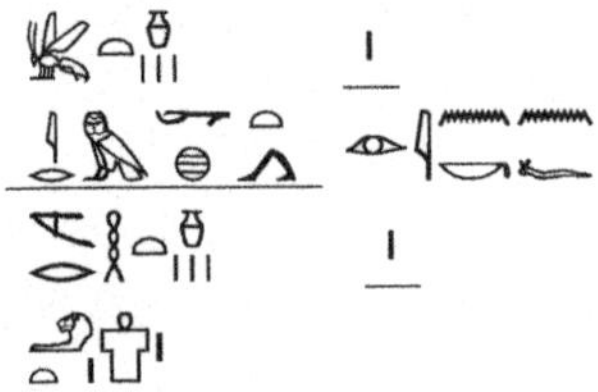

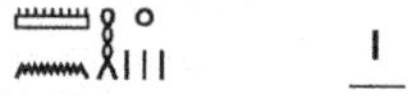

54.4

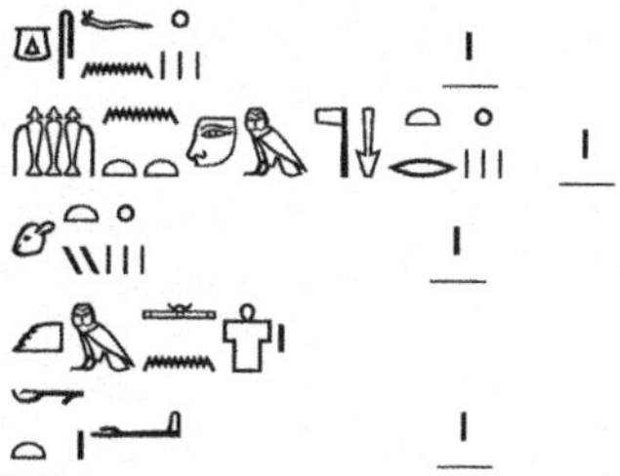

54.5

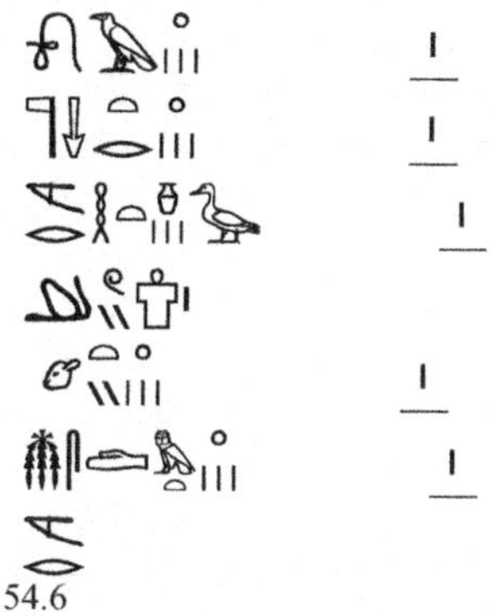

54.6

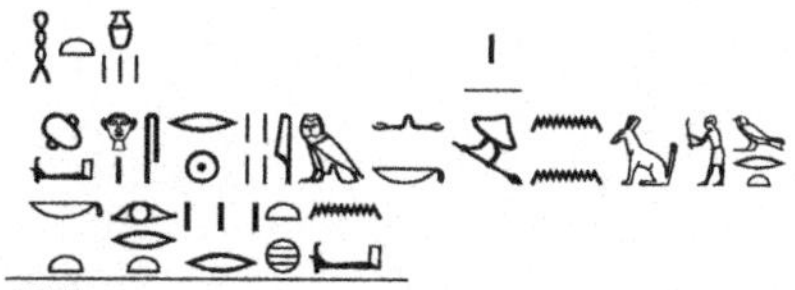

54.7

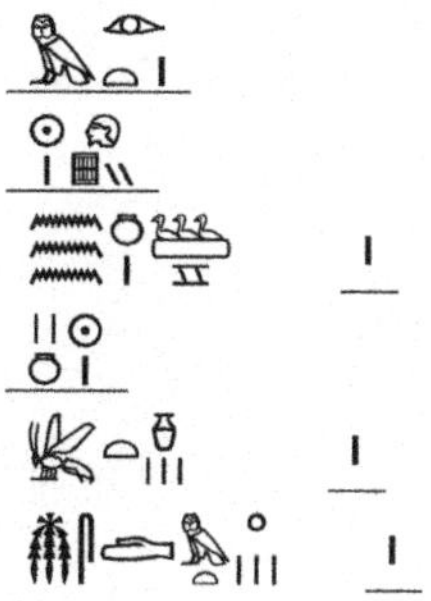

54.8

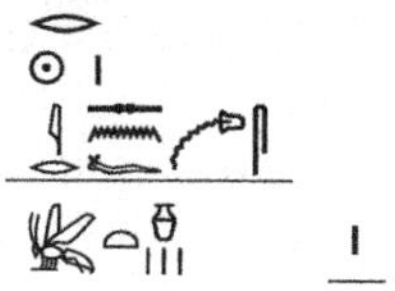

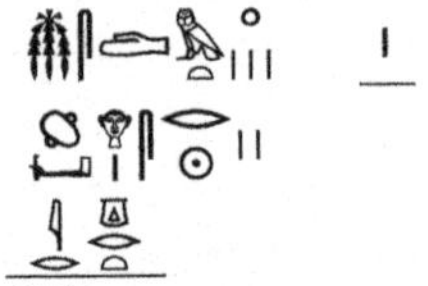

54.9

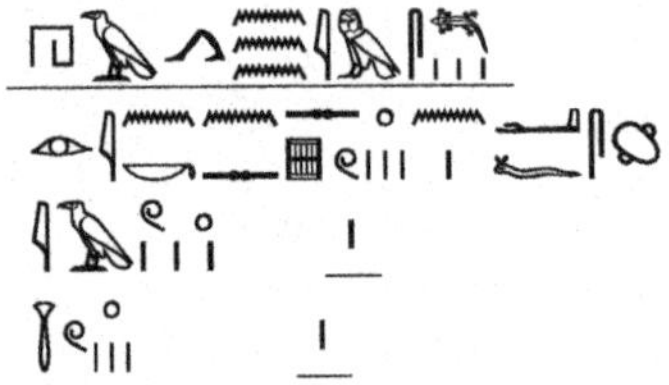

54.10

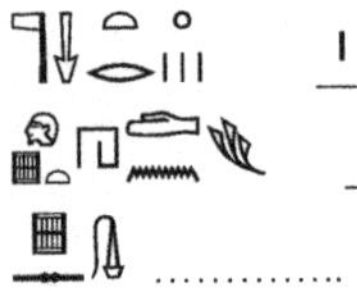

54.11

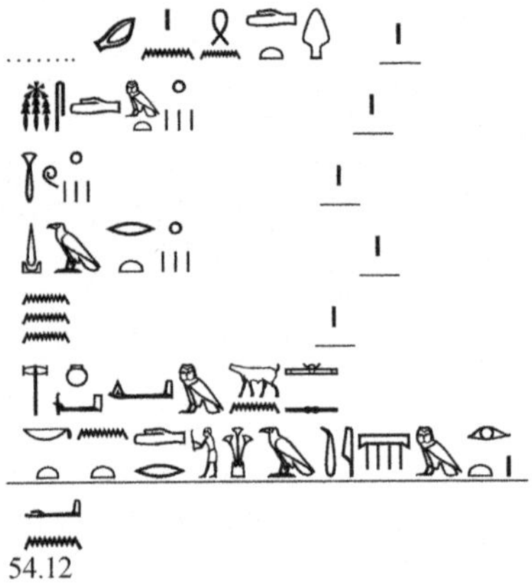

54.12

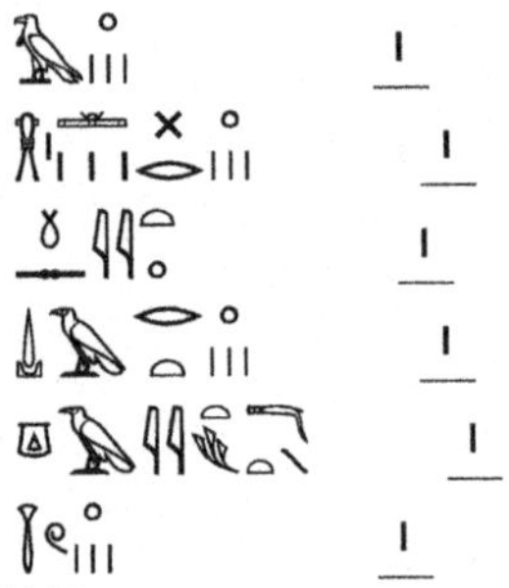

54.13

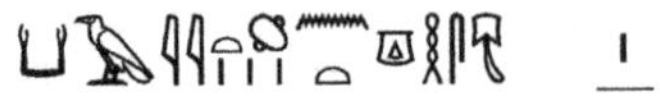

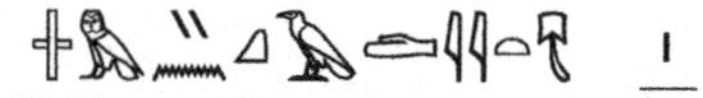

54.14

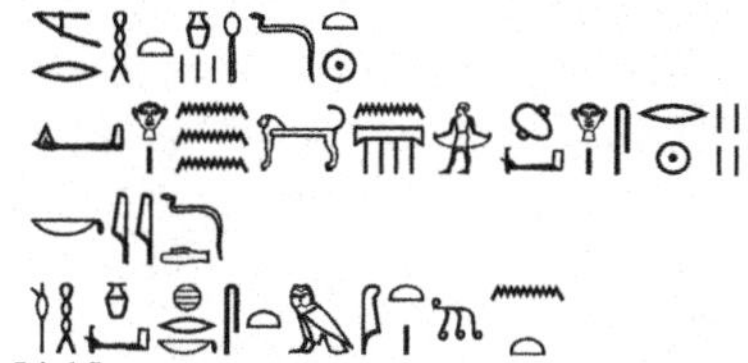

54.15

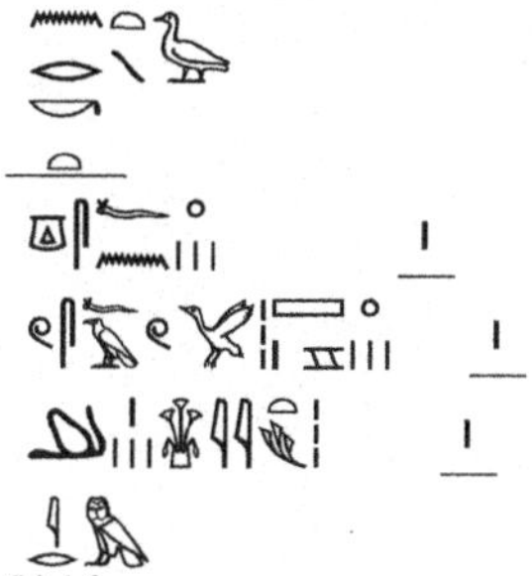

54.16

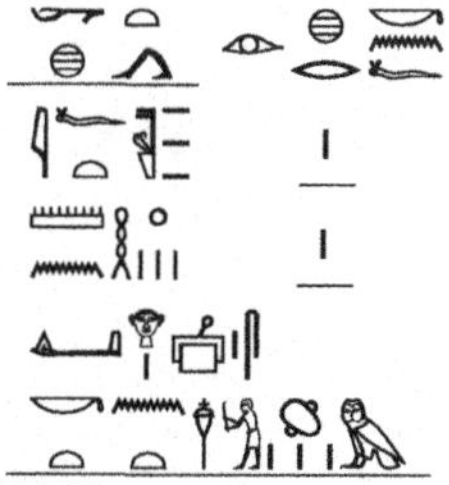

54.17

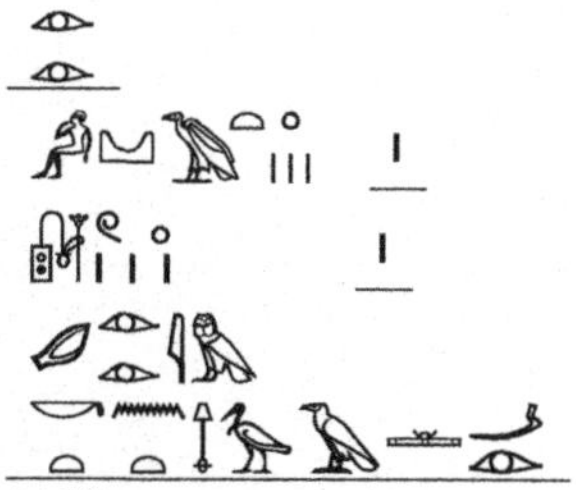

54.18

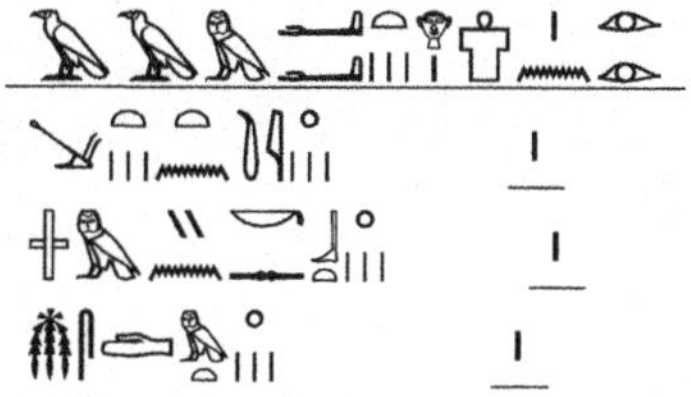

54.19

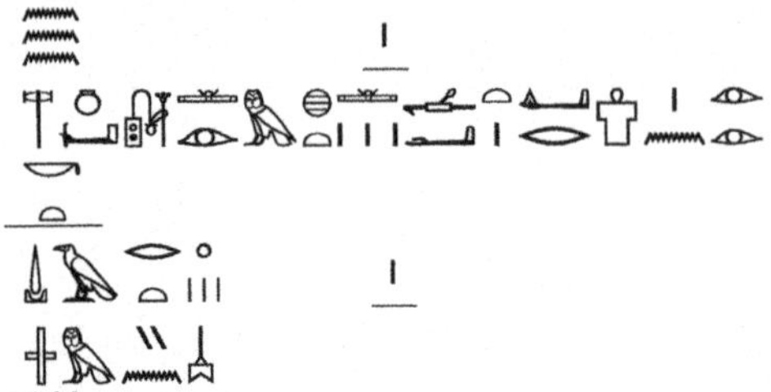

54.20

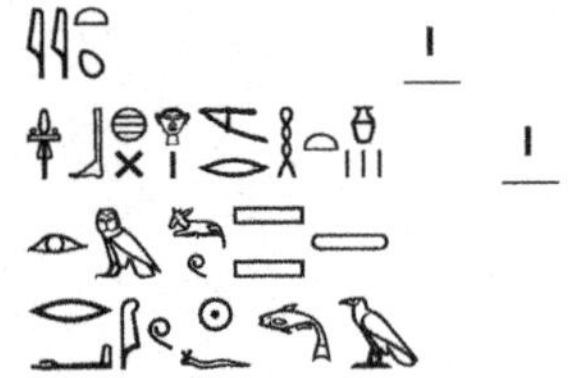

54.21

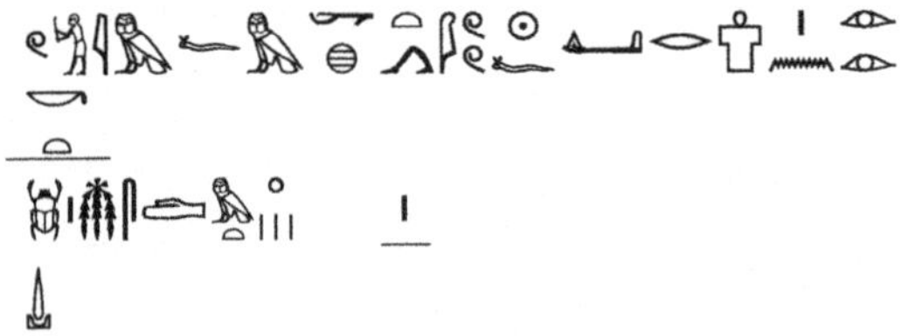

Foglio 55

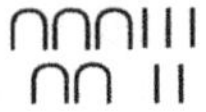

55.1

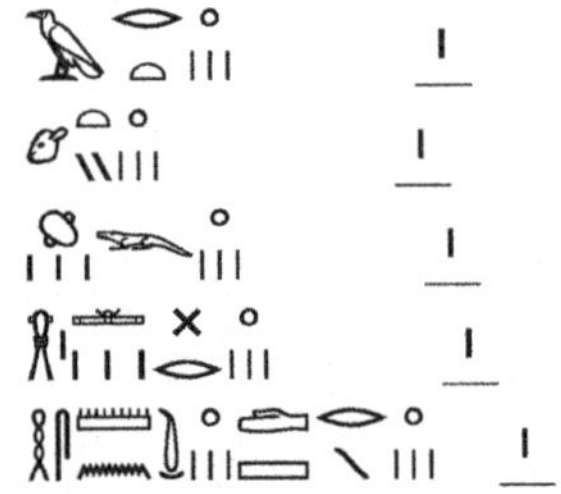

55.2

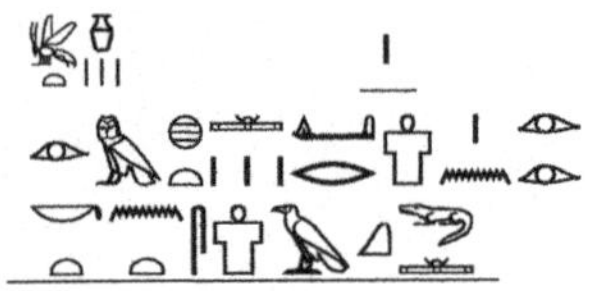

55.3

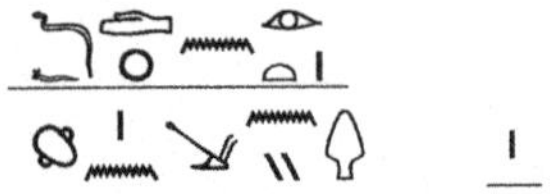

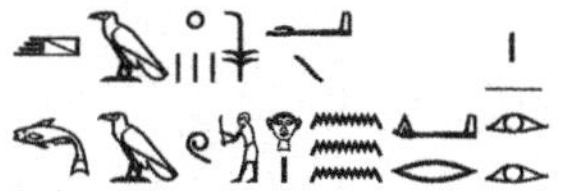

55.4

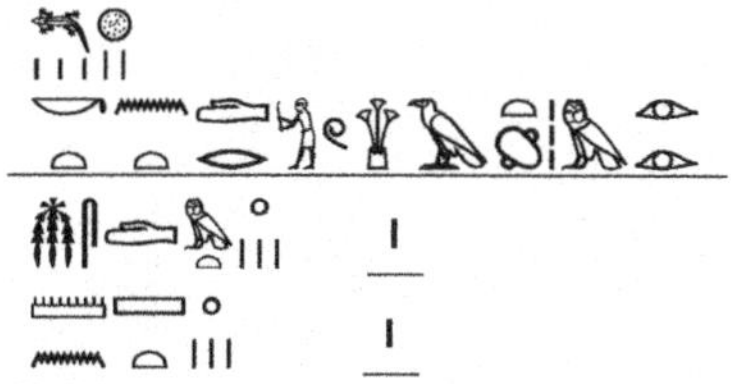

55.5

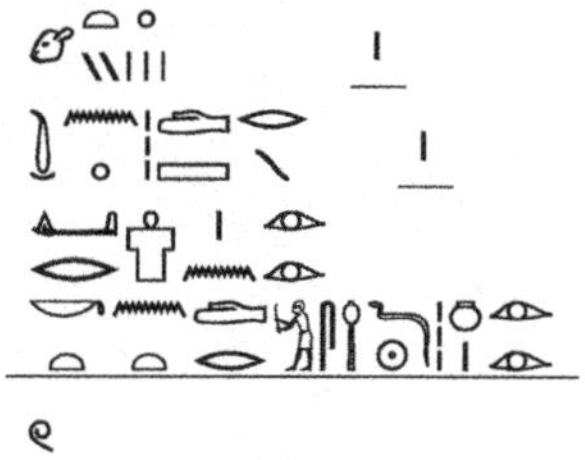

55.6

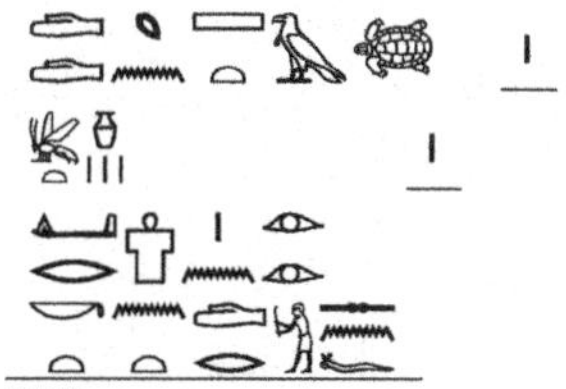

55.7

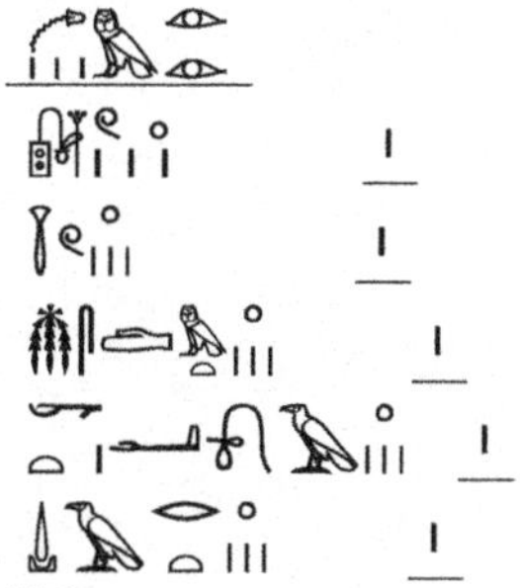

55.8

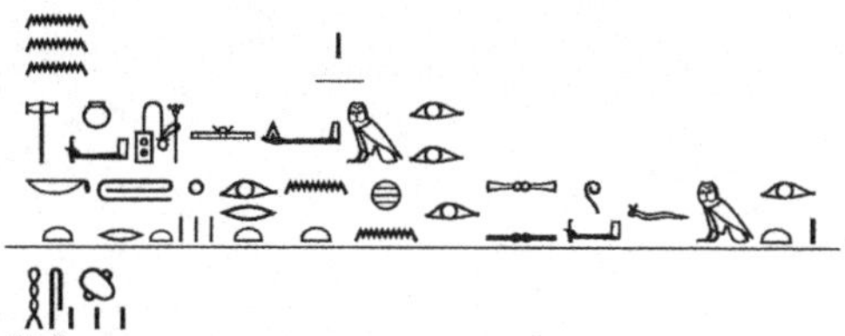

55.9

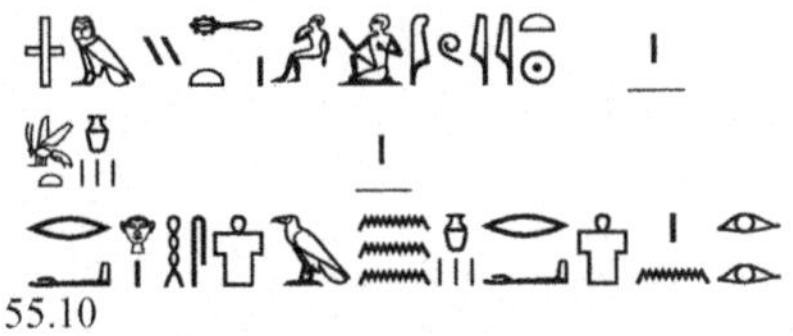

55.10

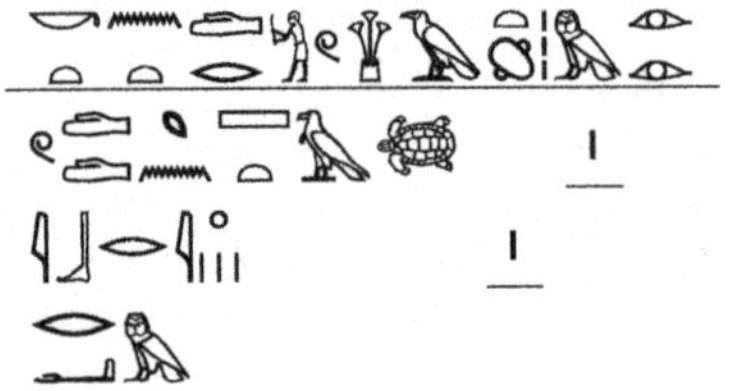

55.11

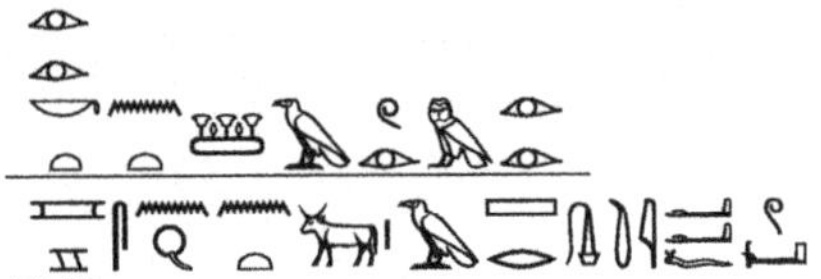

55.12

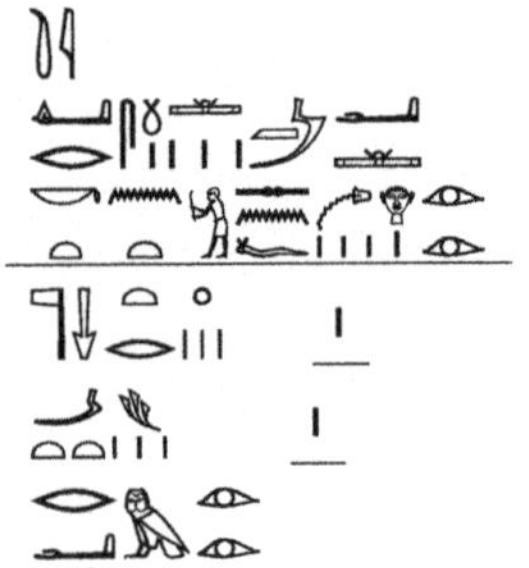

55.13

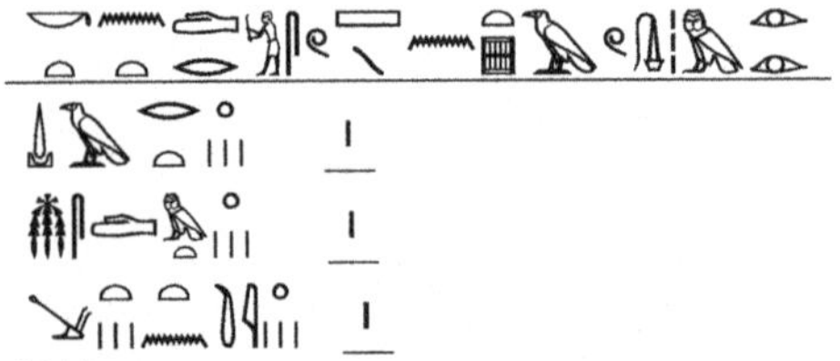

55.14

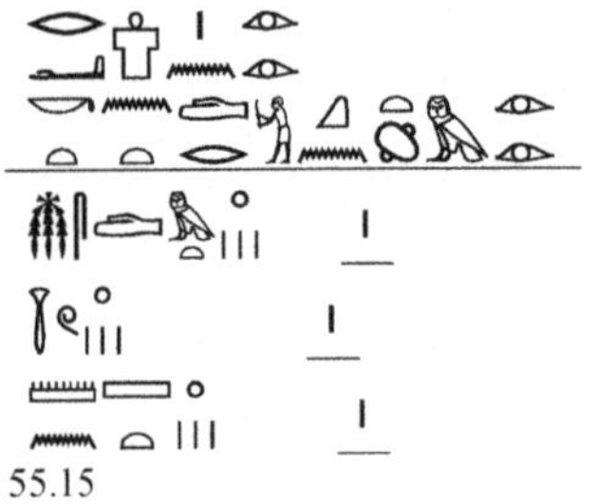

55.15

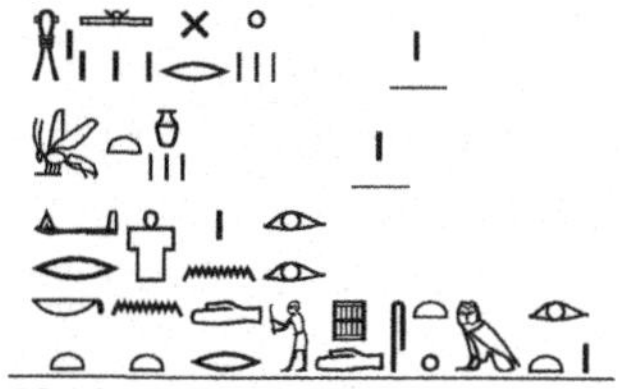

55.16

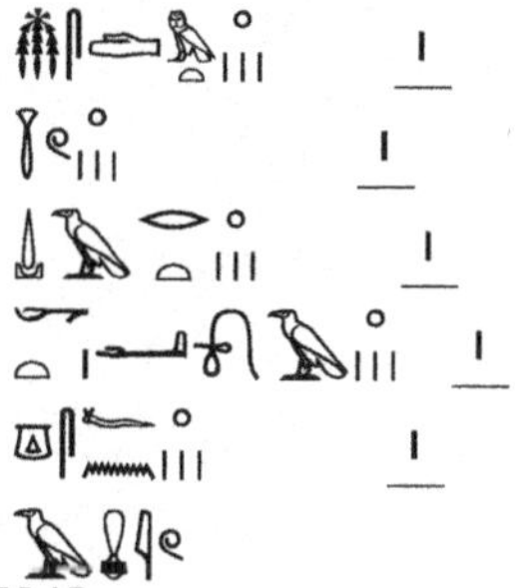

55.17

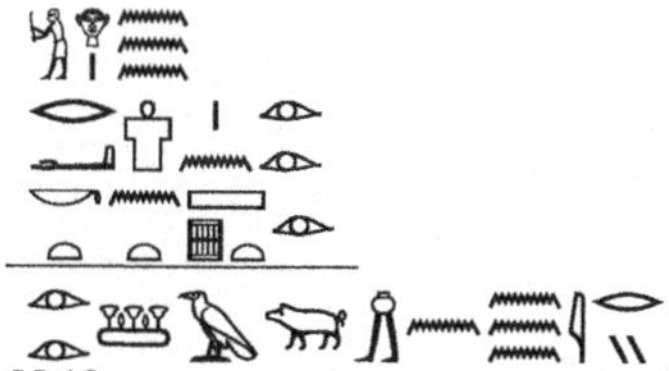

55.18

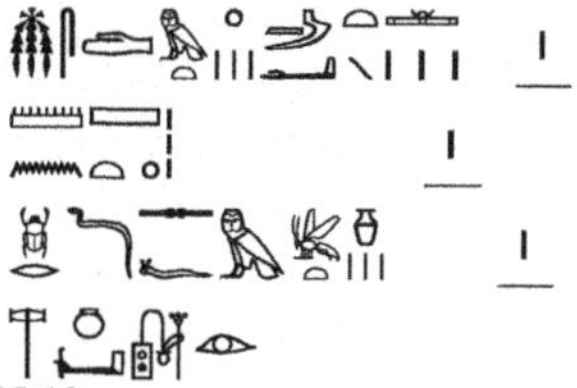

55.19

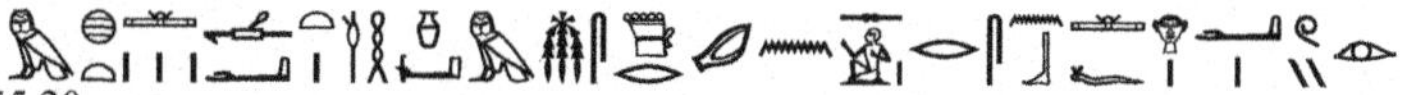

55.20

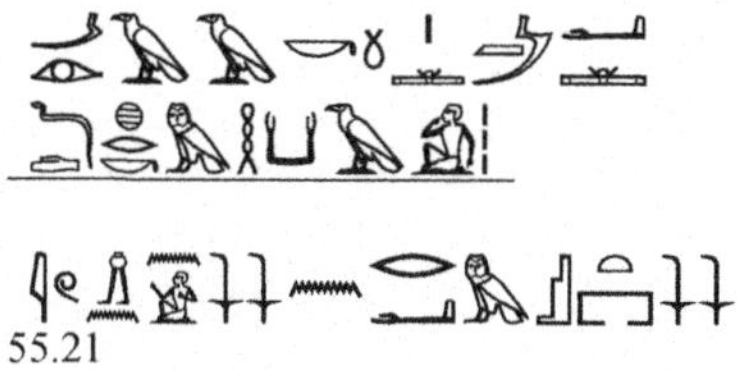

55.21

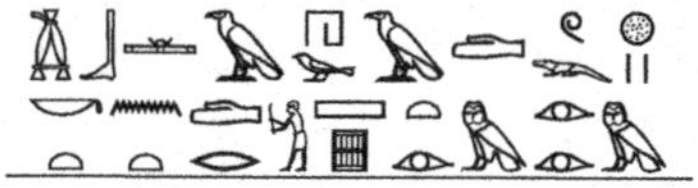

Foglio 56

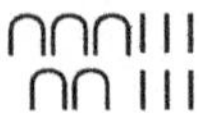

56.1

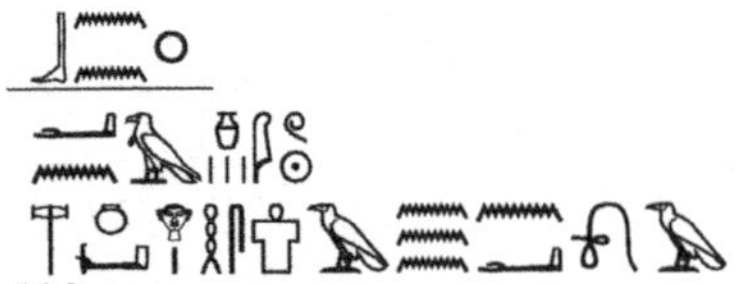

56.2

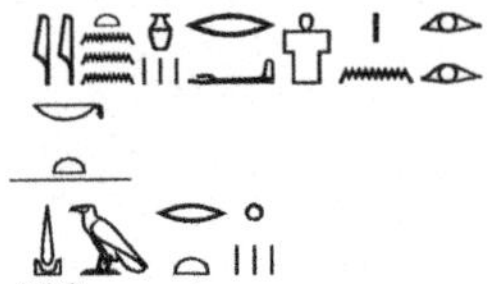

56.3

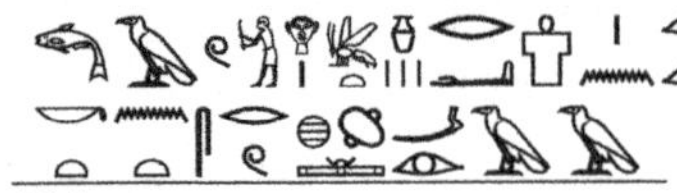

56.4

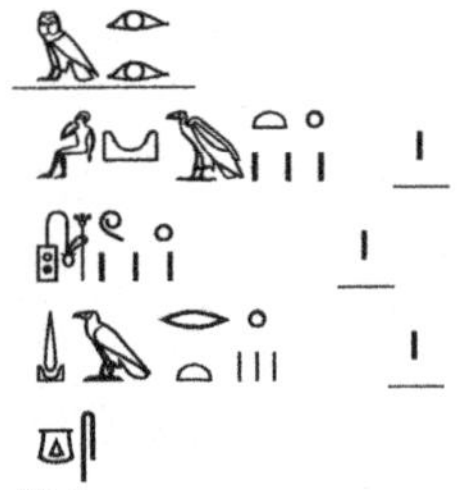

56.5

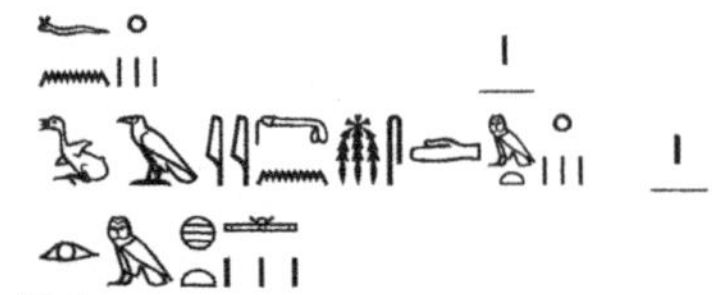

56.6

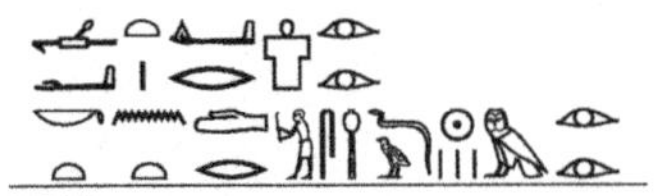

56.7

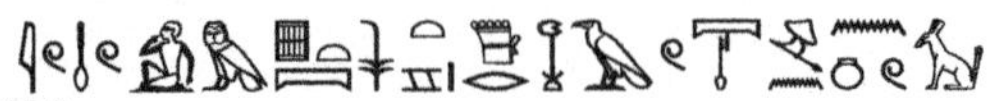

56.8

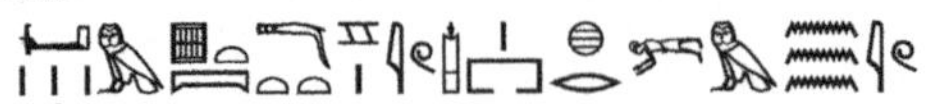

56.9

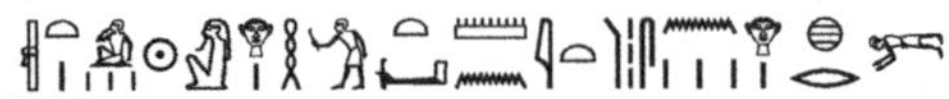

56.10

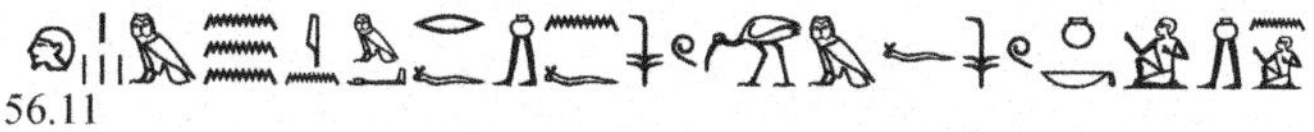

56.11

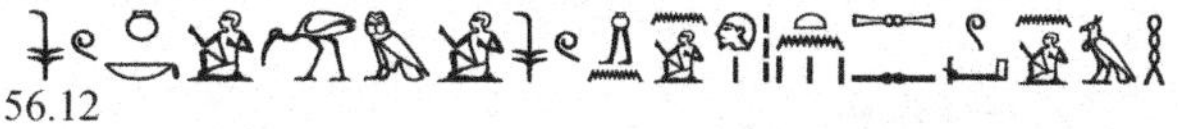

56.12

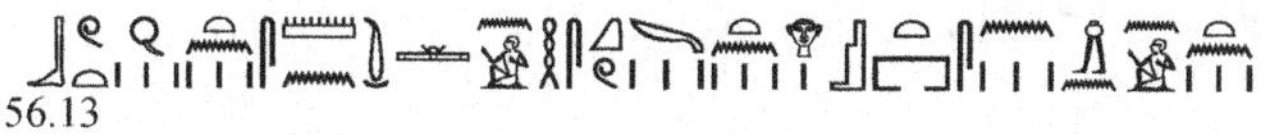

56.13

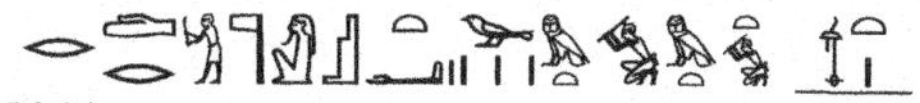

56.14

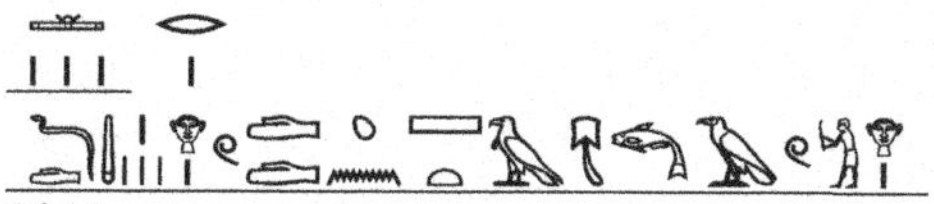

56.15

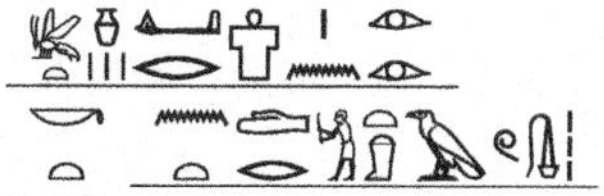

56.16

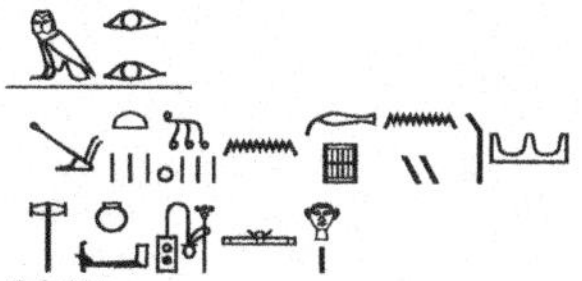

56.17

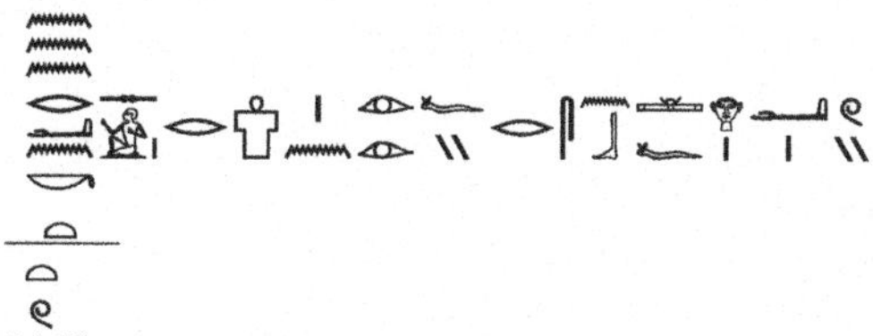

56.18

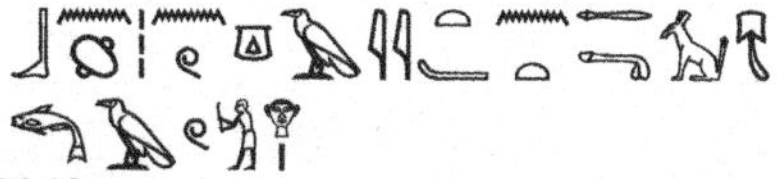

56.19

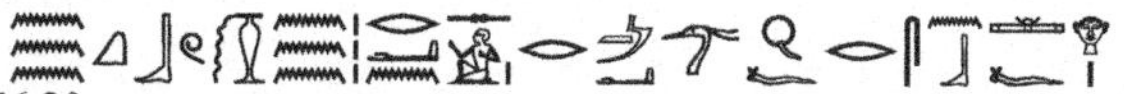

56.20

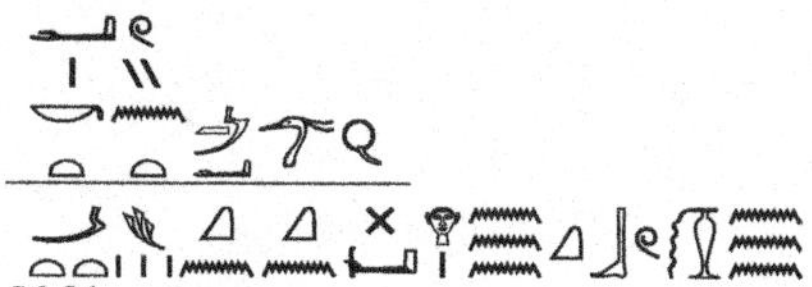

56.21

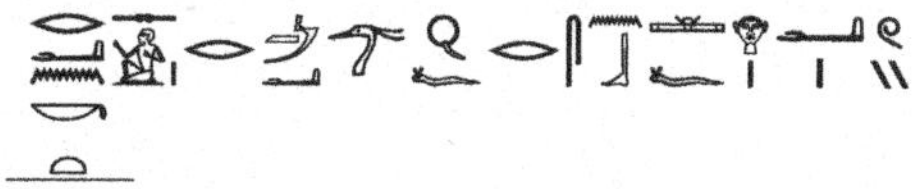

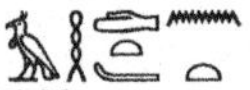

56.22

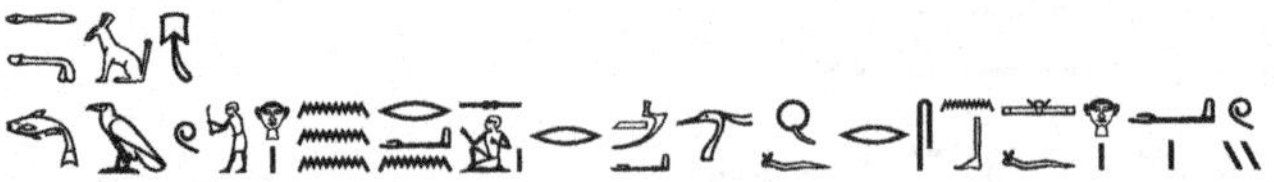

Foglio 57

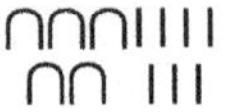

57.1

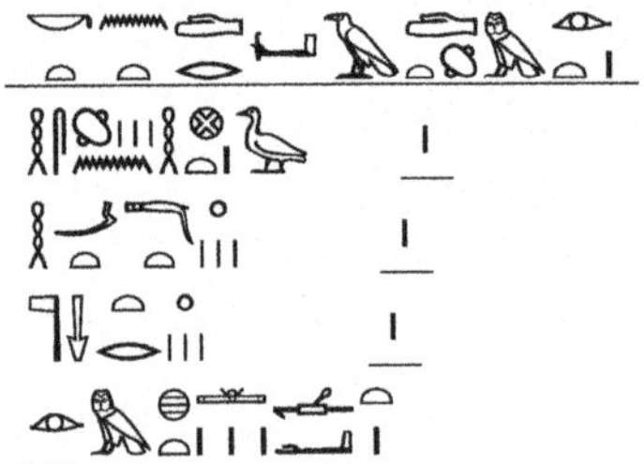

57.2

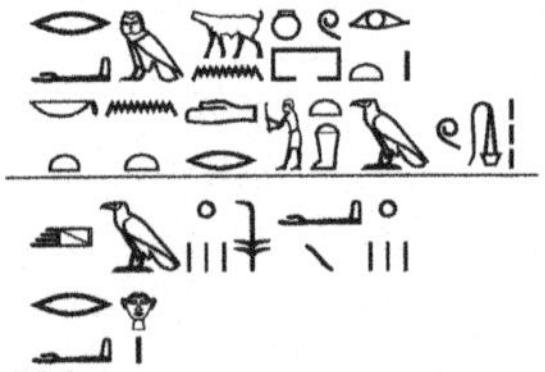

57.3

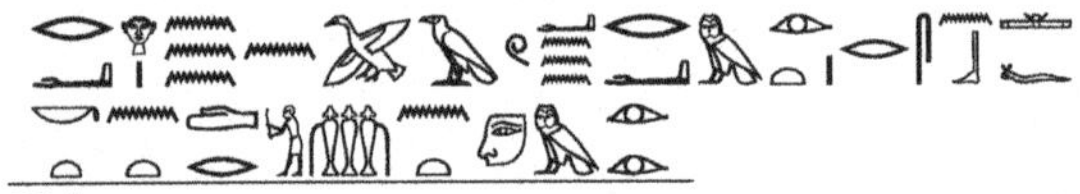

57.4

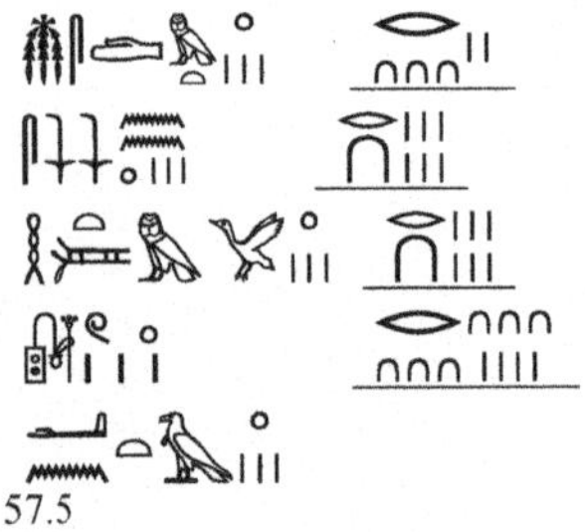

57.5

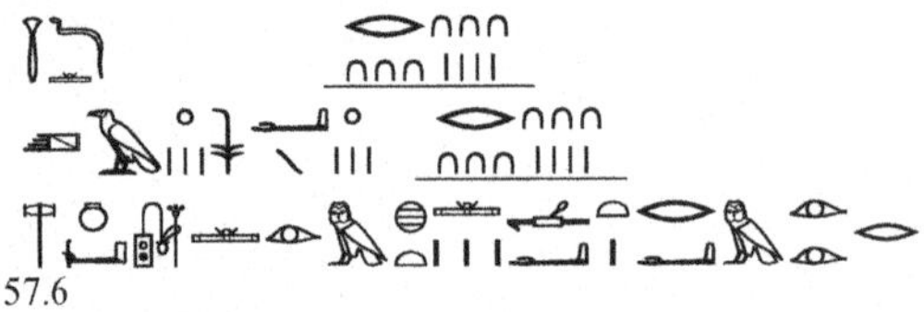

57.6

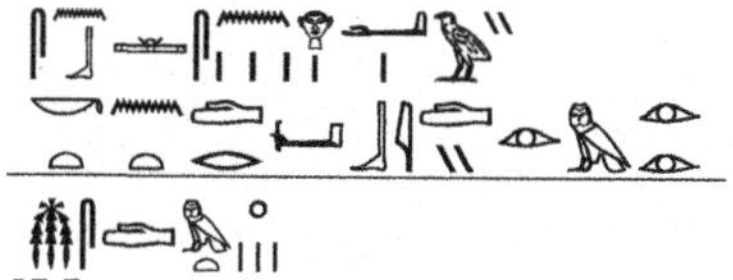
57.7

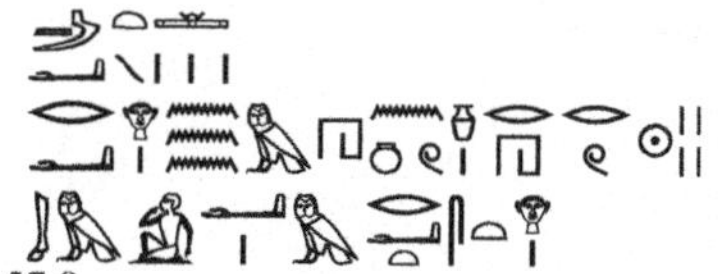
57.8

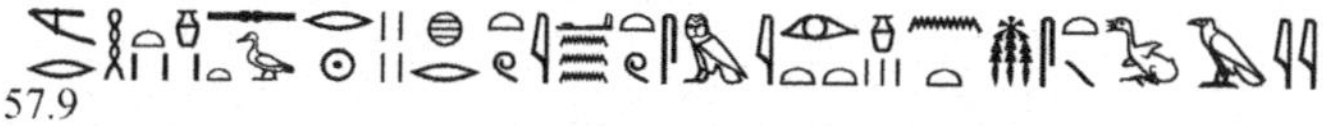
57.9

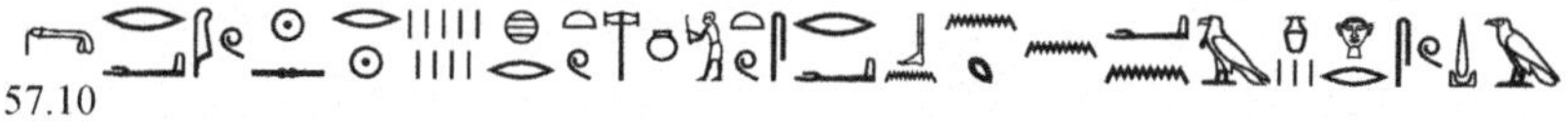
57.10

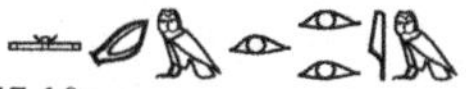
57.10a

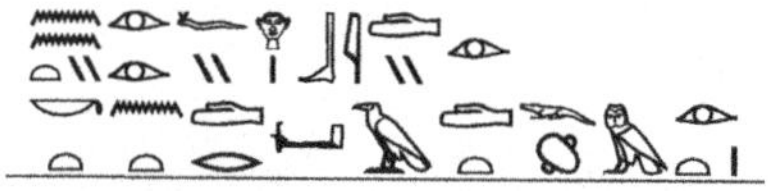

a- 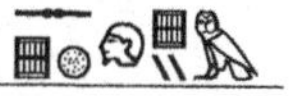
57.11

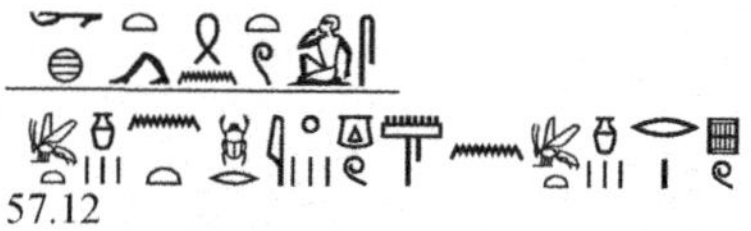
57.12

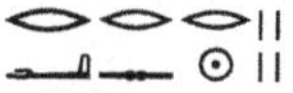

b- 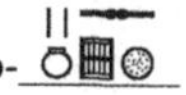

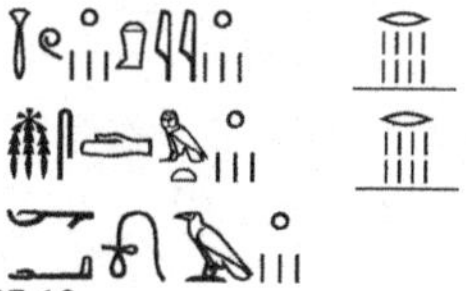
57.13

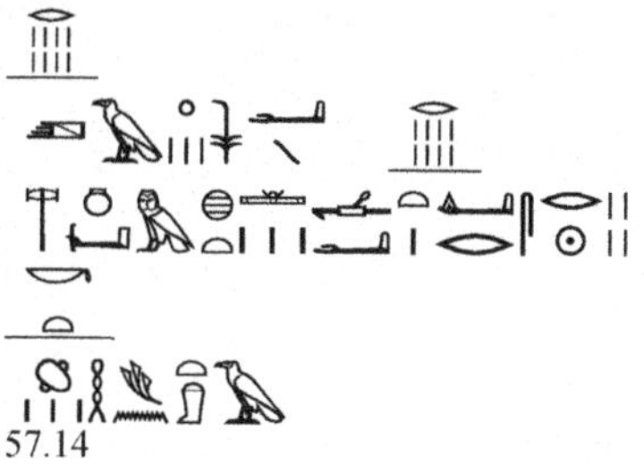
57.14

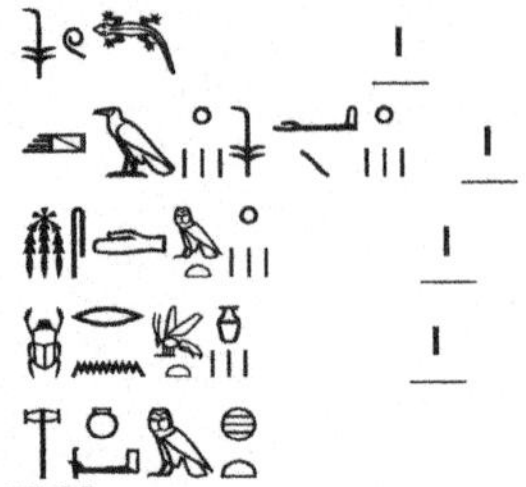

57.15

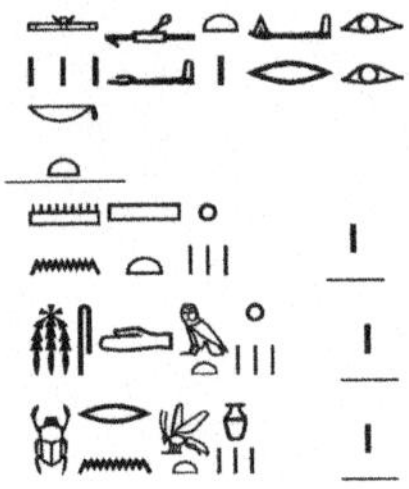

57.16

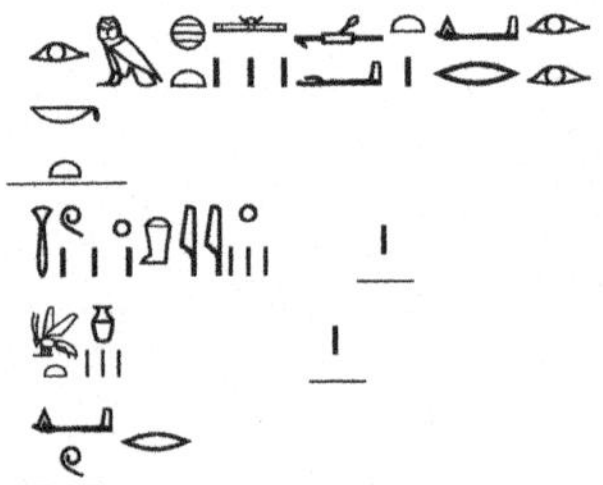

57.17

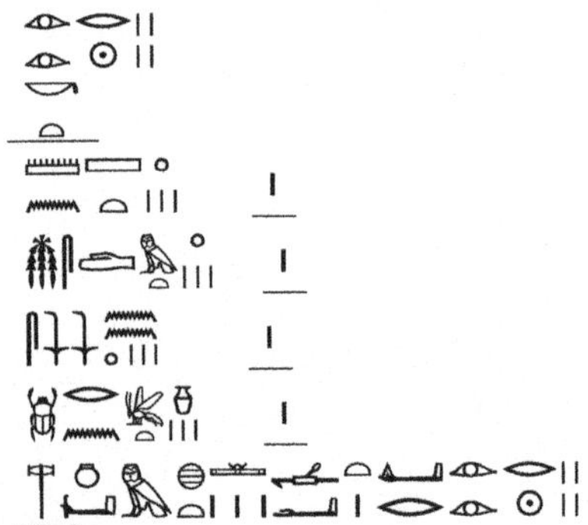

57.18

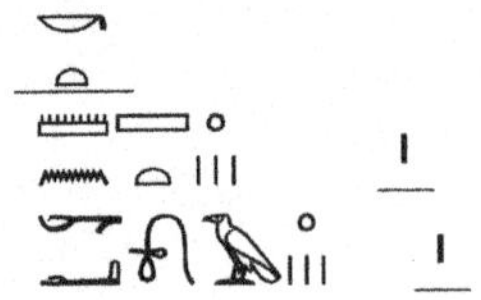

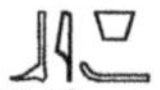

57.19

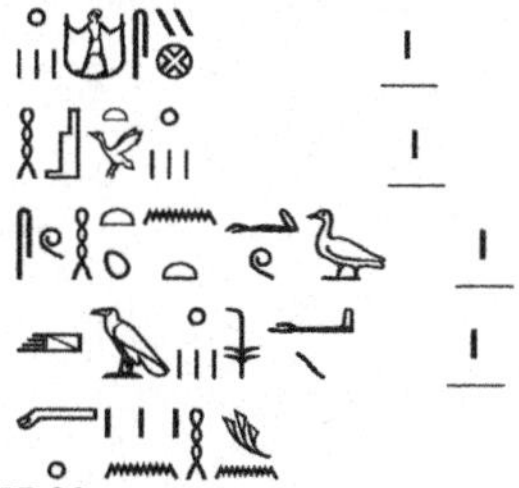

57.20

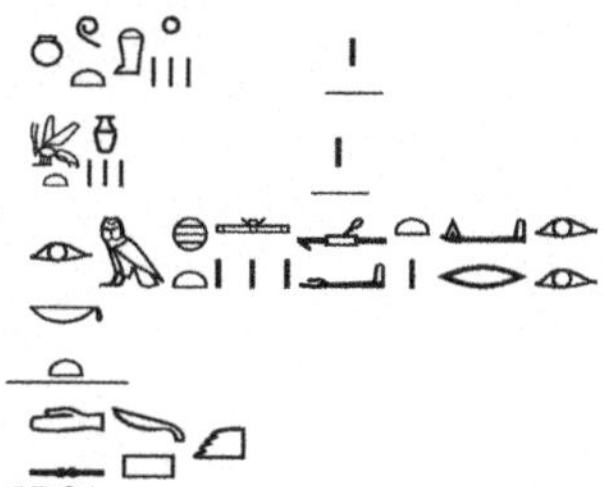

57.21

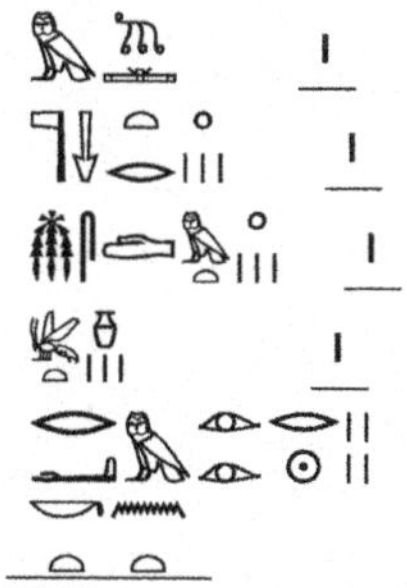

57.22

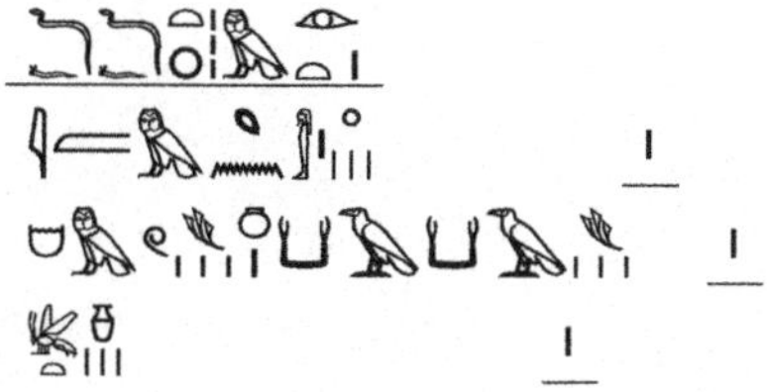

Foglio 58

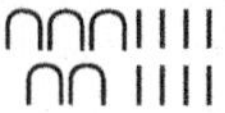

58.1

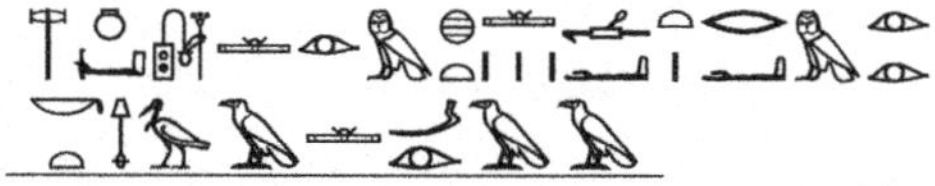

58.2

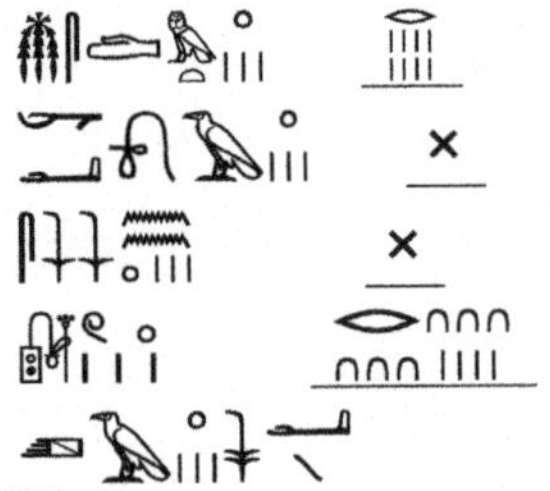

58.3

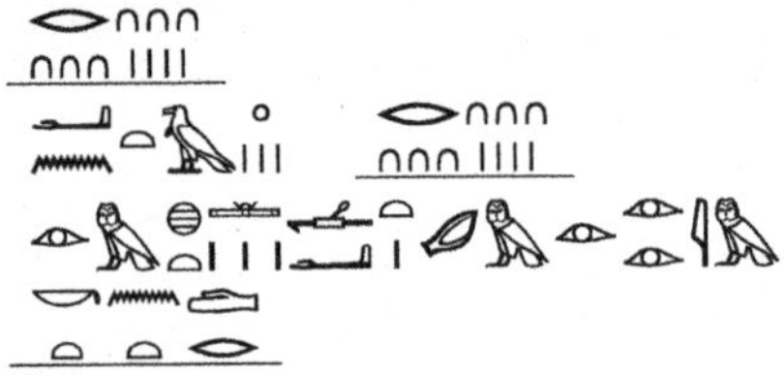

58.4

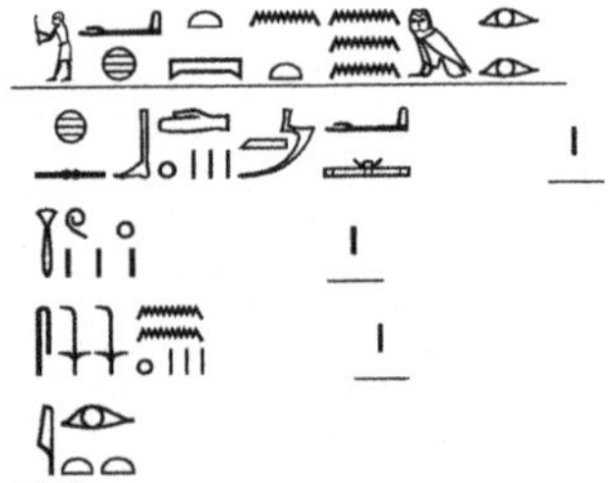

58.5

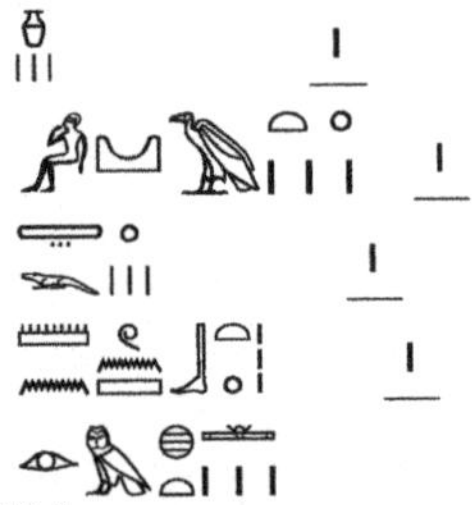

58.6

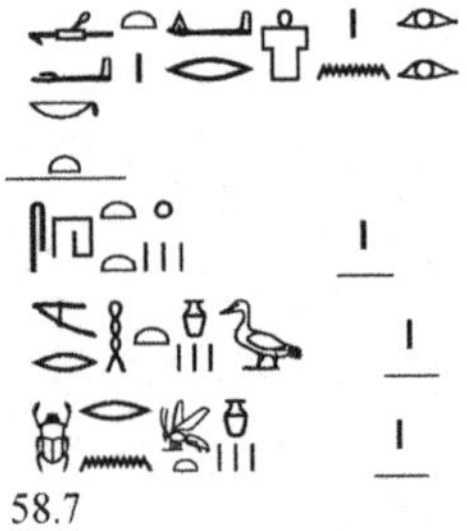

58.7

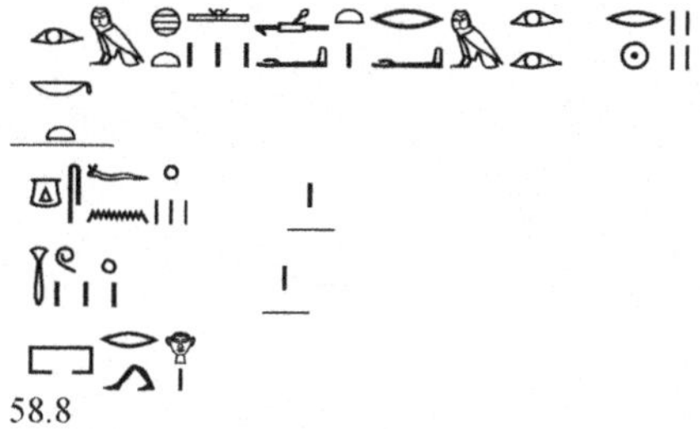

58.8

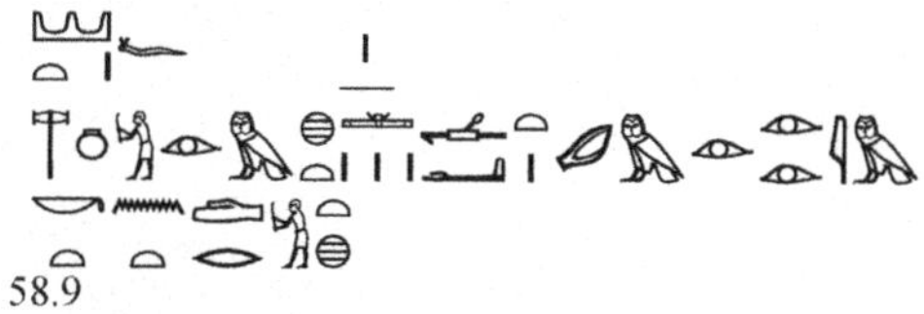

58.9

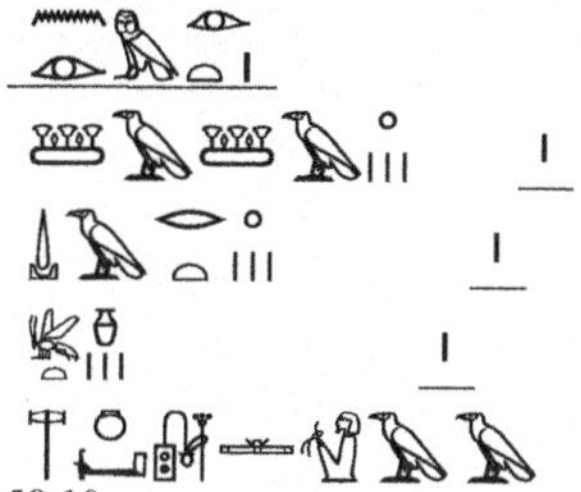

58.10

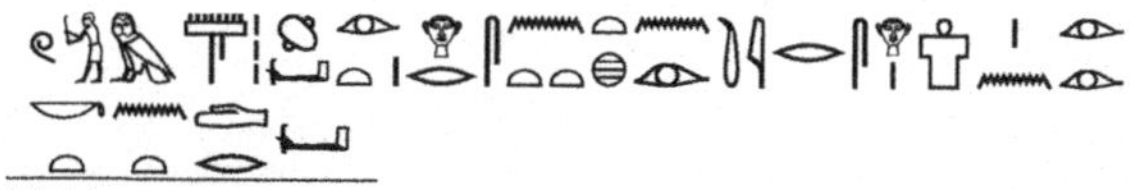

58.11

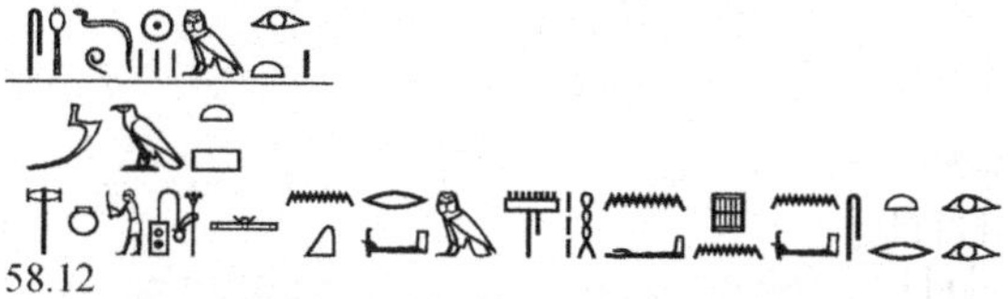

58.12

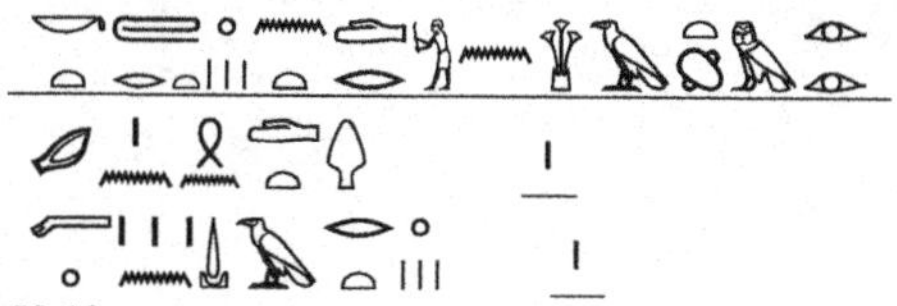

58.13

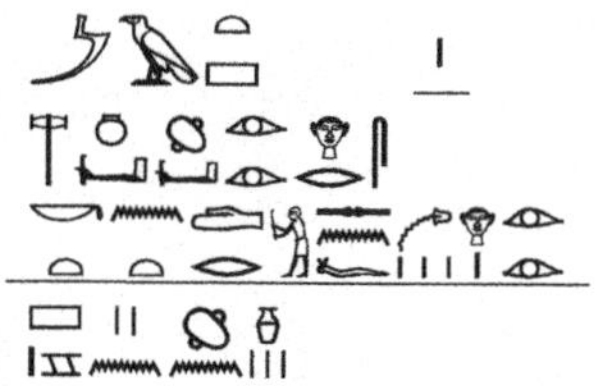

58.14

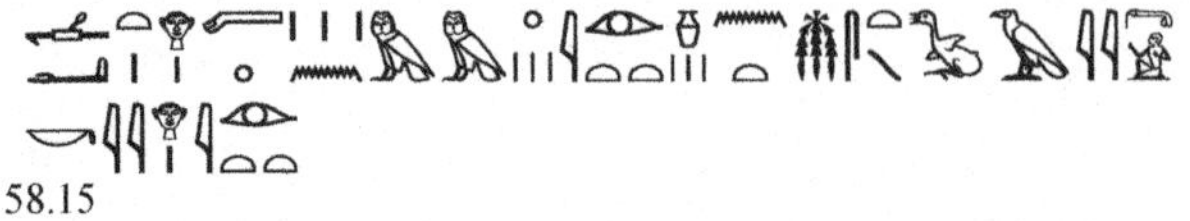

58.15

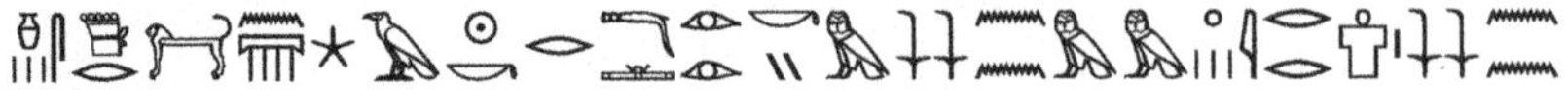

58.16

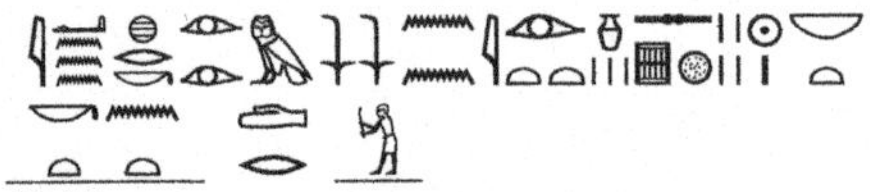

58.17

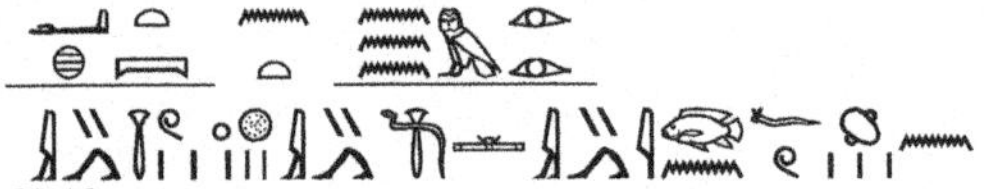

58.18

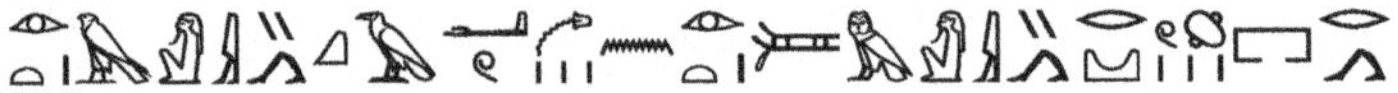

58.19

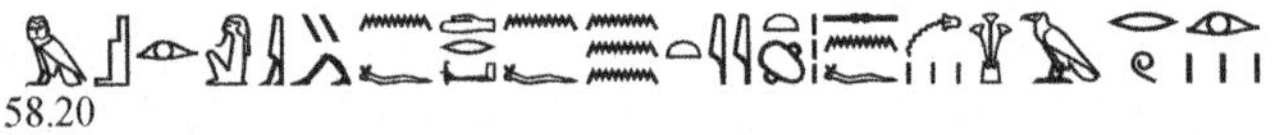

58.20

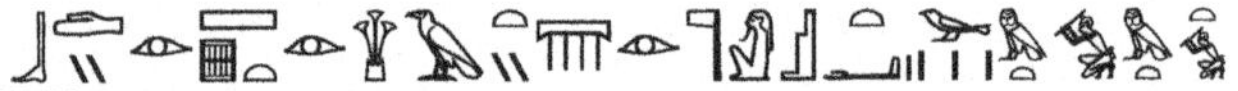

58.21

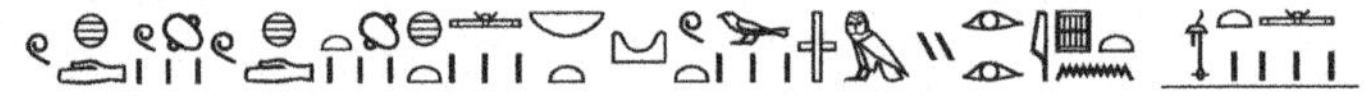

58.22

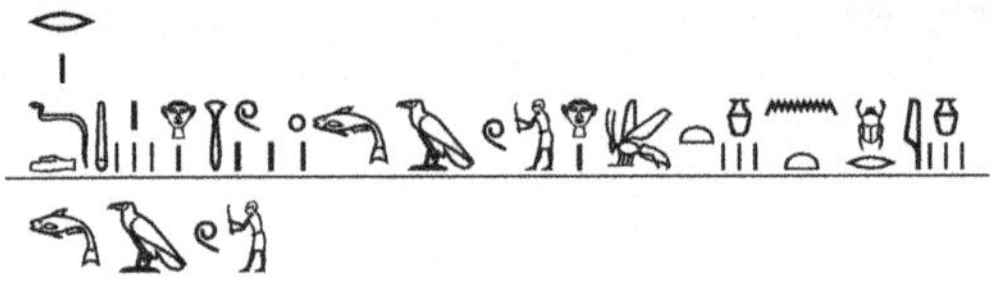

Foglio 59

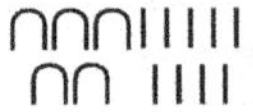

59.1

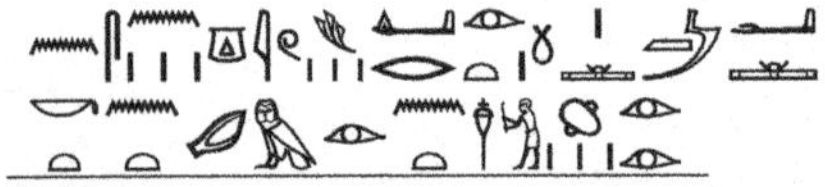

59.2

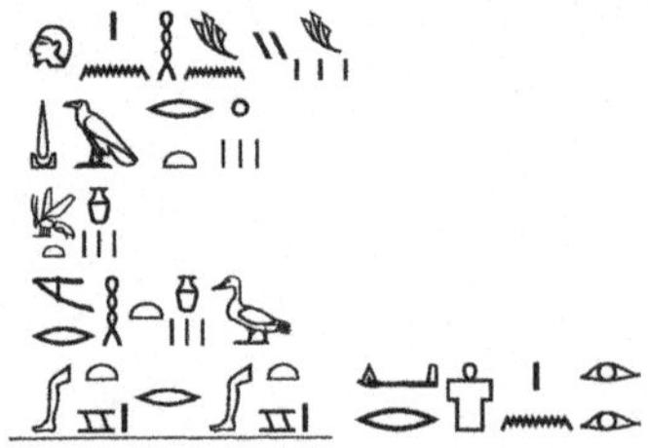

59.3

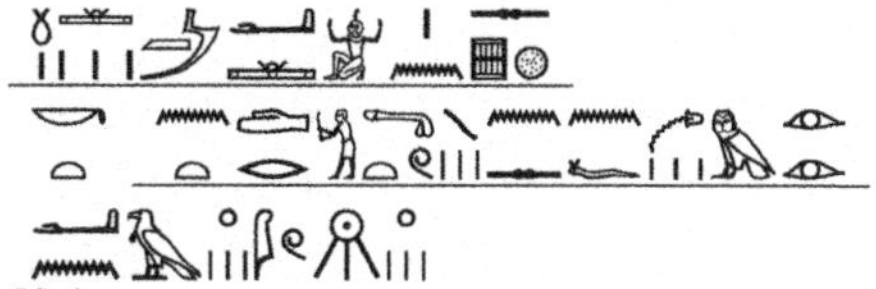

59.4

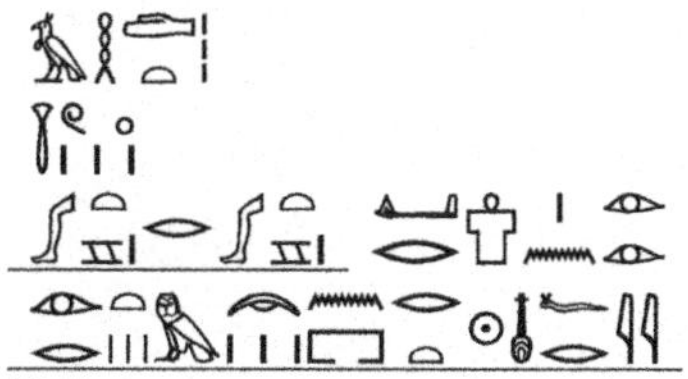

59.5

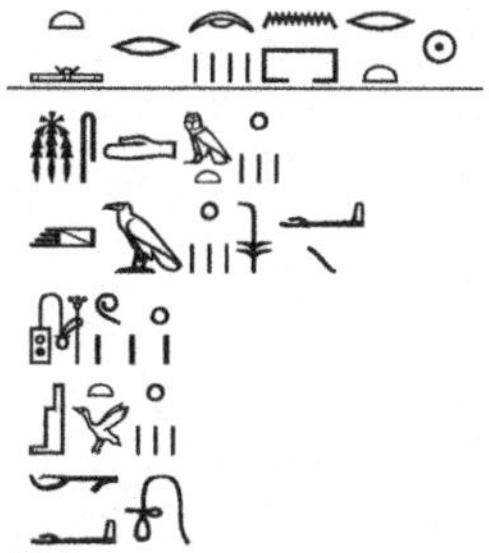

59.6

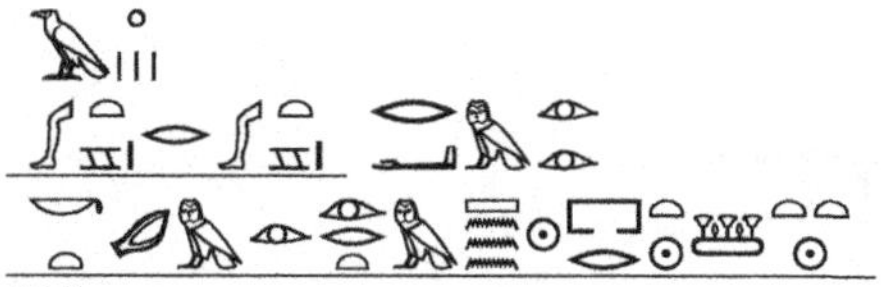

59.7

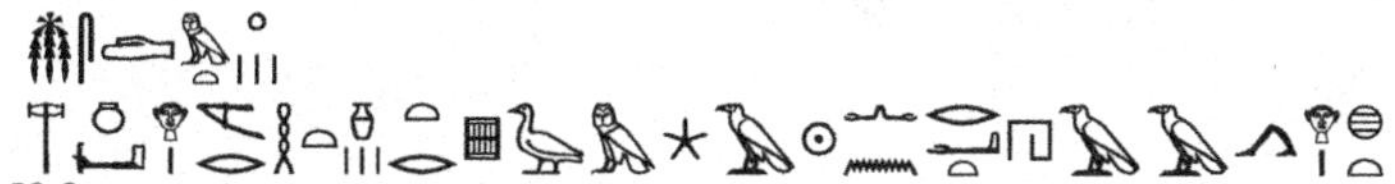

59.8

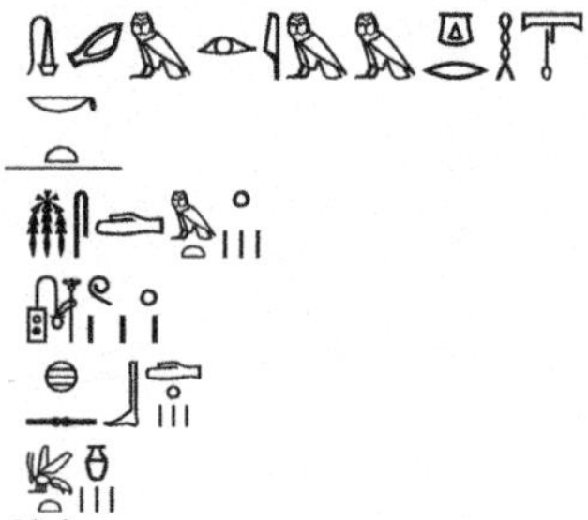

59.9

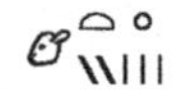

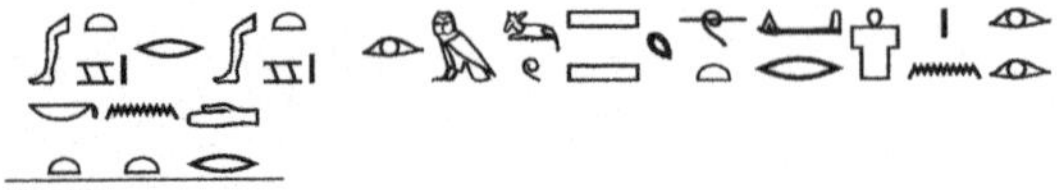

59.10

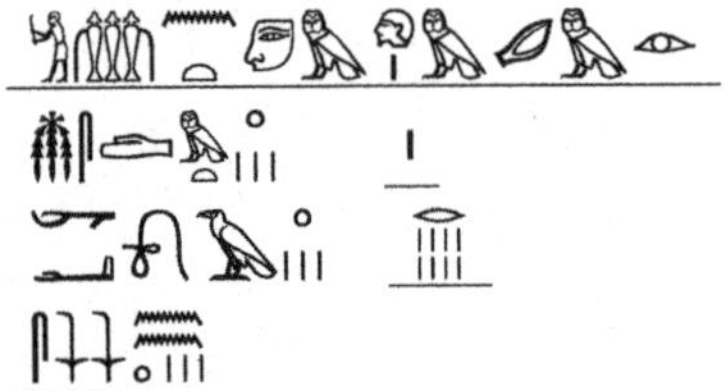

59.11

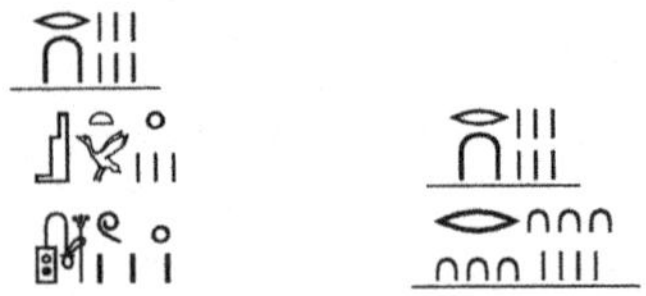

59.12

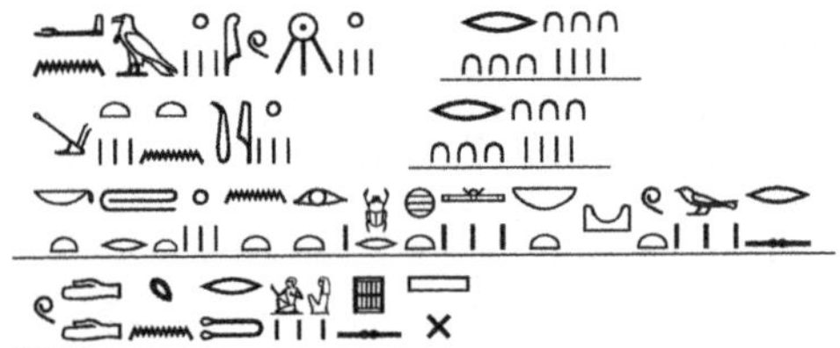

59.13

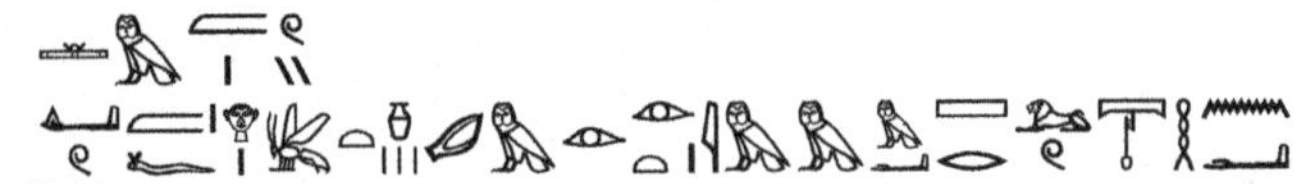

59.14

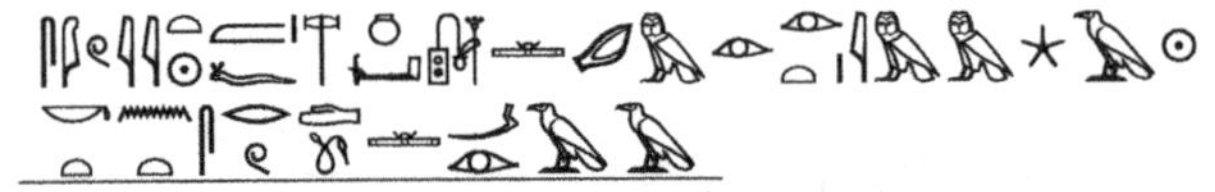

59.15

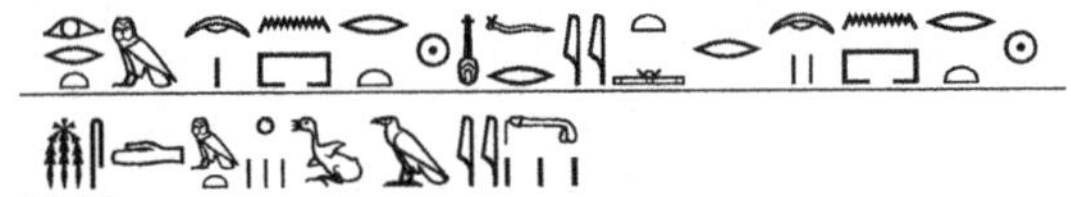

59.16

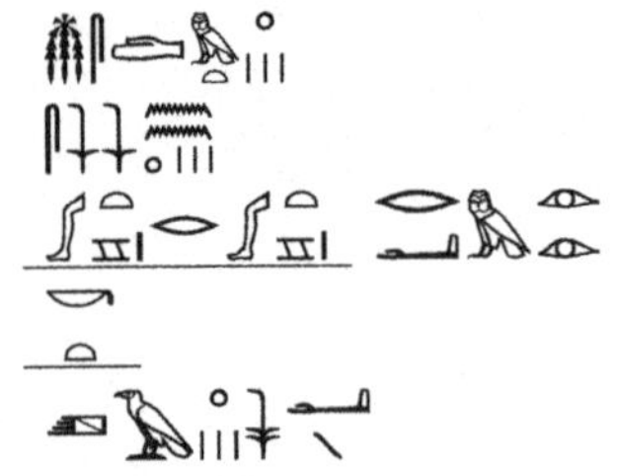

59.17

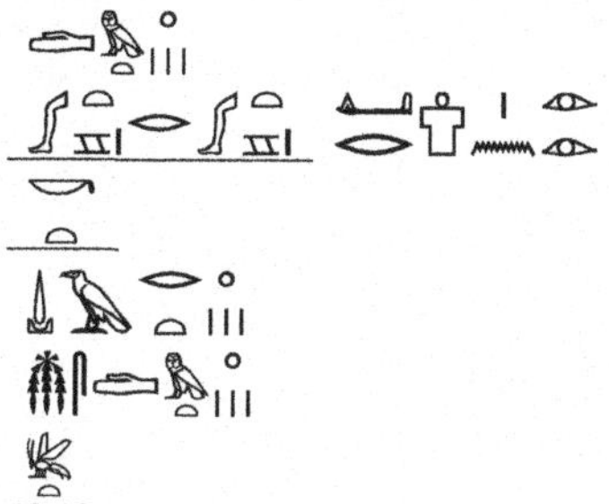

59.18

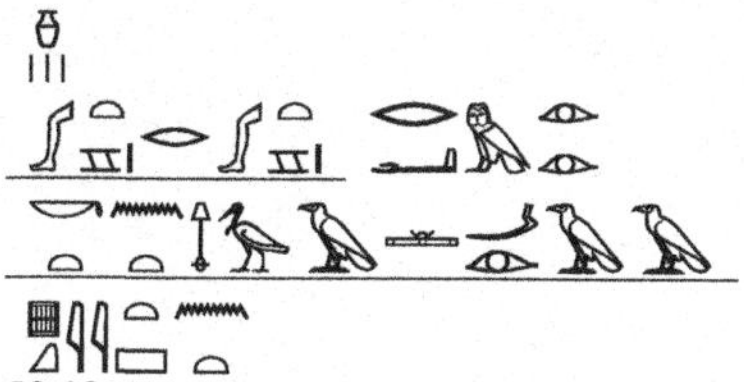

59.19

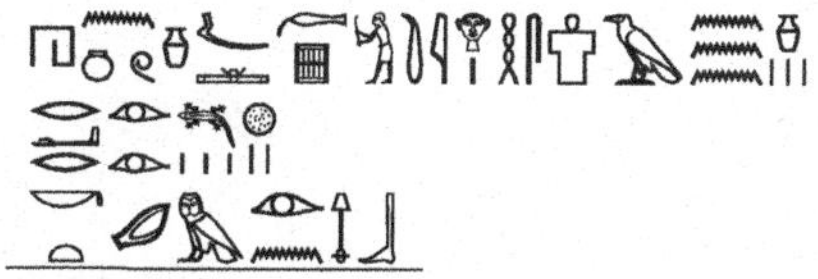

59.20

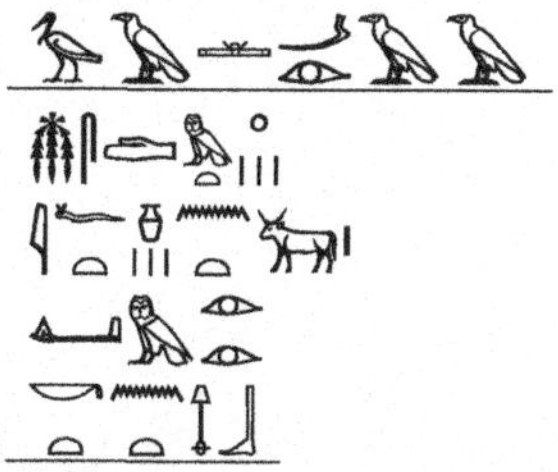

59.21

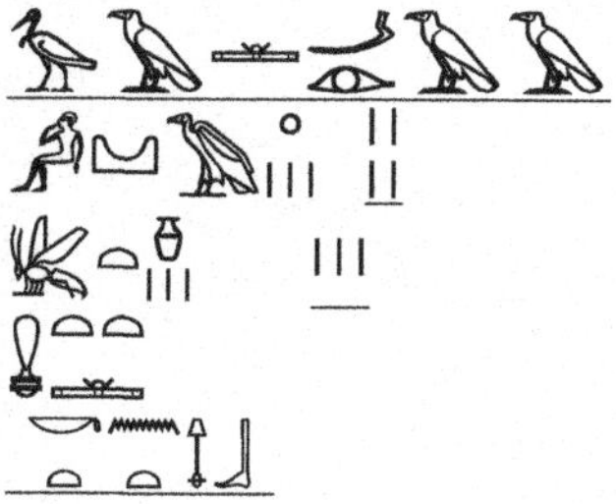

Foglio 60

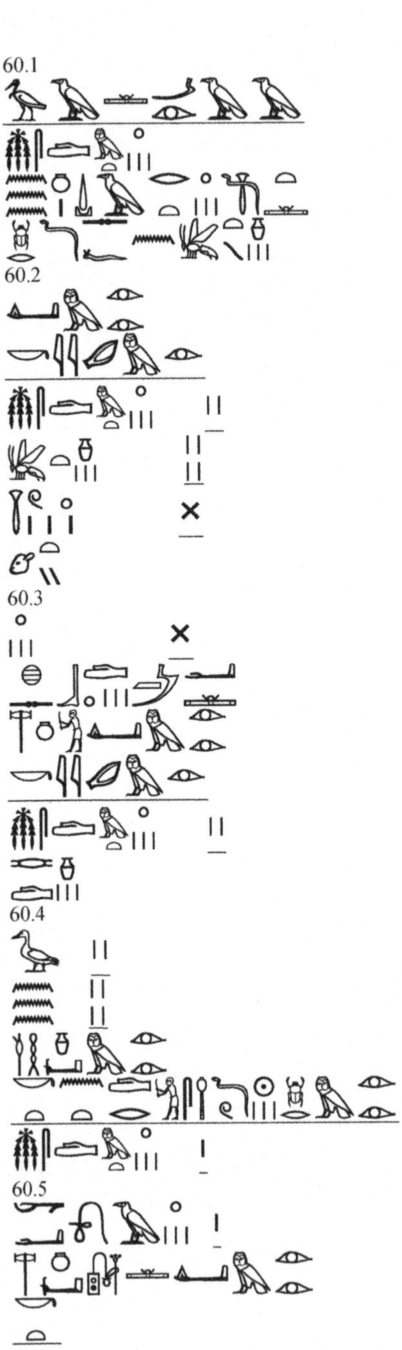
60.1
60.2
60.3
60.4
60.5

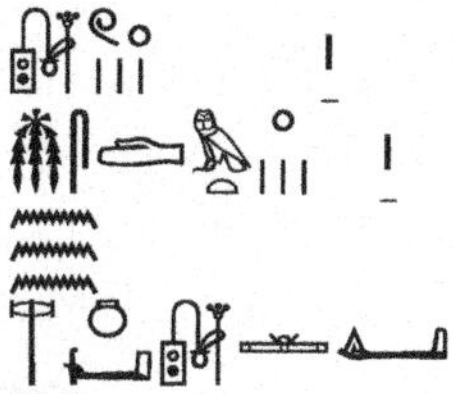

60.6

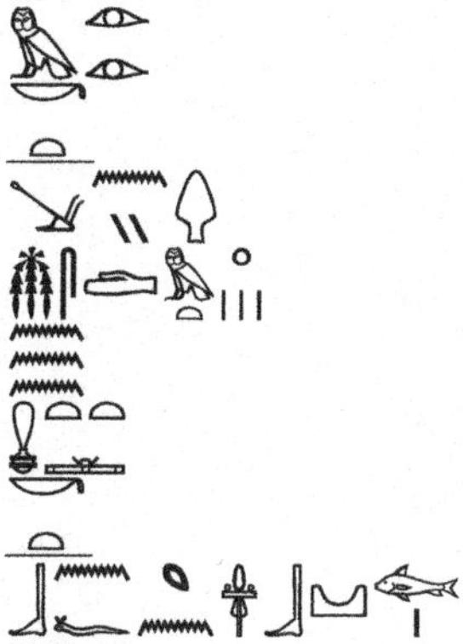

60.7

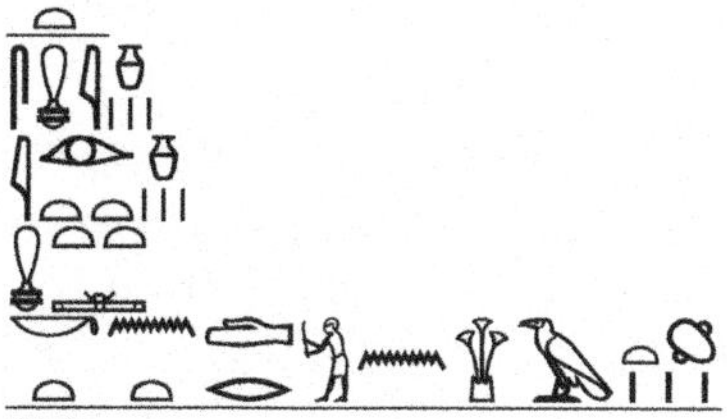

60.8

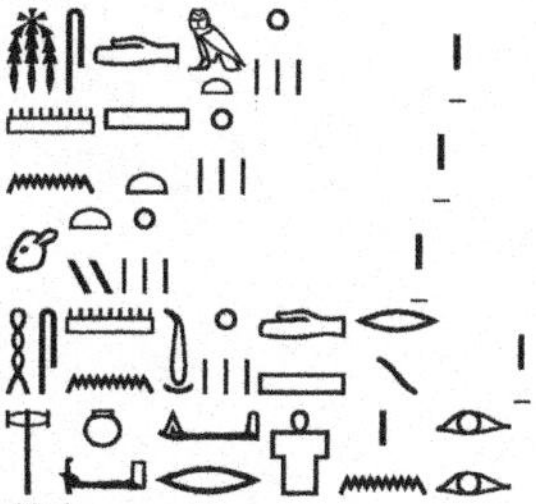

60.9

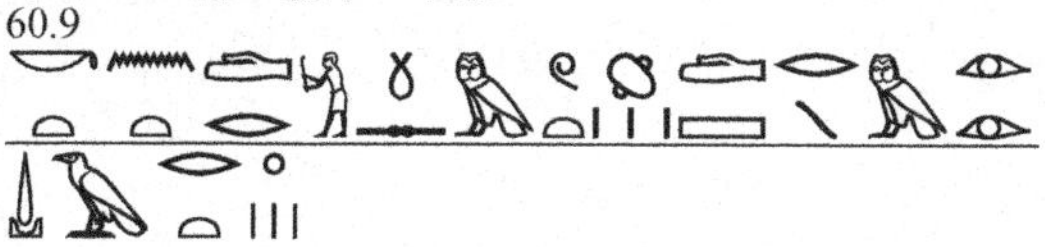

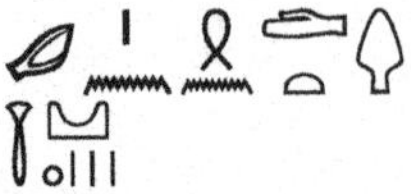

60.10

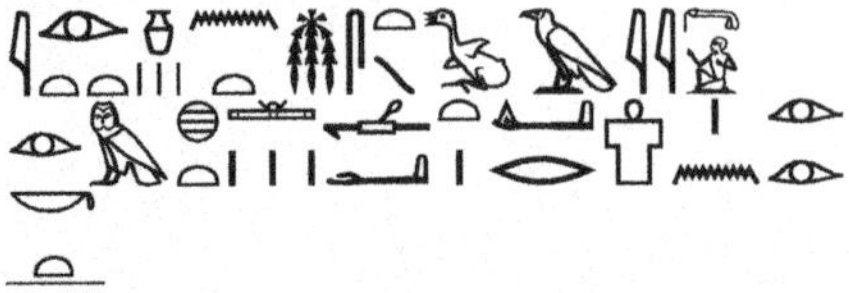

60.11

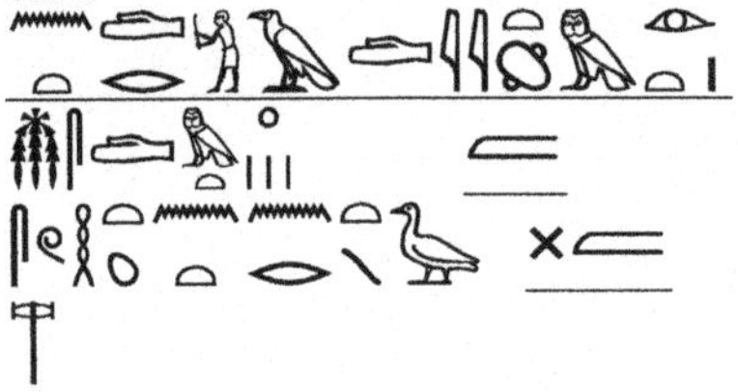

60.12

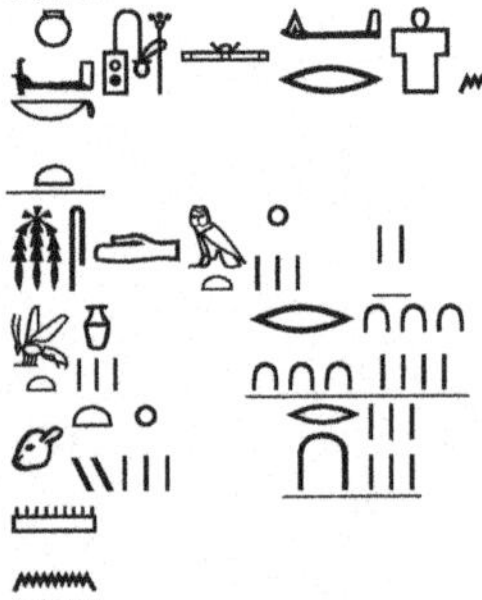

60.13

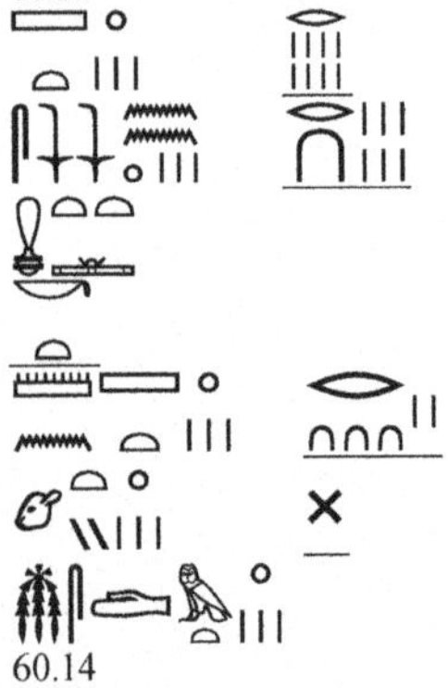

60.14

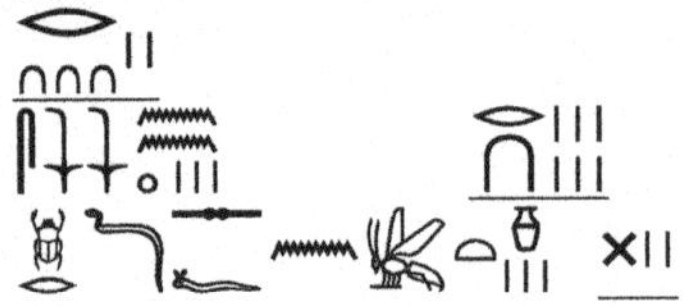

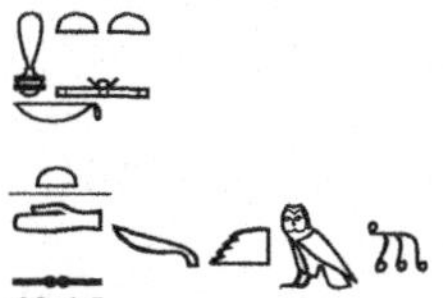

60.15

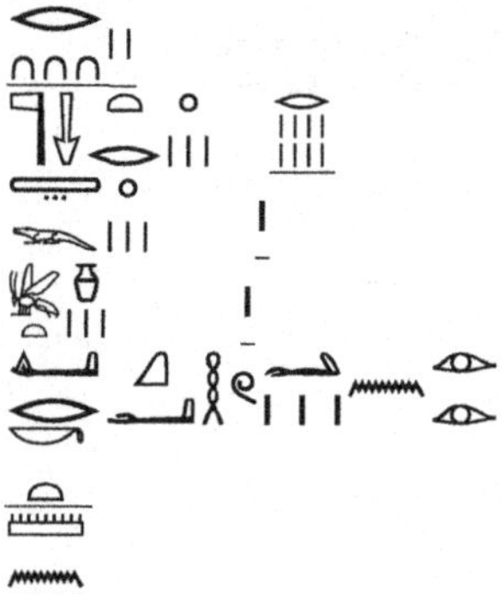

60.16

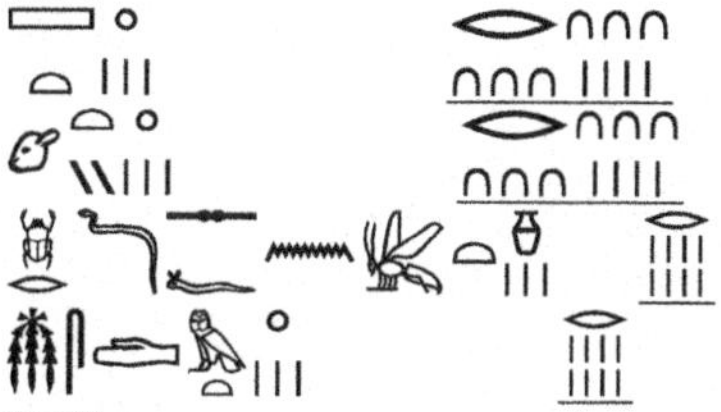

60.17

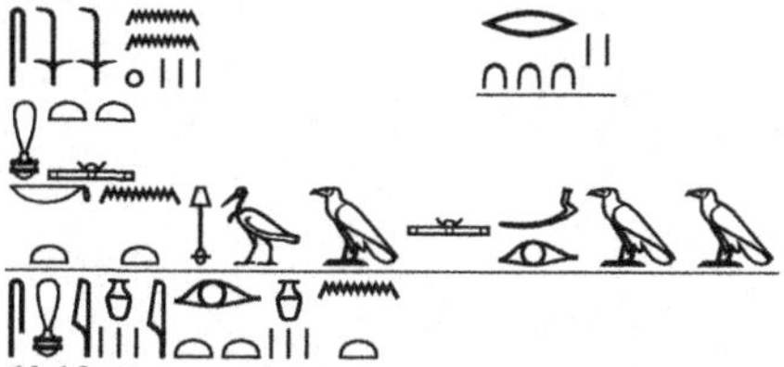

60.18

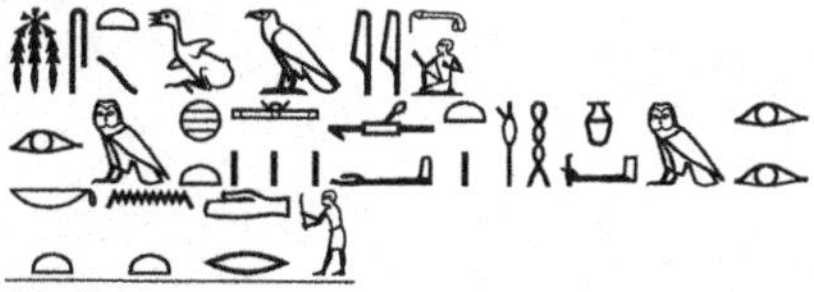

60.19

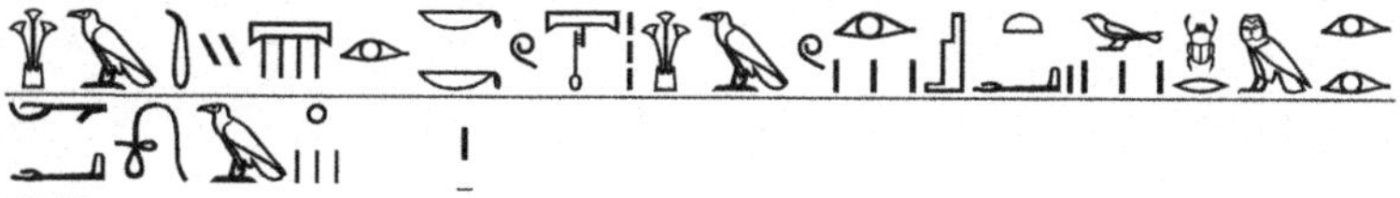

60.20

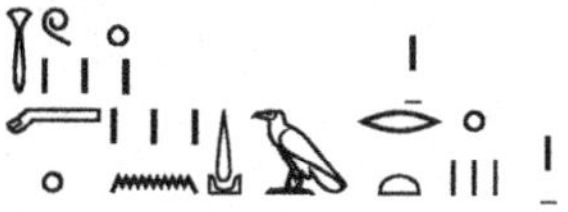

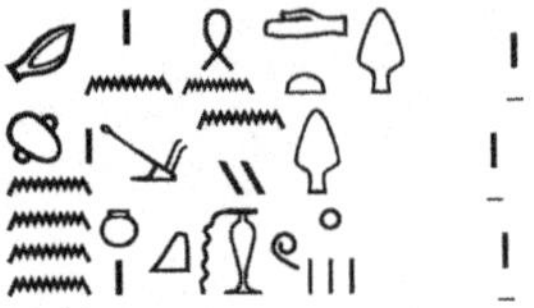

60.21

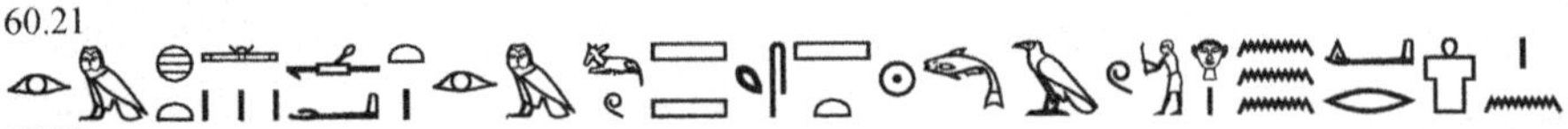

60.22

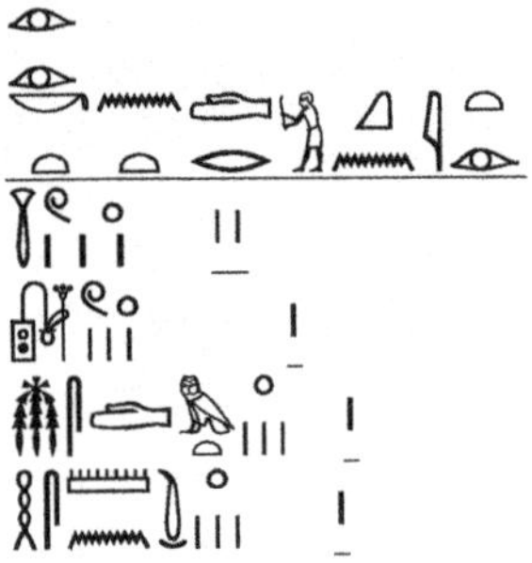

Foglio 61

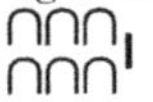

61.1

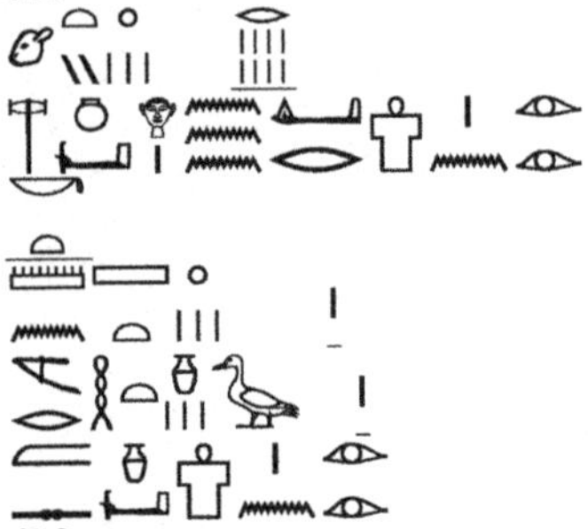

61.2

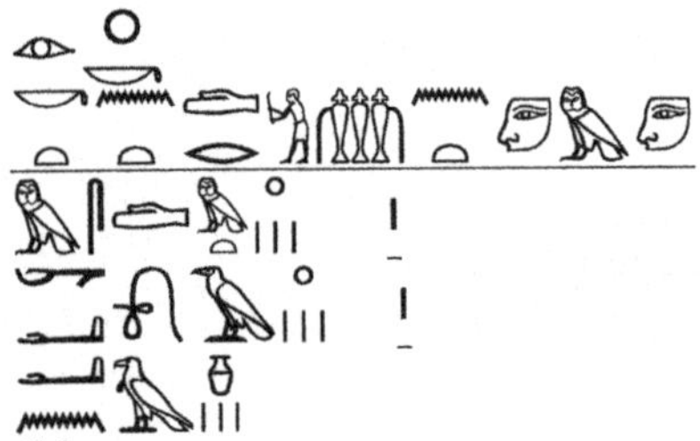

61.3

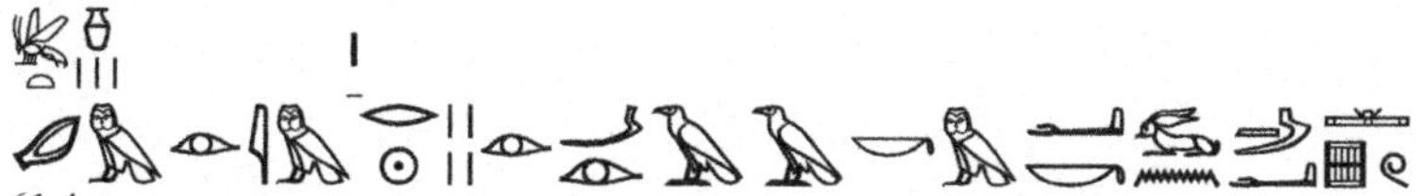

61.4

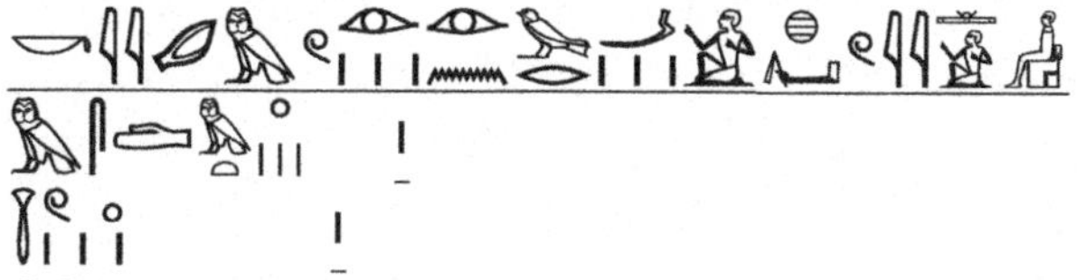

61.5

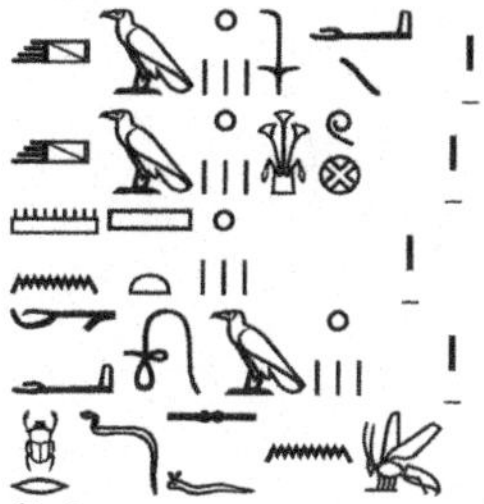

61.6

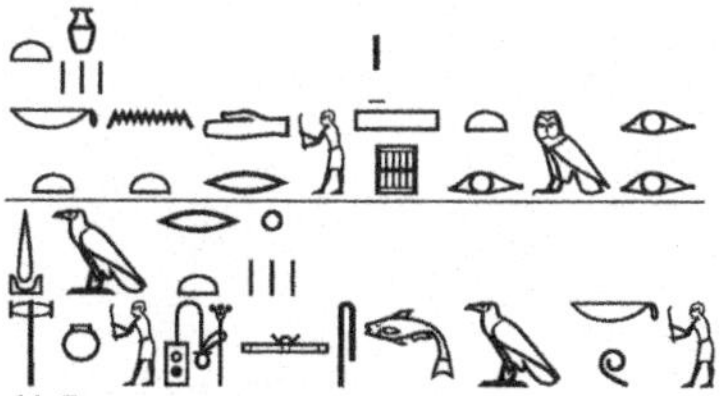

61.7

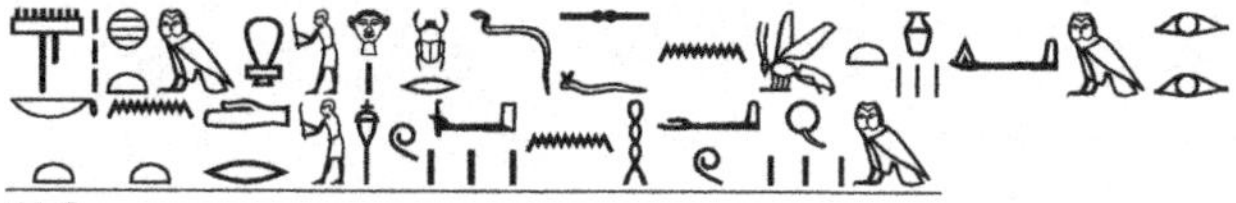

61.8

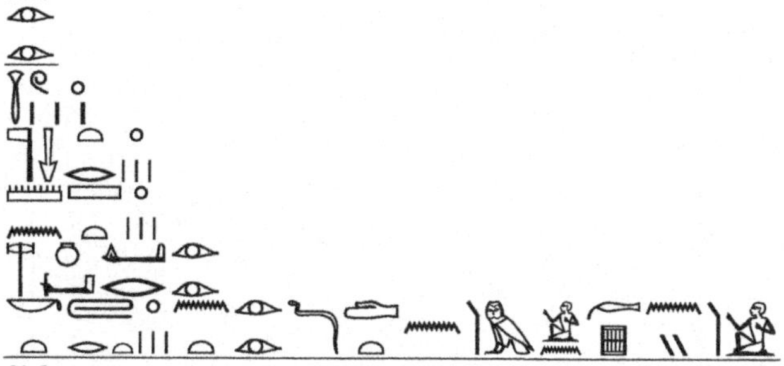

61.9

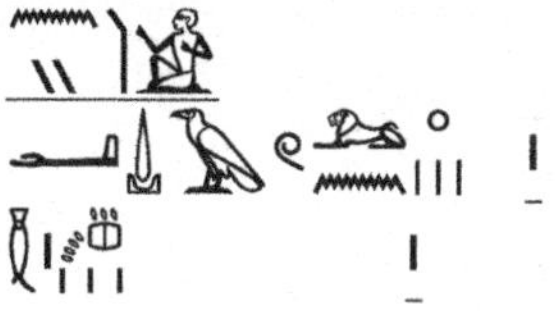

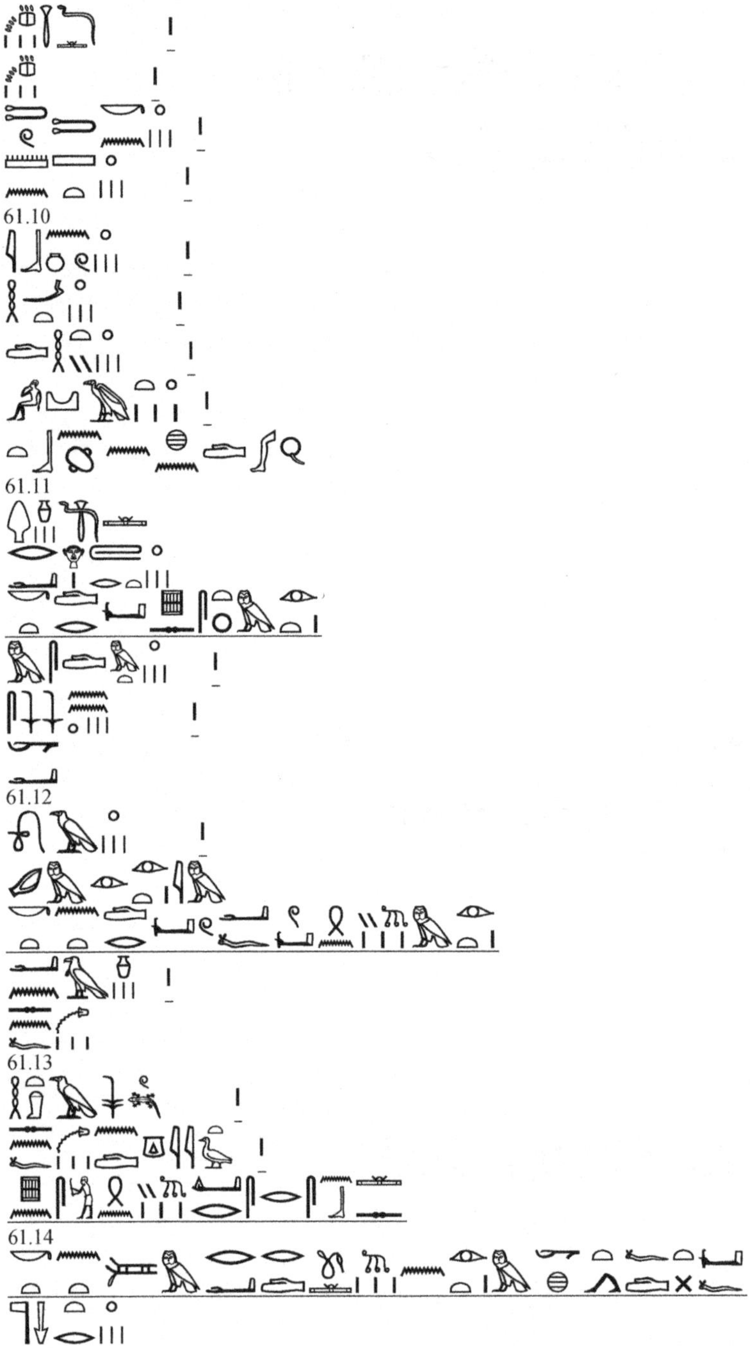
61.10
61.11
61.12
61.13
61.14

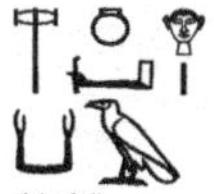

61.15

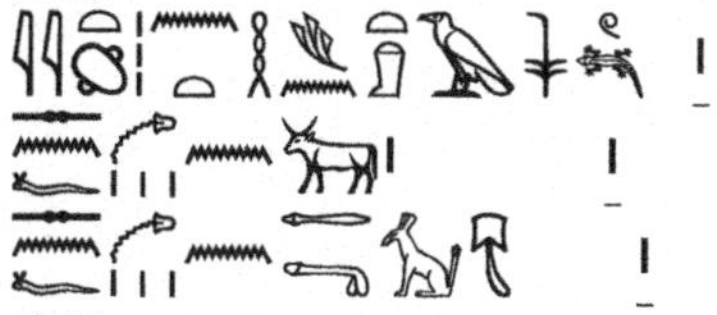

61.16

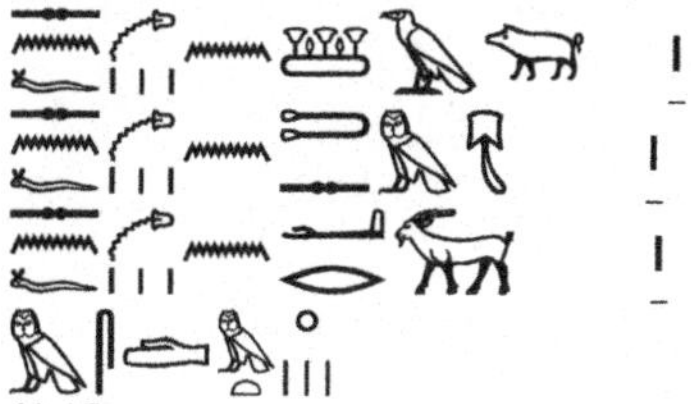

61.17

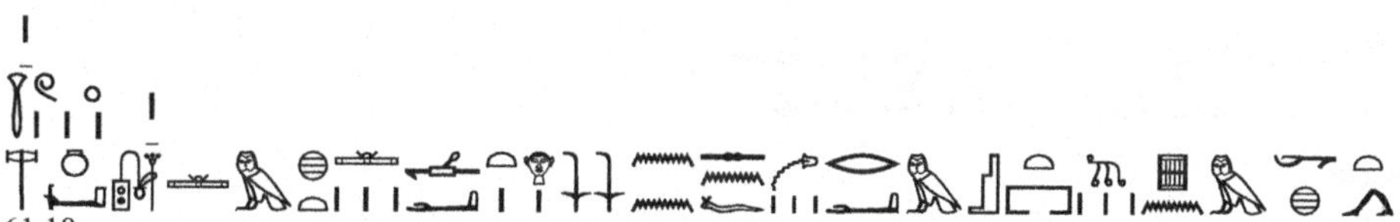

61.18

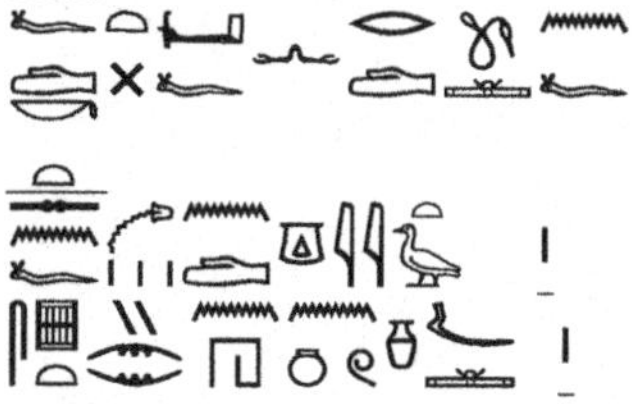

61.19

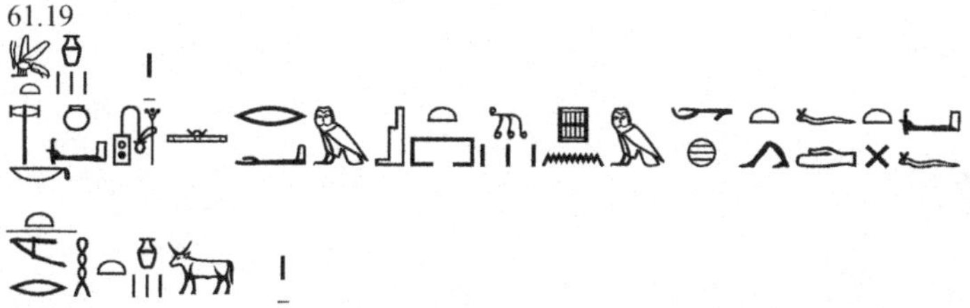

61.20

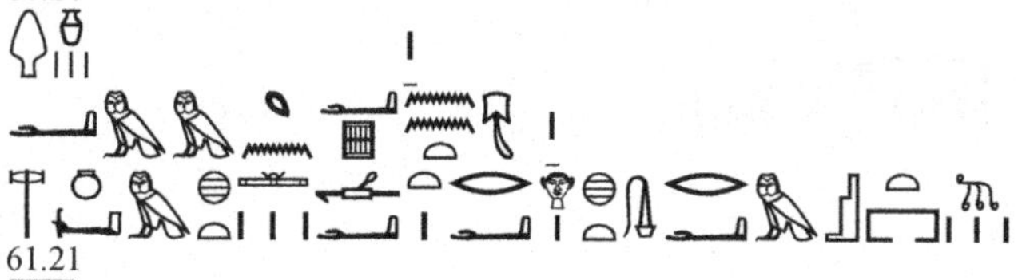

61.21

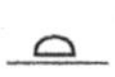

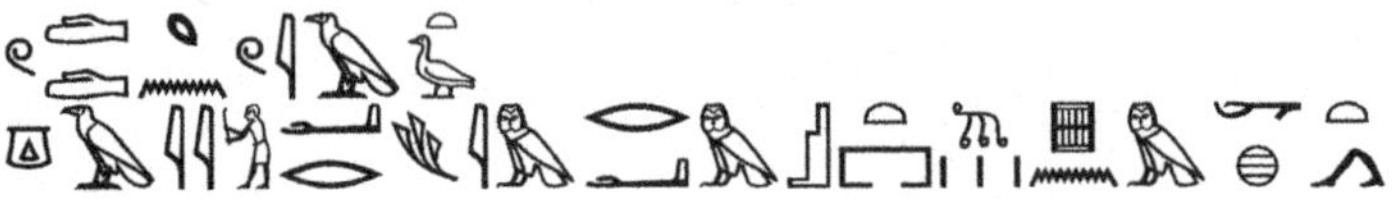

Foglio 62

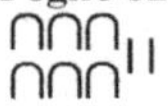

62.1

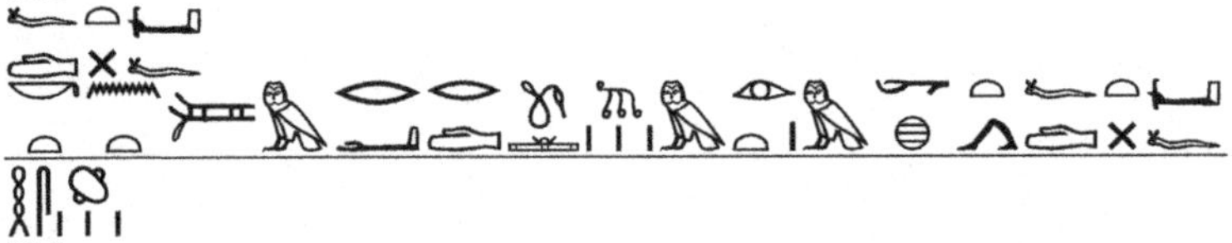

62.2

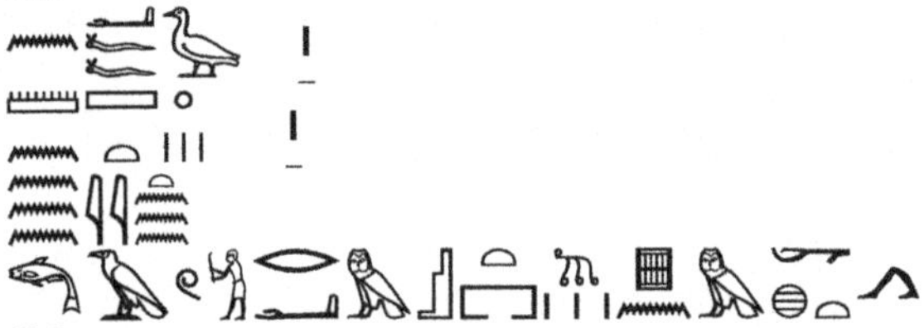

62.3

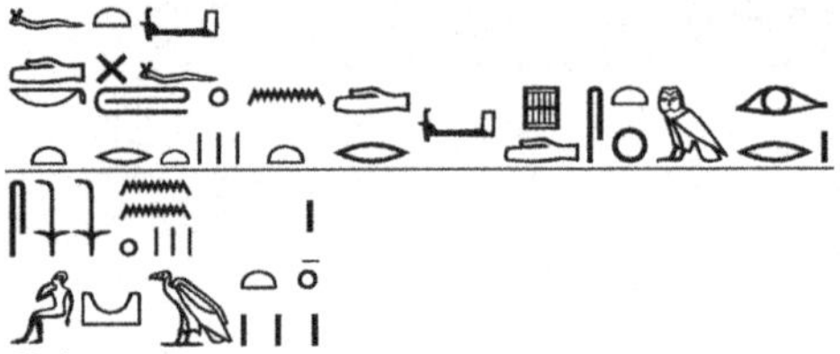

62.4

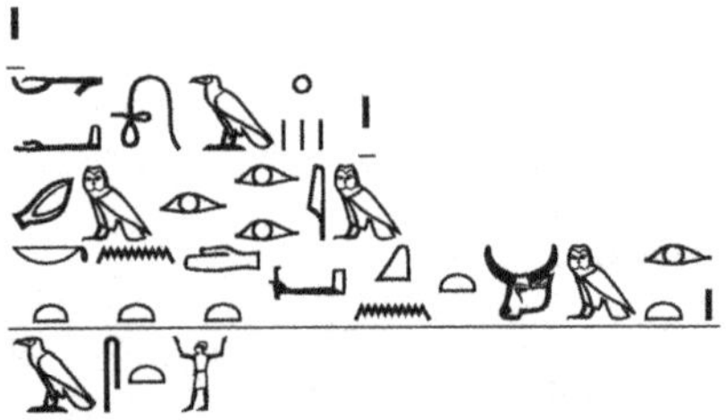

62.5

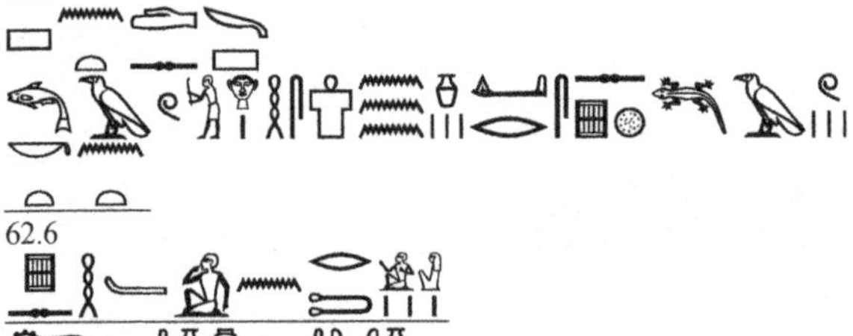

62.6

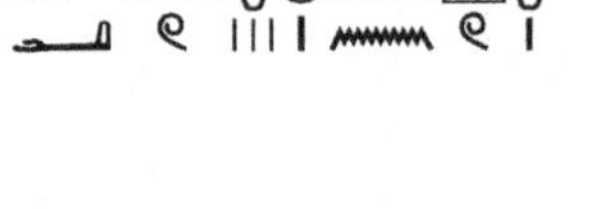

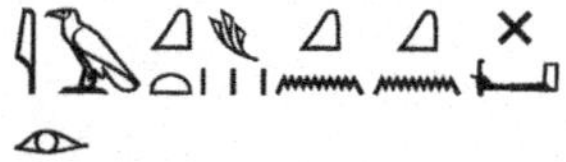

62.7

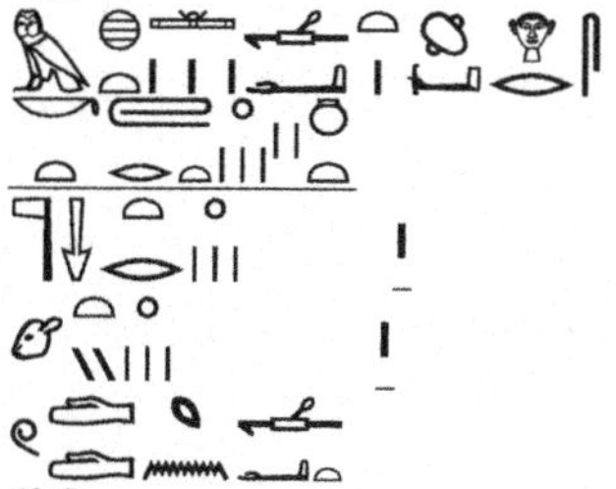

62.8

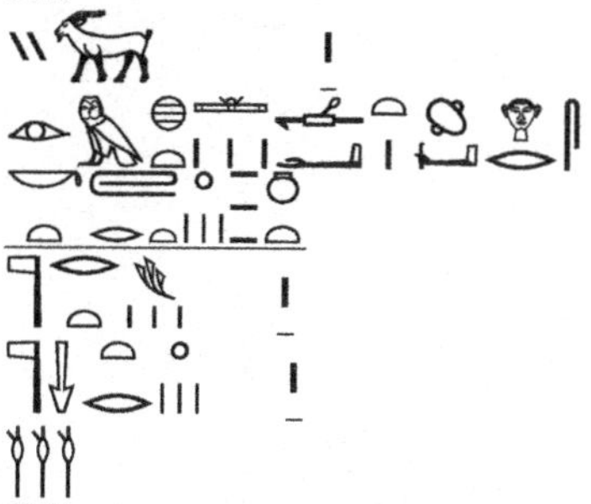

62.9

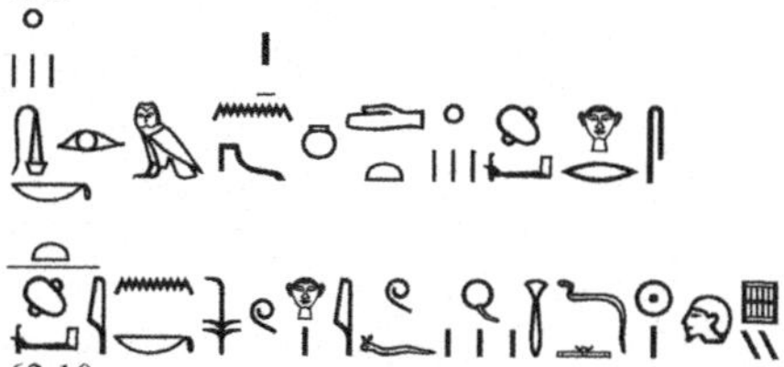

62.10

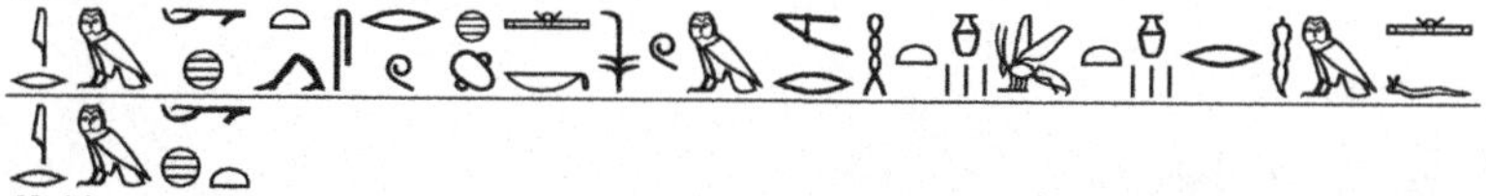

62.11

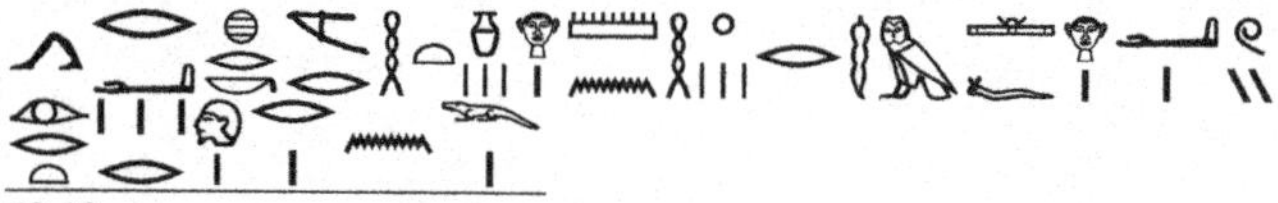

62.12

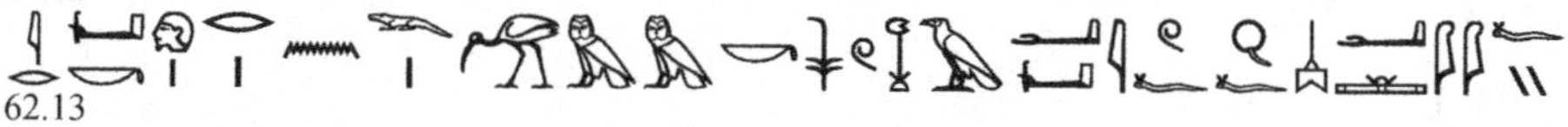

62.13

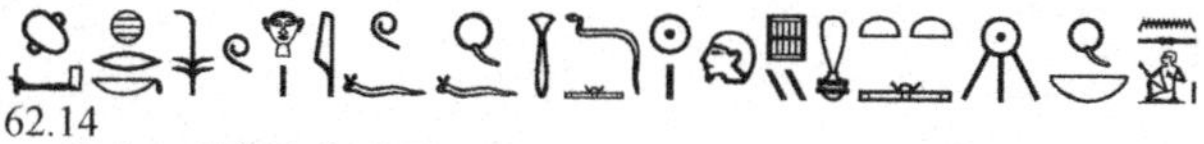

62.14

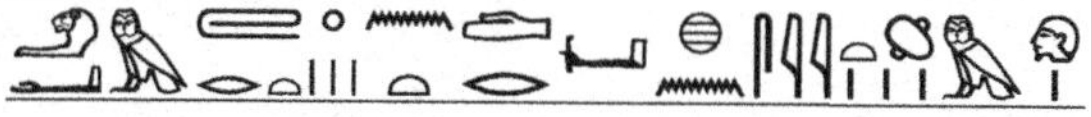

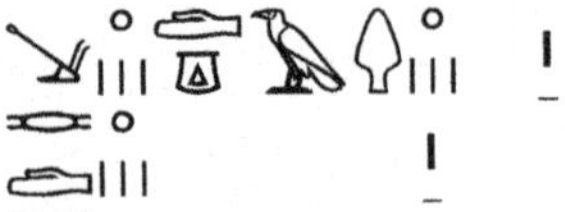

62.15

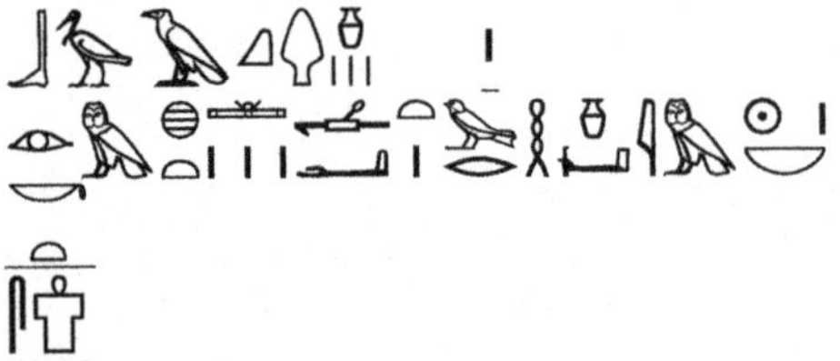

62.16

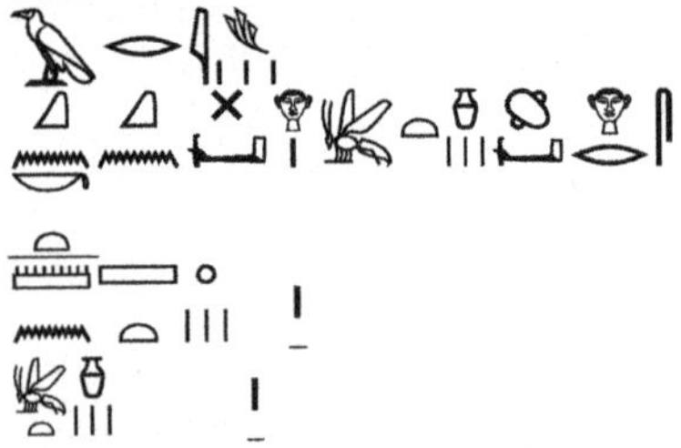

62.17

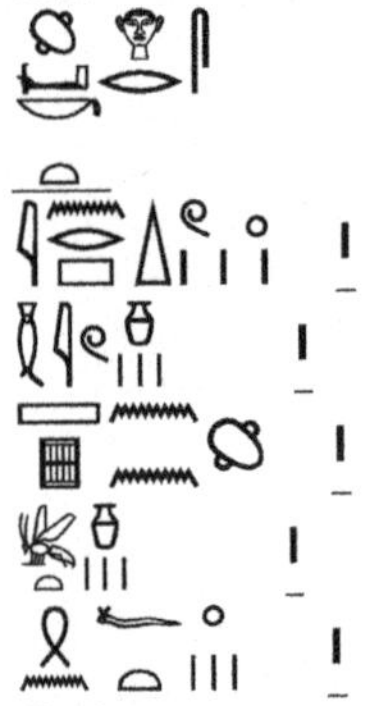

62.18

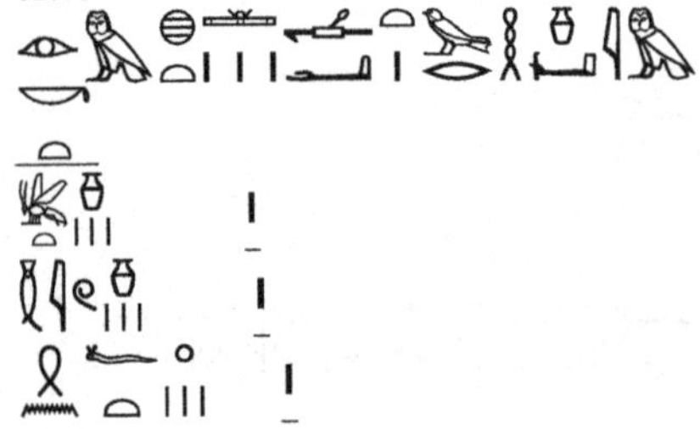

62.19

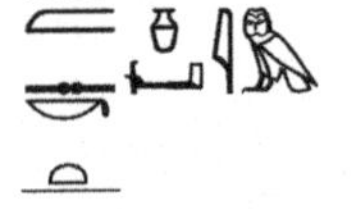

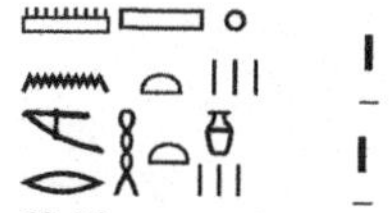

62.20

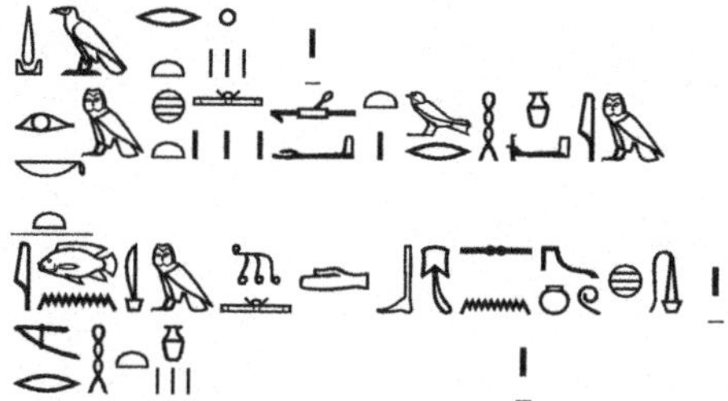

62.21

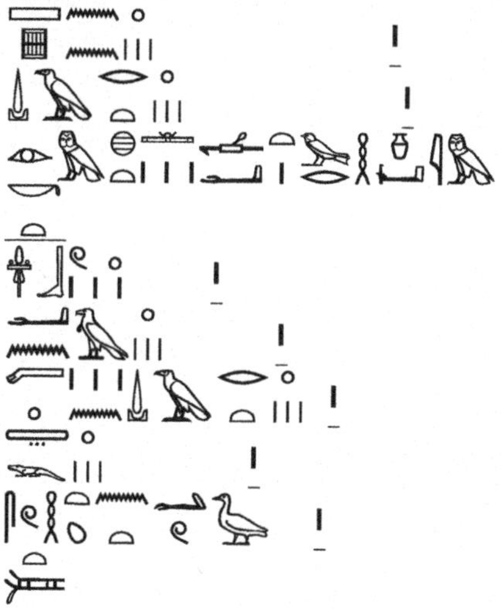

Foglio 63

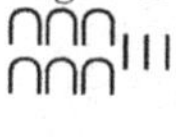

63.1

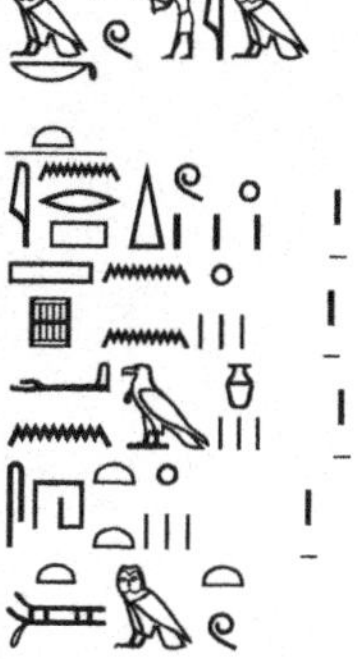

63.2

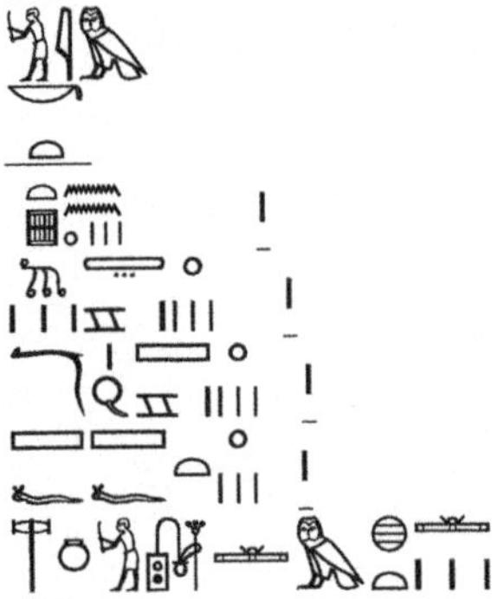

63.3

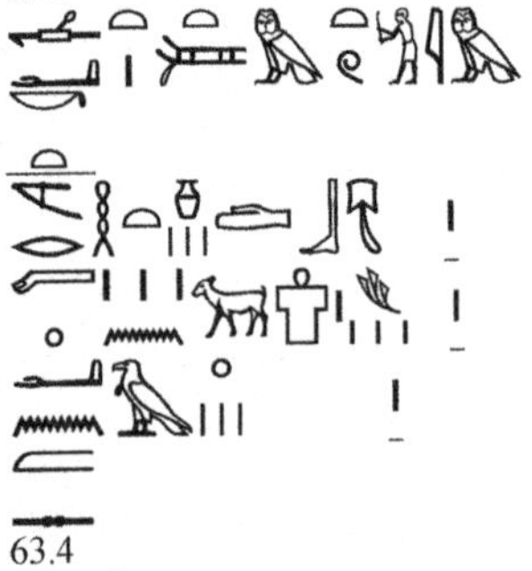

63.4

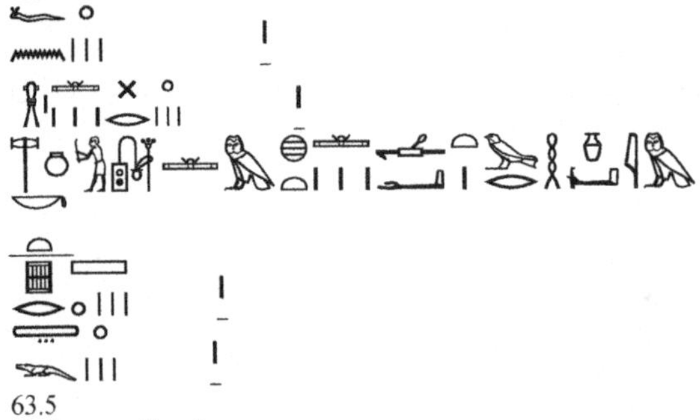

63.5

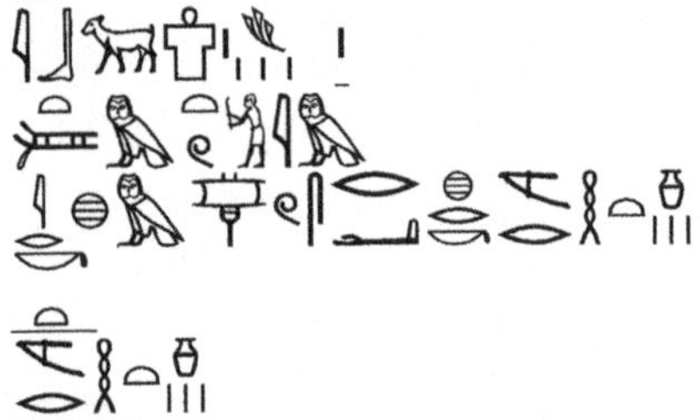

63.6

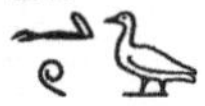

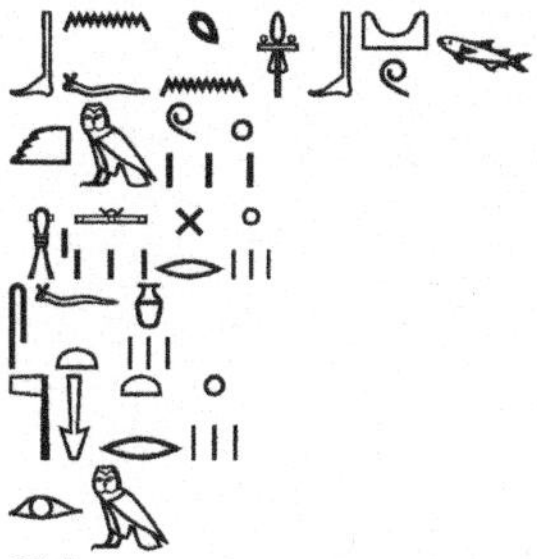

63.7

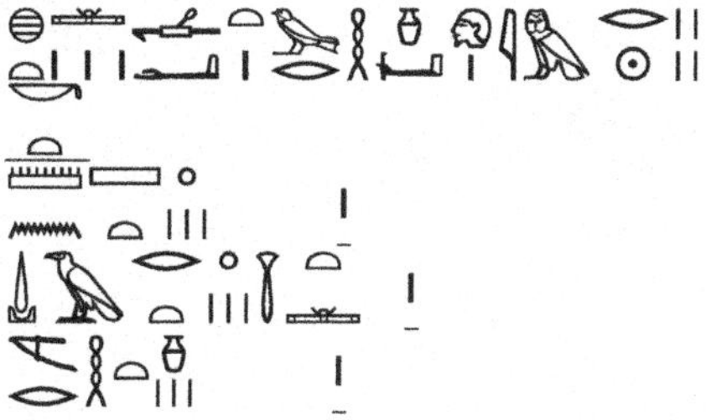

63.8

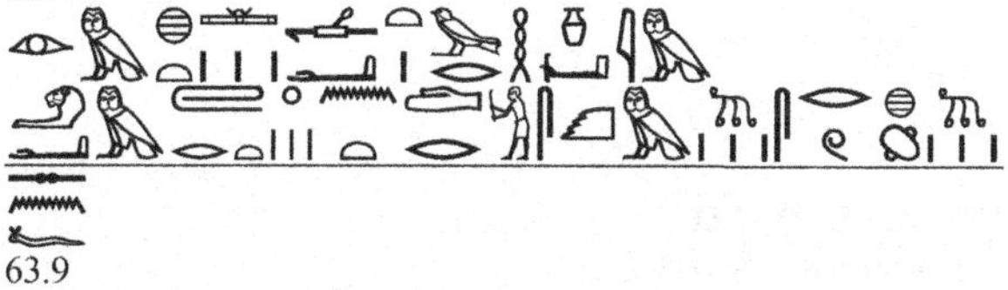

63.9

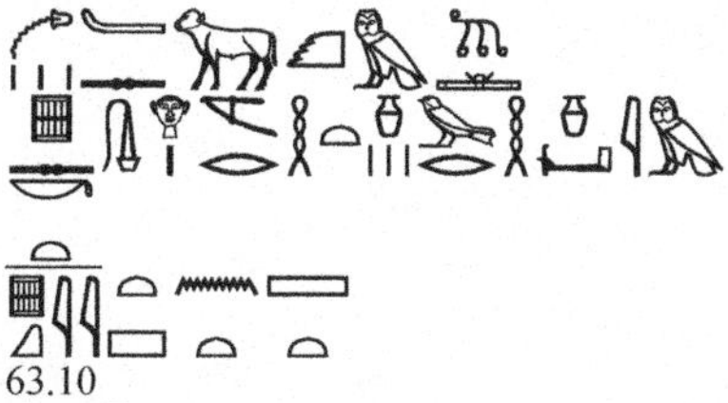

63.10

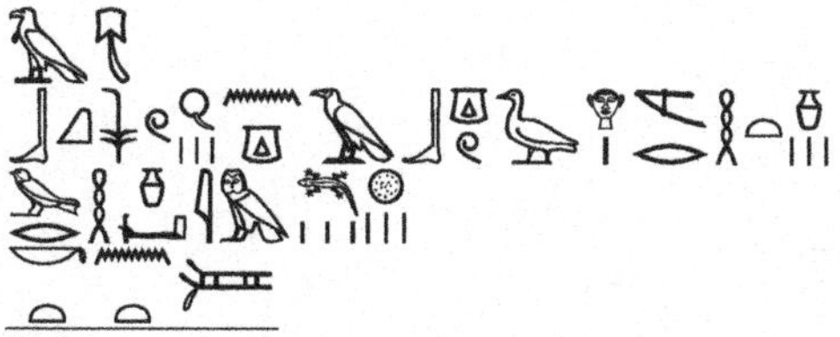

63.11

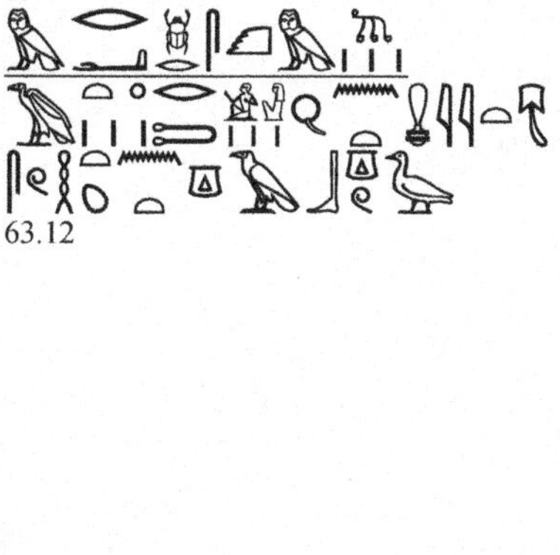

63.12

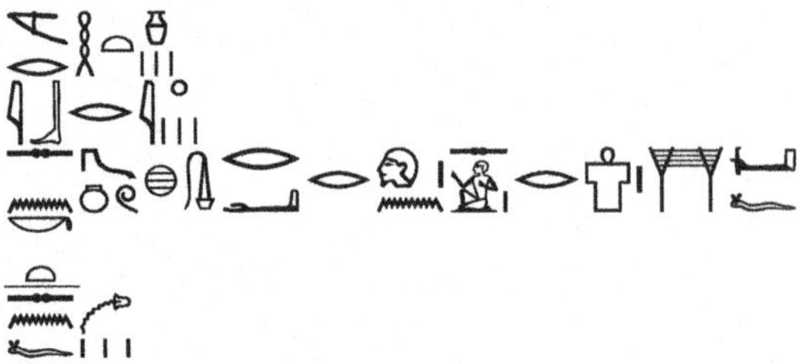

63.13

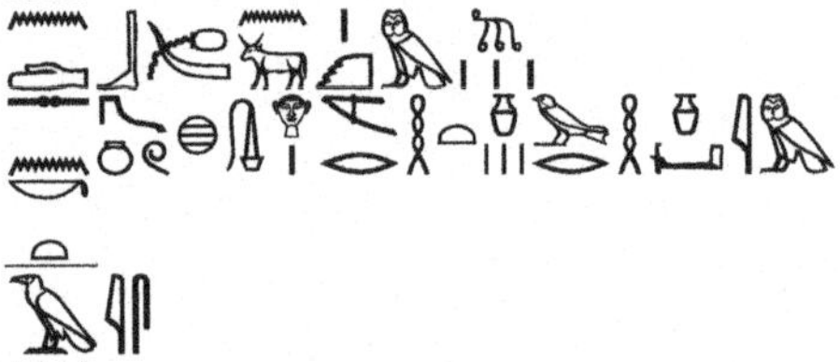

63.14

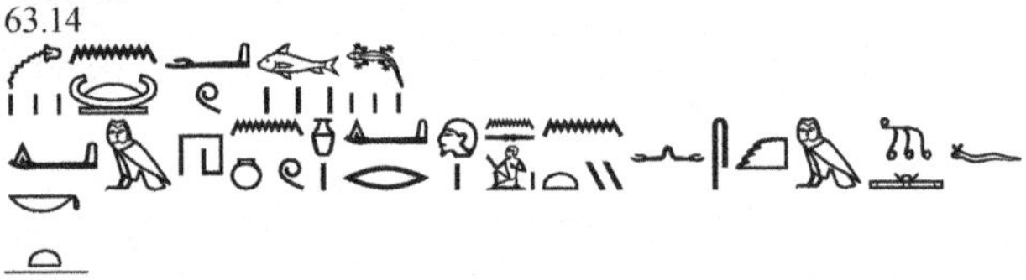

63.15

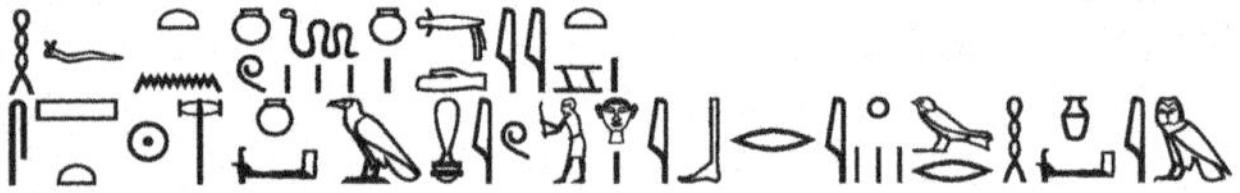

63.16

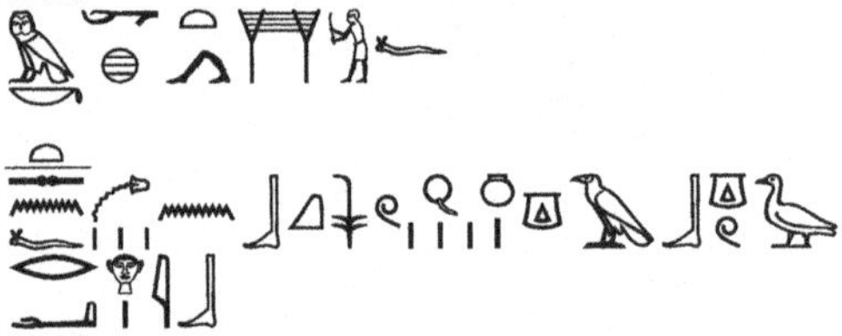

63.17

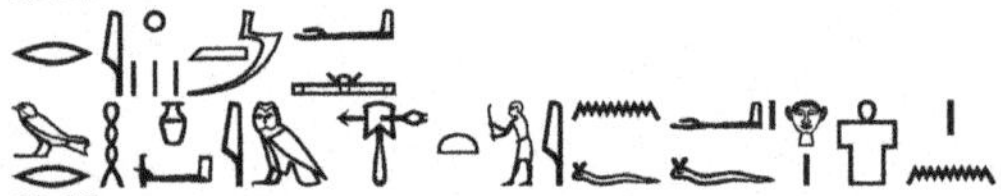

63.18

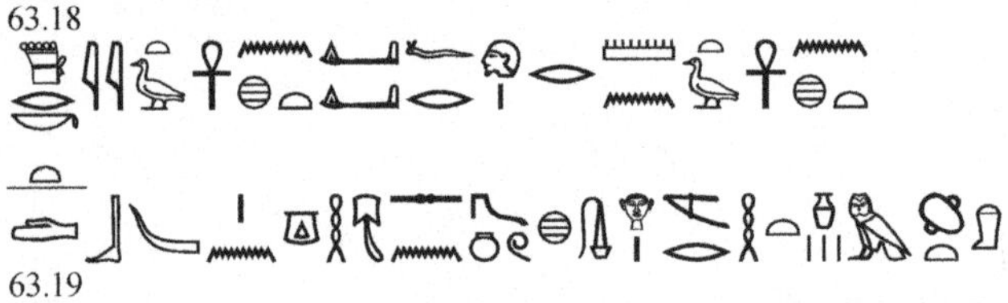

63.19

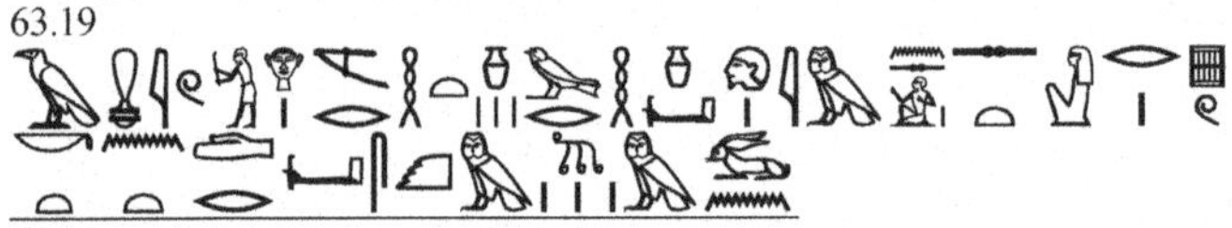

63.20

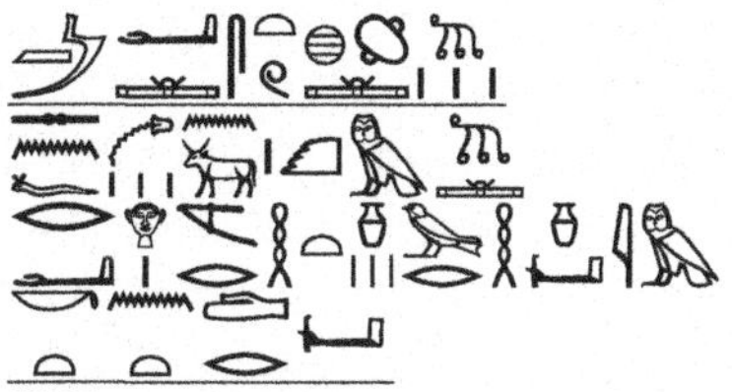

63.21

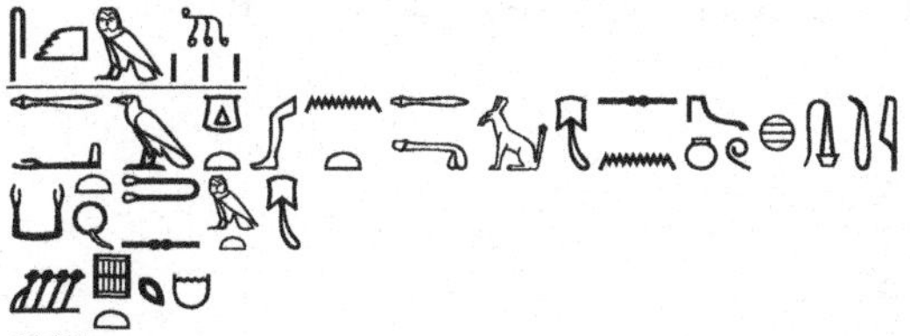

63.22

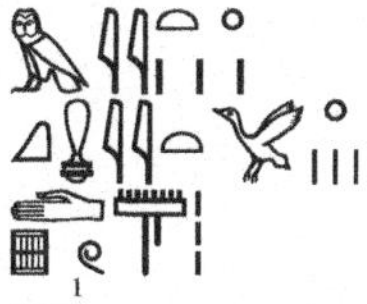

.....[1]

Foglio 64

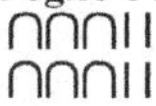

64.1

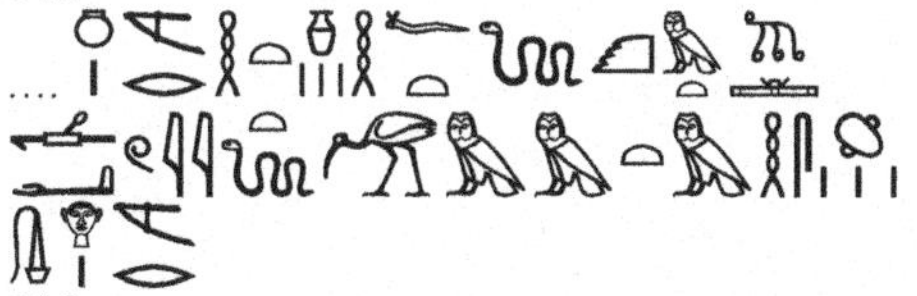

64.2

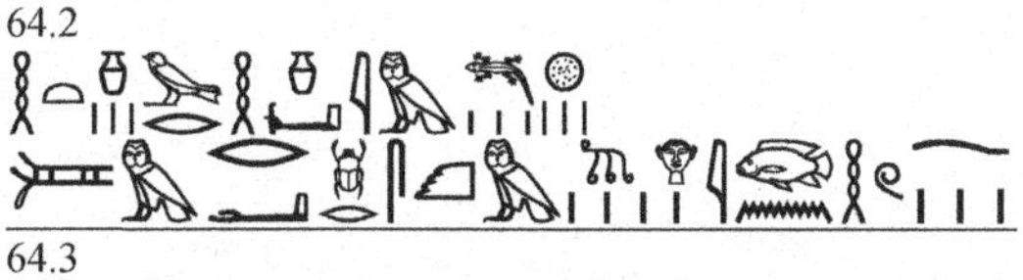

64.3

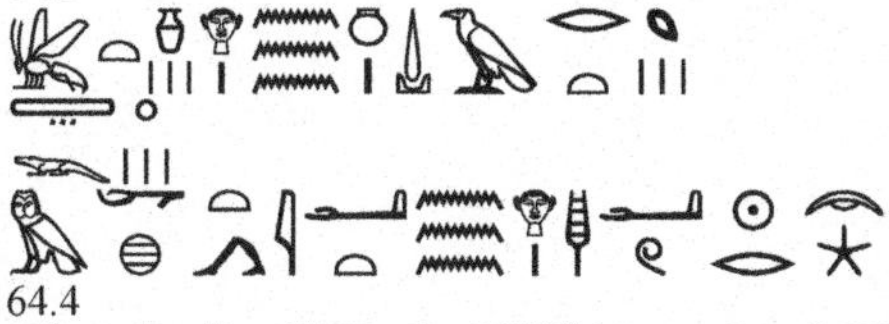

64.4

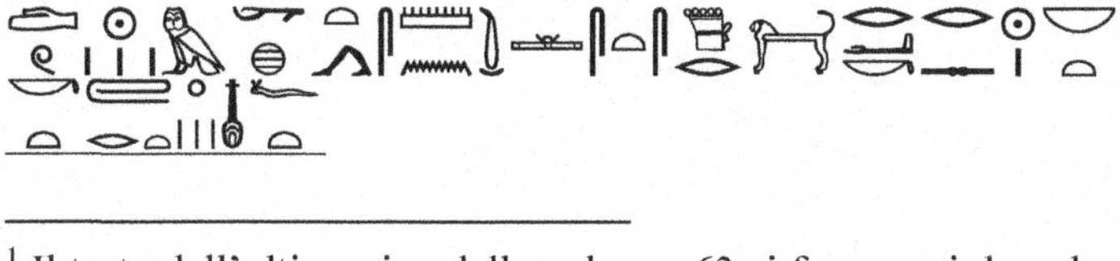

[1] Il testo dell'ultima riga della colonna 63 si ferma qui; la colonna termina con mezza linea vuota.

64.5

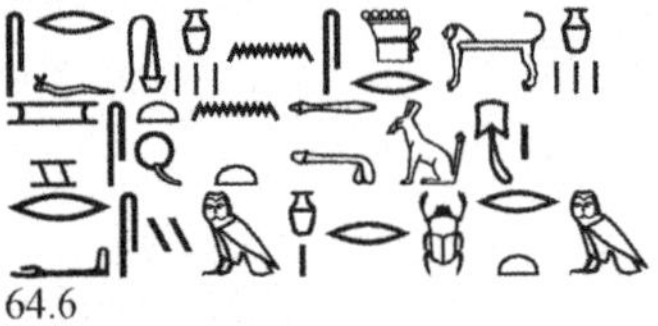

64.6

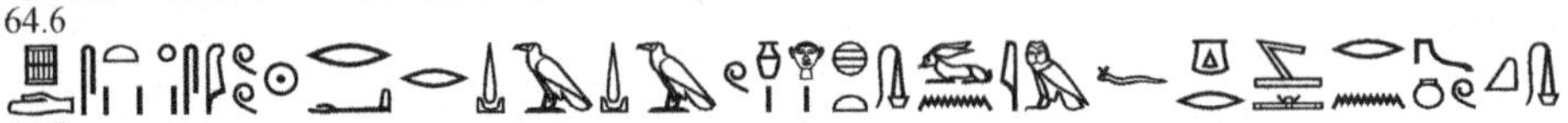

64.7

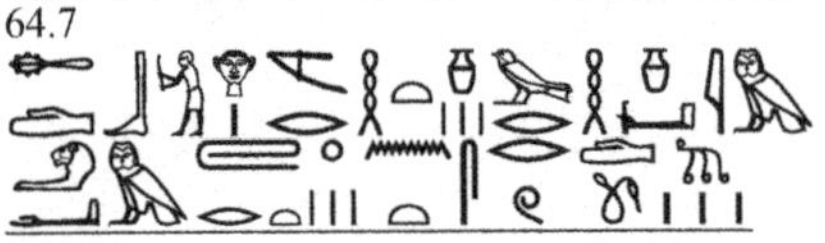

64.8

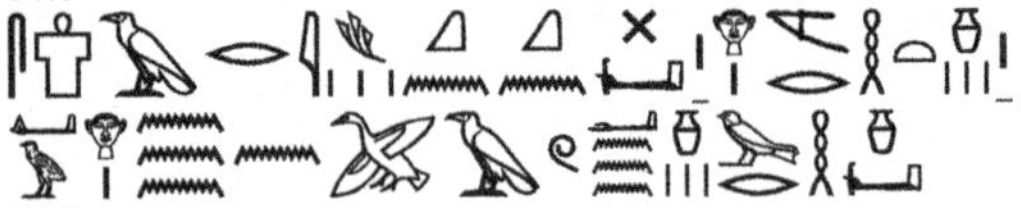

64.9

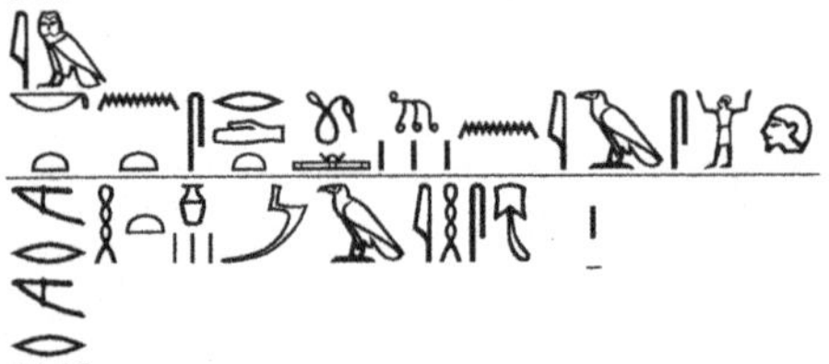

64.10

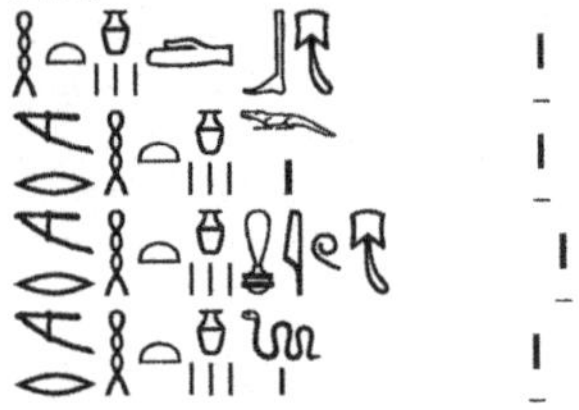

64.11

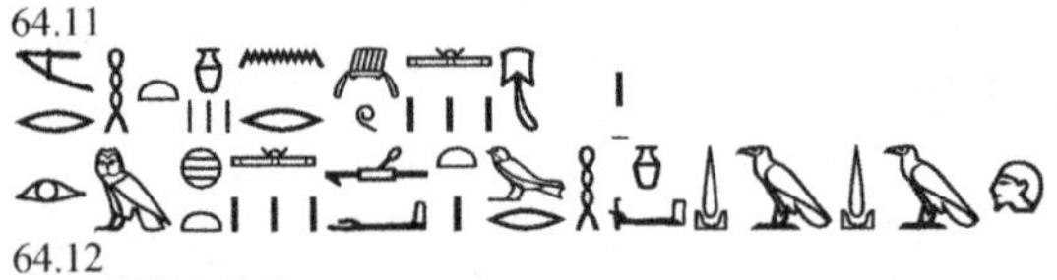

64.12

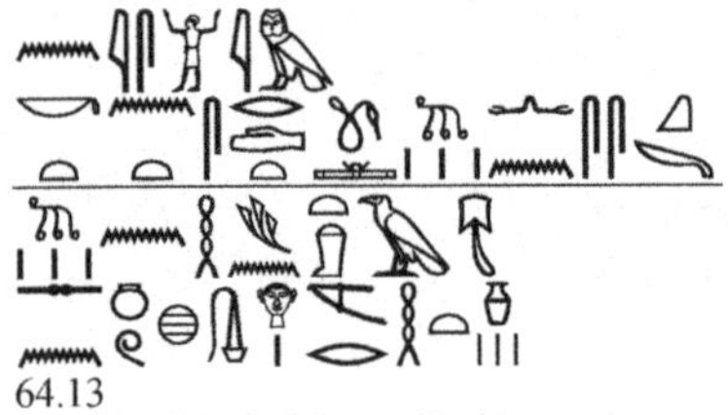

64.13

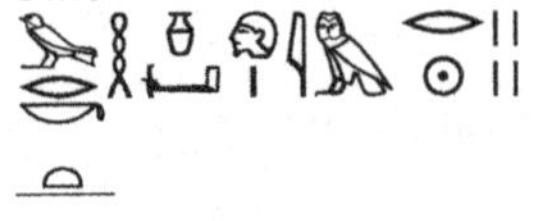

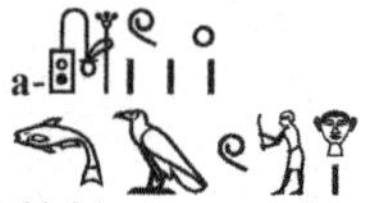

64.14

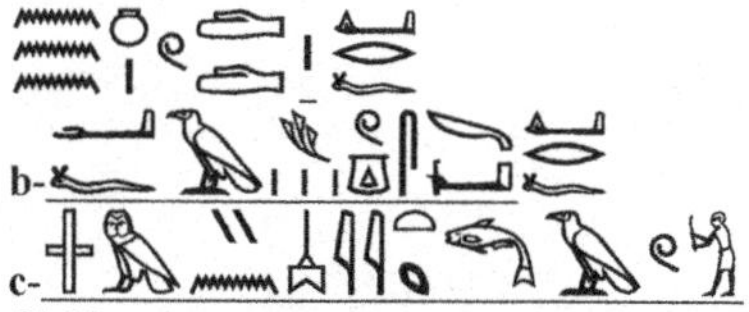

64.15

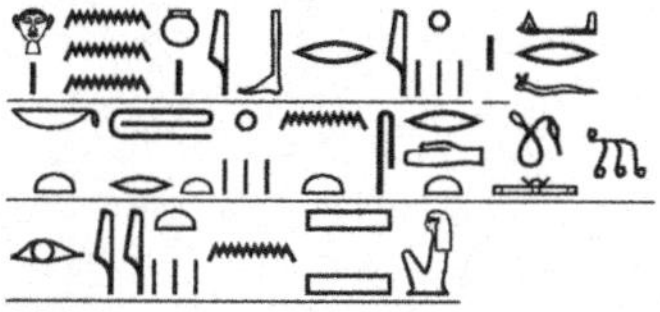

64.16

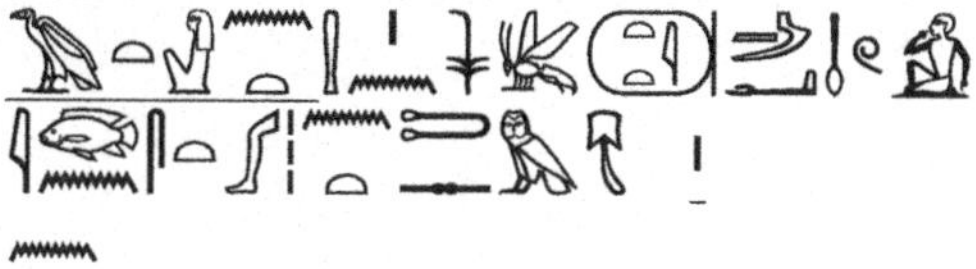

64.17

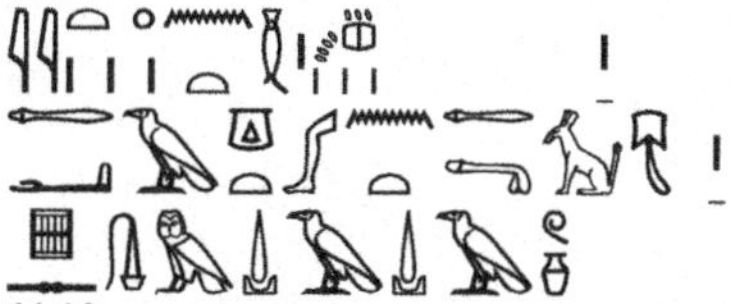

64.18

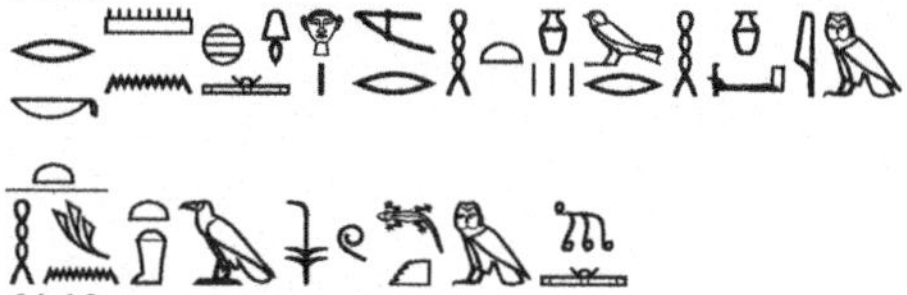

64.19

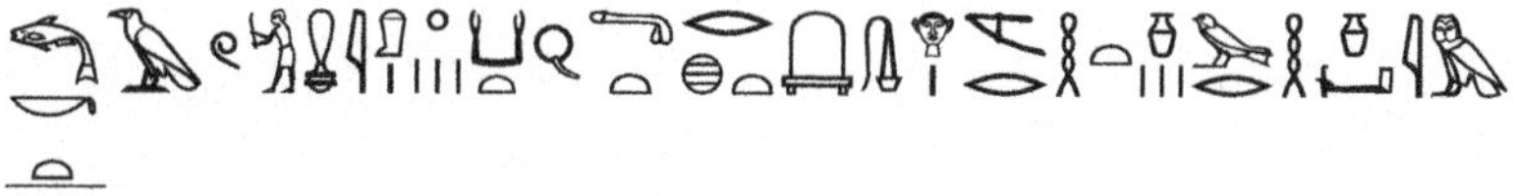

64.20

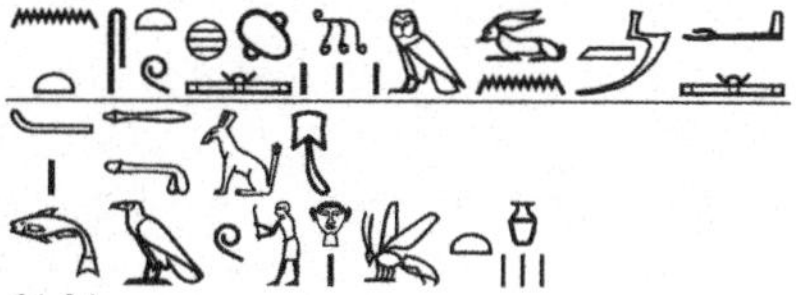

64.21

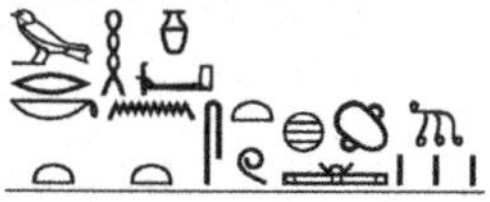

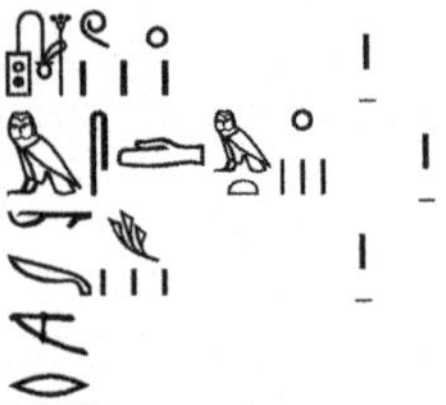

64.22

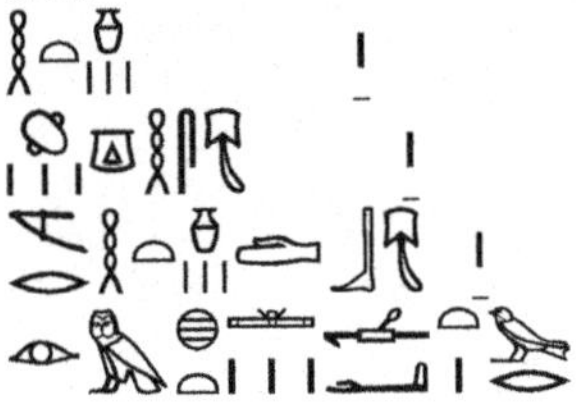

Foglio 65

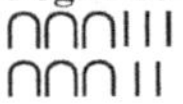

65.1

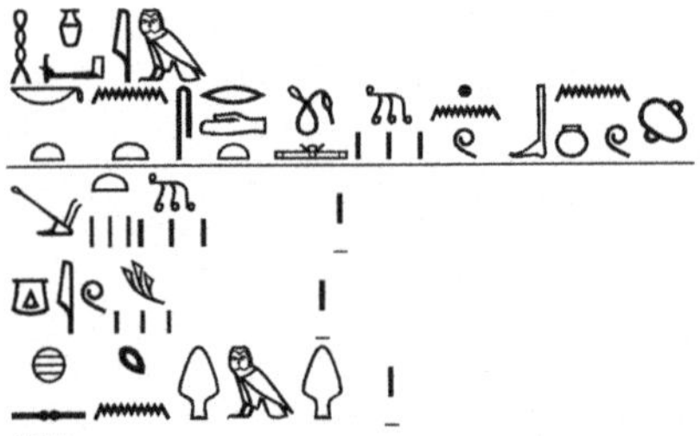

65.2

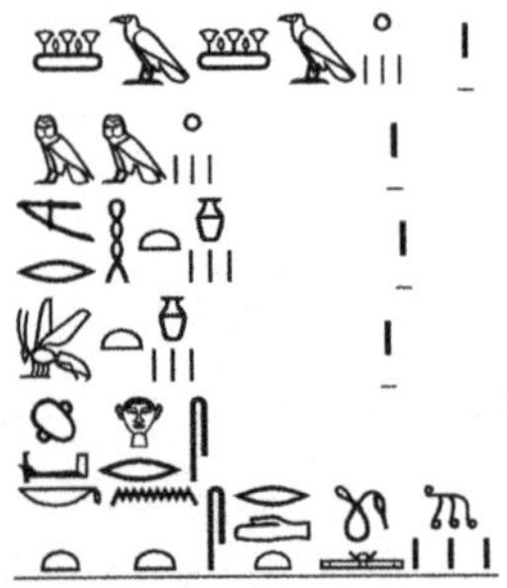

65.3

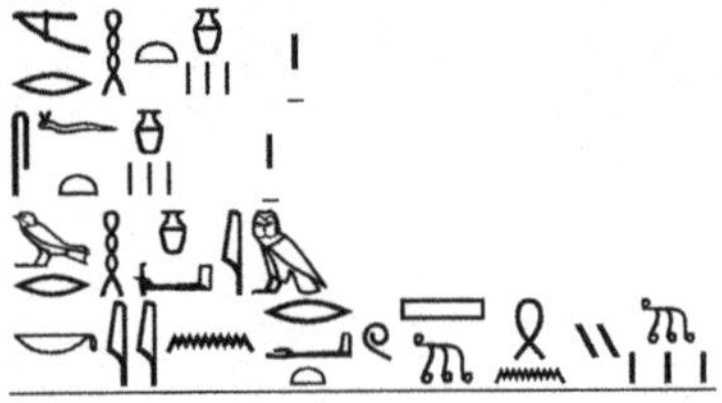

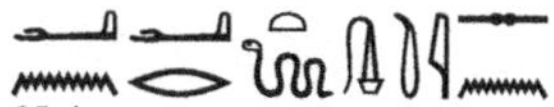

65.4

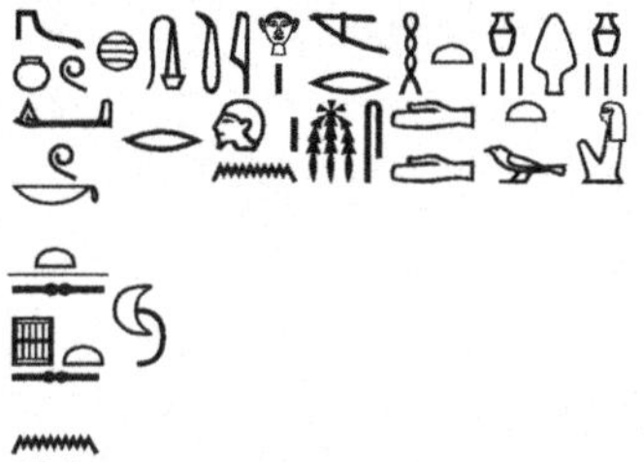

65.5

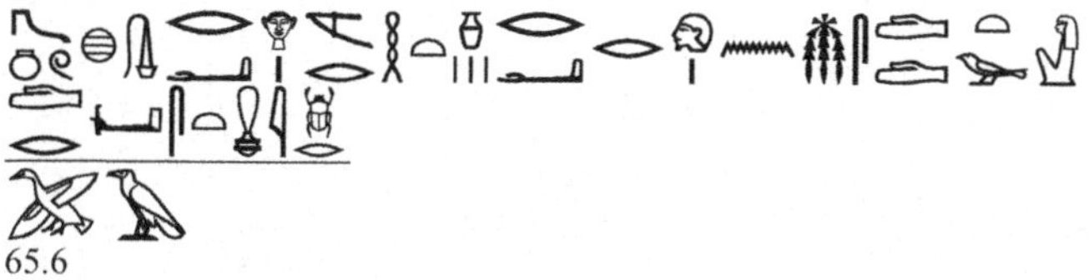

65.6

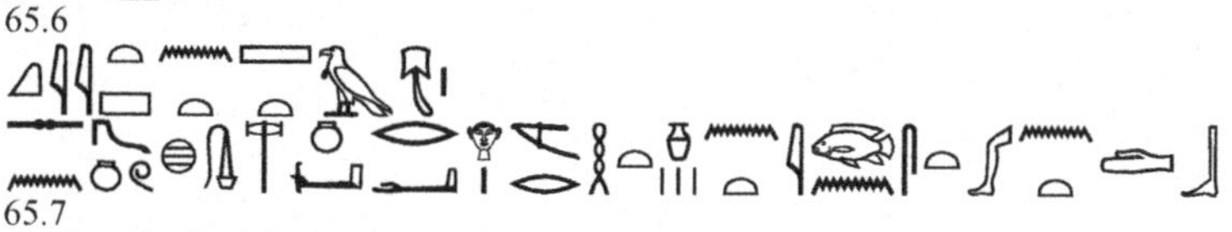

65.7

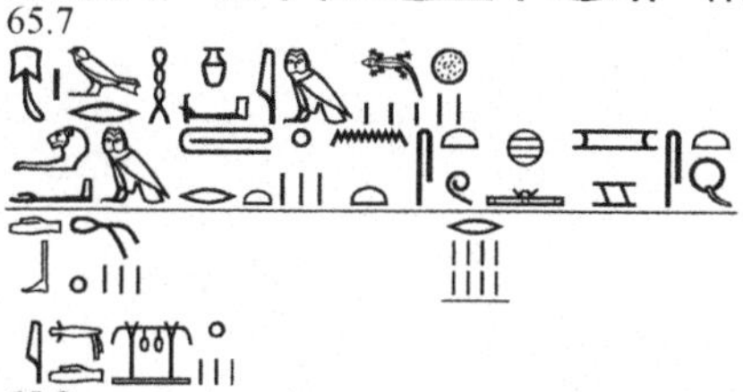

65.8

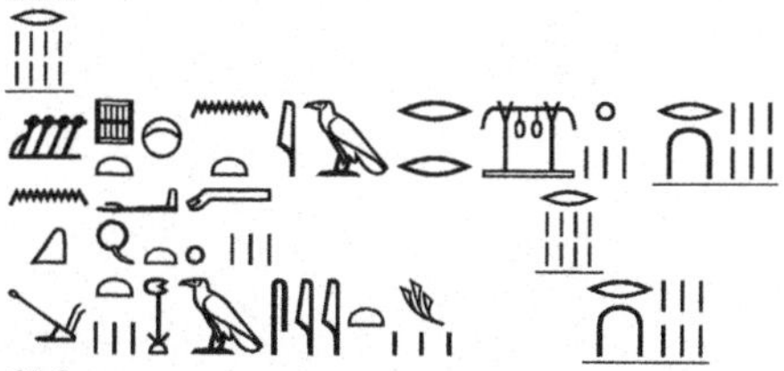

65.9

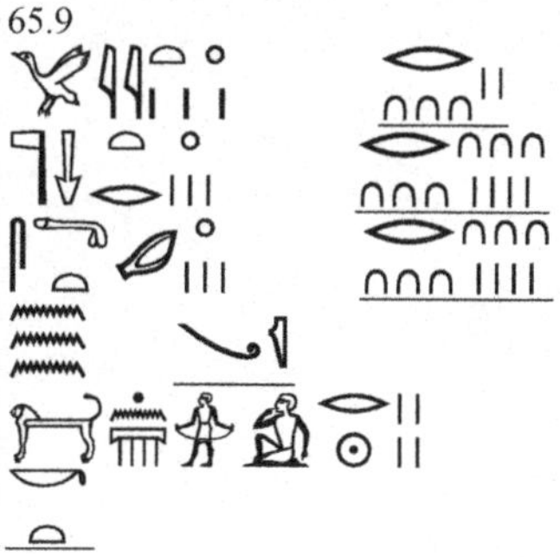

65.10

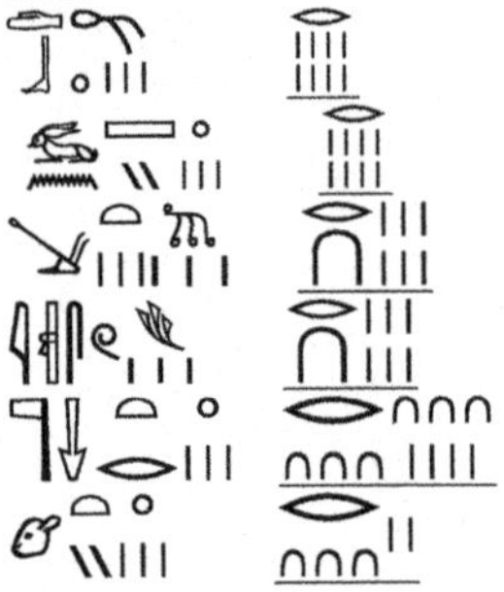

65.11

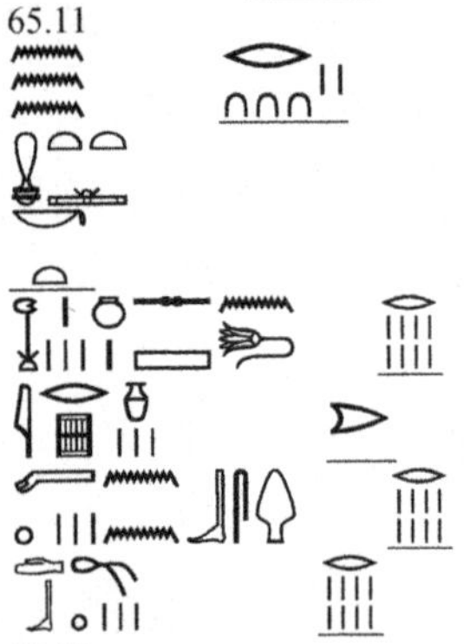

65.12

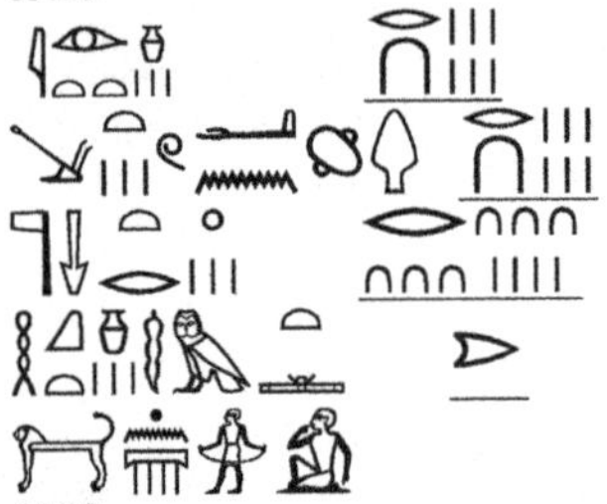

65.13

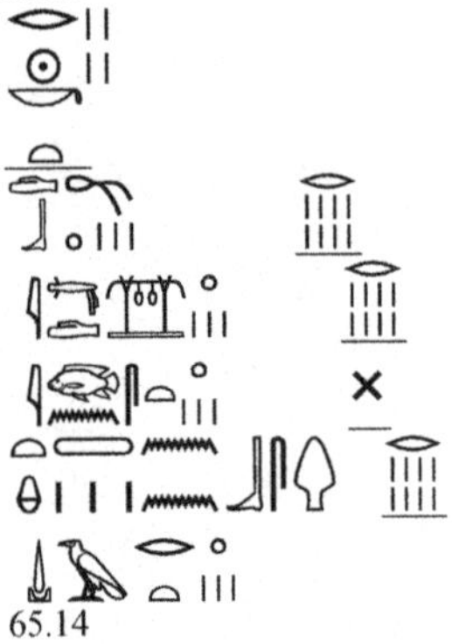

65.14

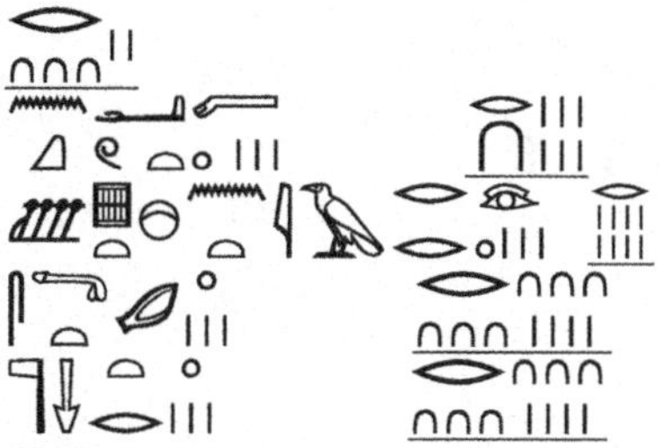

65.15

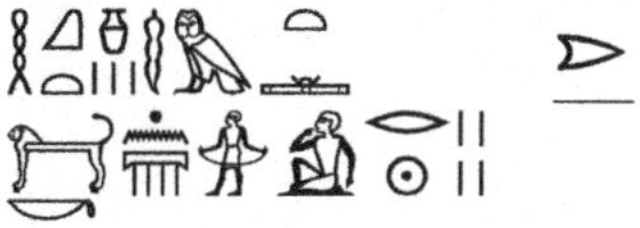

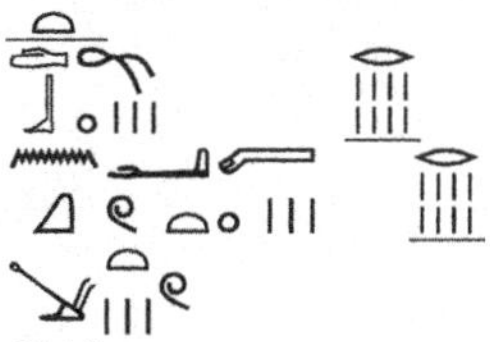

65.16

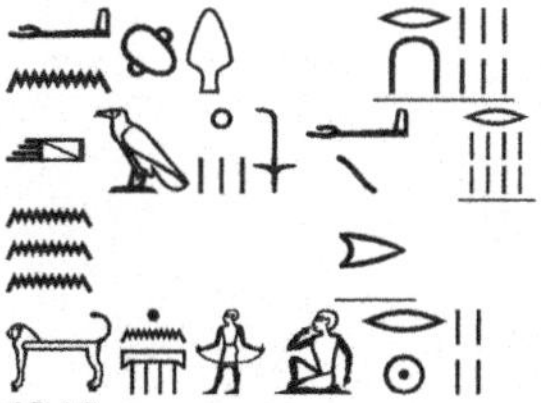

65.17

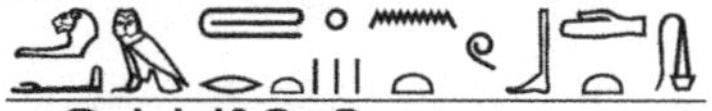

a- 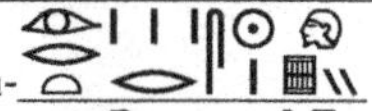

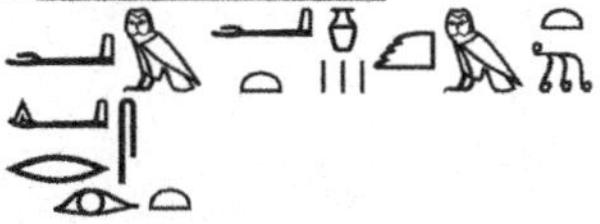

b- 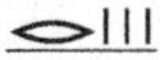

65.18

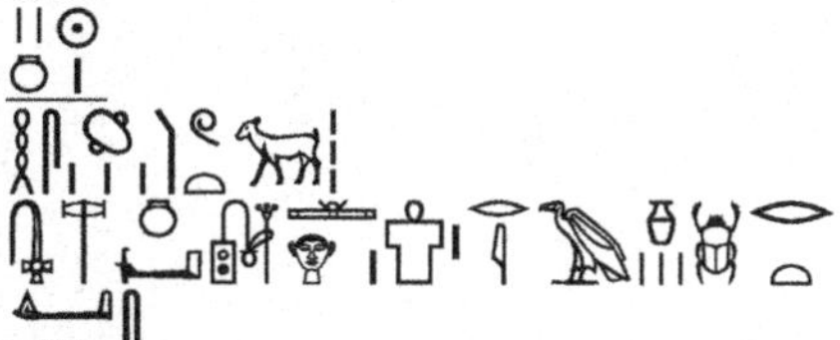

c- 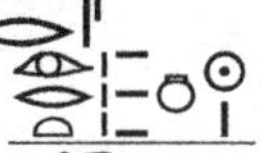

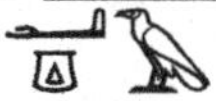

65.19

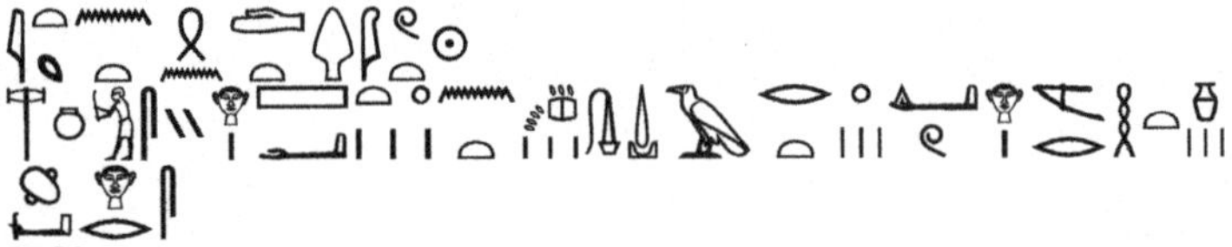

65.20

d- 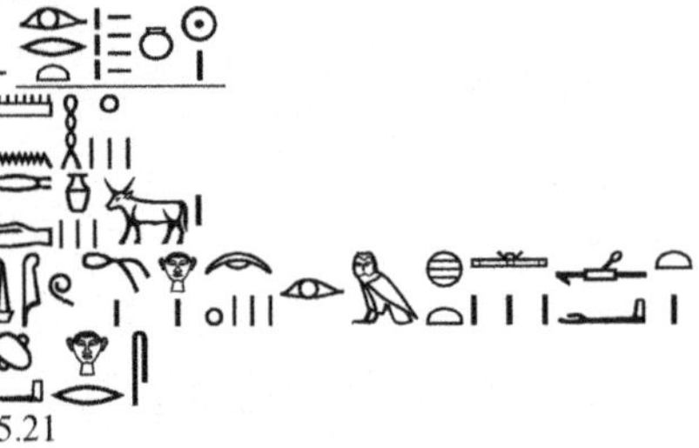

65.21

e- 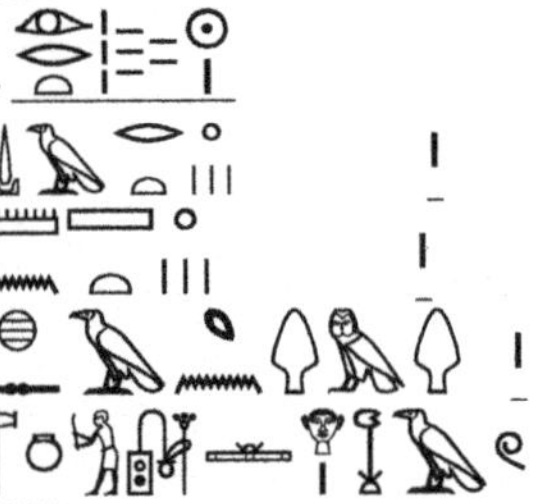

65.22

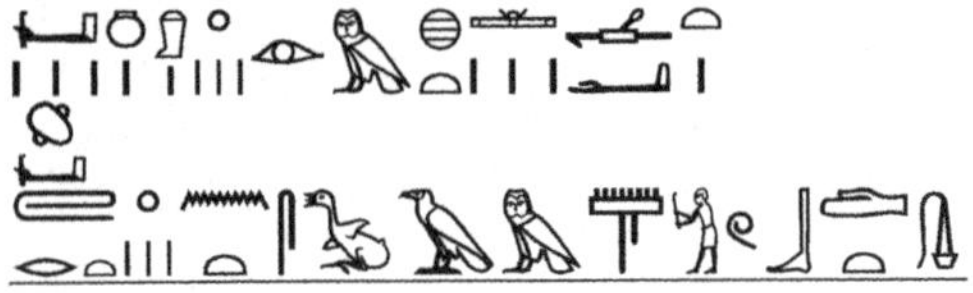

Foglio 66

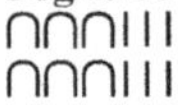

66.1

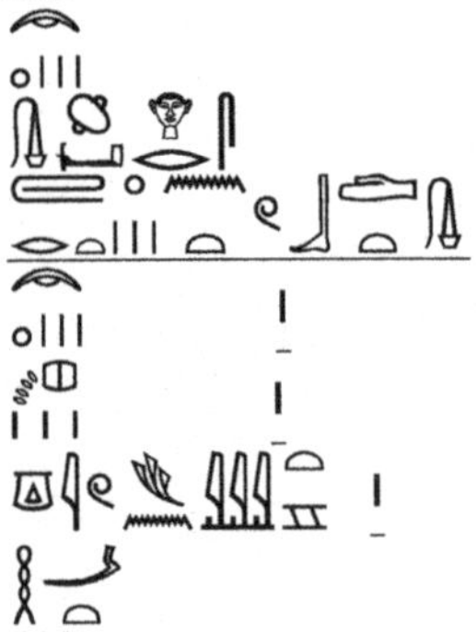

66.2

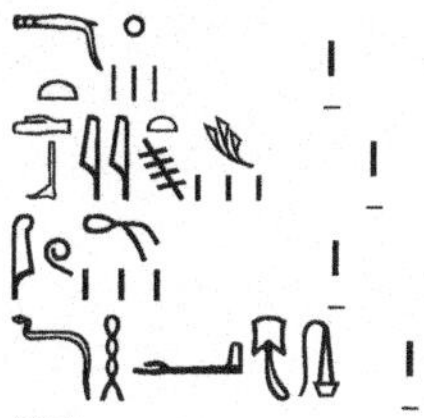

66.3

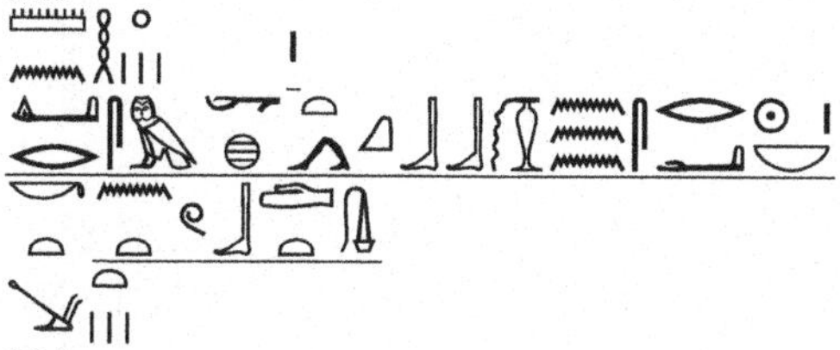

66.4

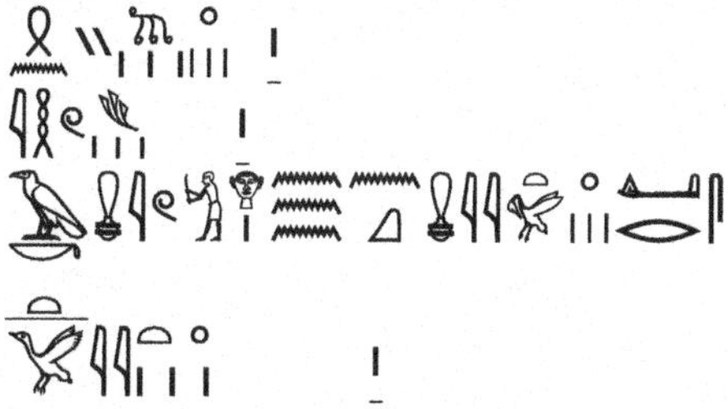

66.5

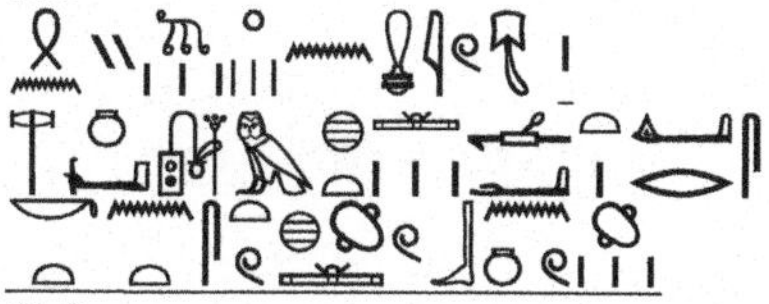

66.6

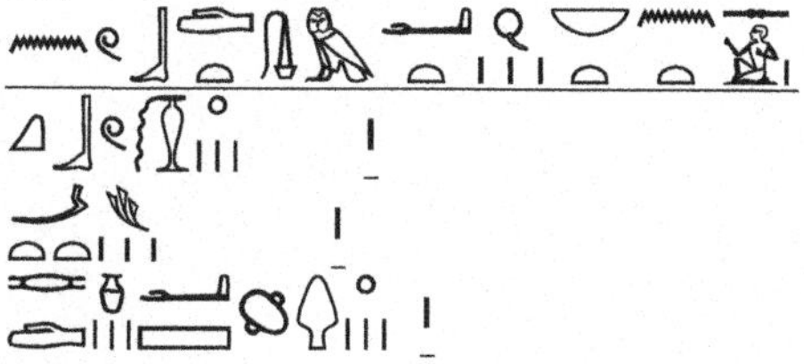

66.7

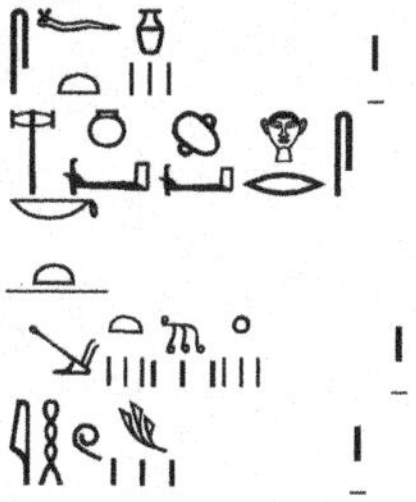

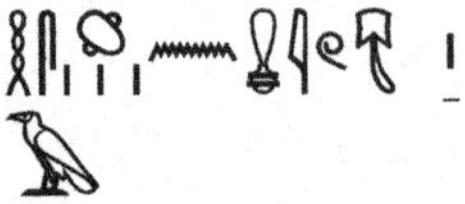

66.8

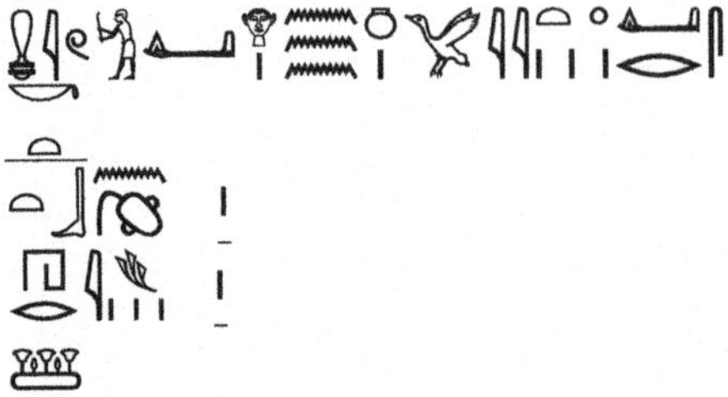

66.9

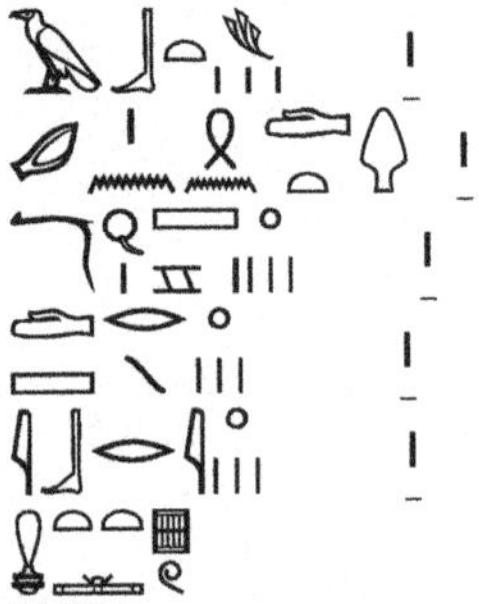

66.10

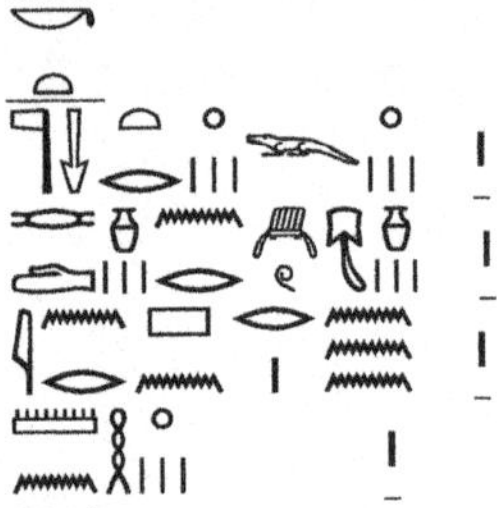

66.11

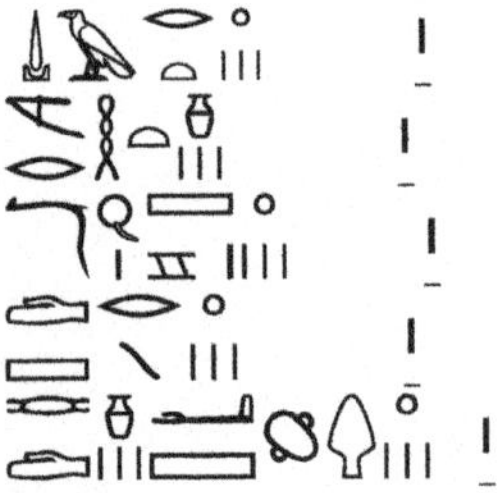

66.12

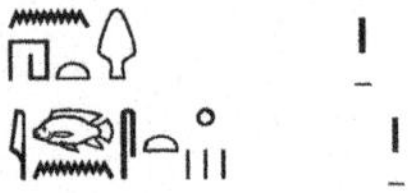

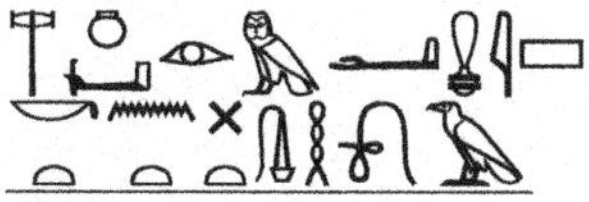

66.13

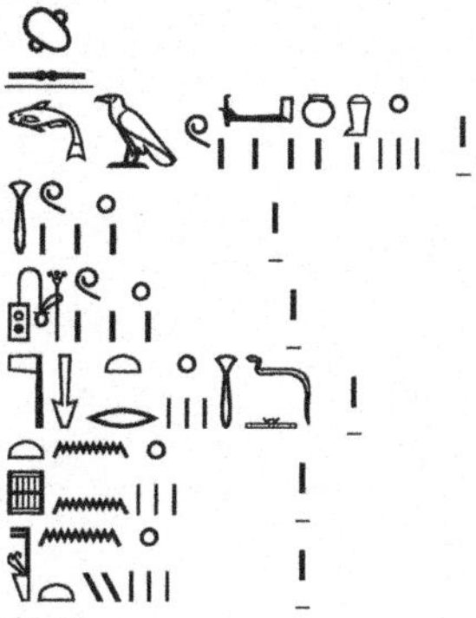

66.14

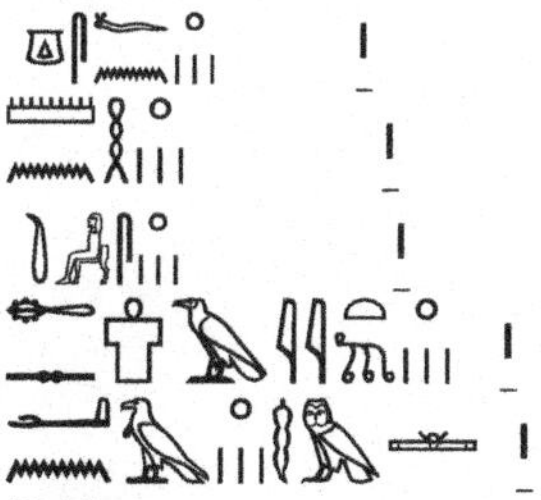

66.15

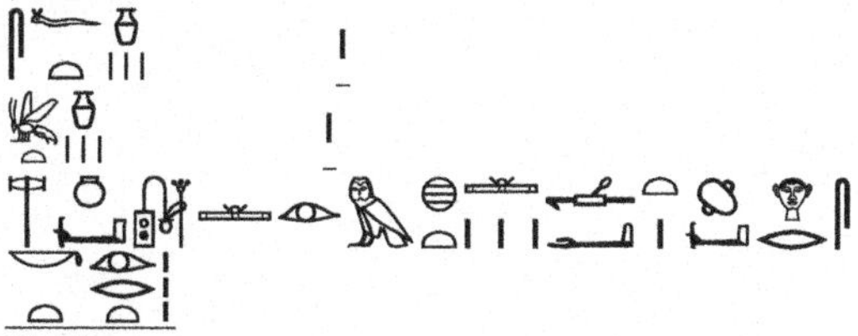

66.16

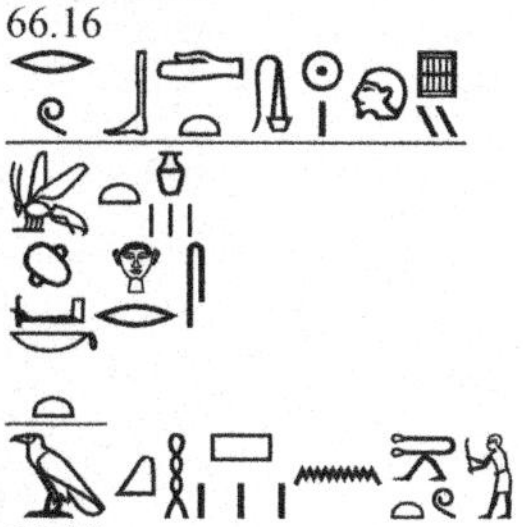

66.17

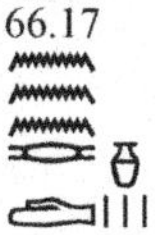

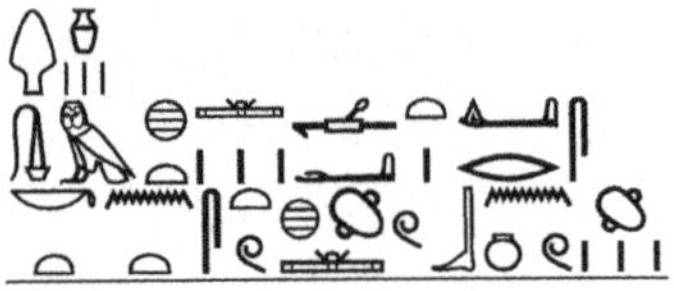

66.18

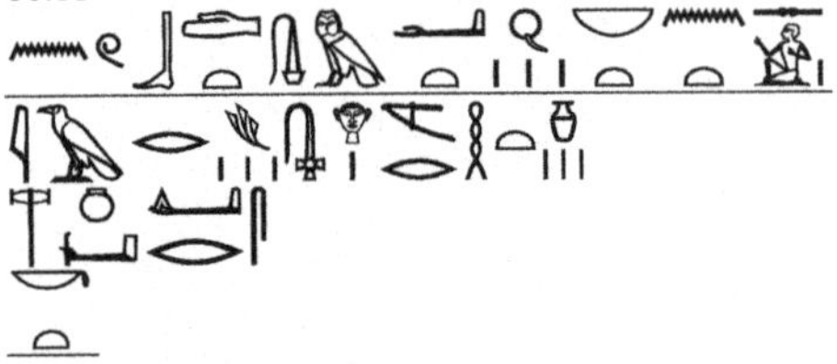

66.19

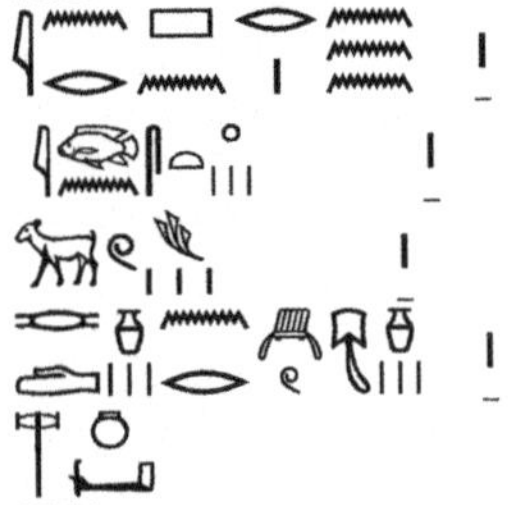

66.20

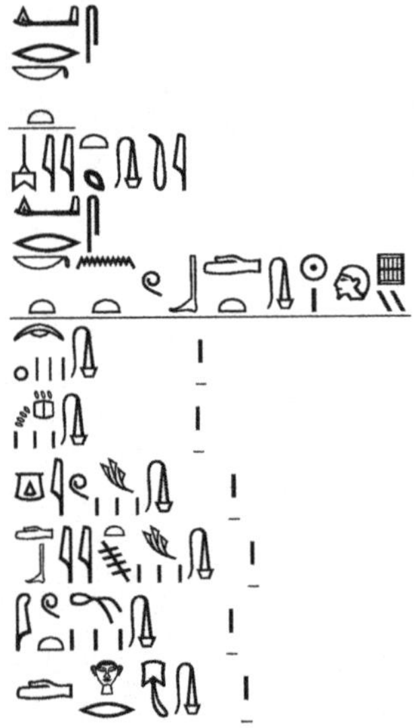

Foglio 67

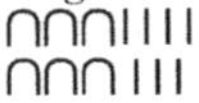

67.1

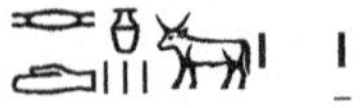

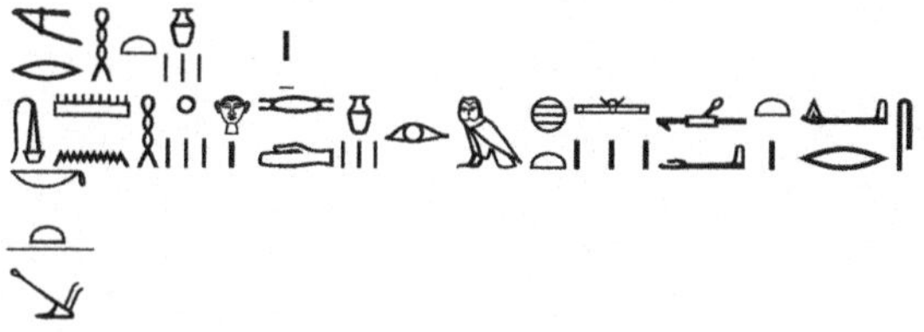

67.2

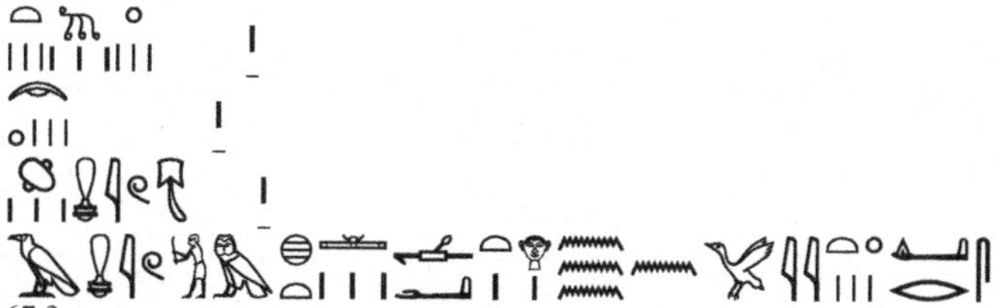

67.3

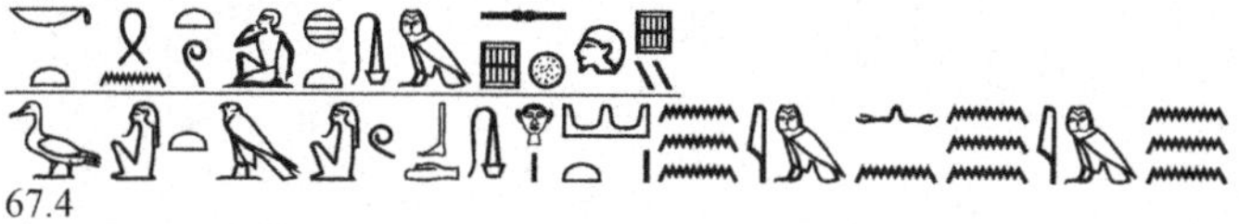

67.4

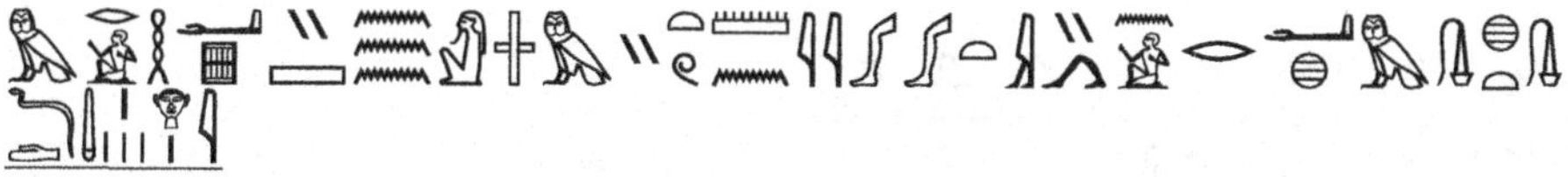

67.5

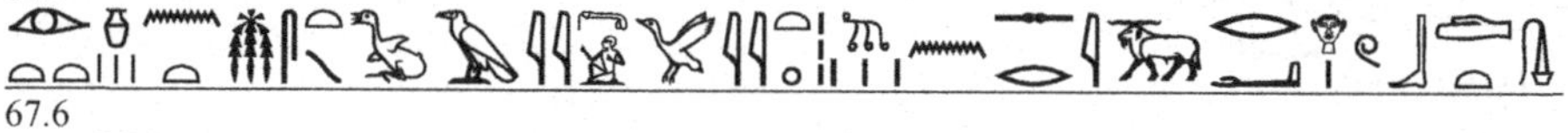

67.6

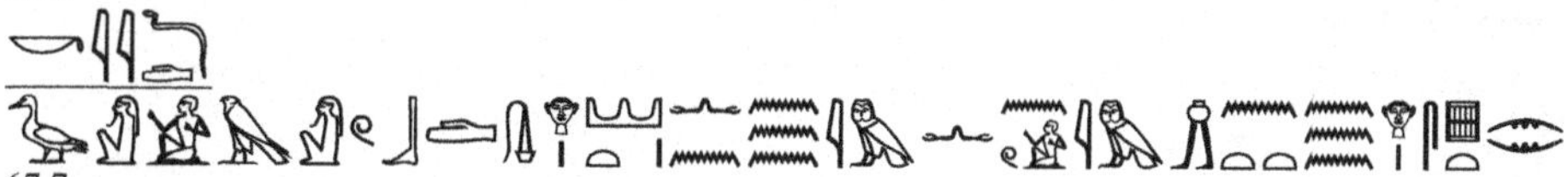

67.7

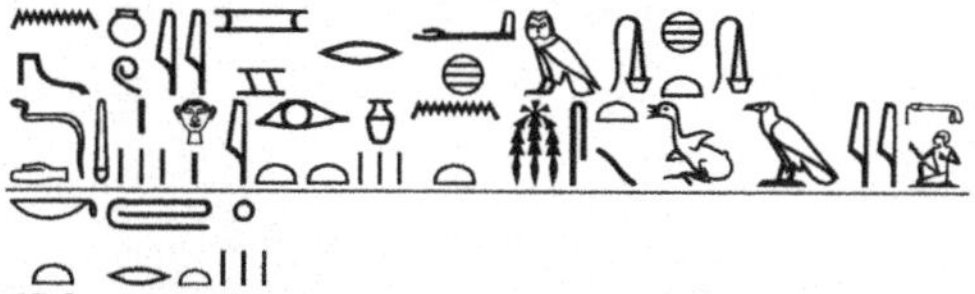

67.8

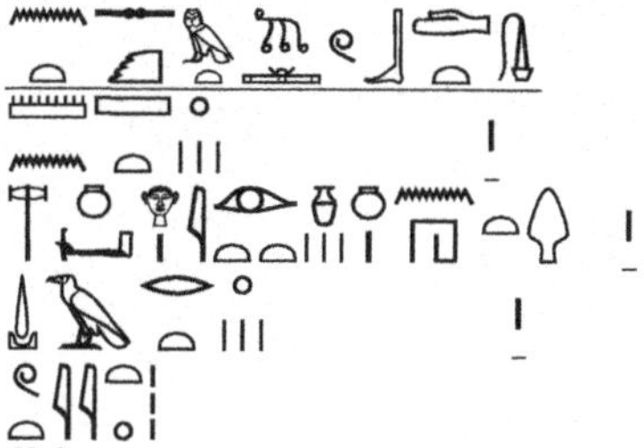

67.9

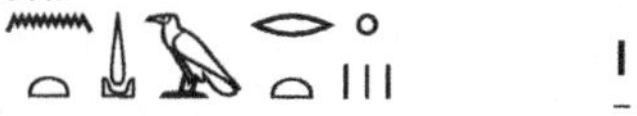

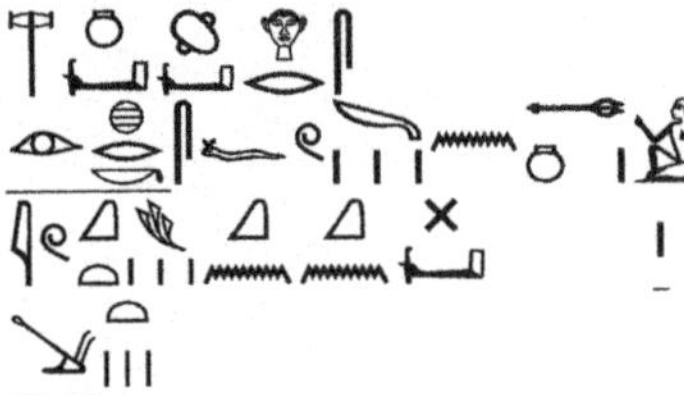

67.10

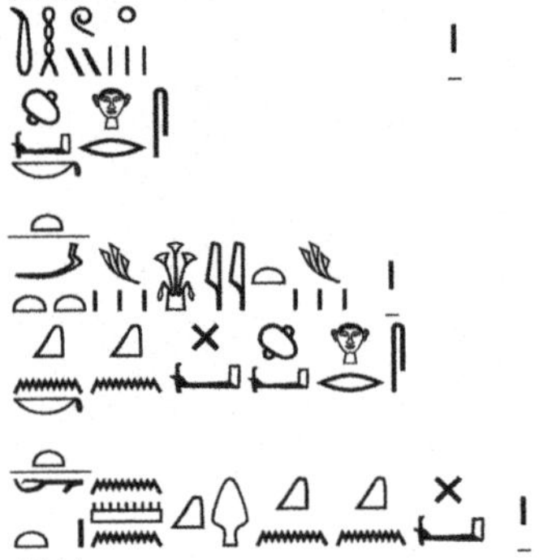

67.11

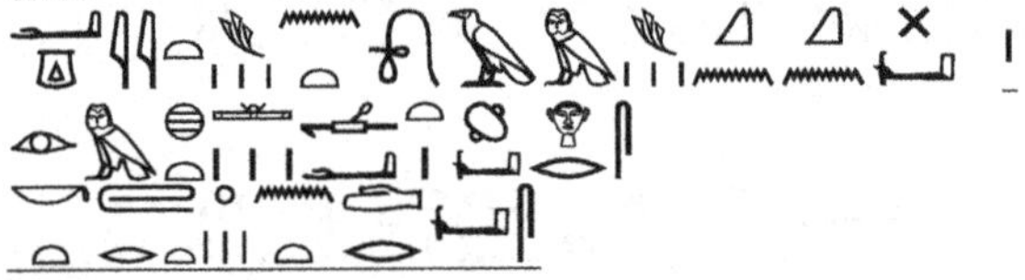

67.12

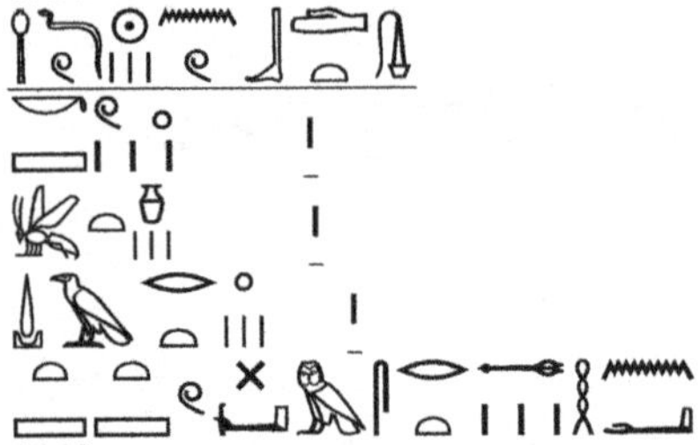

67.13

67.14

[2] Resto mancante.

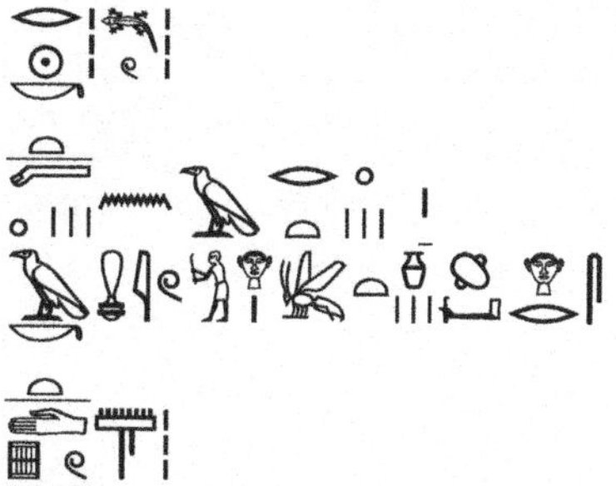

67.15

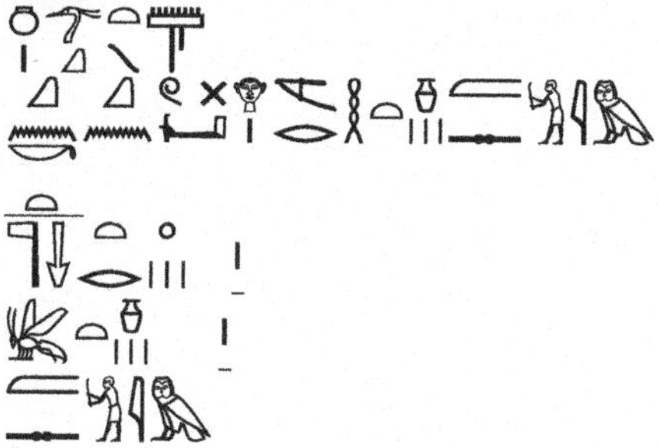

67.16

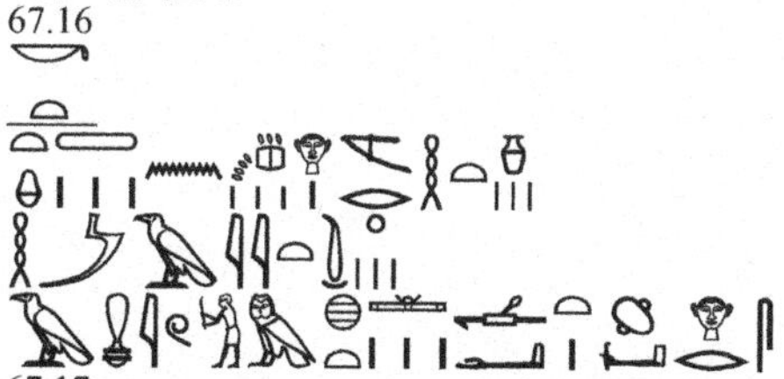

67.17

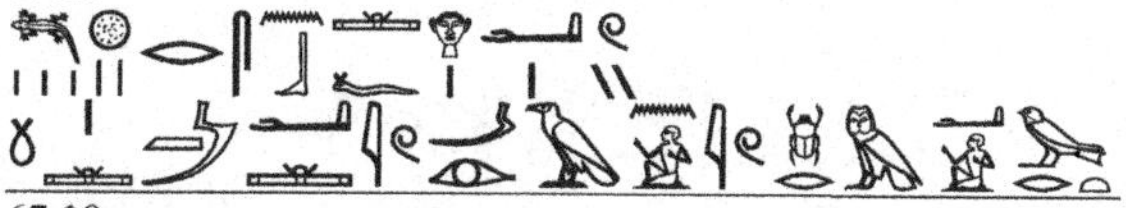

67.18

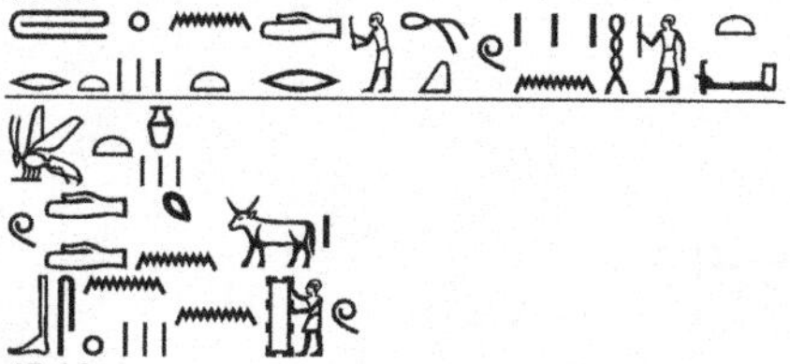

67.19

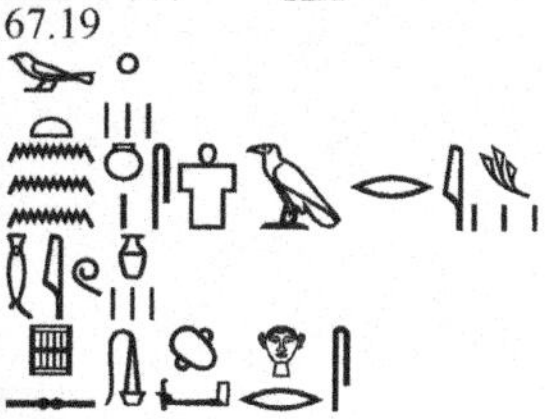

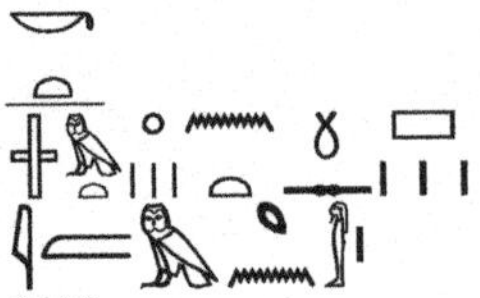

67.20

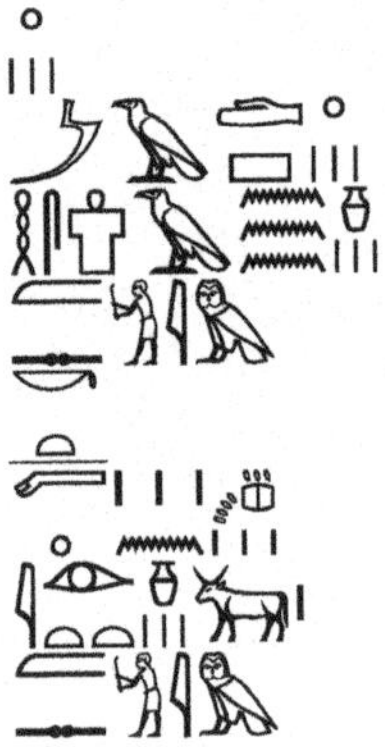

67.21

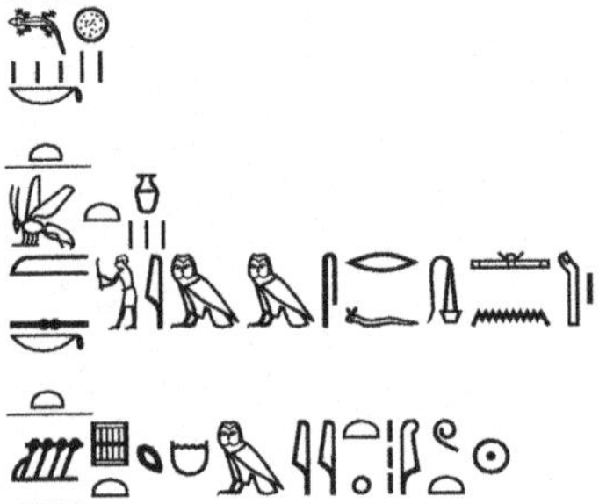

67.22

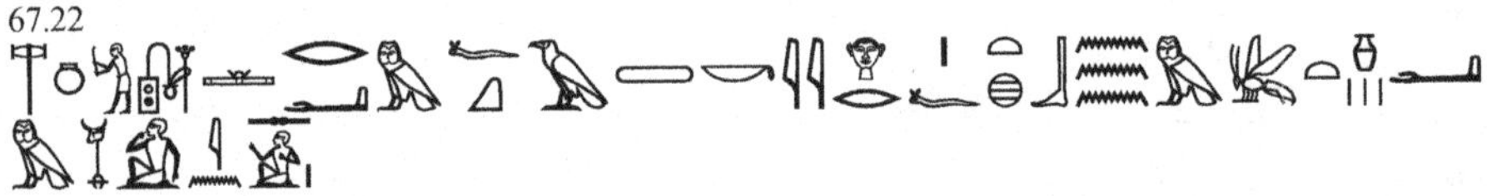

Foglio 68

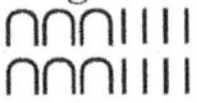

68.1

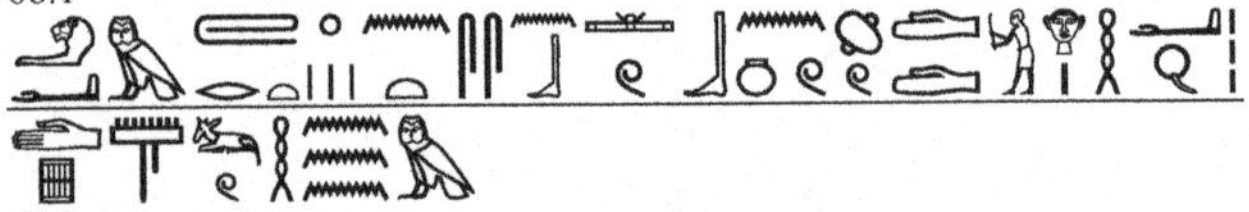

68.2

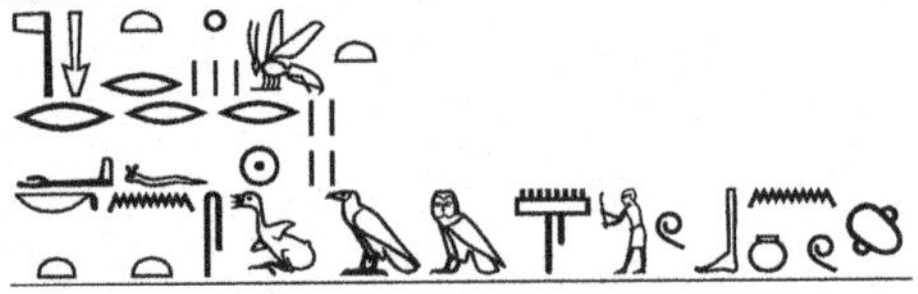

68.3

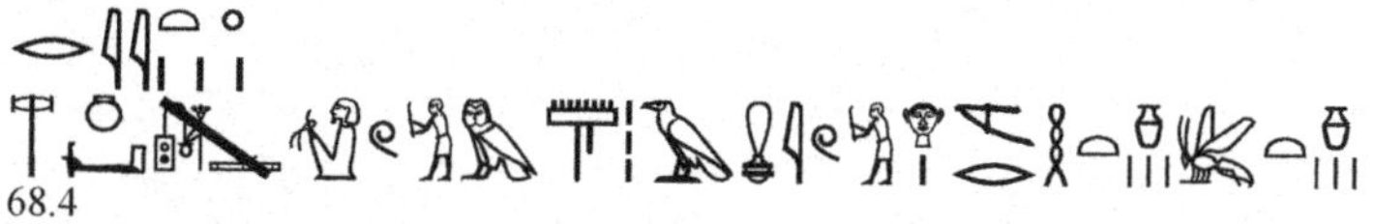

68.4

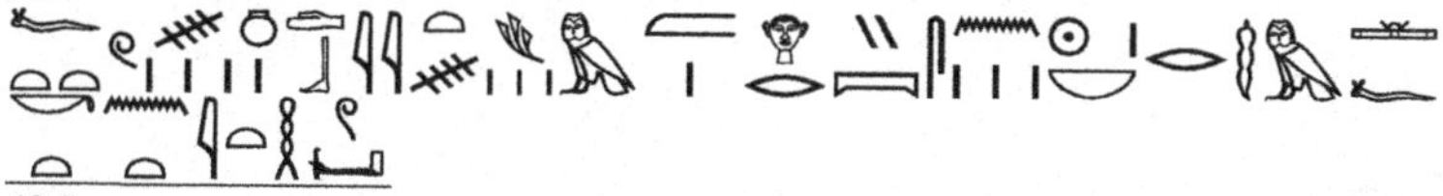

68.5

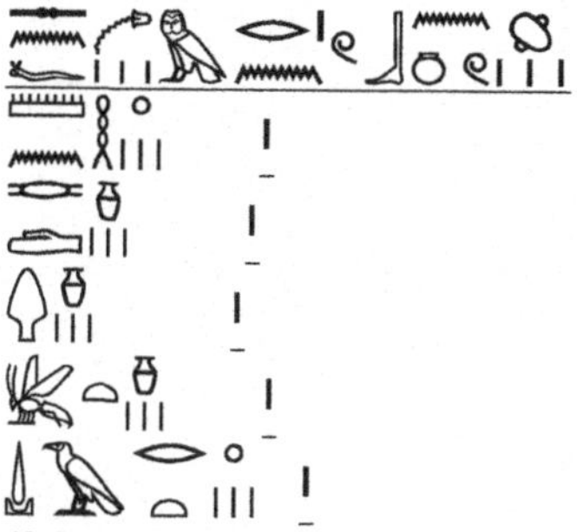

68.6

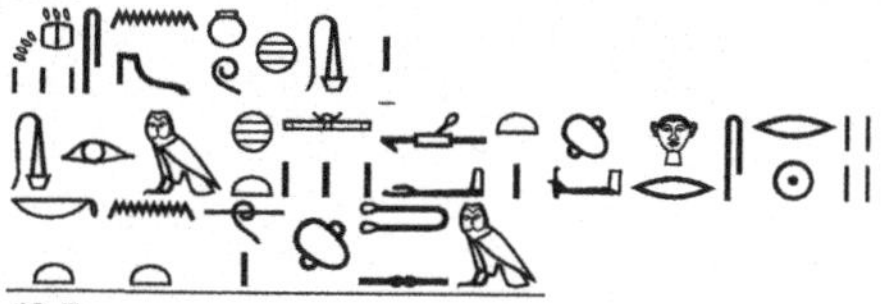

68.7

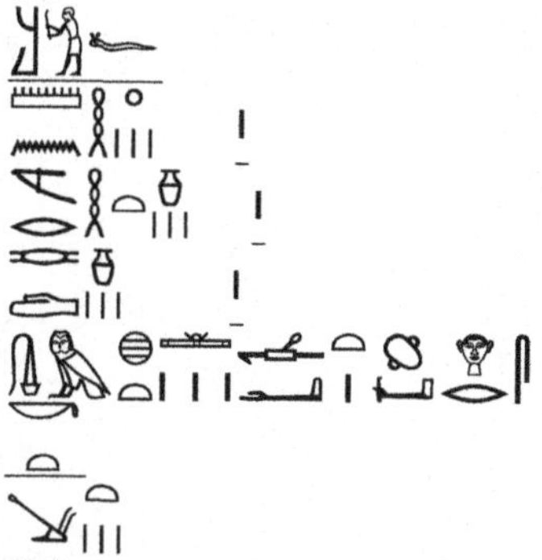

68.8

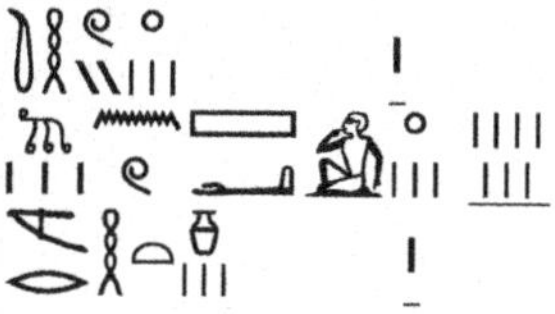

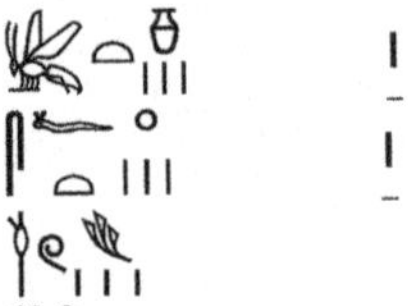

68.9

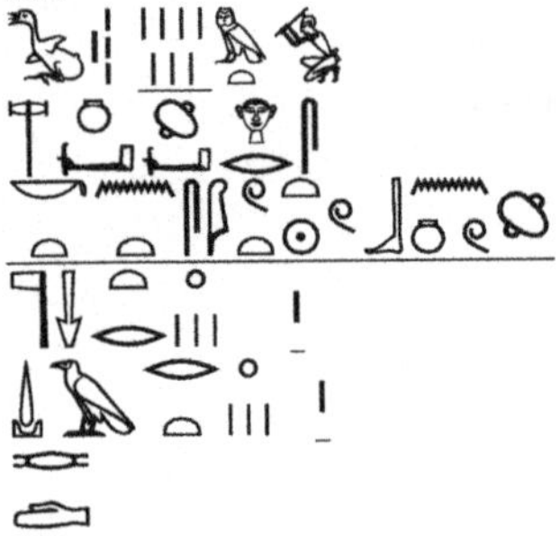

68.10

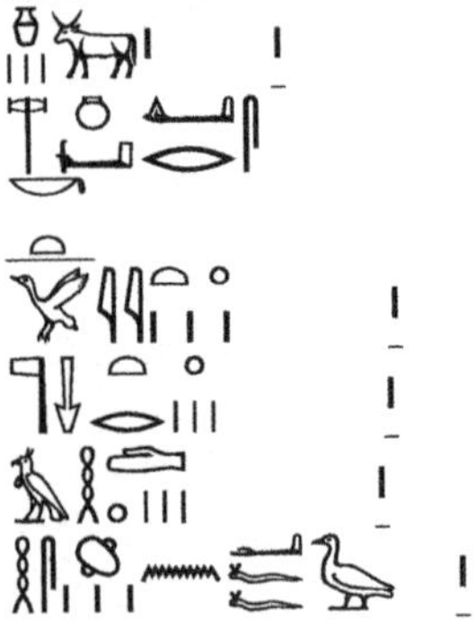

68.11

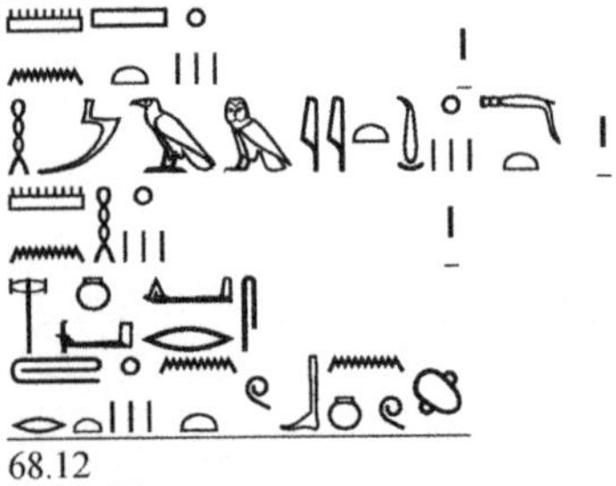

68.12

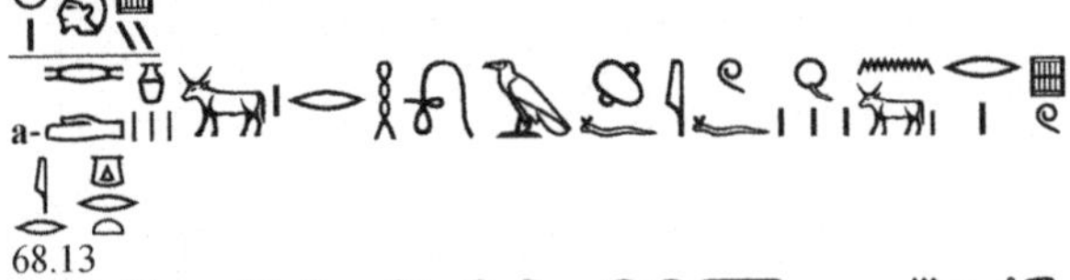

68.13

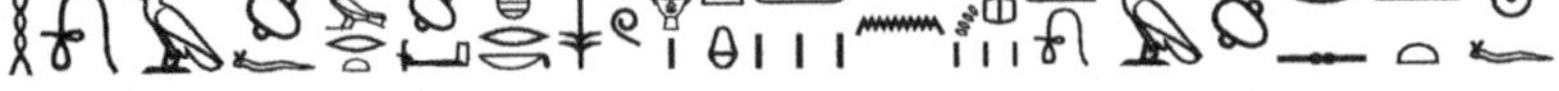

68.14

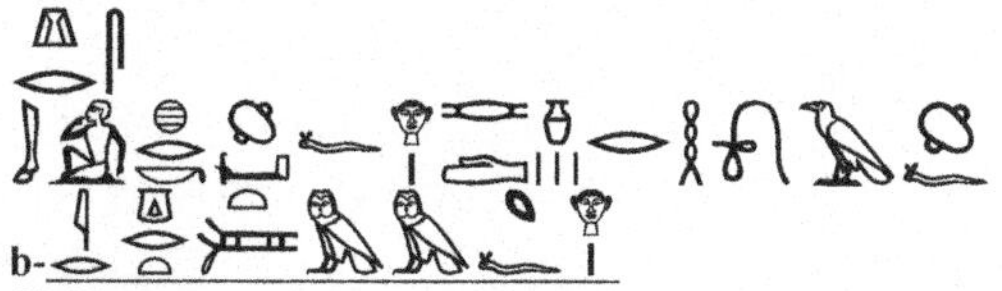

68.15

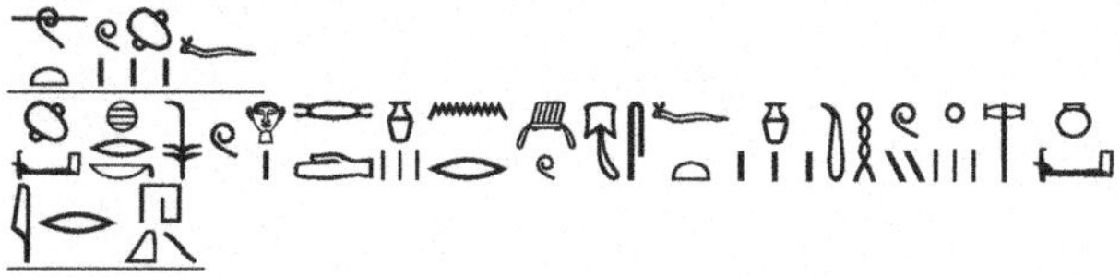

68.16

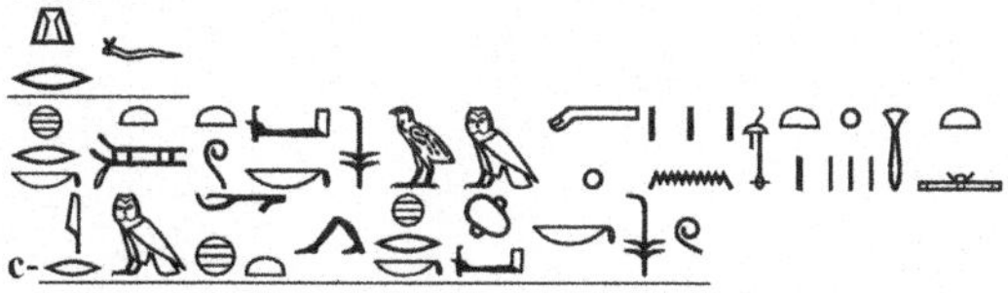

68.17

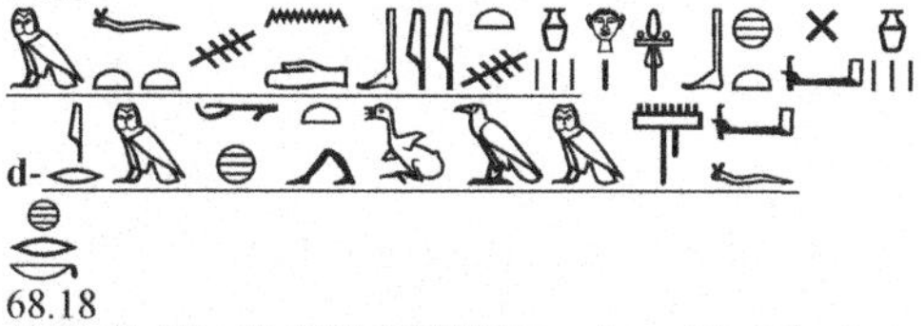

68.18

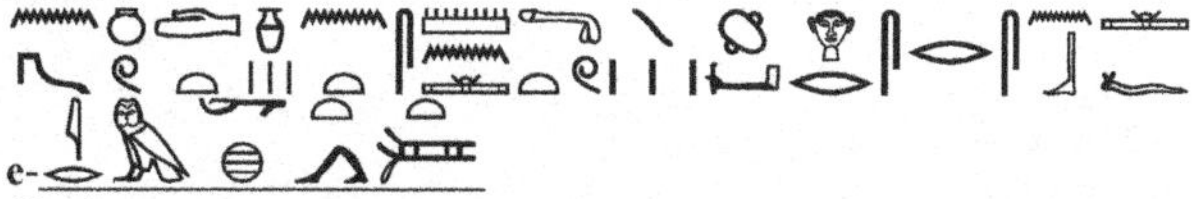

68.19

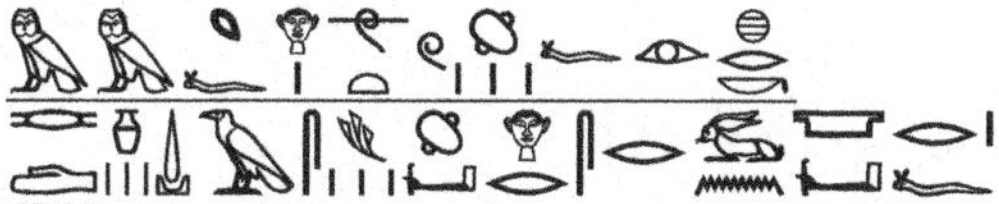

68.20

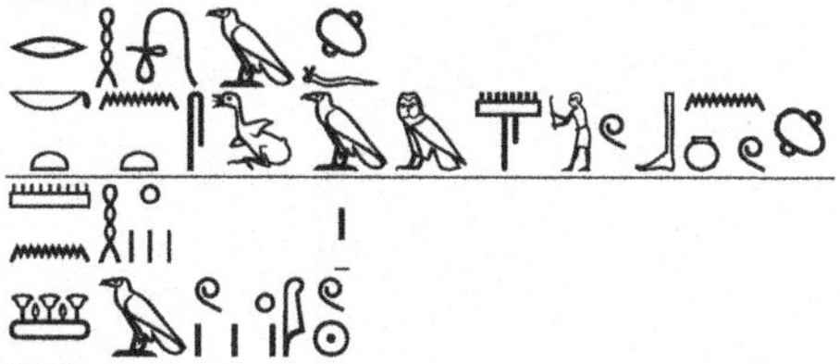

68.21

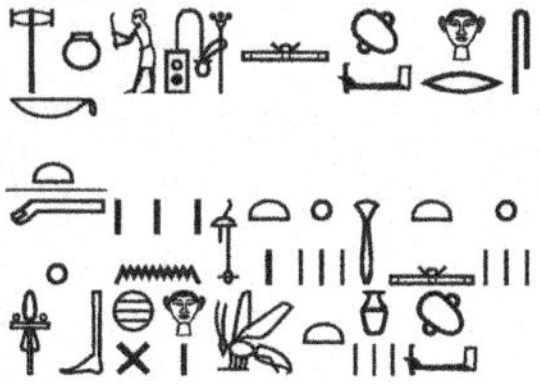

68.22

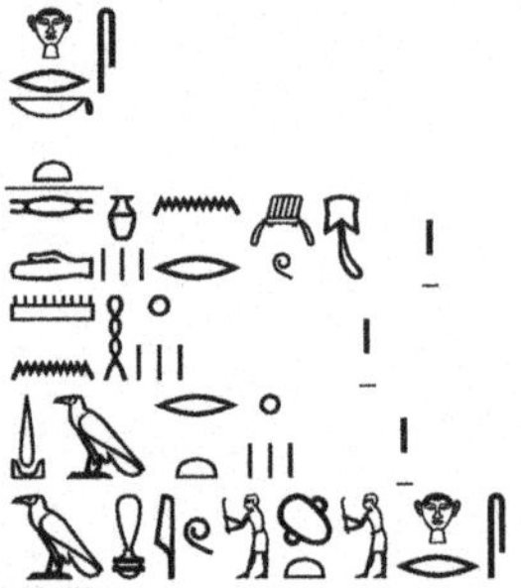

68.23

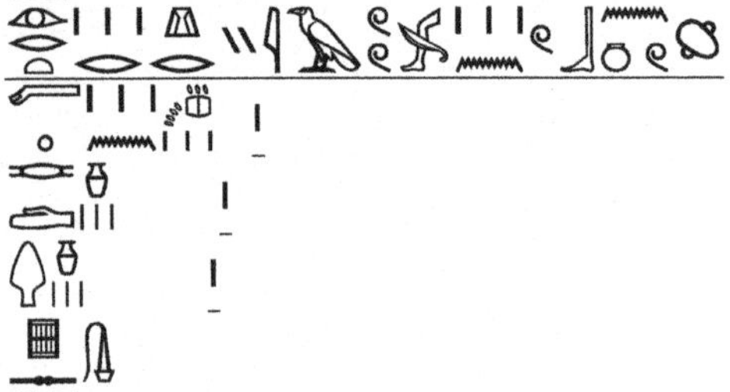

68.24

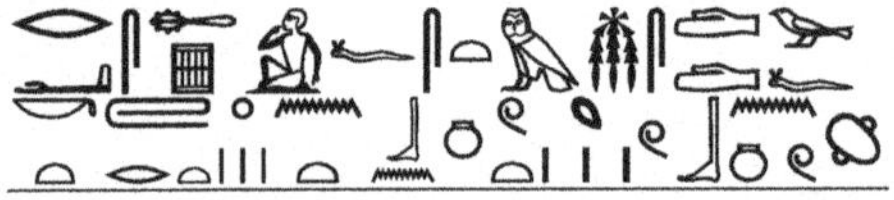

Foglio 69

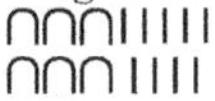

69.1

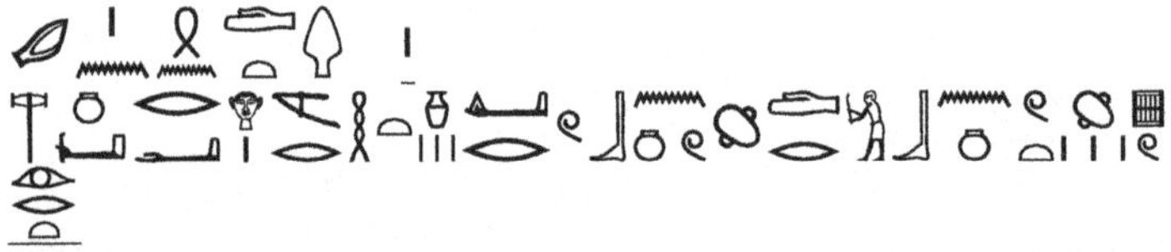

69.2

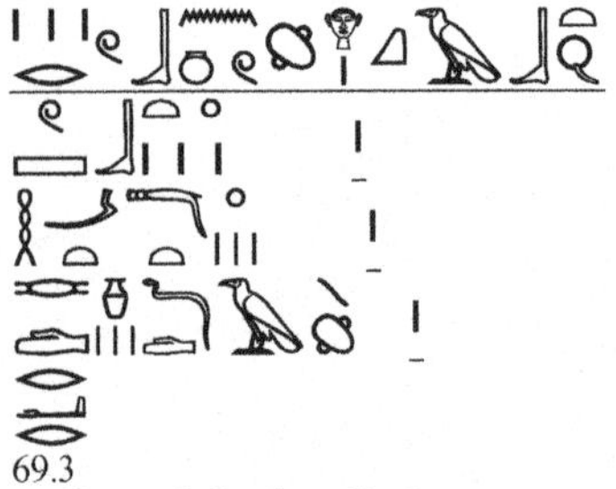

69.3

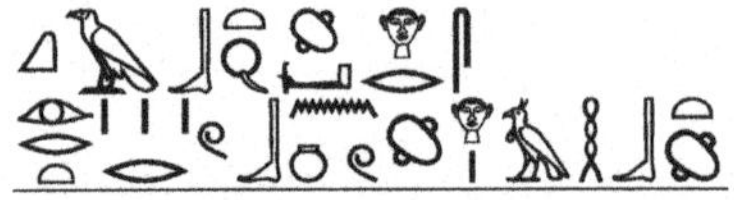

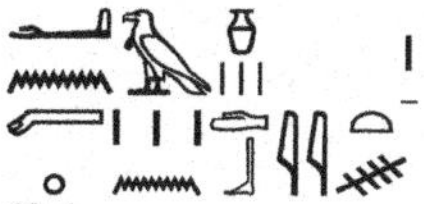

69.4

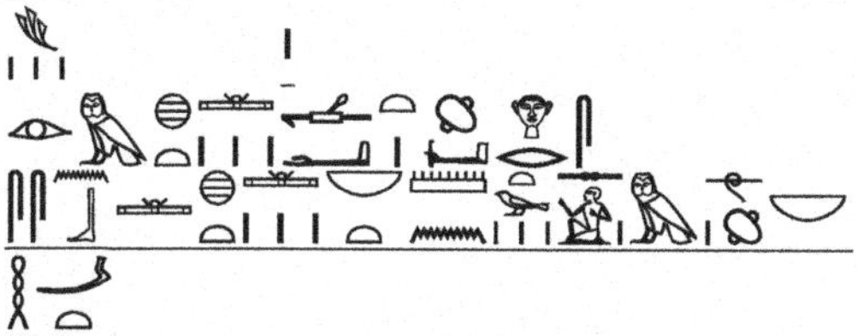

69.5

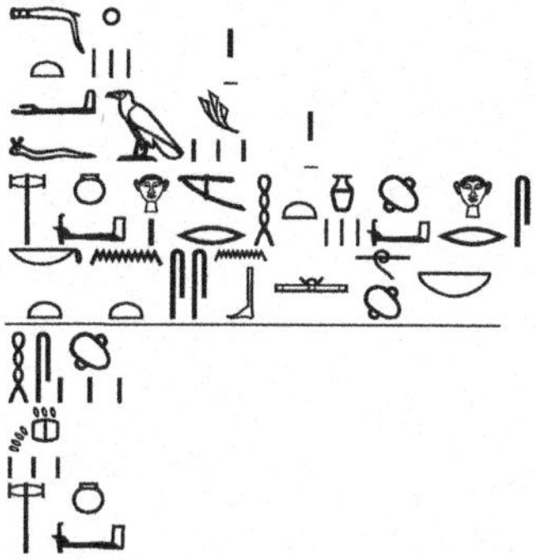

69.6

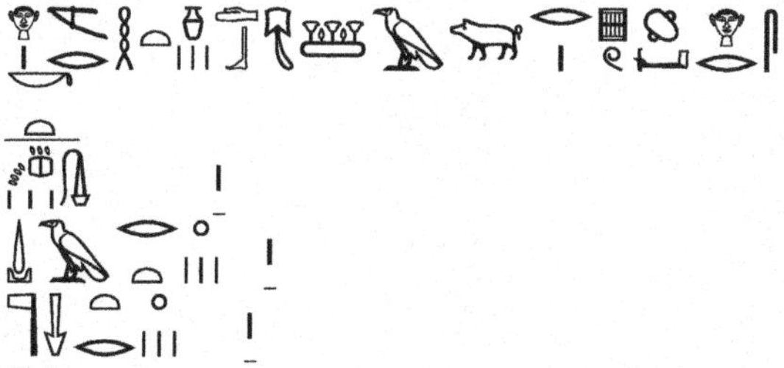

69.7

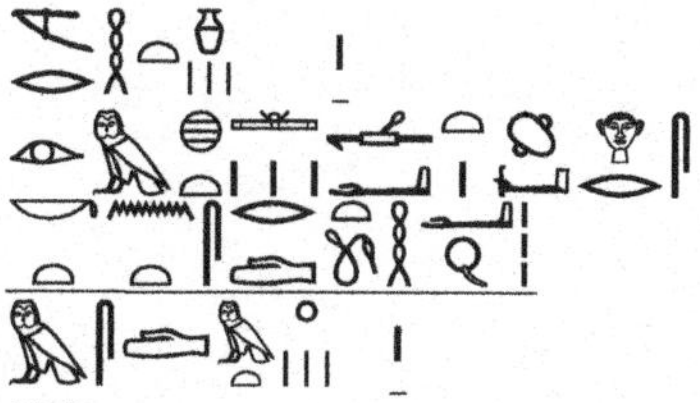

69.8

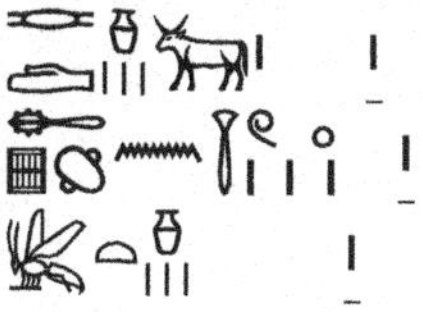

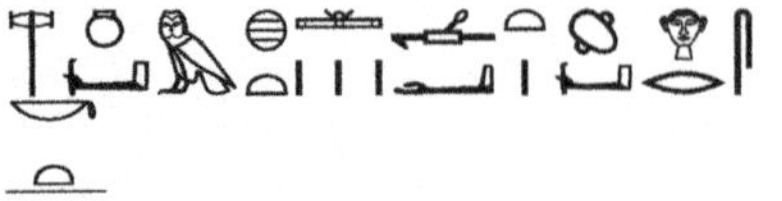

69.9

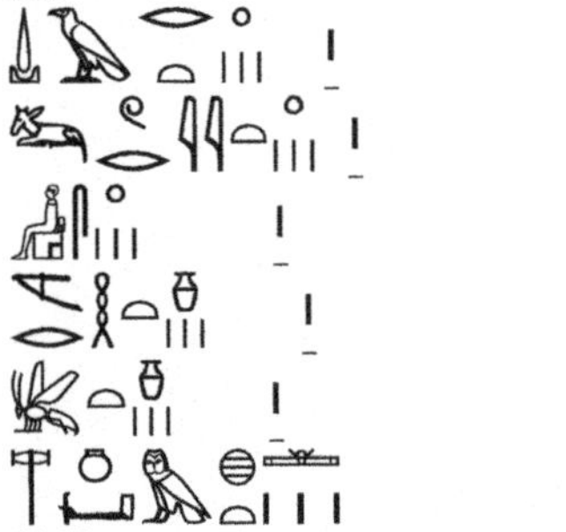

69.10

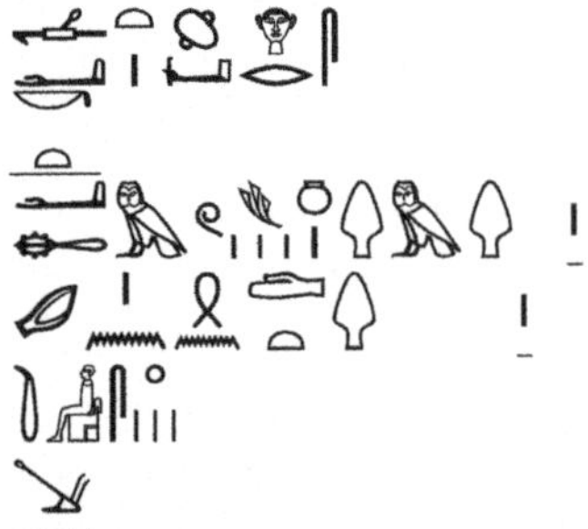

69.11

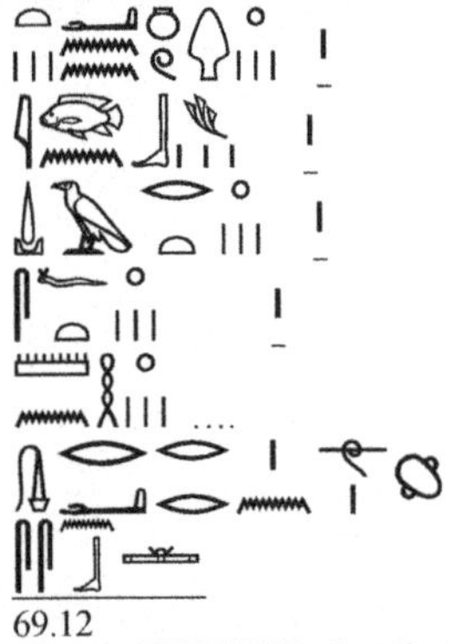

69.12

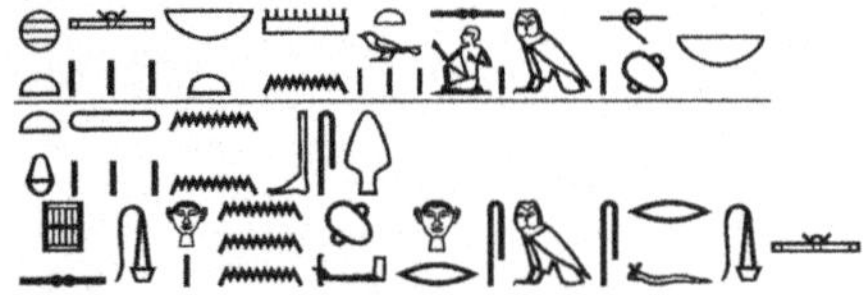

69.13

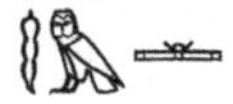

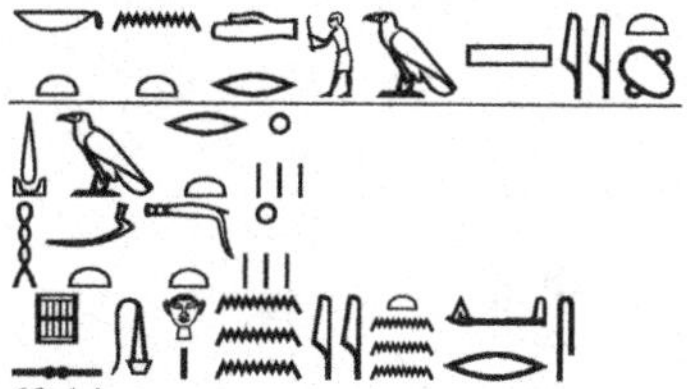

69.14

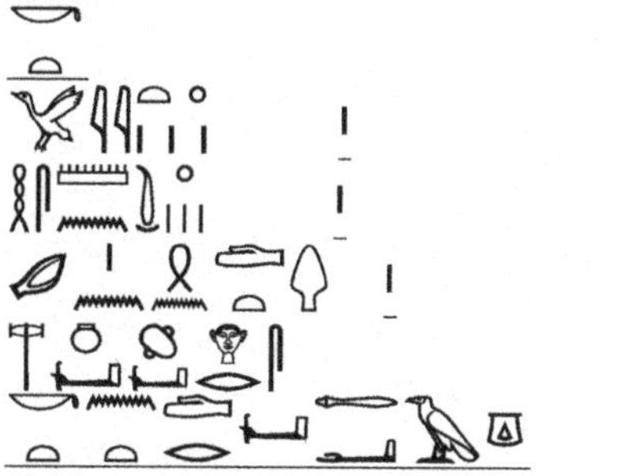

69.15

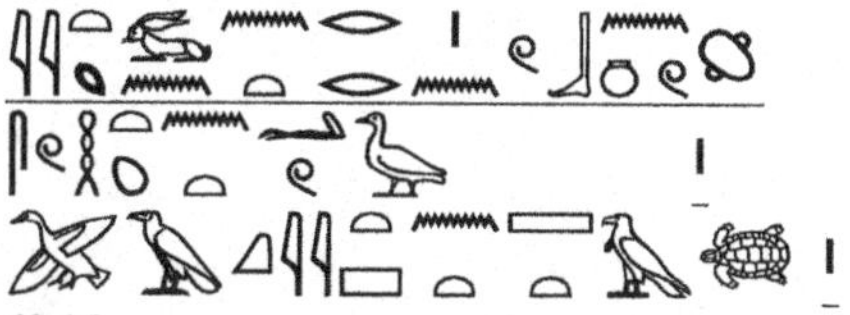

69.16

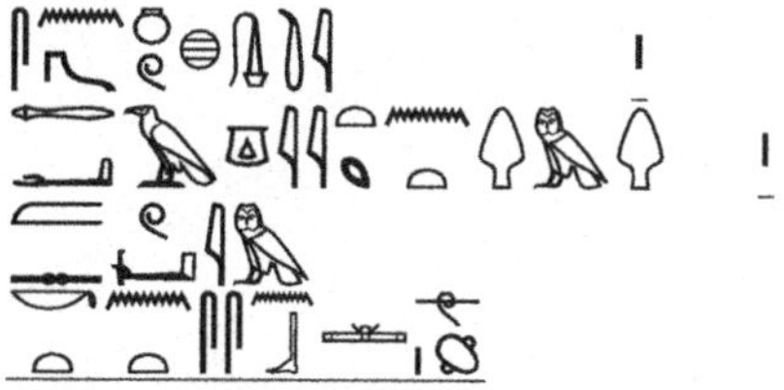

69.17

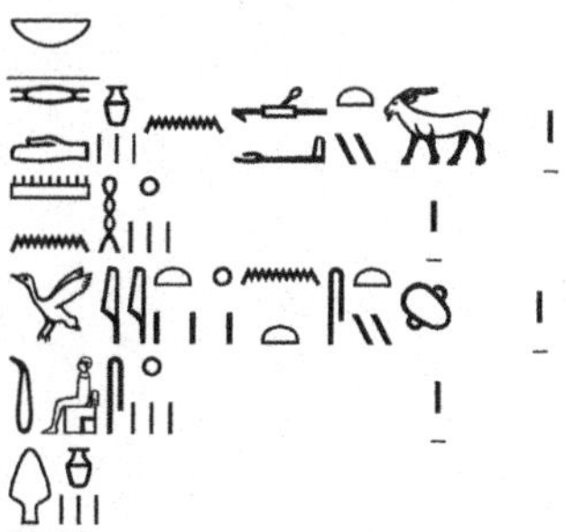

69.18

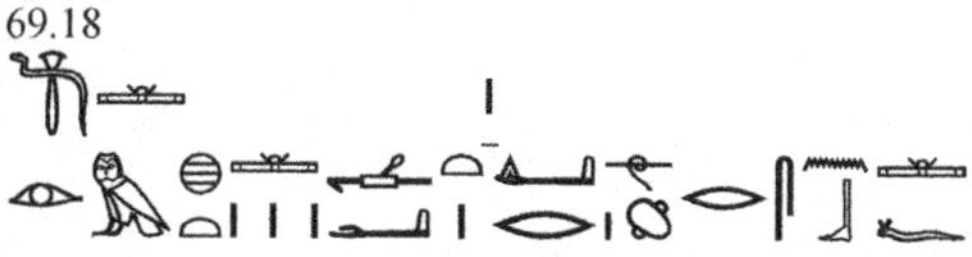

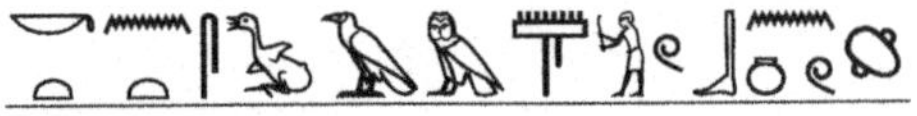

69.19

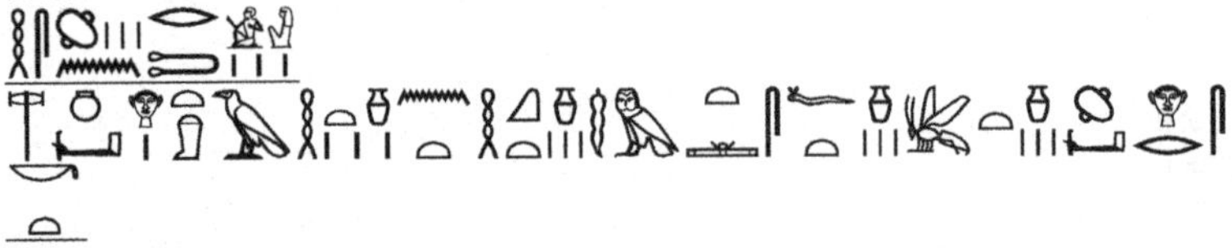

69.20

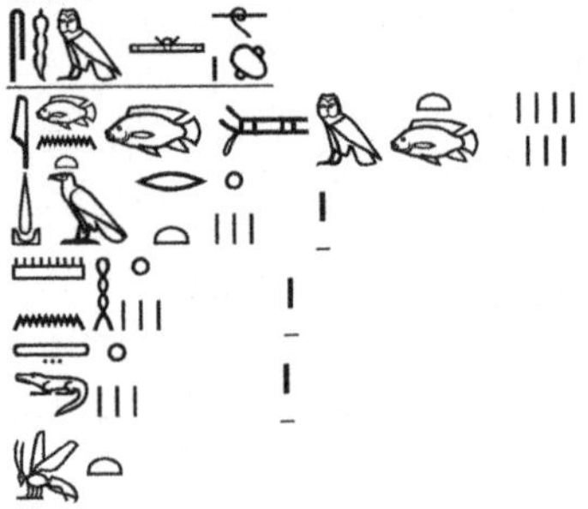

69.21

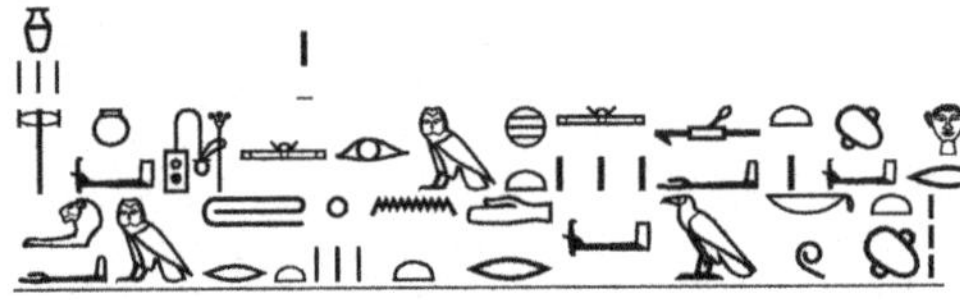

Foglio 70

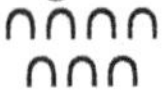

70.1

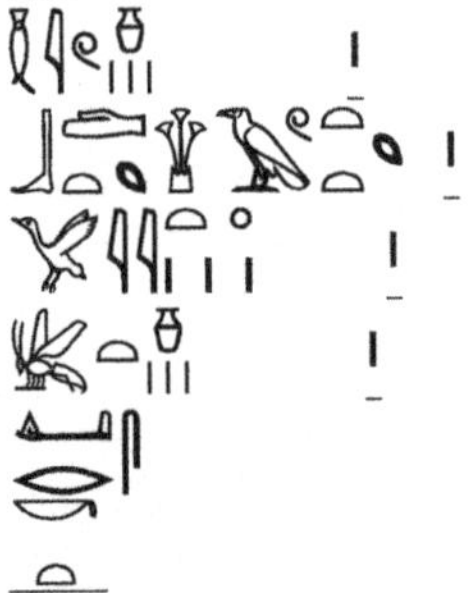

70.2

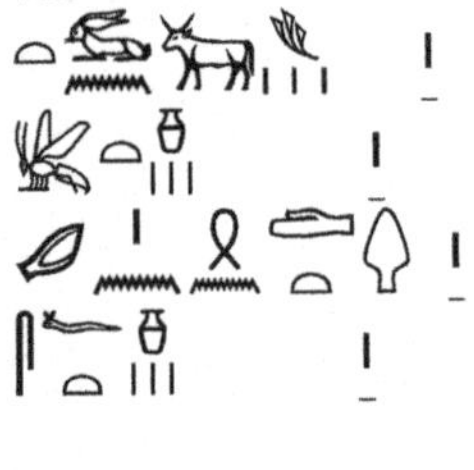

70.3

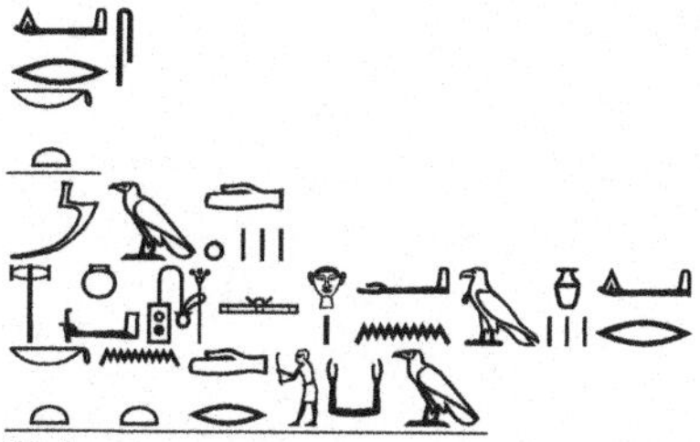

70.4

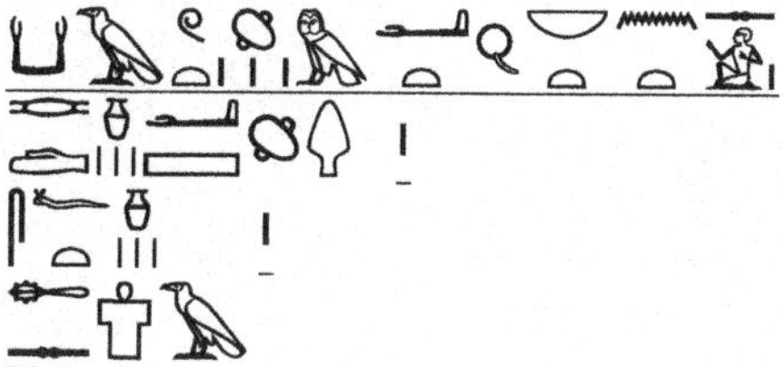

70.5

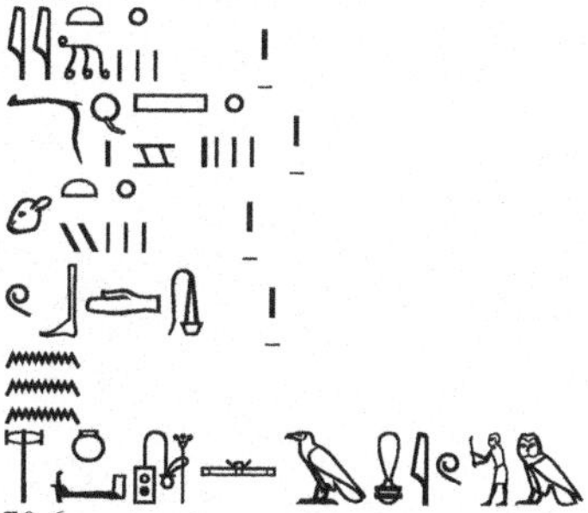

70.6

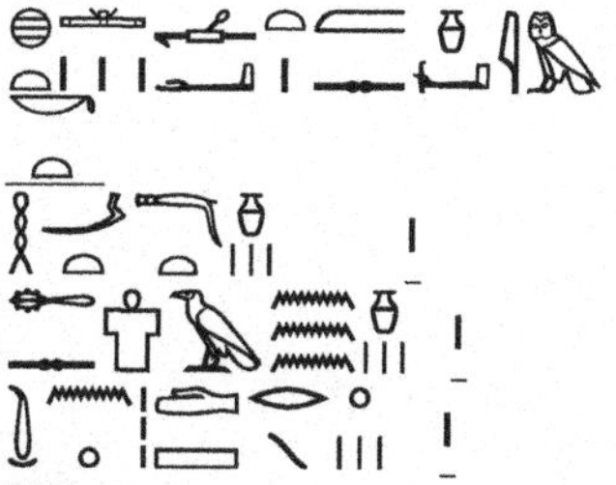

70.7

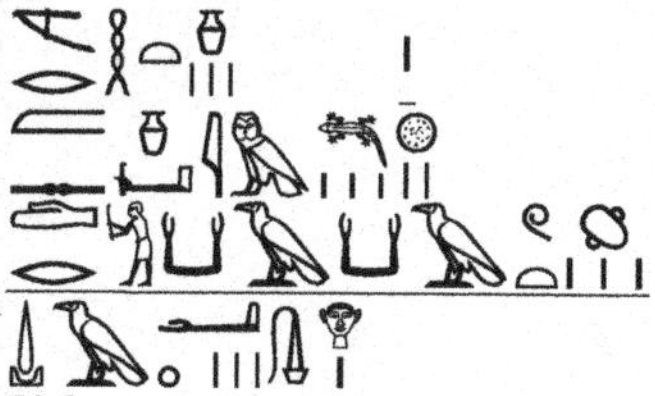

70.8

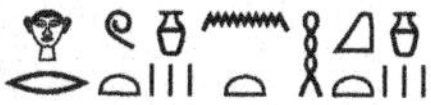

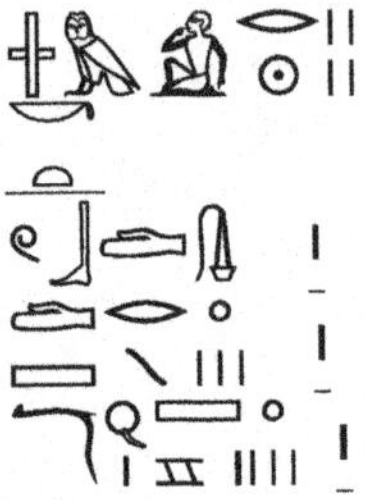

70.9

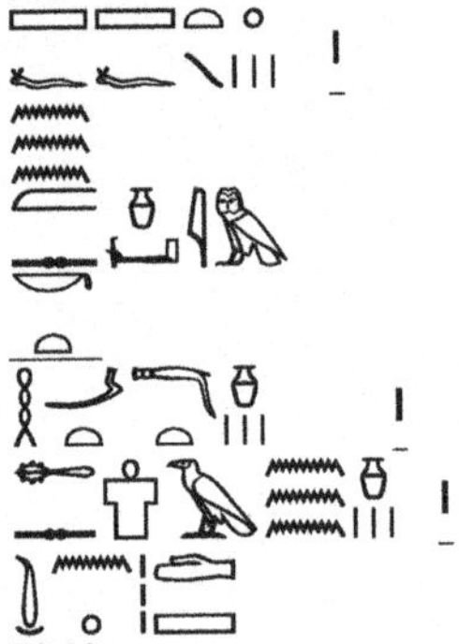

70.10

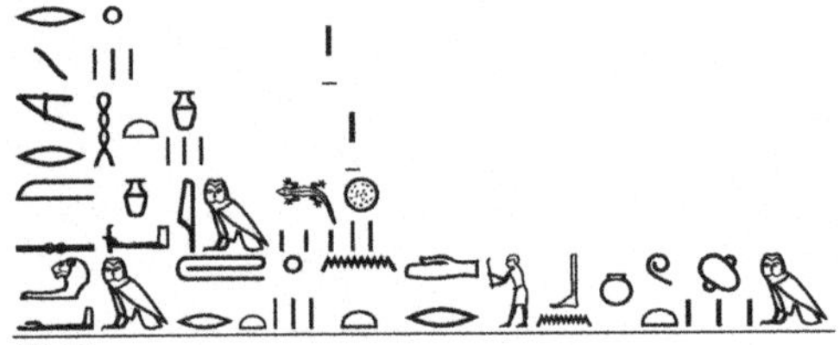

70.11

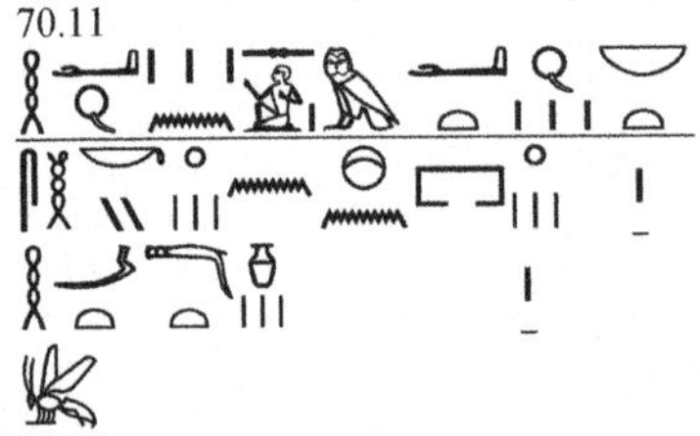

70.12

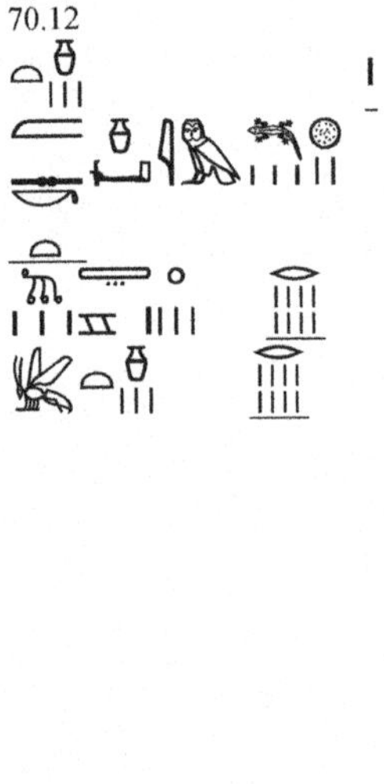

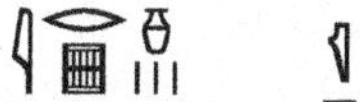

70.13

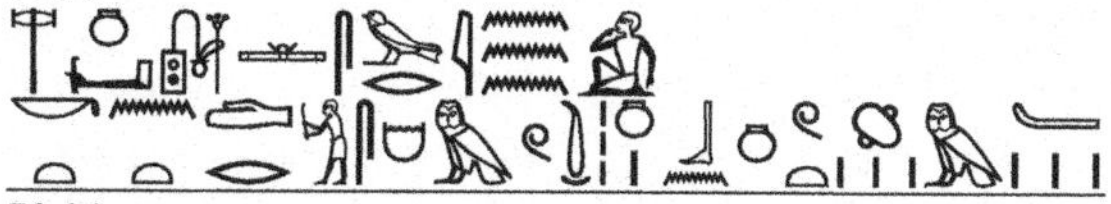

70.14

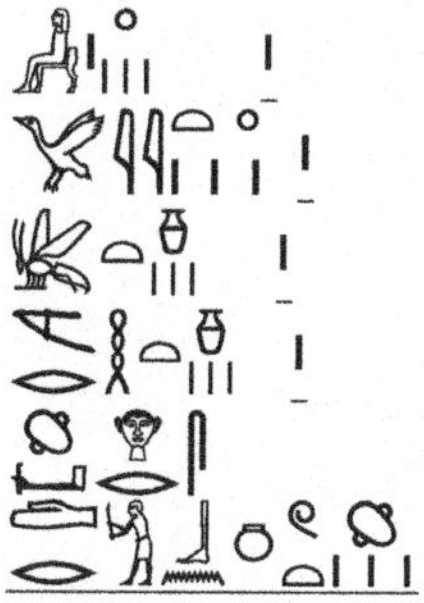

70.15

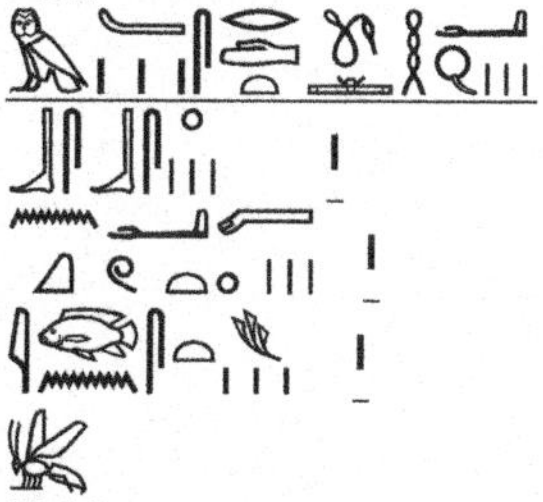

70.16

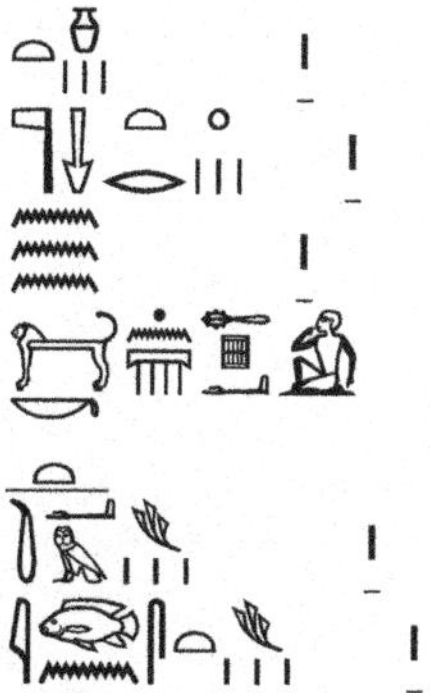

70.17

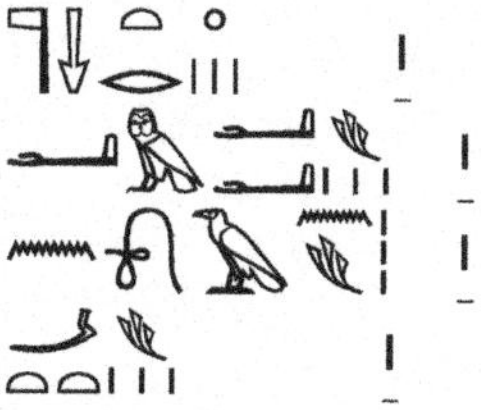

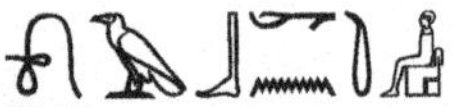

70.18

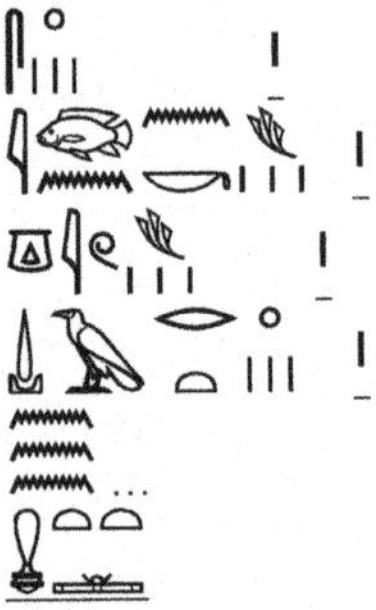

70.19

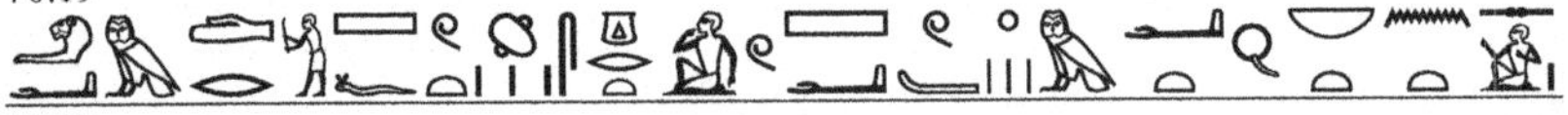

70.20

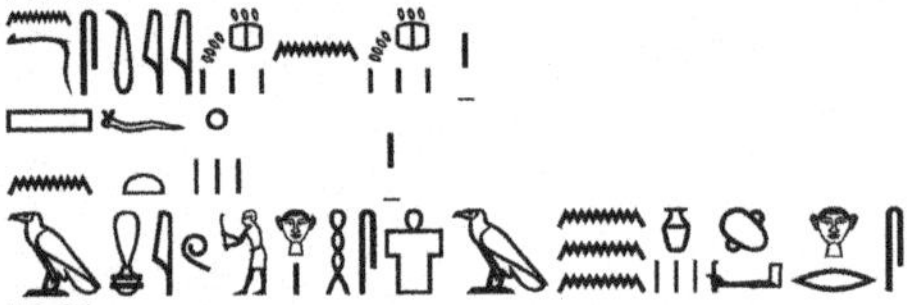

70.21

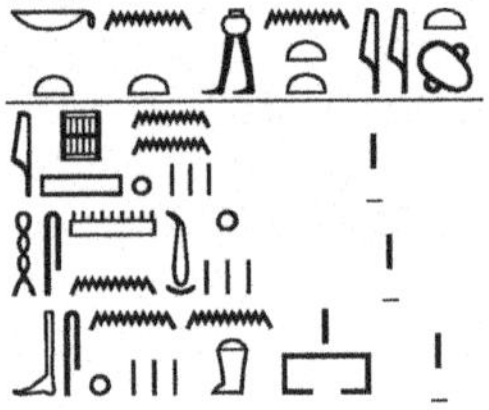

Foglio 71

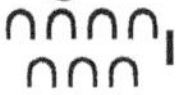

71.1

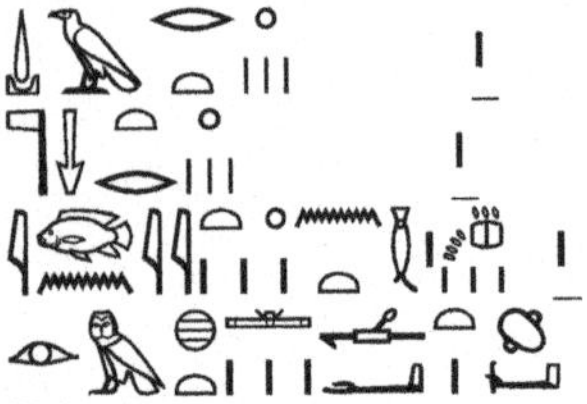

71.2

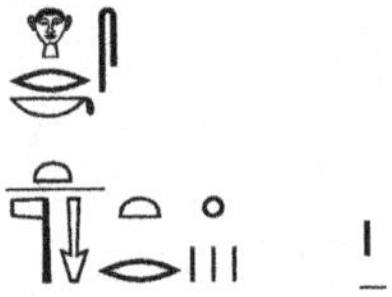

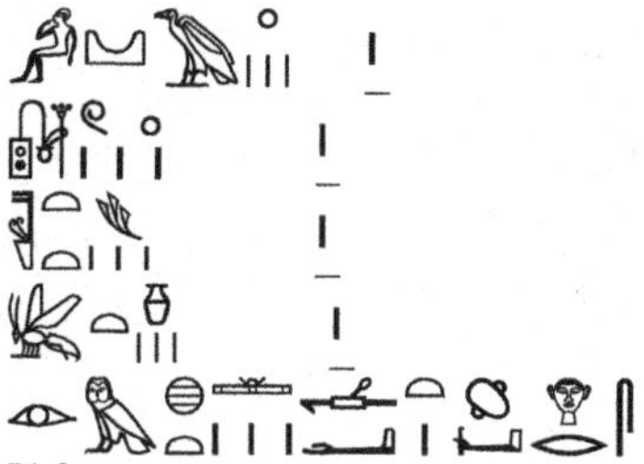

71.3

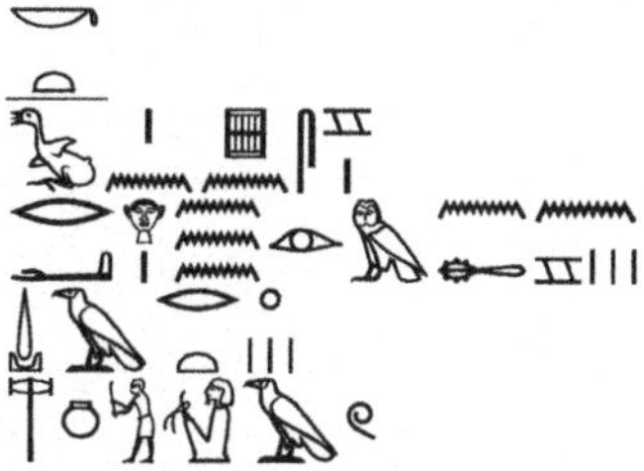

71.4

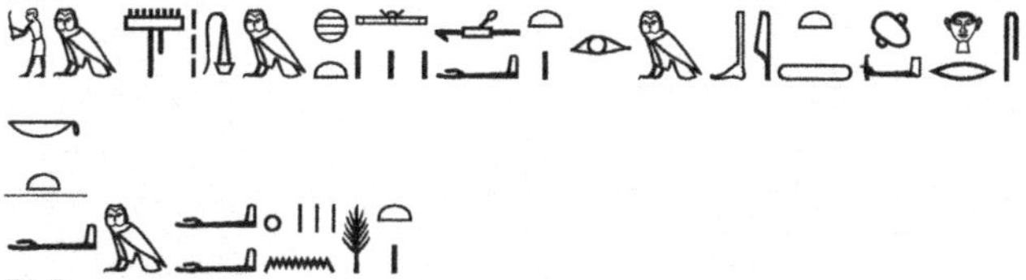

71.5

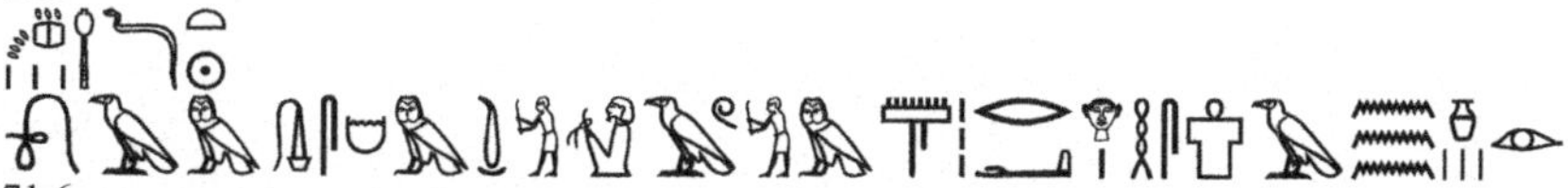

71.6

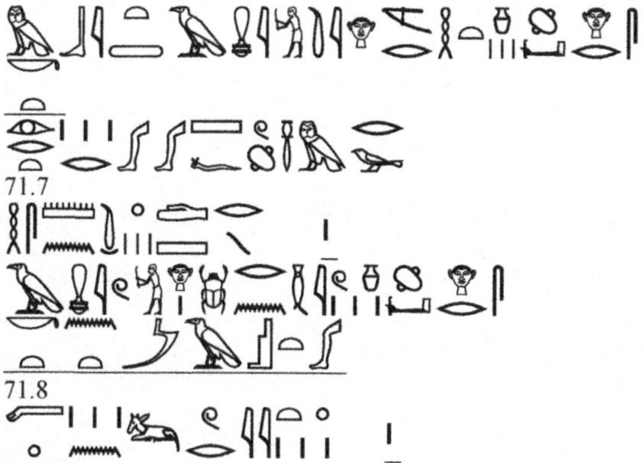

71.7

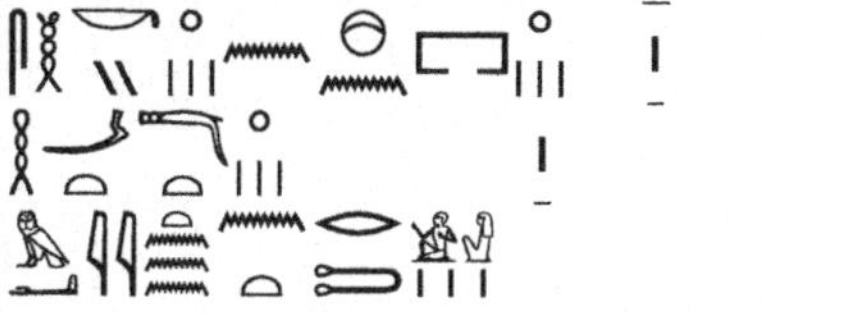

71.8

71.9

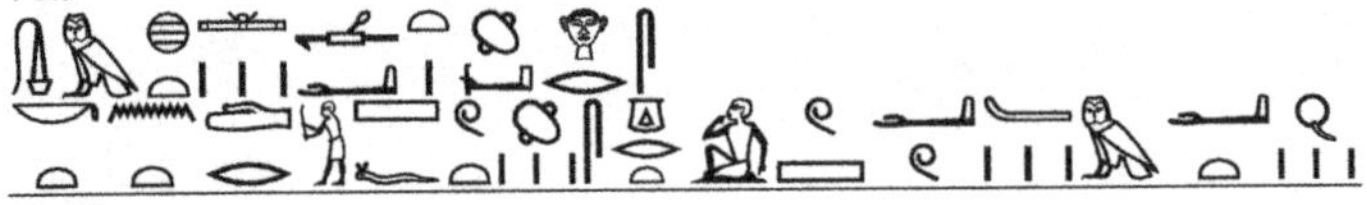

71.10

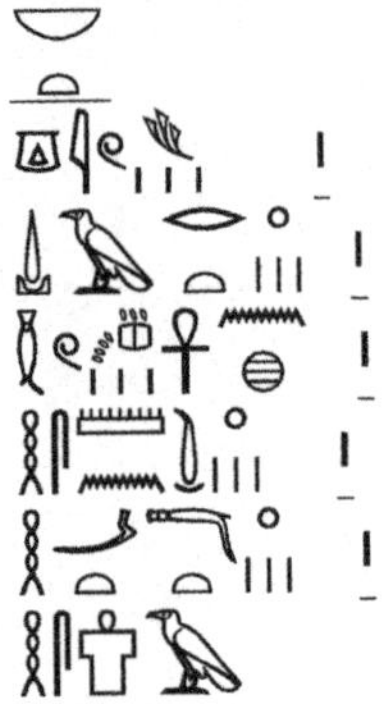

71.11

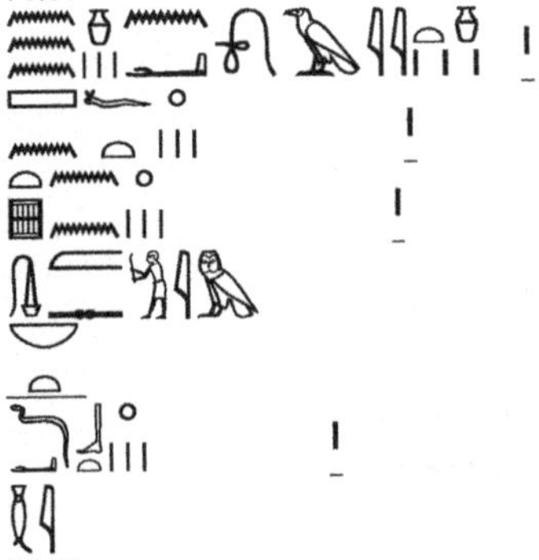

71.12

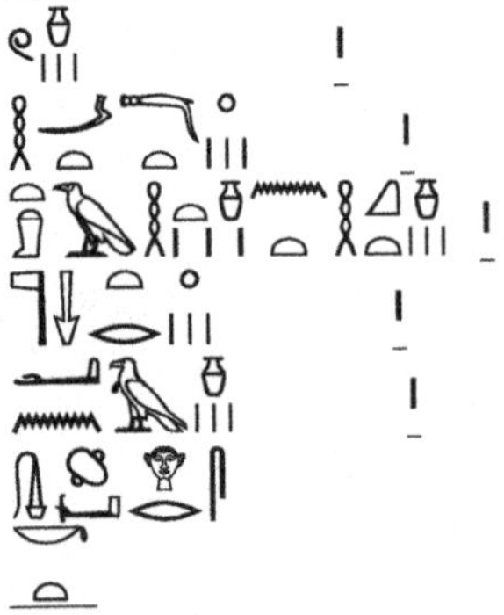

71.13

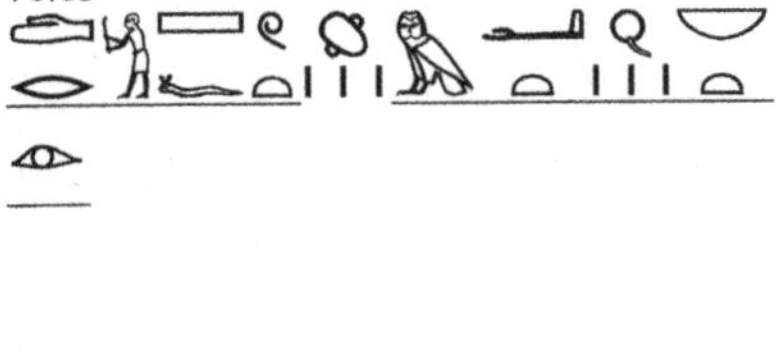

71.14

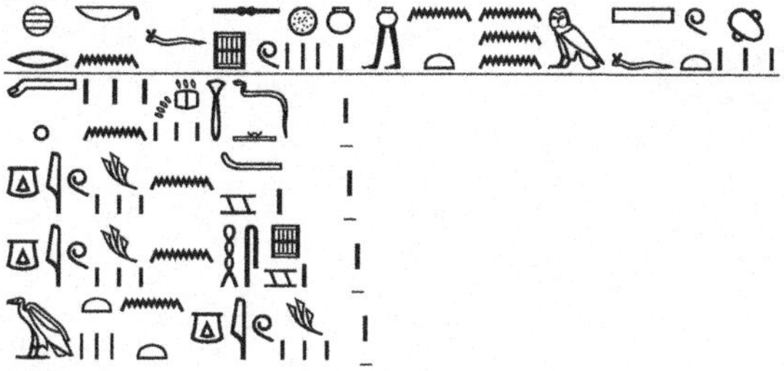

71.15

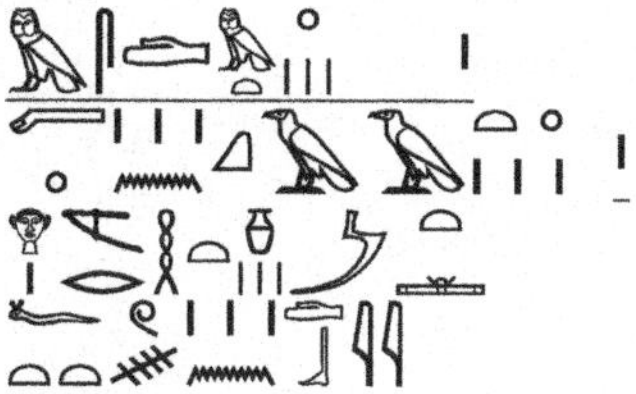

71.16

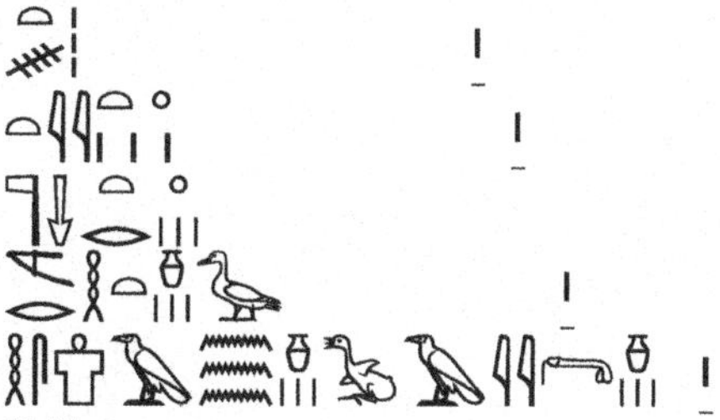

71.17

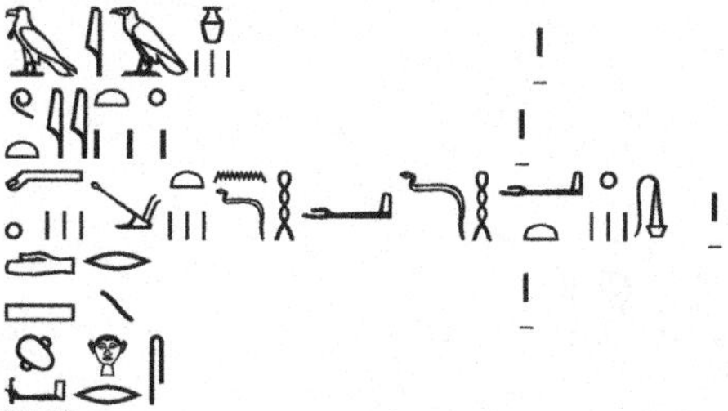

71.18

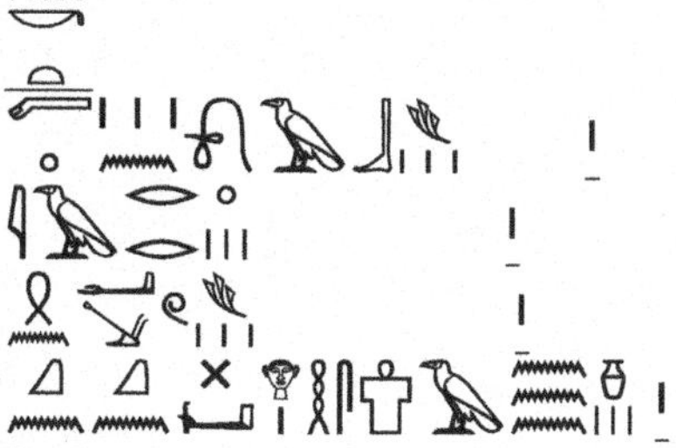

71.19

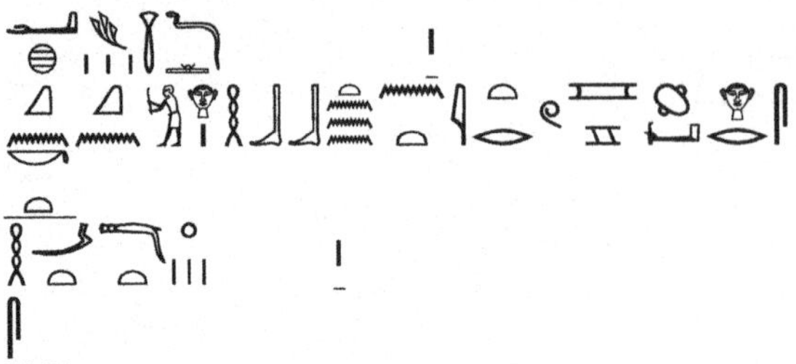

71.20

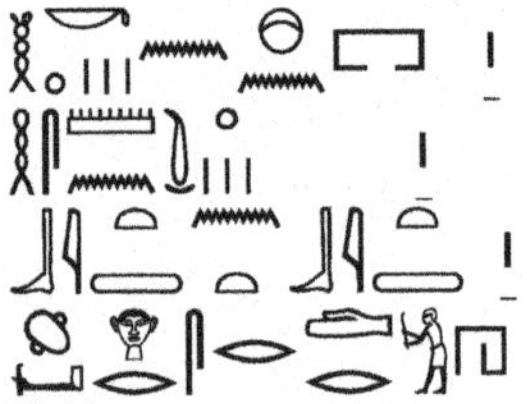

71.21

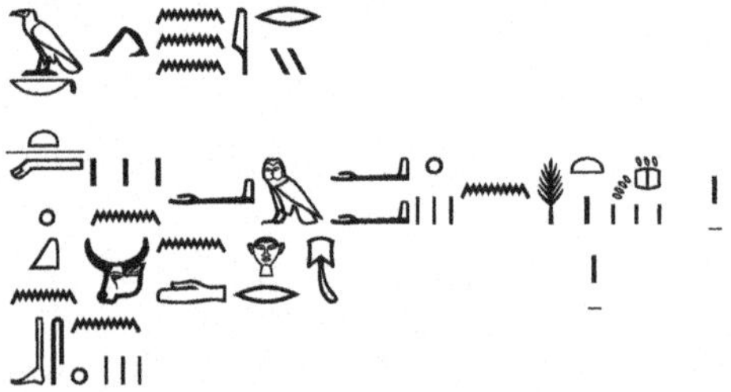

Foglio 72

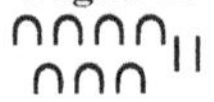

72.1

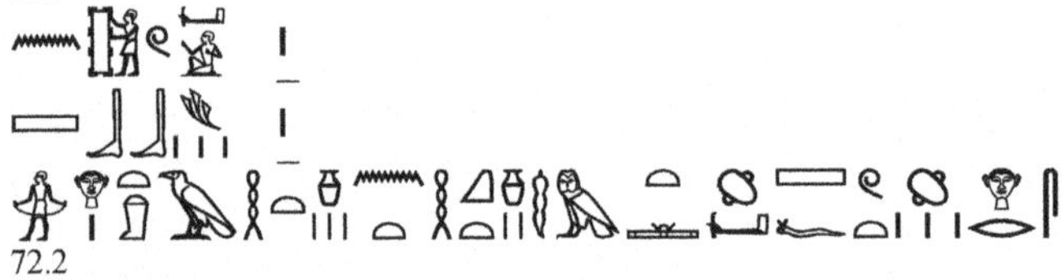

72.2

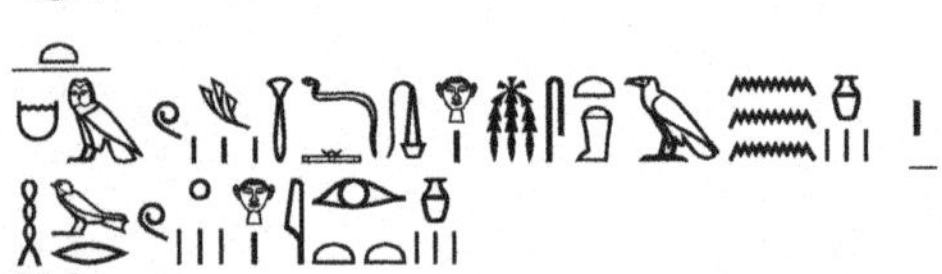

72.3

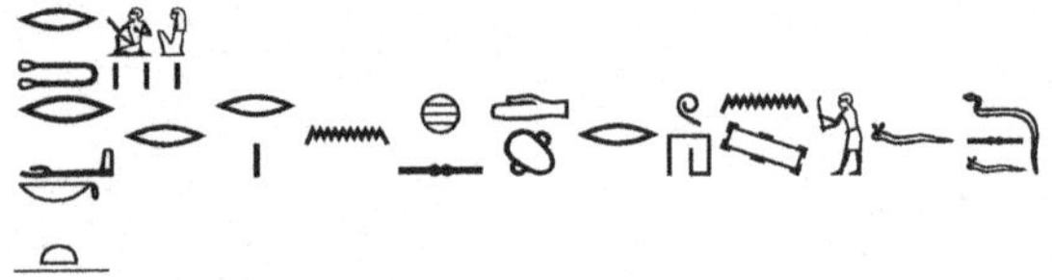

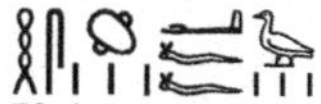

72.4

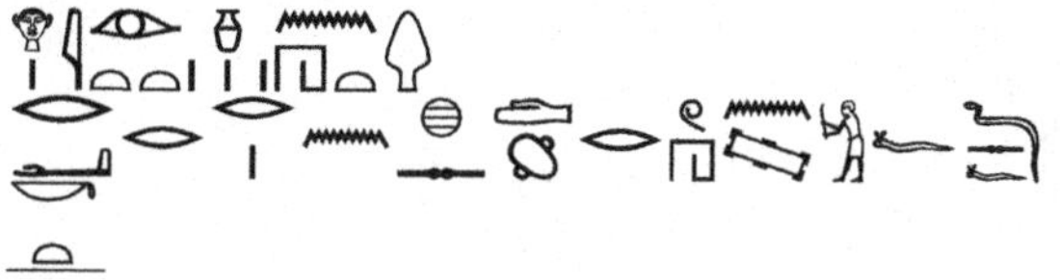

72.5

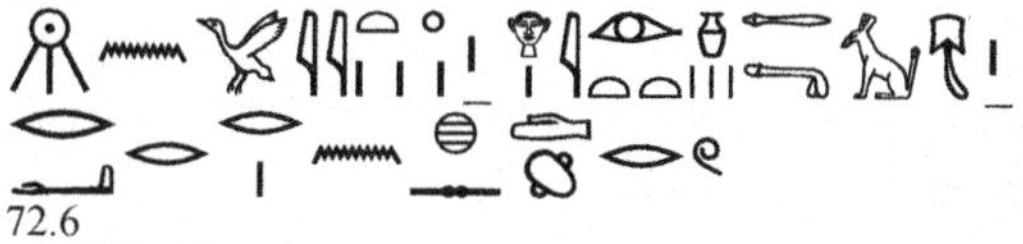

72.6

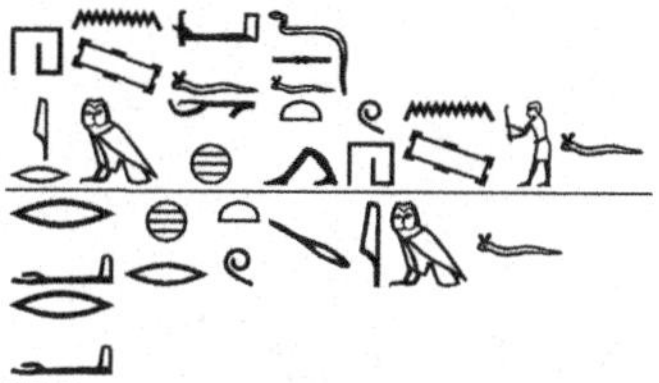

72.7

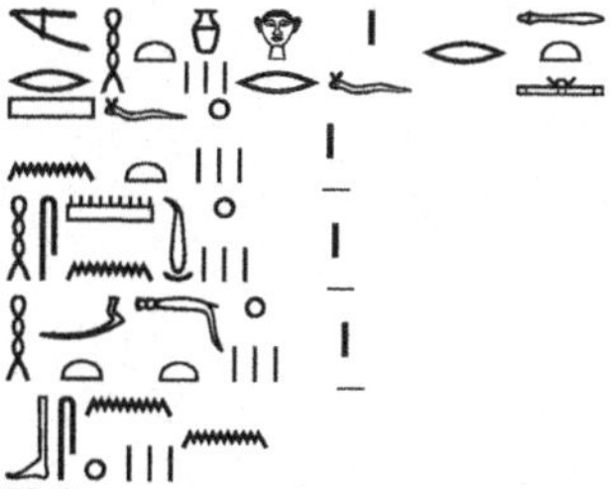

72.8

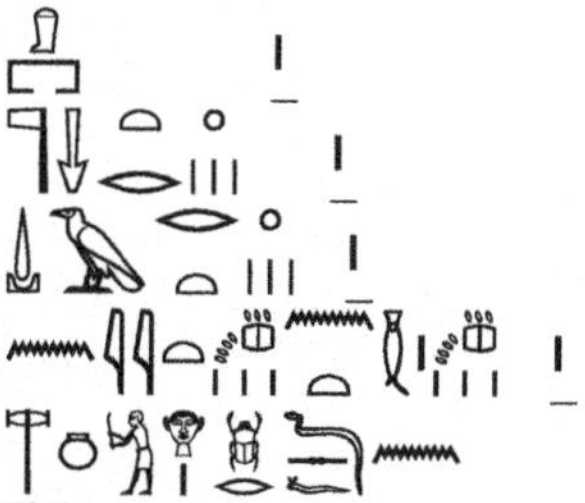

72.9

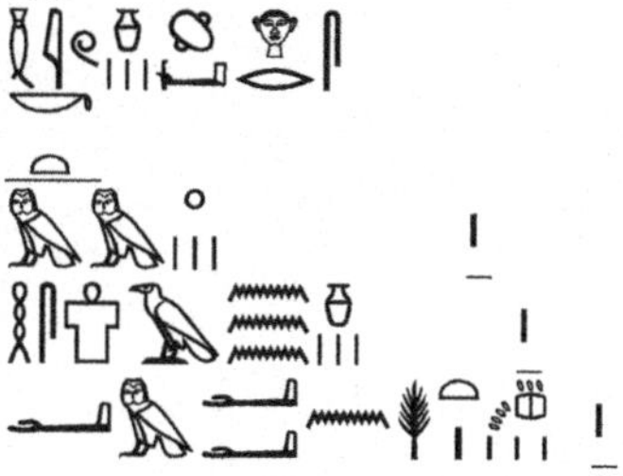

72.10

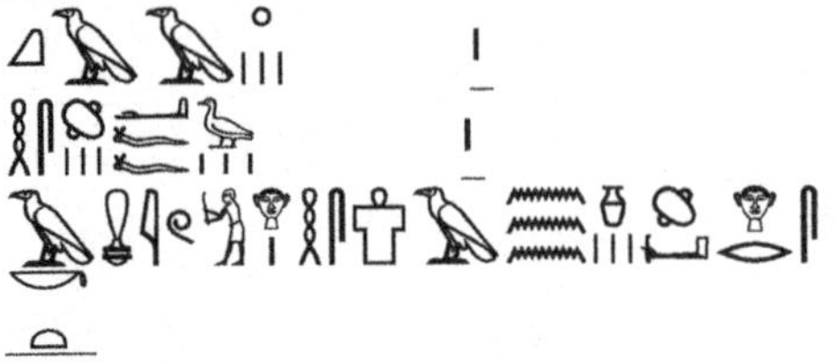

72.11

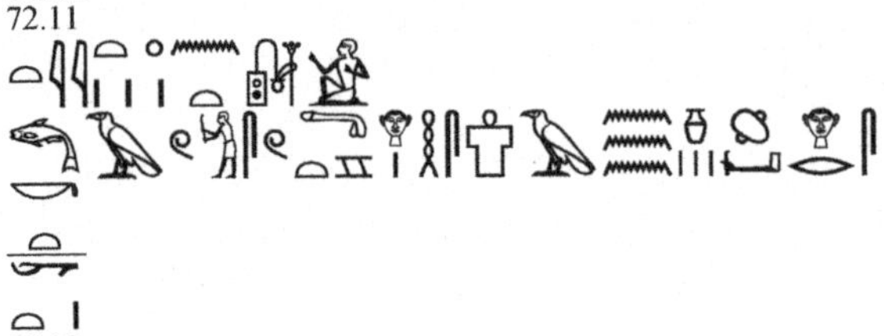

72.12

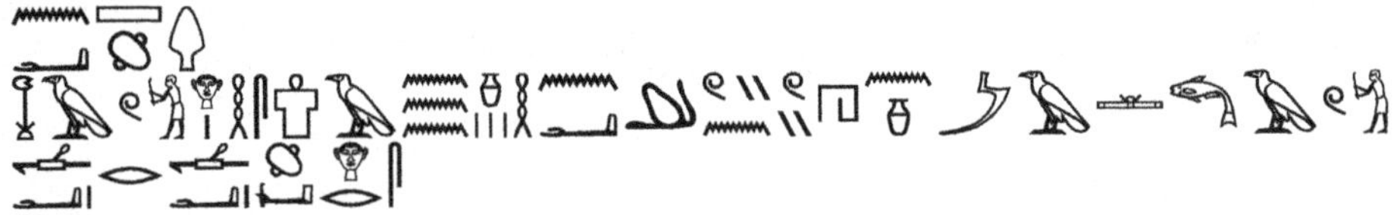

72.13

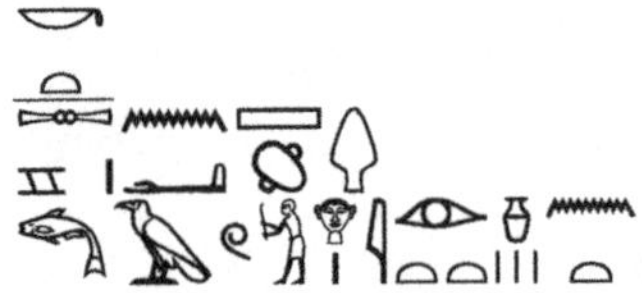

72.14

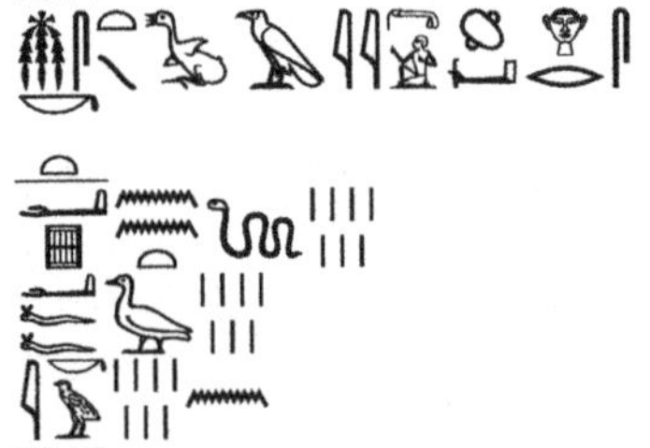

72.15

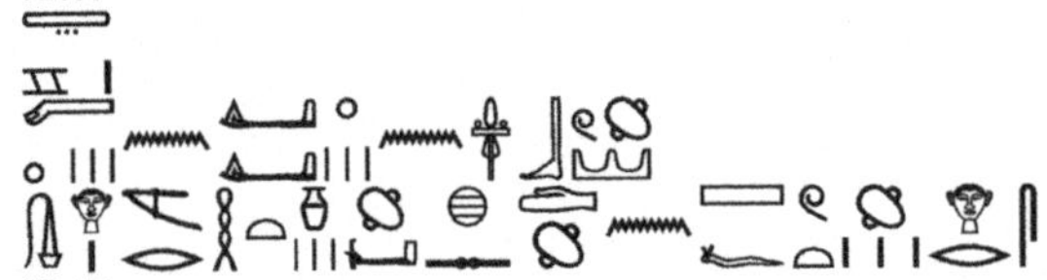

72.16

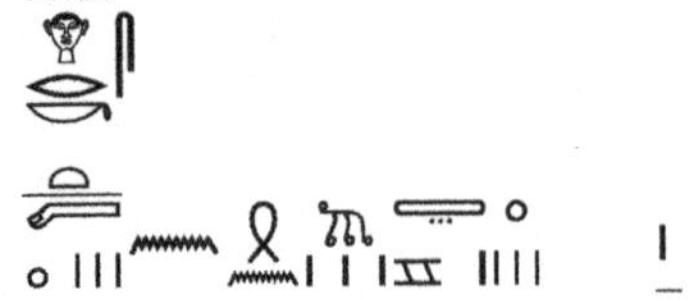

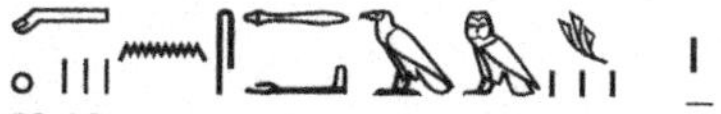

72.17

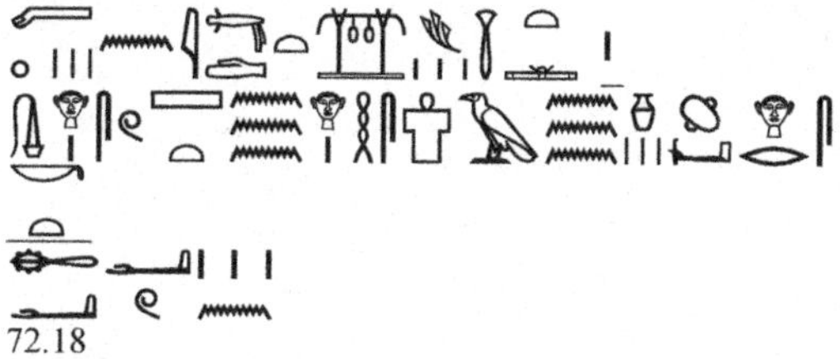

72.18

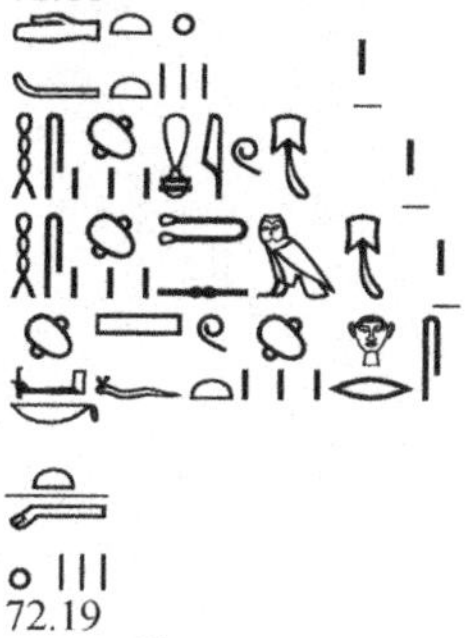

72.19

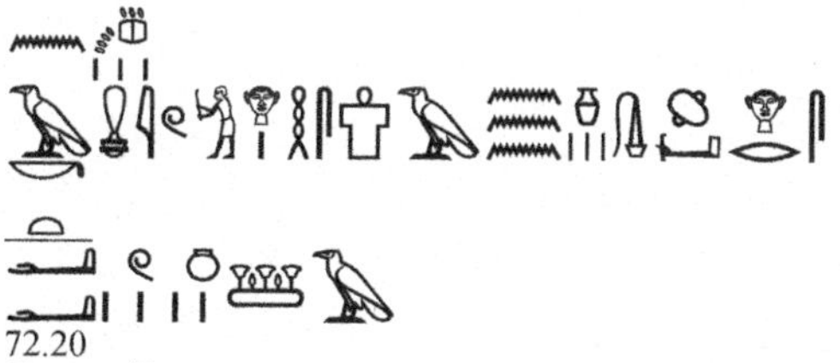

72.20

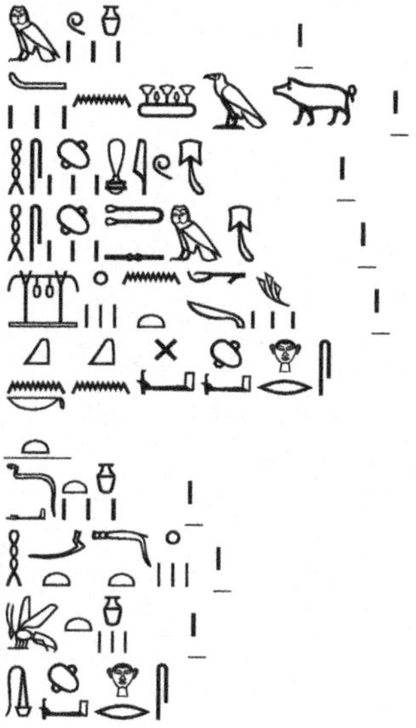

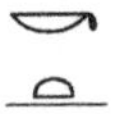

Foglio 73

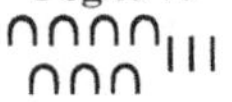

73.1

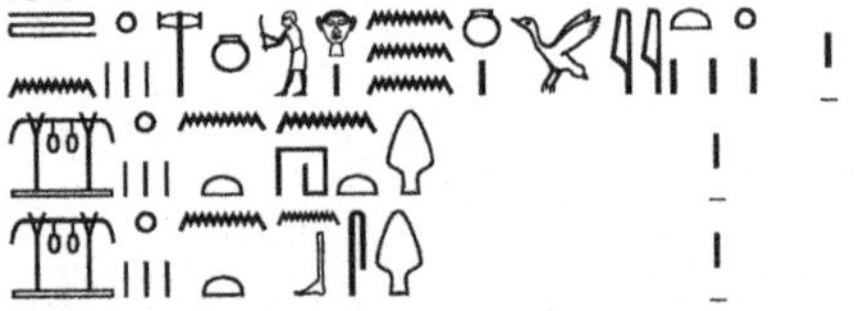

73.2

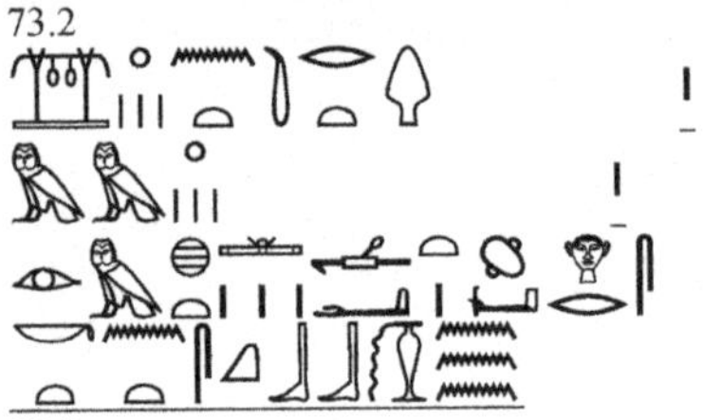

73.3

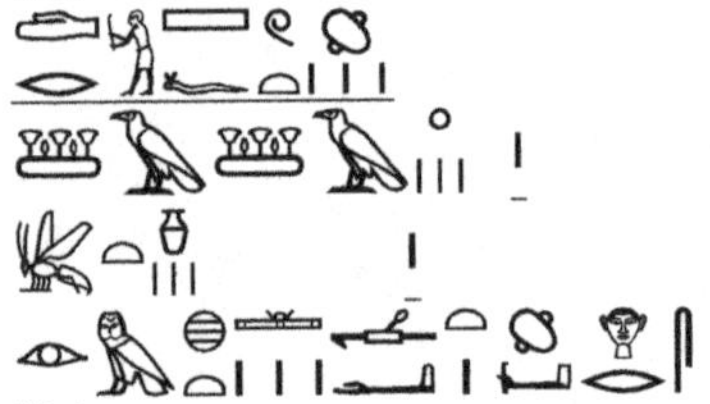

73.4

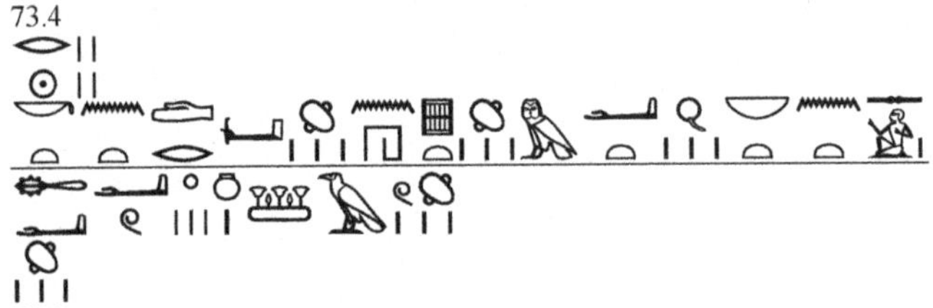

73.5

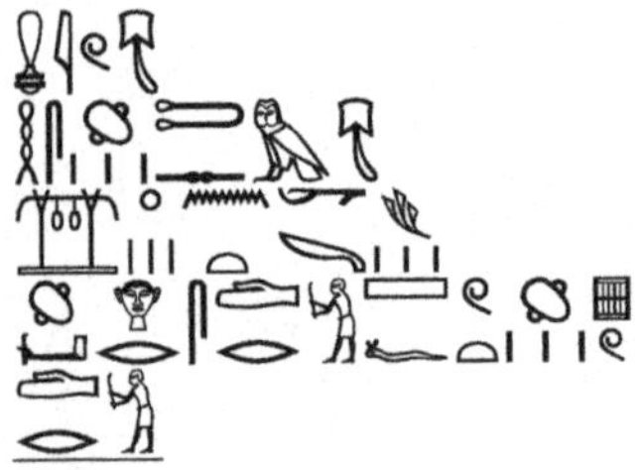

73.6

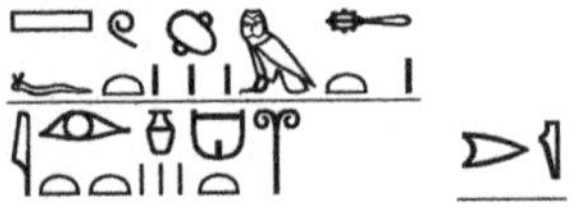

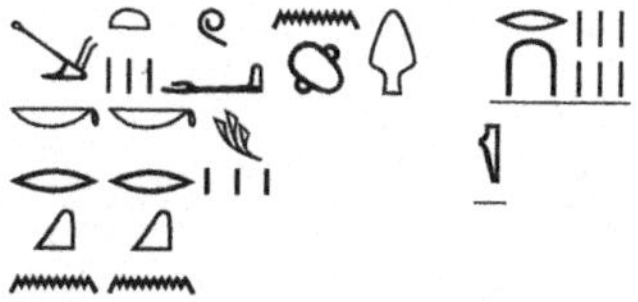

73.7

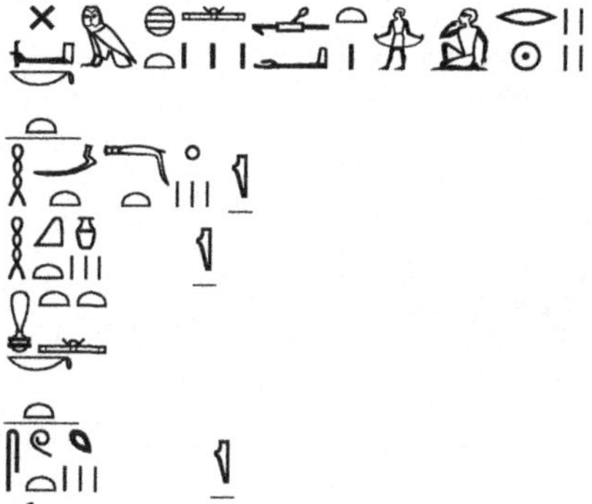

73.8

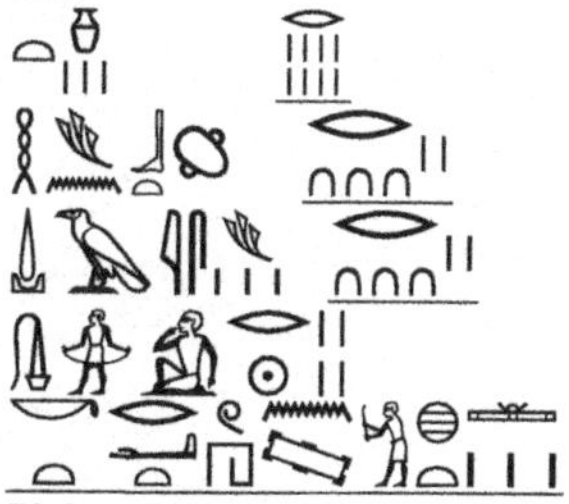

73.9

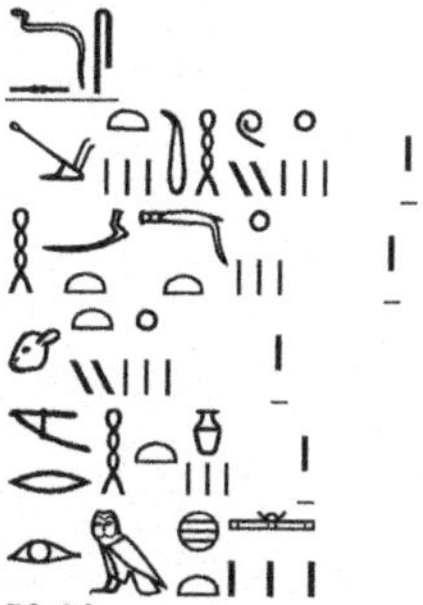

73.10

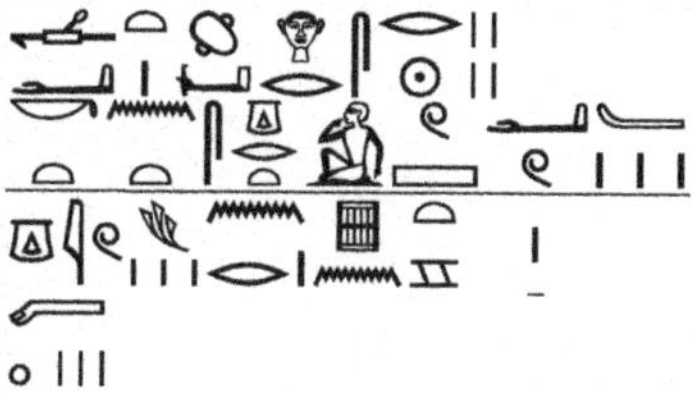

73.11

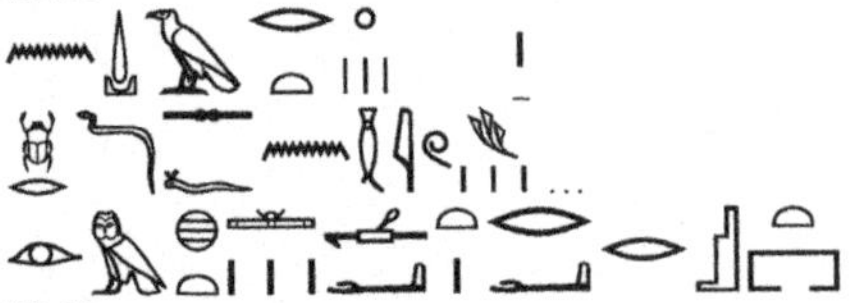

73.12

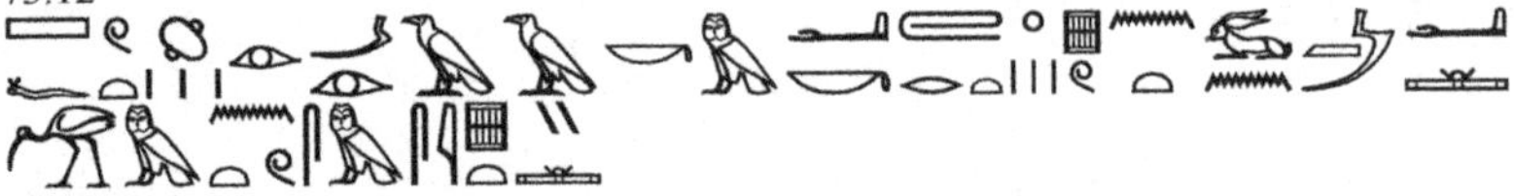

73.13

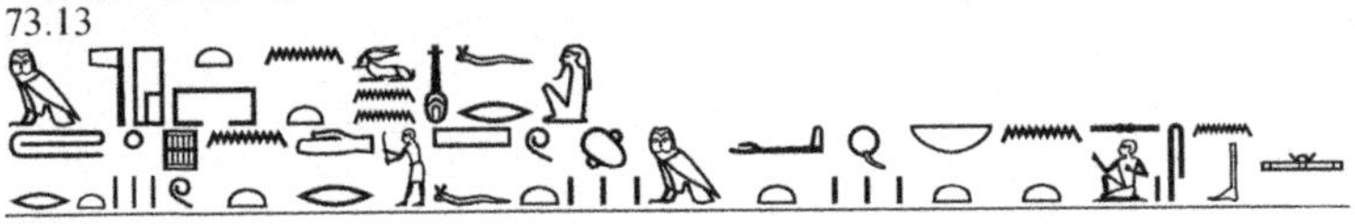

73.14

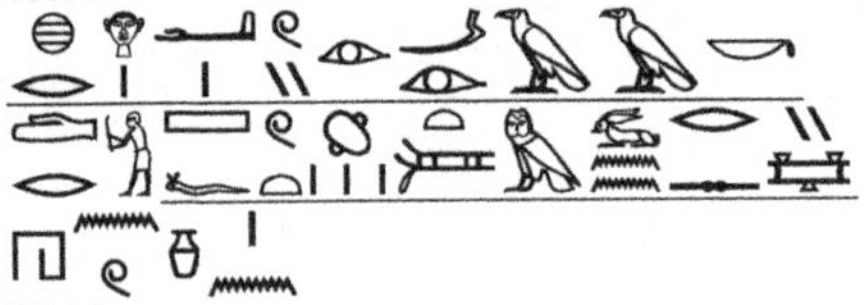

73.15

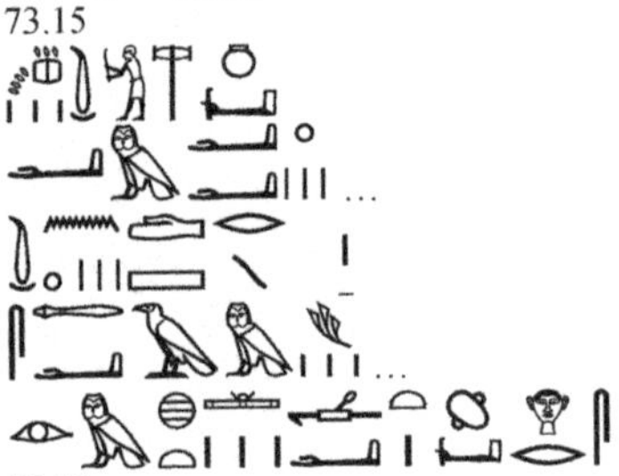

73.16

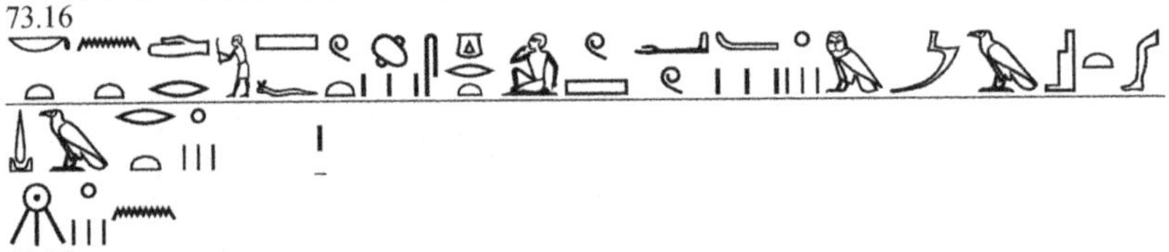

73.17

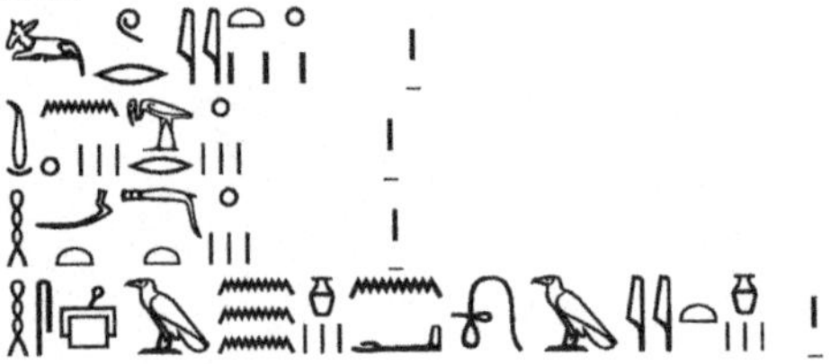

73.18

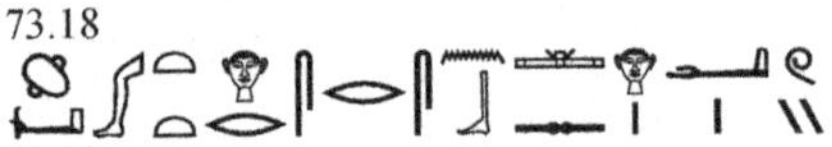

73.19

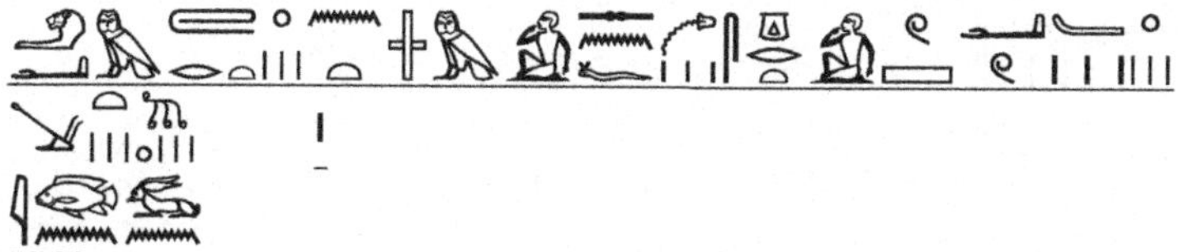

73.20

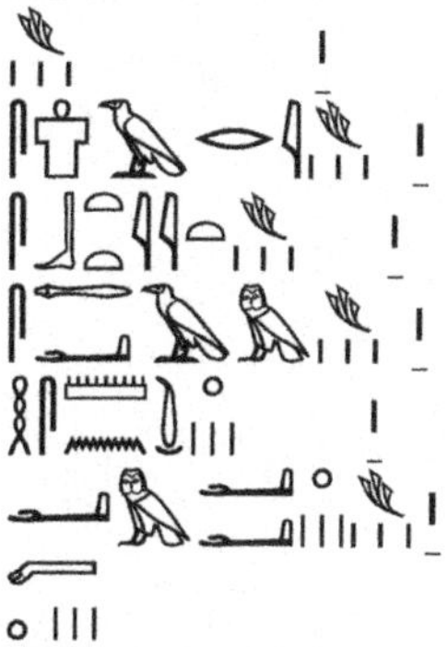

73.21

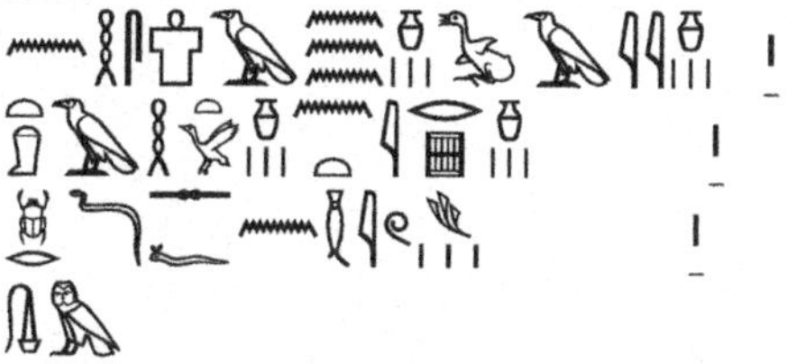

Foglio 74

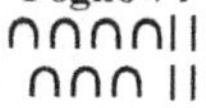

74.1

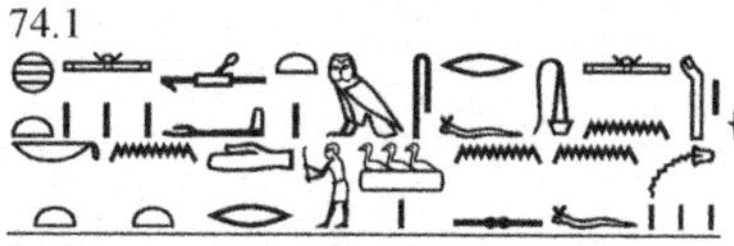

74.2

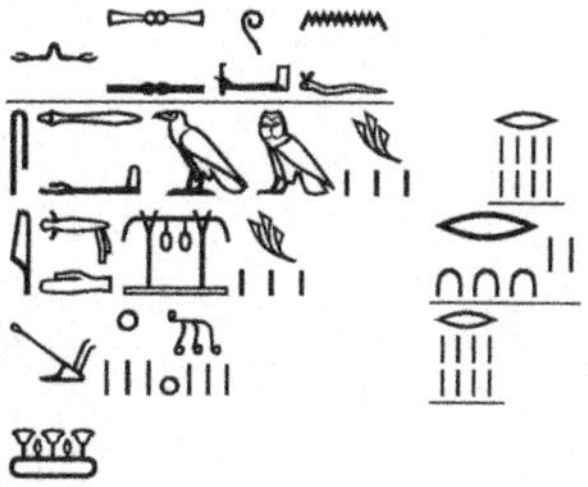

74.3

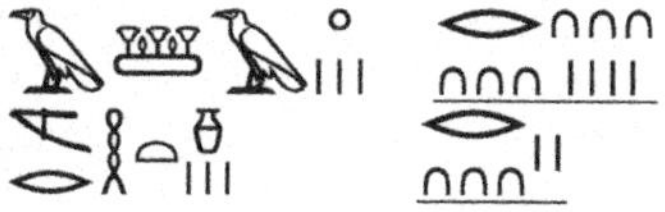

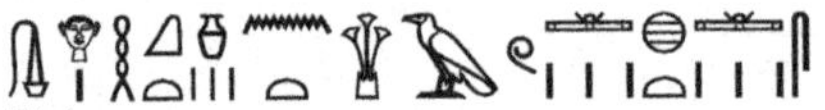

74.4

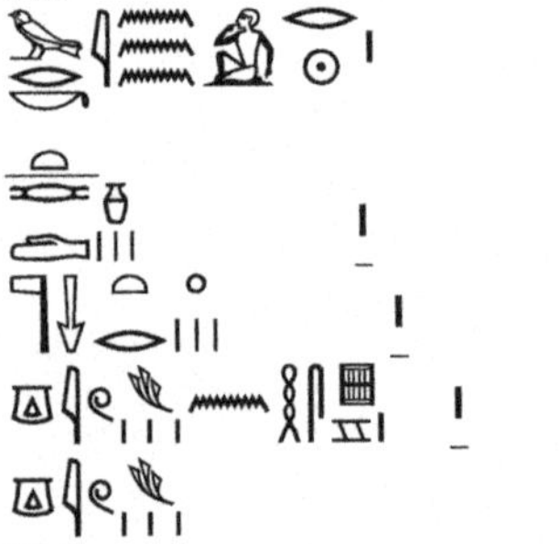

74.5

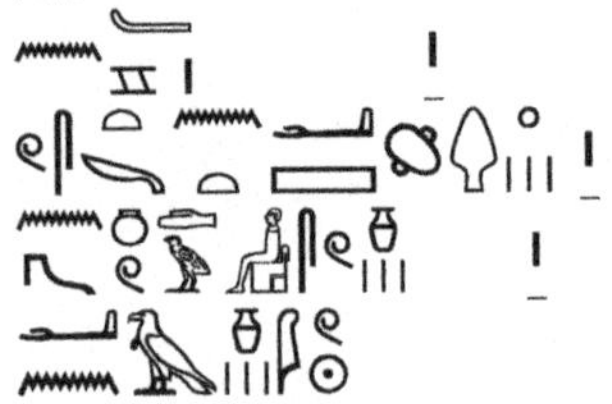

74.6

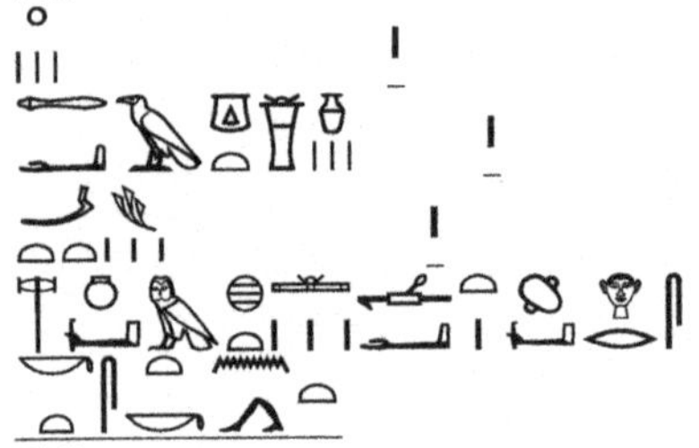

74.7

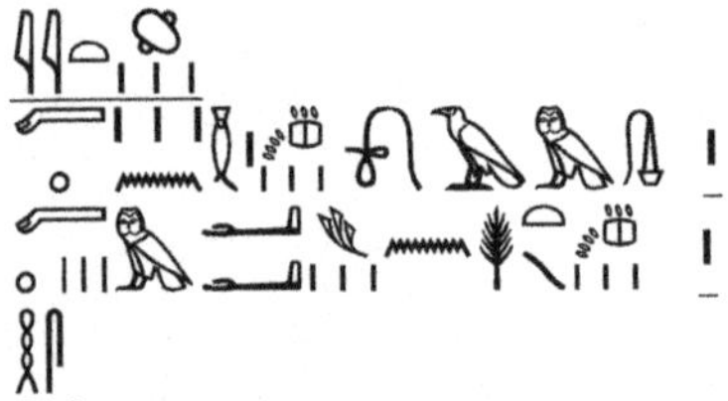

74.8

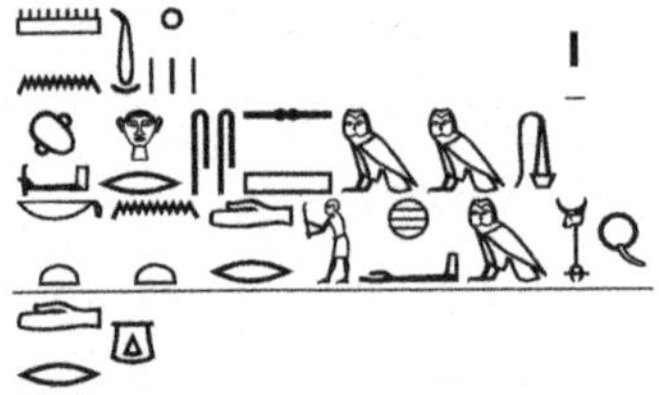

74.9

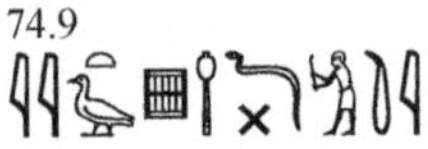

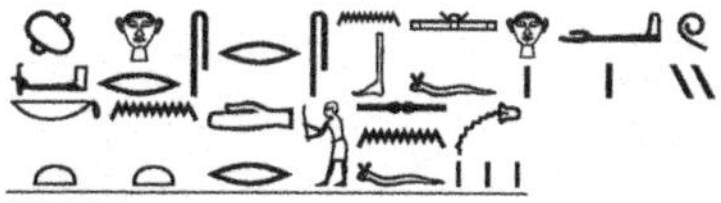

74.10

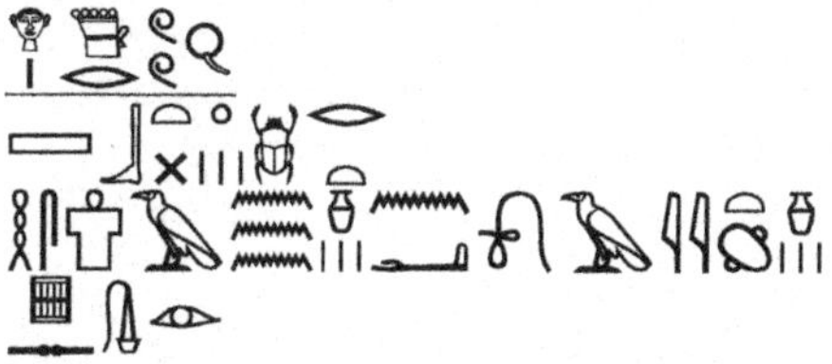

74.11

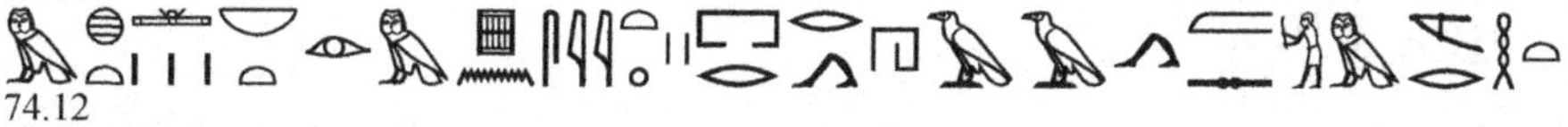

74.12

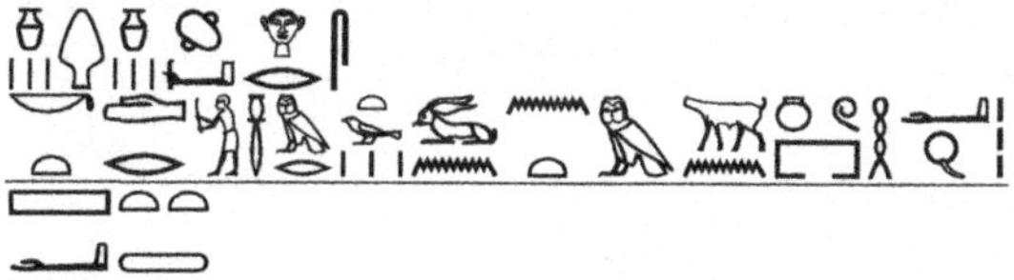

74.13

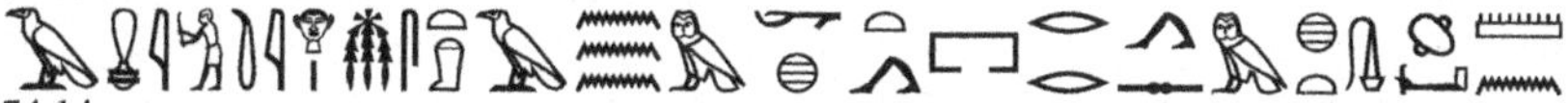

74.14

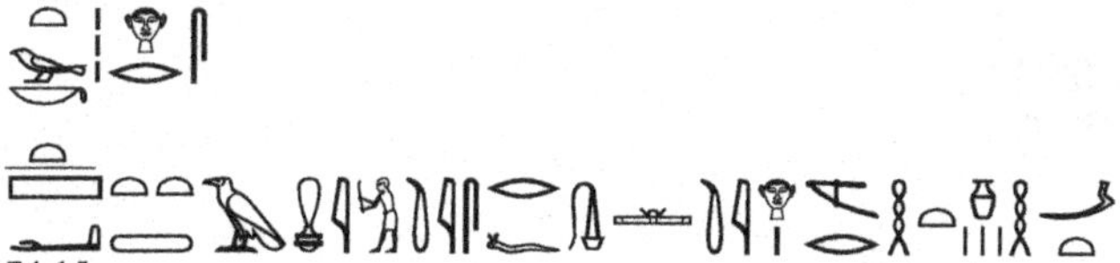

74.15

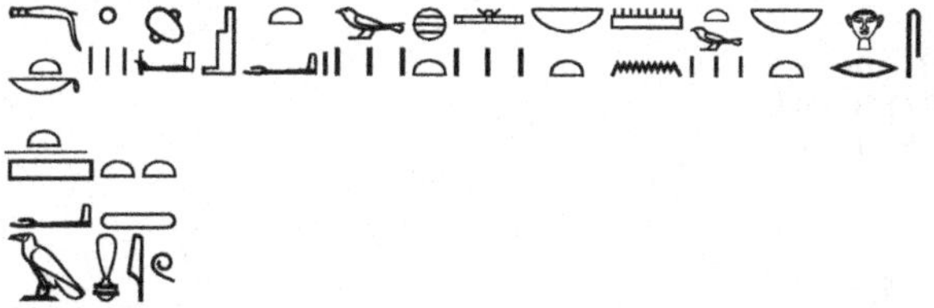

74.16

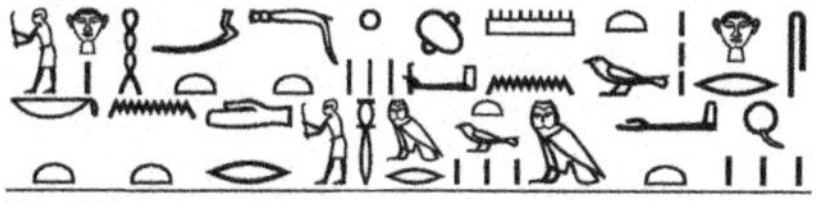

74.17

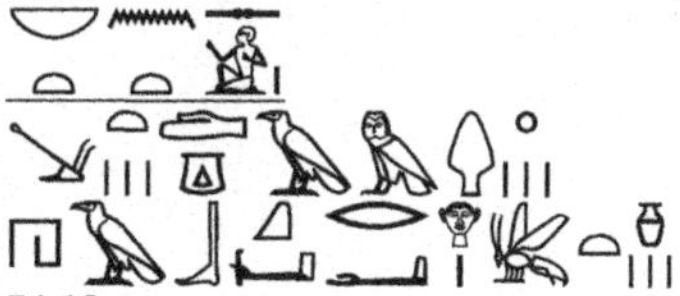

74.18

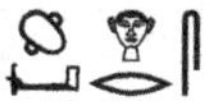

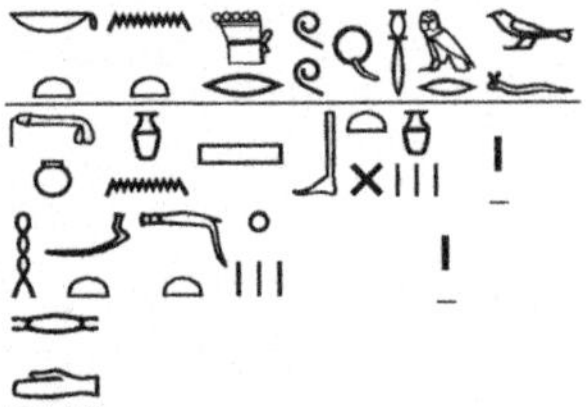

74.19

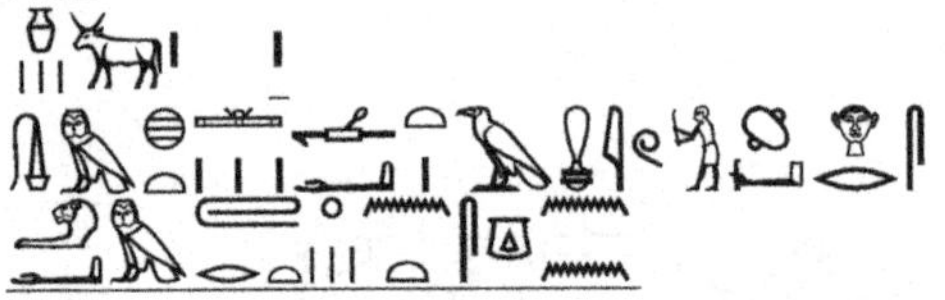

74.20

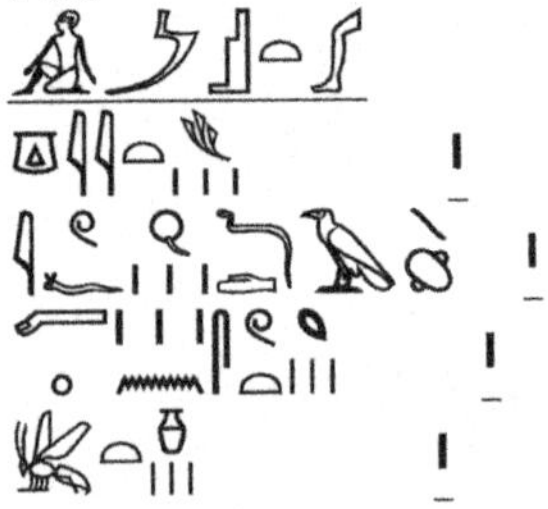

74.21

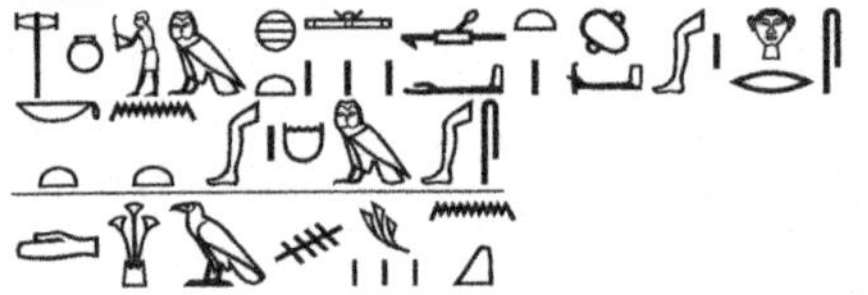

Foglio 75

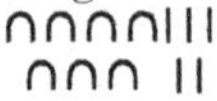

75.1

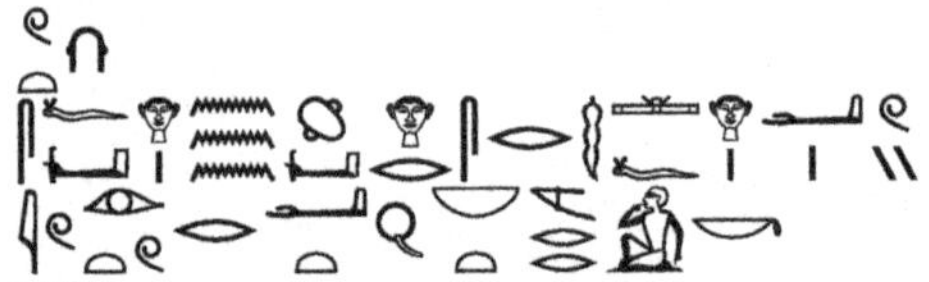

75.2

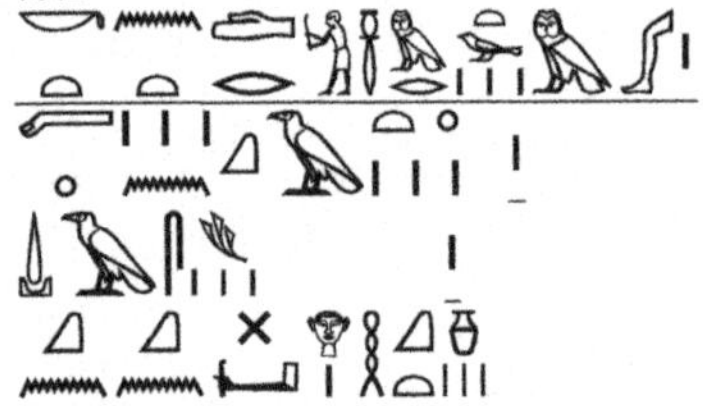

75.3

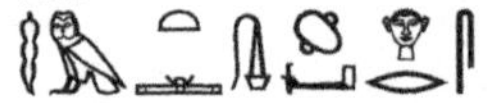

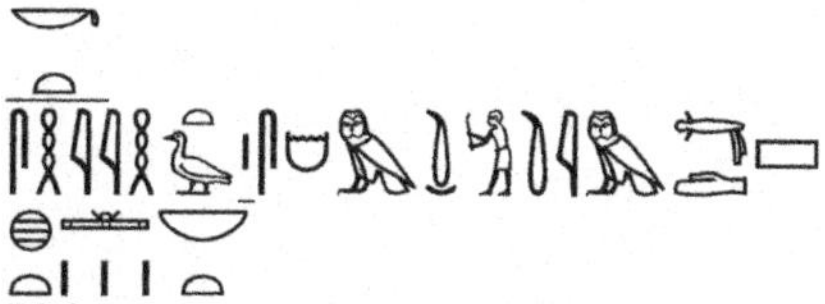

75.4

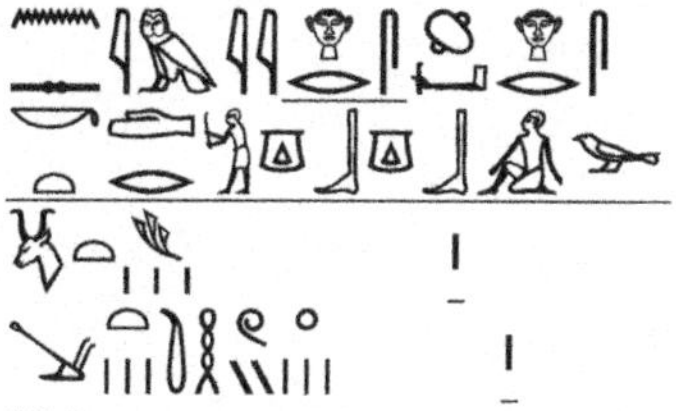

75.5

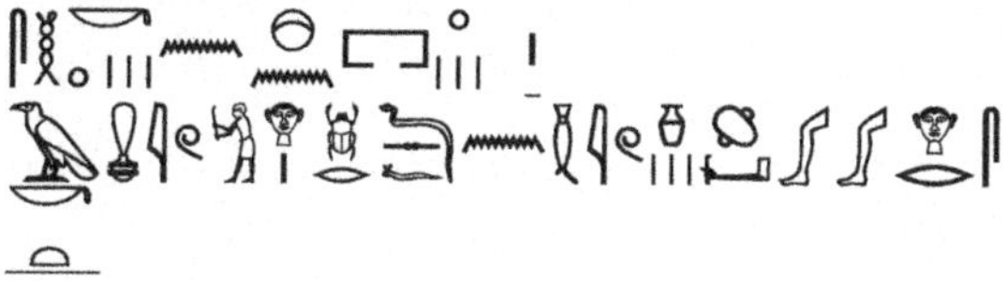

75.6

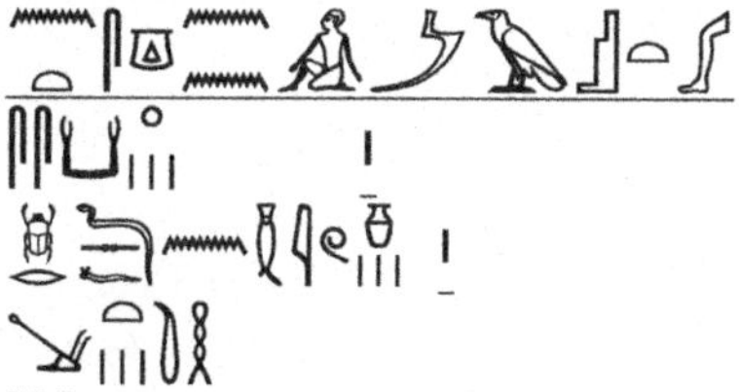

75.7

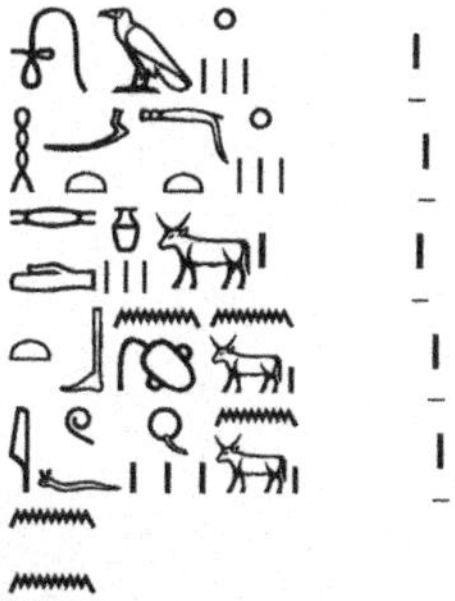

75.8

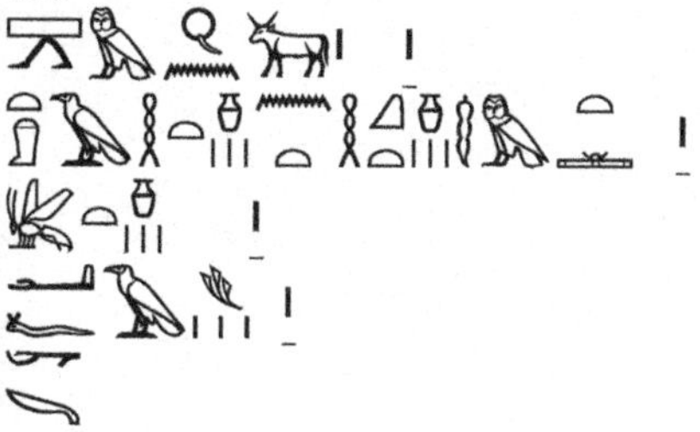

75.9

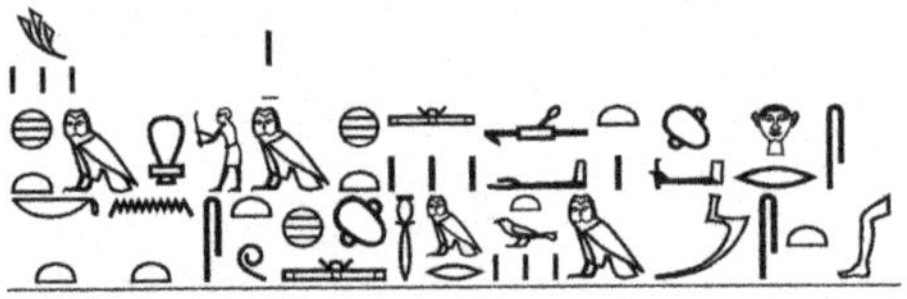

75.10

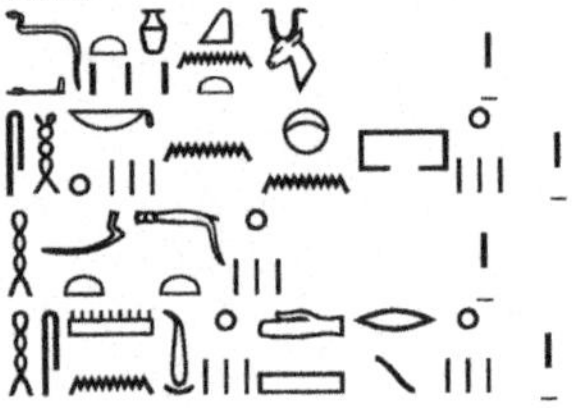

75.11

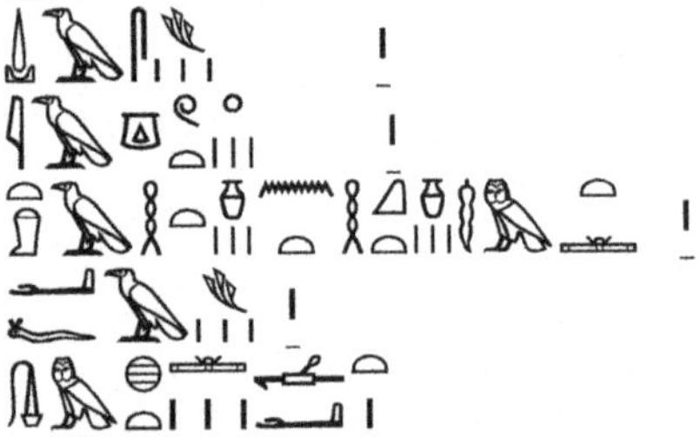

75.12

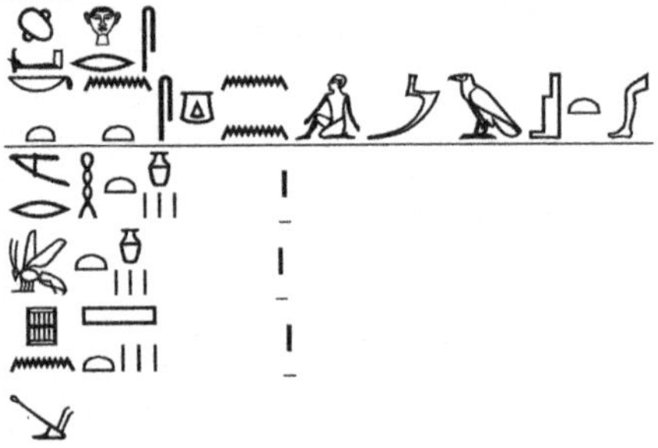

75.13

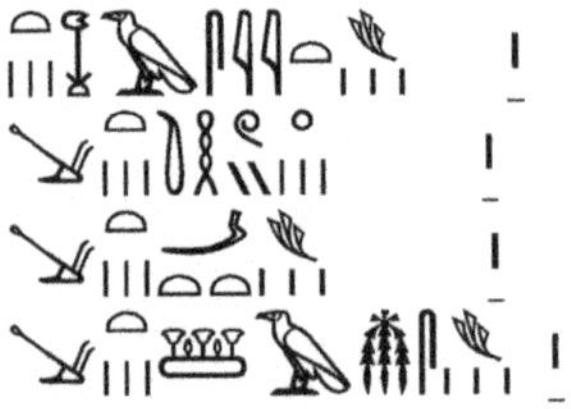

75.14

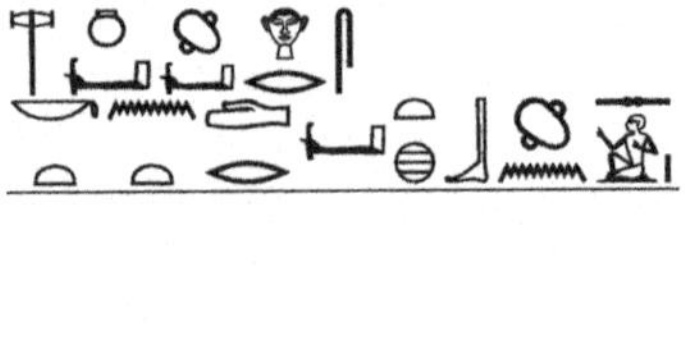

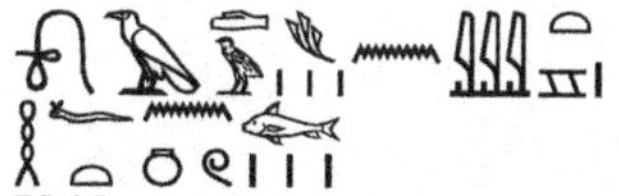

75.15

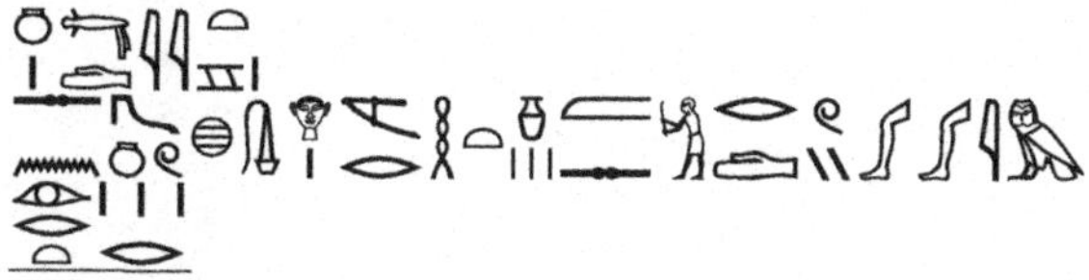

75.16

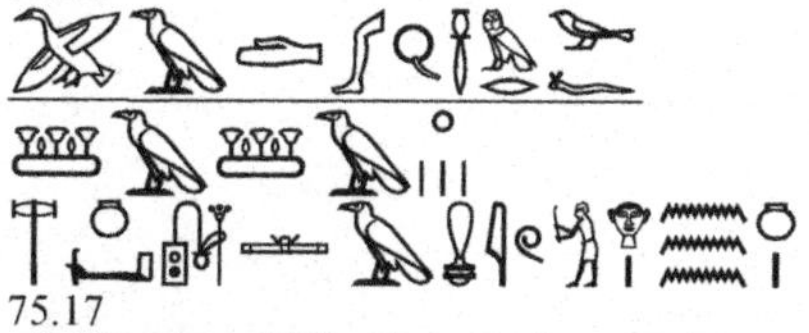

75.17

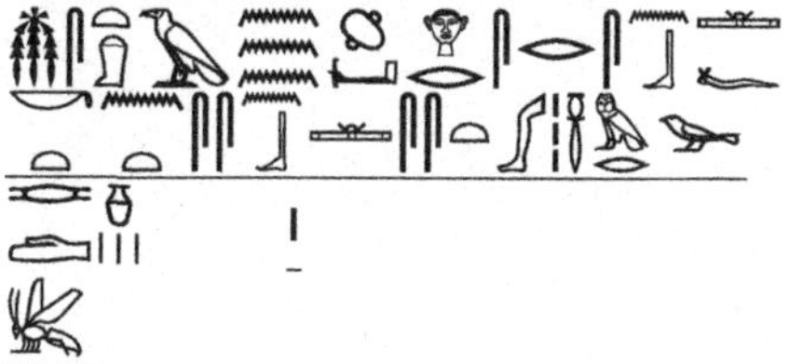

75.18

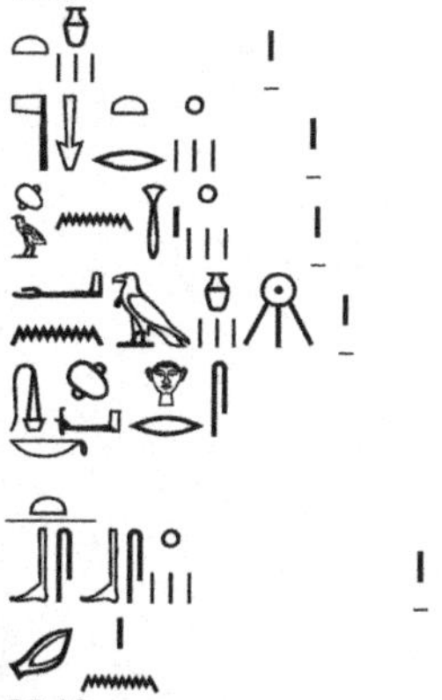

75.19

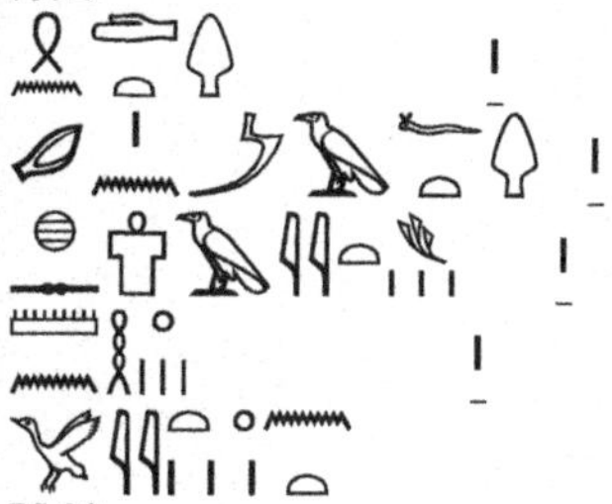

75.20

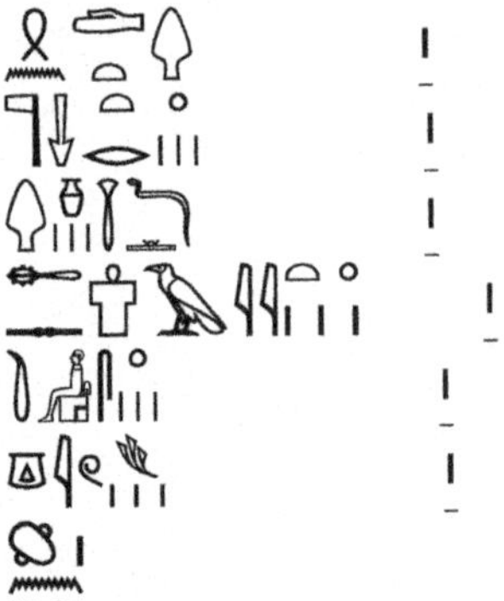

75.21

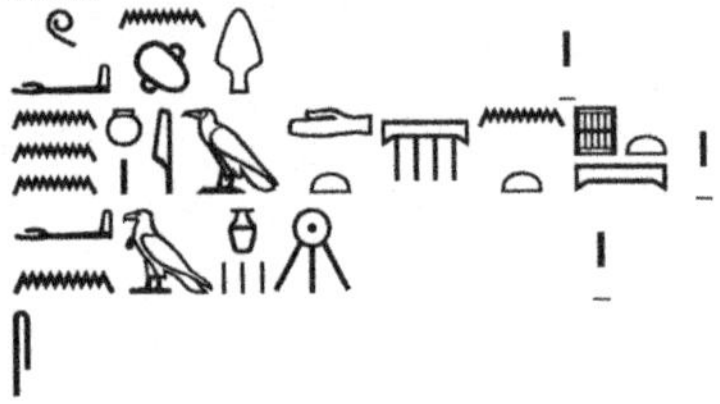

Foglio 76

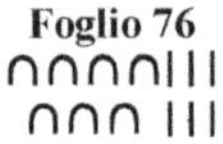

76.1

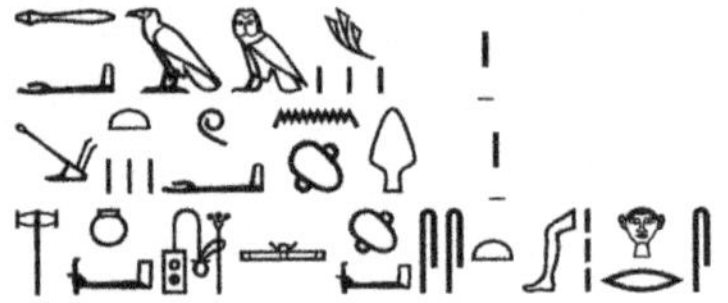

76.2

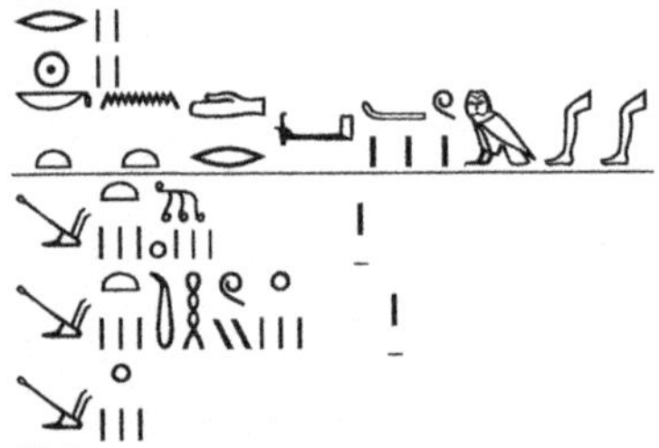

76.3

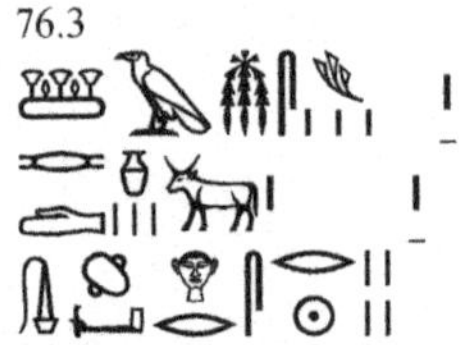

76.4

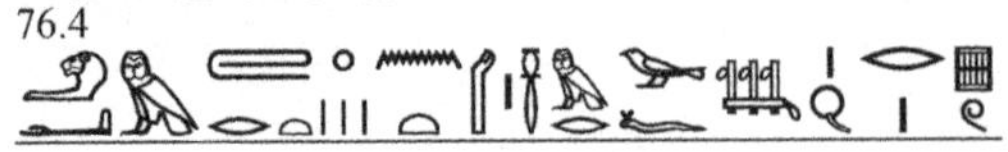

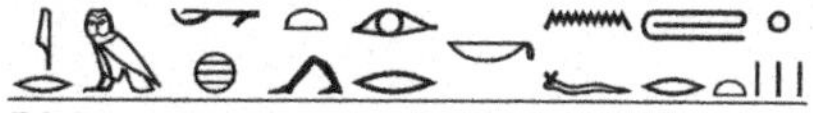

76.5

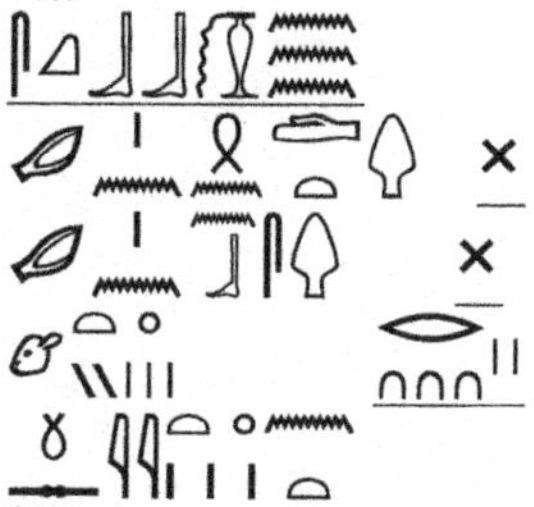

76.6

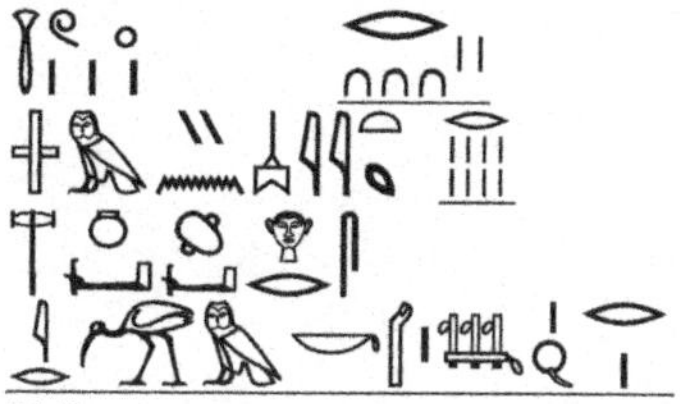

76.7

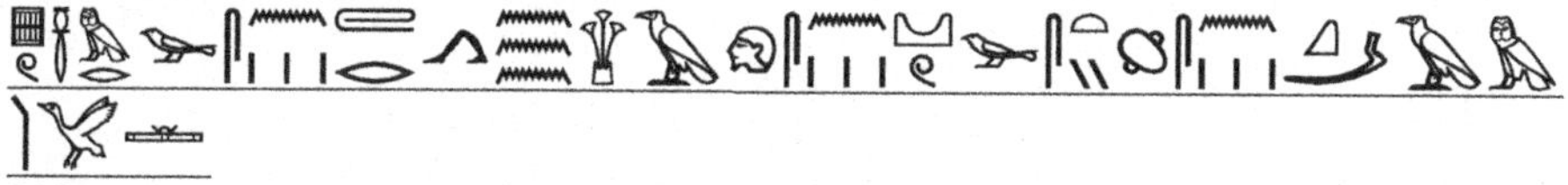

76.8

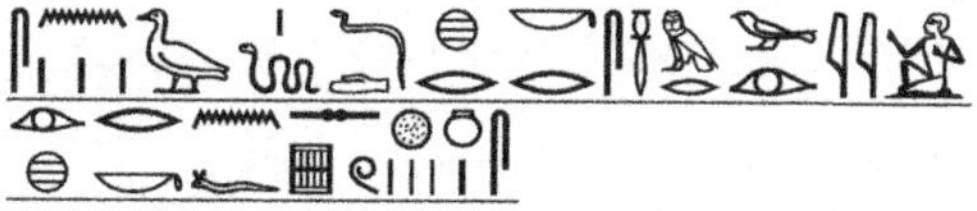

76.9

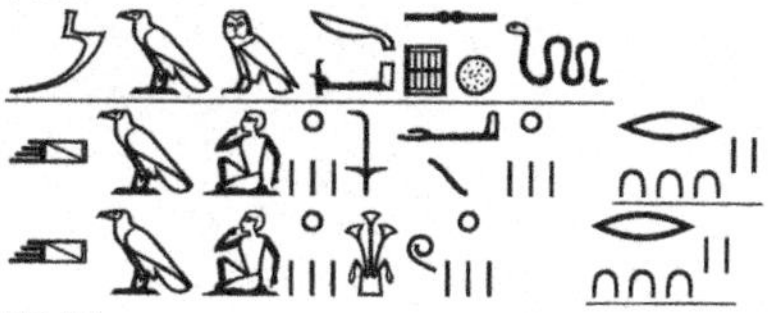

76.10

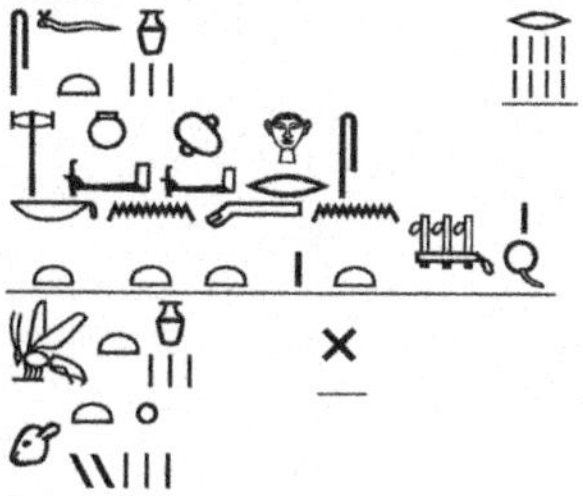

76.11

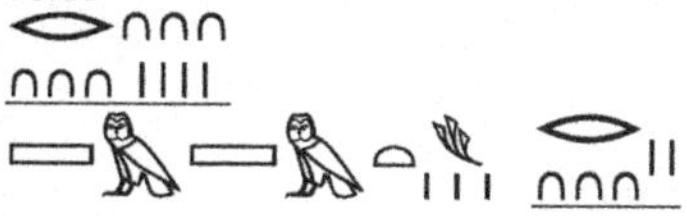

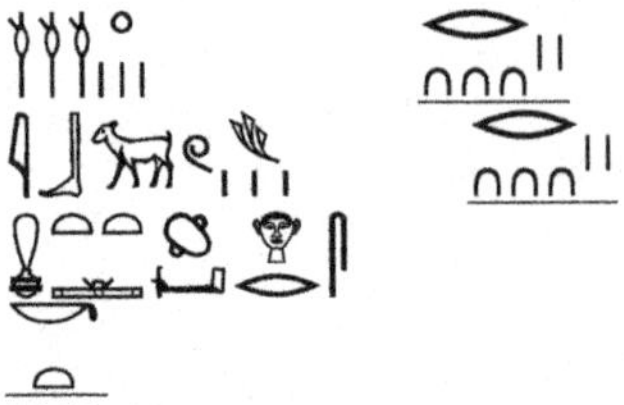

76.12

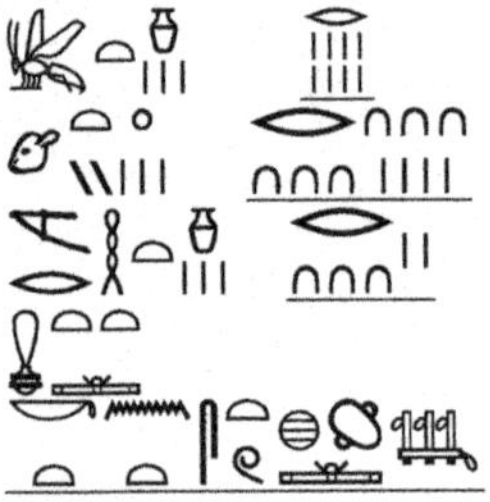

76.13

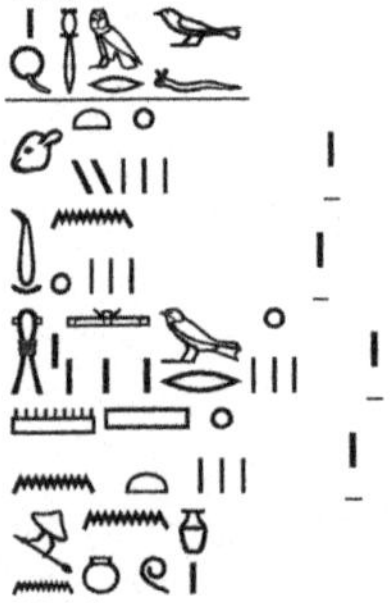

76.14

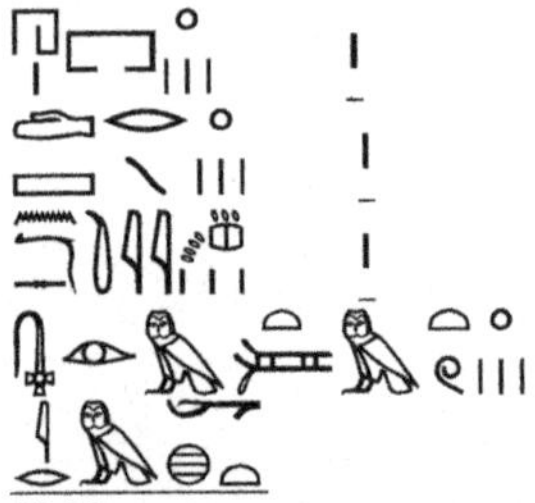

76.15

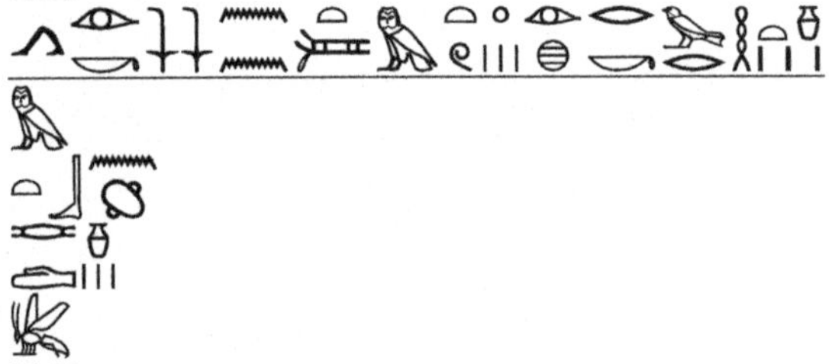

76.16

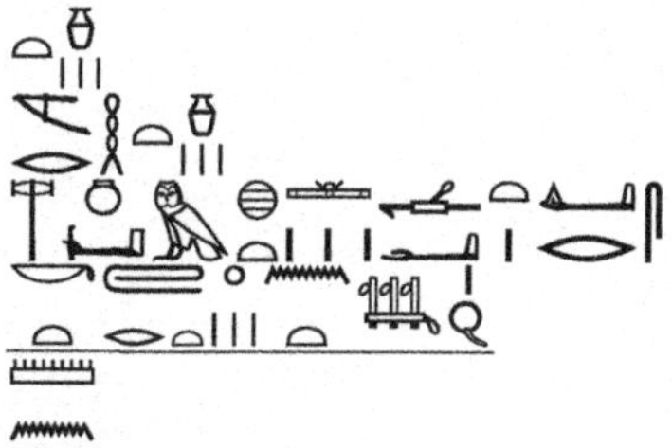

76.17

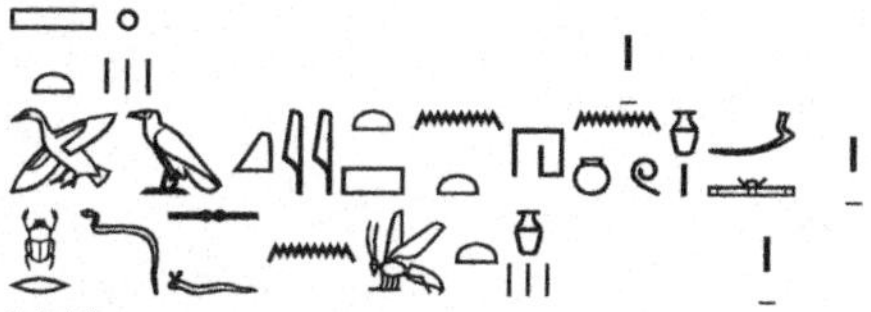

76.18

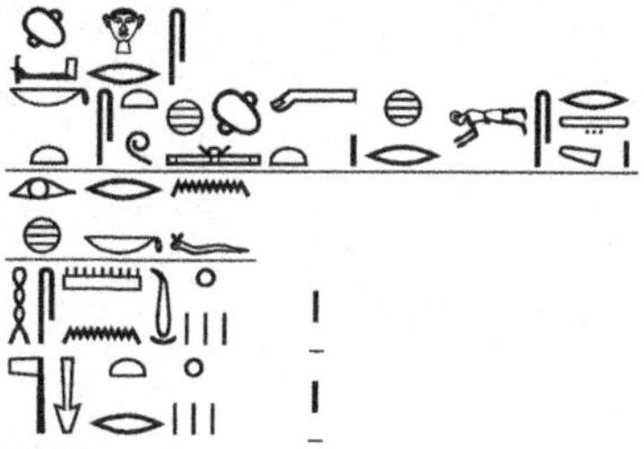

76.19

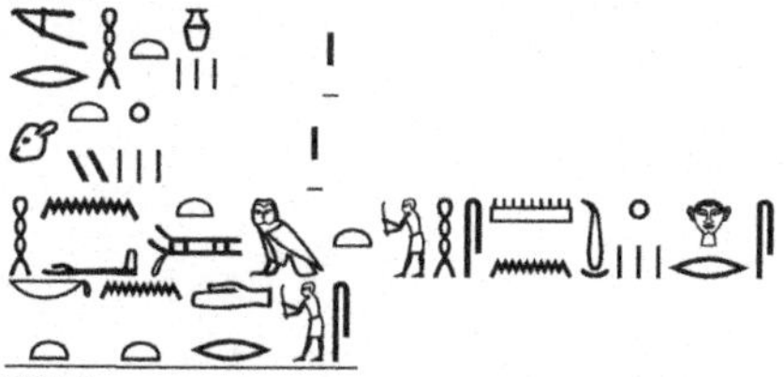

76.20

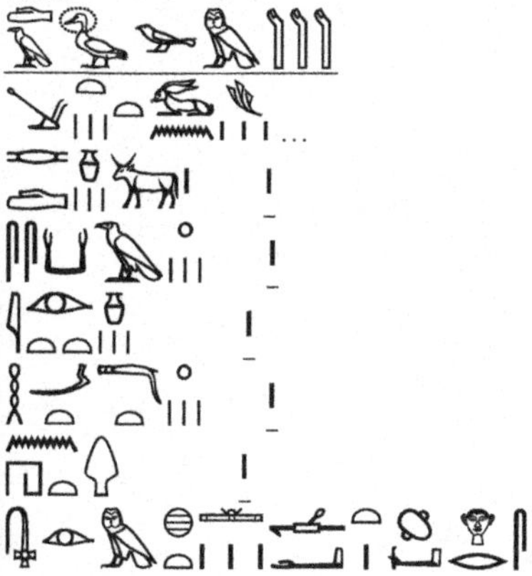

Foglio 77

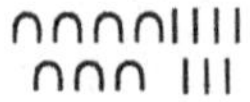

77.1

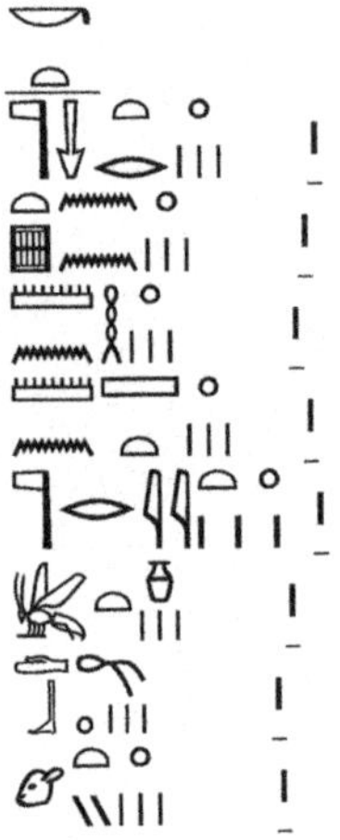

77.2

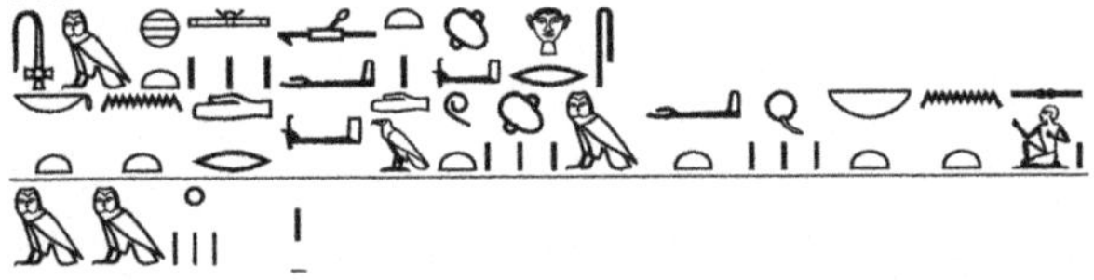

77.3

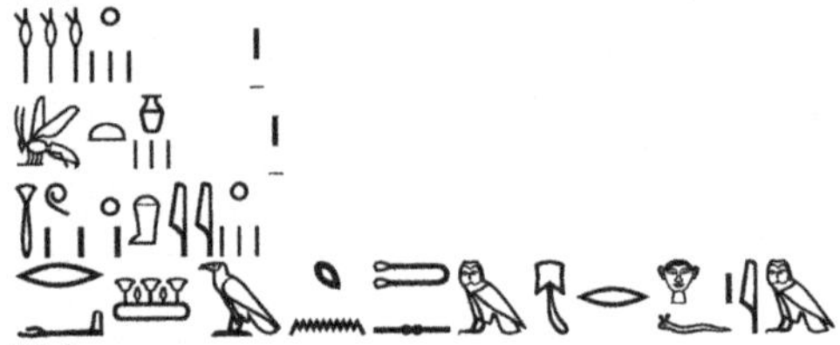

77.4

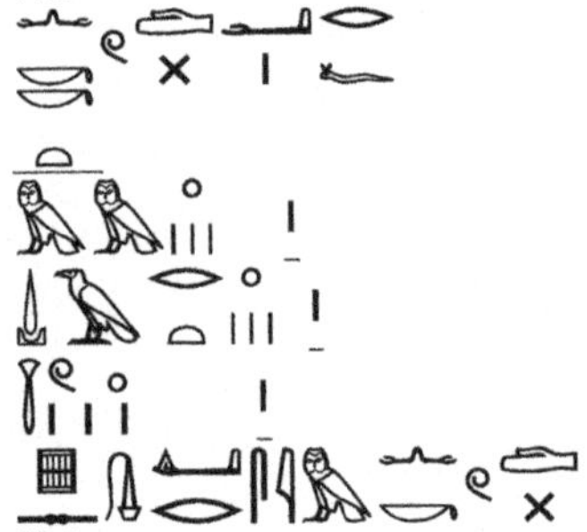

77.5

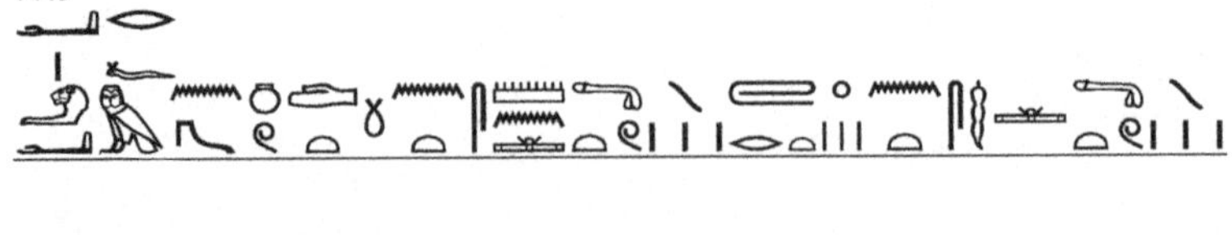

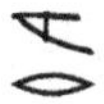

77.6

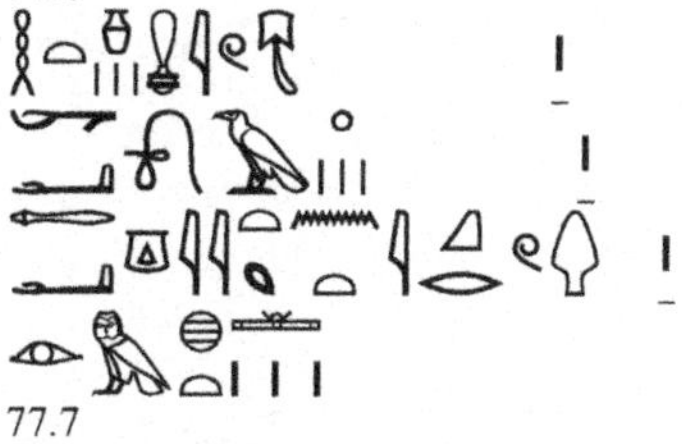

77.7

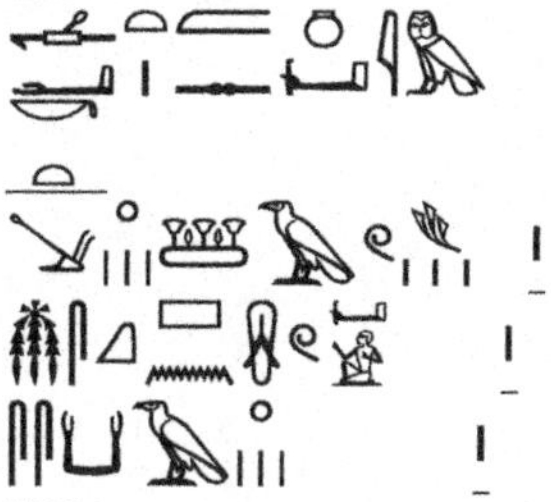

77.8

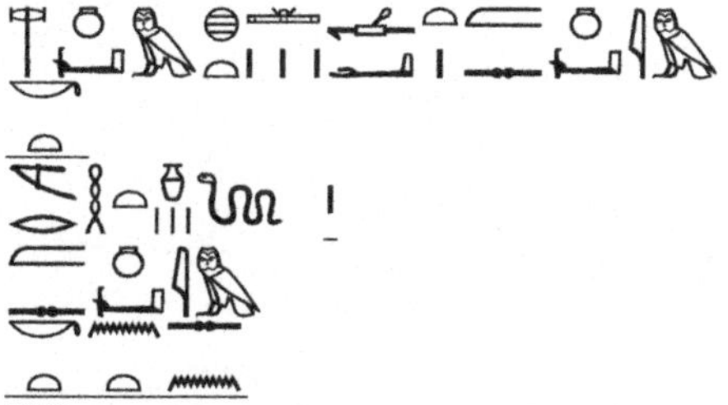

77.9

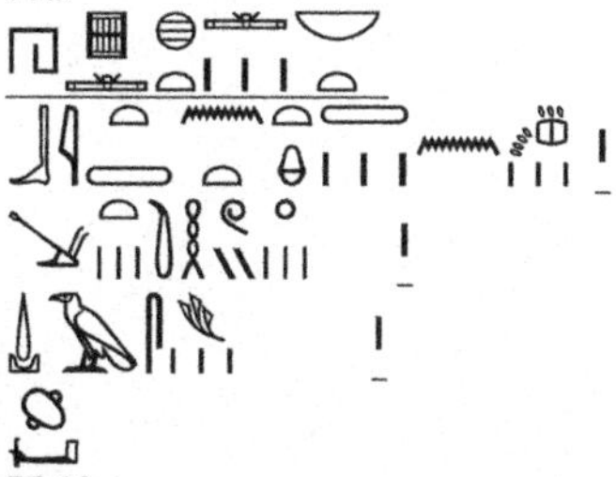

77.10

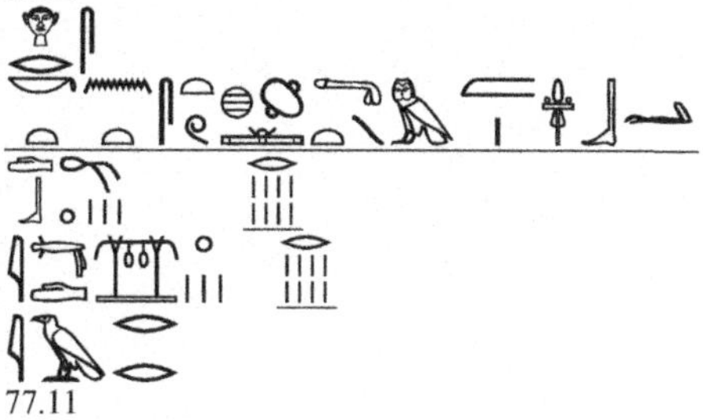

77.11

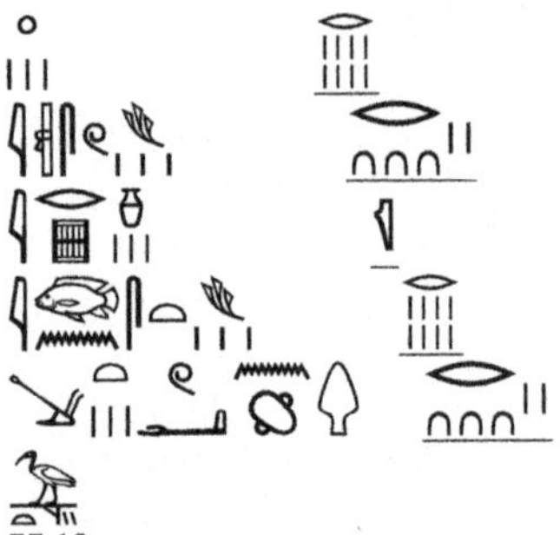

77.12

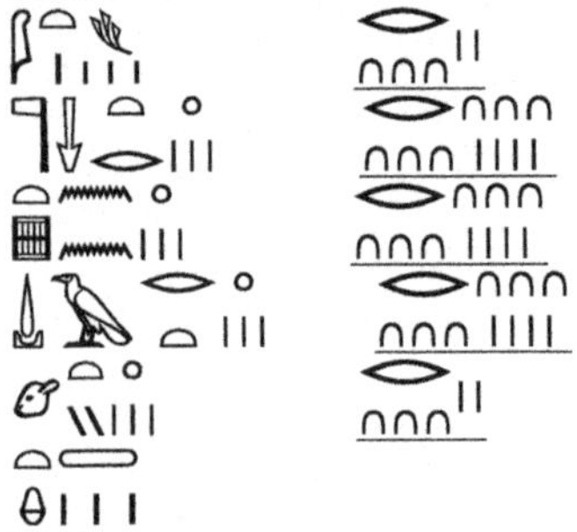

77.13

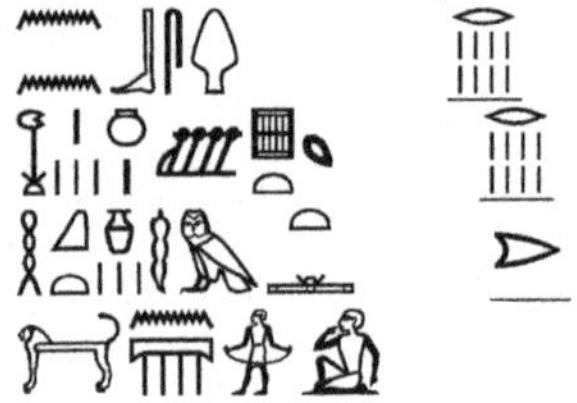

77.14

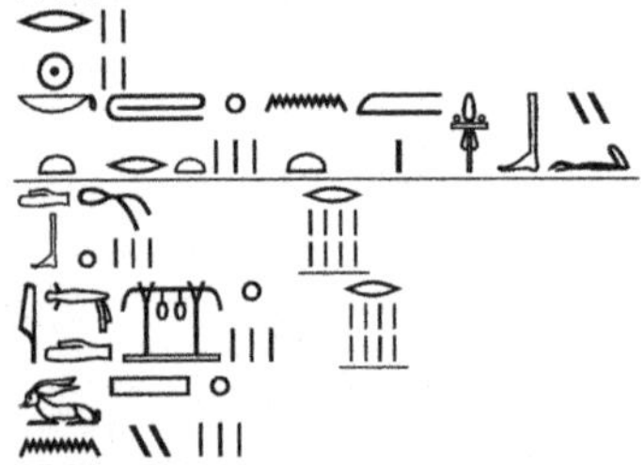

77.15

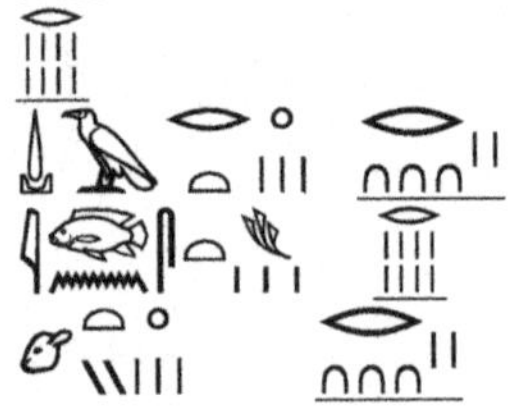

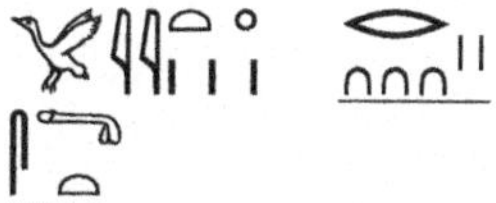

77.16

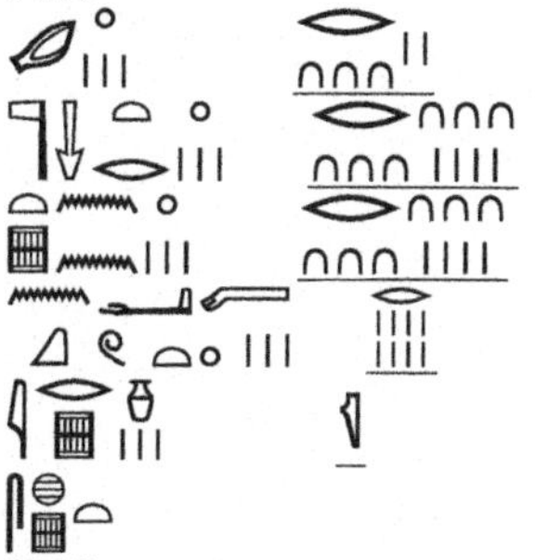

77.17

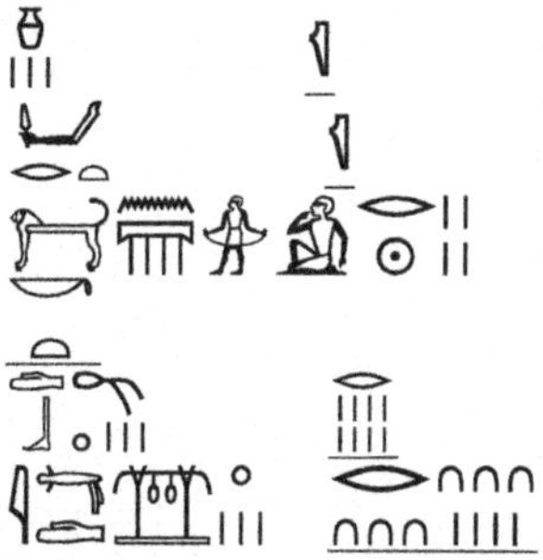

77.18

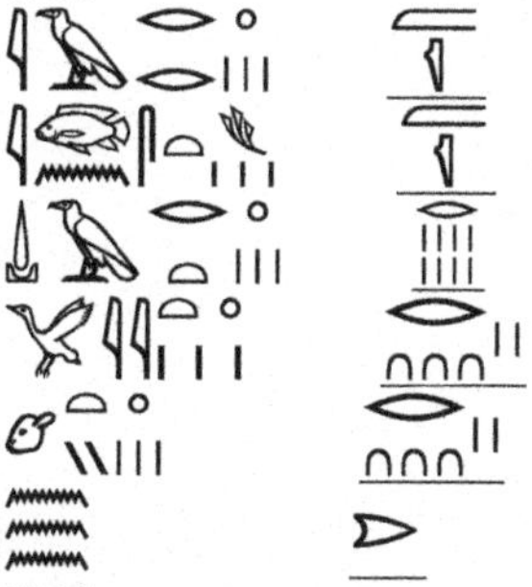

77.19

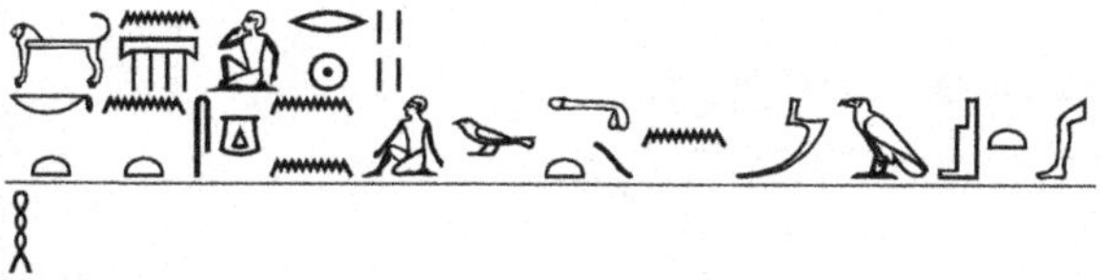

77.20

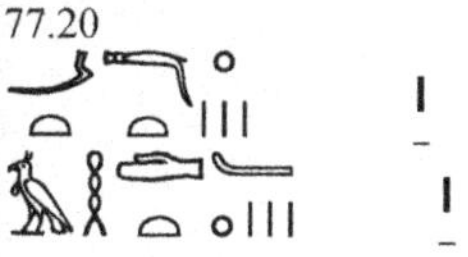

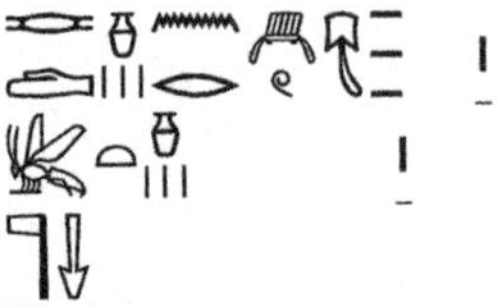

77.21

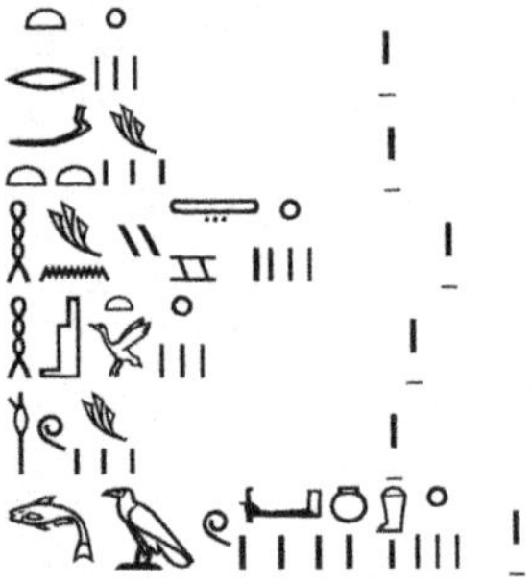

77.22

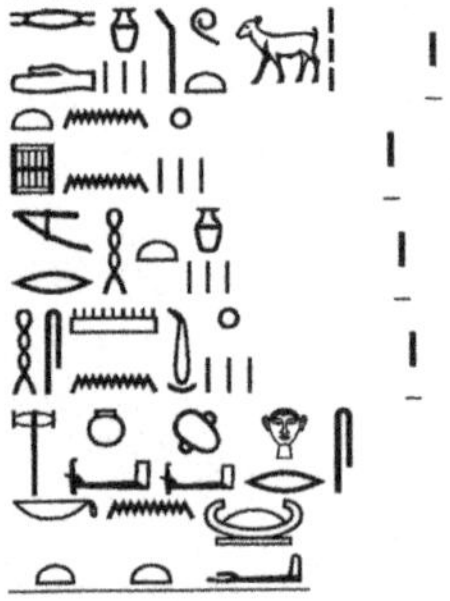

Foglio 78

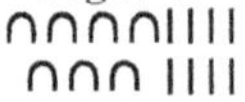

78.1

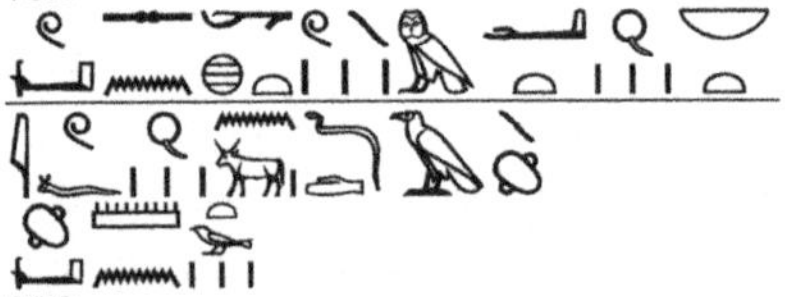

78.2

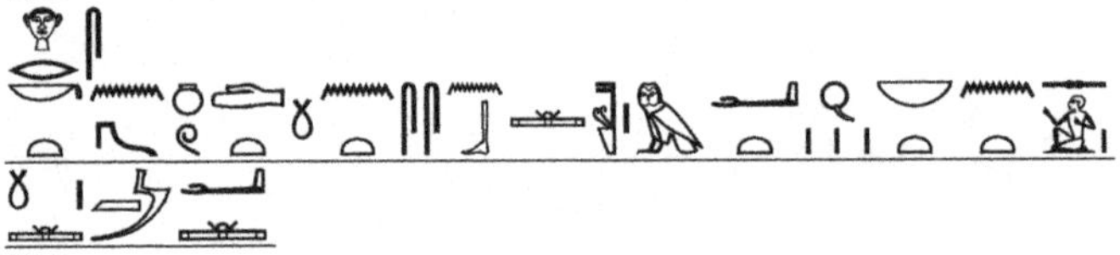

78.3

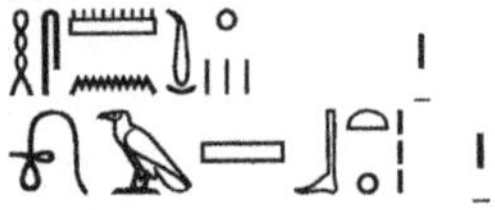

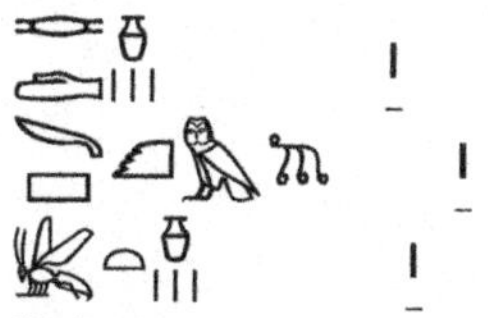

78.4

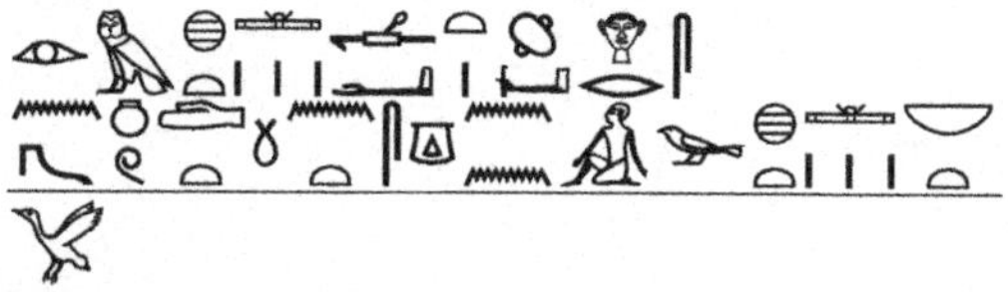

78.5

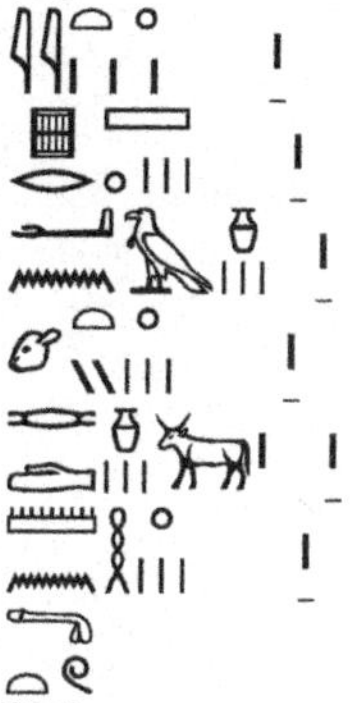

78.6

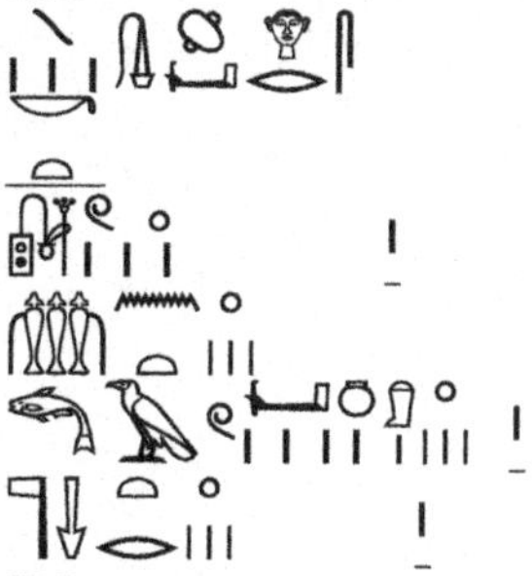

78.7

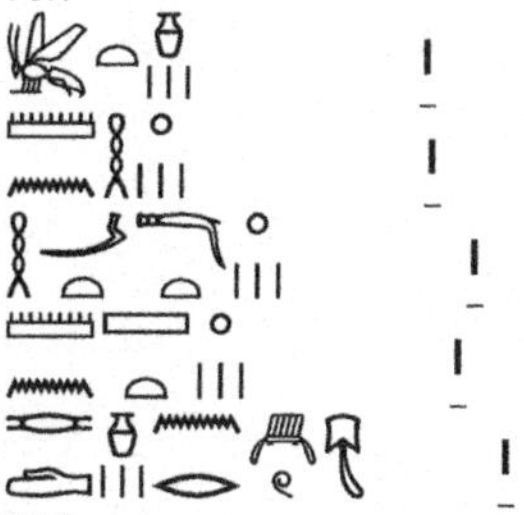

78.8

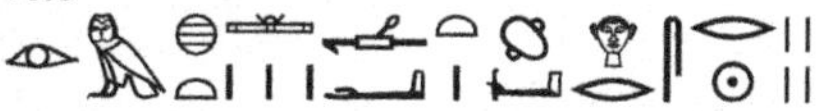

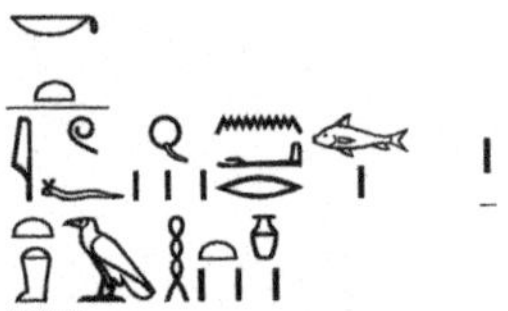

78.9

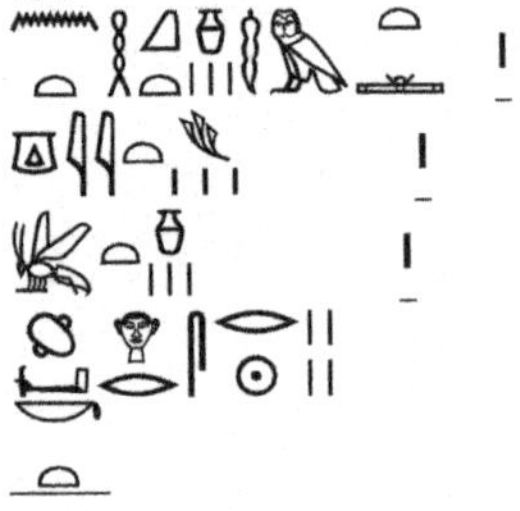

78.10

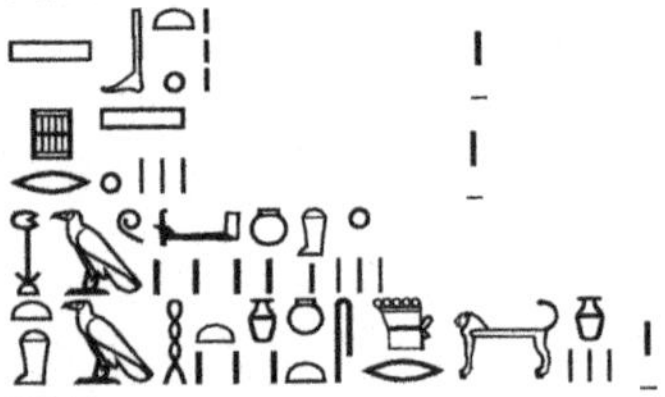

78.11

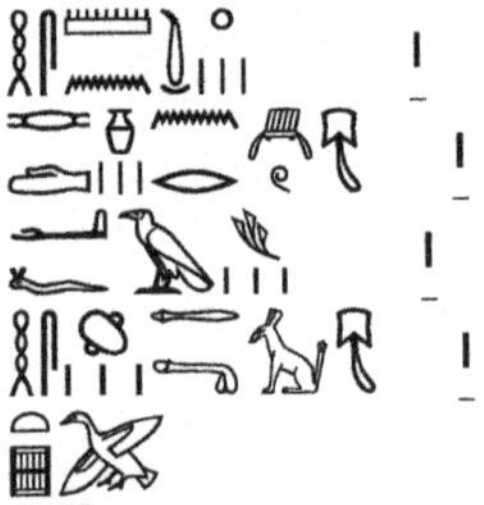

78.12

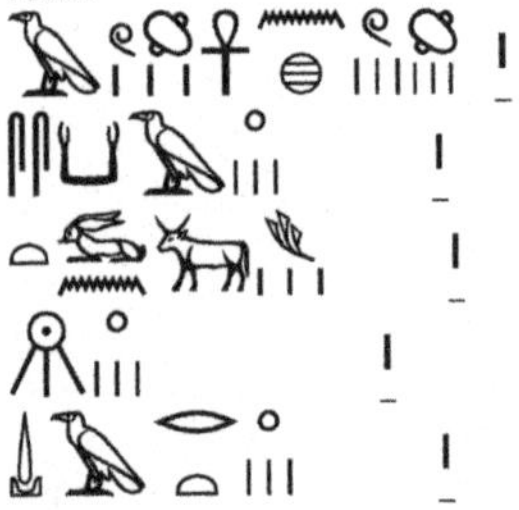

78.13

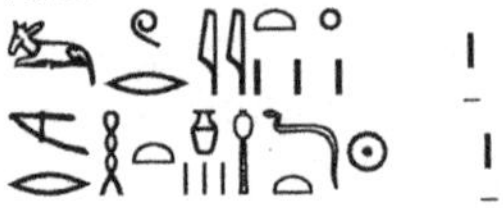

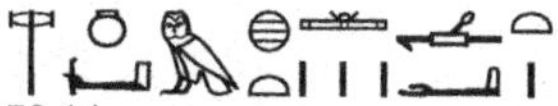

78.14

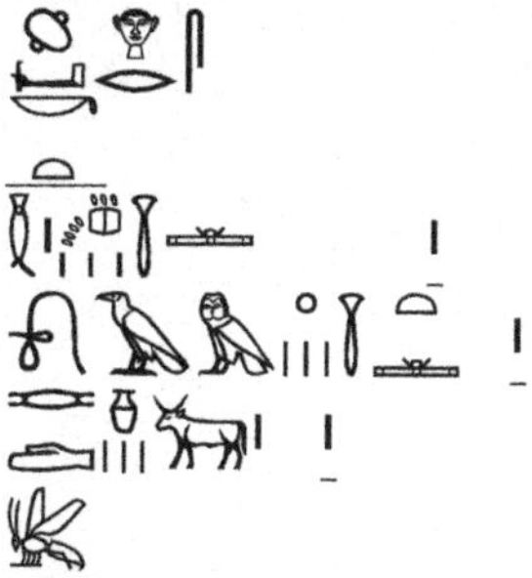

78.15

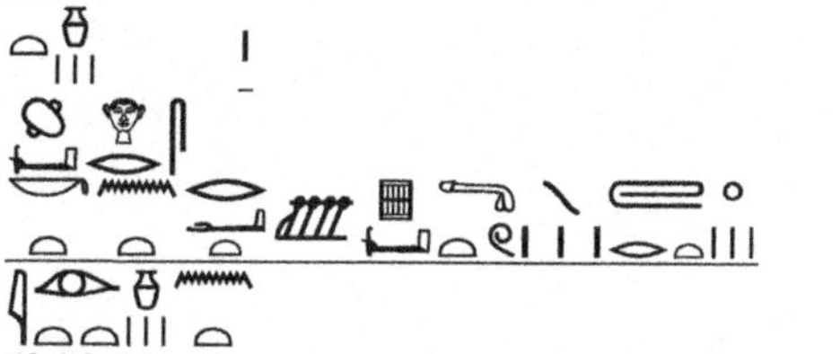

78.16

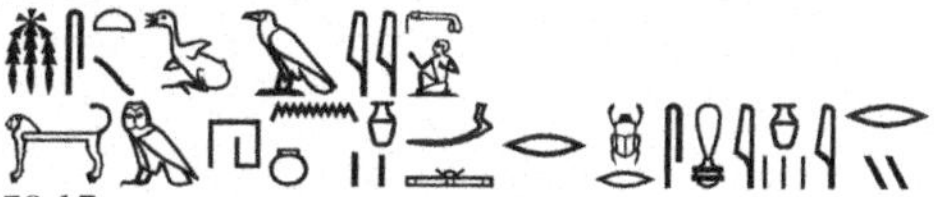

78.17

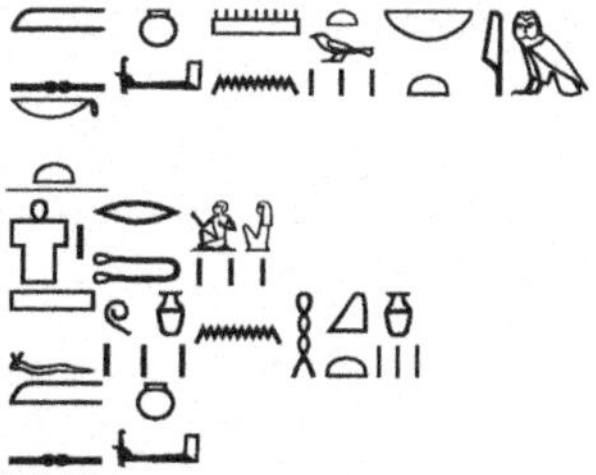

78.18

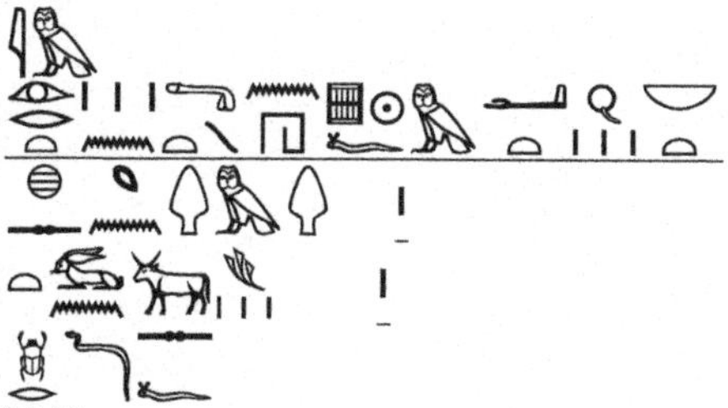

78.19

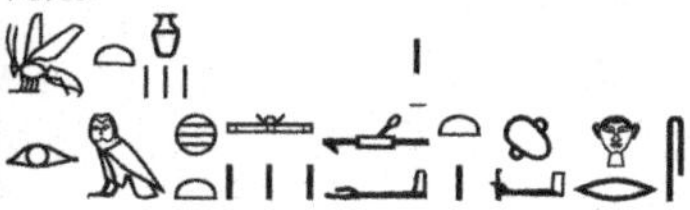

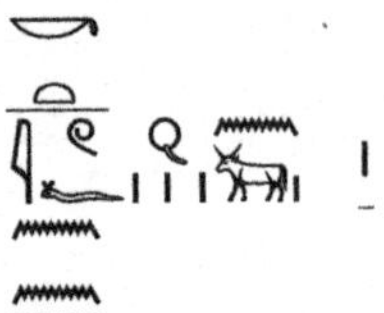

78.20

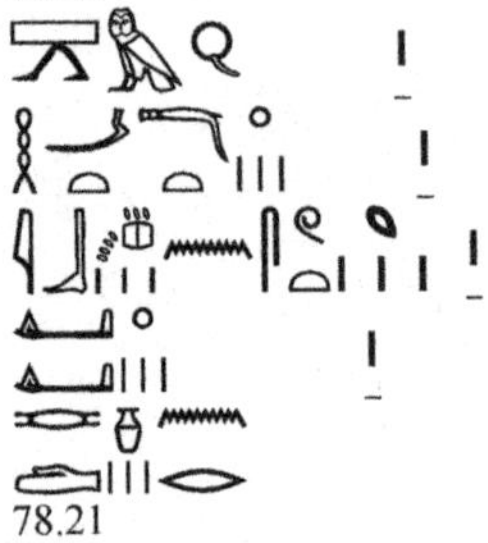

78.21

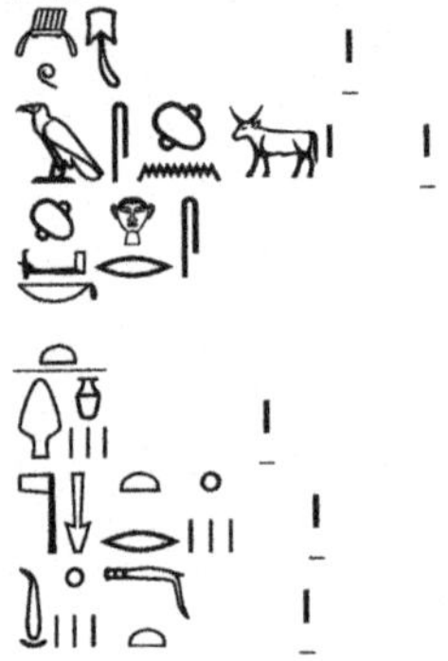

Foglio 79

∩∩∩∩|||||
∩∩∩ ||||

79.1

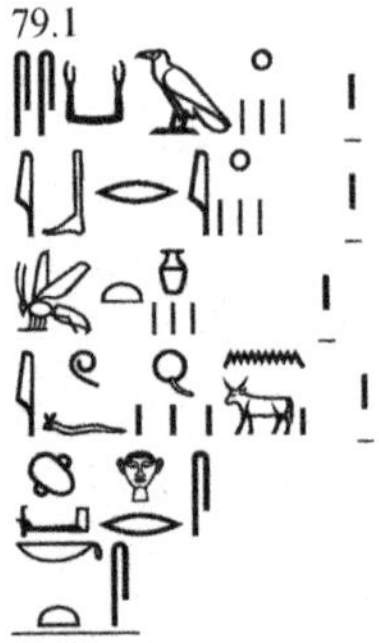

79.2

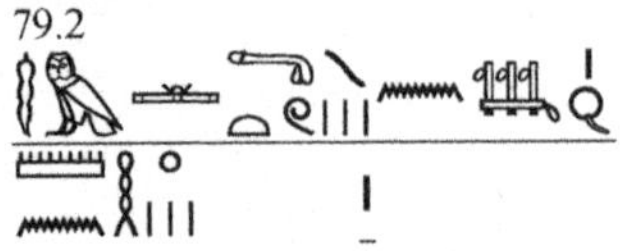

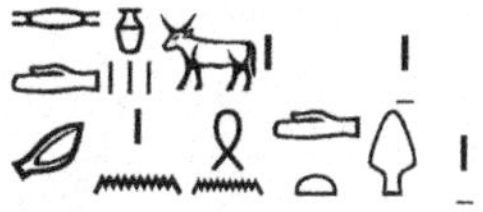

79.3

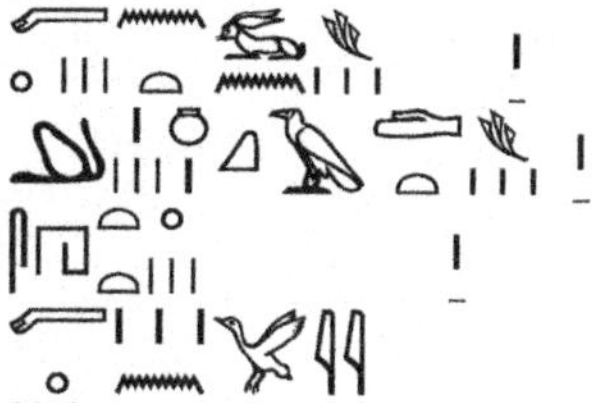

79.4

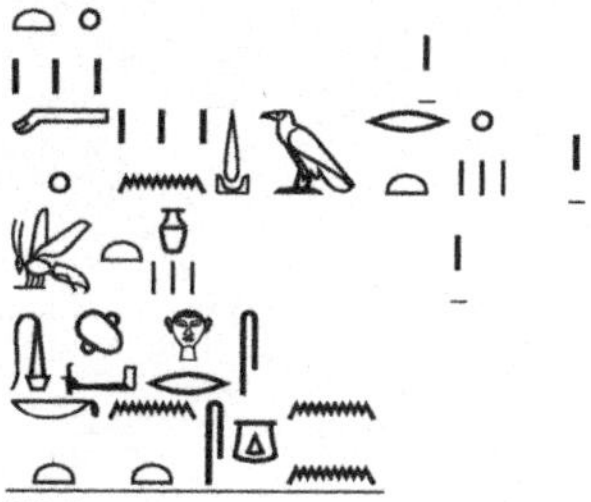

79.5

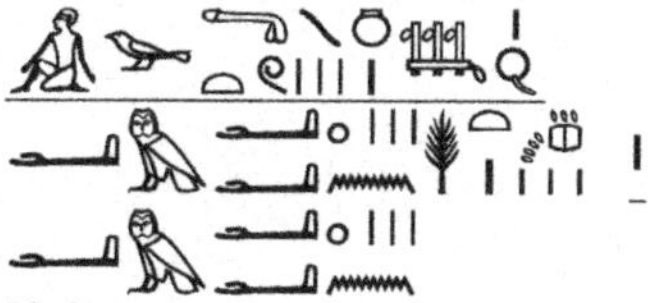

79.6

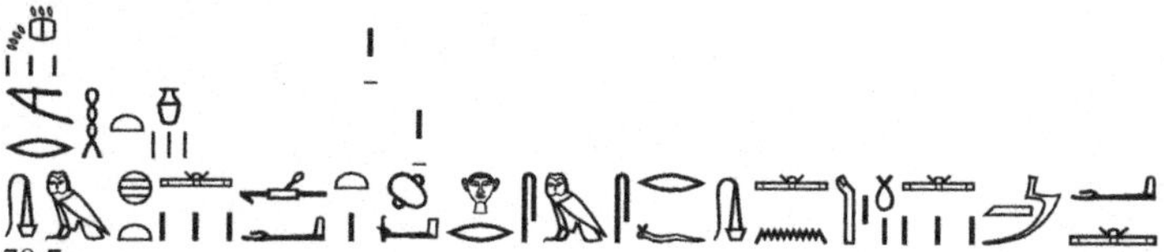

79.7

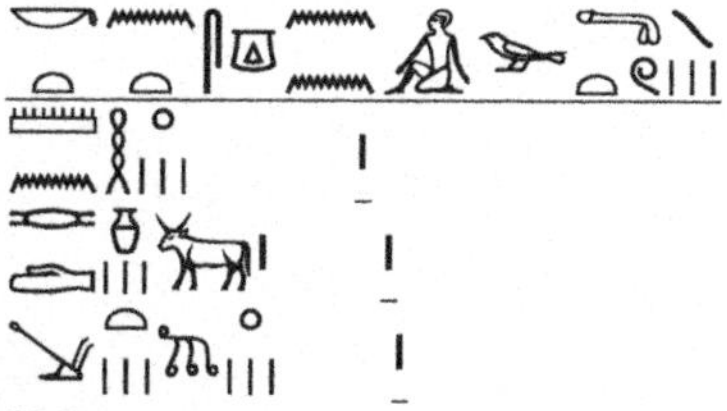

79.8

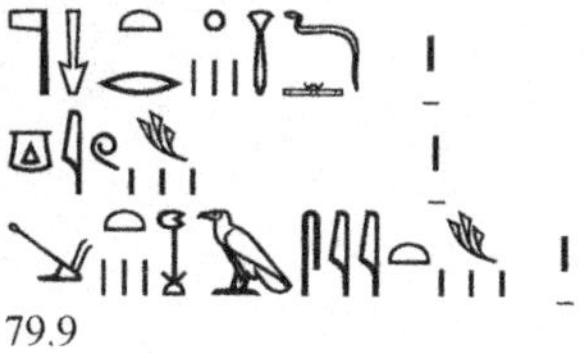

79.9

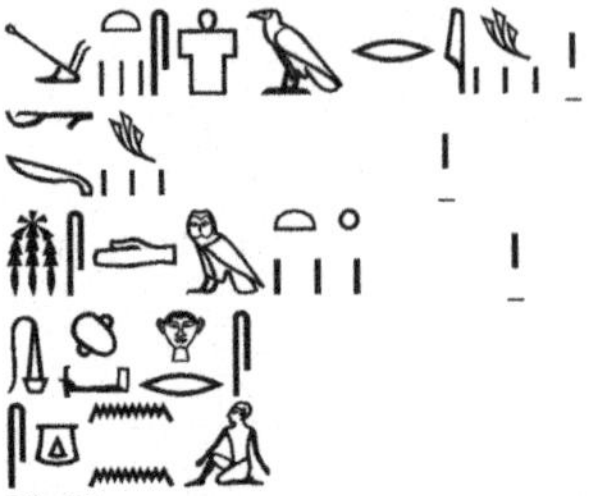

79.10

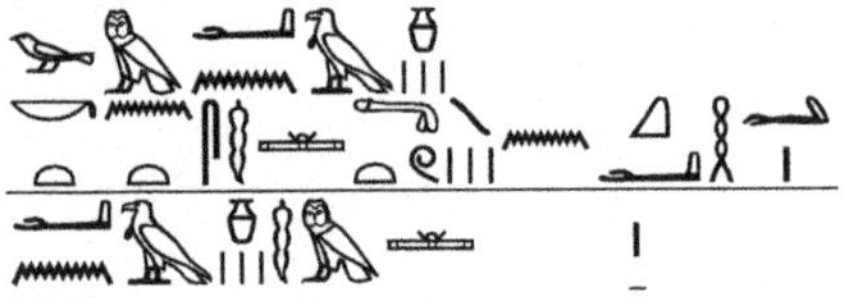

79.11

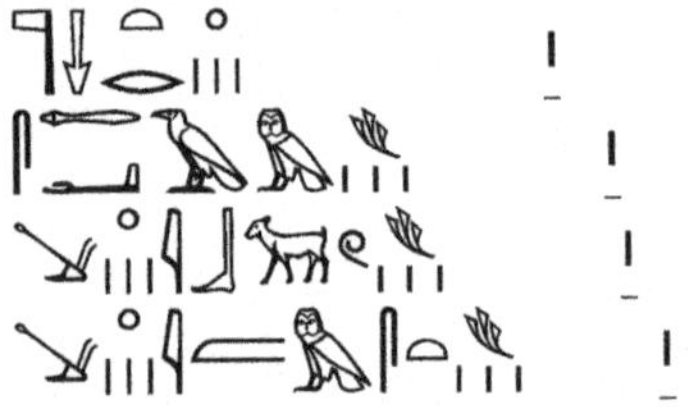

79.12

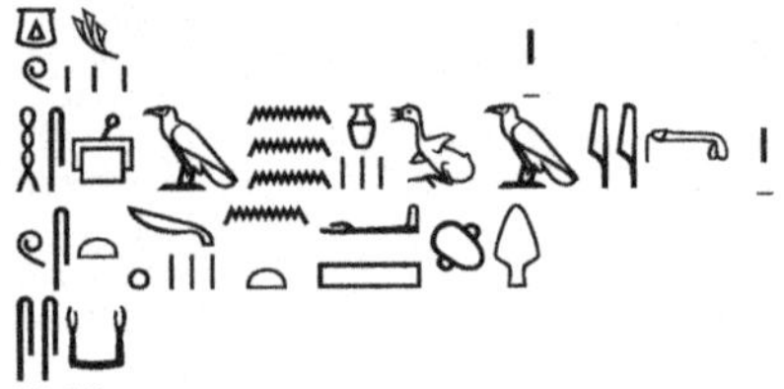

79.13

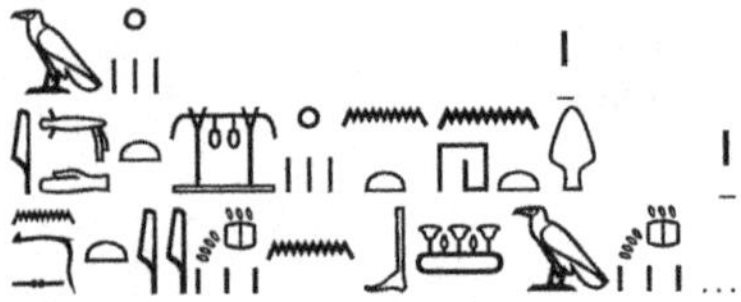

79.14

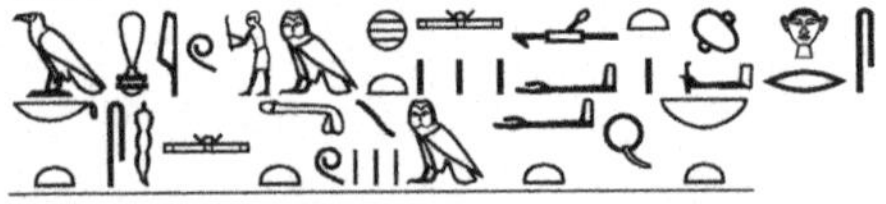

79.15

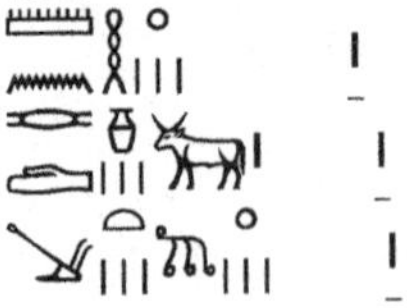

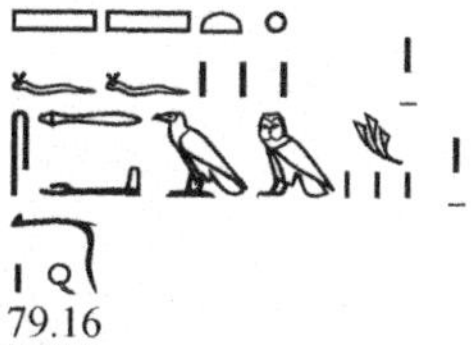

79.16

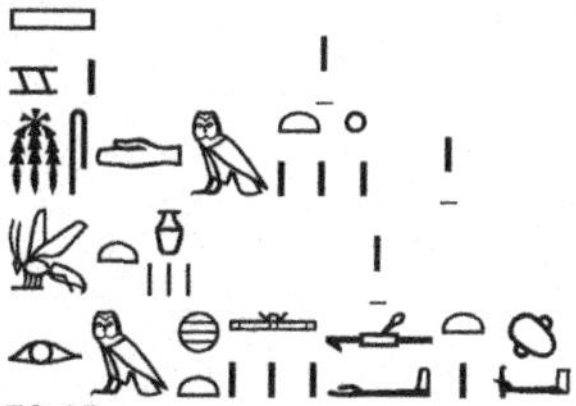

79.17

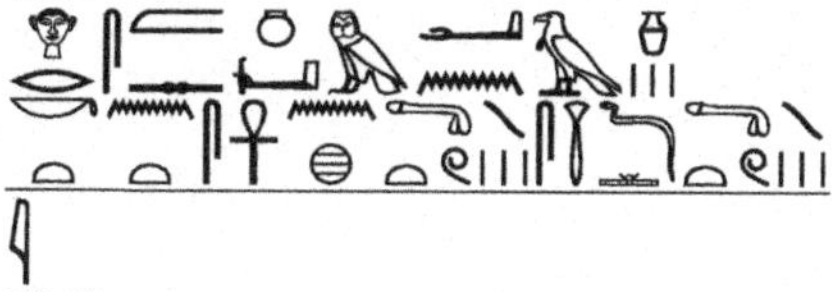

79.18

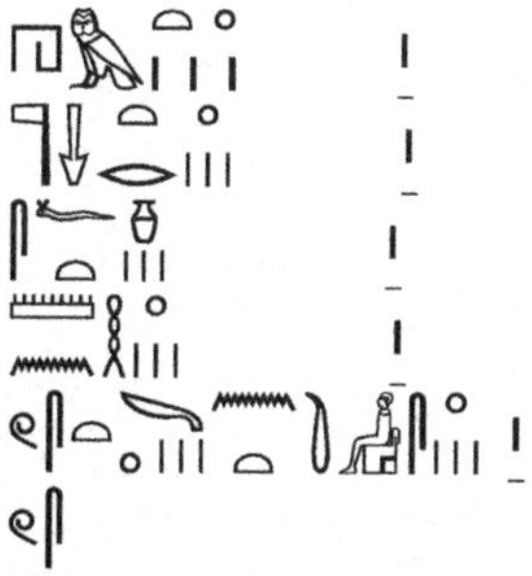

79.19

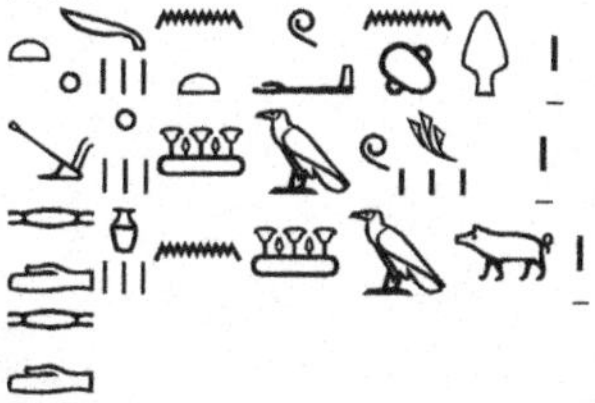

79.20

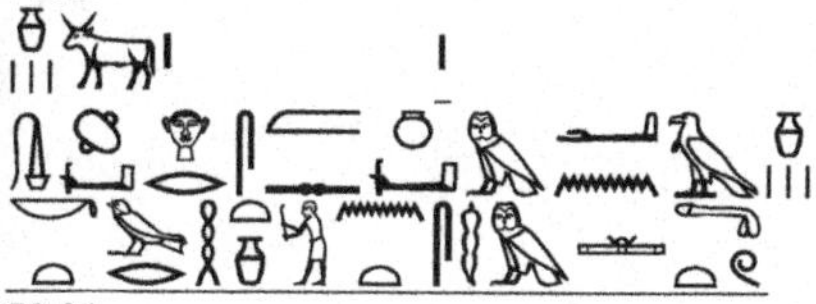

79.21

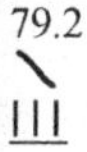

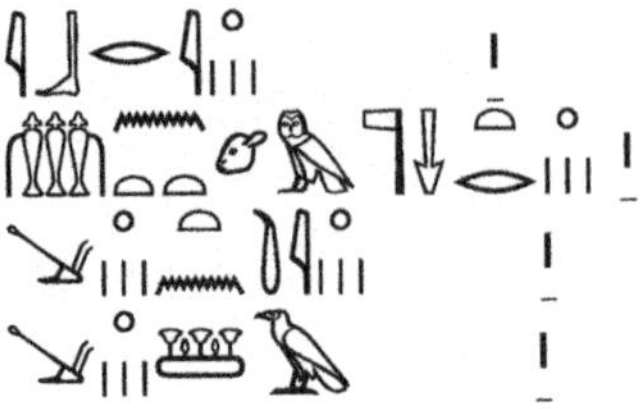

Foglio 80

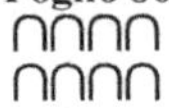

80.1

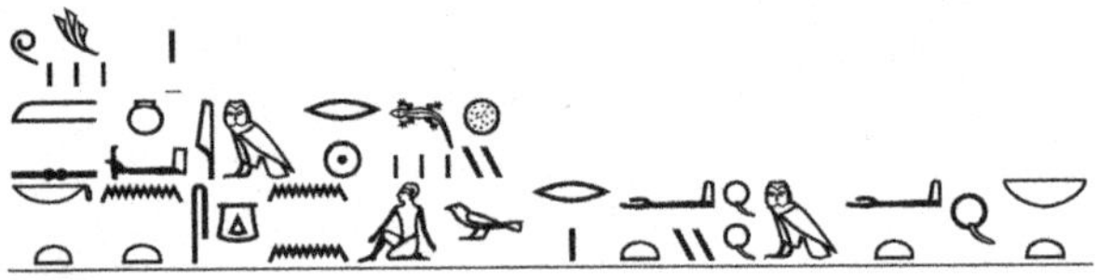

80.2

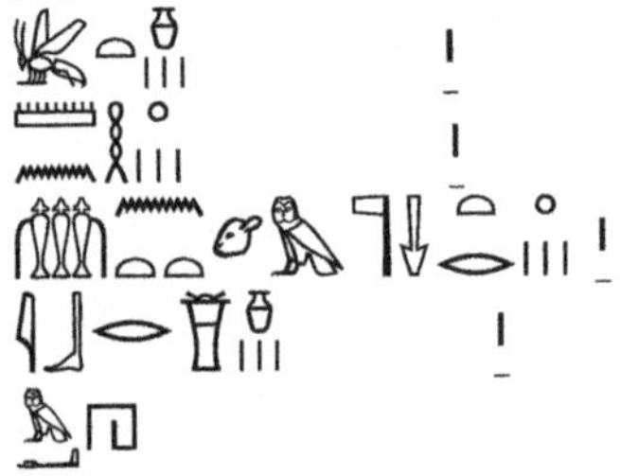

80.3

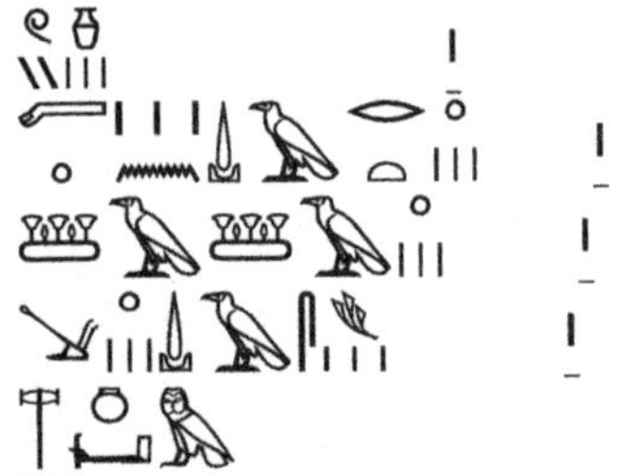

80.4

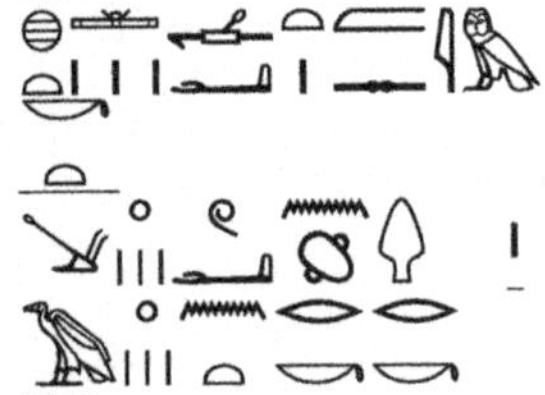

80.5

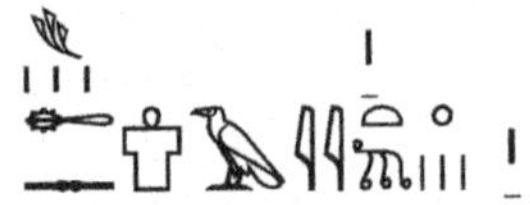

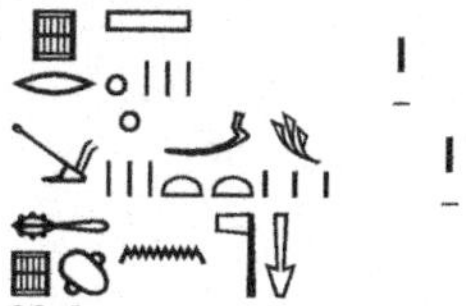

80.6

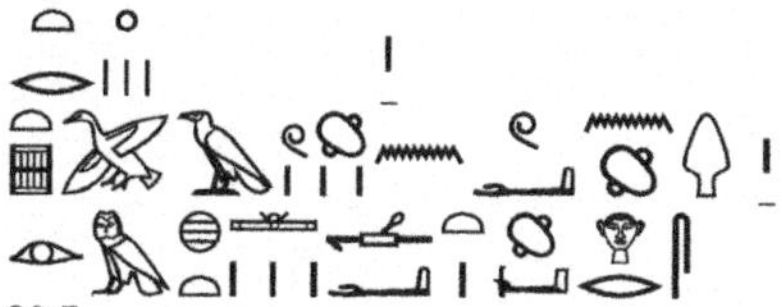

80.7

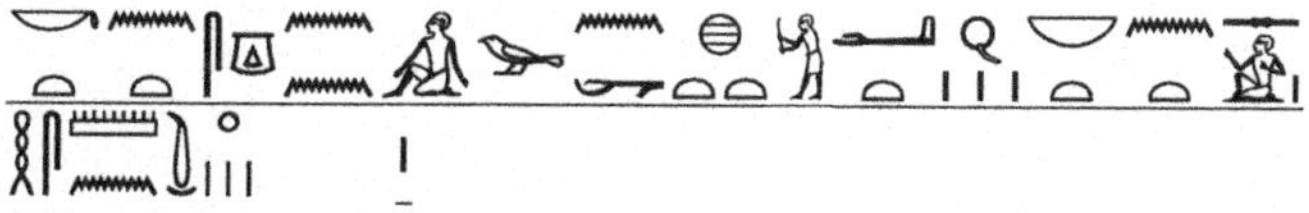

80.8

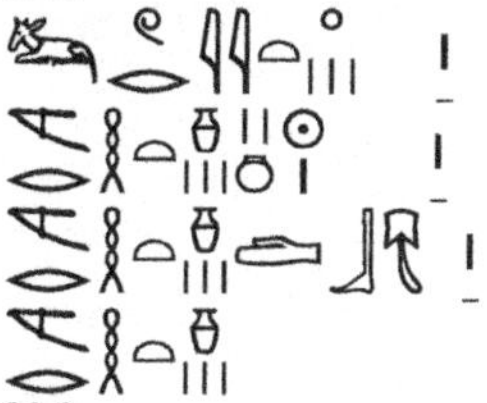

80.9

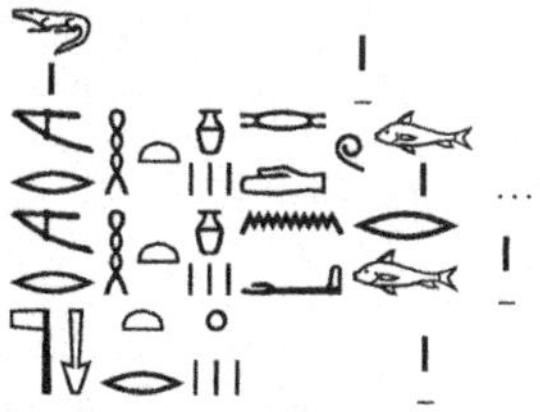

80.10

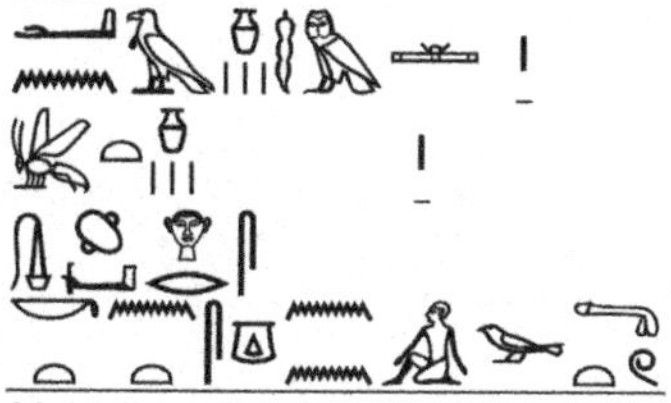

80.11

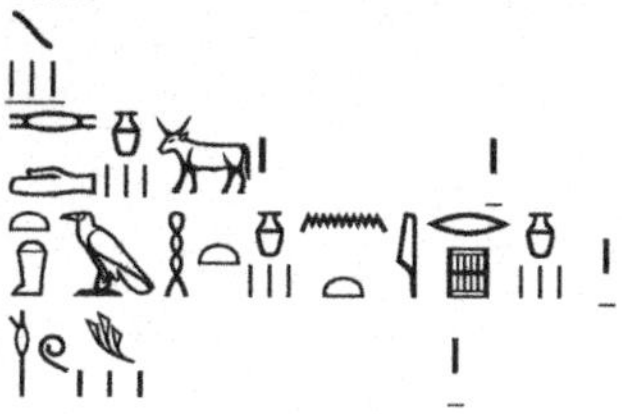

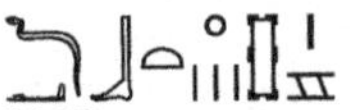

80.12

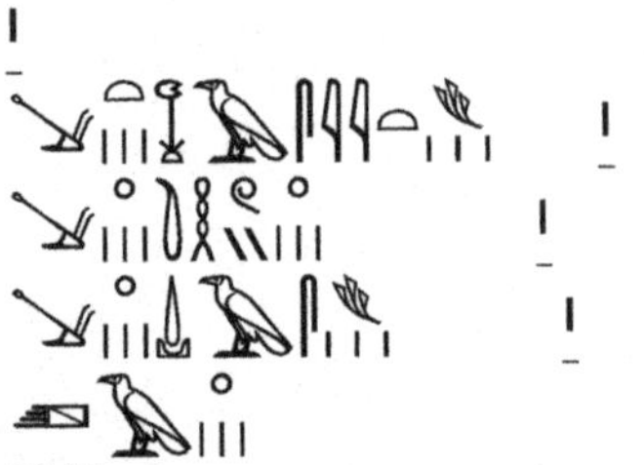

80.13

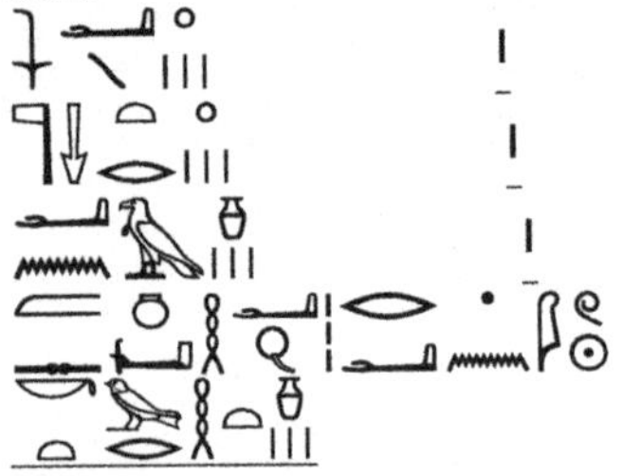

80.14

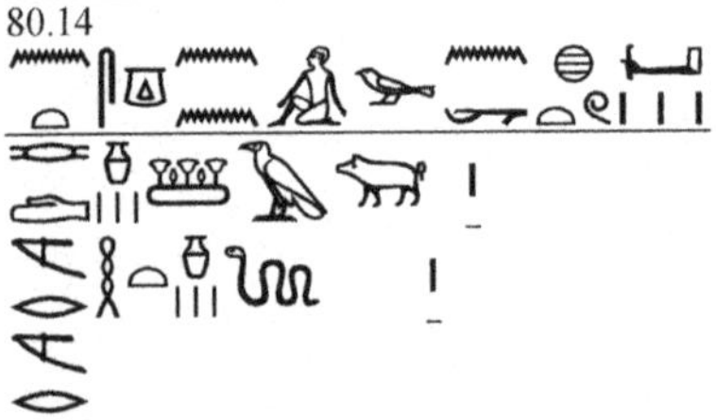

80.15

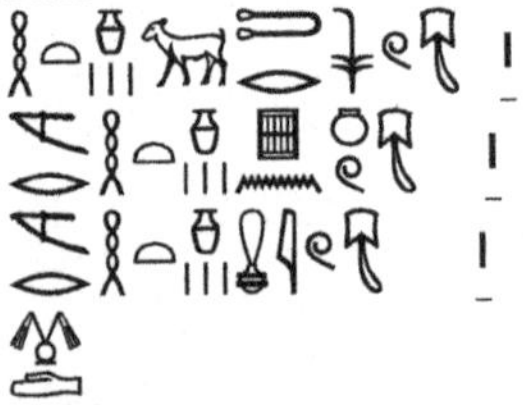

80.16

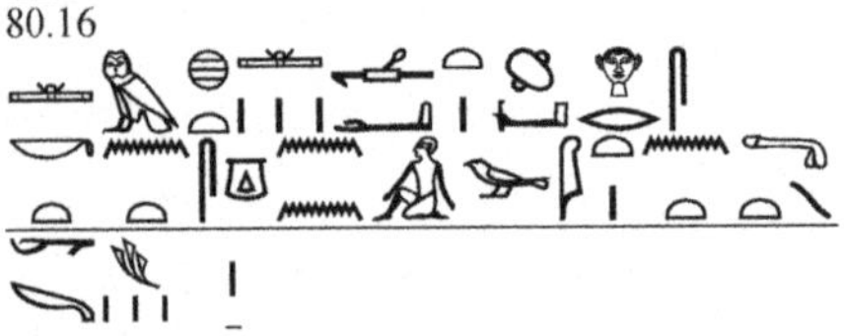

80.17

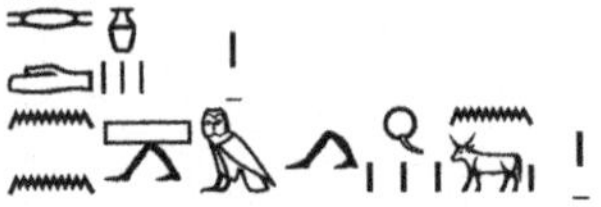

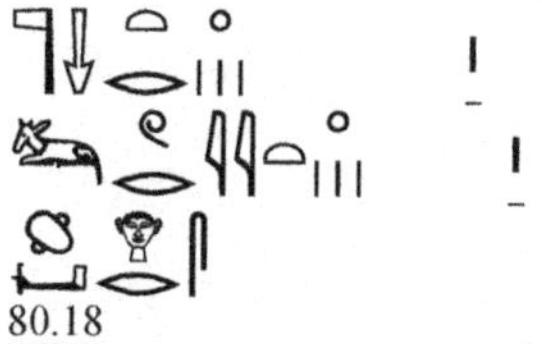

80.18

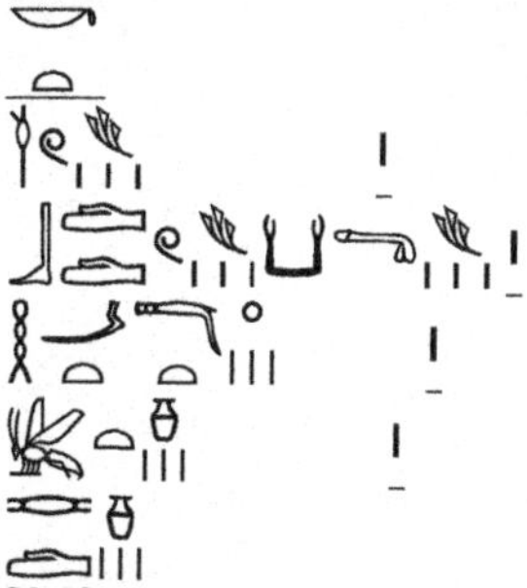

80.19

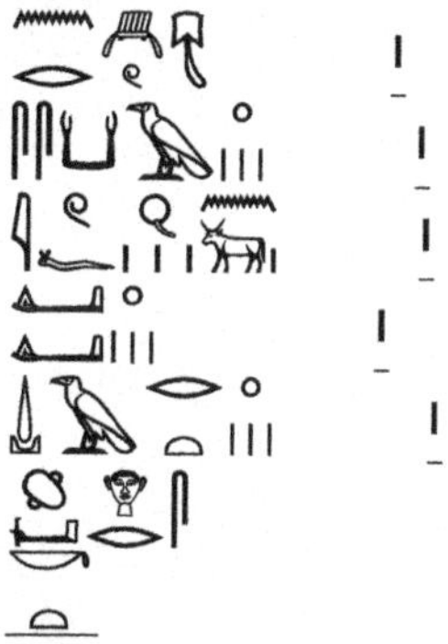

80.20

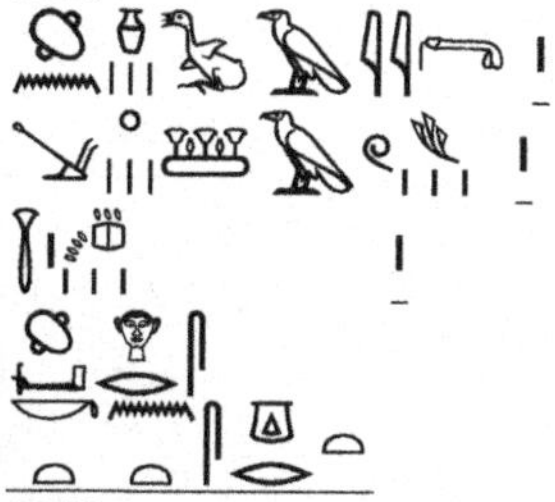

80.21

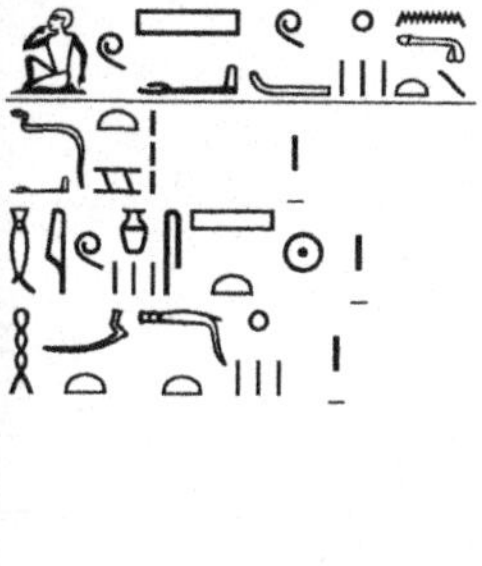

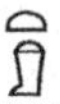

80.22

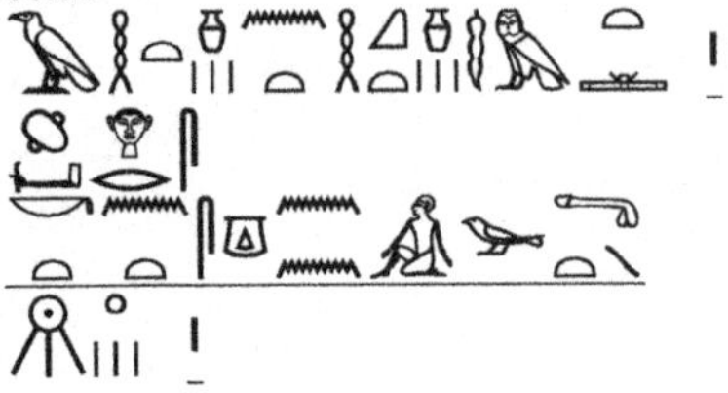

Foglio 81

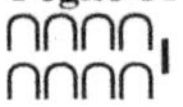

81.1

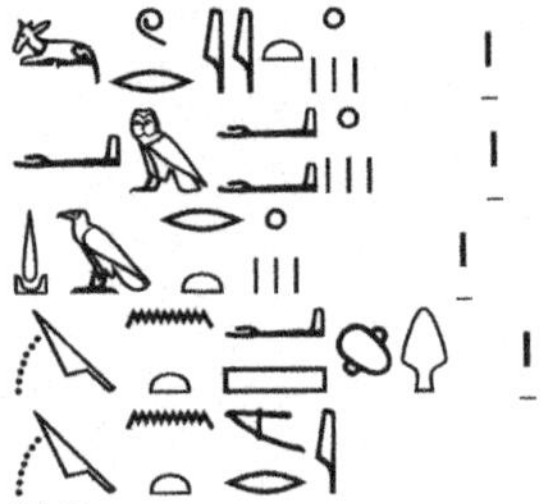

81.2

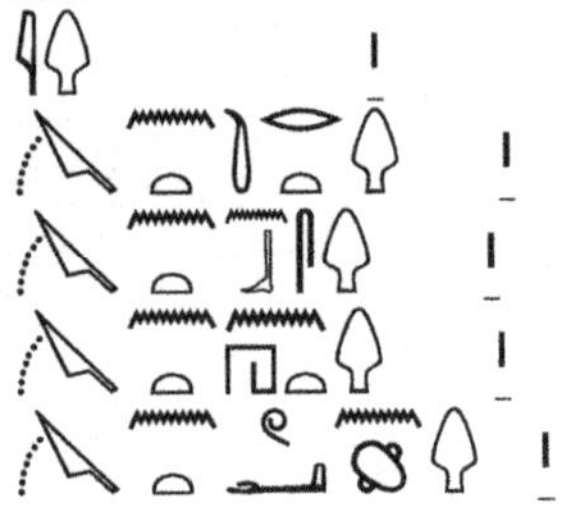

81.3

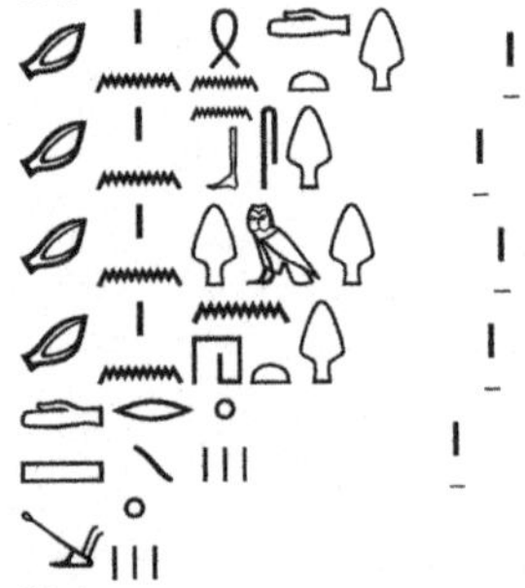

81.4

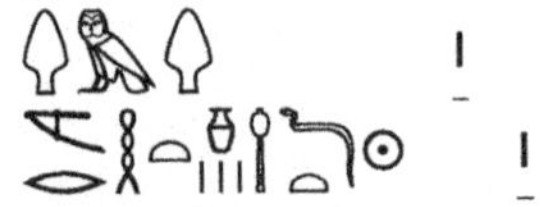

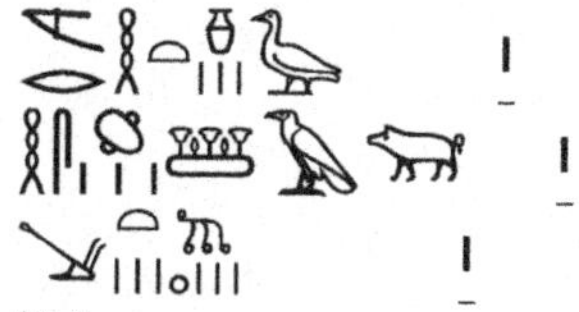

81.5

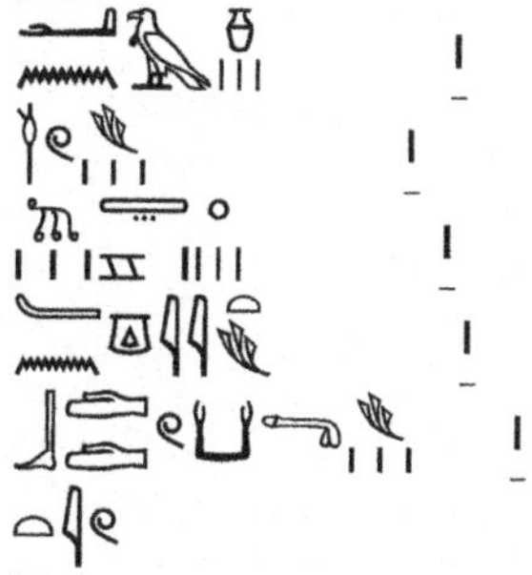

81.6

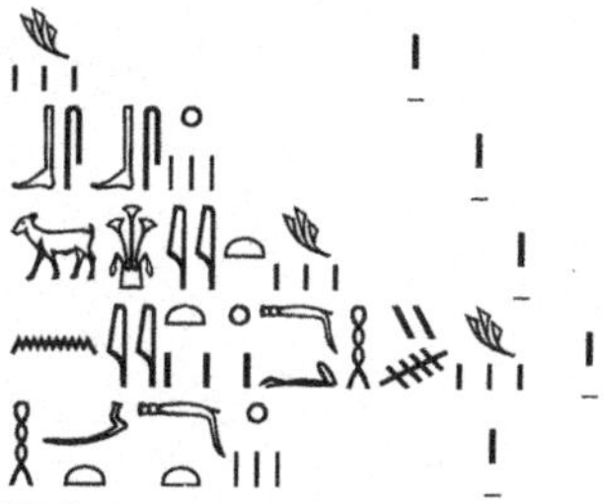

81.7

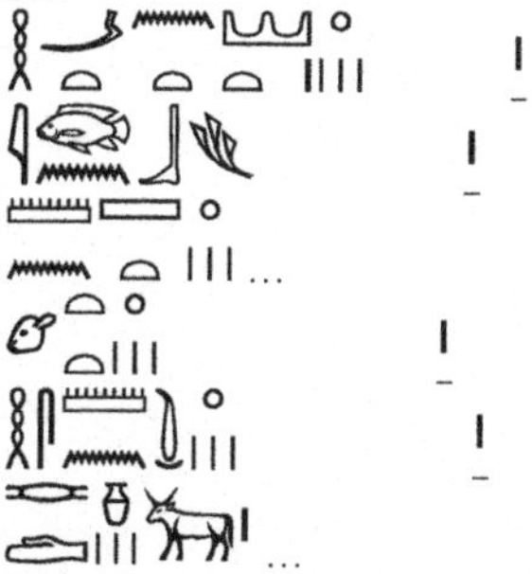

81.8

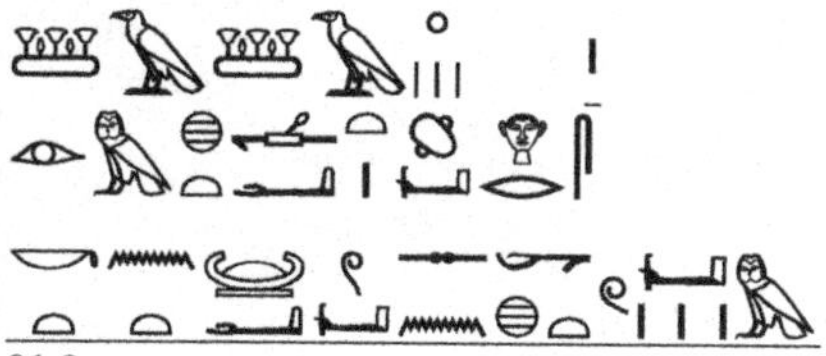

81.9

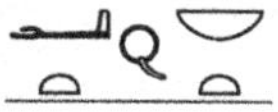

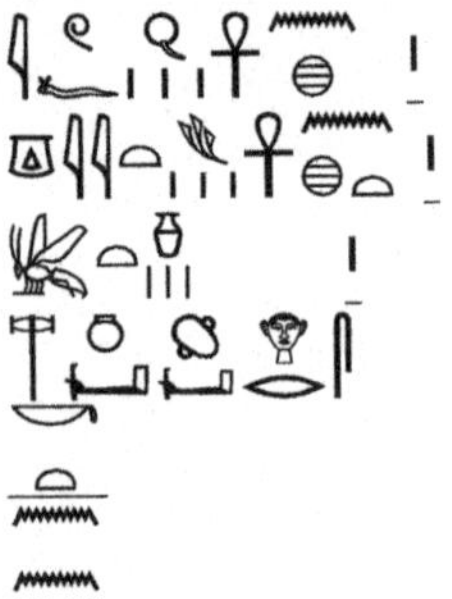

81.10

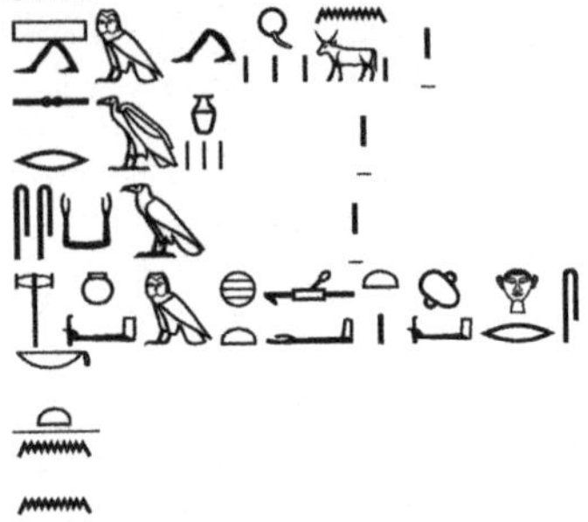

81.11

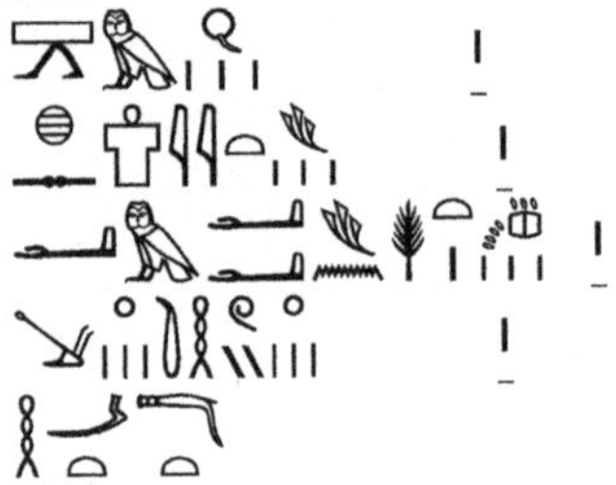

81.12

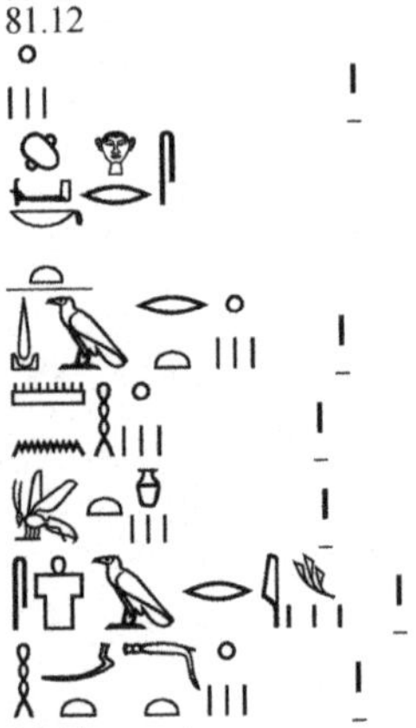

81.13

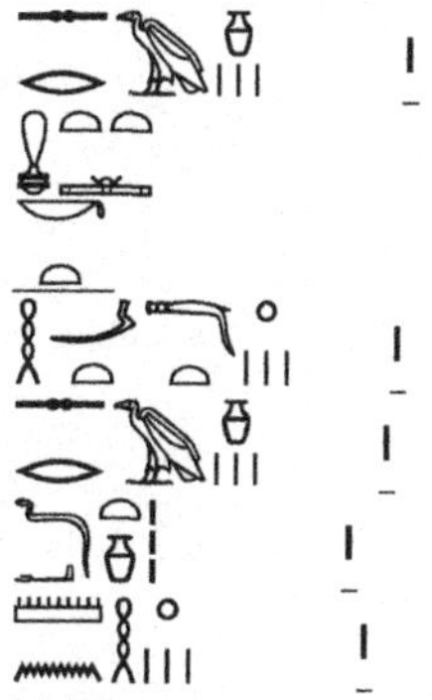

81.14

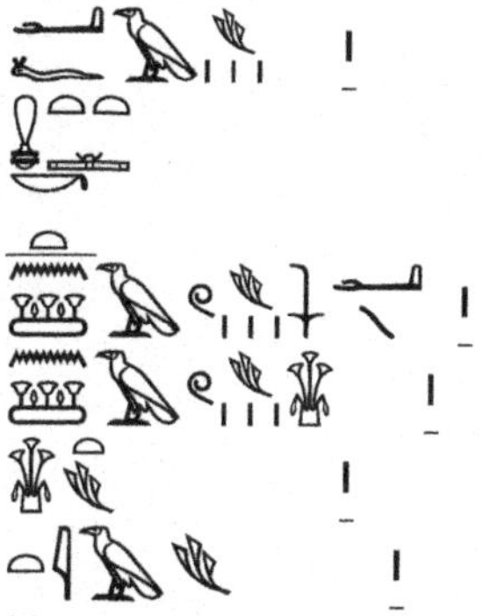

81.15

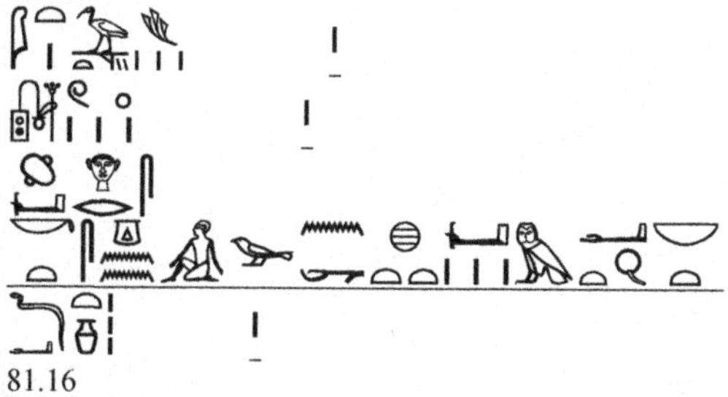

81.16

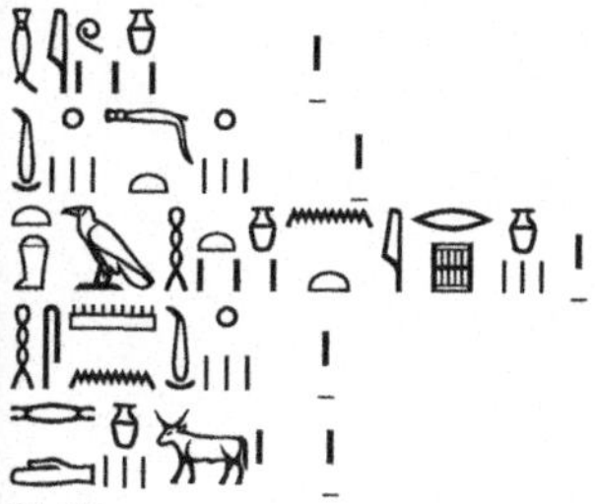

81.17

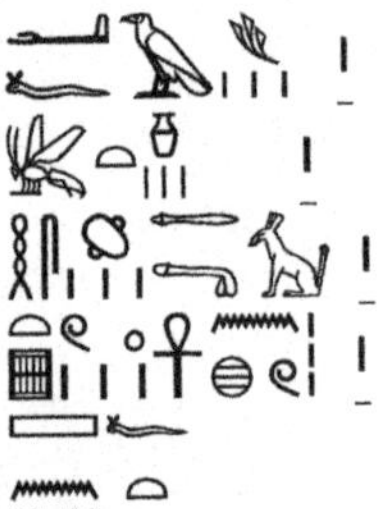

81.18

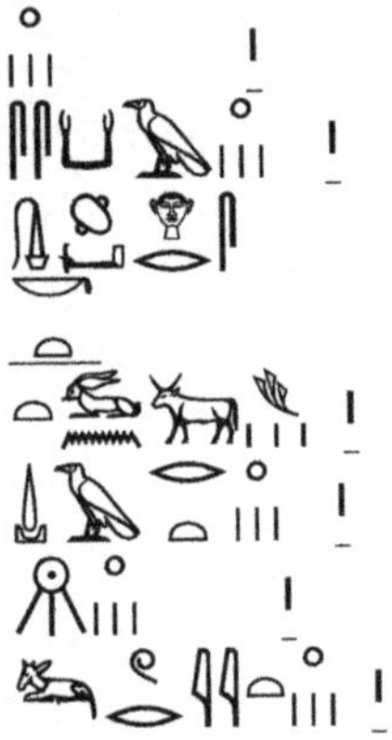

81.19

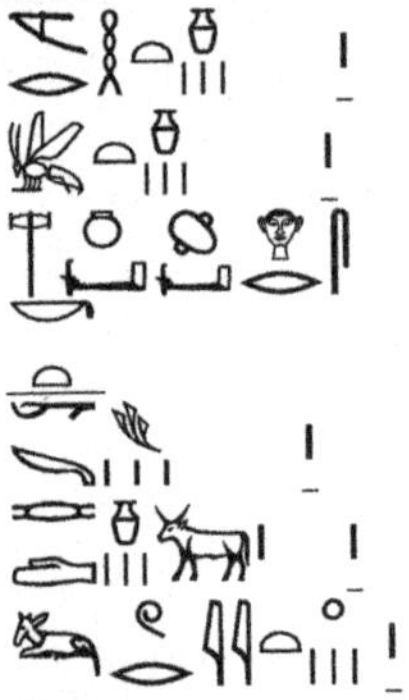

81.20

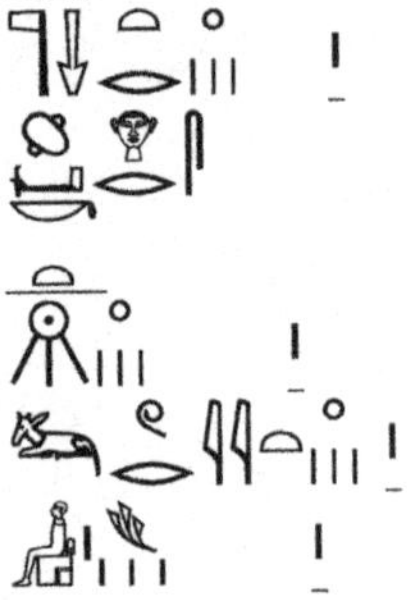

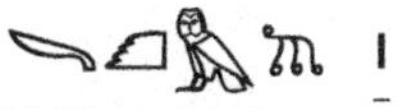

81.21

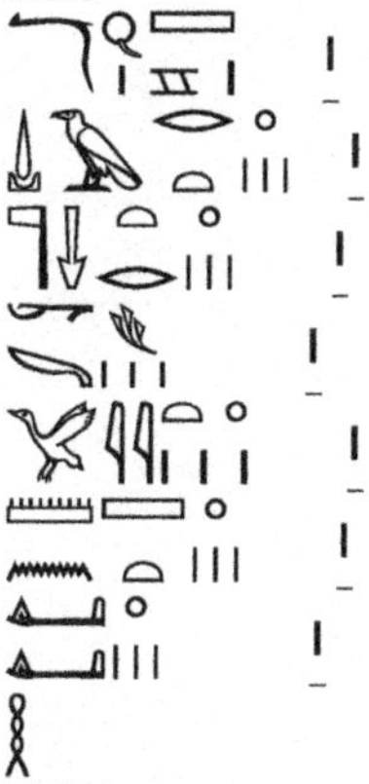

81.22

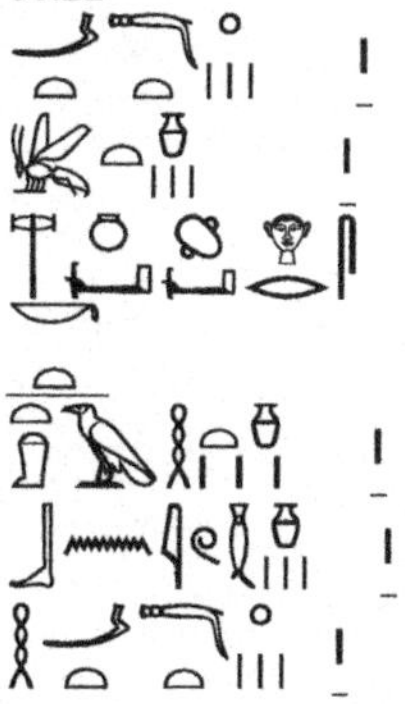

Foglio 82

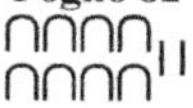

82.1

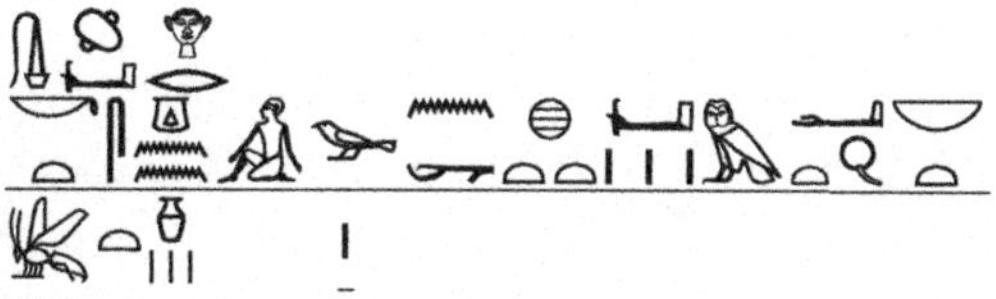

82.2

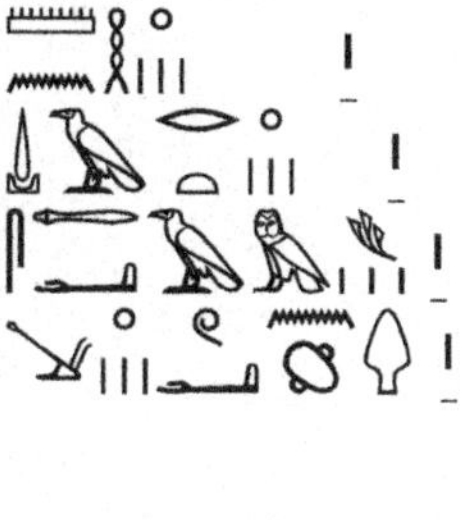

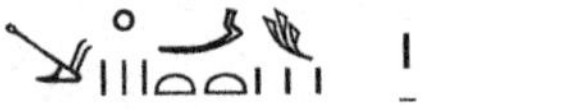

82.3

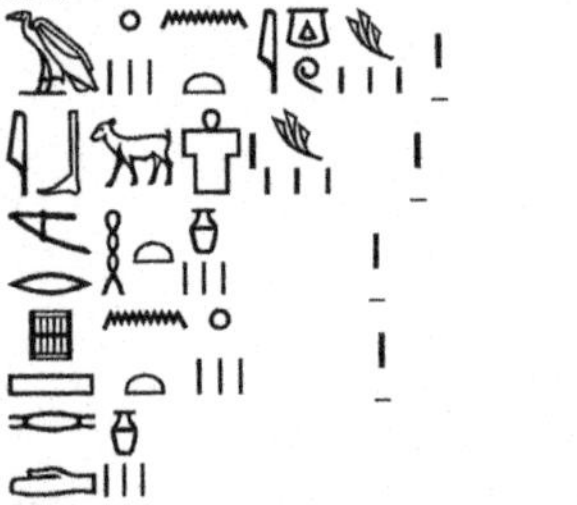

82.4

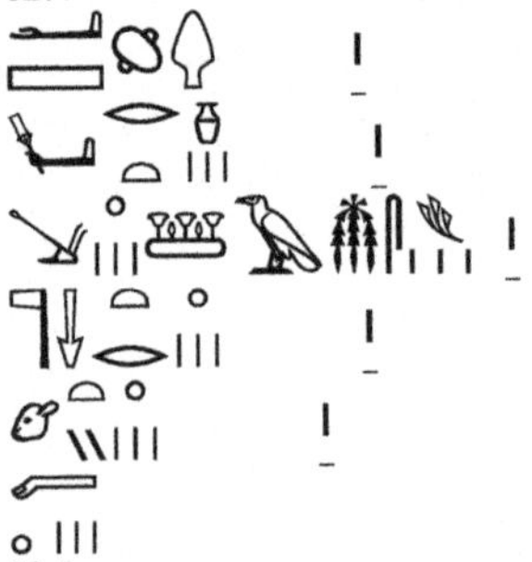

82.5

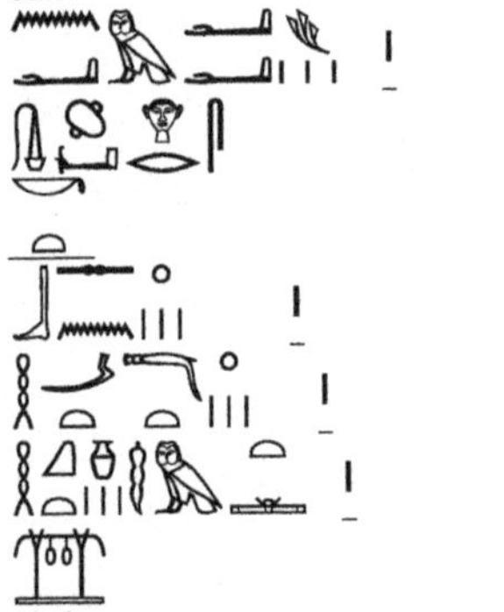

82.6

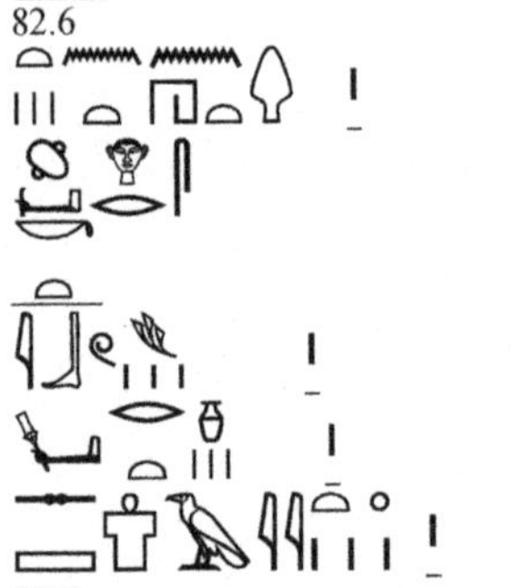

82.7

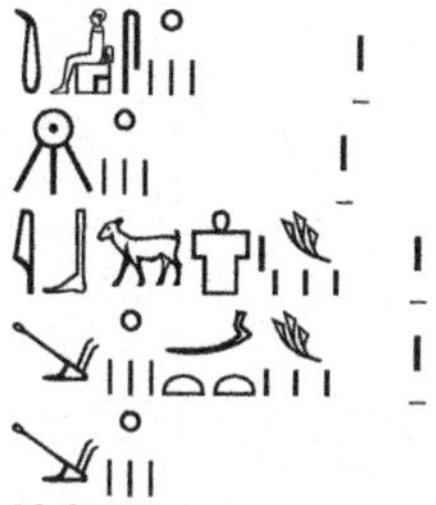

82.8

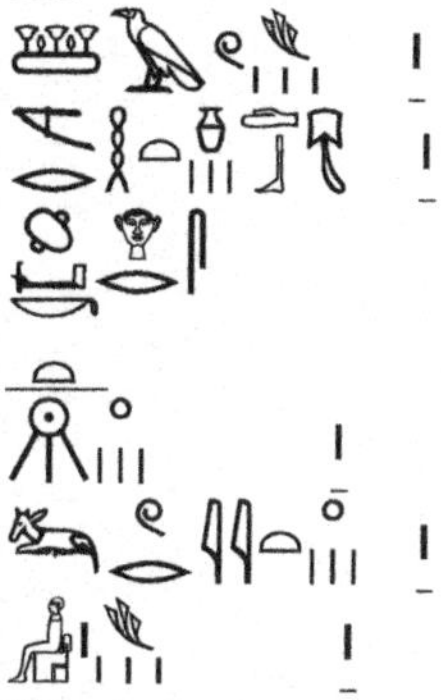

82.9

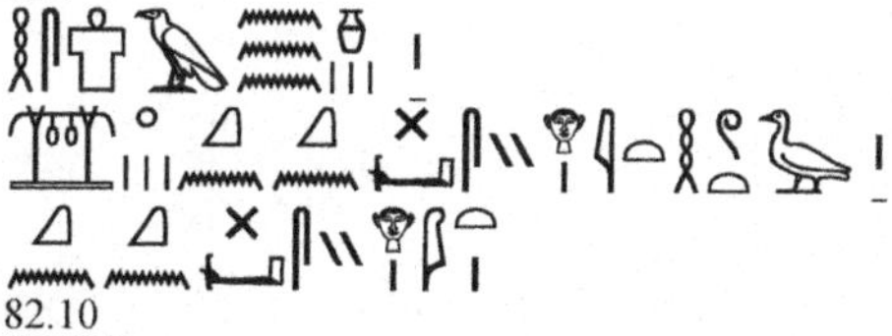

82.10

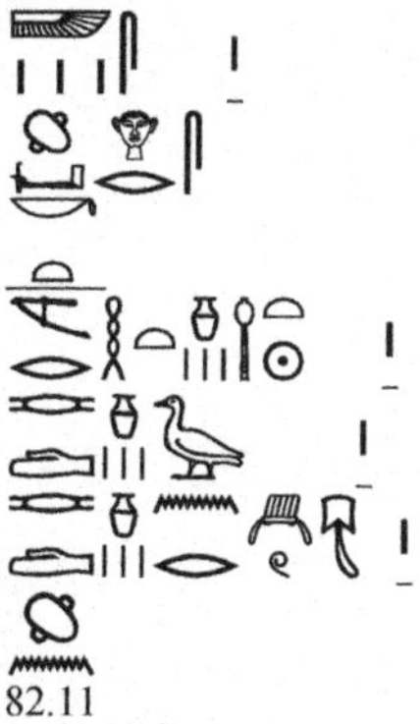

82.11

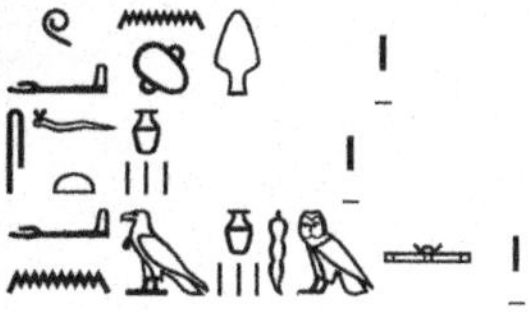

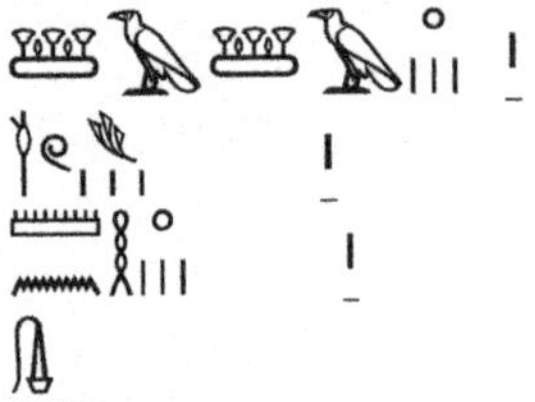

82.12

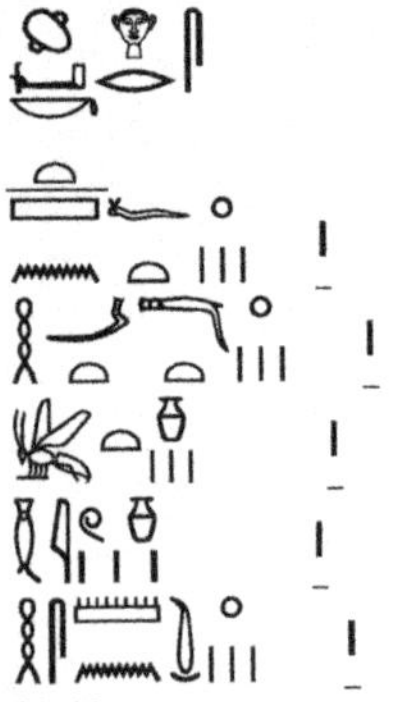

82.13

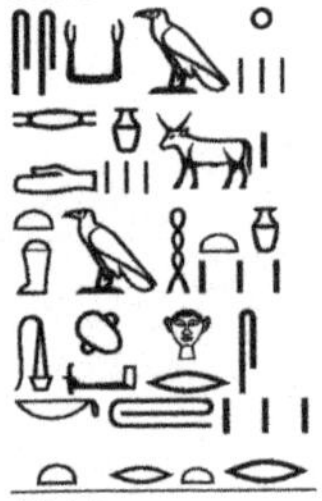

82.14

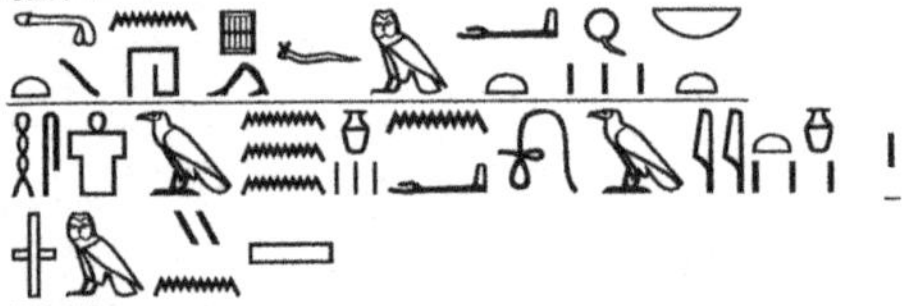

82.15

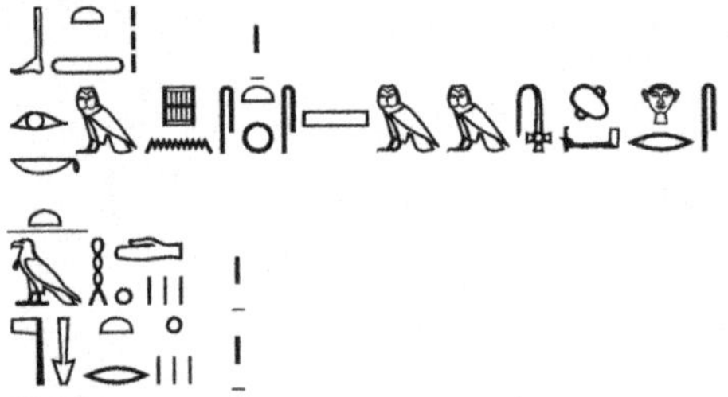

82.16

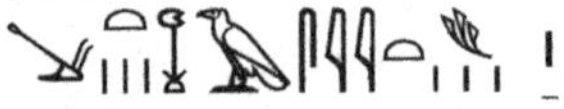

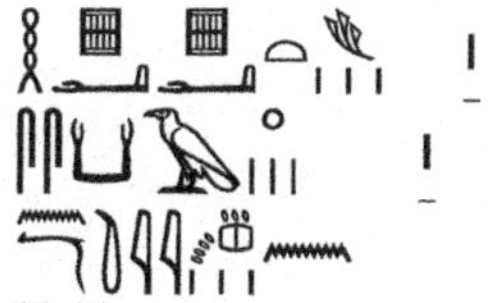

82.17

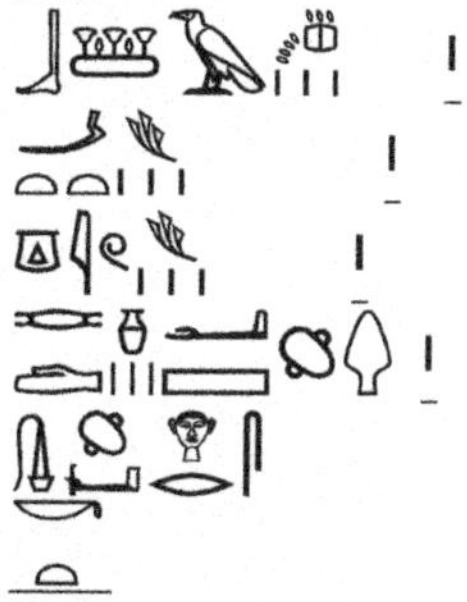

82.18

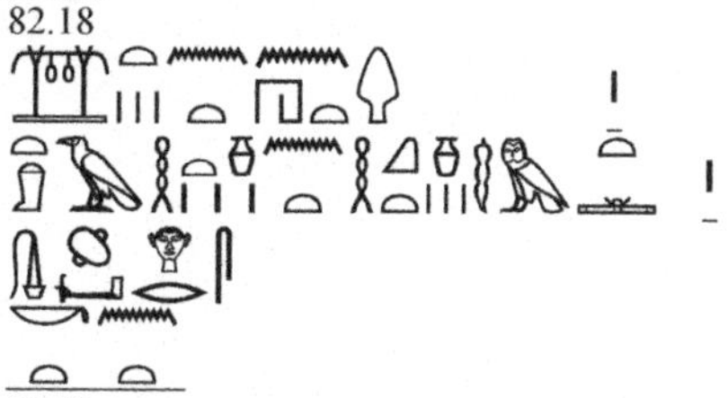

82.19

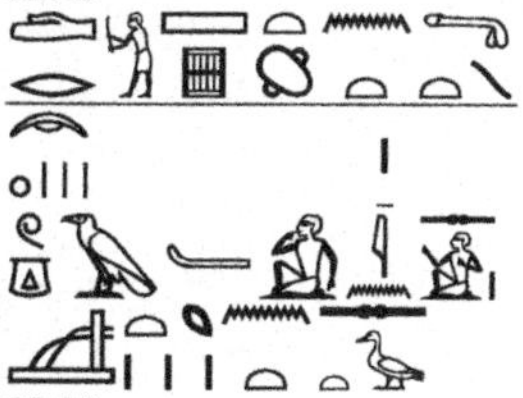

82.20

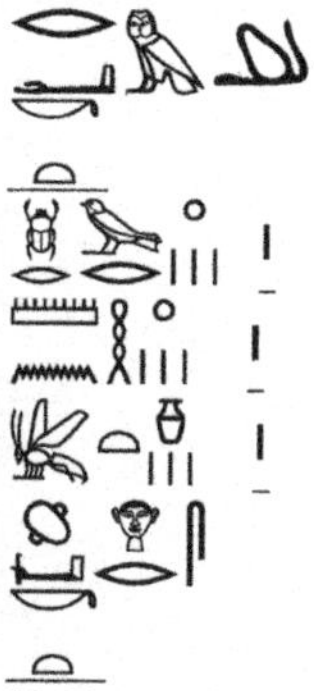

82.21

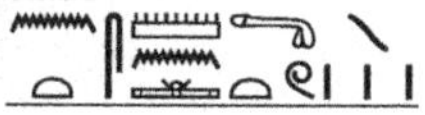

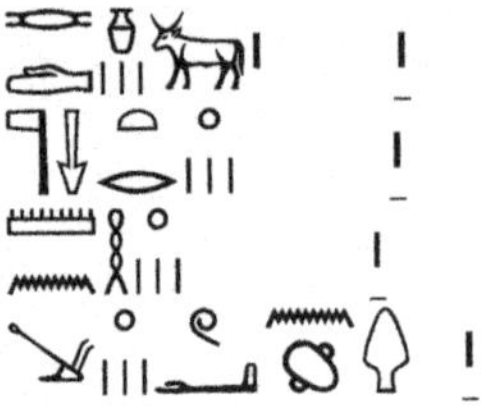

Foglio 83

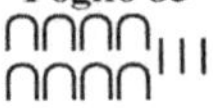

83.1

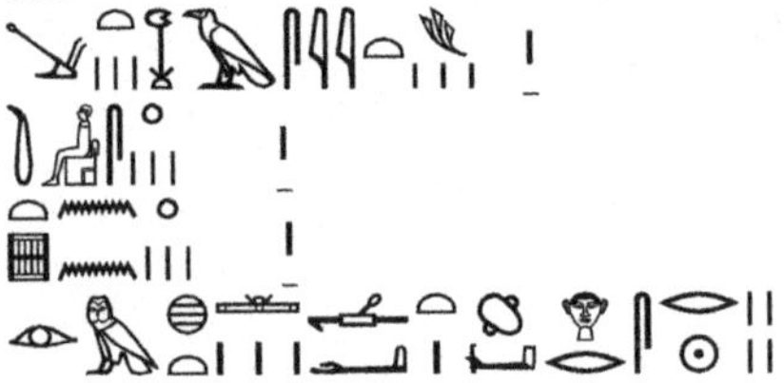

83.2

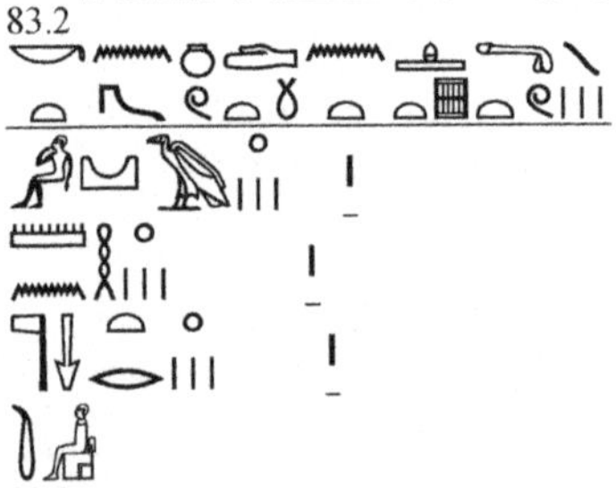

83.3

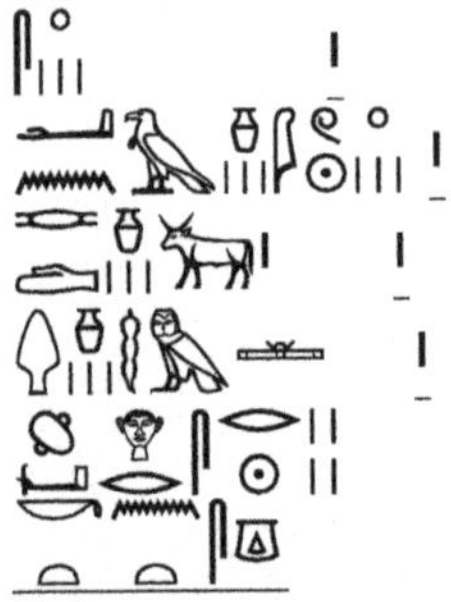

83.4

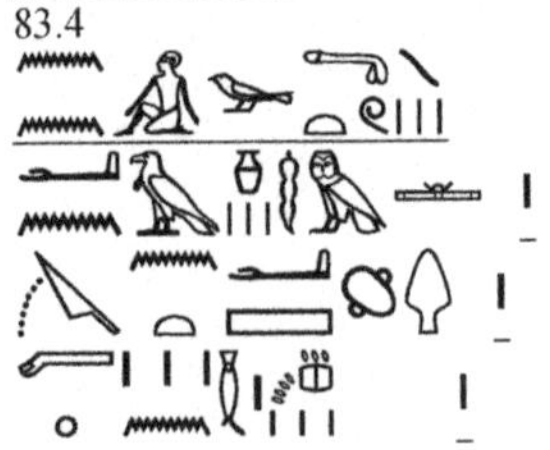

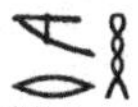

83.5

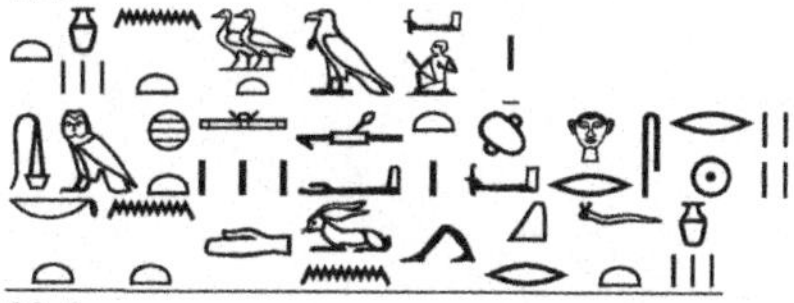

83.6

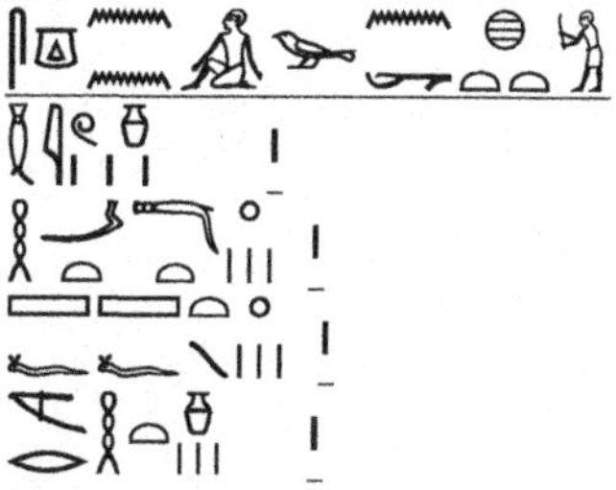

83.7

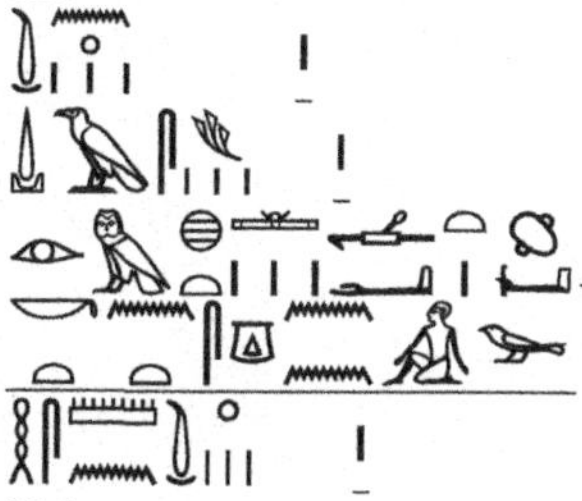

83.8

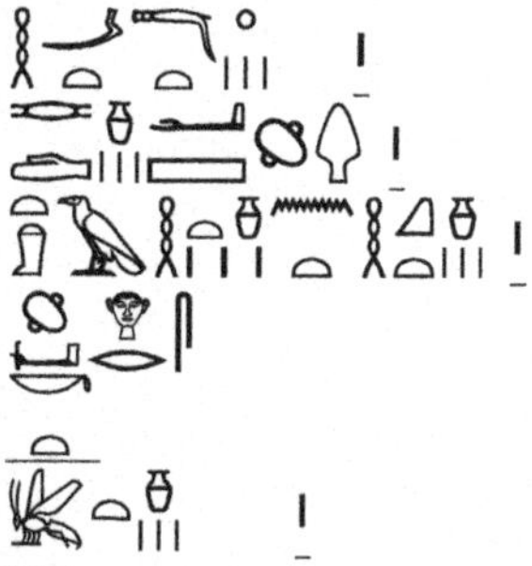

83.9

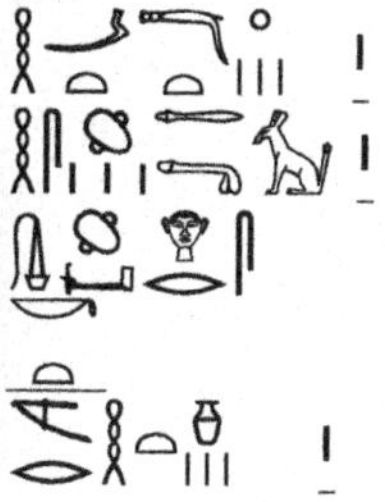

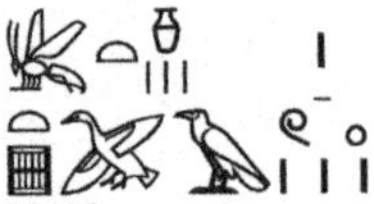

83.10

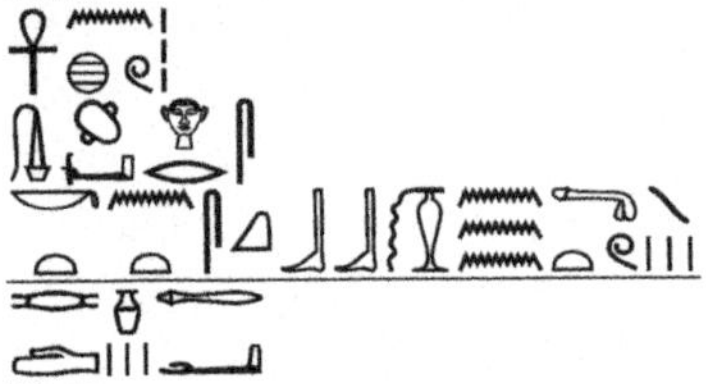

83.11

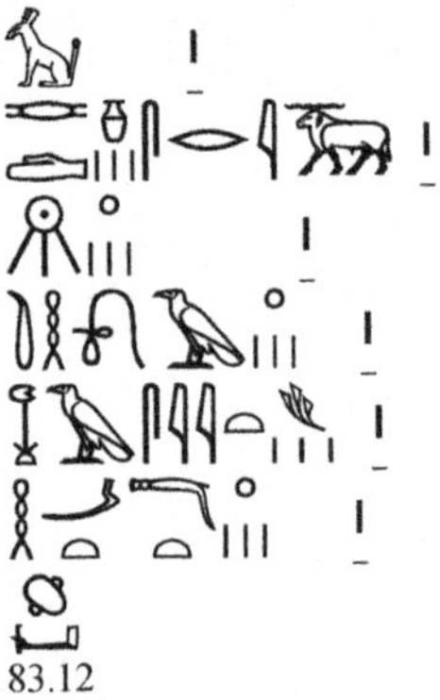

83.12

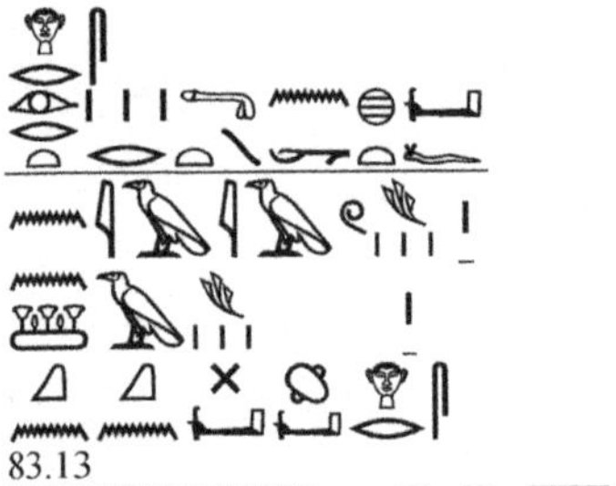

83.13

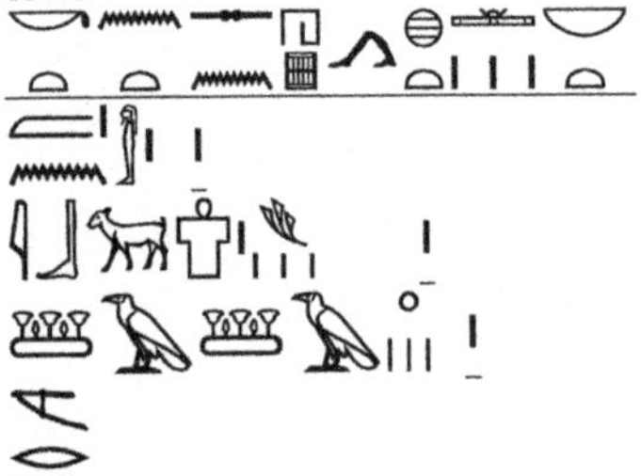

83.14

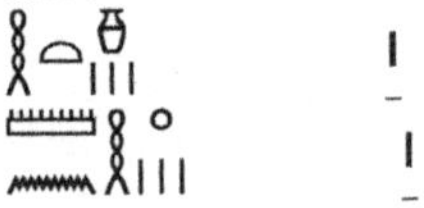

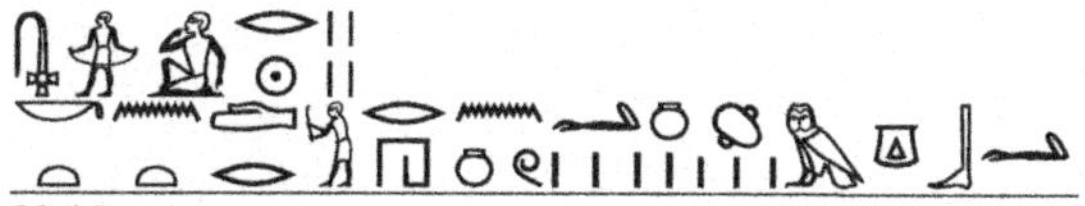

83.15

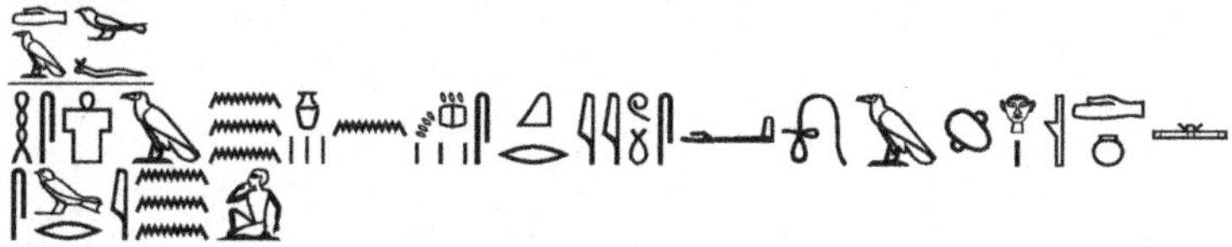

83.16

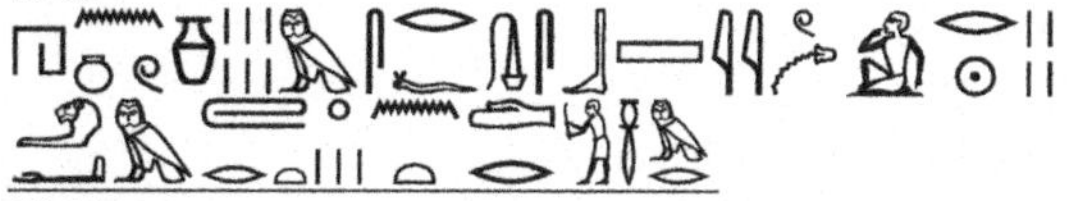

83.17

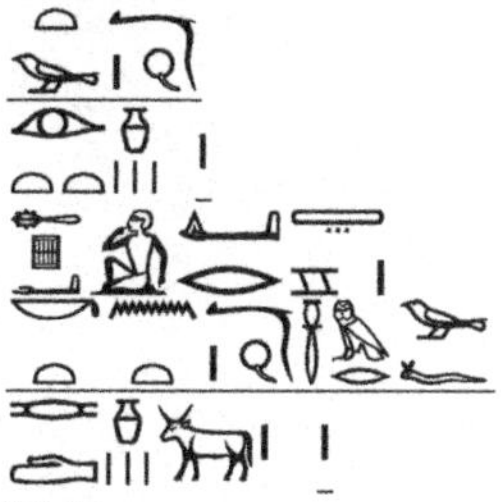

83.18

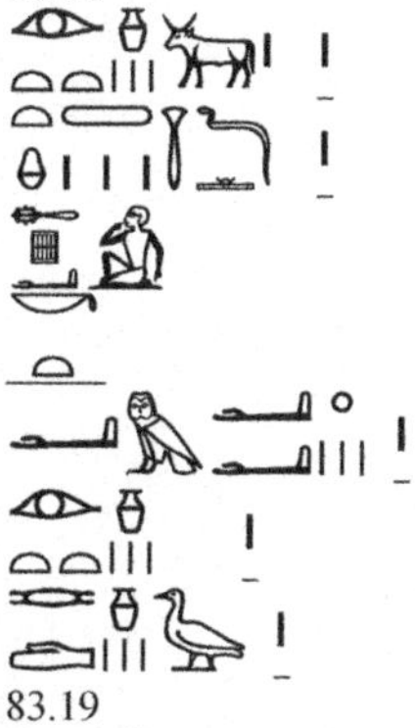

83.19

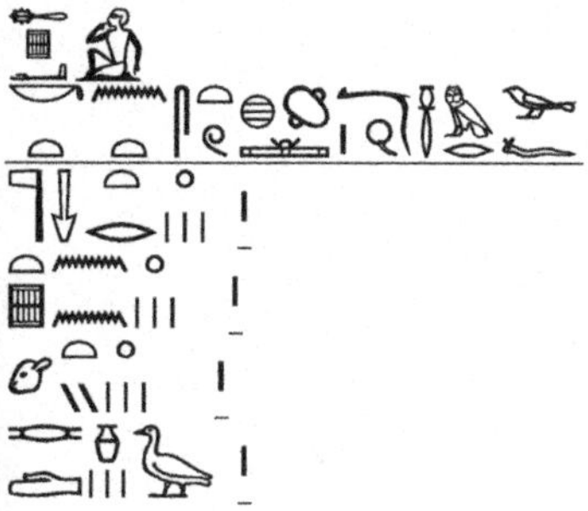

83.20

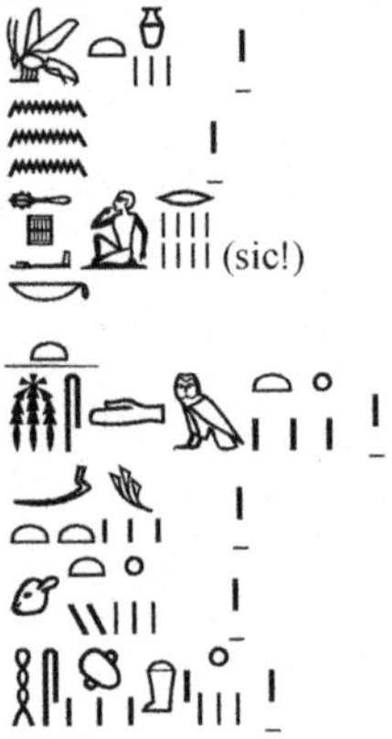

83.21

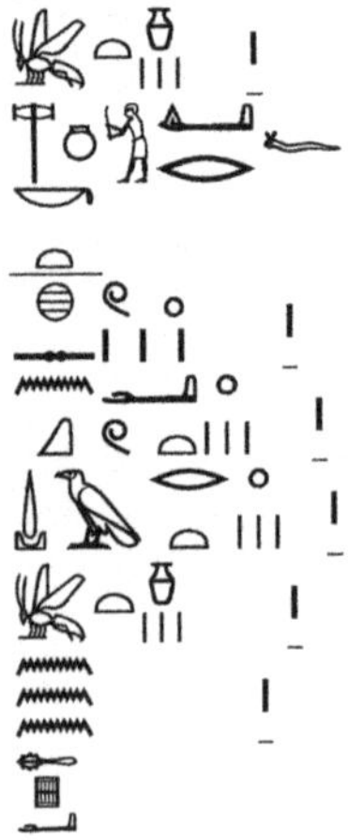

Foglio 84

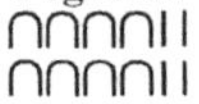

84.1

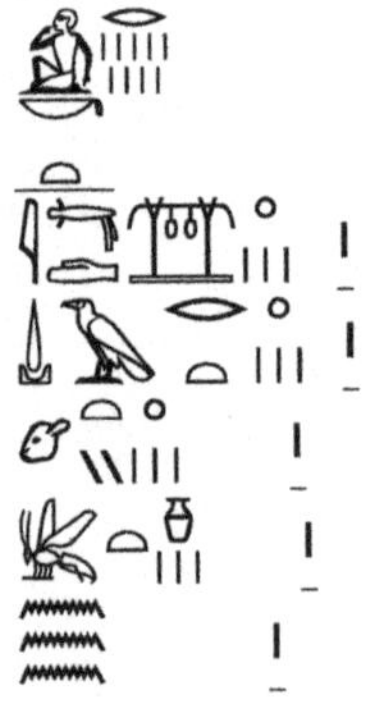

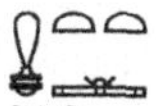

84.2

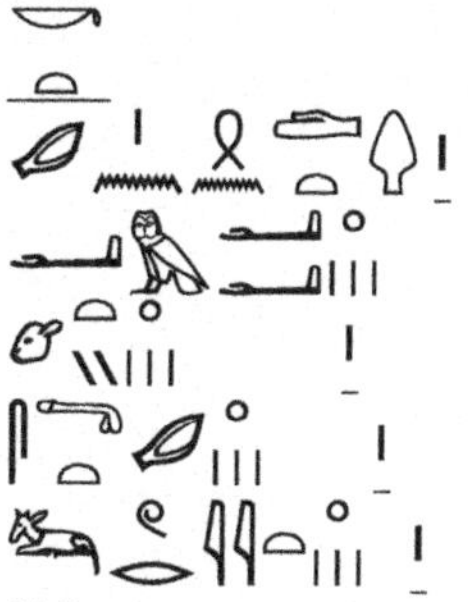

84.3

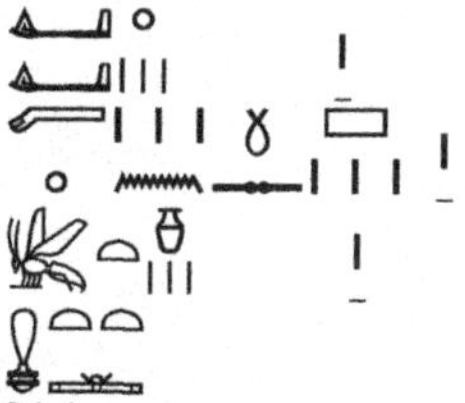

84.4

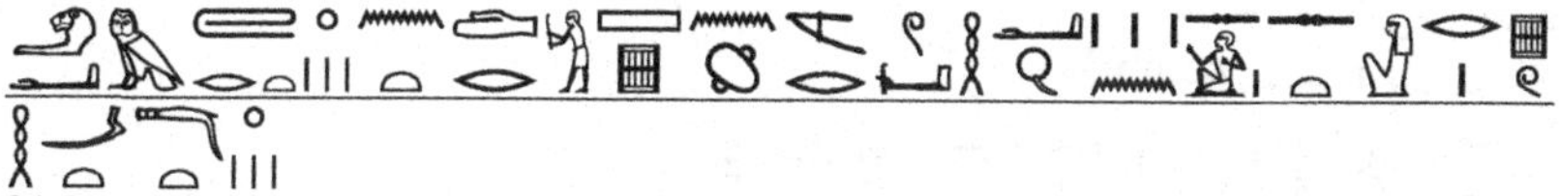

84.5

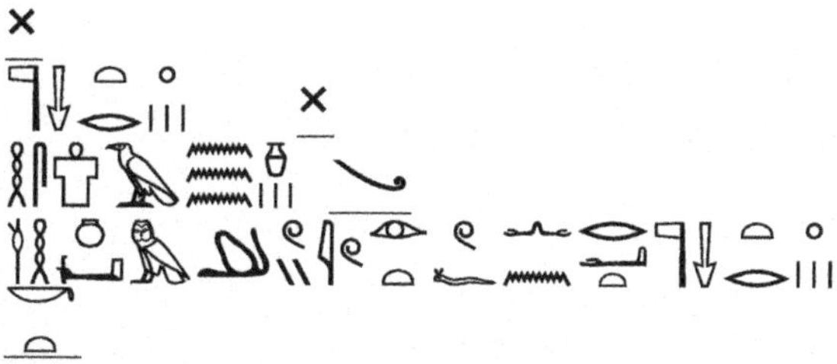

84.6

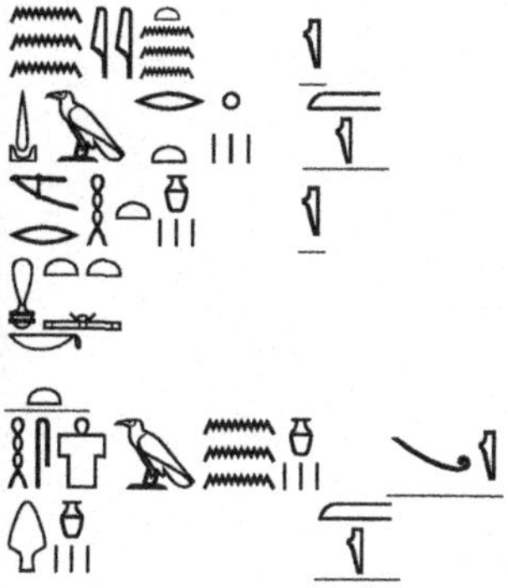

84.7

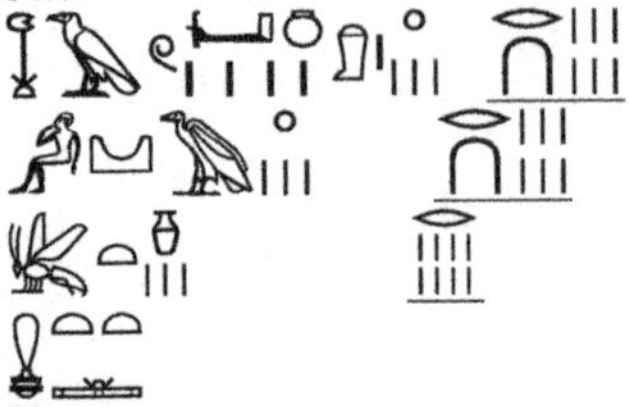

84.8

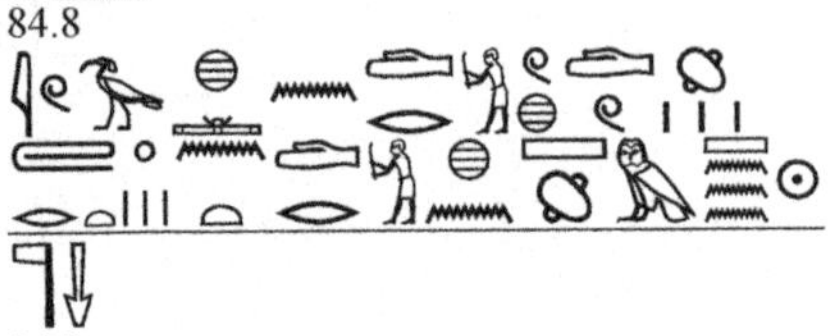

84.9

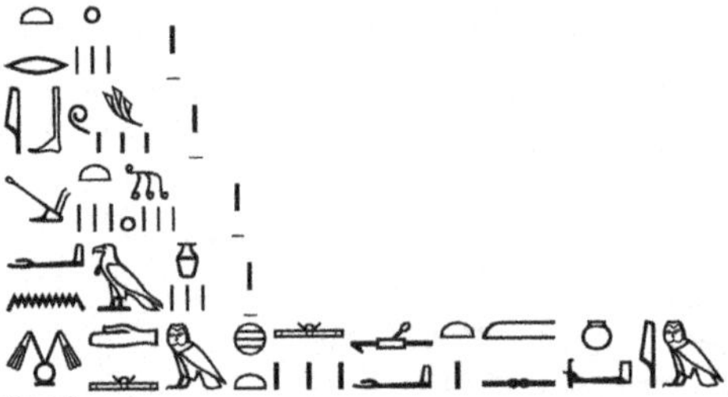

84.10

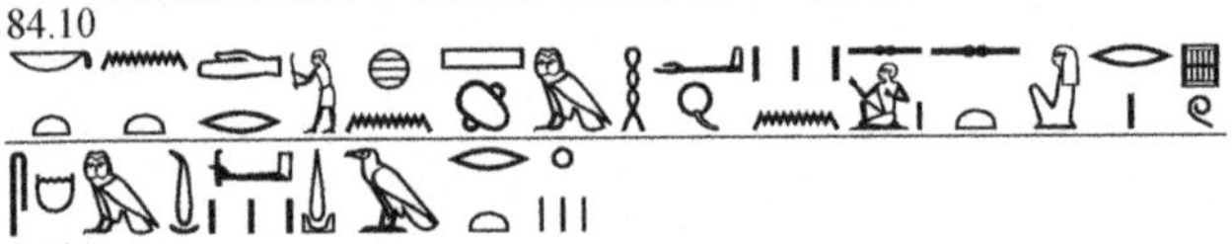

84.11

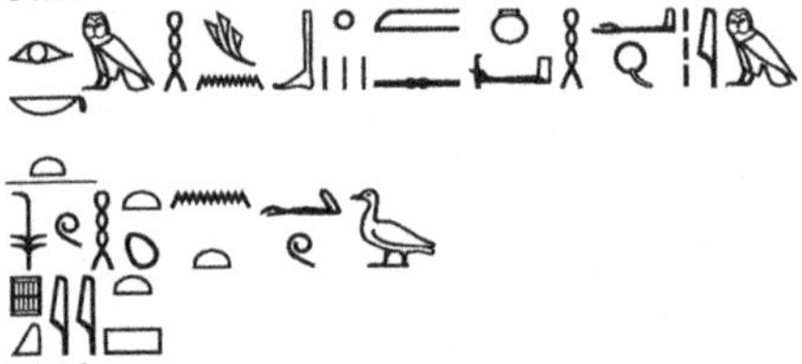

84.12

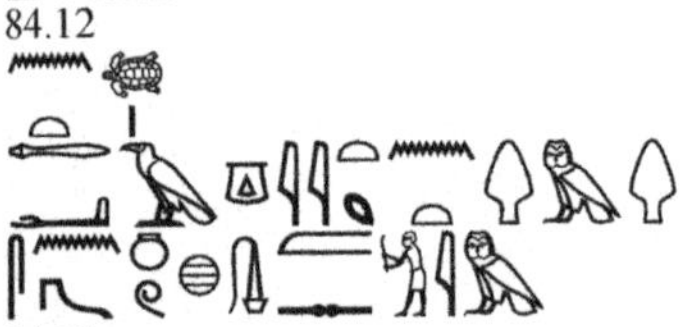

84.13

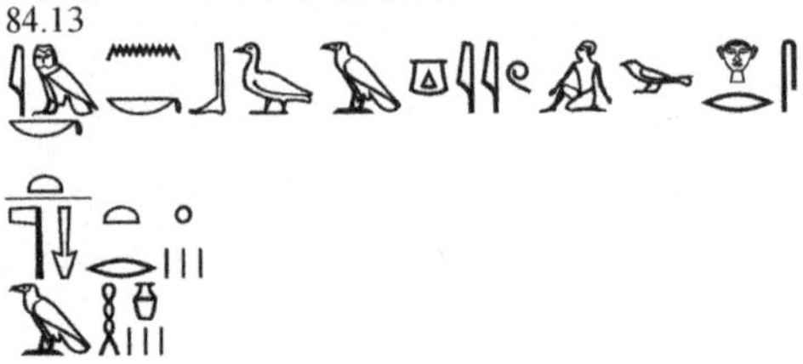

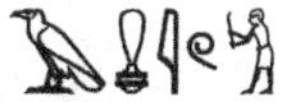

84.14

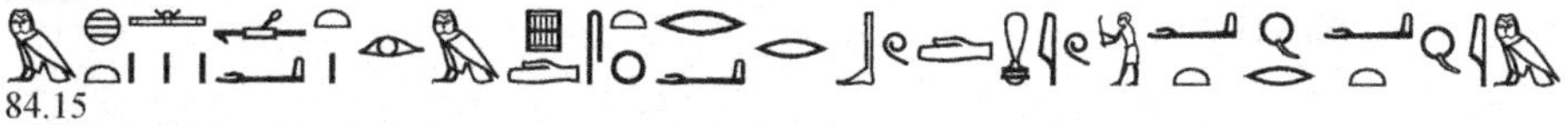

84.15

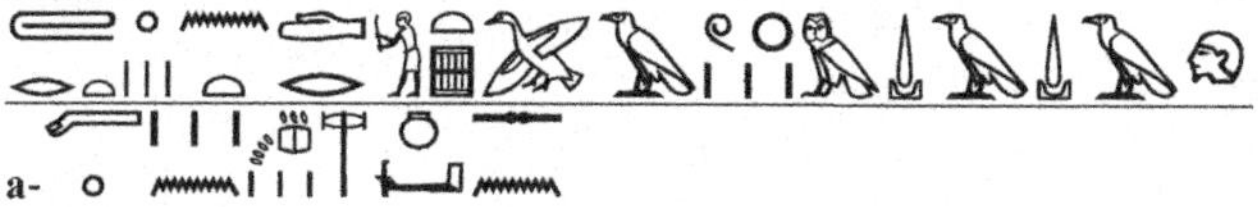

84.16

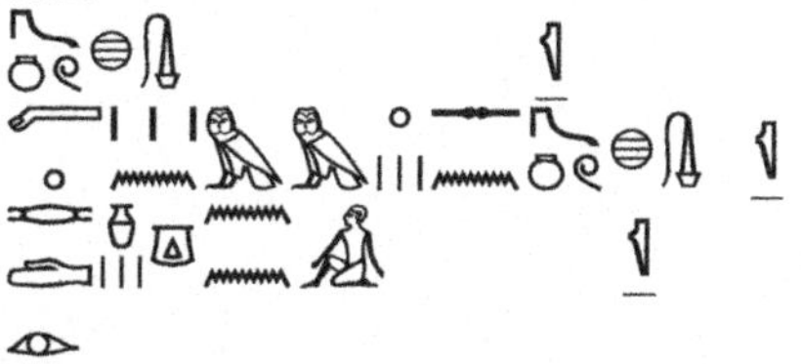

84.17

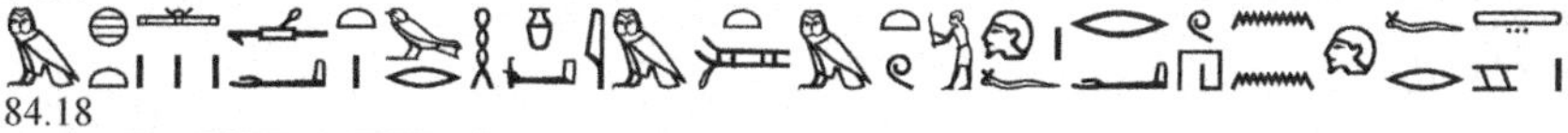

84.18

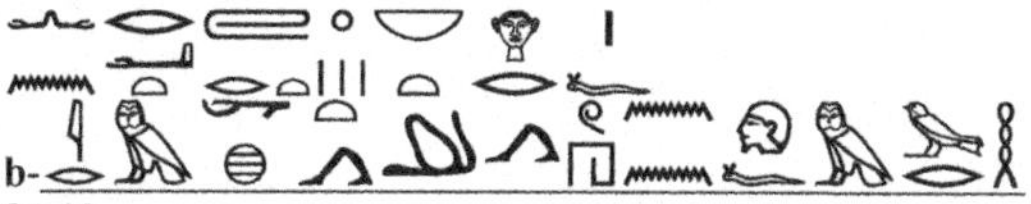

84.19

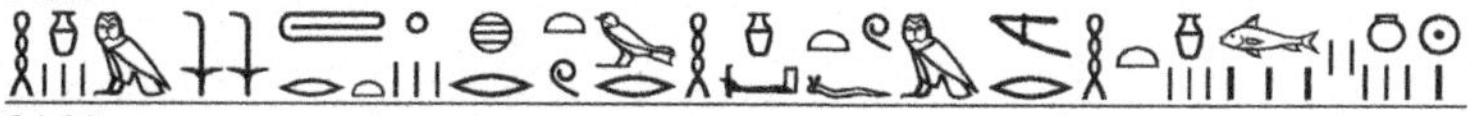

84.20

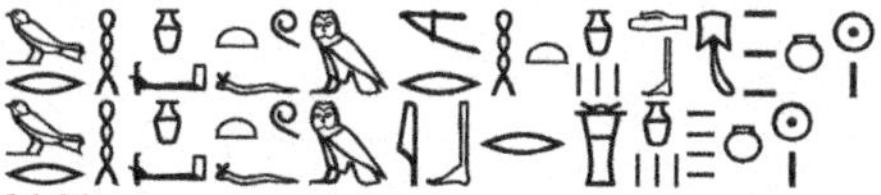

84.21

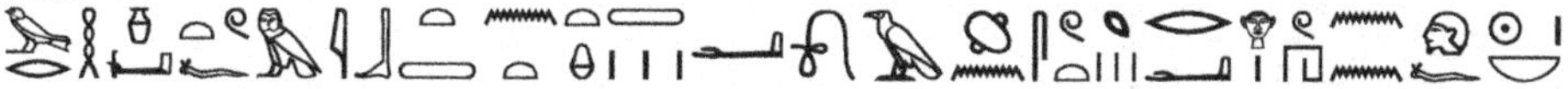

Foglio 85-Testo geroglifico

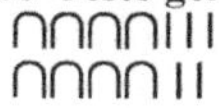

85.1

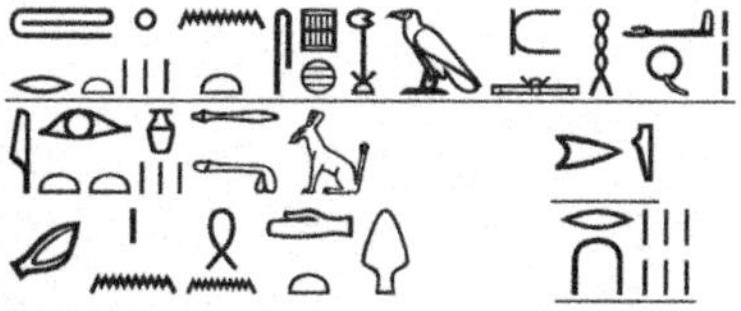

85.2

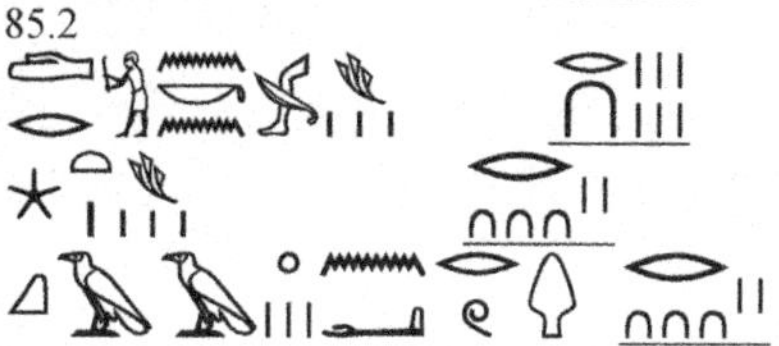

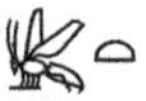

85.3

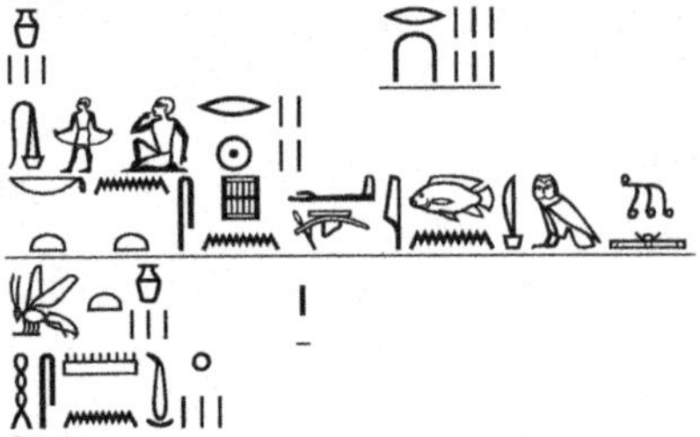

85.4

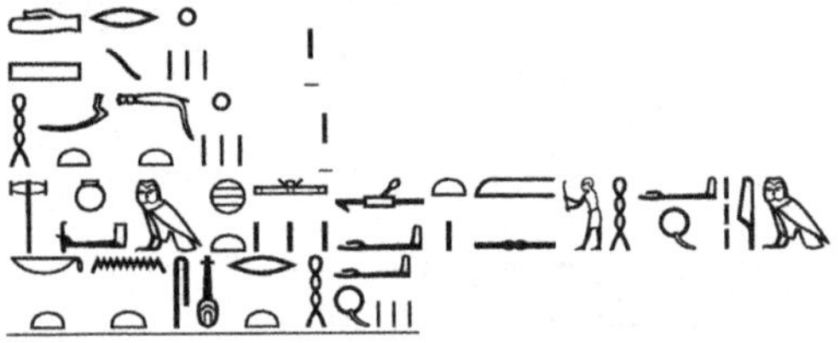

85.5

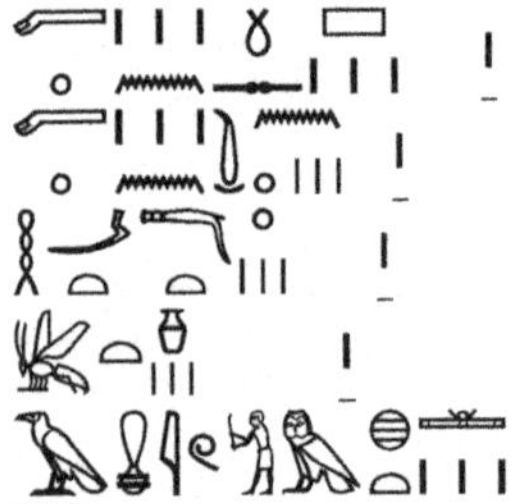

85.6

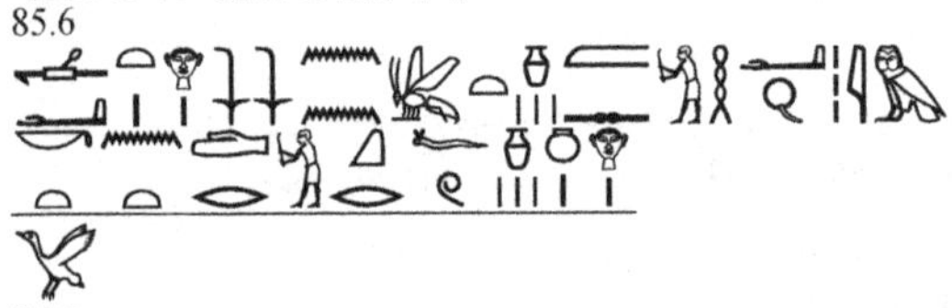

85.7

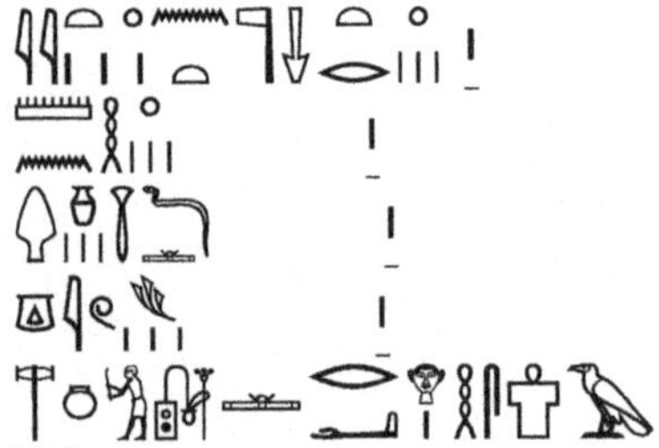

85.8

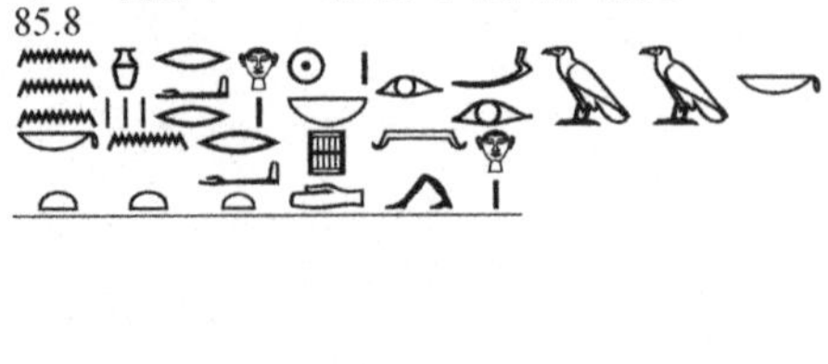

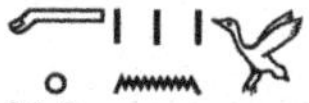

85.9

85.10

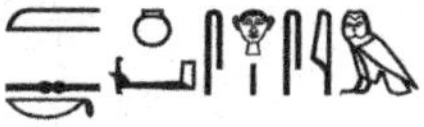

85.11

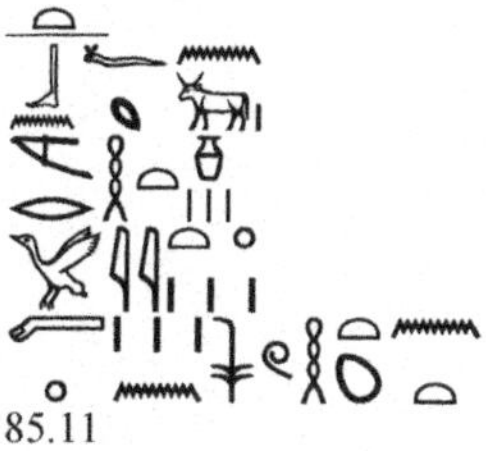

85.12

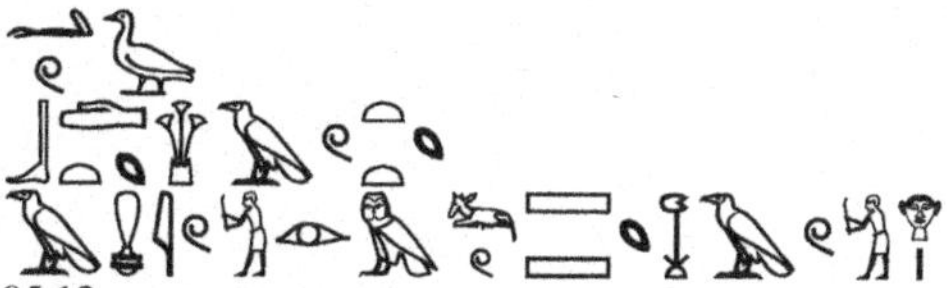

85.13

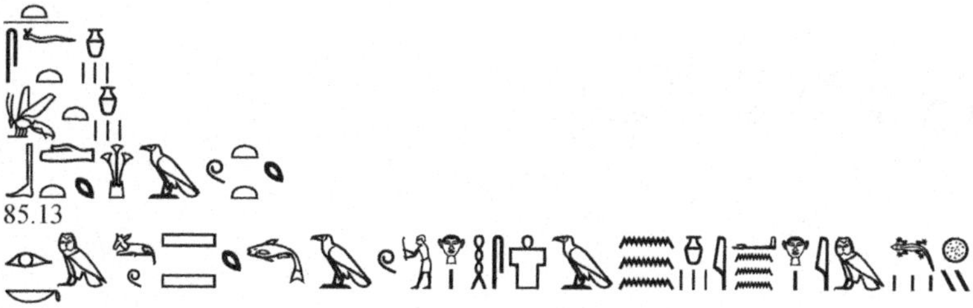

85.14

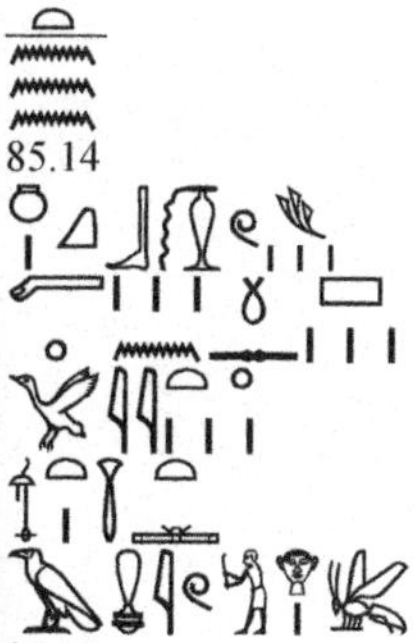

85.15

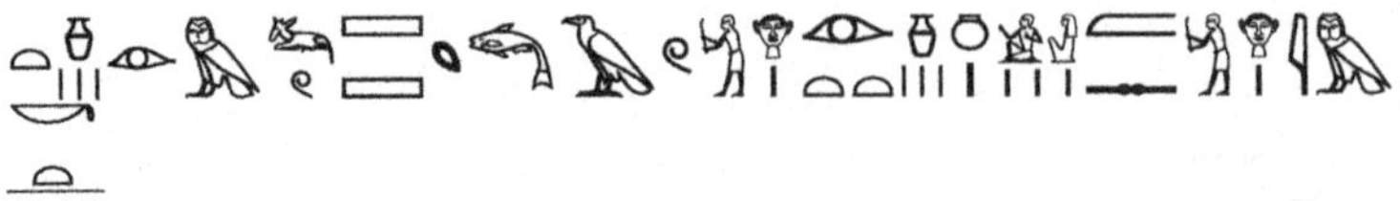

85.16

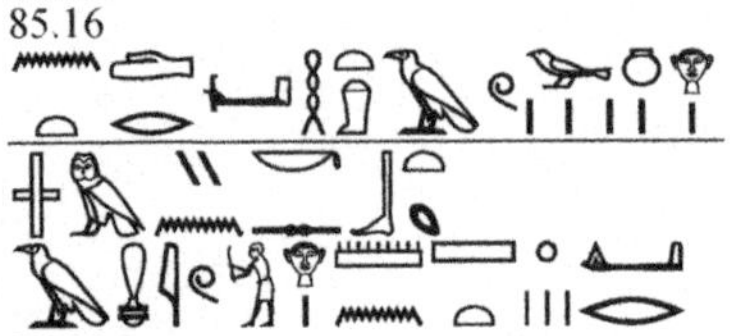

85.17

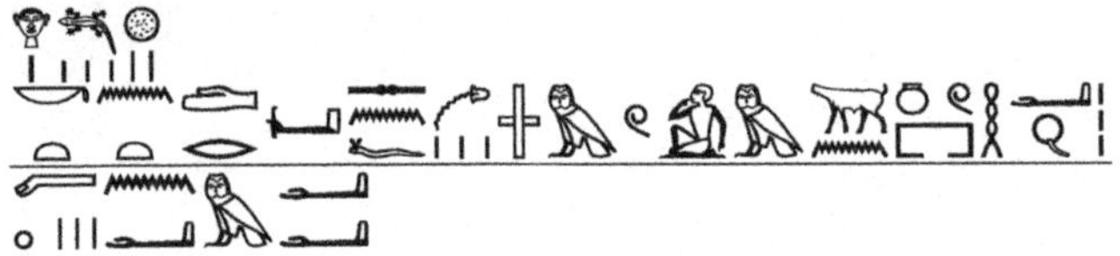

85.18

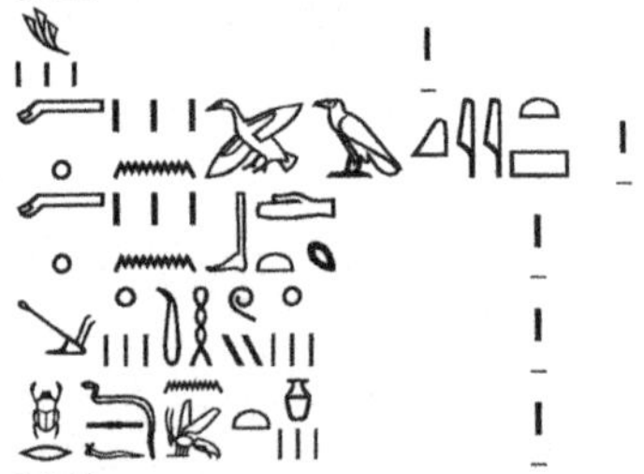

85.19

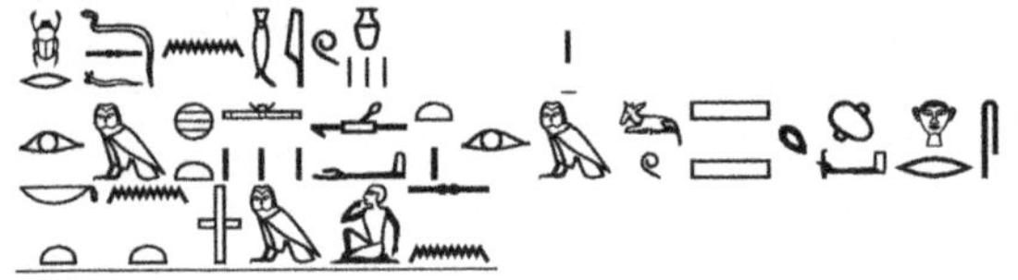

85.20

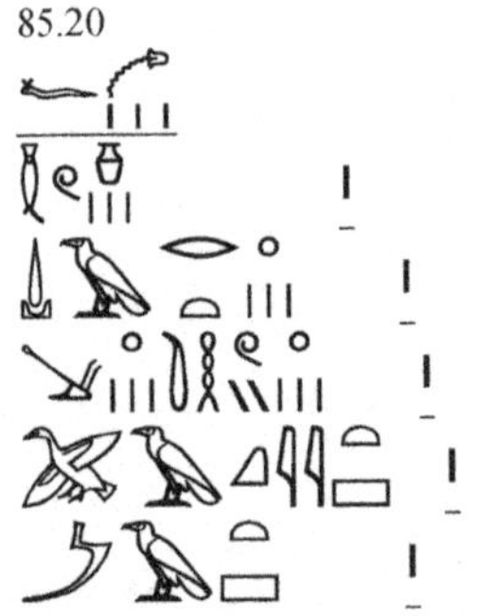

85.21

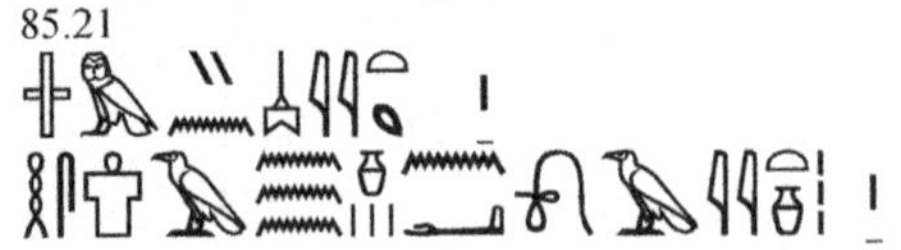

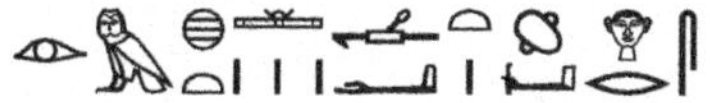 ...

Foglio 86

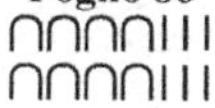

86.1

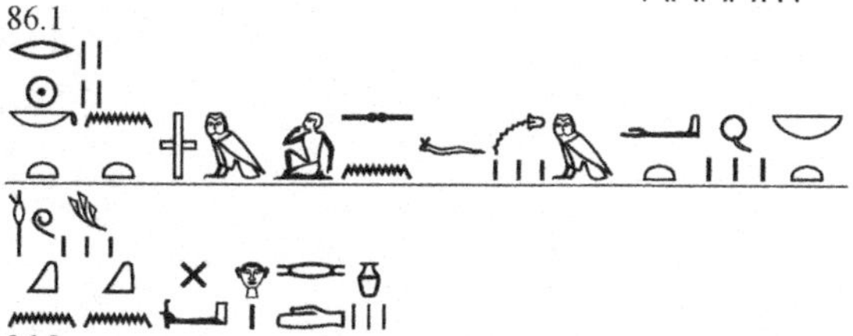

86.2

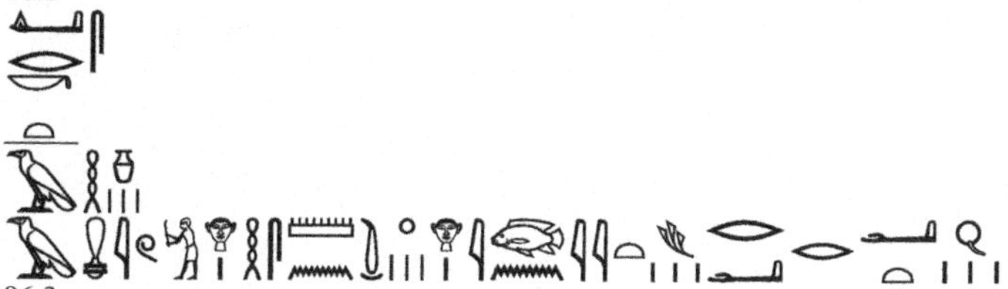

86.3

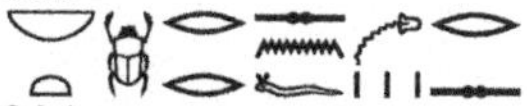

86.4

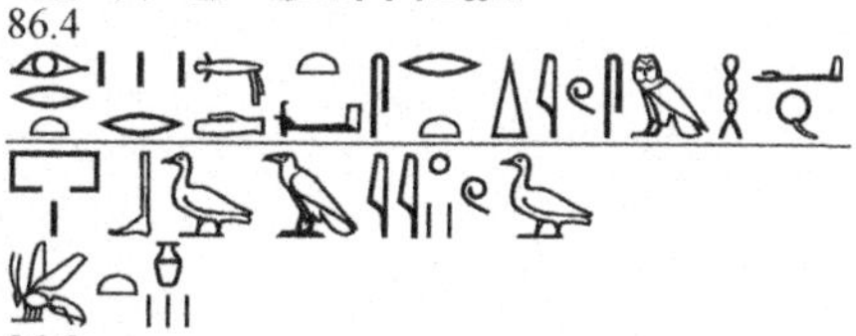

86.5

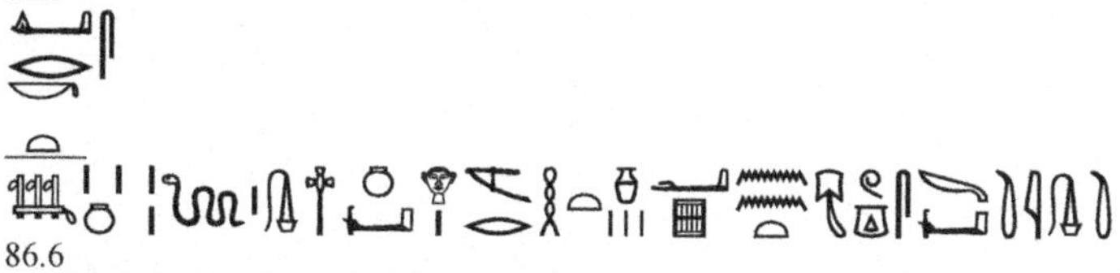

86.6

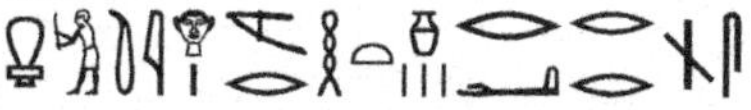

....

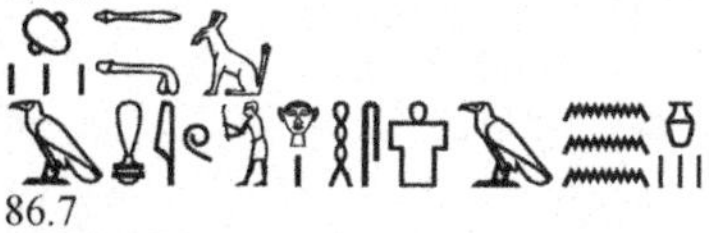

86.7

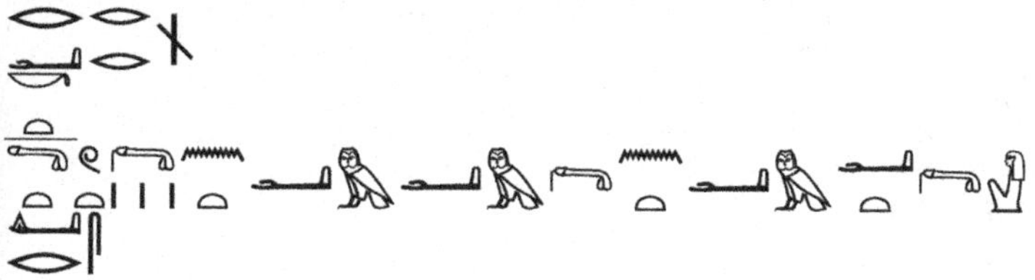

86.8

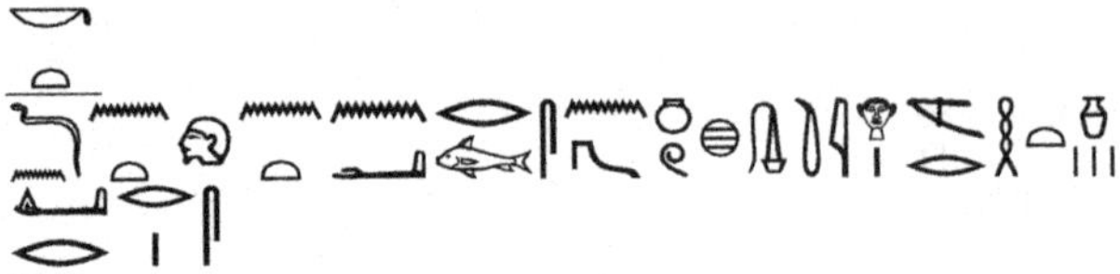

86.9

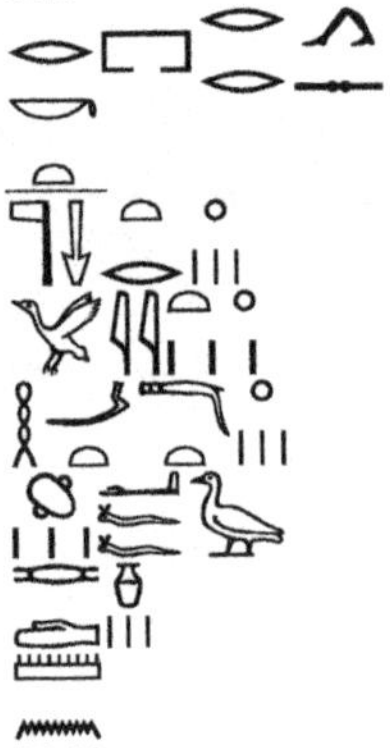

86.10

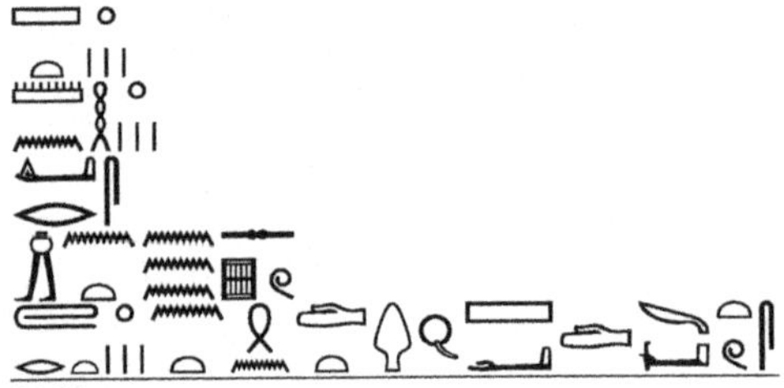

86.11

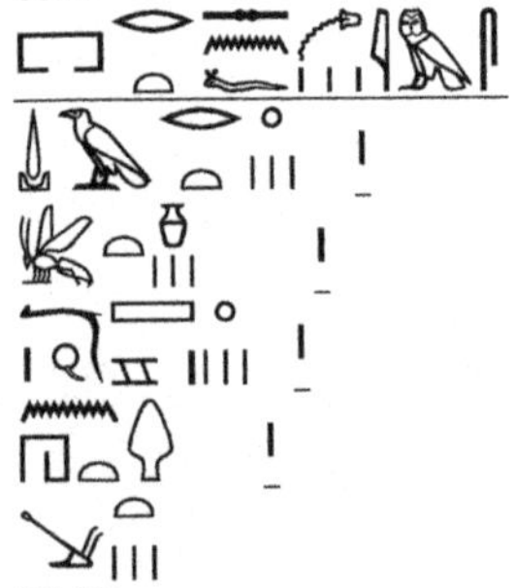

86.12

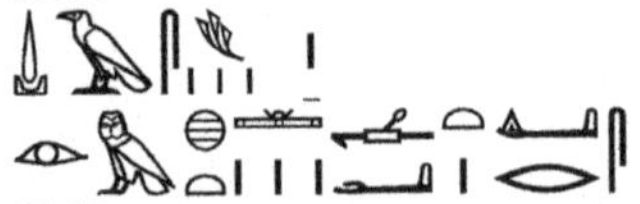

86.13

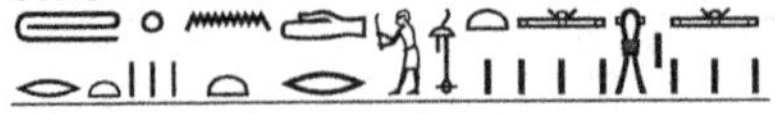

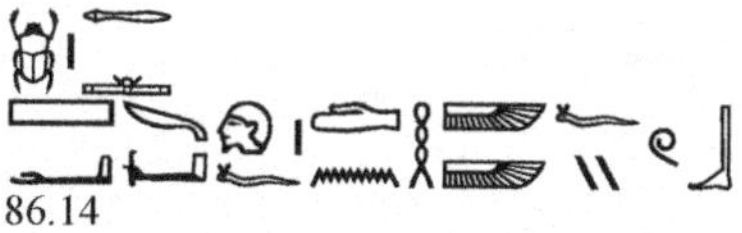

86.14

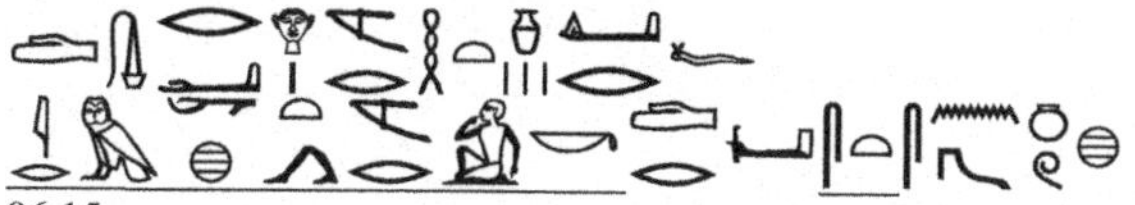

86.15

86.16

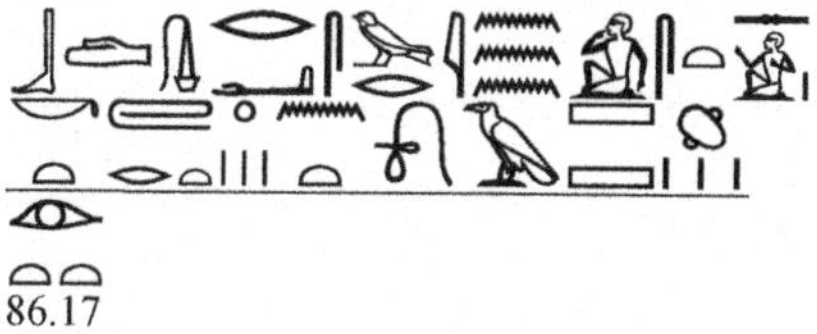

86.17

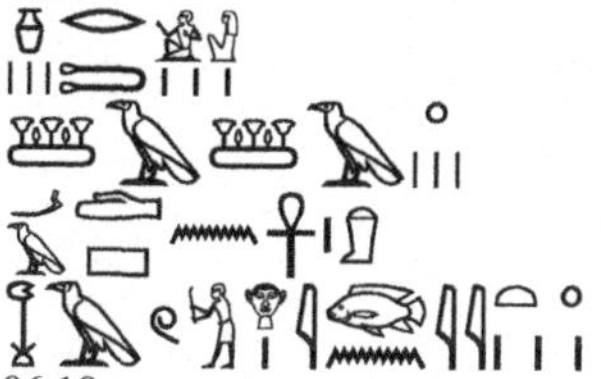

86.18

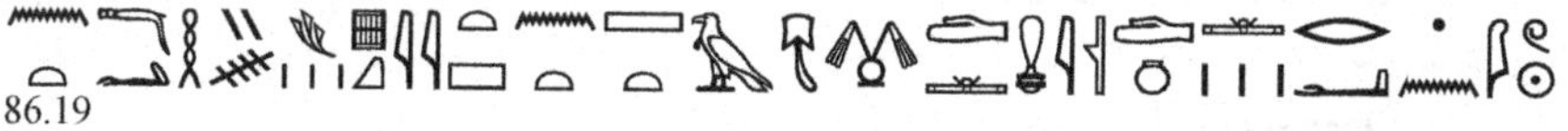

86.19

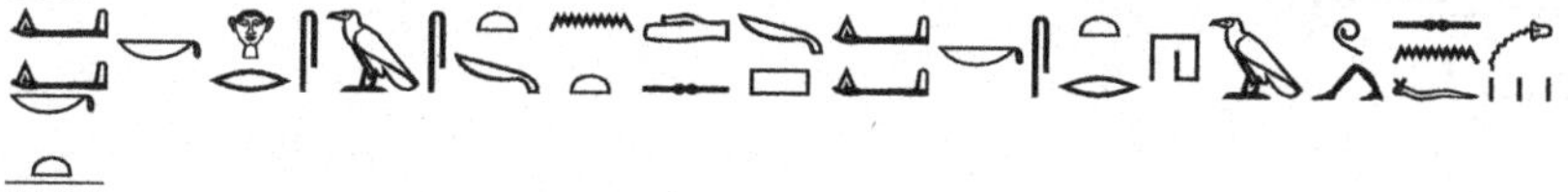

86.20

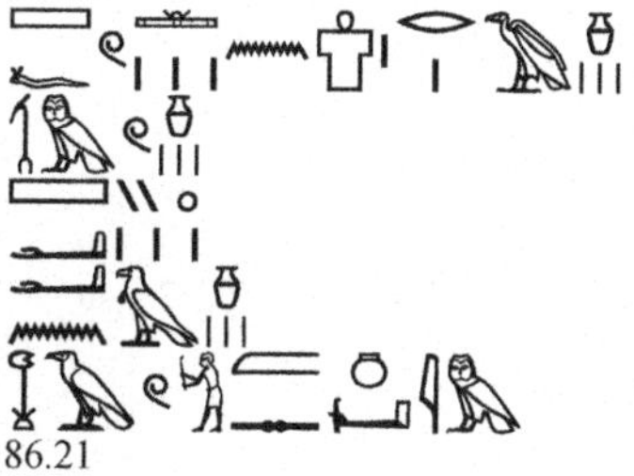

86.21

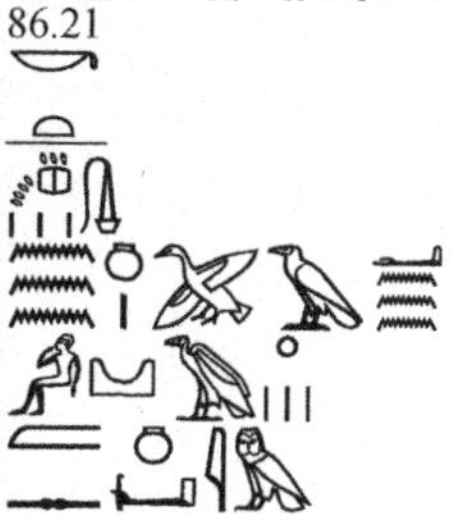

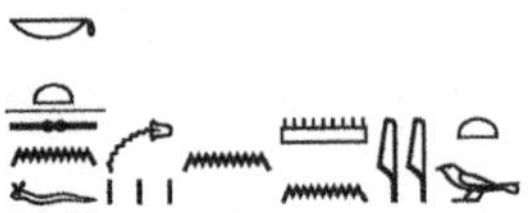

86.22

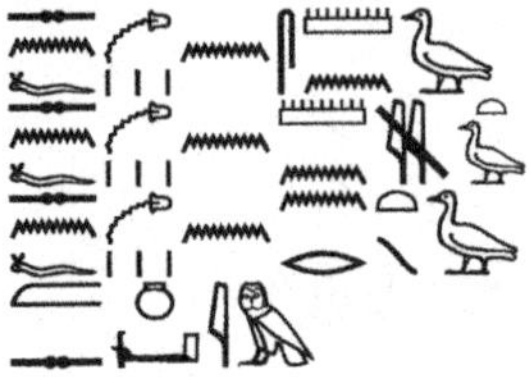

....

Foglio 87-Testo geroglifico

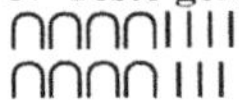

87.1

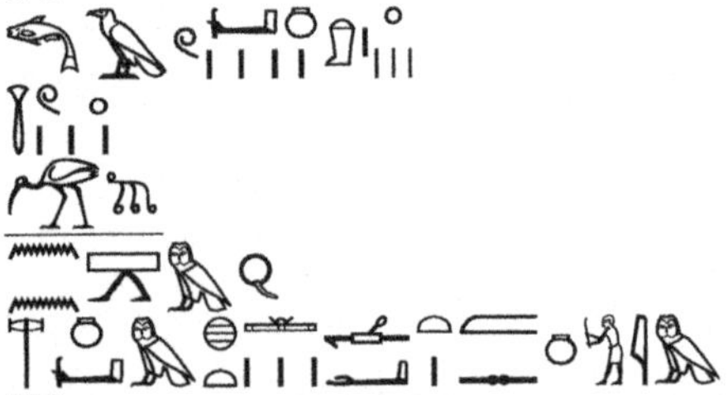

87.2

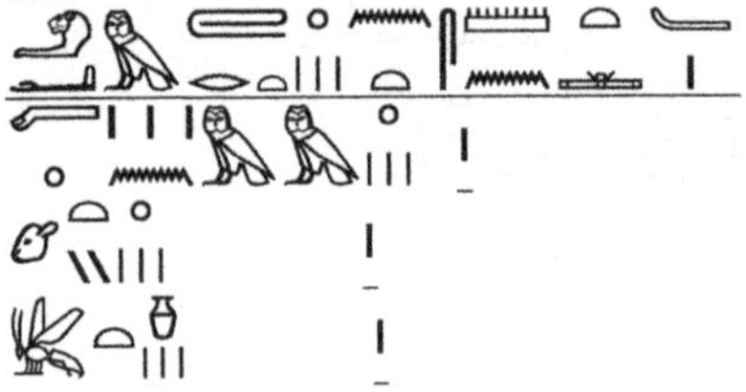

87.3

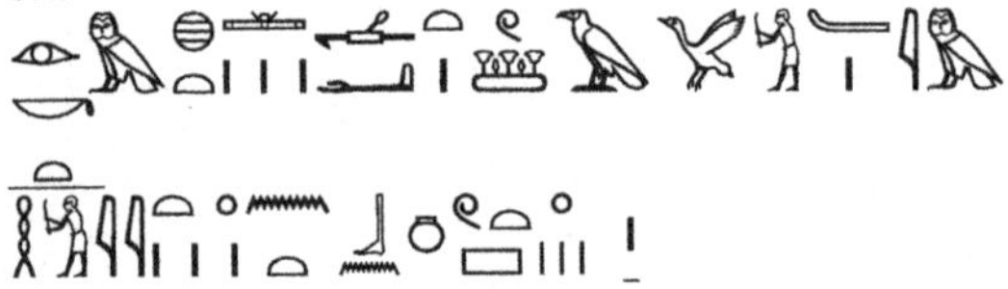

87.4

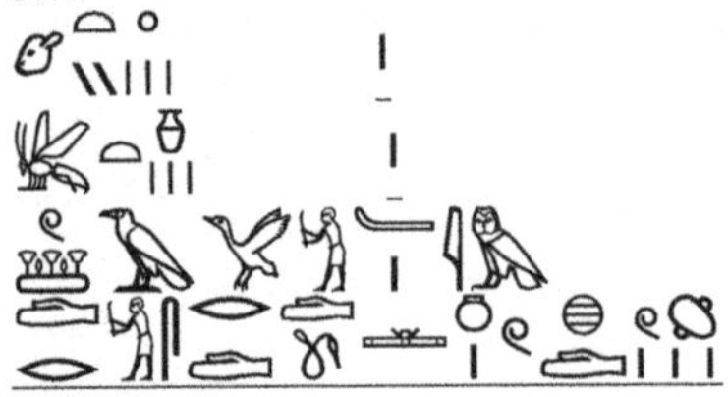

87.5

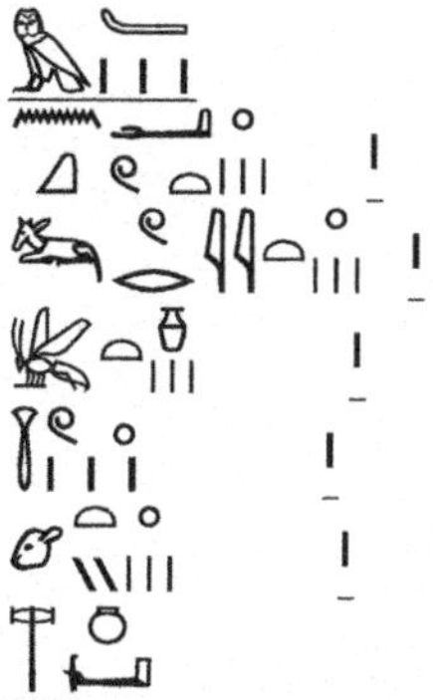

87.6

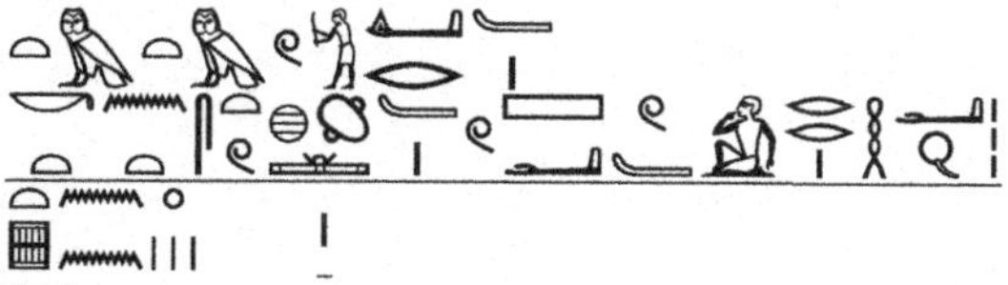

87.7

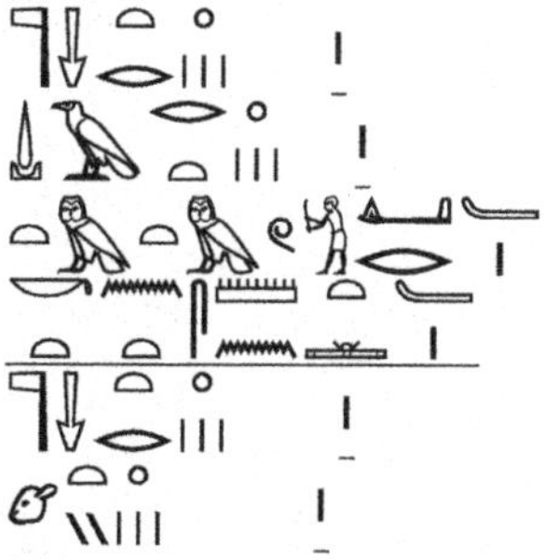

87.8

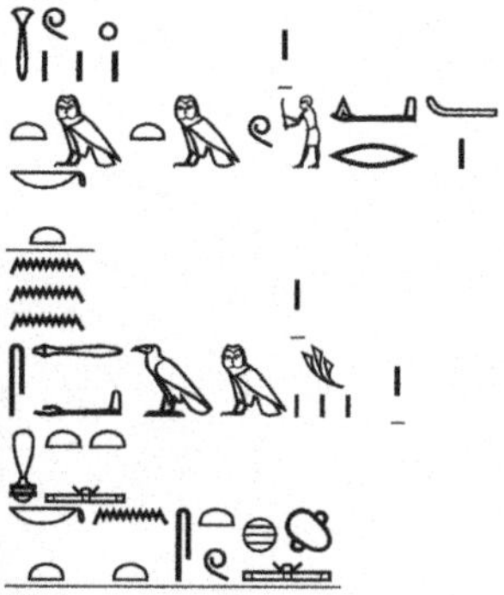

87.9

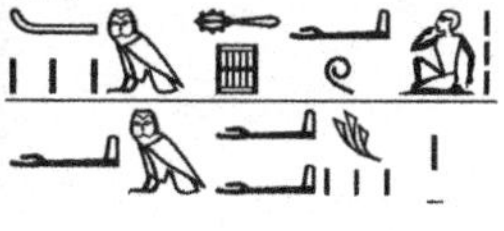

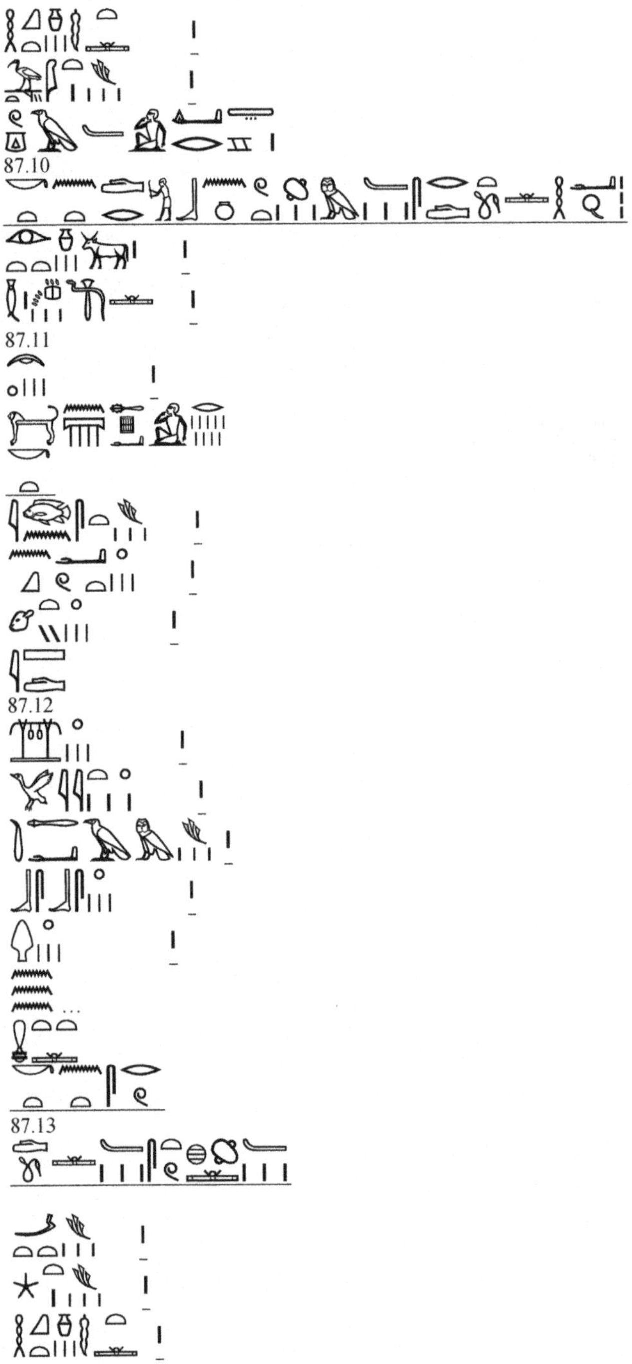
87.10
87.11
87.12
87.13

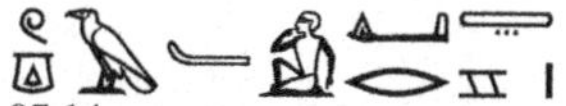

87.14

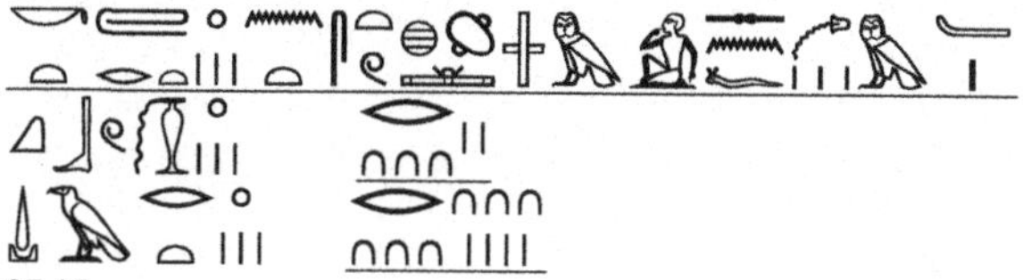

87.15

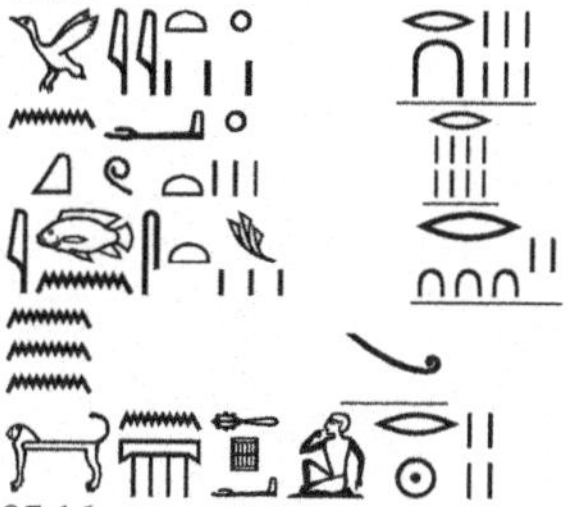

87.16

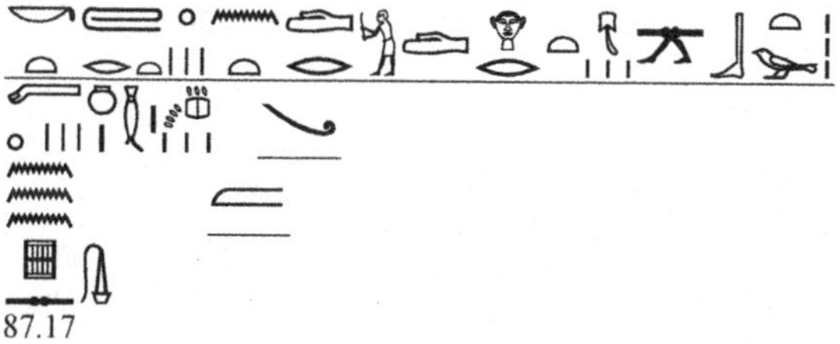

87.17

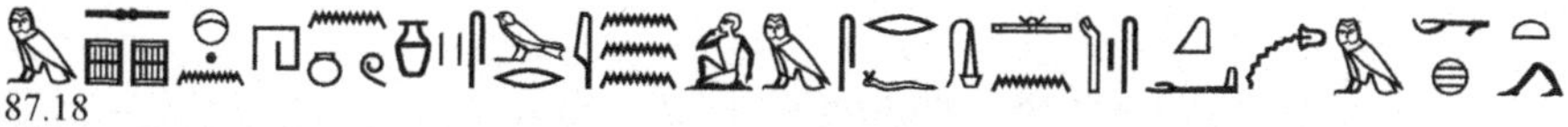

87.18

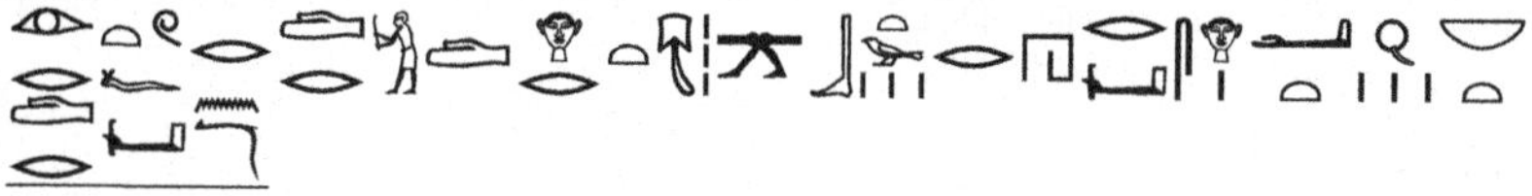

87.19

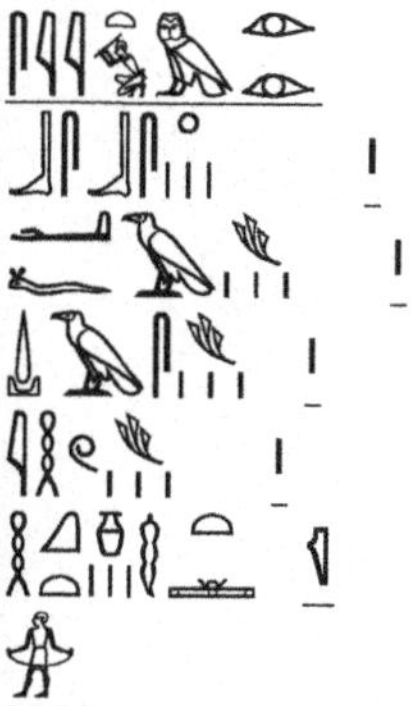

87.20

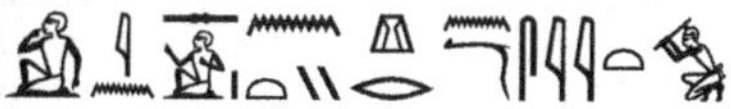

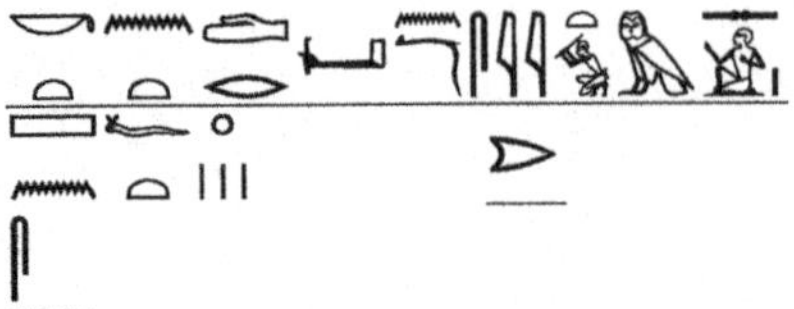

87.21

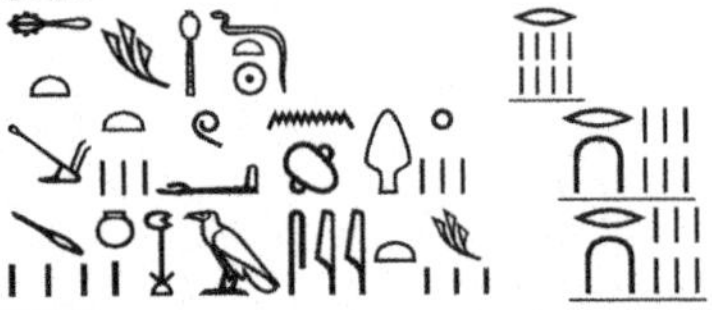

87.22

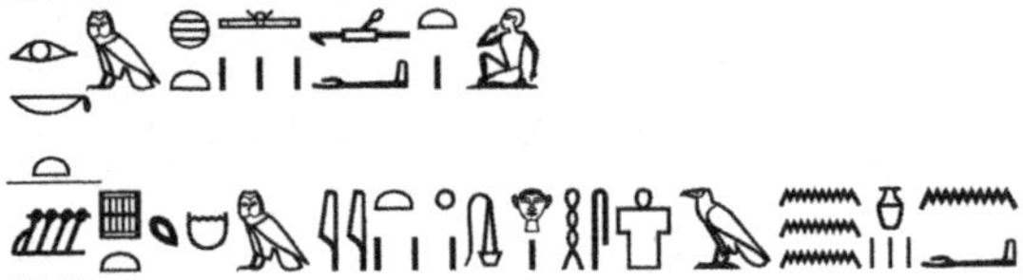

87.23

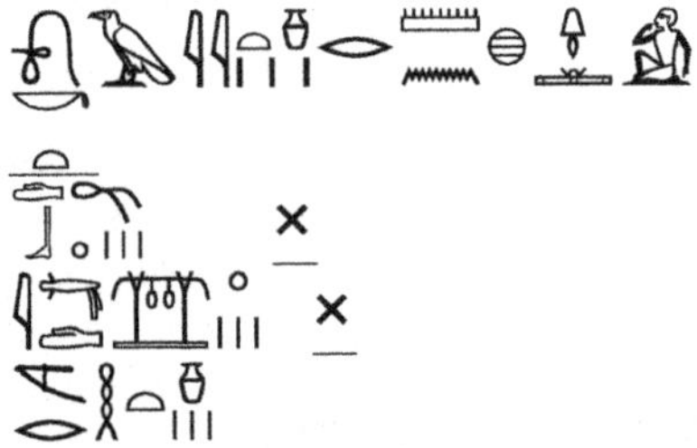

Foglio 88-Testo geroglifico

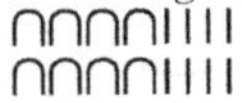

88.1

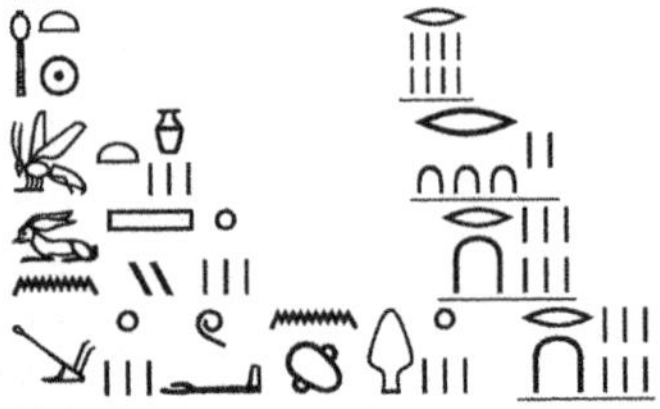

88.2

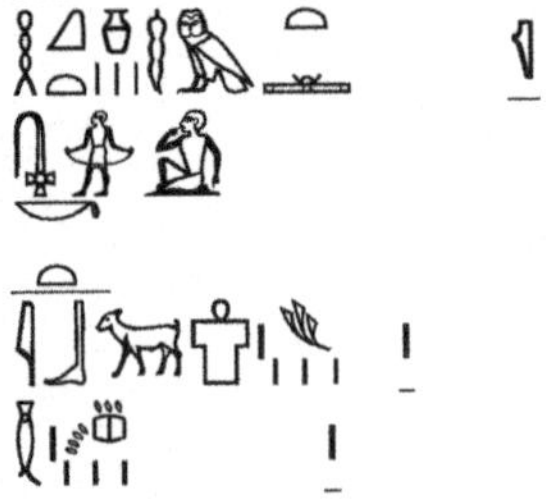

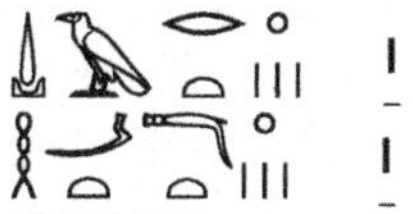

88.3

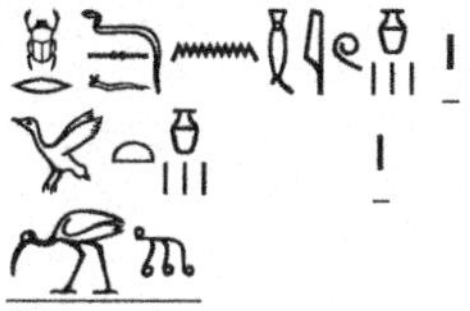

88.4

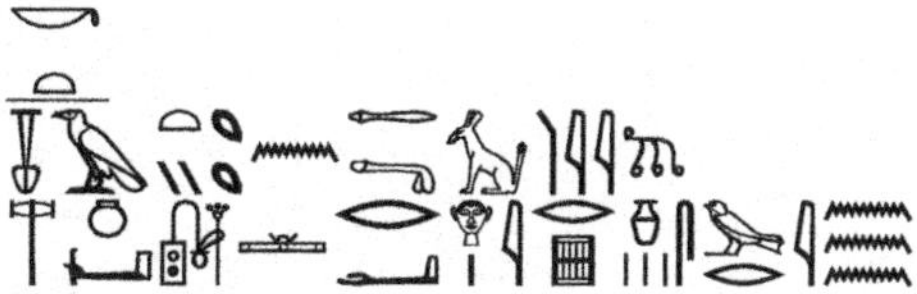

88.5

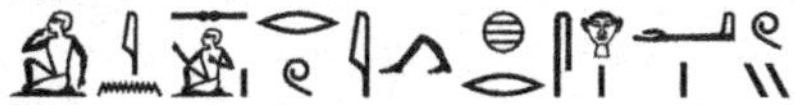

88.6

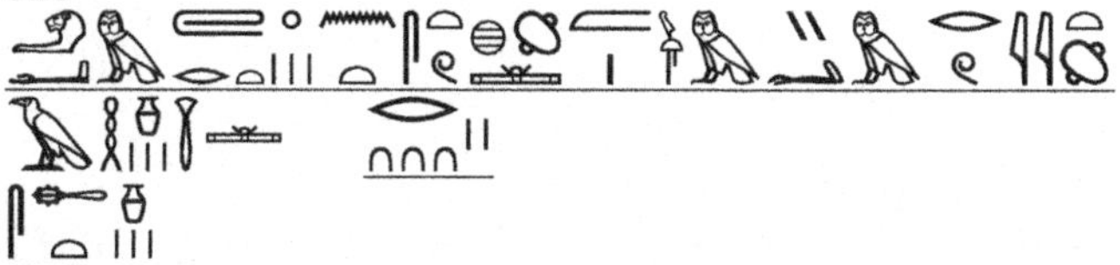

88.7

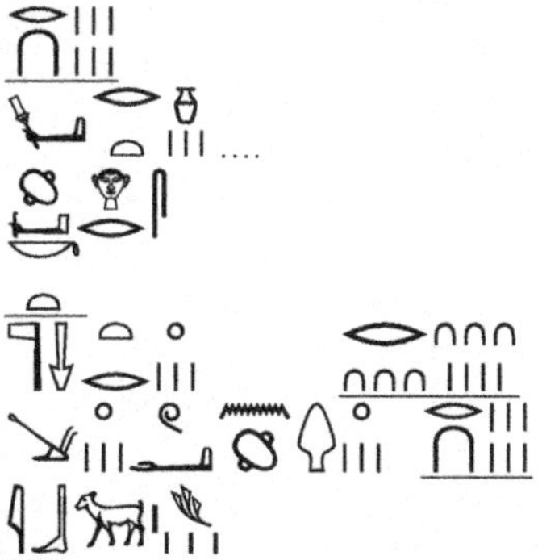

88.8

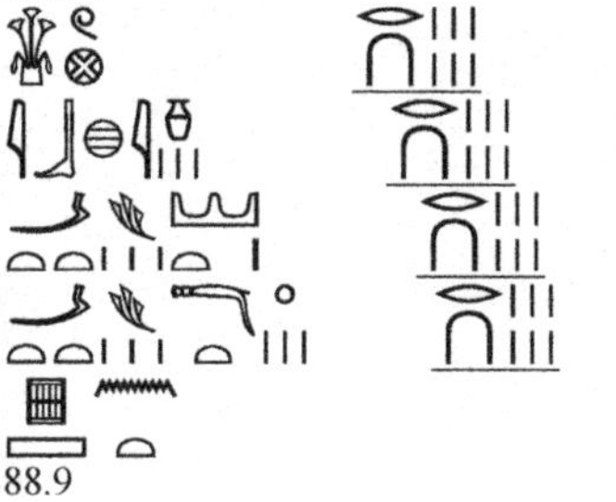

88.9

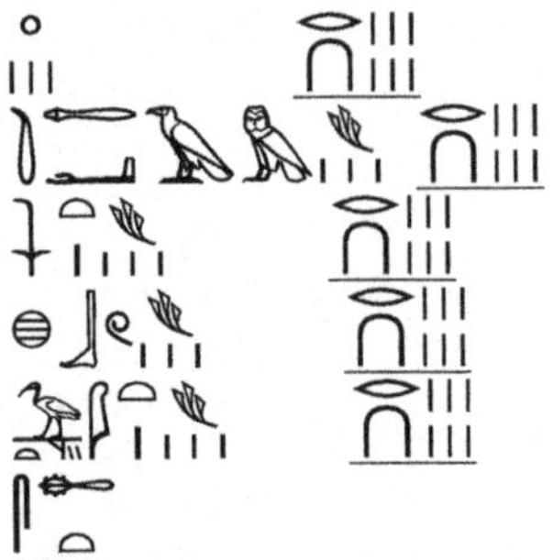

88.10

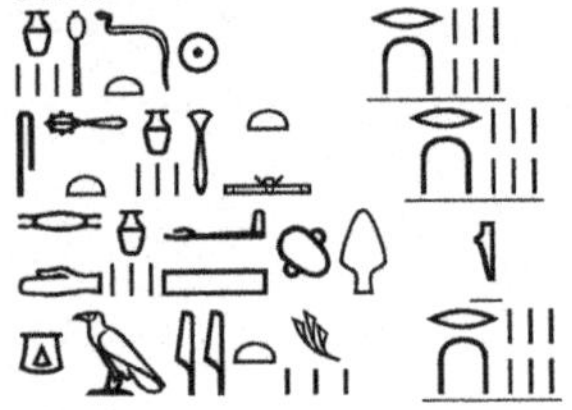

88.11

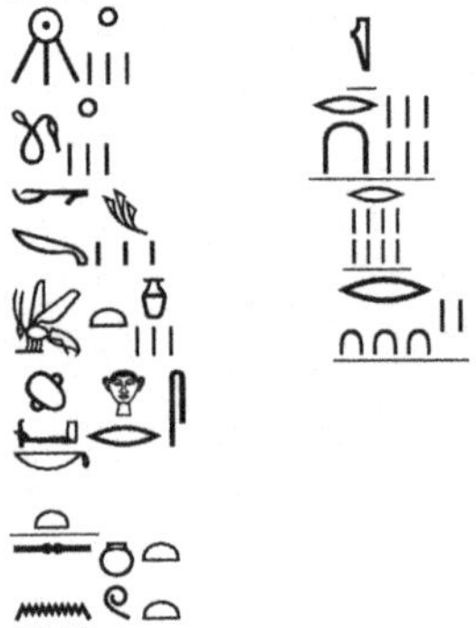

88.12

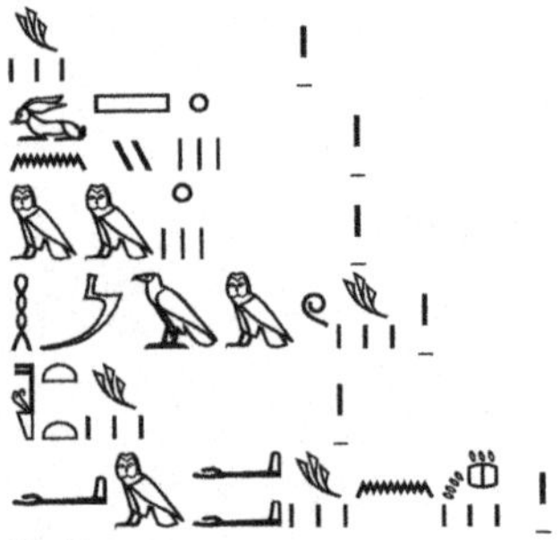

88.13

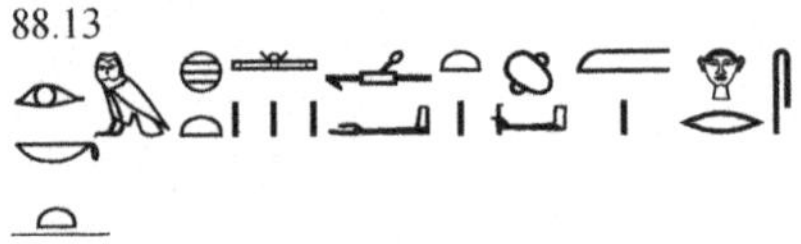

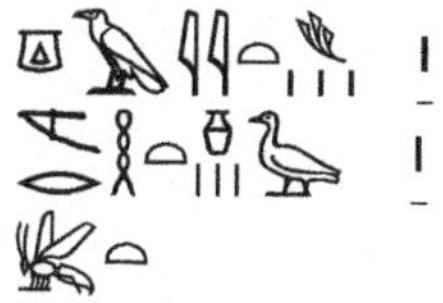

88.14

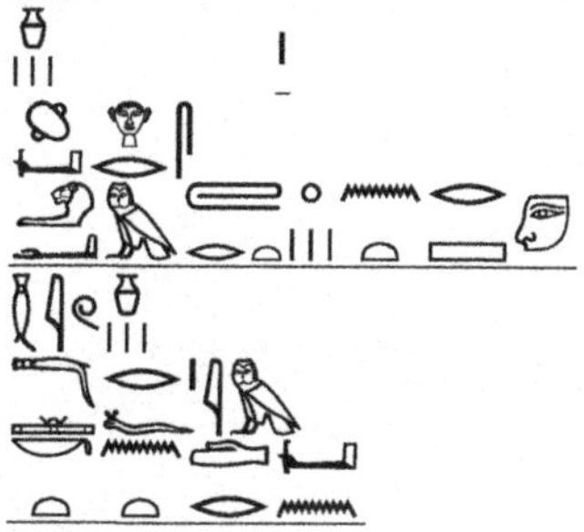

88.15

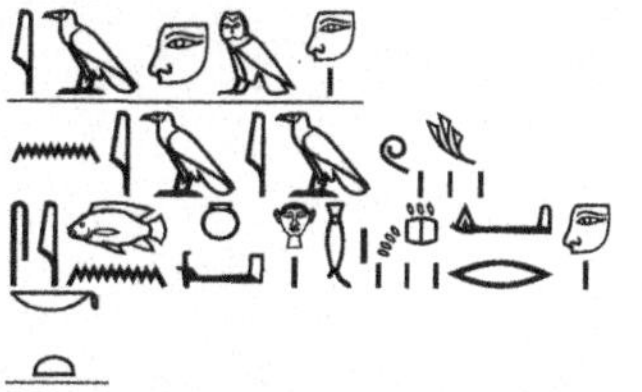

88.16

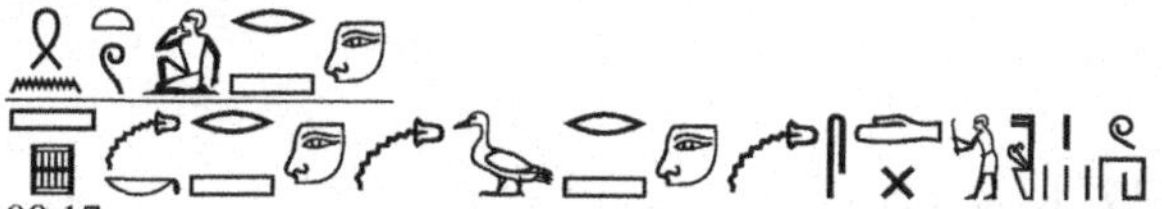

88.17

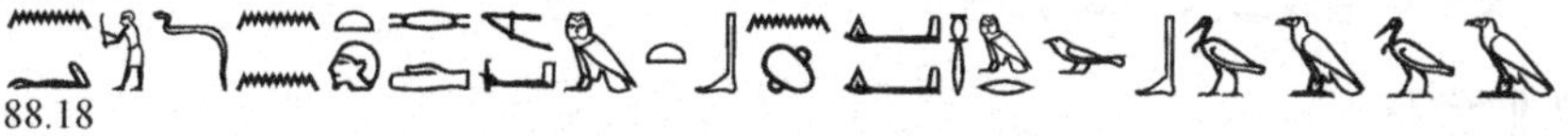

88.18

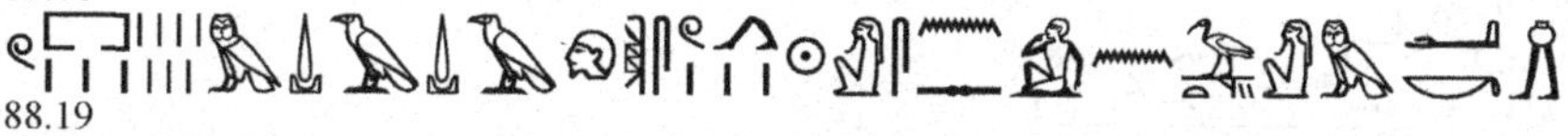

88.19

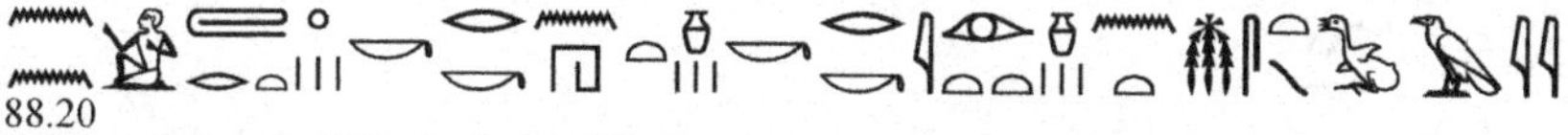

88.20

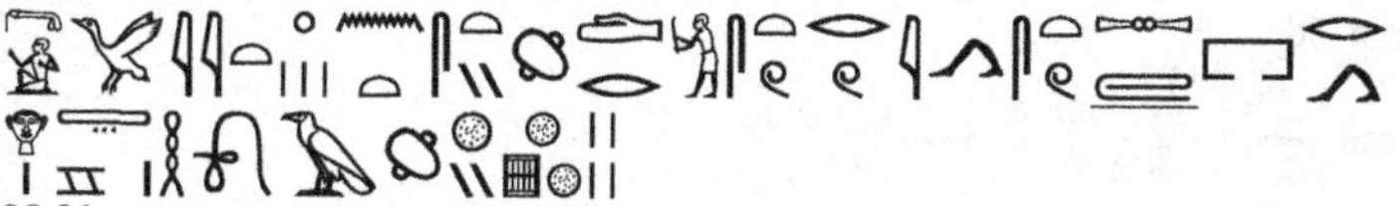

88.21

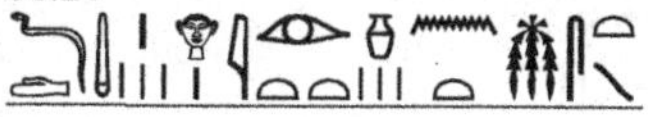

Foglio 89-Testo geroglifico

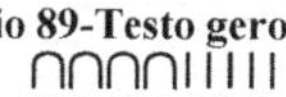

89.1

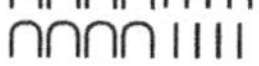

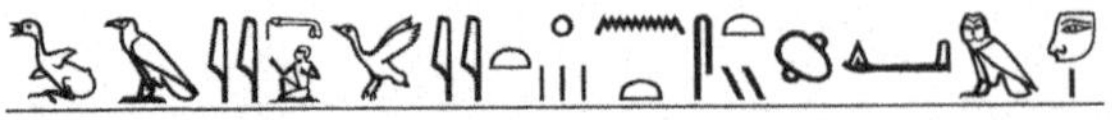

89.2

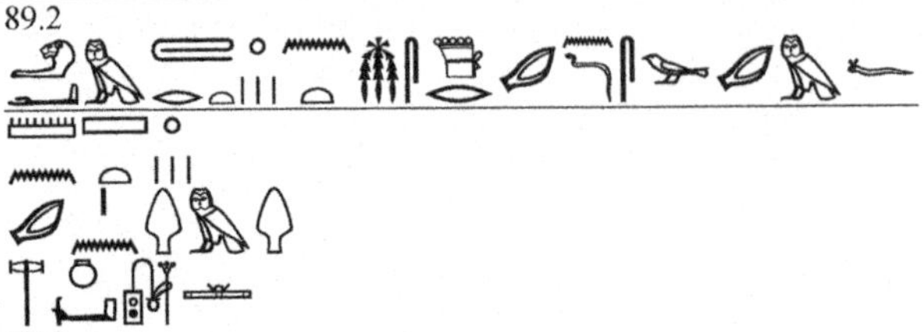

89.3

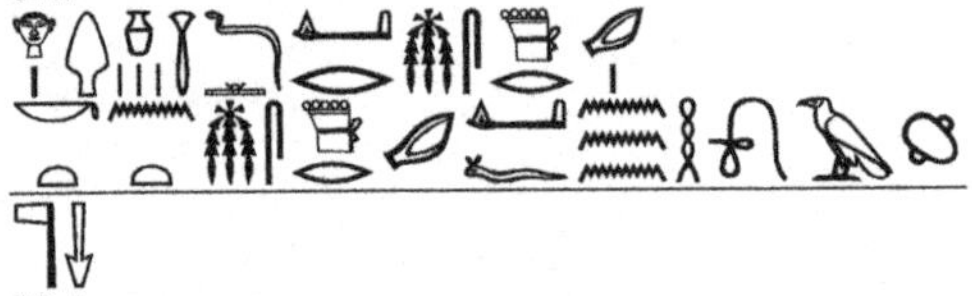

89.4

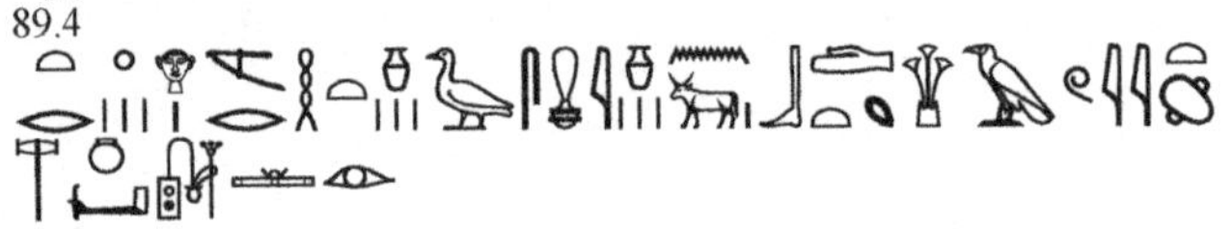

89.5

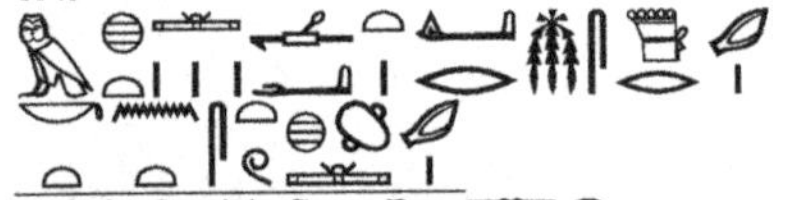

a-

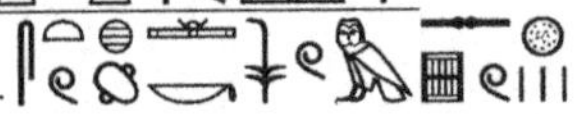

89.6

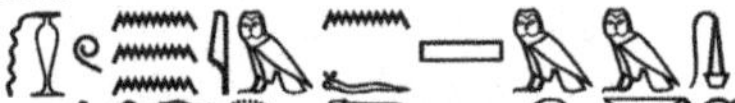

b-

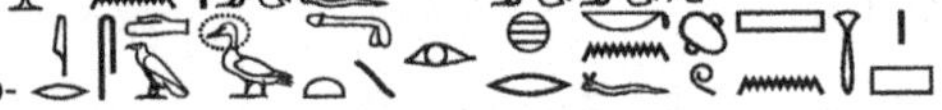

89.7

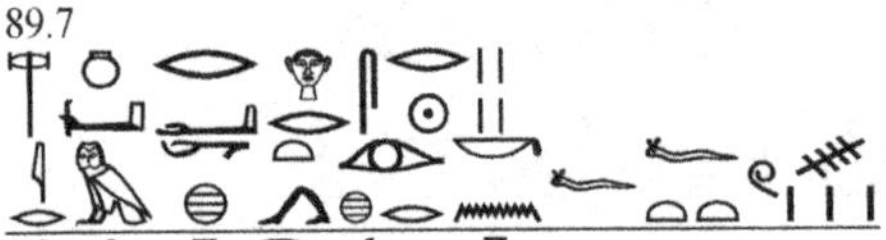

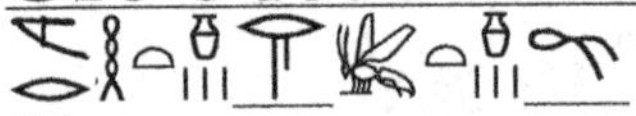

89.8

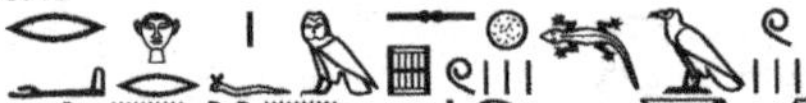

c-

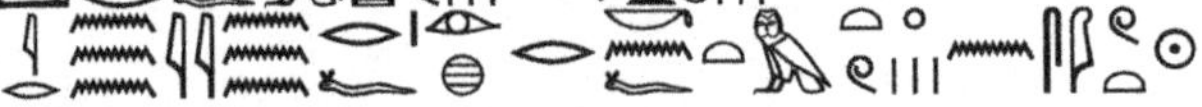

89.9

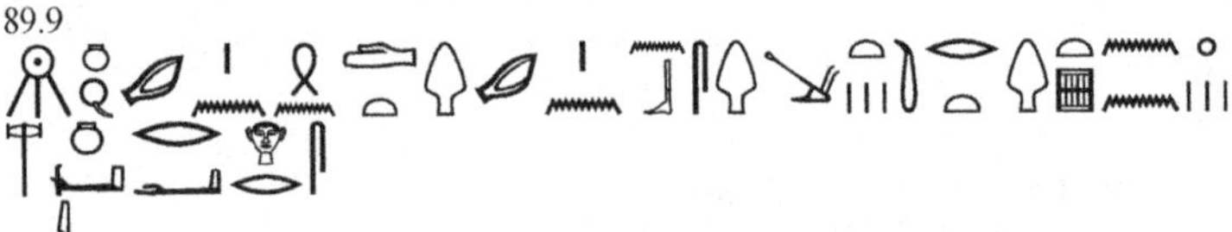

d-

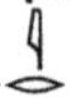

89.10

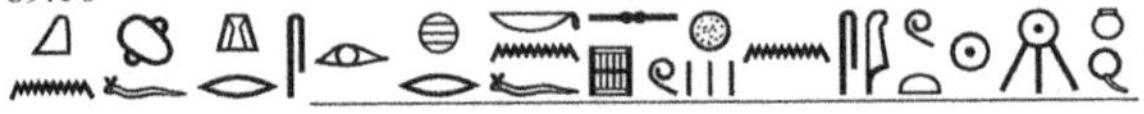

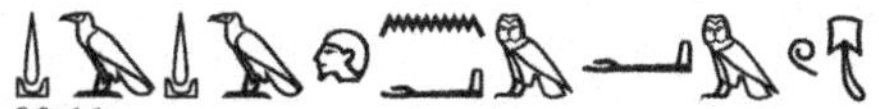

89.11

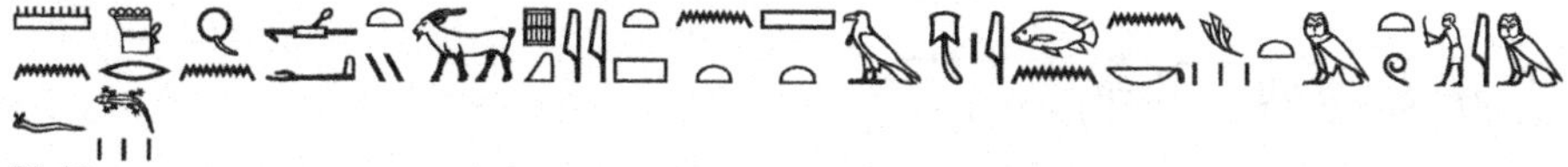

89.12

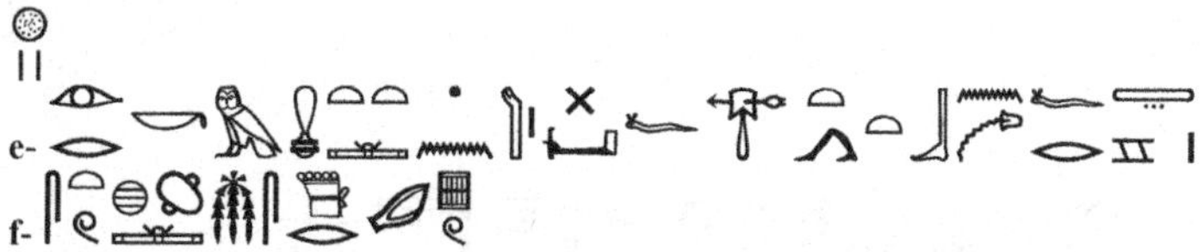

89.13

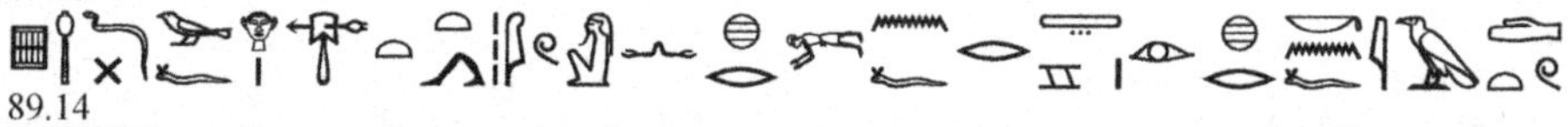

89.14

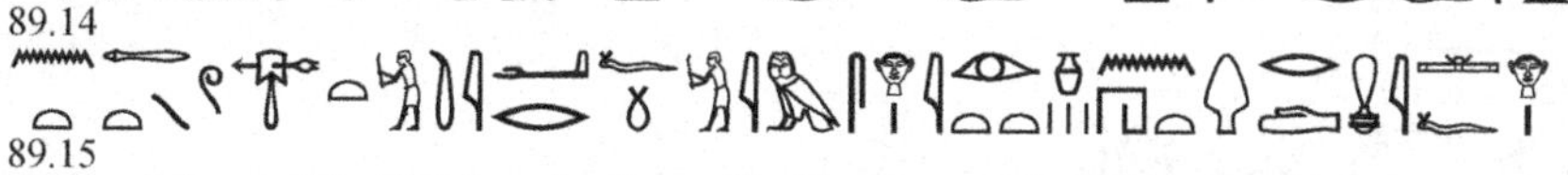

89.15

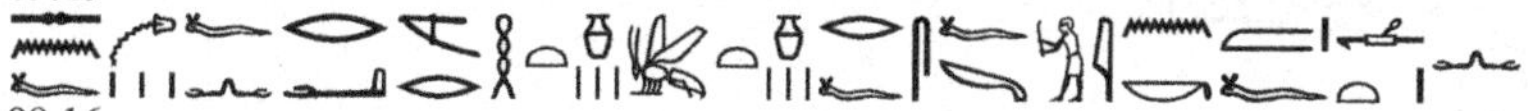

89.16

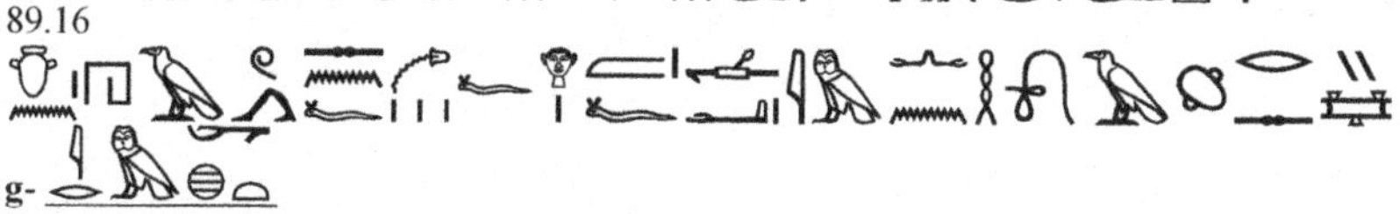

89.17

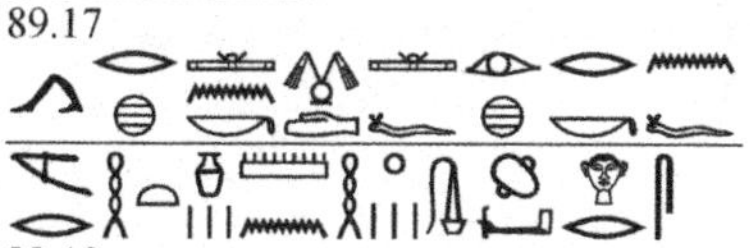

89.18

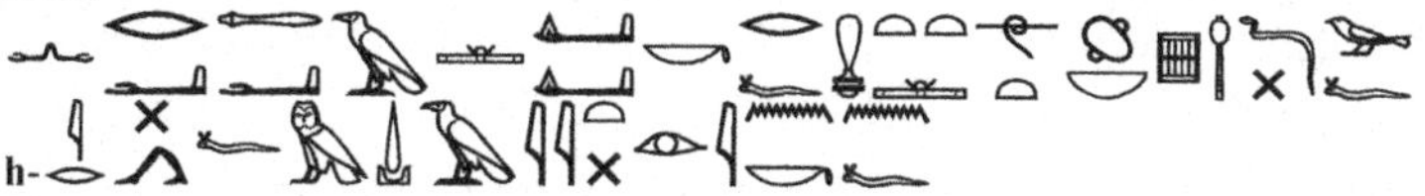

89.19

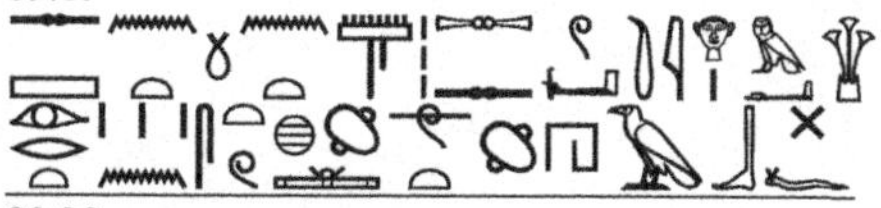

89.20

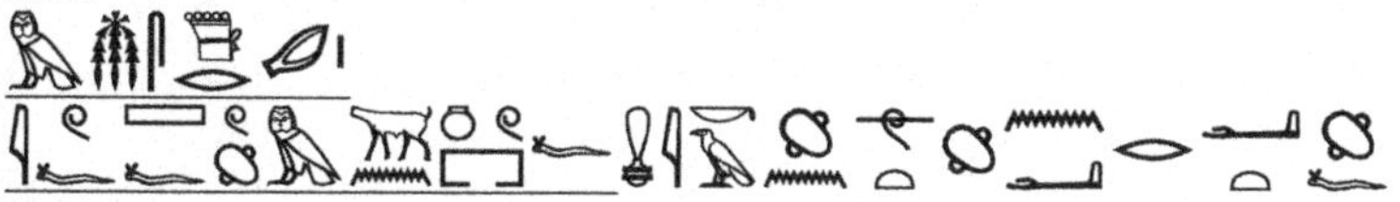

89.21

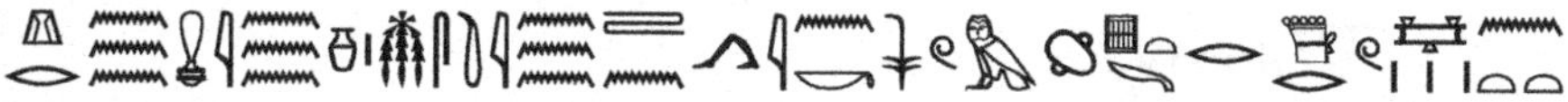

Foglio 91

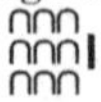

91.1

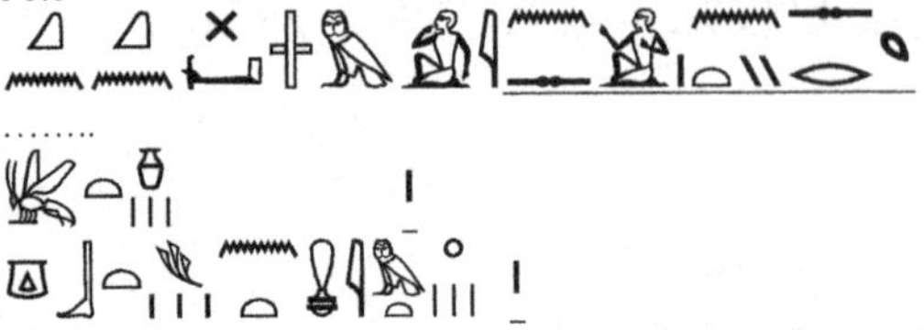

91.2

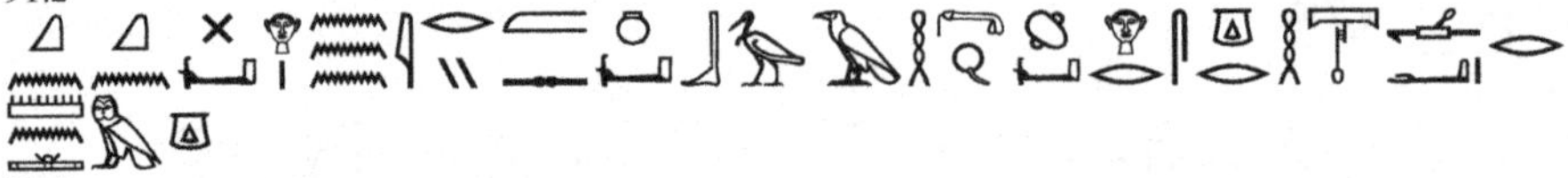

91.3

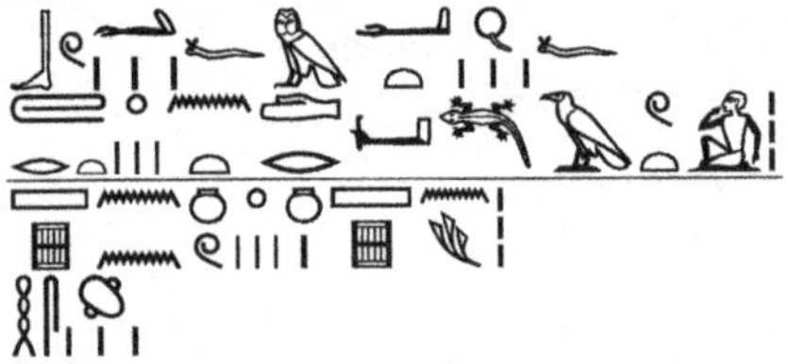

91.4

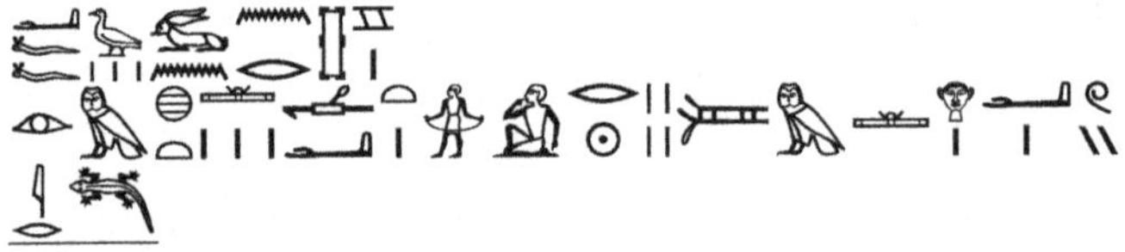

91.5

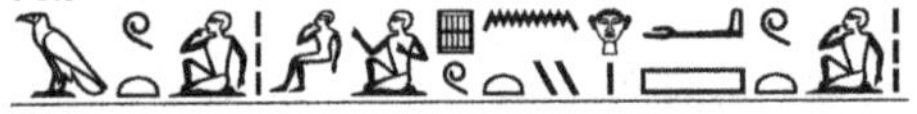

91.6

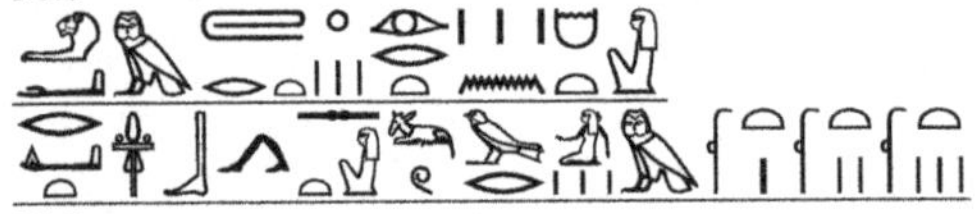

91.7

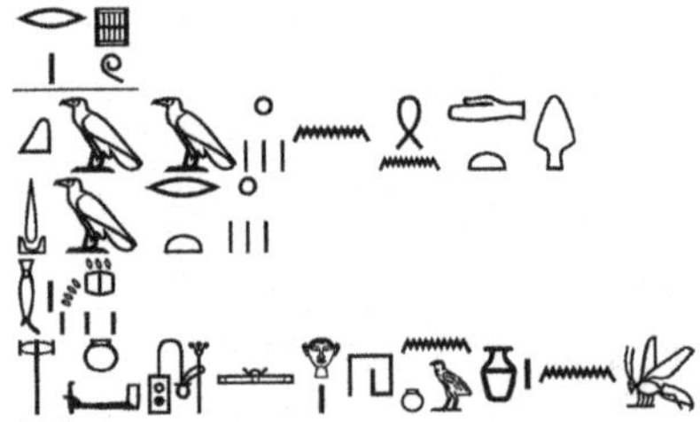

91.8

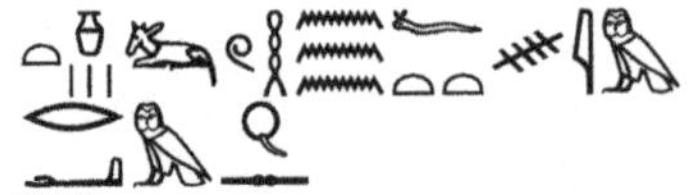

91.9

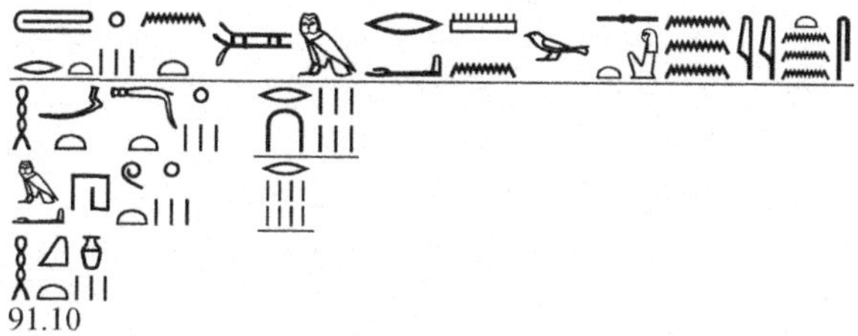

91.10

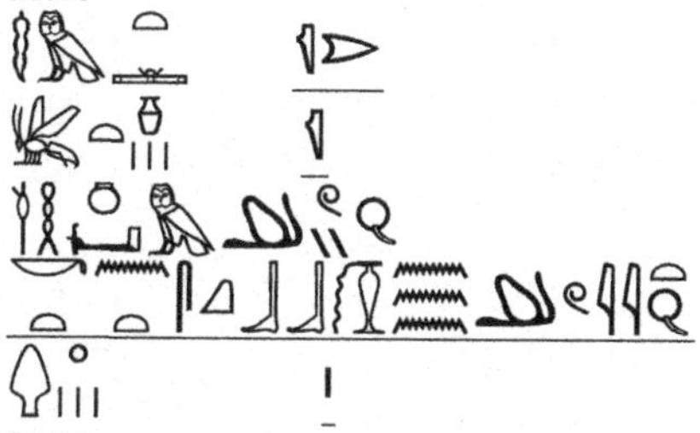

91.11

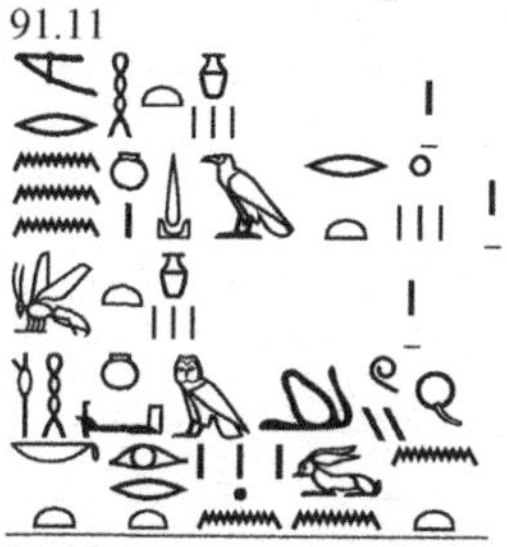

91.12

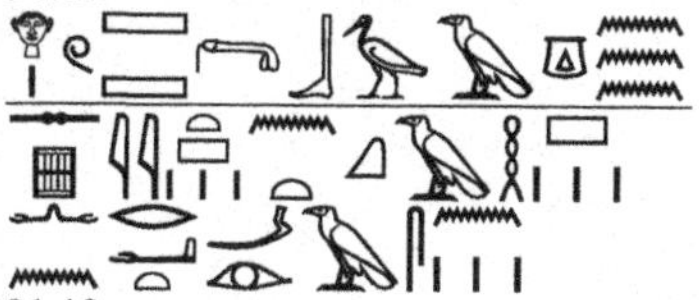

91.13

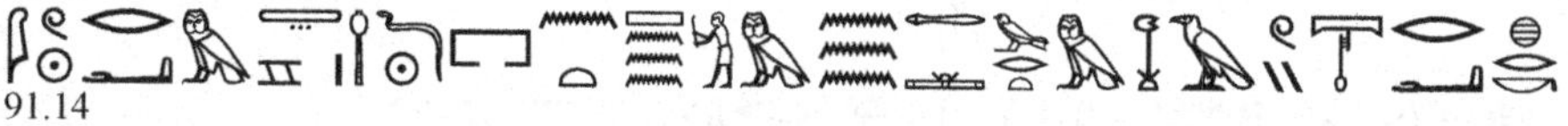

91.14

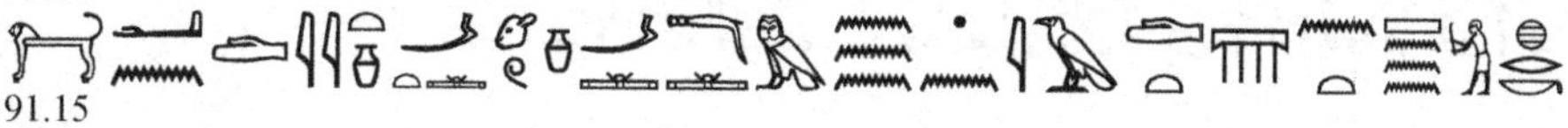

91.15

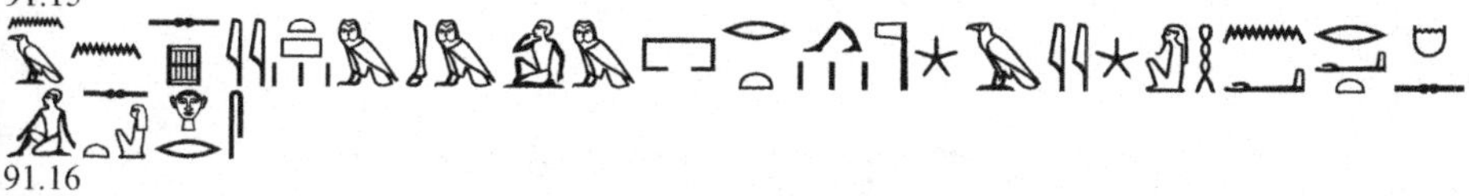

91.16

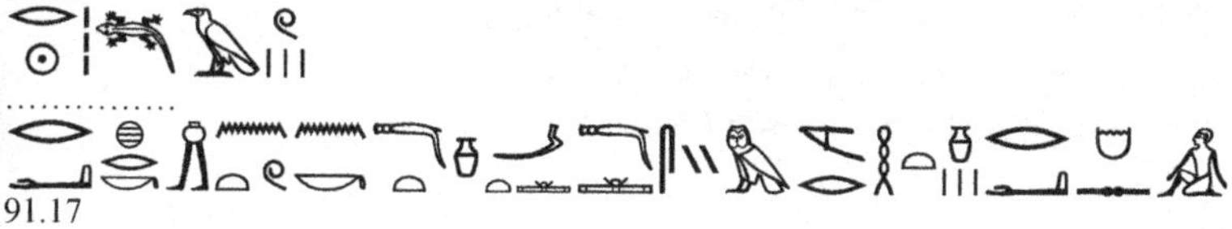

91.17

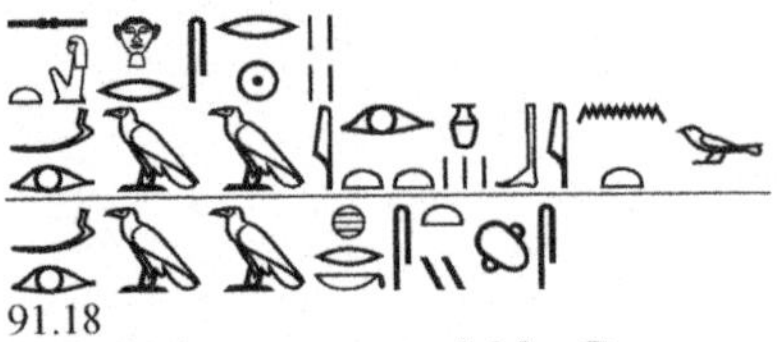

91.18

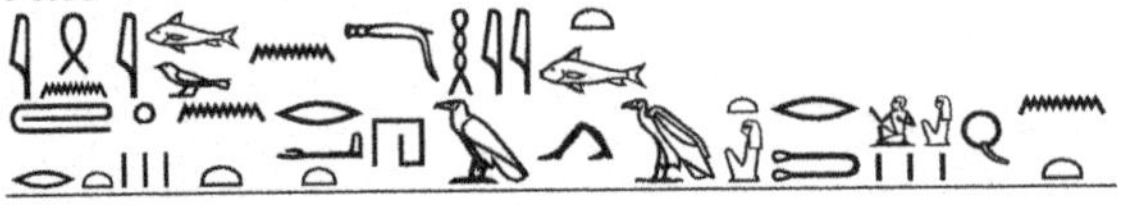

91.19

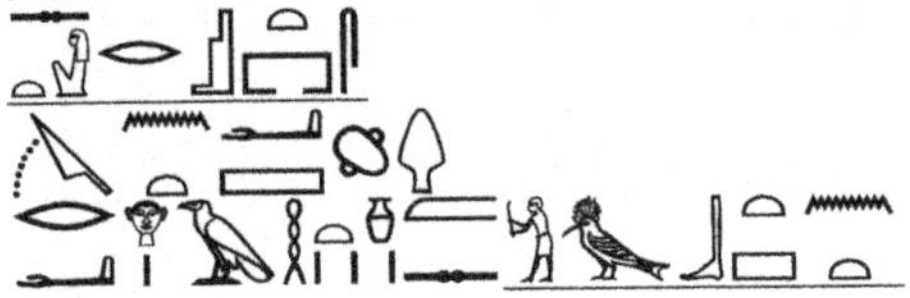

91.20

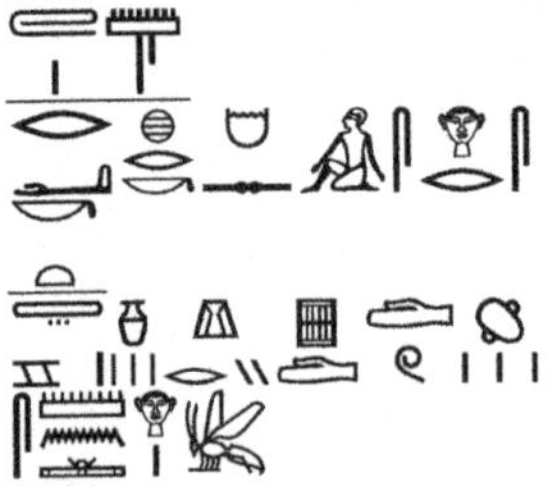

91.21

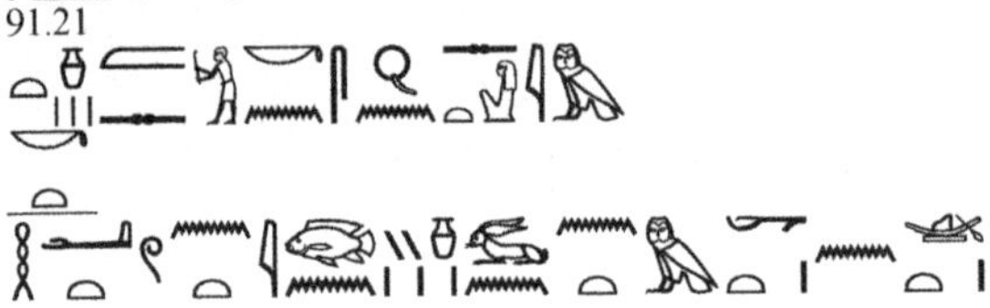

Foglio 92

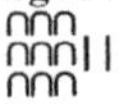

92.1

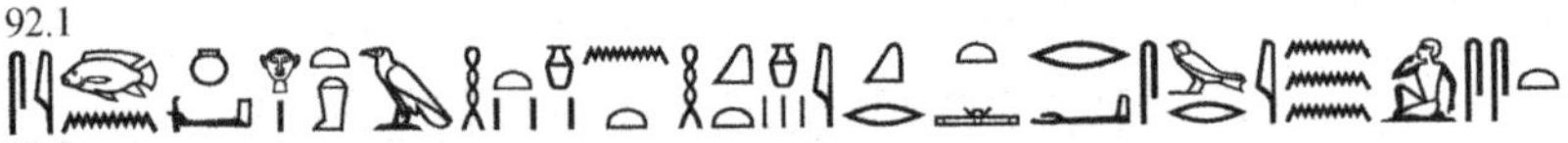

92.2

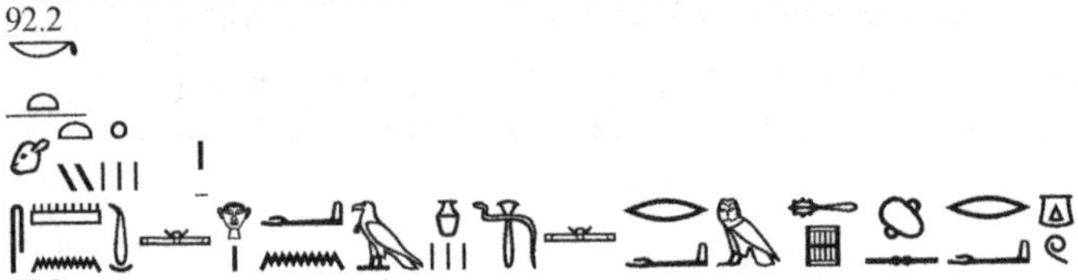

92.3

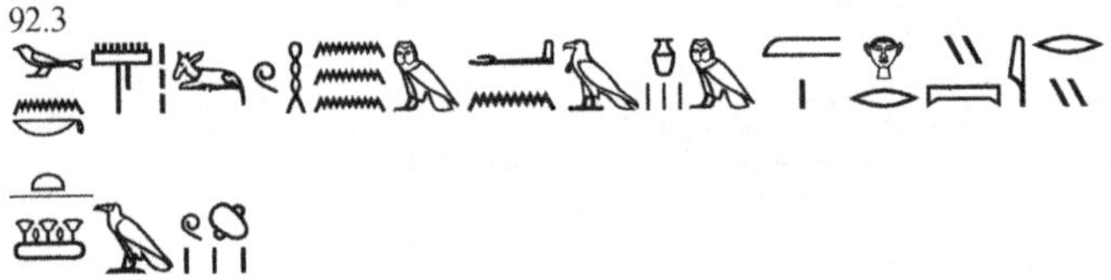

92.4

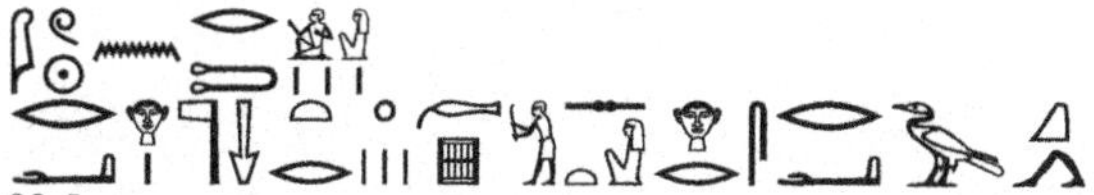

92.5

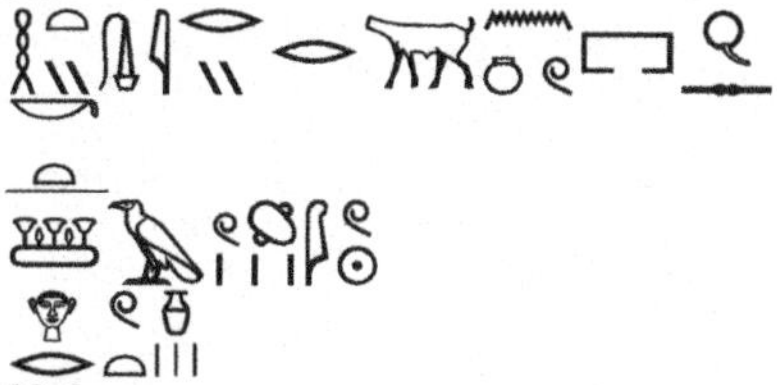

92.6

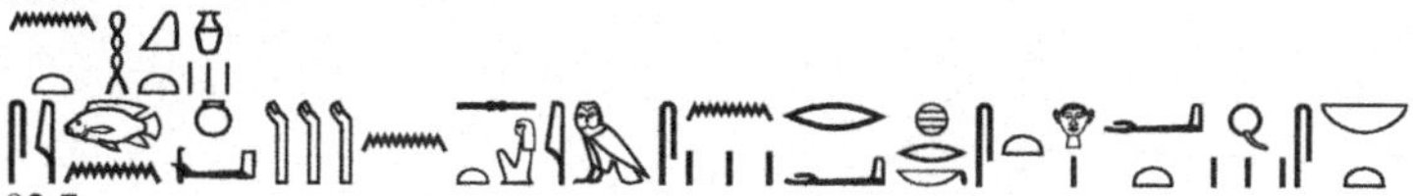

92.7

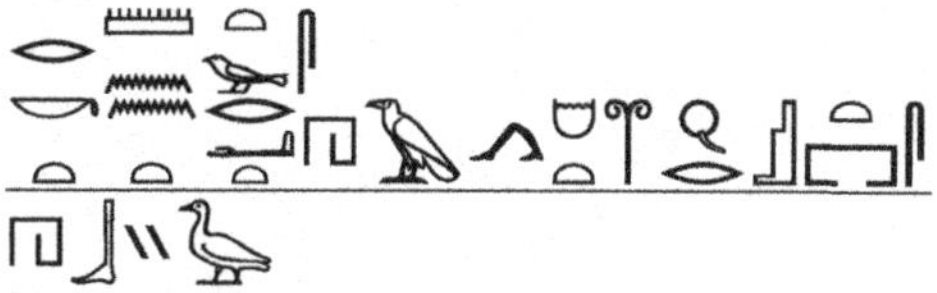

92.8

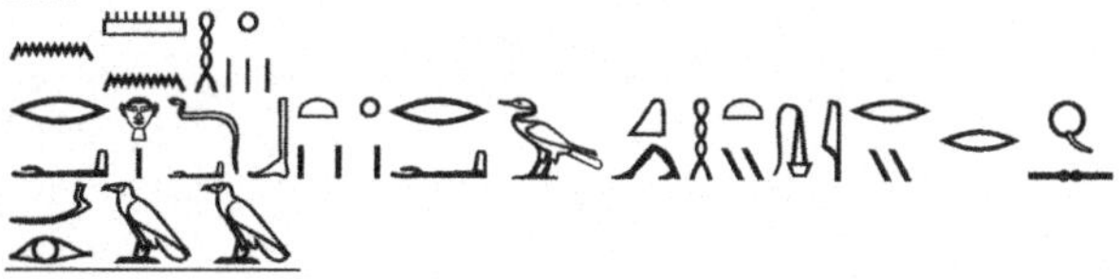

92.9

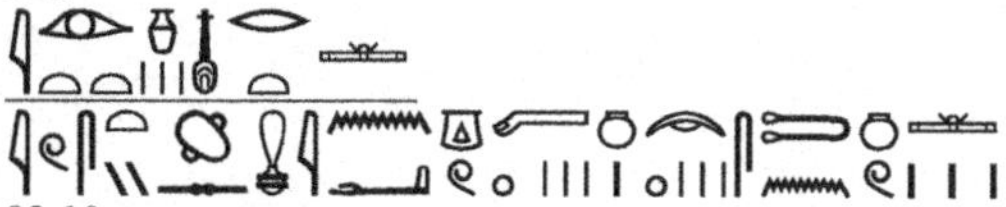

92.10

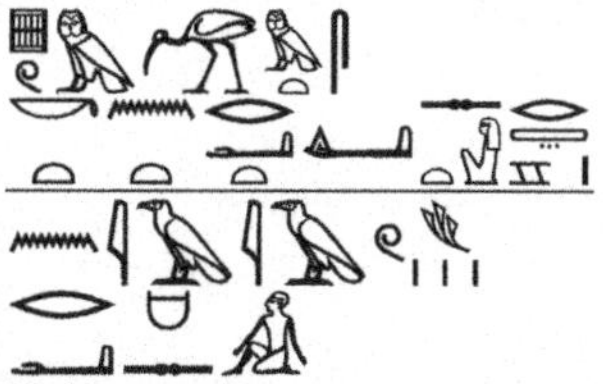

92.11

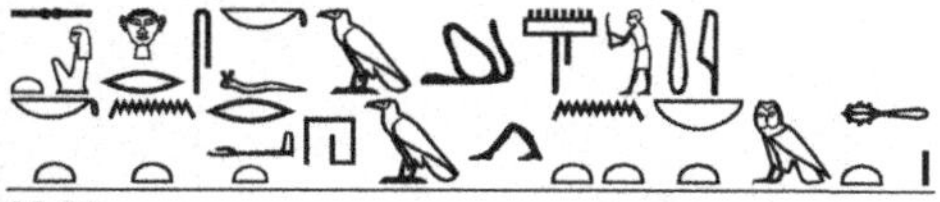

92.12

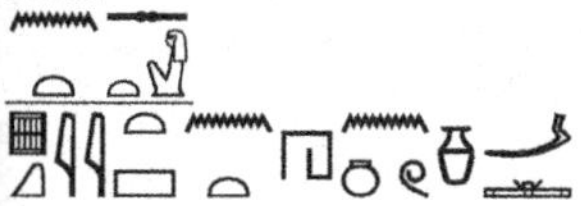

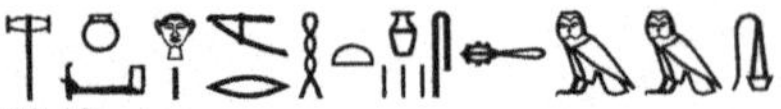

92.13

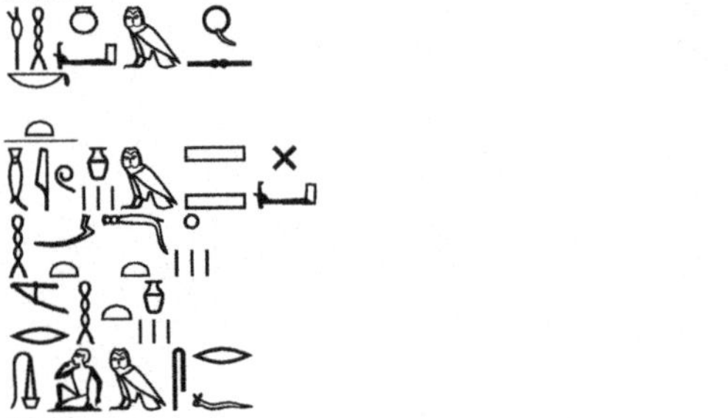

92.14

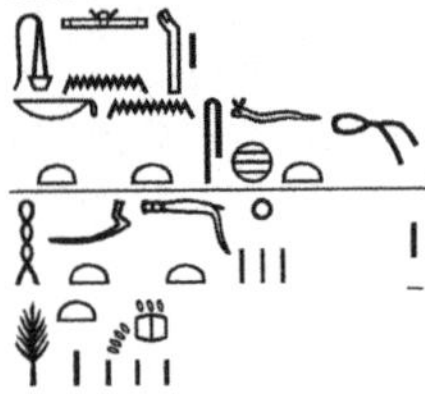

92.15

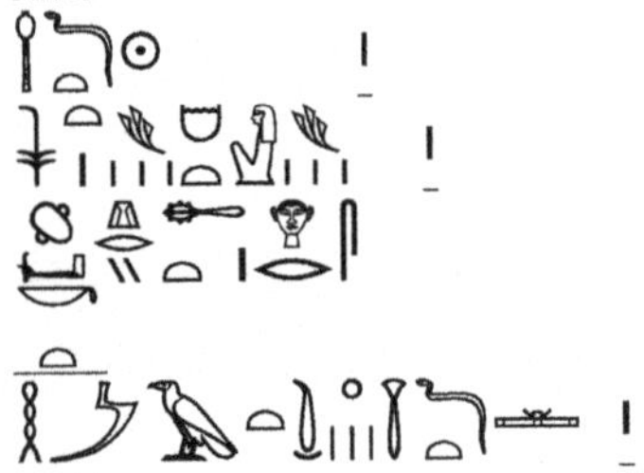

92.16

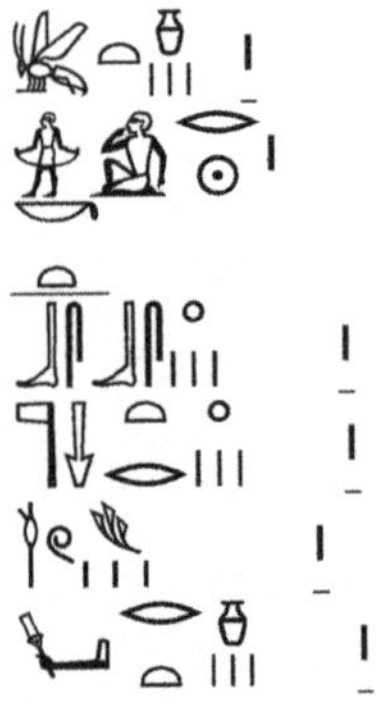

92.17

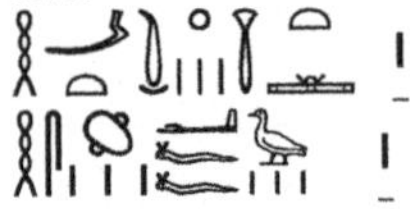

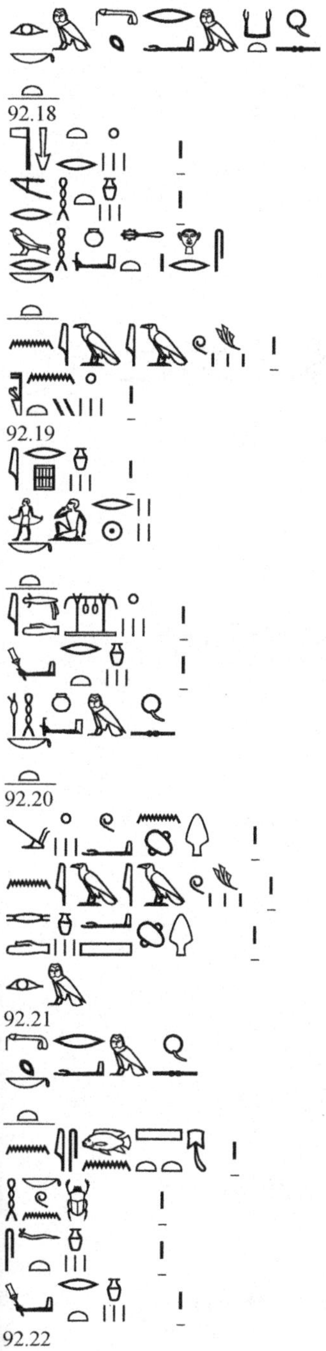
92.18
92.19
92.20
92.21
92.22

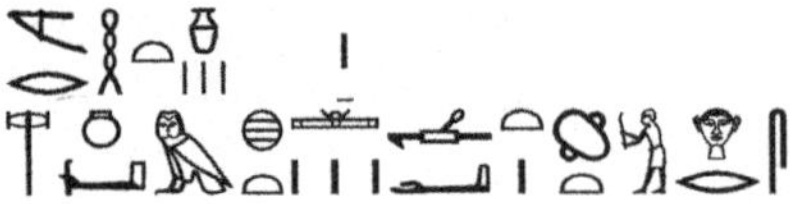

Foglio 93

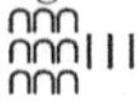

93.1

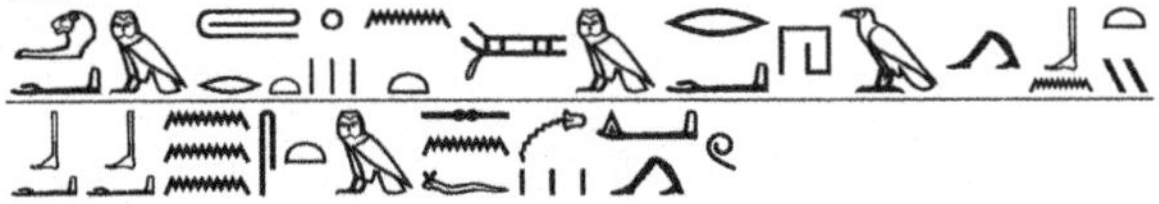

93.2

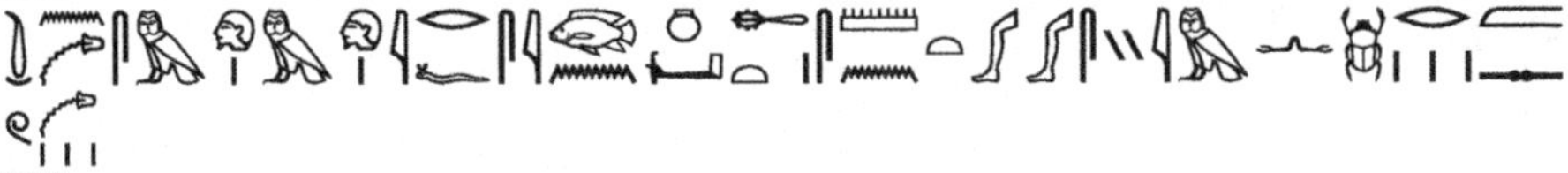

93.3

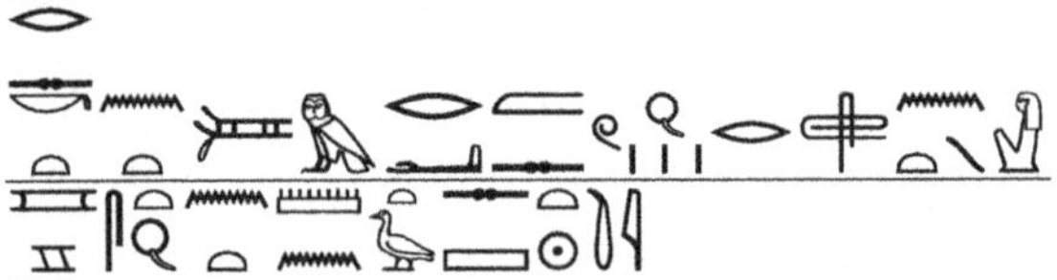

93.4

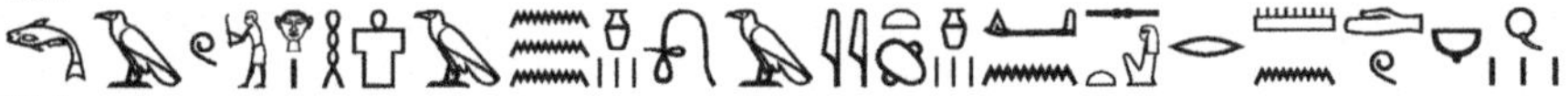

93.5

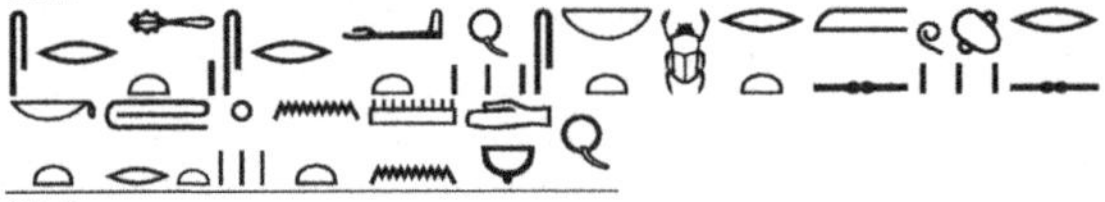

93.6

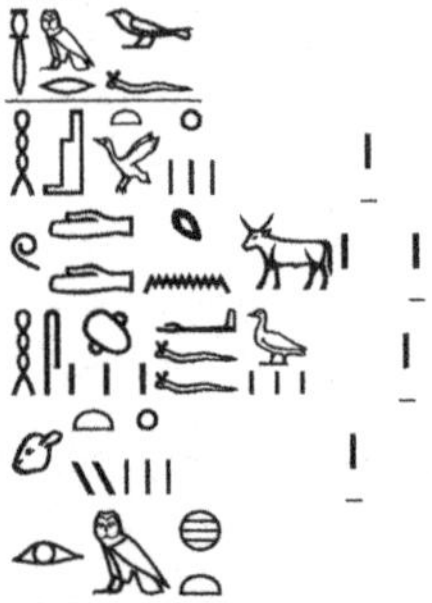

93.7

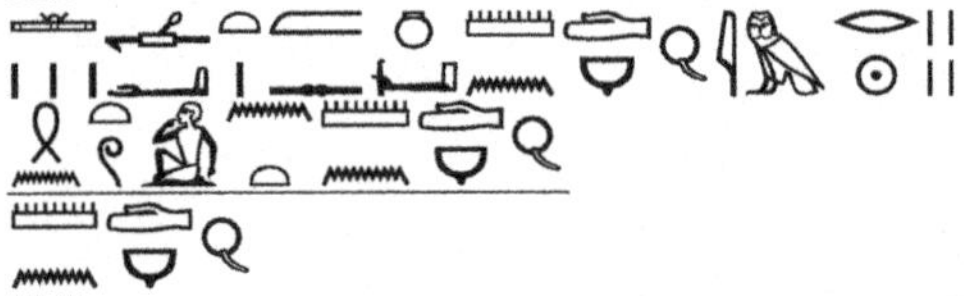

93.8

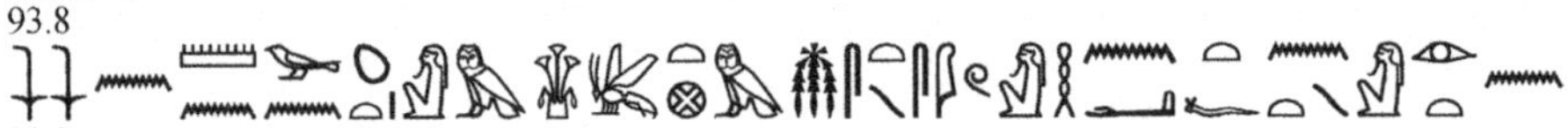

93.9

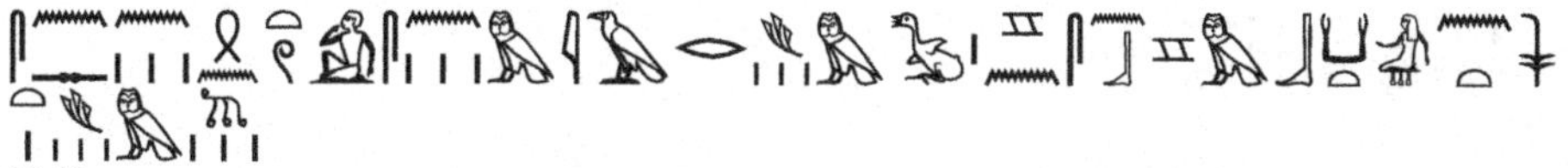

93.10

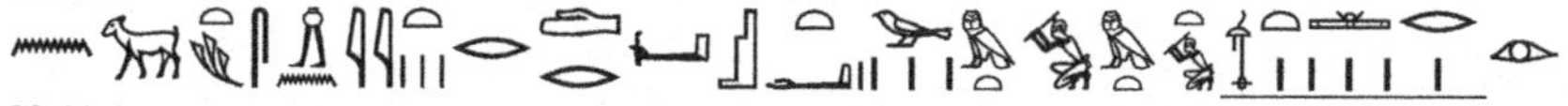

93.11

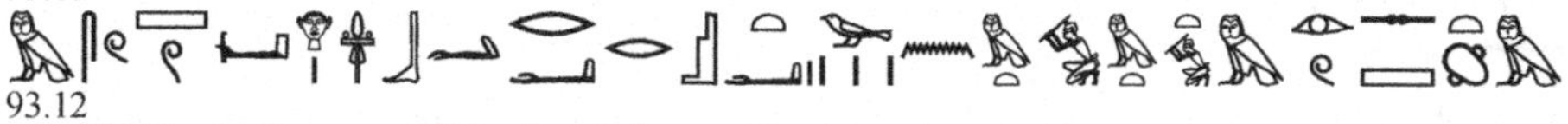

93.12

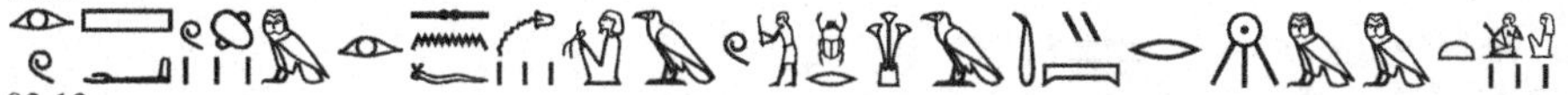

93.13

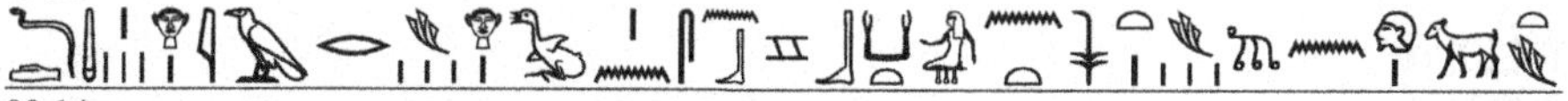

93.14

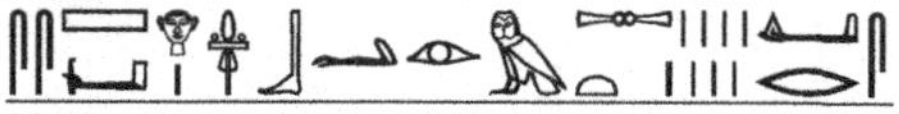

93.15

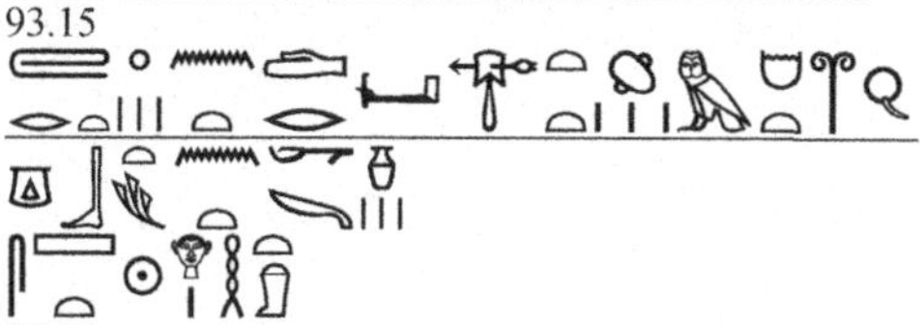

93.16

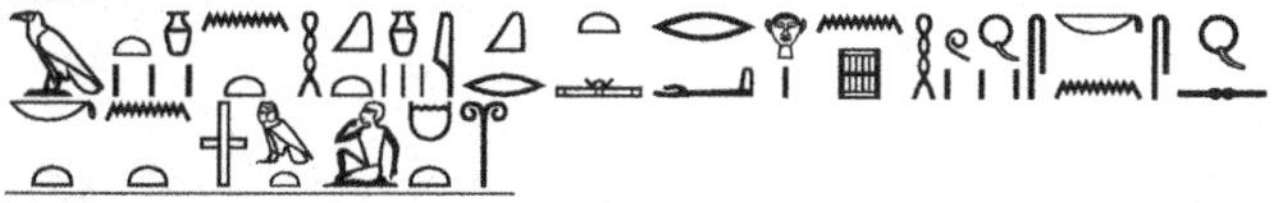

93.17

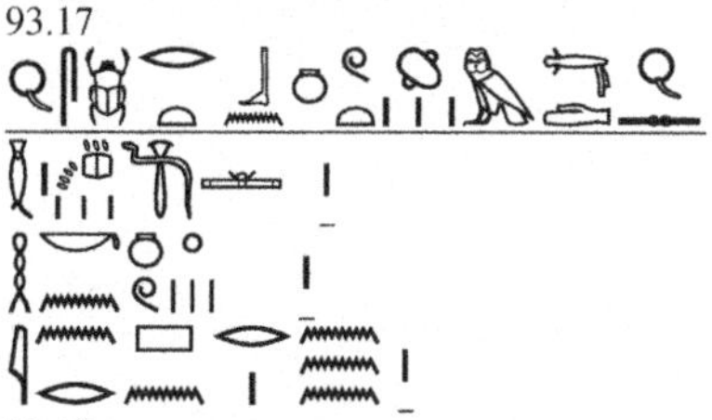

93.18

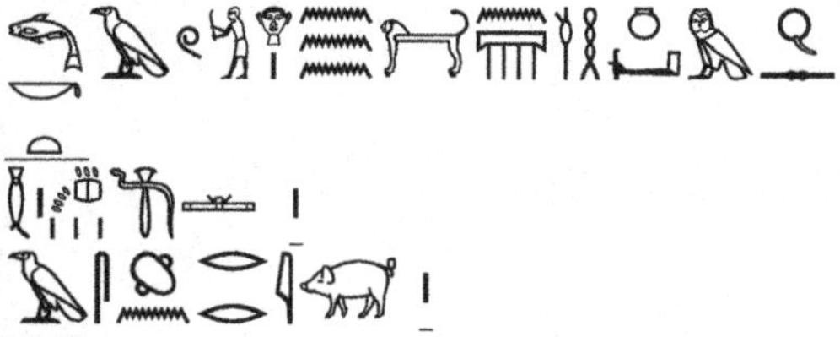

93.19

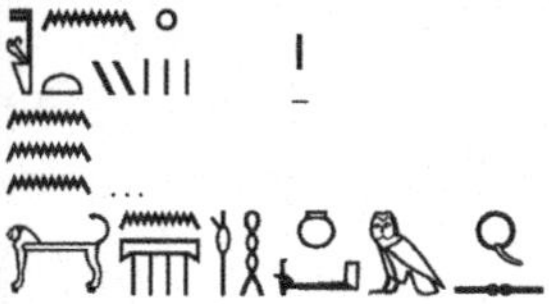

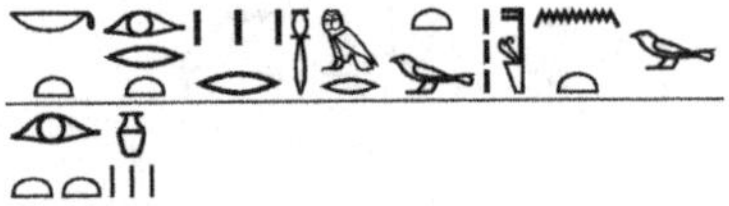

93.20

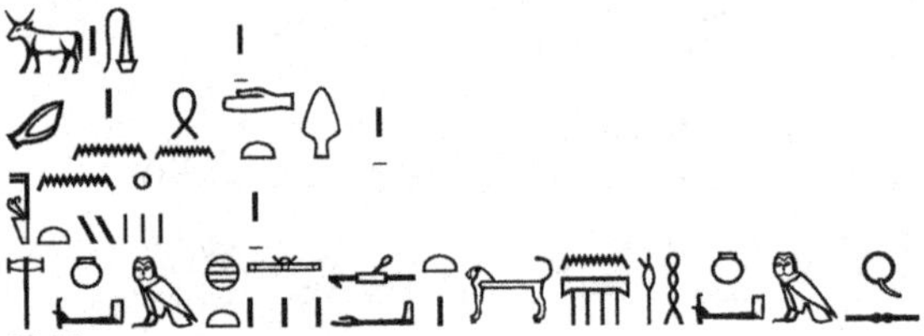

93.21

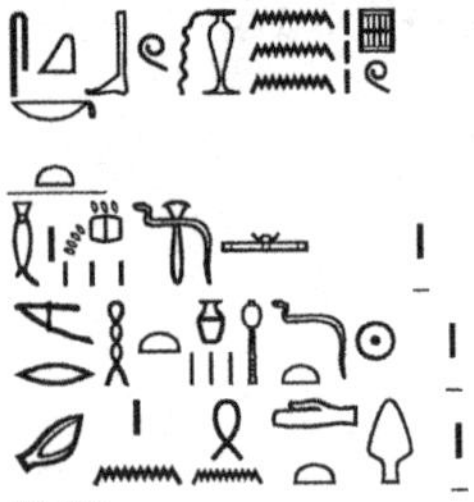

93.22

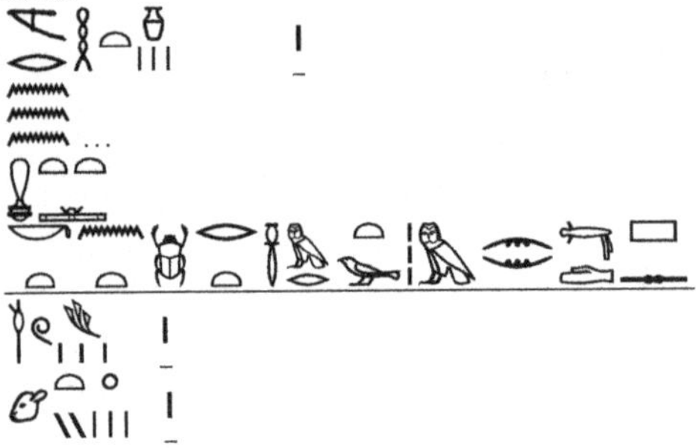

Foglio 94

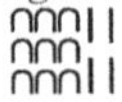

94.1

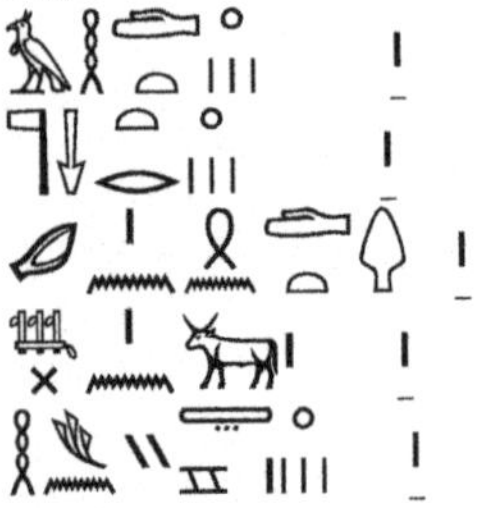

94.2

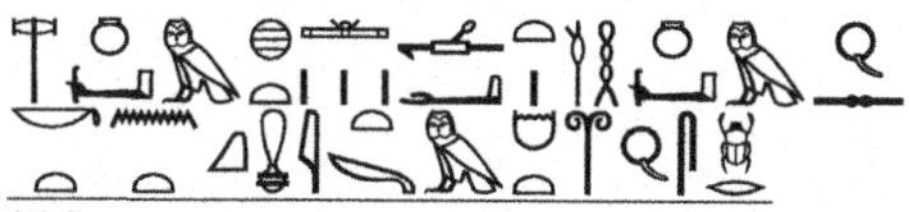

94.3

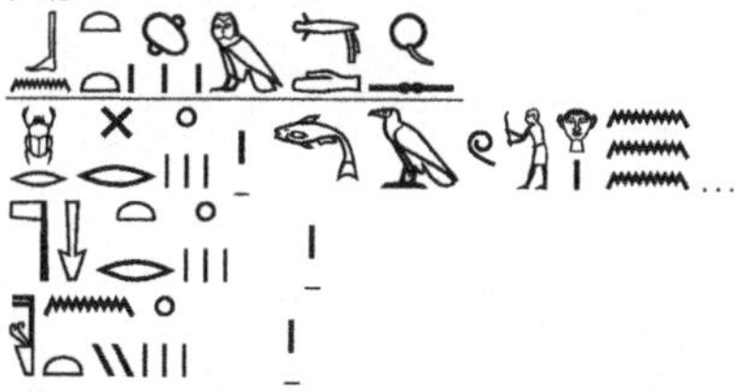

94.4

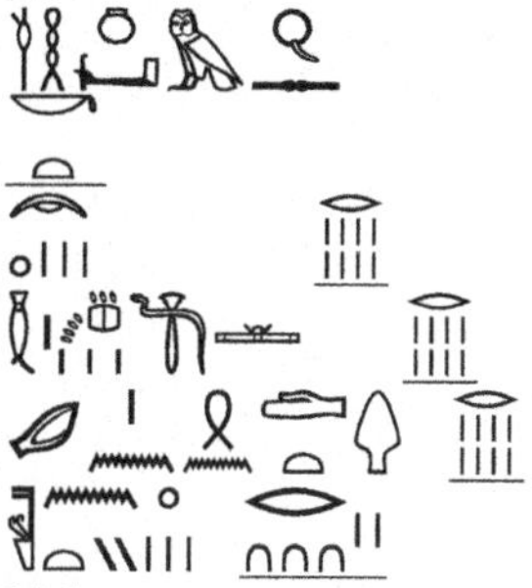

94.5

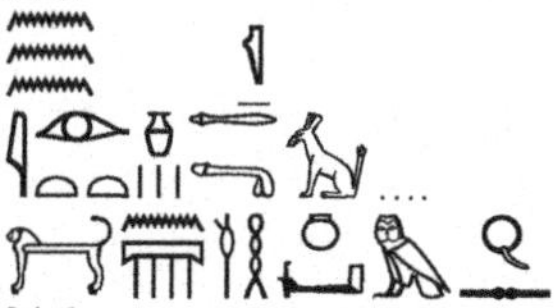

94.6

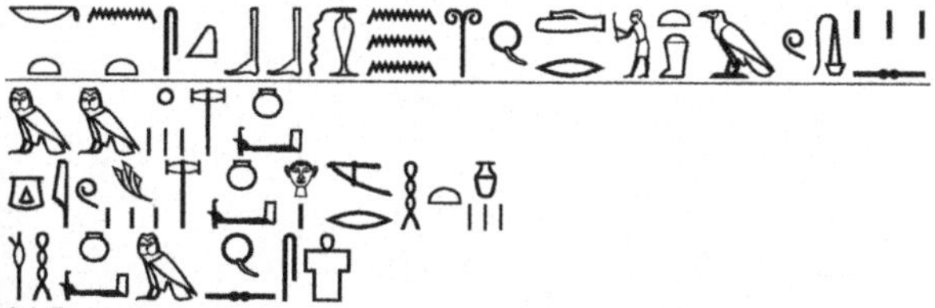

94.7

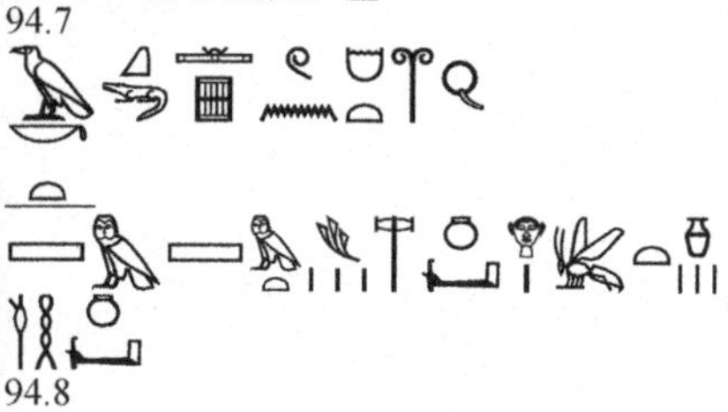

94.8

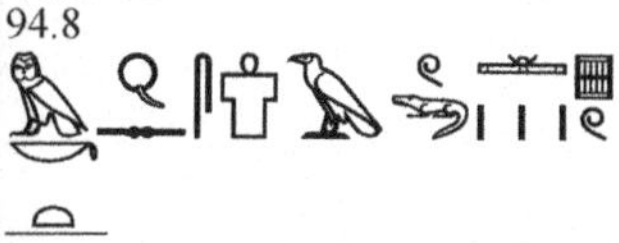

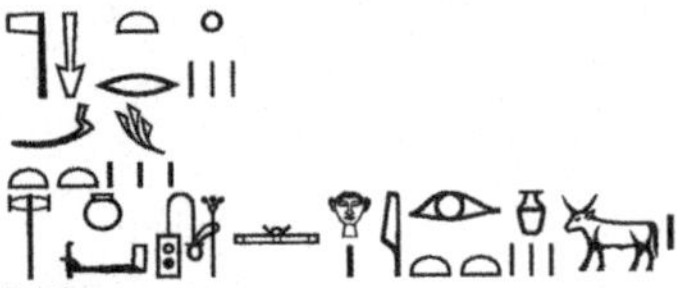

94.9

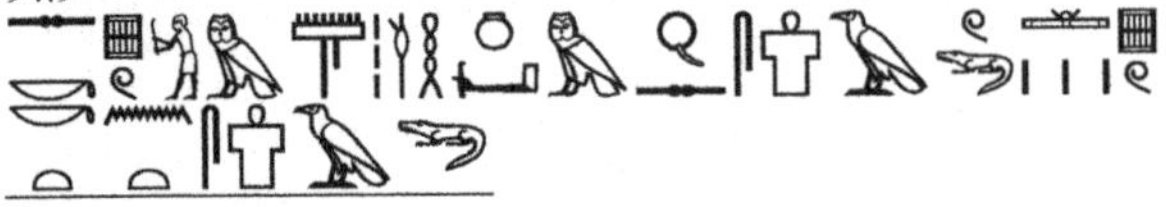

94.10

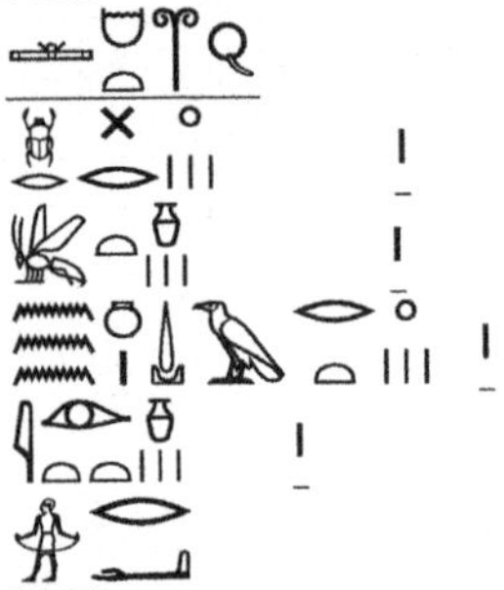

94.11

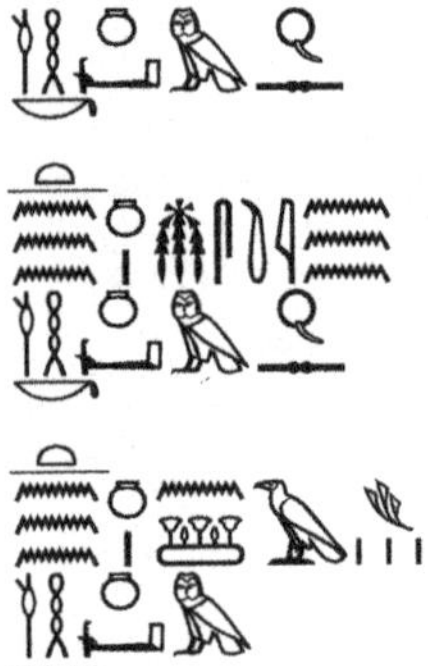

94.12

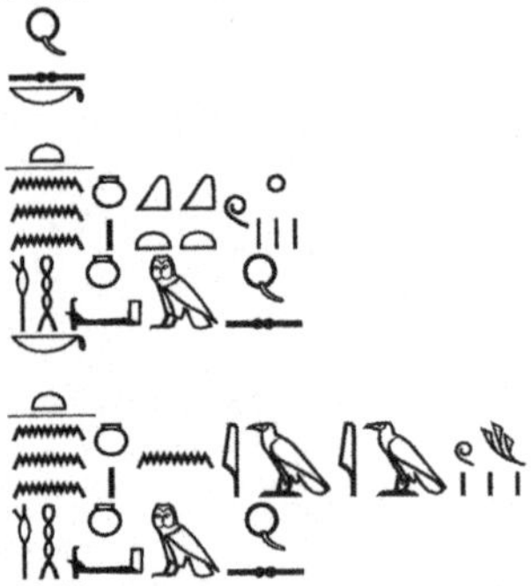

94.13

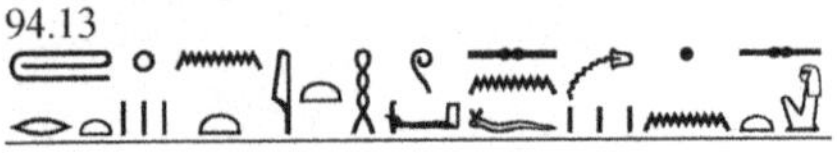

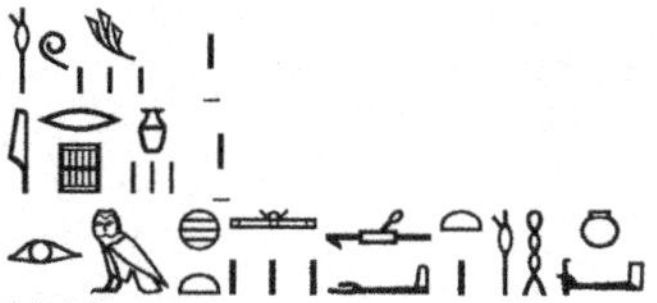
94.14
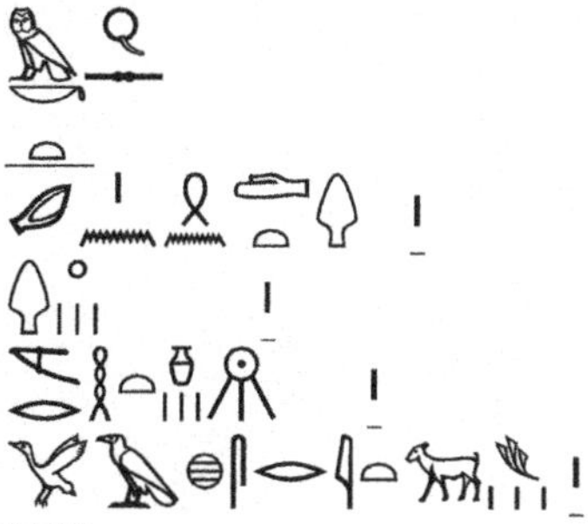
94.15
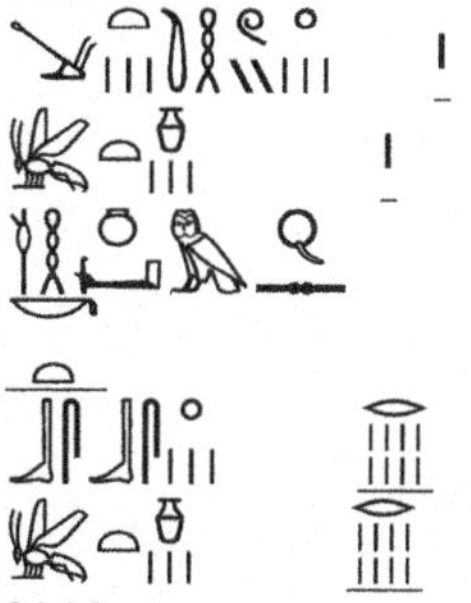
94.16
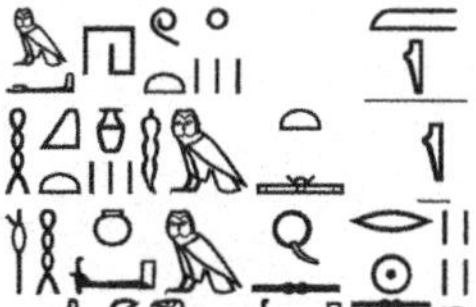
a- 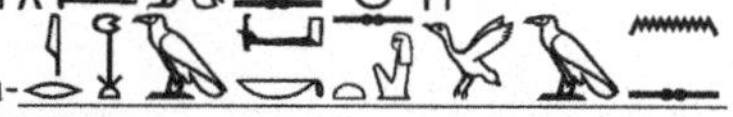
94.17
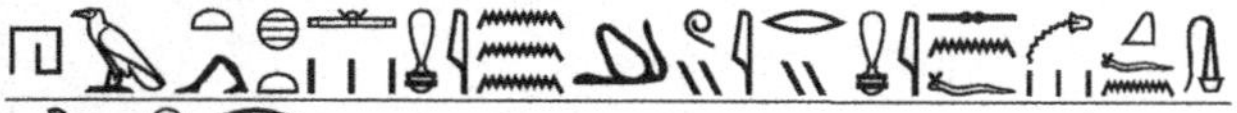
b- 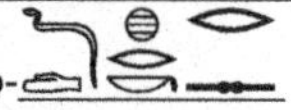
94.18
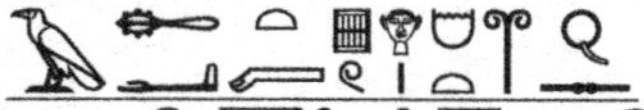
c- 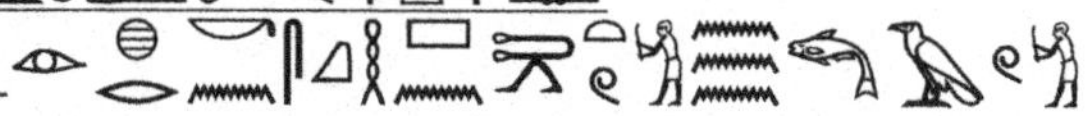
94.19
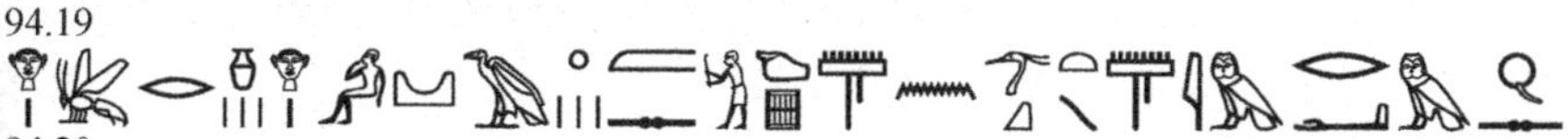
94.20

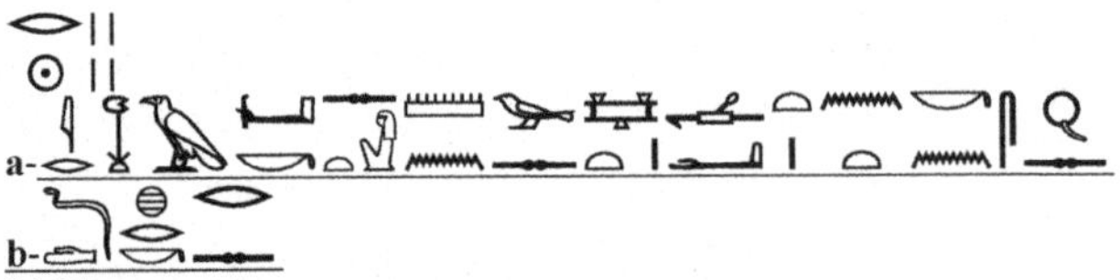

94.21

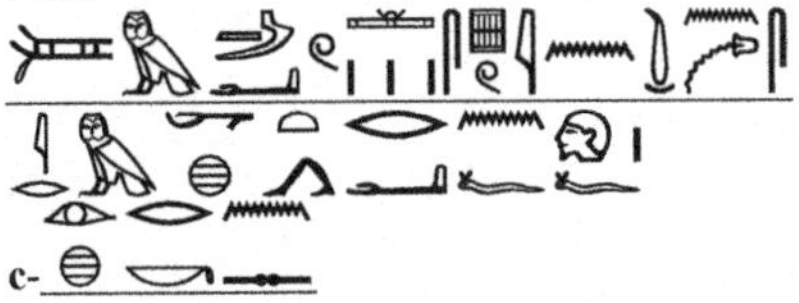

Foglio 95

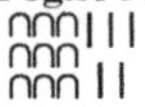

95.1

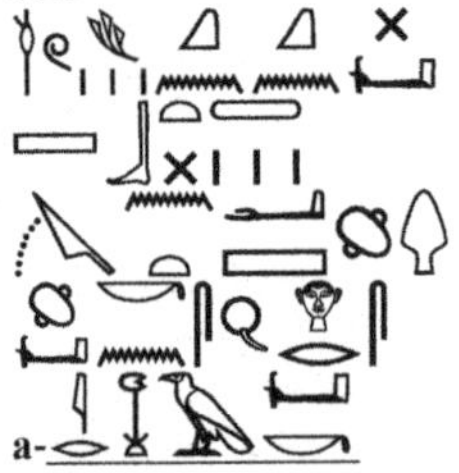

95.2

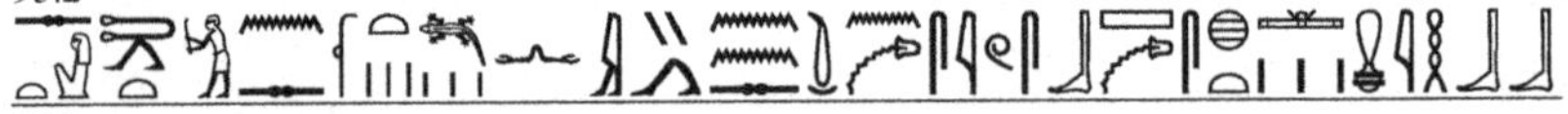

95.3

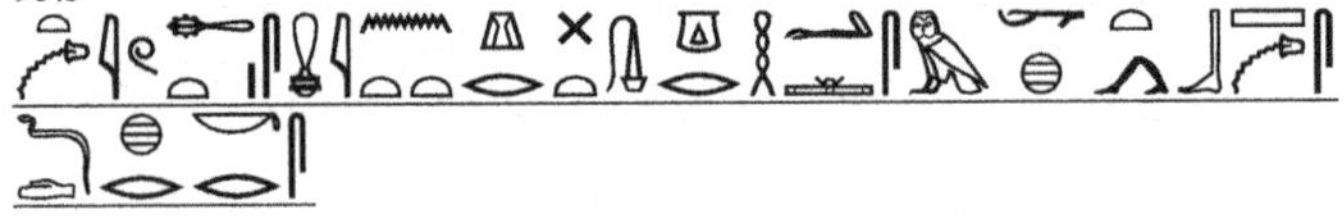

95.4

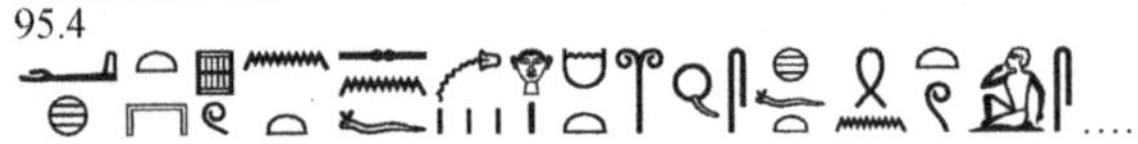

95.5

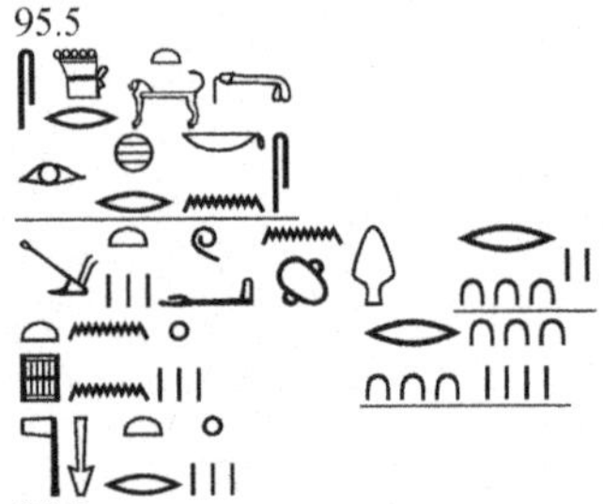

95.6

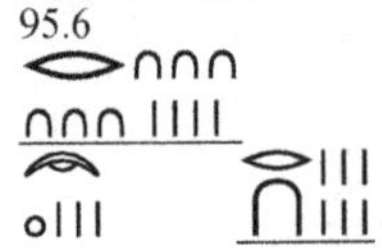

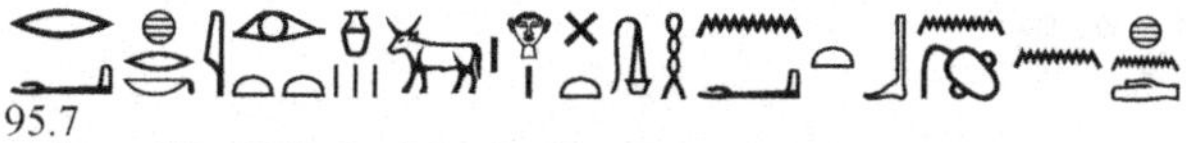

95.7

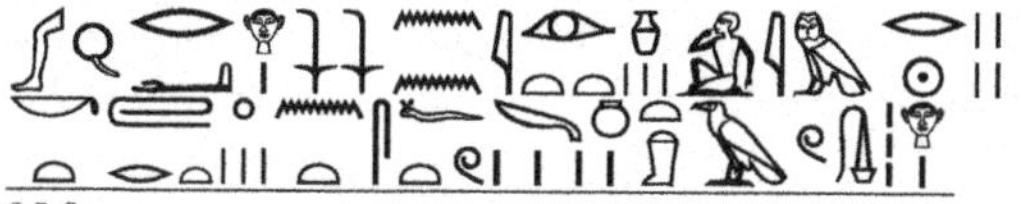

95.8

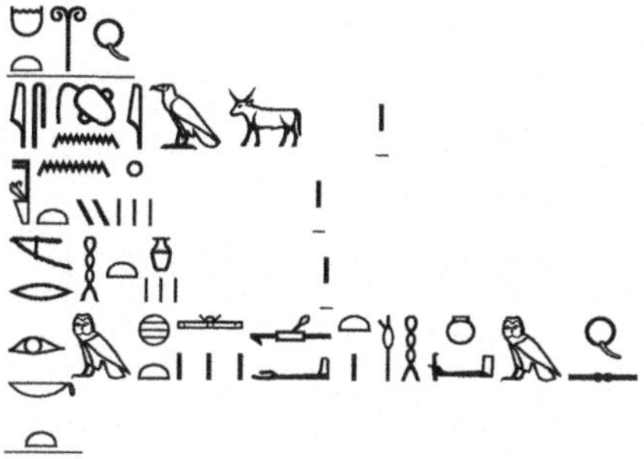

95.9

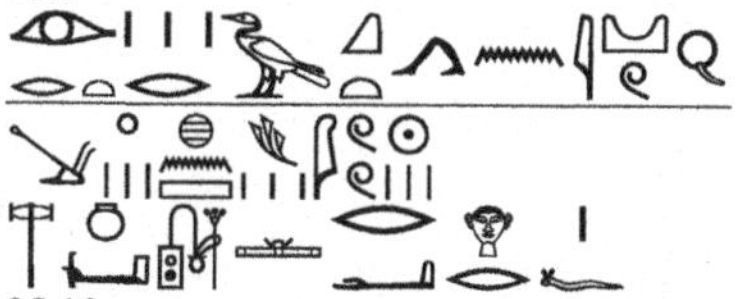

95.10

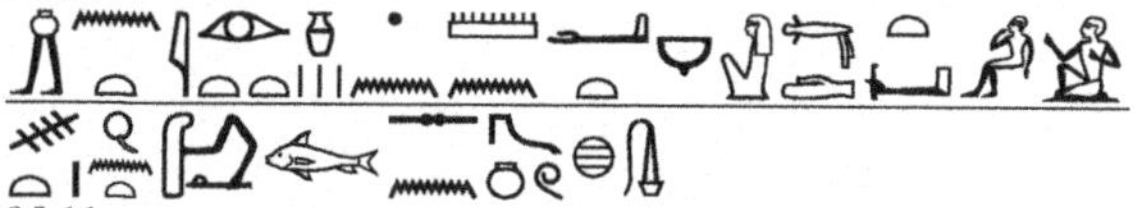

95.11

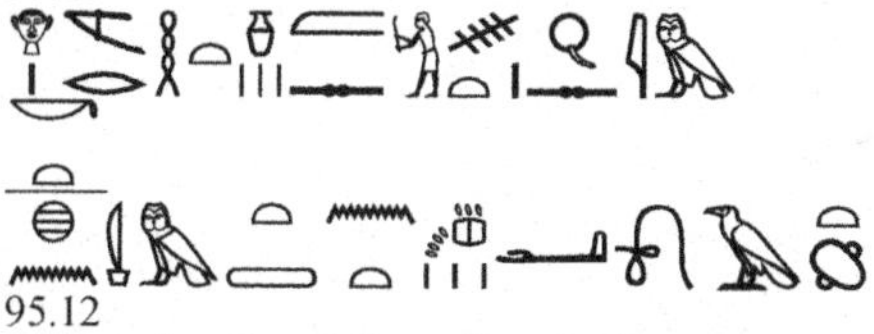

95.12

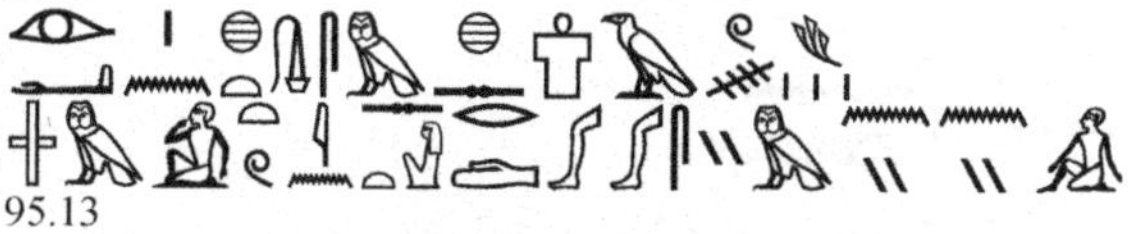

95.13

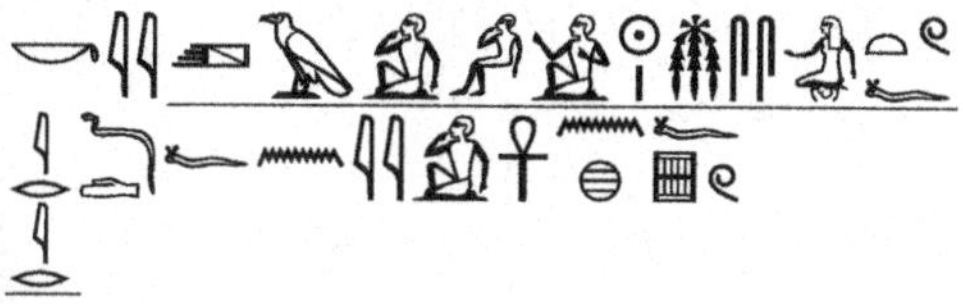

95.14

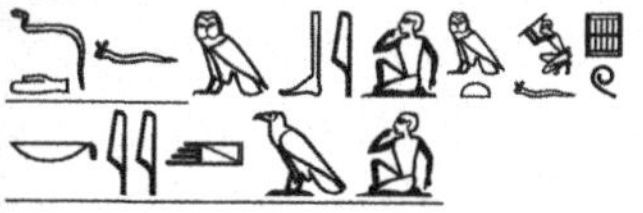

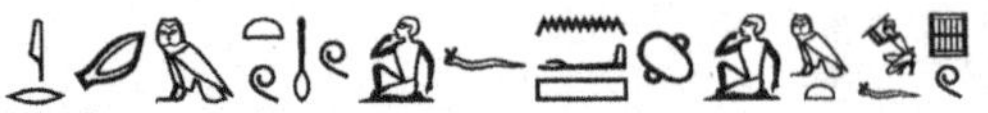

95.15

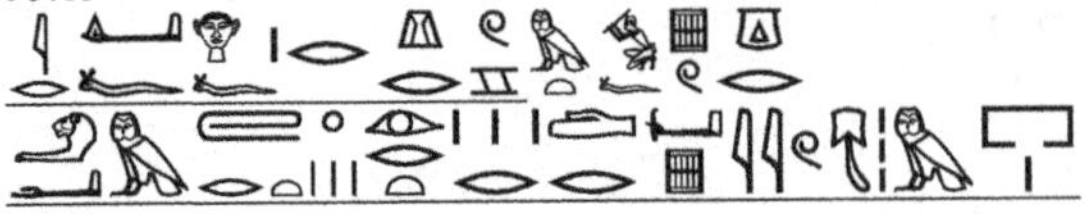

95.16

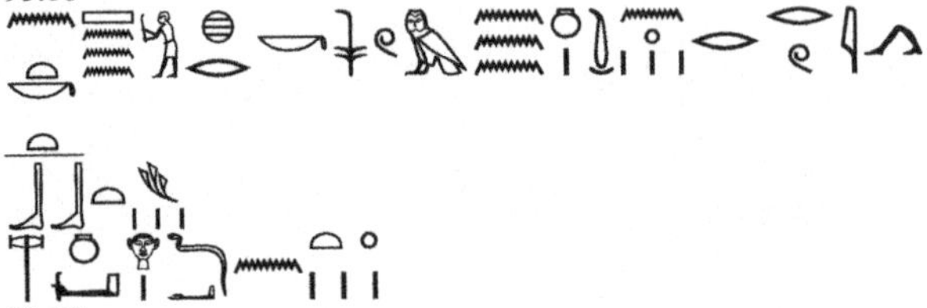

95.17

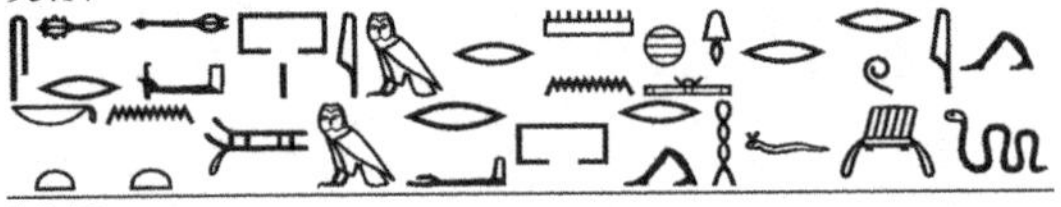

95.18

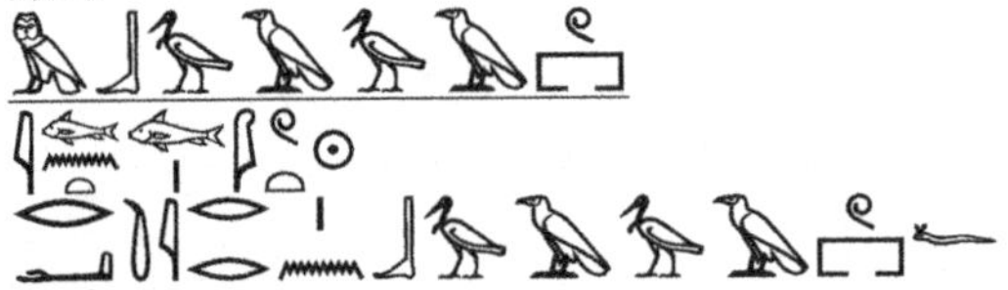

95.19

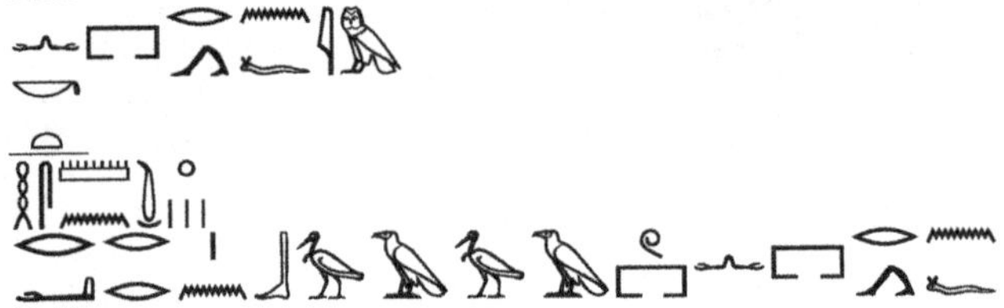

95.20

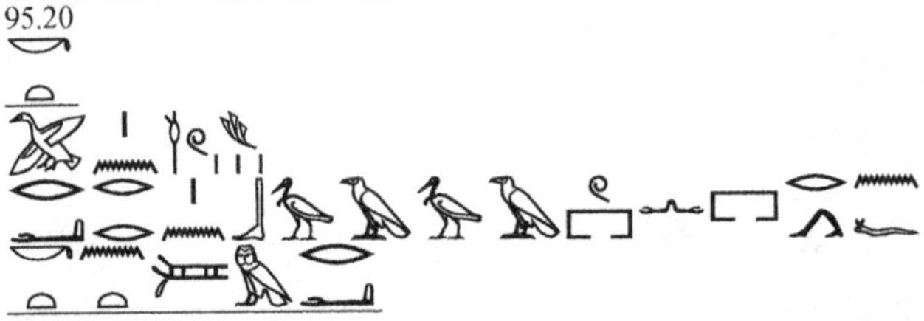

95.21

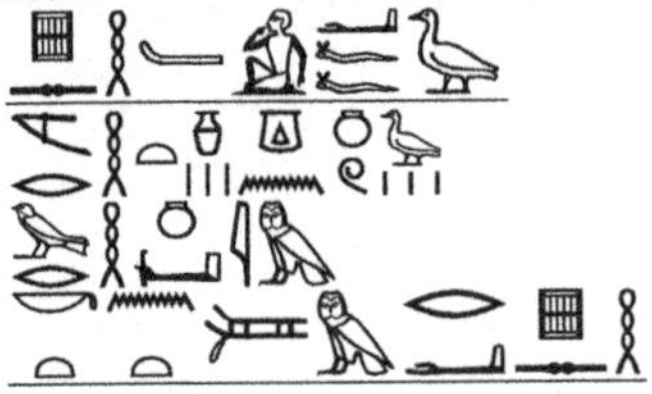

Foglio 96

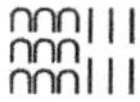

96.1

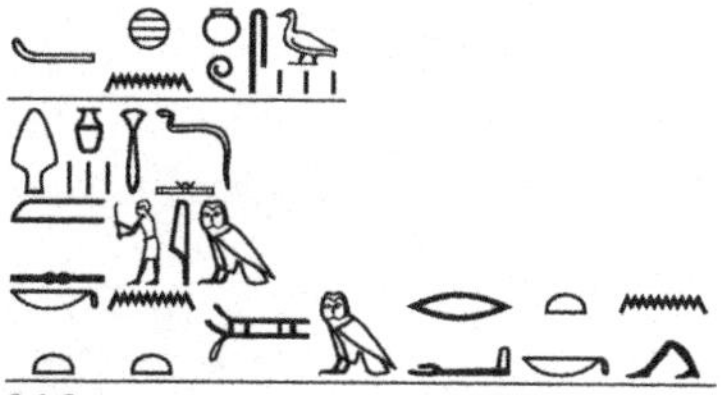

96.2

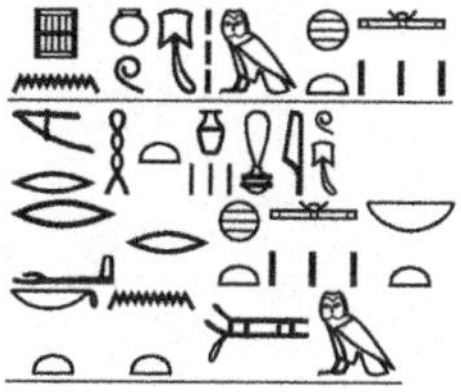

96.3

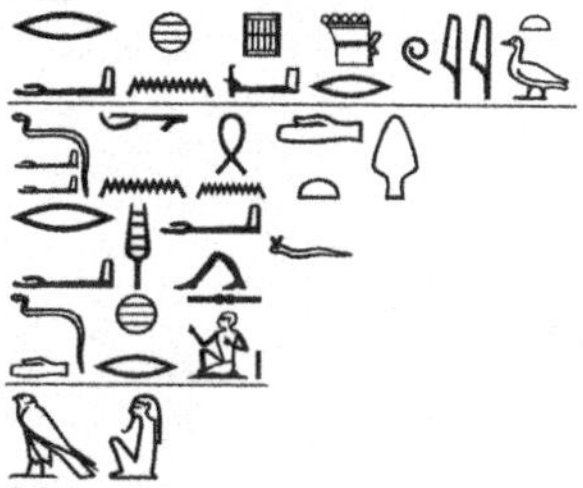

96.4

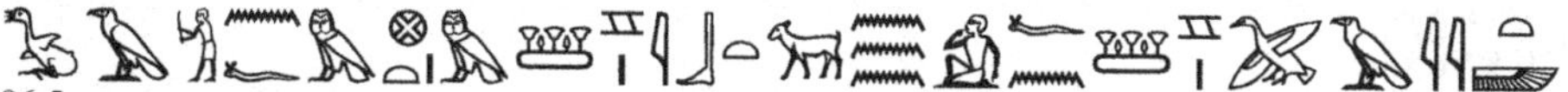

96.5

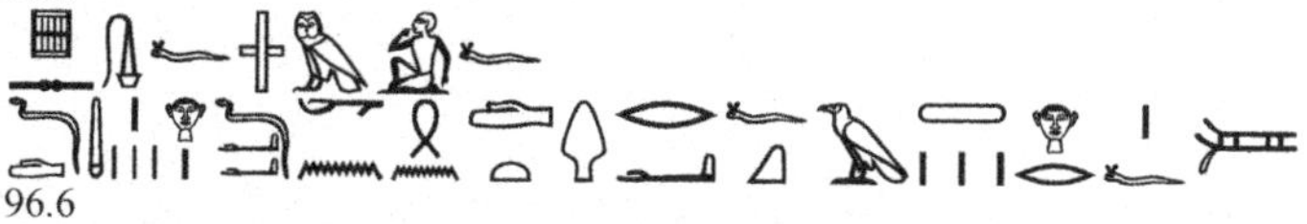

96.6

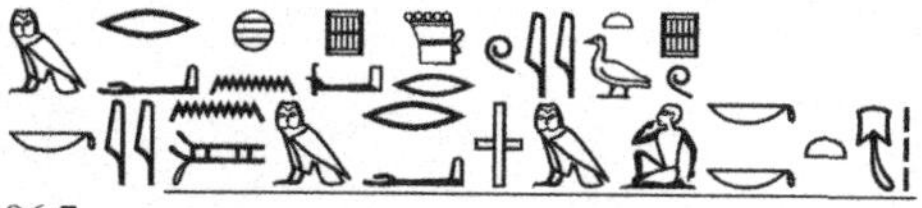

96.7

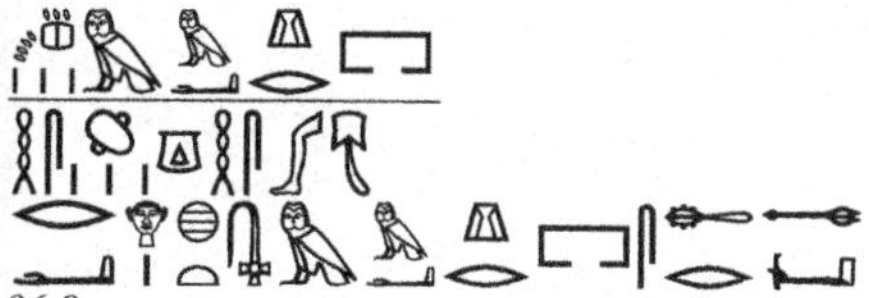

96.8

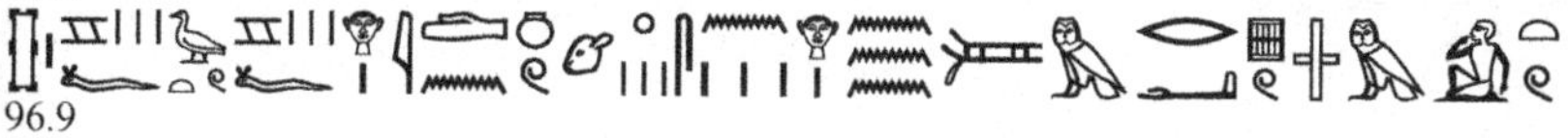

96.9

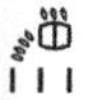

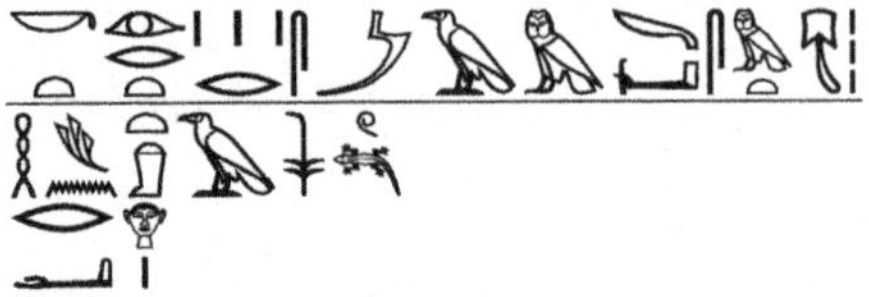

96.10

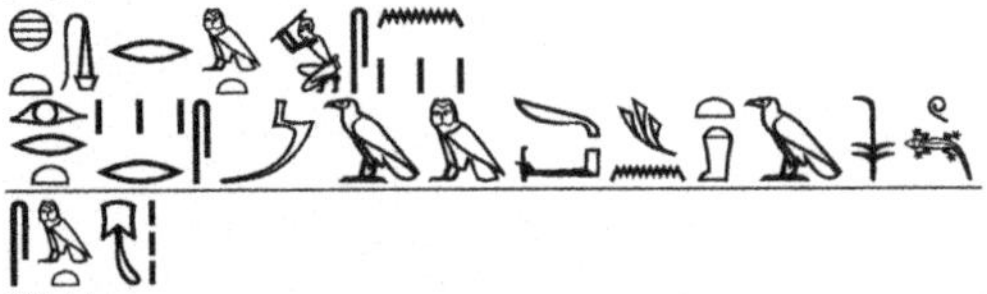

96.11

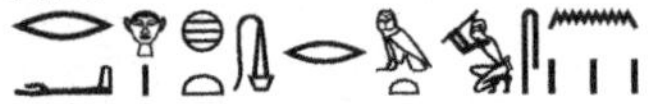

96.12

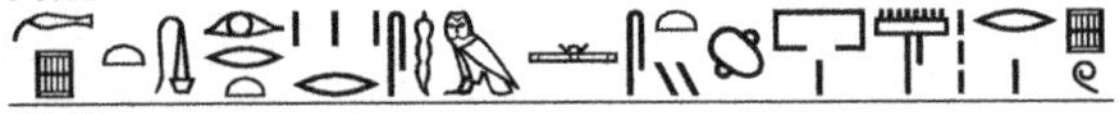

96.13 a

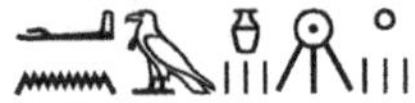

96.14 a

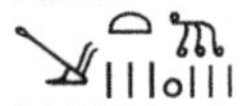

96.15 a

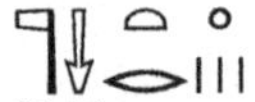

96.16 a

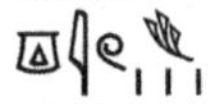

96.17 a

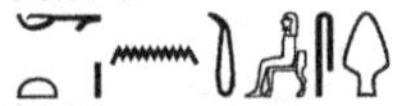

96.18 a

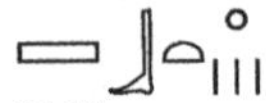

96.19 a

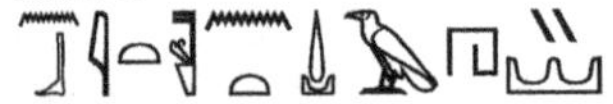

96.20 a

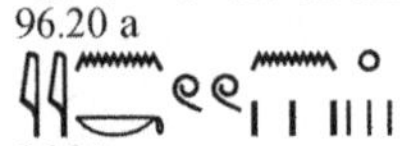

96.21 a

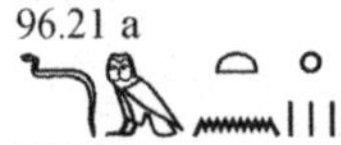

96.13 b

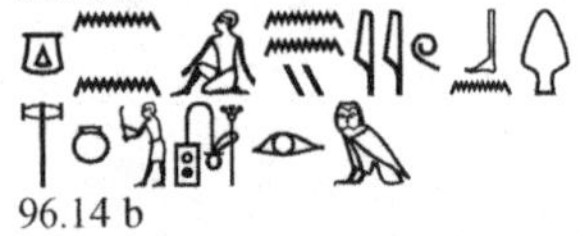

96.14 b

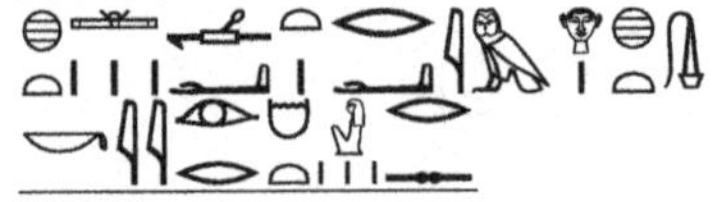

96. 15 b

a- 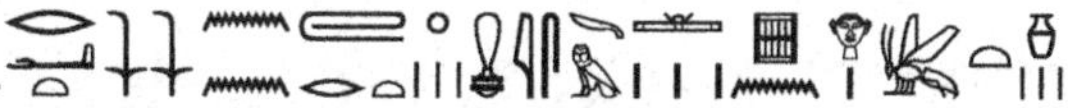

96. 16 b

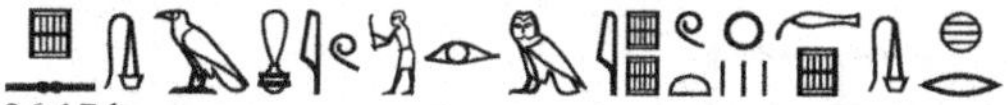

96.17 b

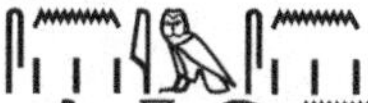

b- 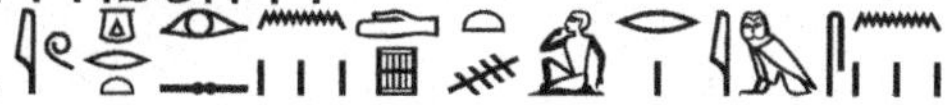

96.18 b

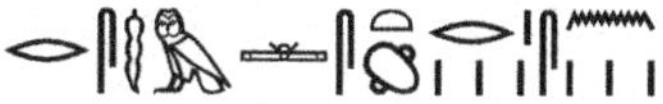

Foglio 97

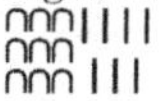

854

97.1

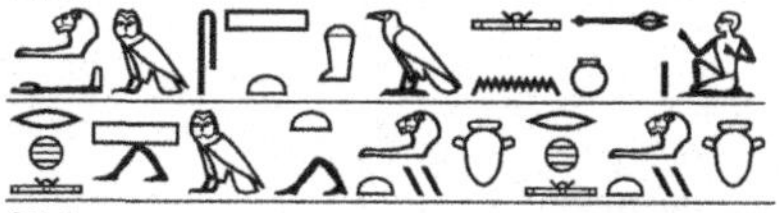

97.2

a- 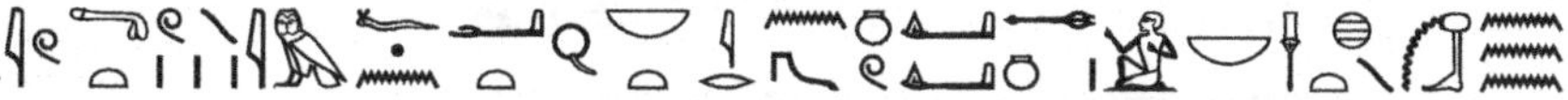

97.3

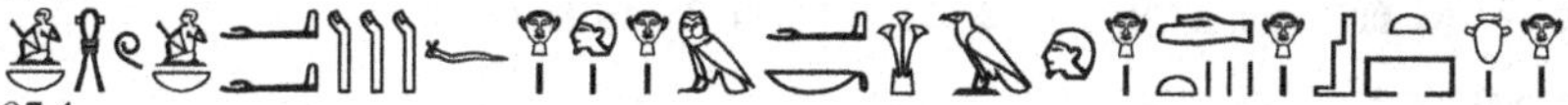

97.4

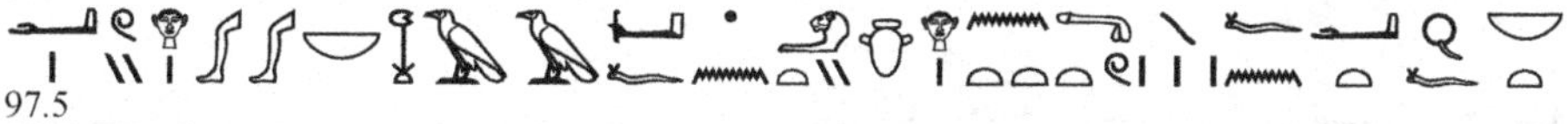

97.5

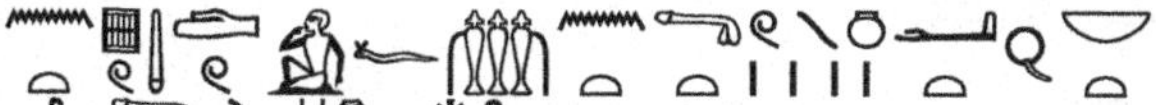

b- 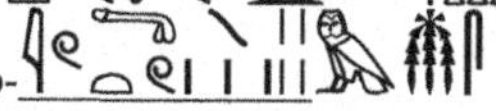

97.6

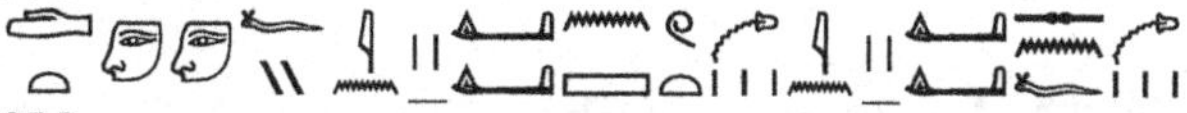

97.7

c- 

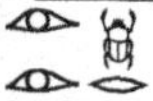

97.8

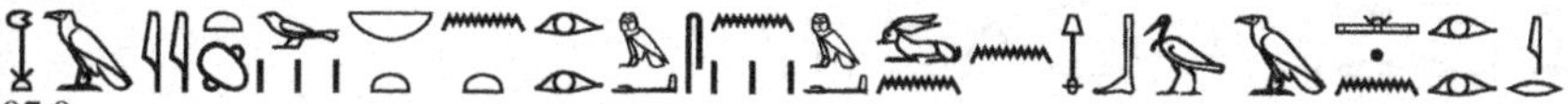

97.9

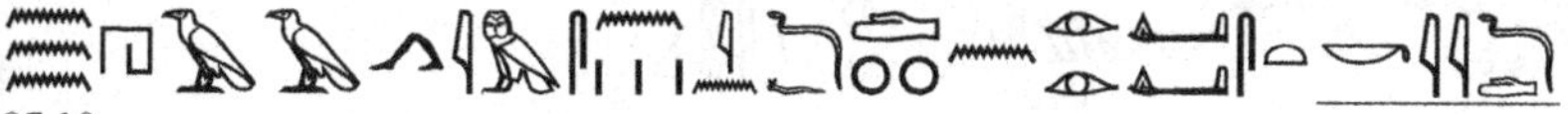

97.10

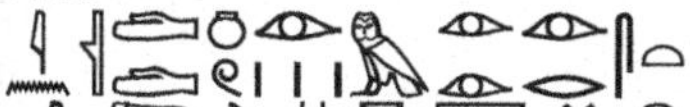

d- 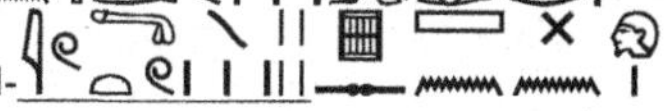

97.11

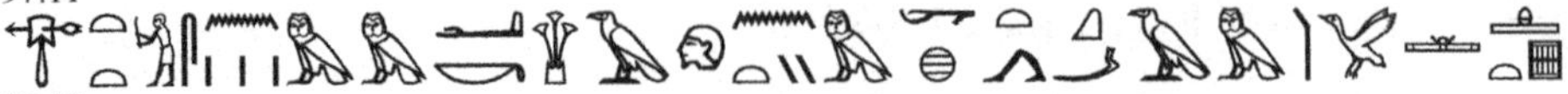

97.12

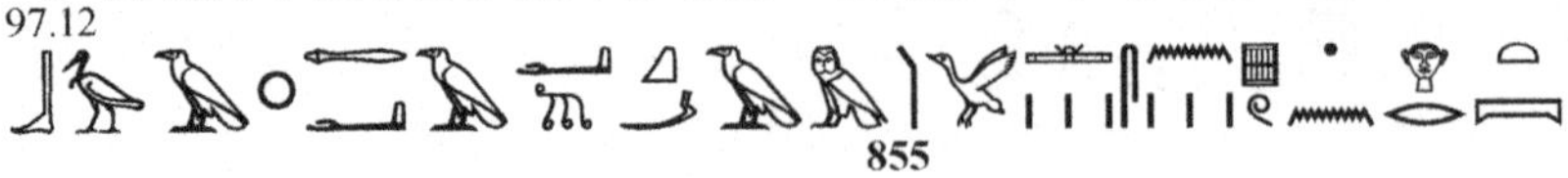

855

a- 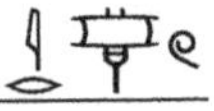

Foglio 98-Testo geroglifico

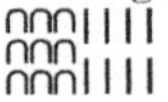

98.13

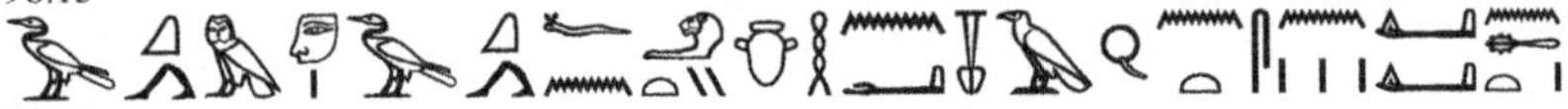

98.14

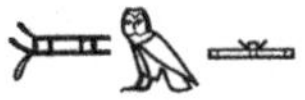

854

e- 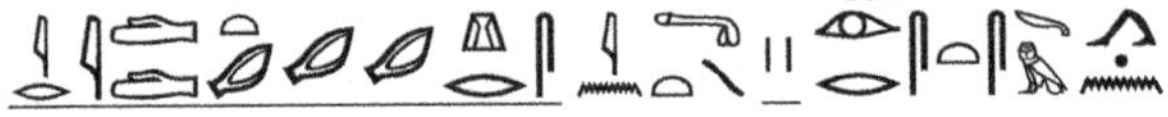

98.15

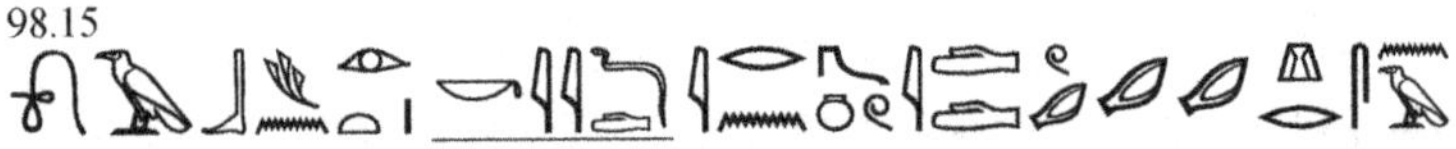

98.16

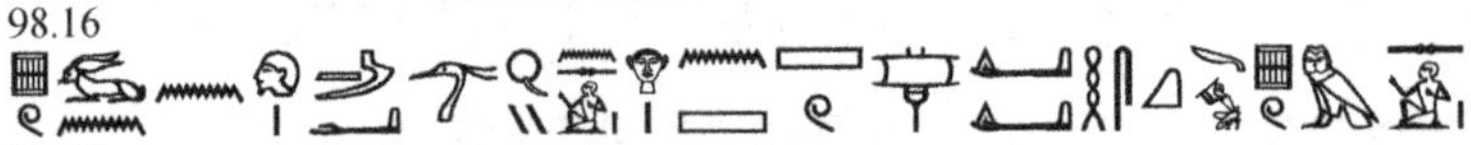

98.17

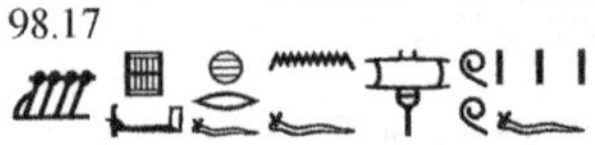

855

b- 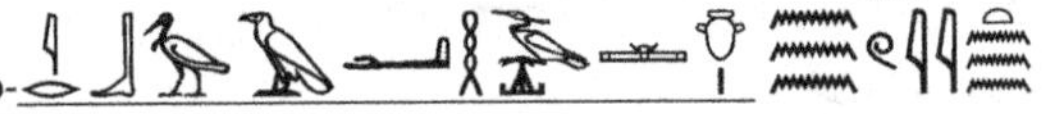

98.18

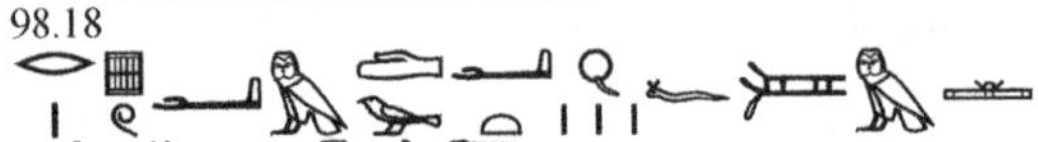

c- 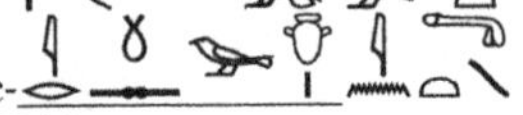

98.19

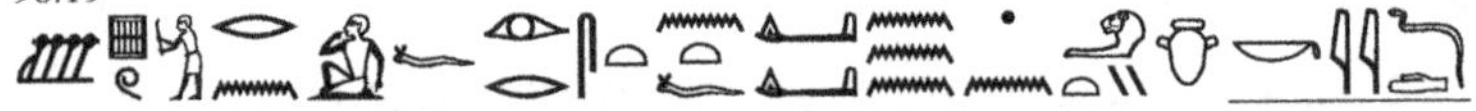

854

98.20

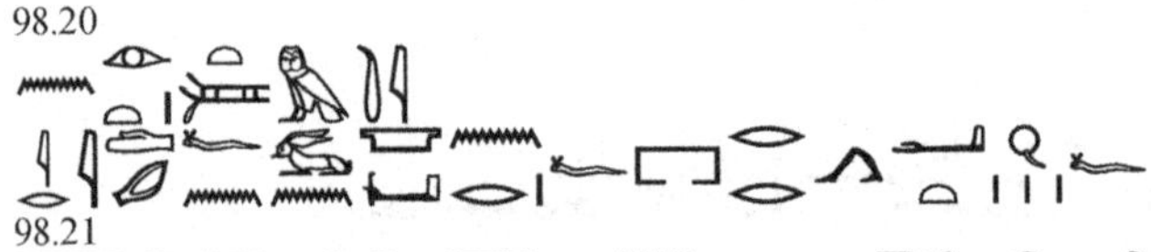

98.21

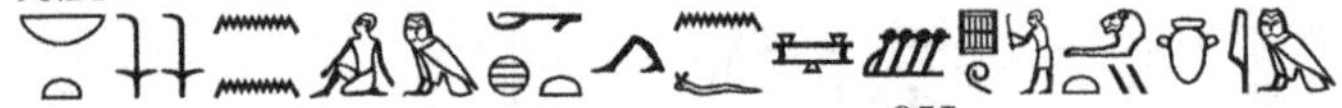

855

d- 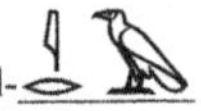

98.22

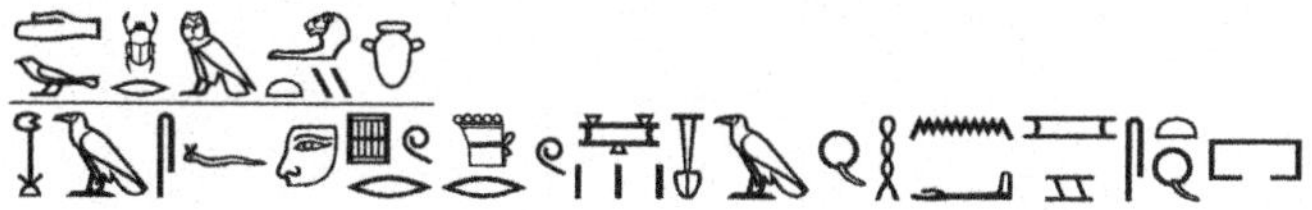

Foglio 99

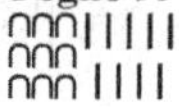

99.1

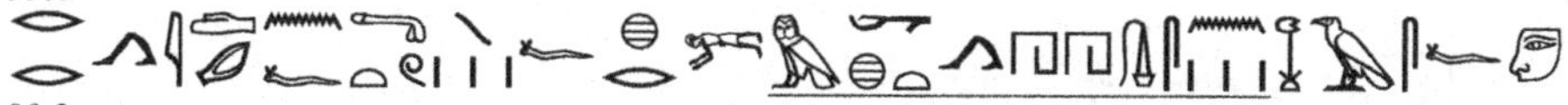

99.2

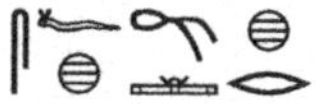

854

f-

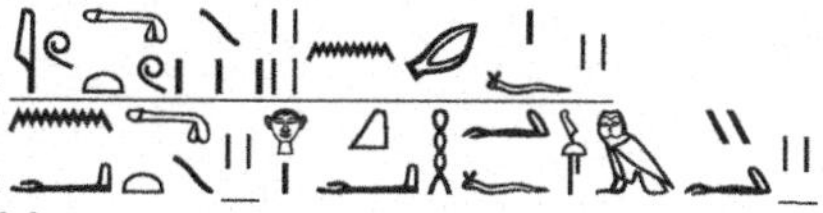

99.3

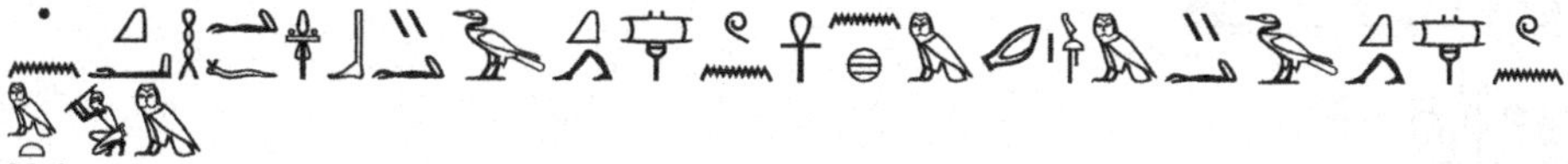

99.4

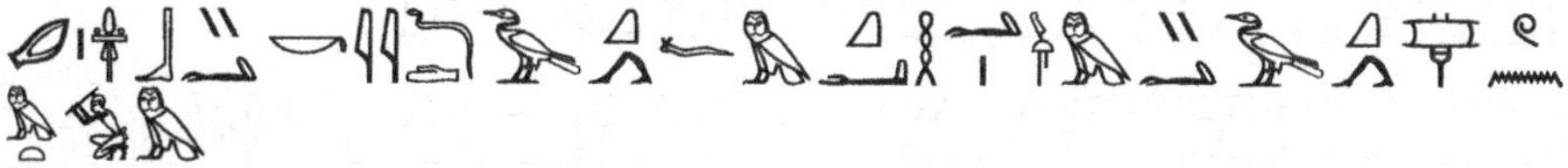

99.5

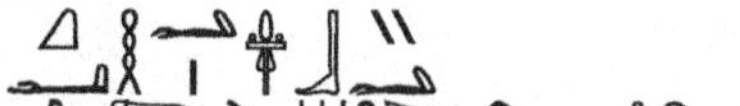

g-

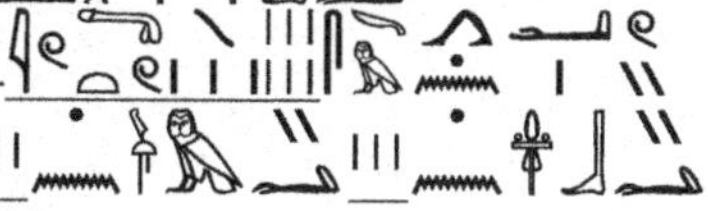

99.6

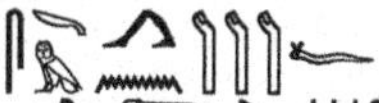

h-

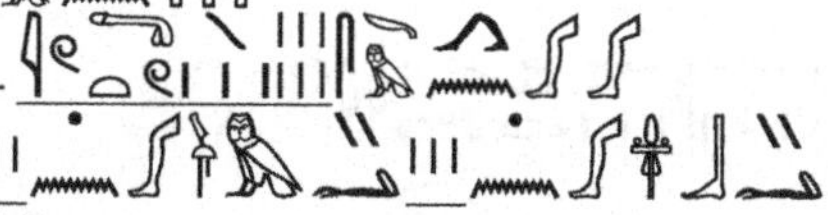

99.7

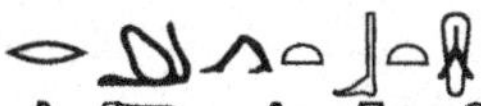

i-

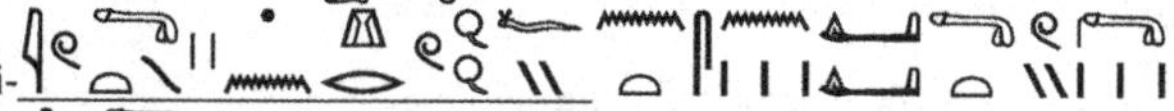

k-

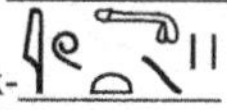

99.8

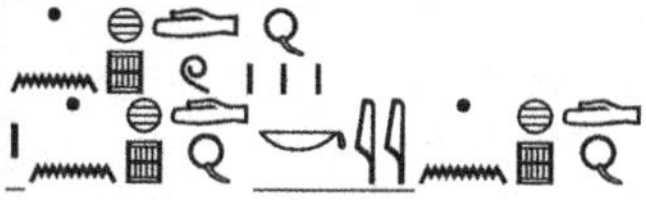

l- 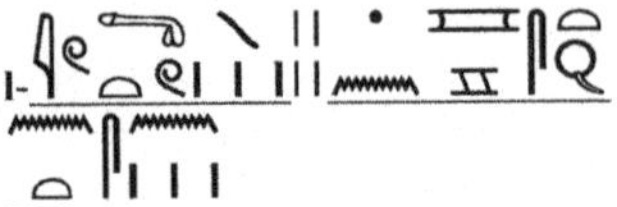

99.9
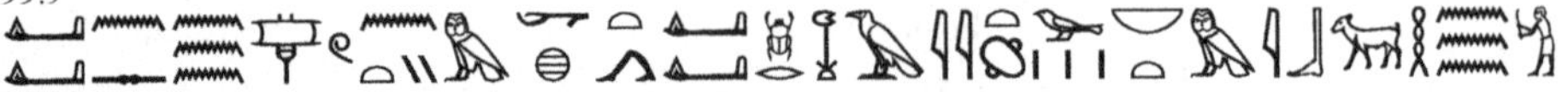

99.10
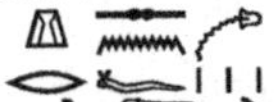

m- 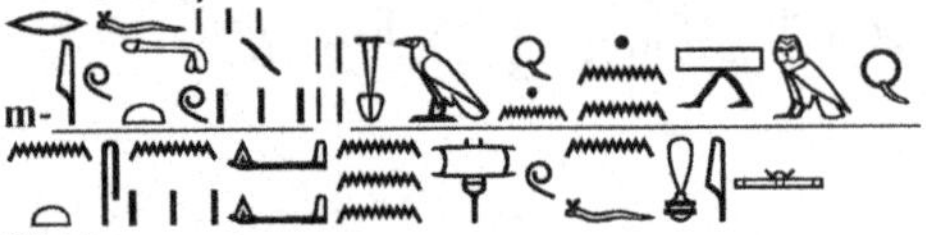

99.11
n- 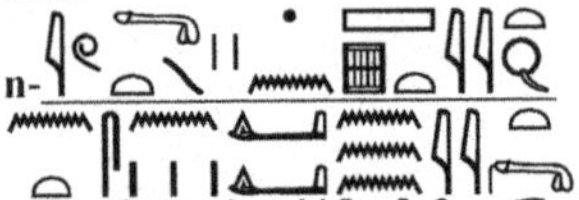

o- 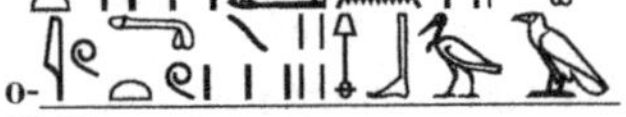

99.12
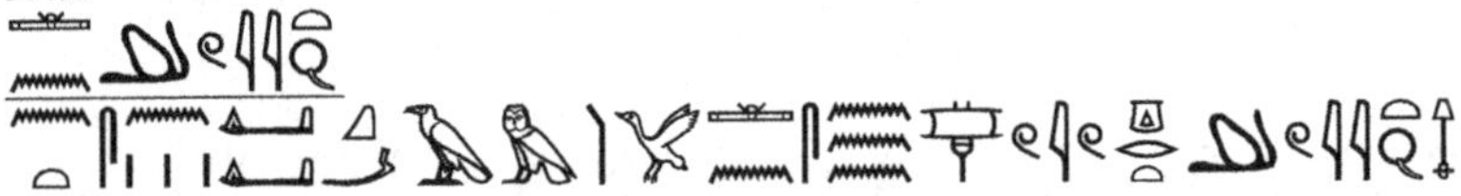

99.13
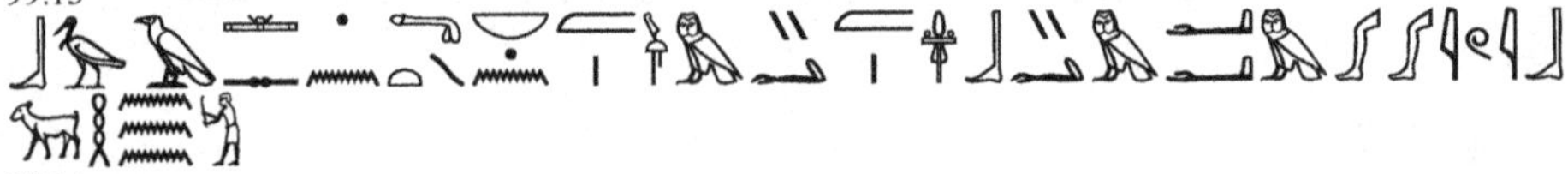

99.14
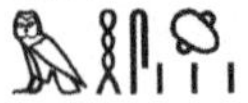

855

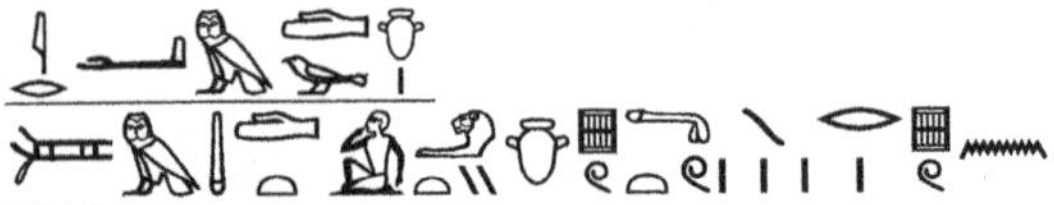

99.15
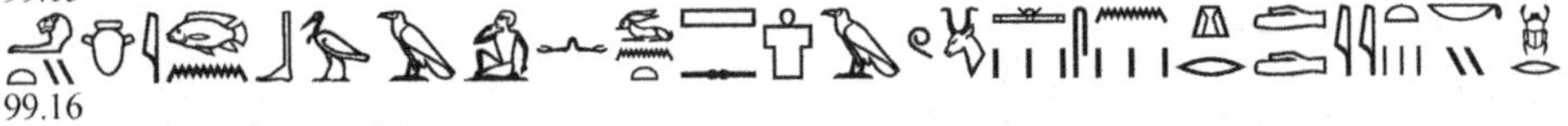

99.16
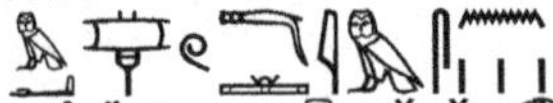

f- 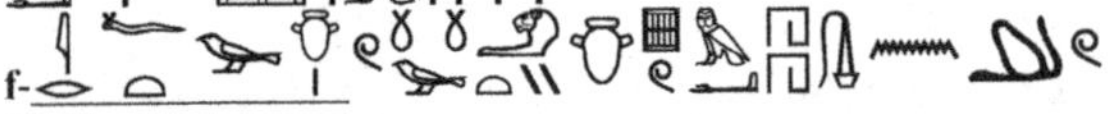

99.17
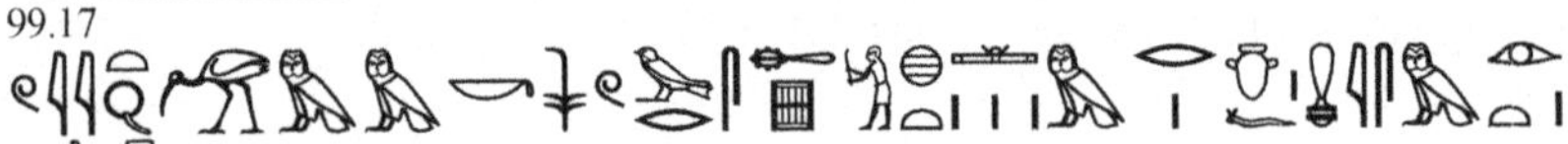

g- 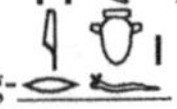

99.18
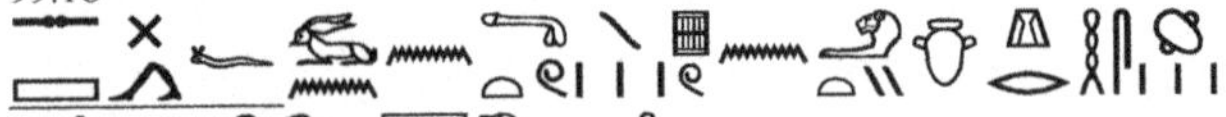

h- 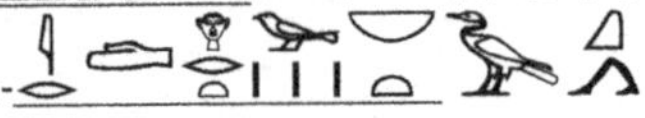

99.19

99.20
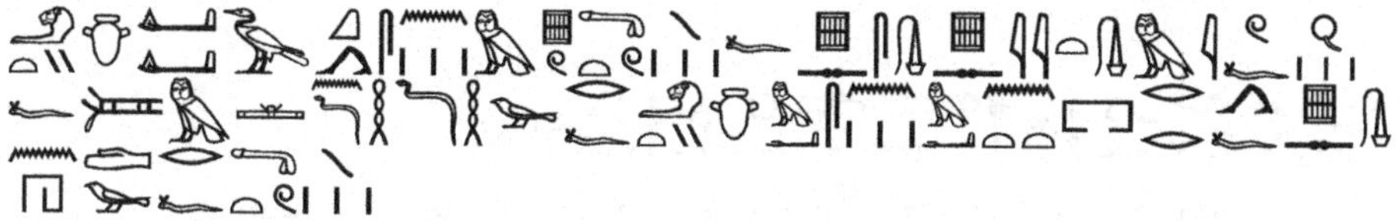

Foglio 100

100.1
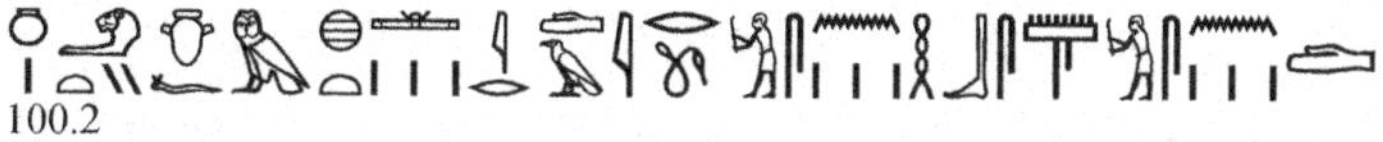
100.2
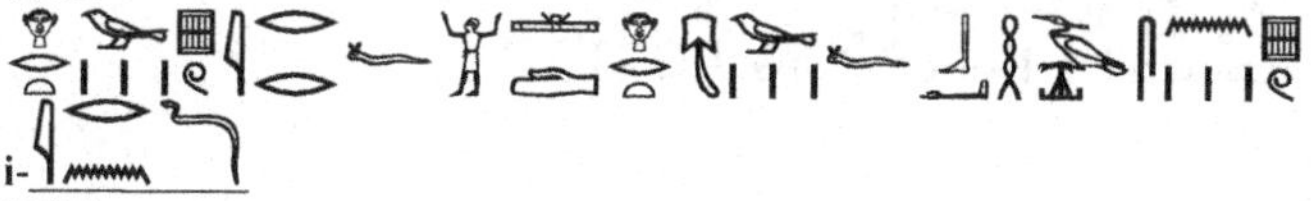
100.3
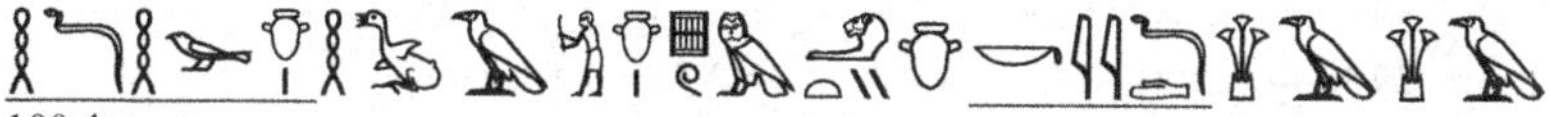
100.4
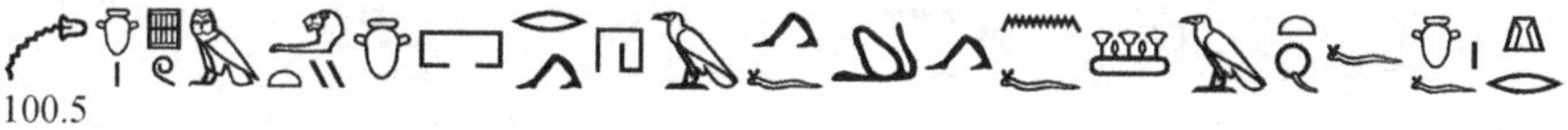
100.5
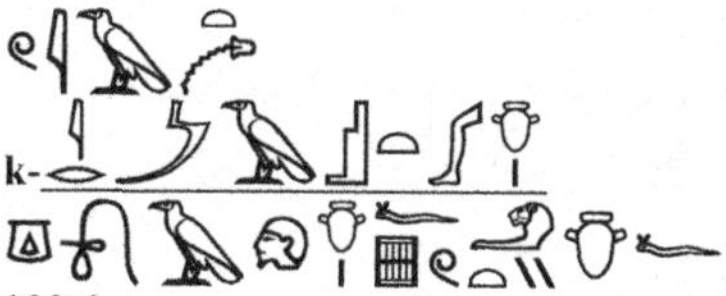
100.6
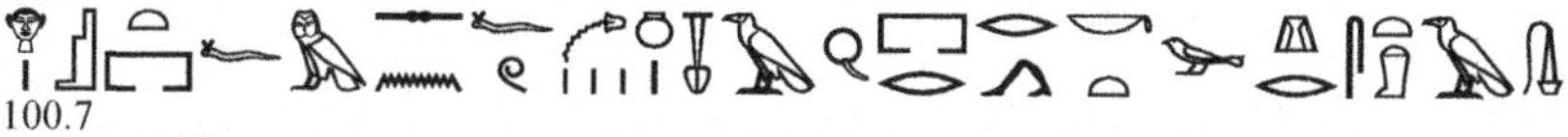
100.7
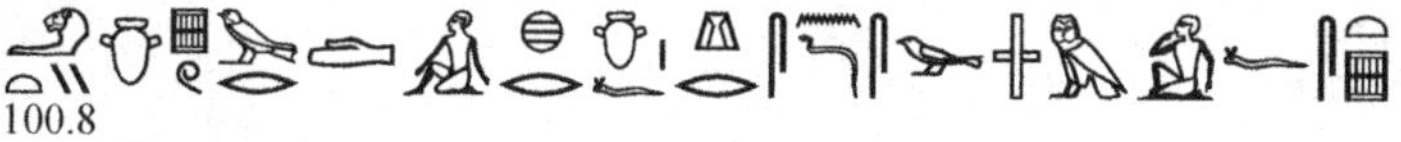
100.8
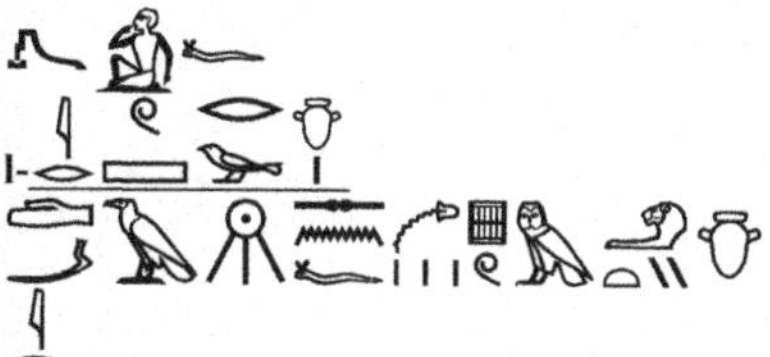
100.9
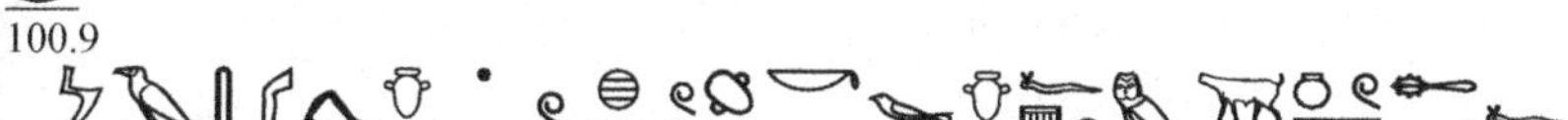
100.10

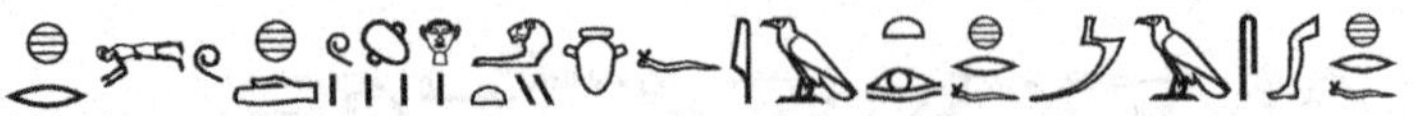

100.11

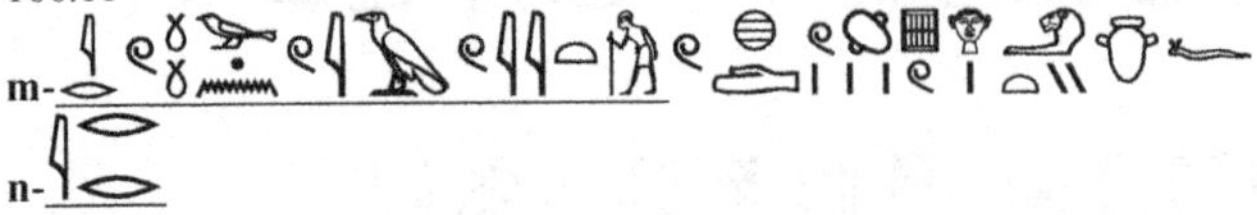

100.12

100.13

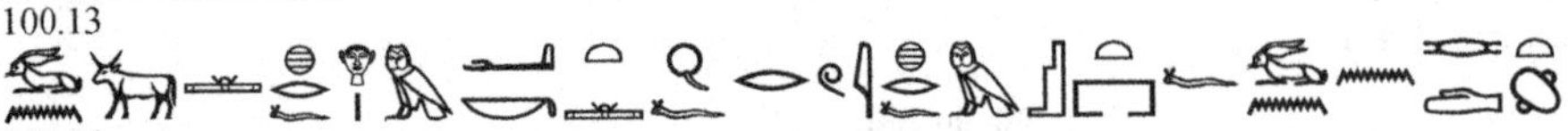

100.14

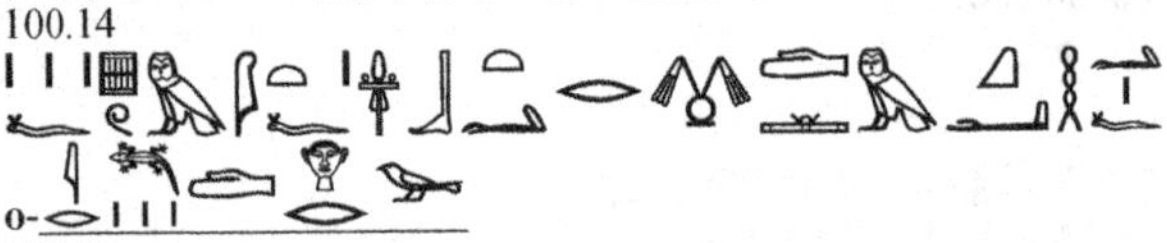

100.15

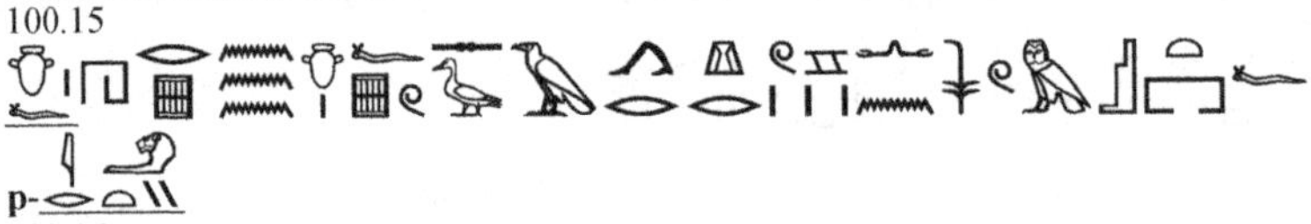

100.16

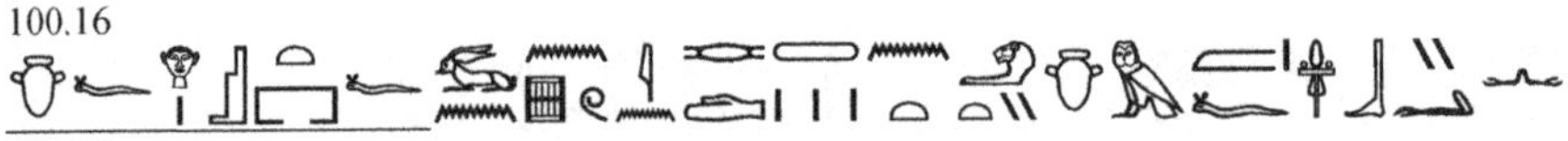

100.17

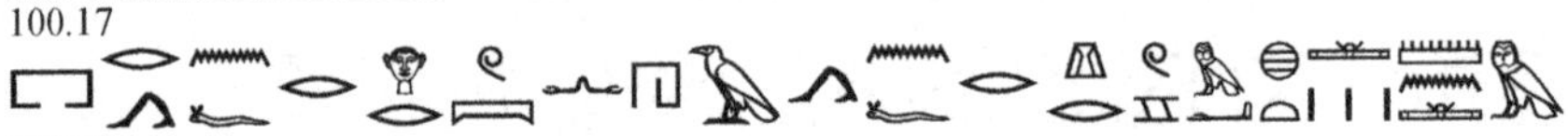

100.18

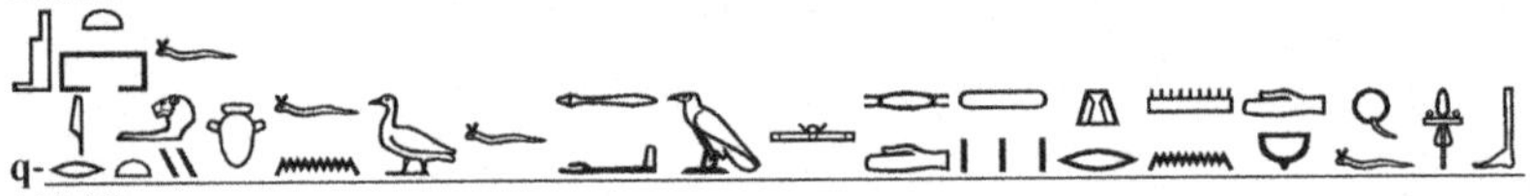

100.19

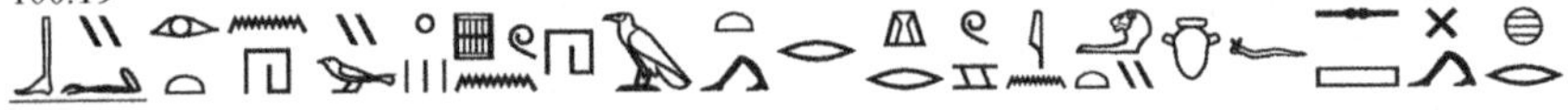

100.20

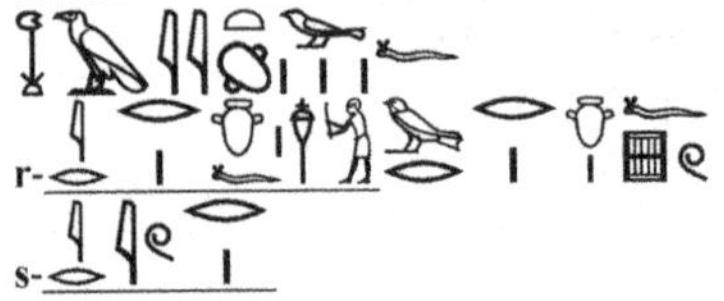

100.21

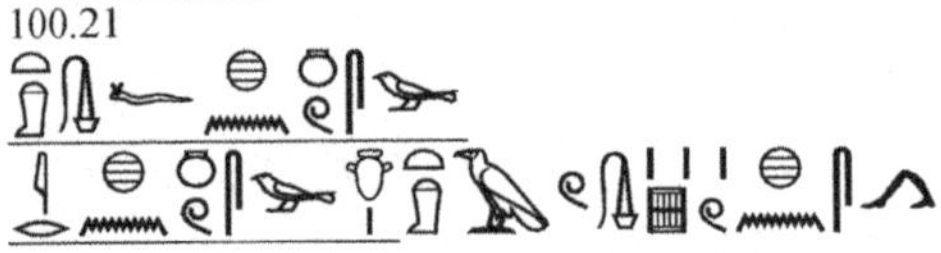

Foglio 101

101.1

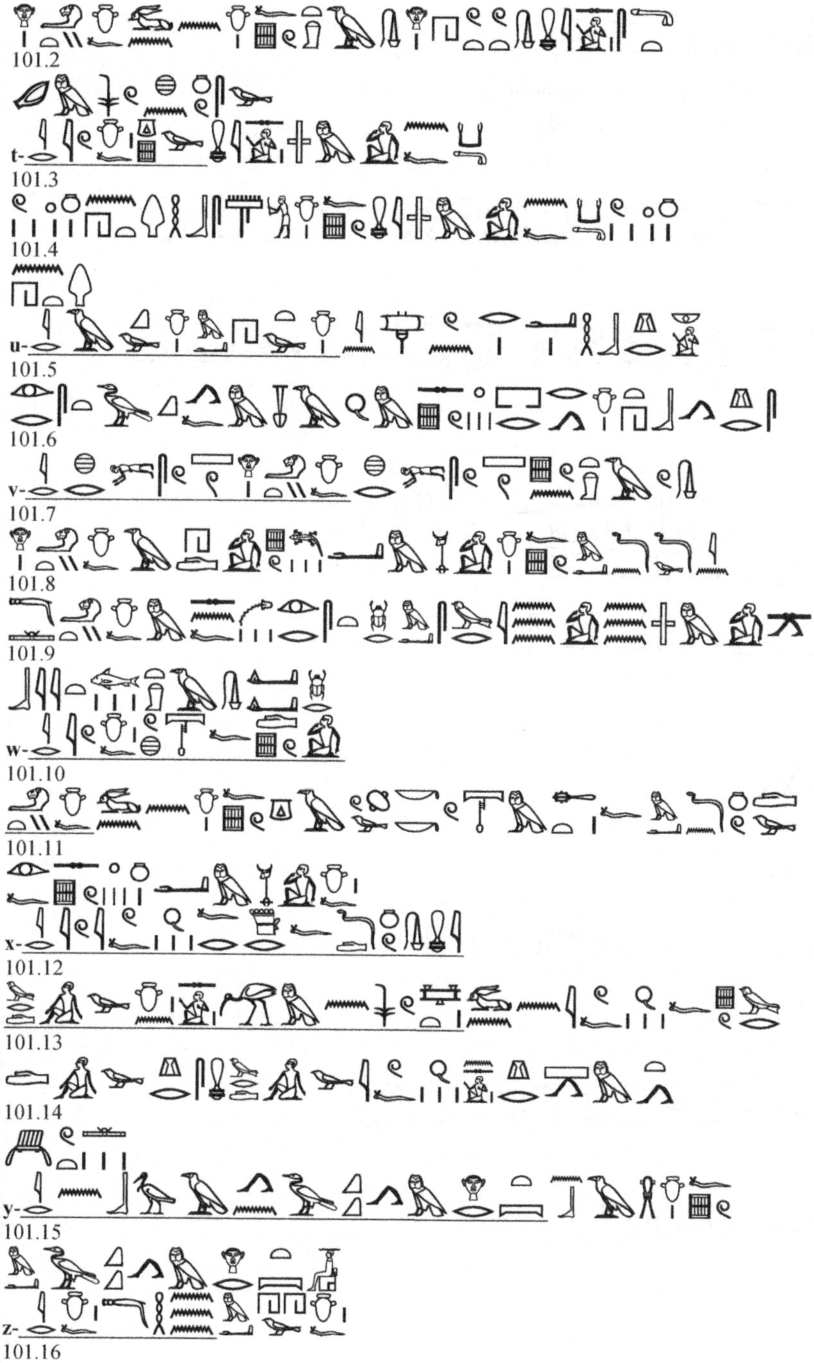
101.2
t-
101.3
101.4
u-
101.5
101.6
v-
101.7
101.8
101.9
w-
101.10
101.11
x-
101.12
101.13
101.14
y-
101.15
z-
101.16

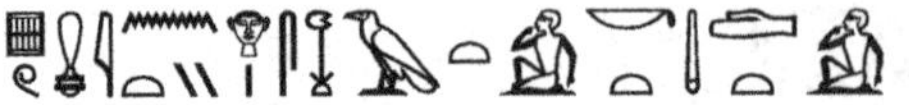

Foglio 102

856

102.1

a-

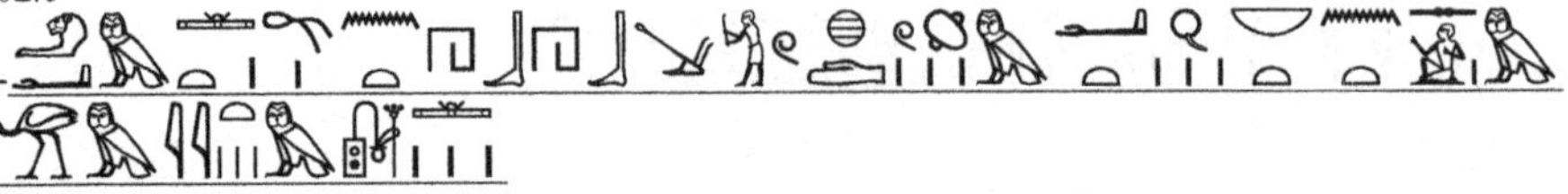

102.2

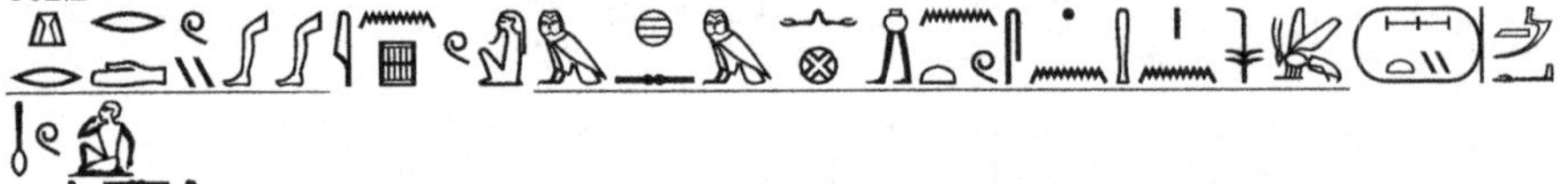

b-

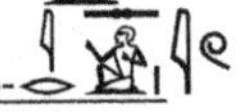

102.3

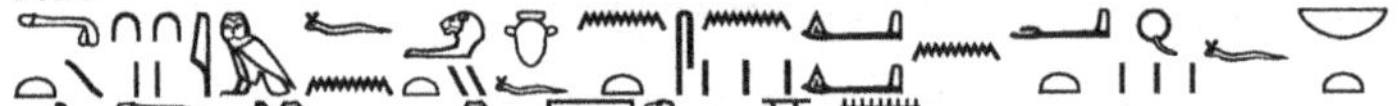

c-

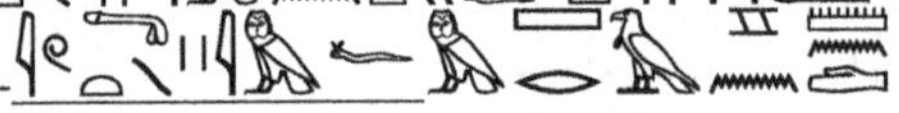

102.4

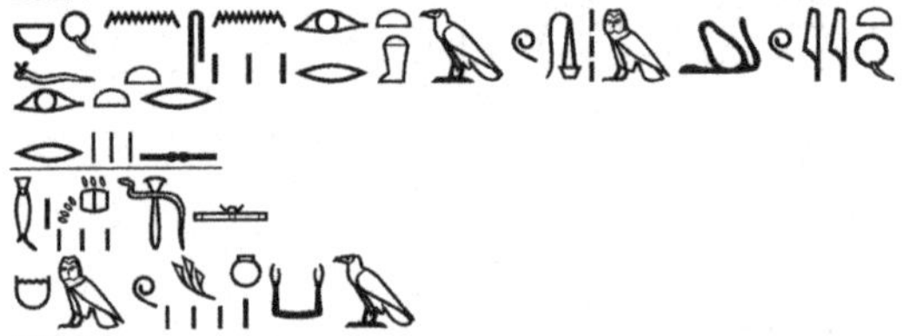

102.5

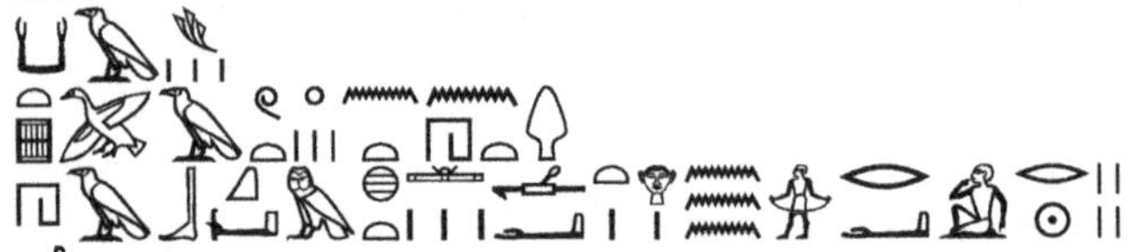

d-

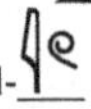

102.6

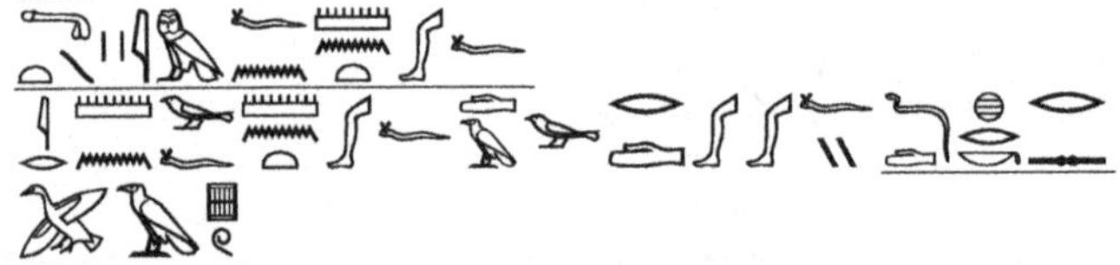

102.7

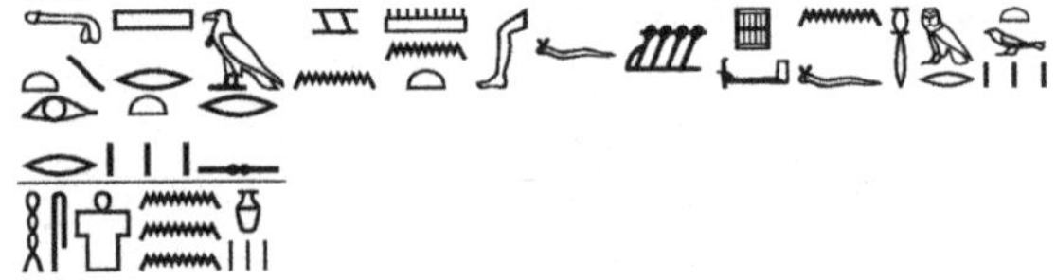

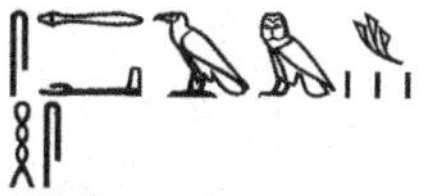

102.8

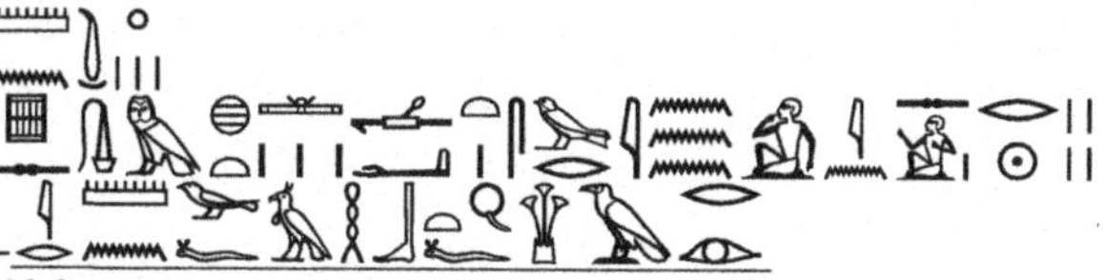

e-

102.9

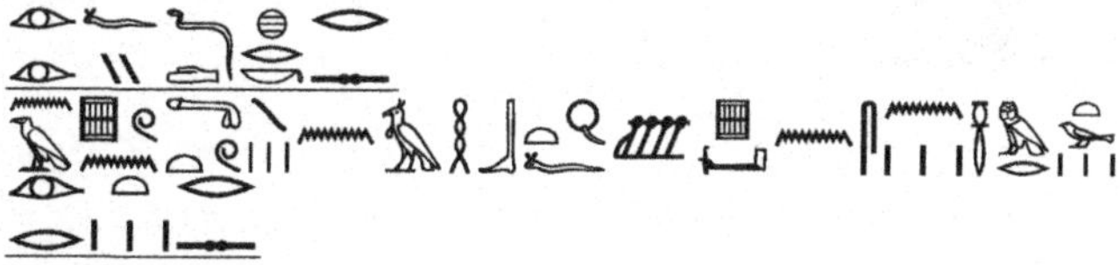

102.10

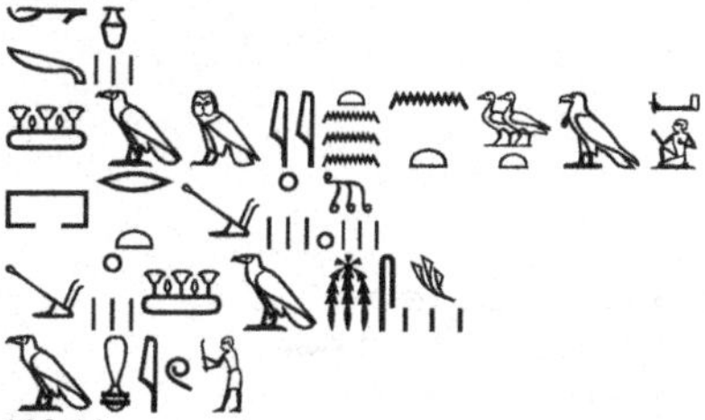

102.11

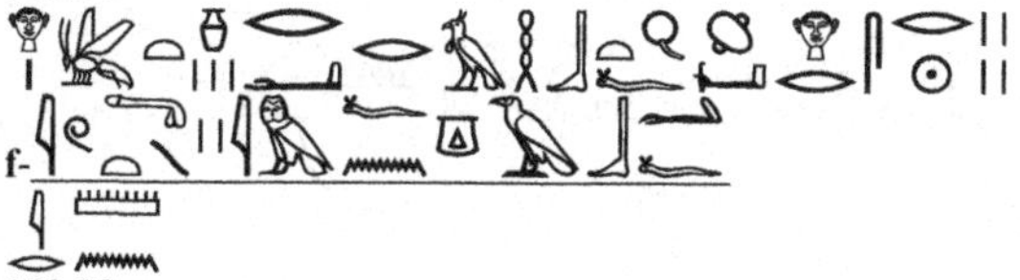

f-

102.12

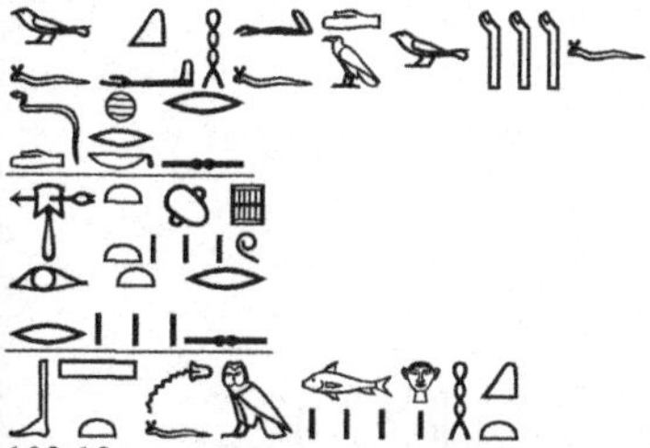

102.13

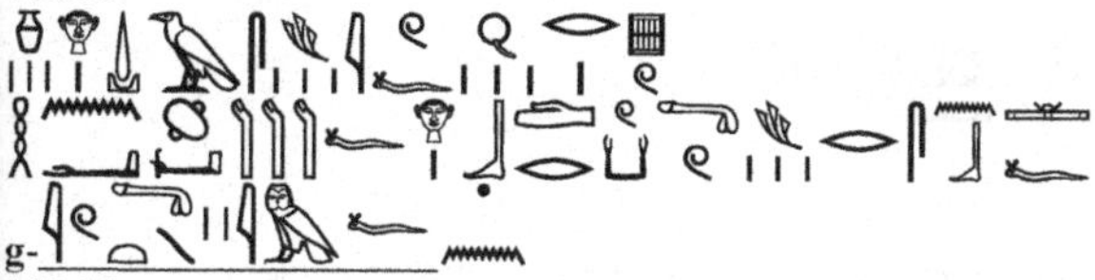

g-

102.14

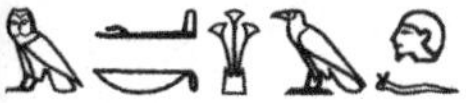

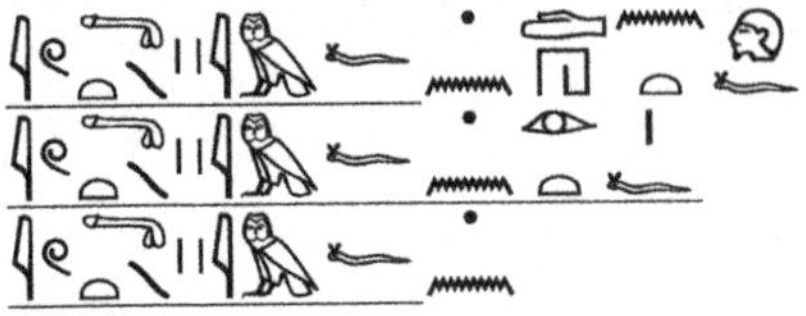

102.15

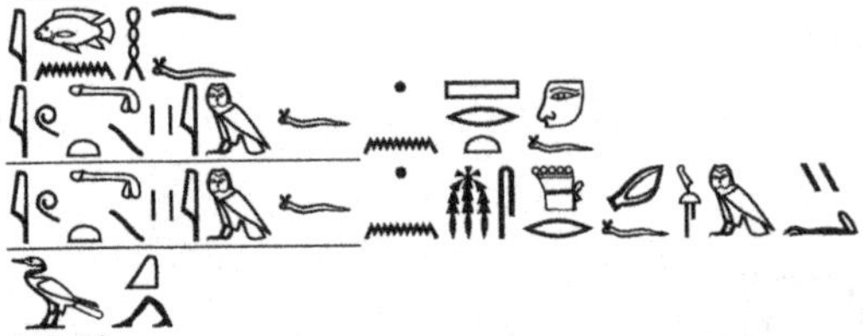

102.16

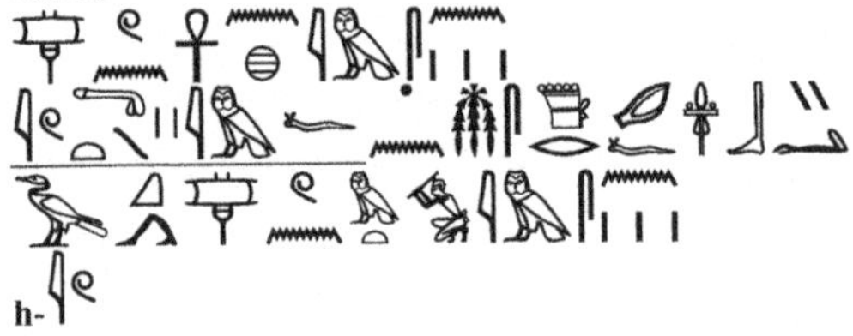

102.17

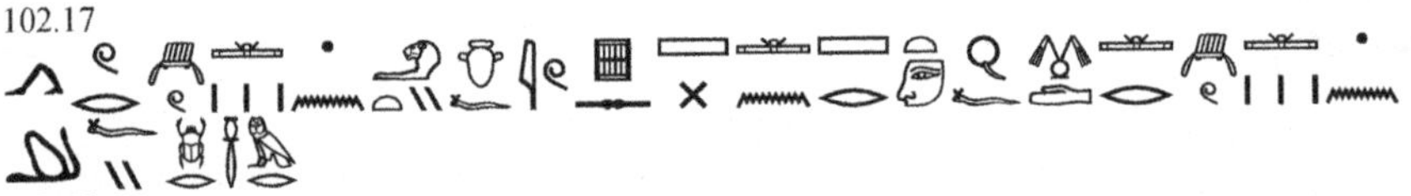

102.18

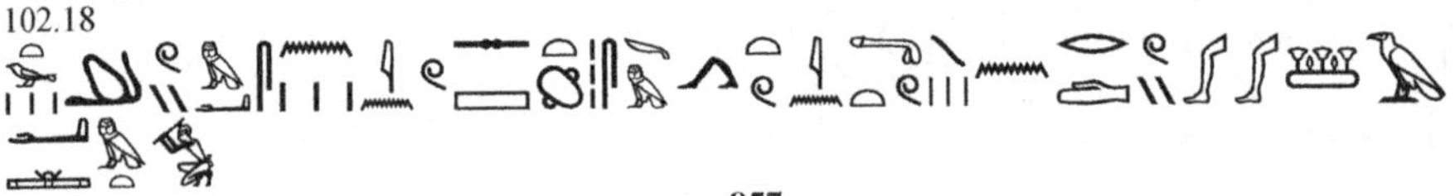

857

102.19

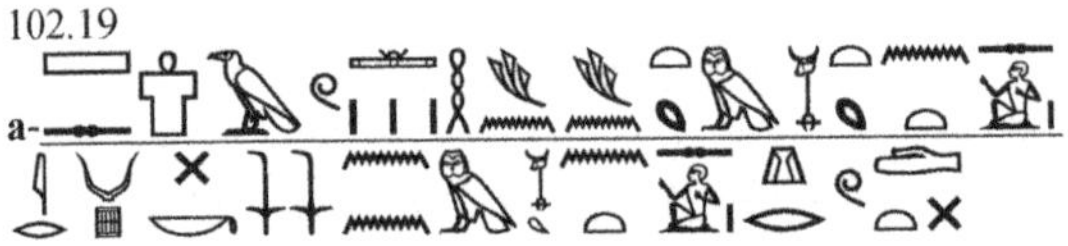

Foglio 103-Testo geroglifico

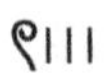

103.1

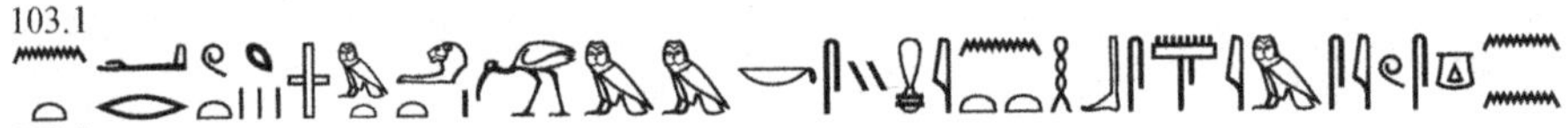

103.2

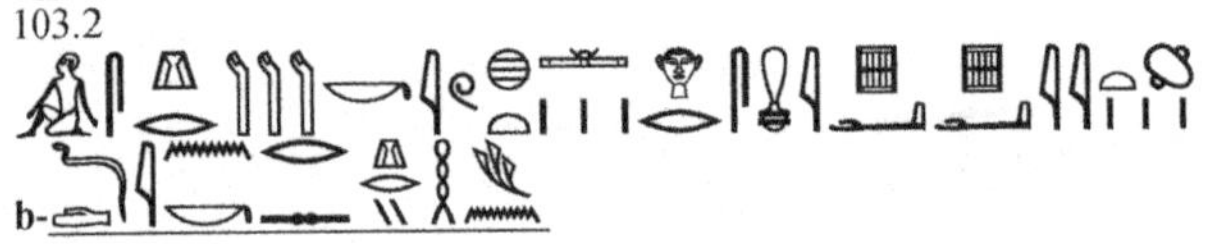

103.3

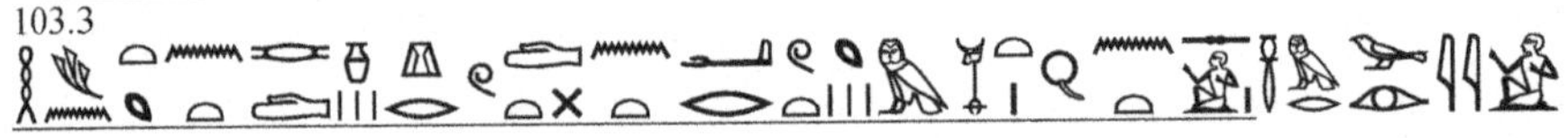

c- 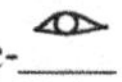

103.4

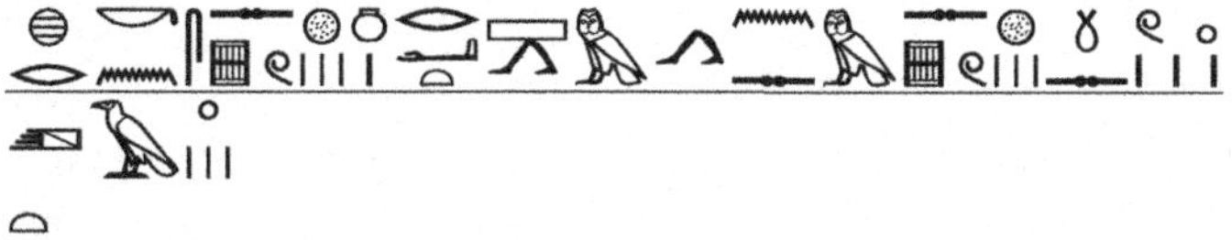

103.5

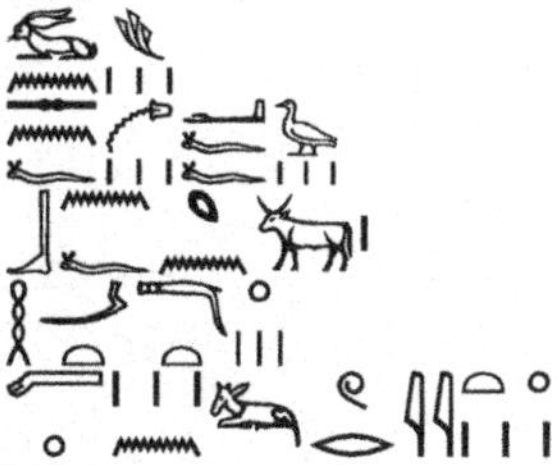

103.6

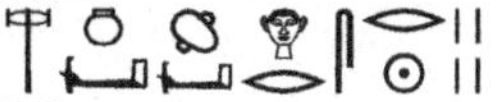

858

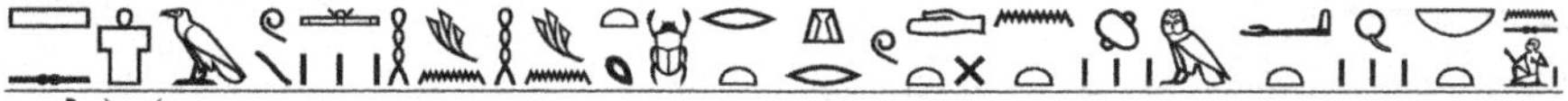

a- 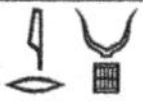

103.7

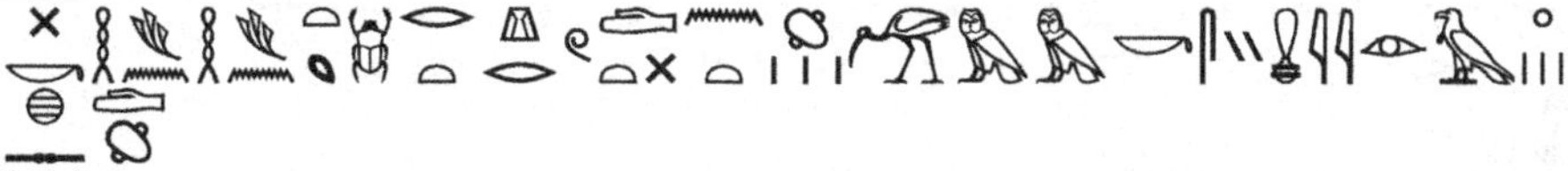

103.8

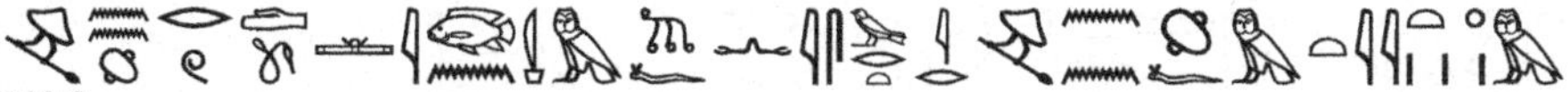

103.9

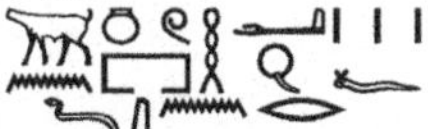

b- 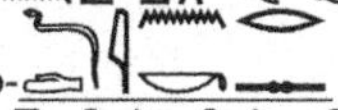

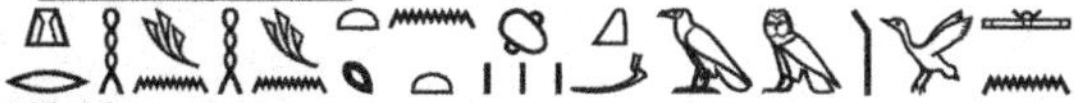

103.10

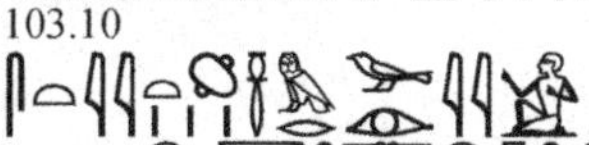

c- 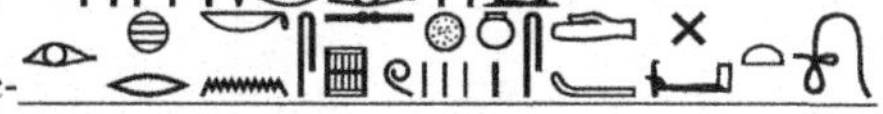

103.11

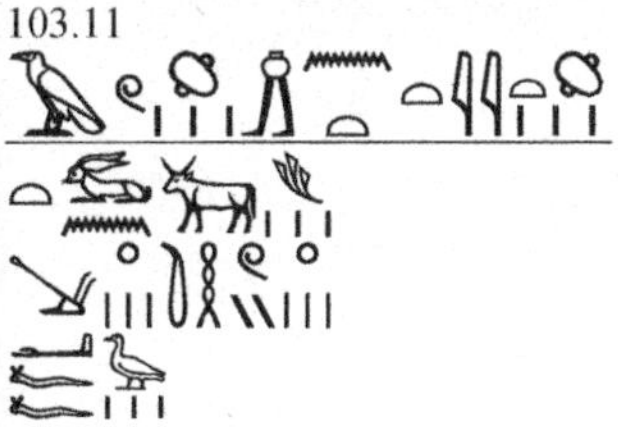

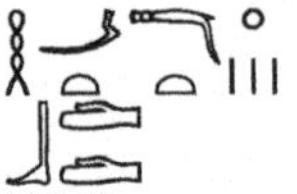

103.12

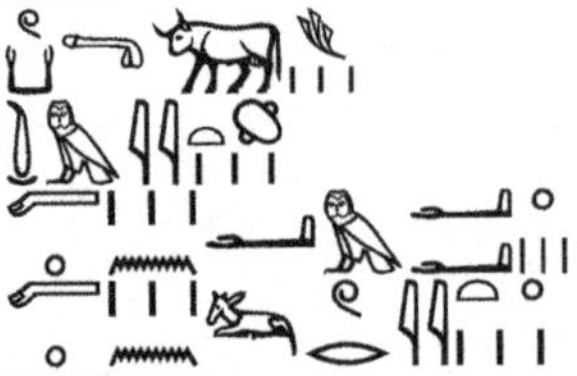

103.13

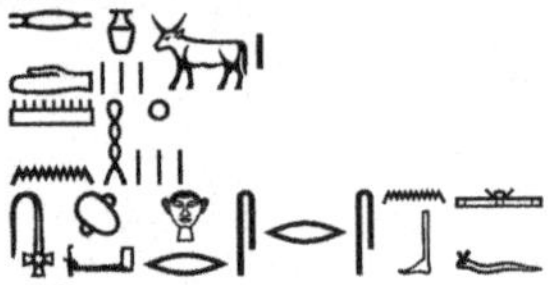

859

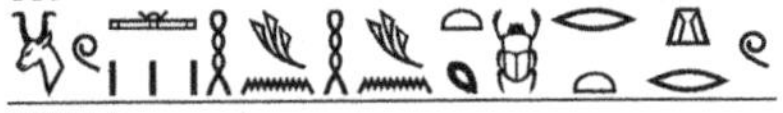

103.14

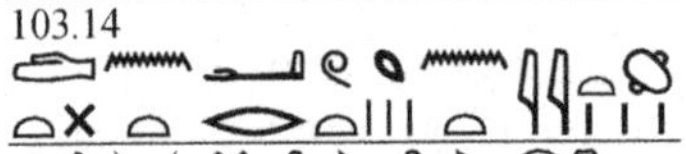

a- 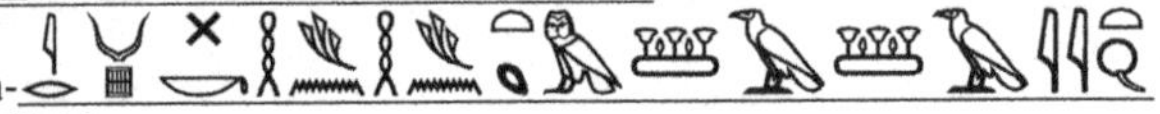

103.15

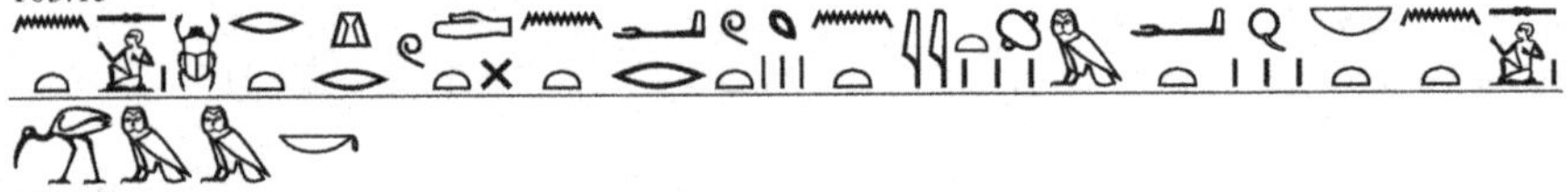

103.16

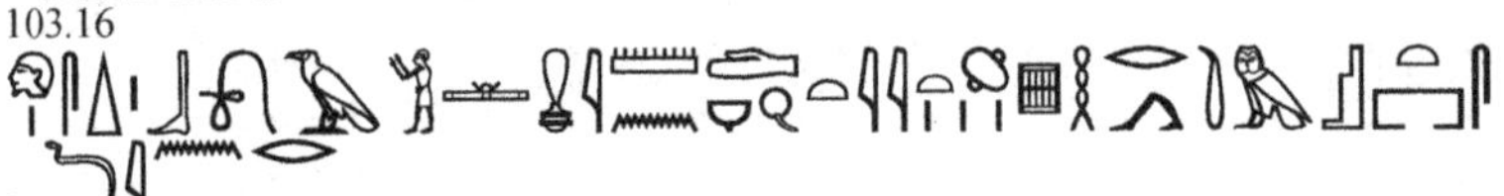

b- 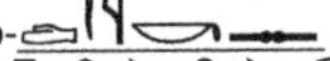

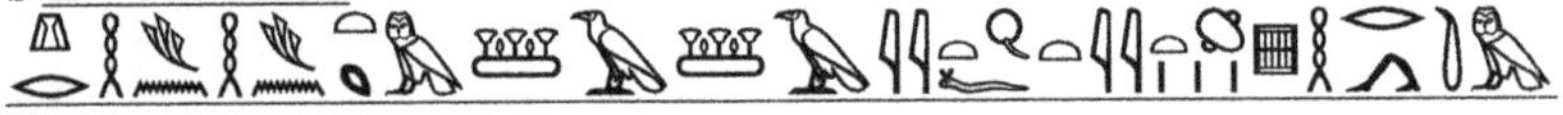

103.17

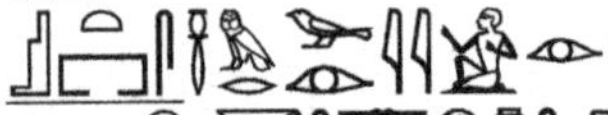

c- 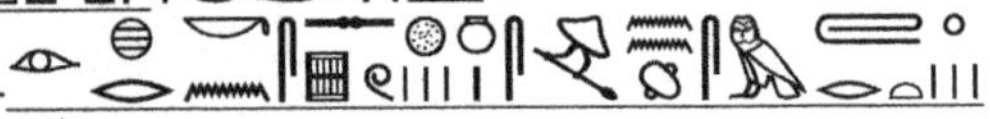

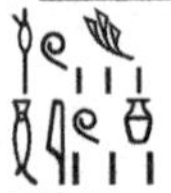

103.18

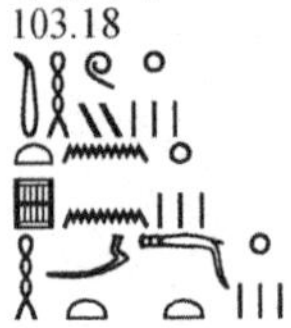

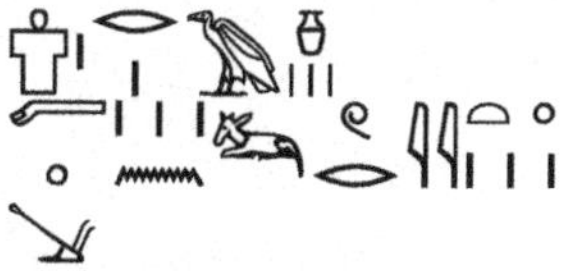

103.19

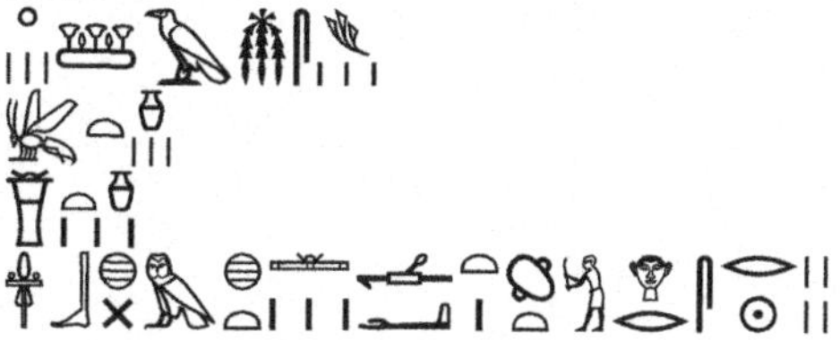

Foglio 104

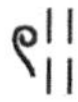

104.1

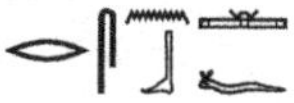

860

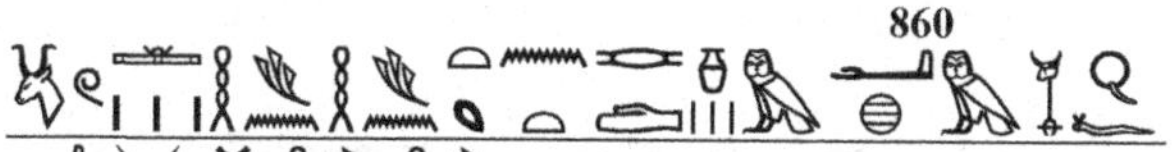

a-

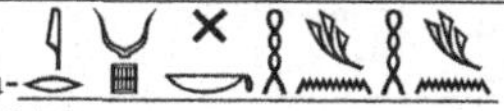

104.2

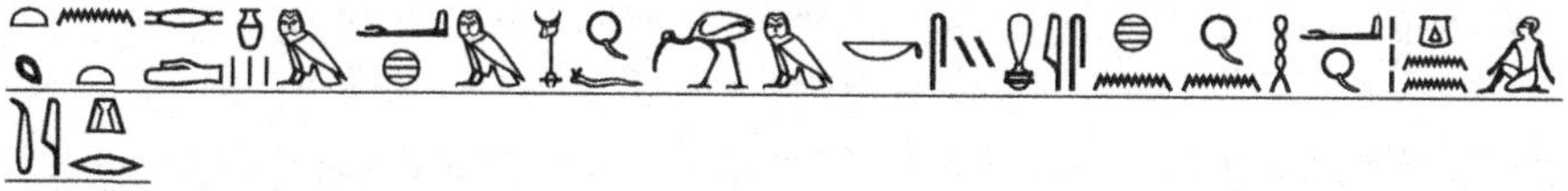

104.3

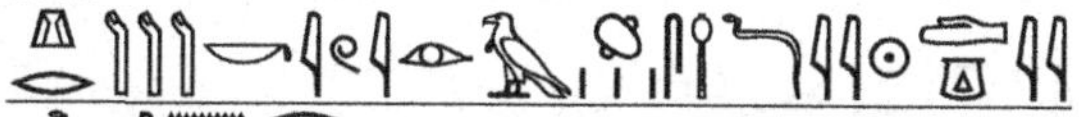

b-

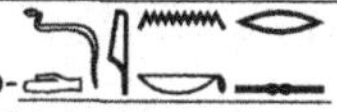

104.4

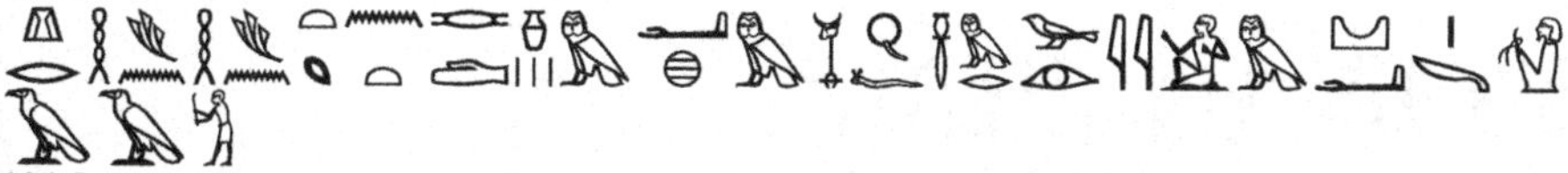

104.5

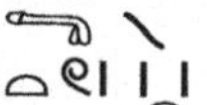

c-

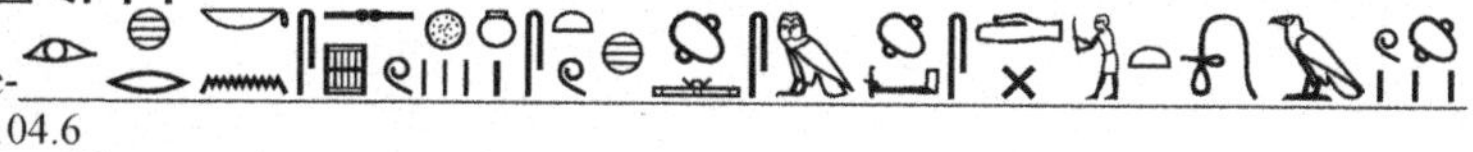

104.6

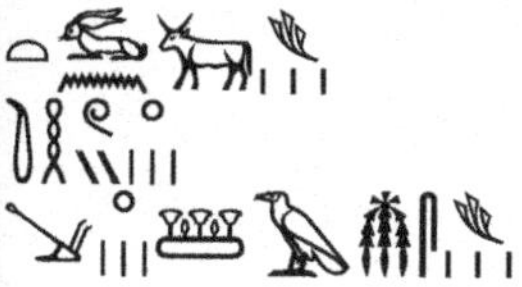

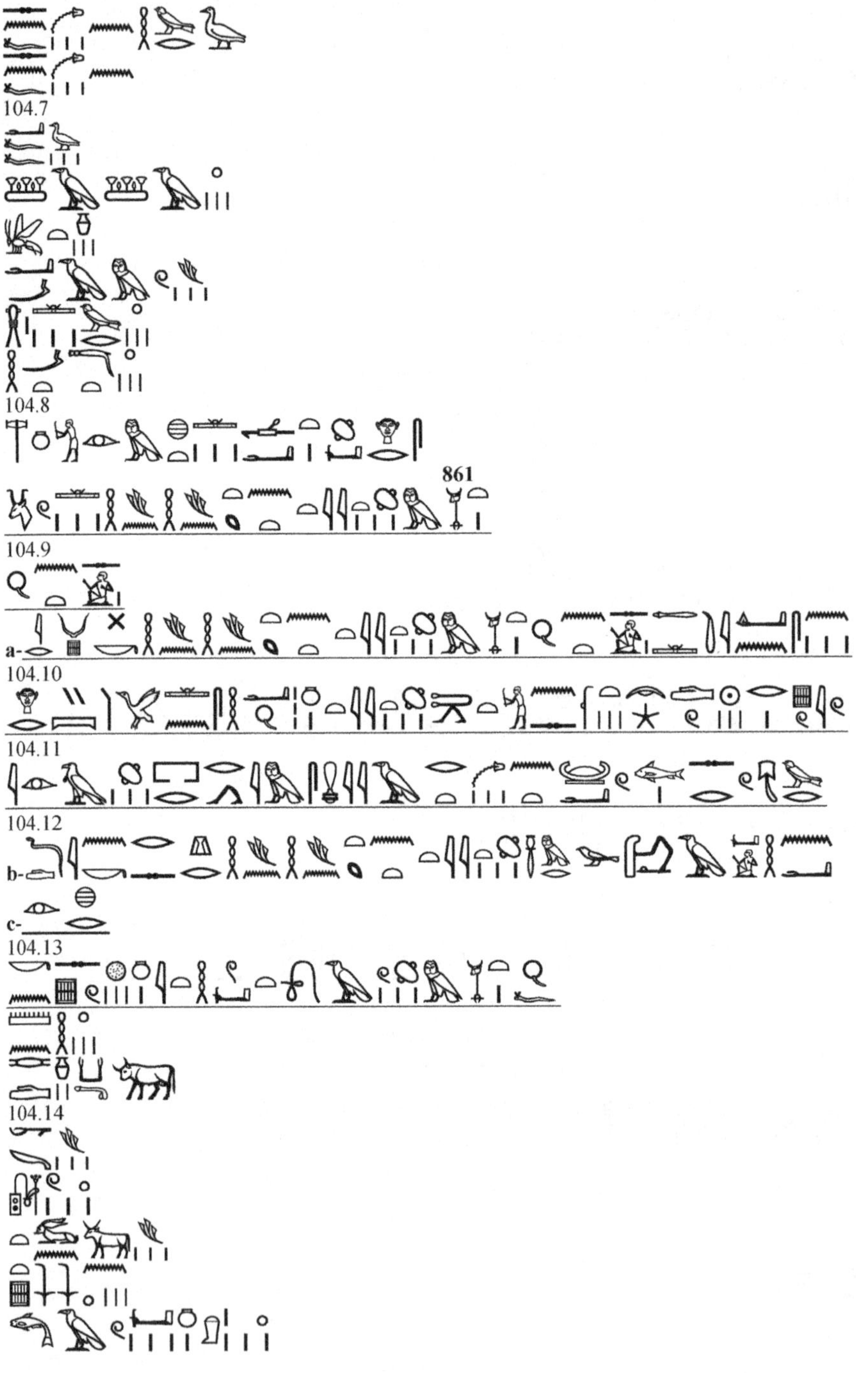
104.7
104.8
861
104.9
a-
104.10
104.11
104.12
b-
c-
104.13
104.14

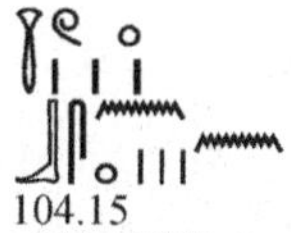

104.15

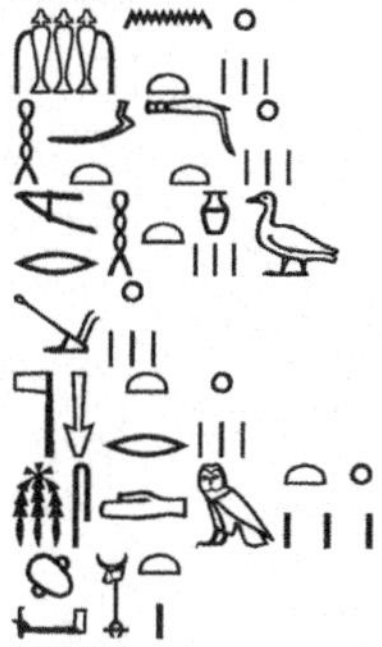

104.16

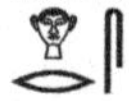

862

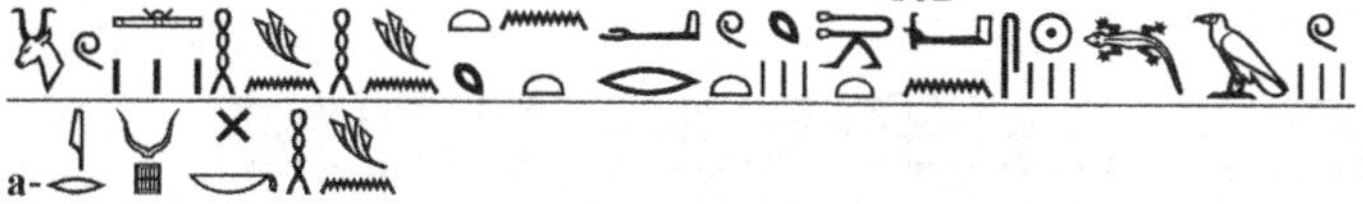

104.17

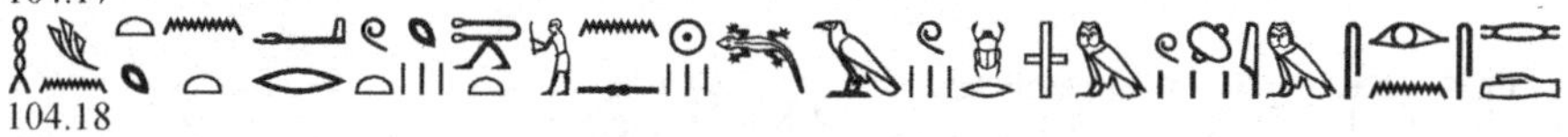

104.18

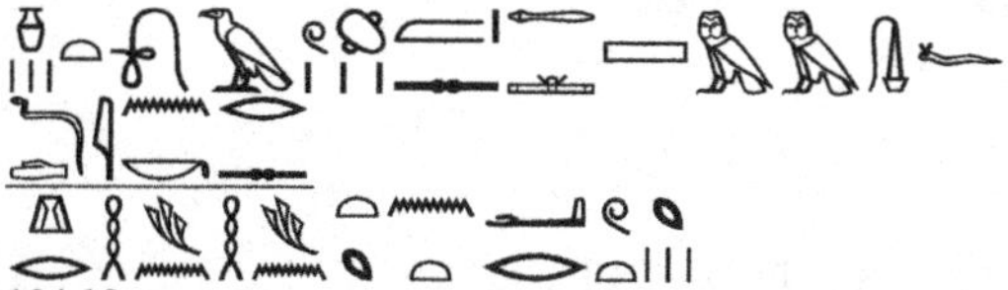

104.19

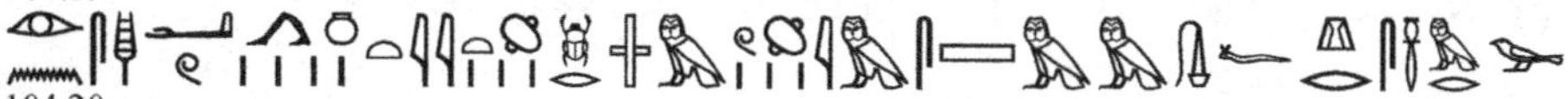

104.20

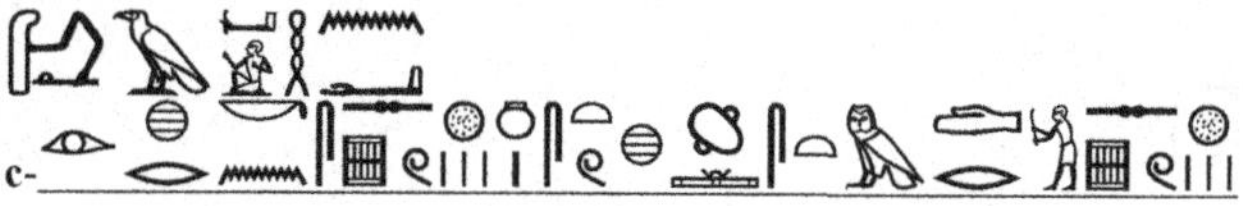

Foglio 105

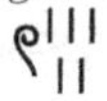

105.1

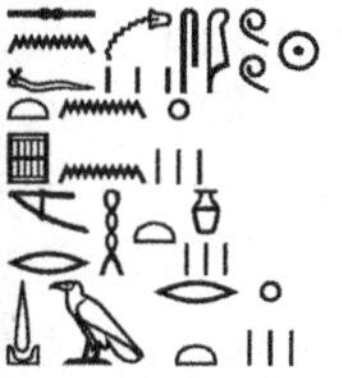

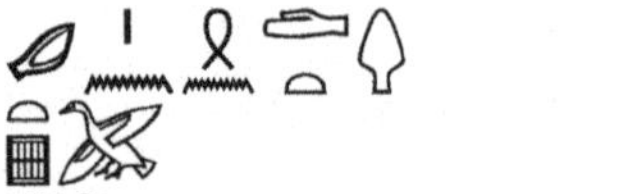

105.2

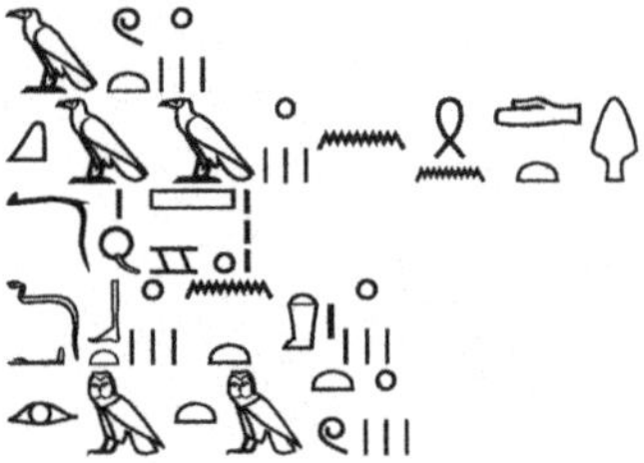

863

105.3

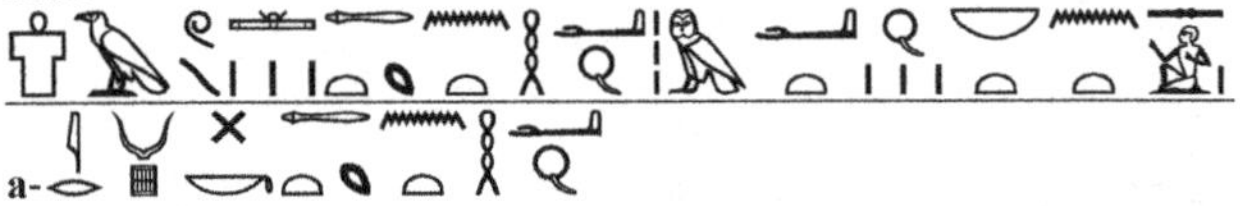

105.4

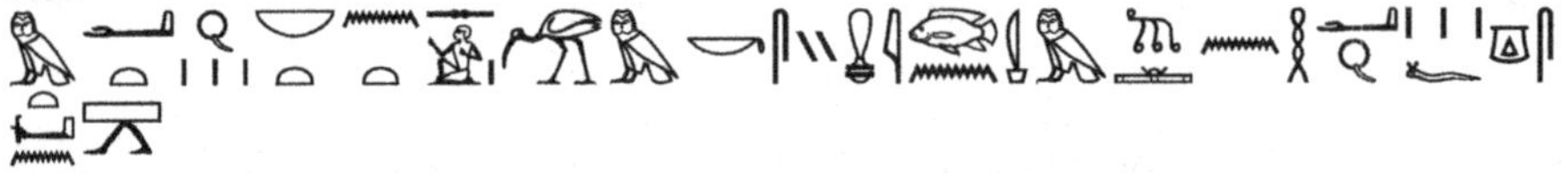

105.5

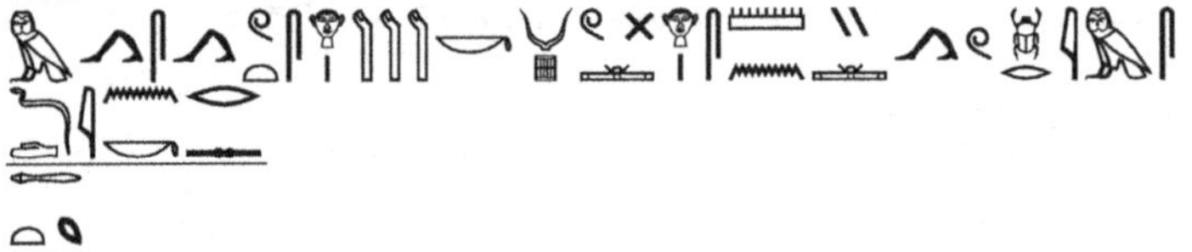

105.6

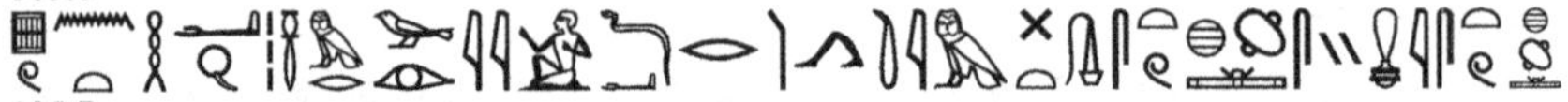

105.7

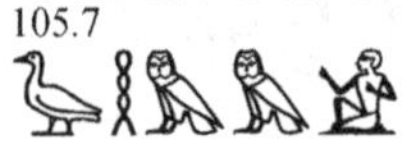

864

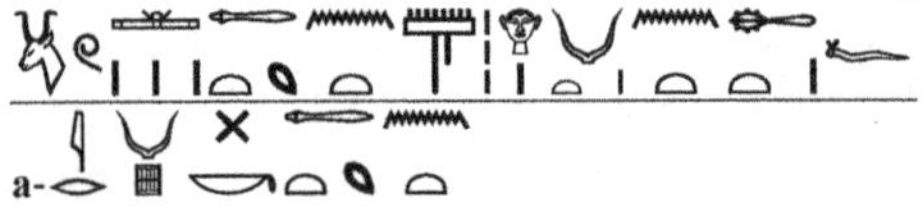

105.8

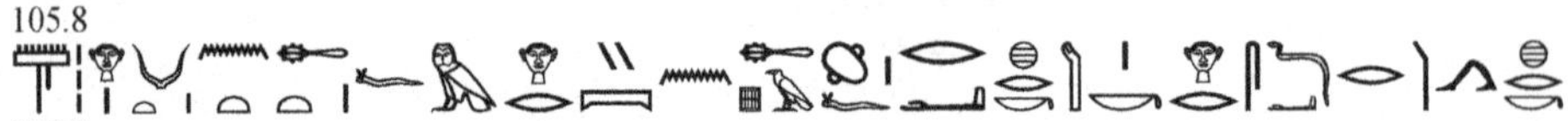

105.9

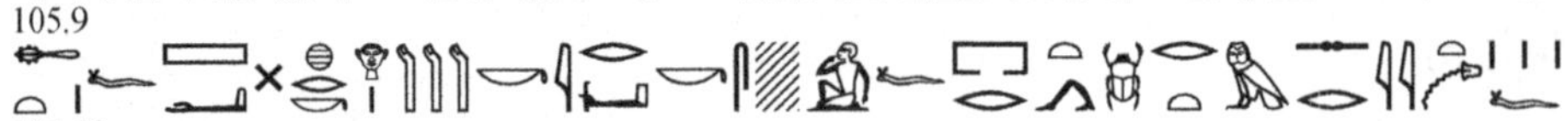

105.10

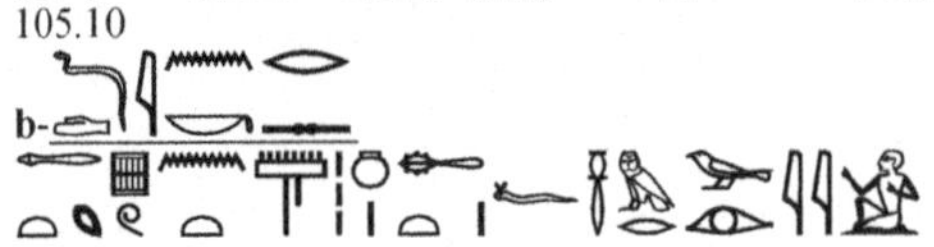

c- 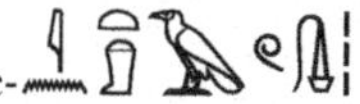

105.11

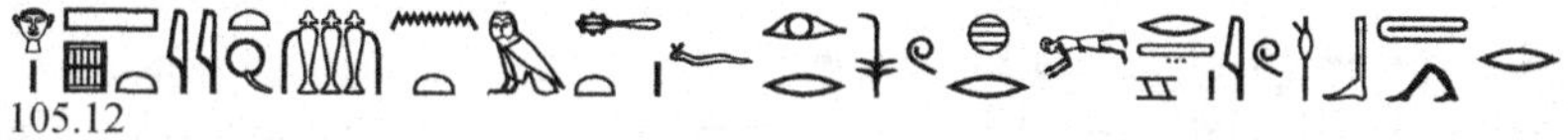

105.12

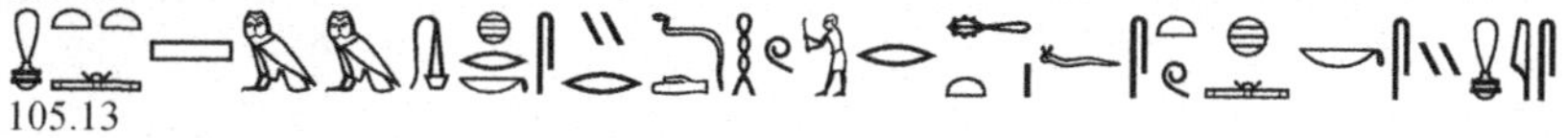

105.13

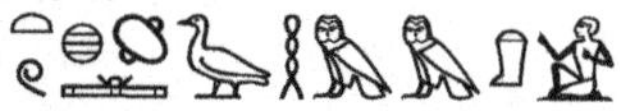

865

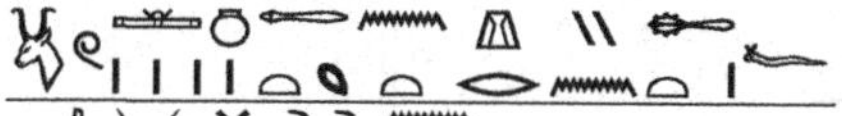

a- 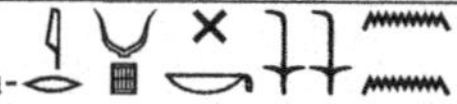

105.14

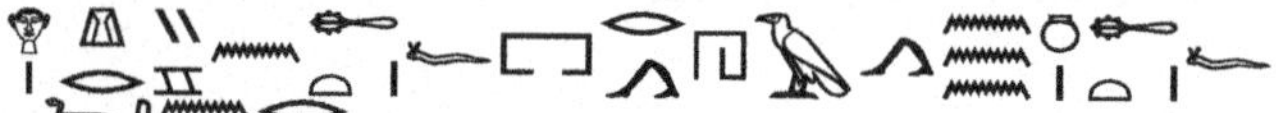

b- 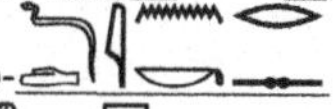

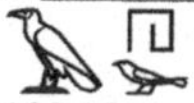

105.15

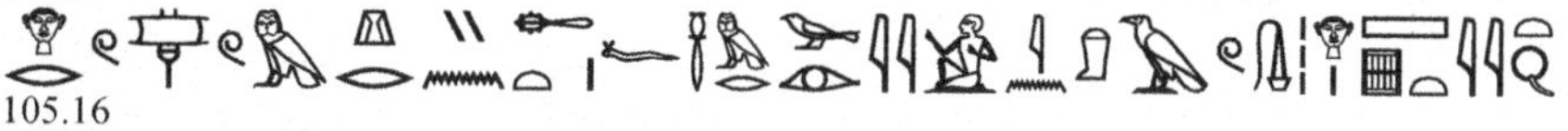

105.16

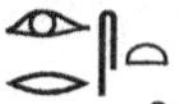

c- 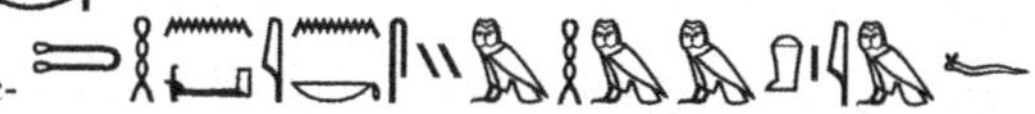

105.17

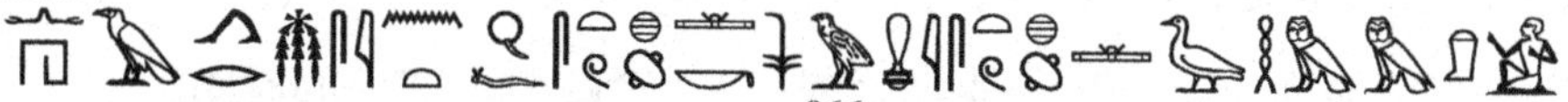

866

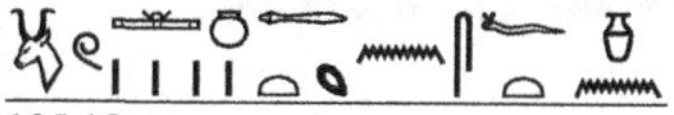

105.18

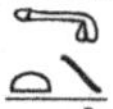

a- 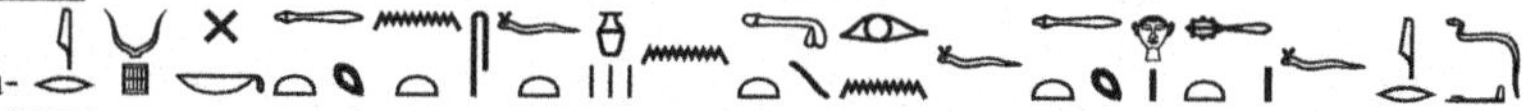

105.19

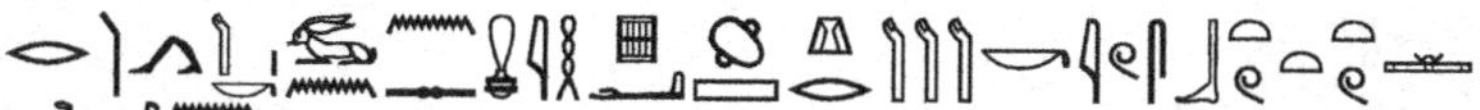

b- 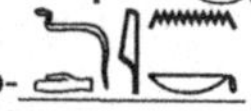

105.20

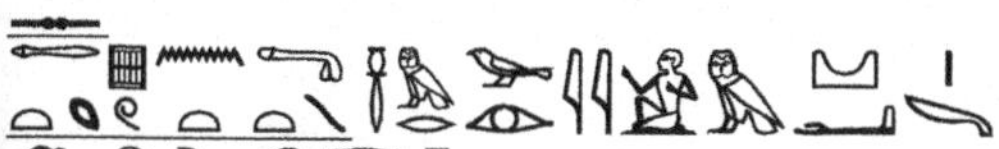

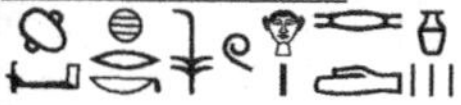

Foglio 106-Testo geroglifico

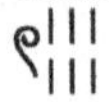

106.1

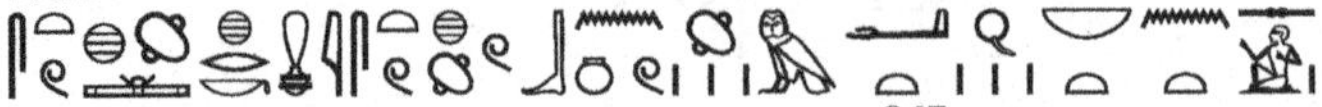

867

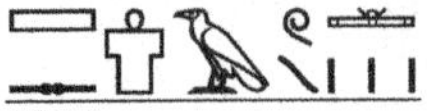

106.2

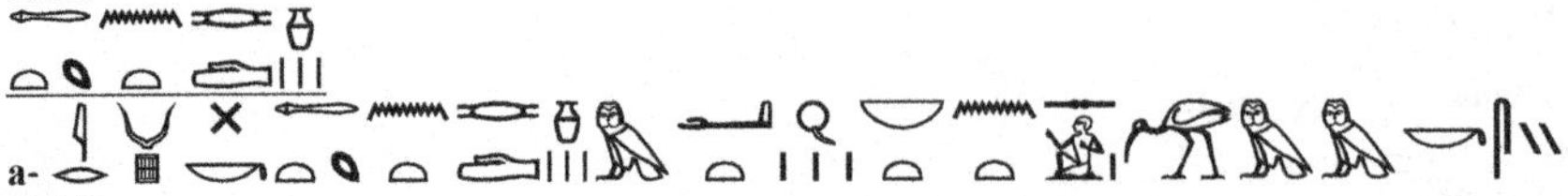

106.3

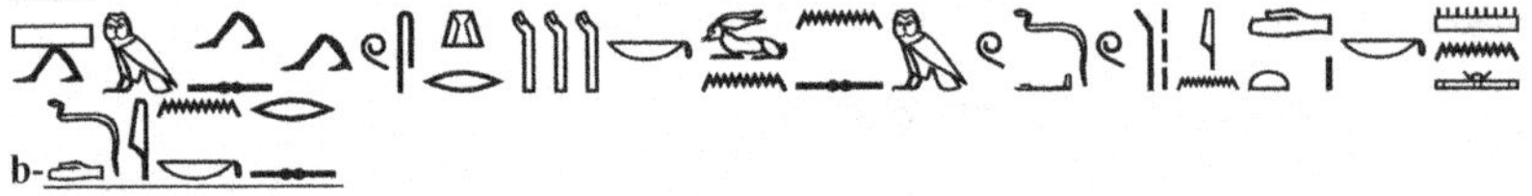

106.4

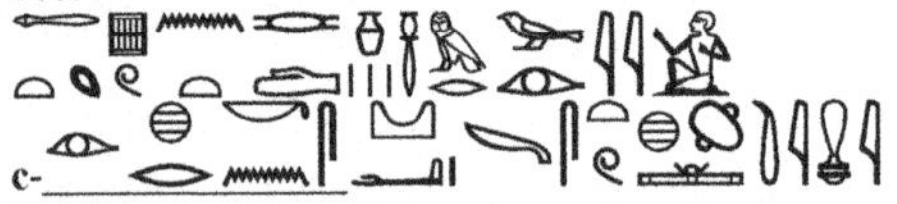

106.5

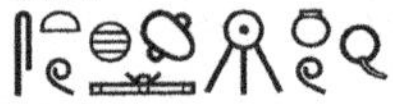

868

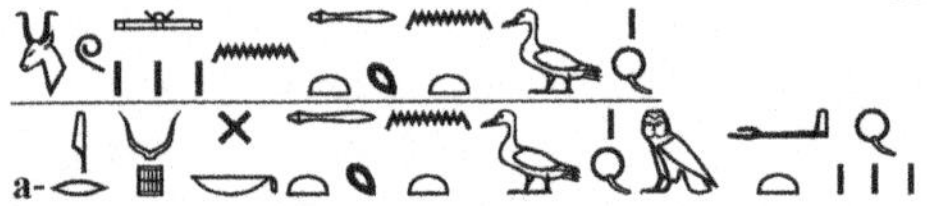

106.6

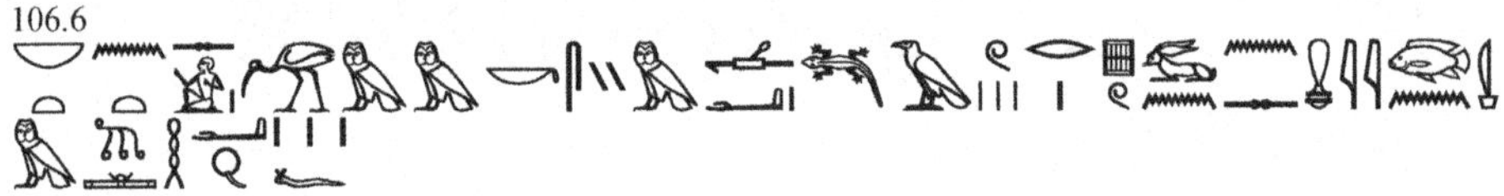

106.7

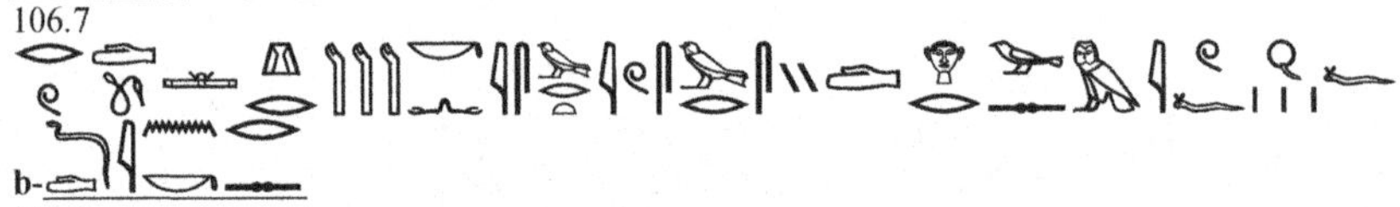

106.8

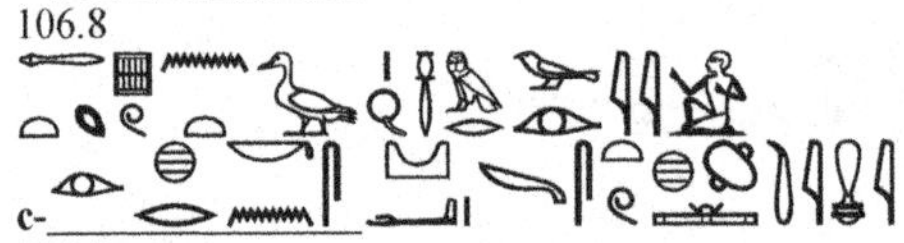

106.9

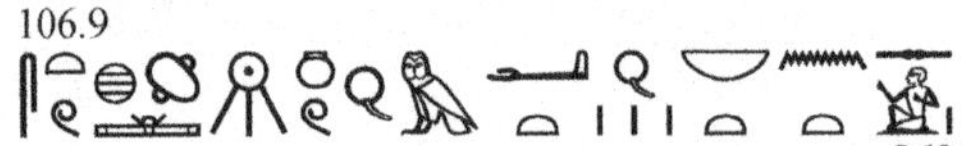

869

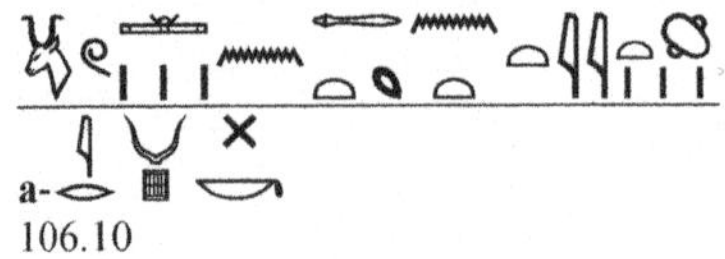

106.10

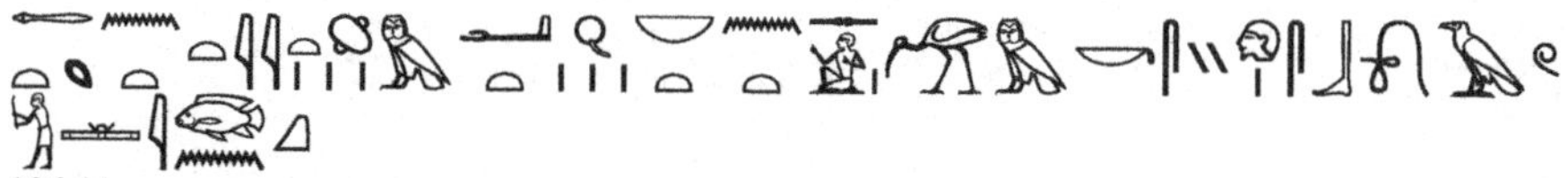

106.11

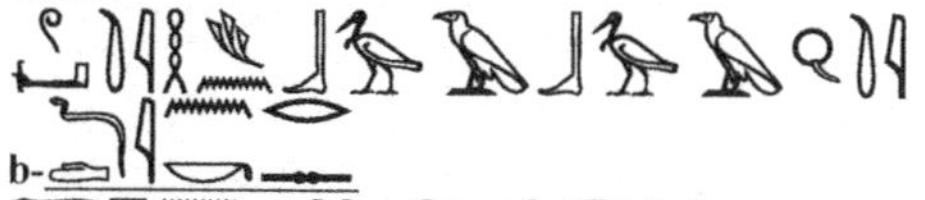

106.12

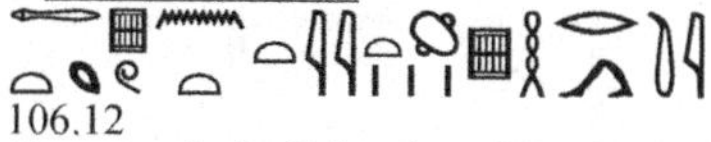

106.13

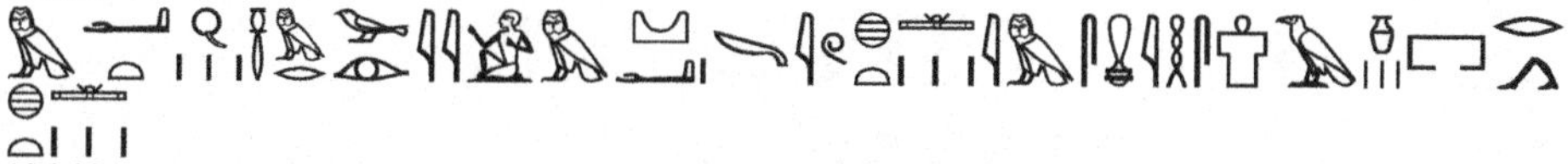

106.14

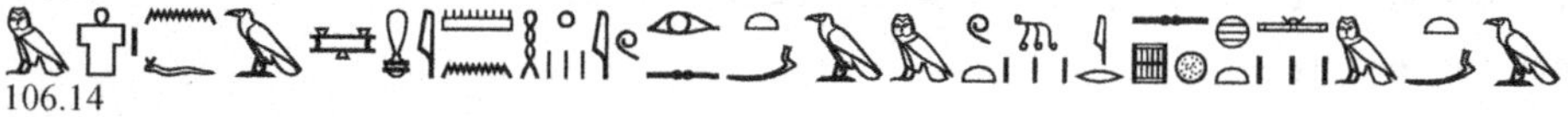

870

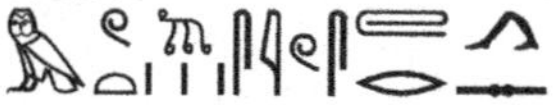

106.15

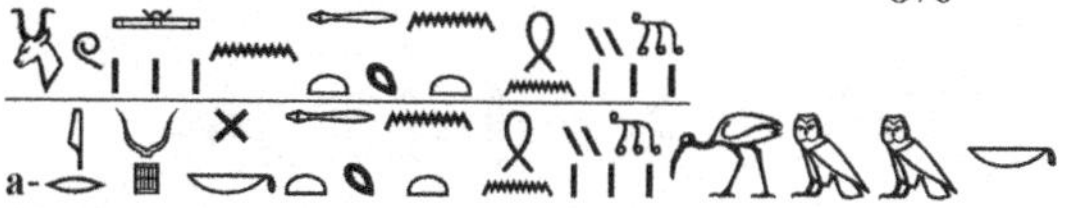

106.16

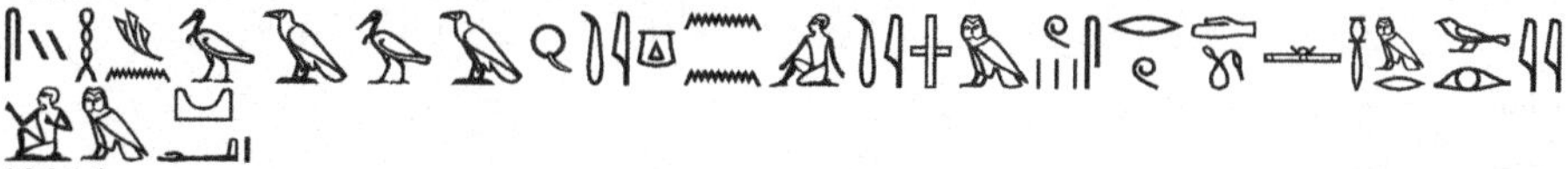

871

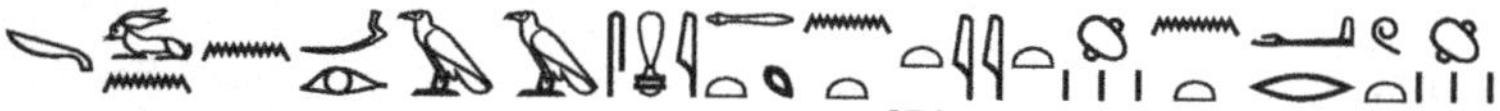

106.17

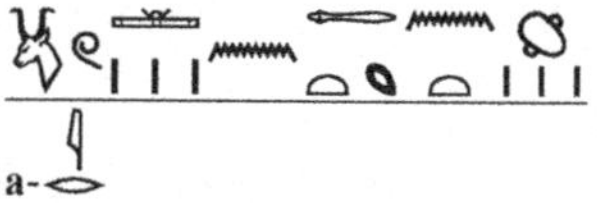

106.18

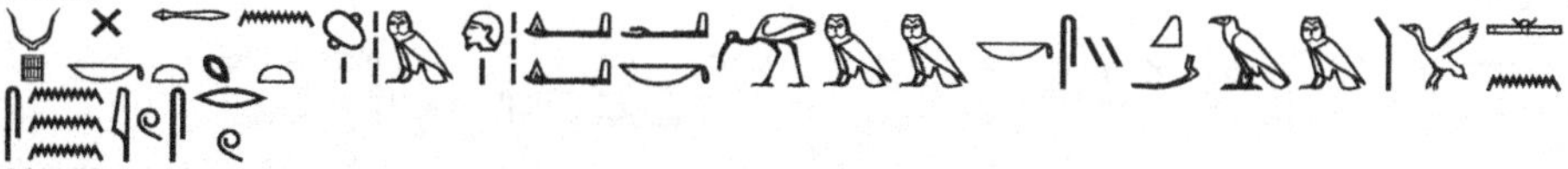

106.19

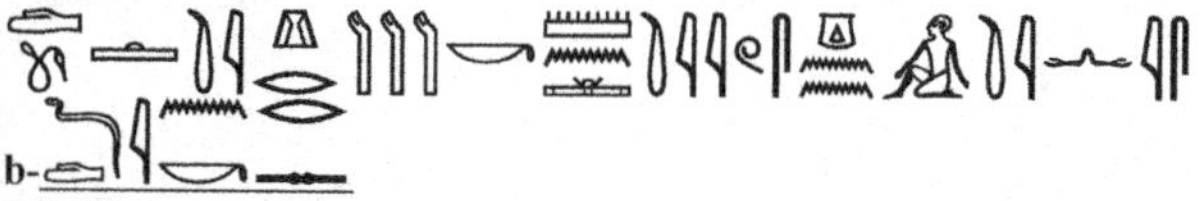

106.20

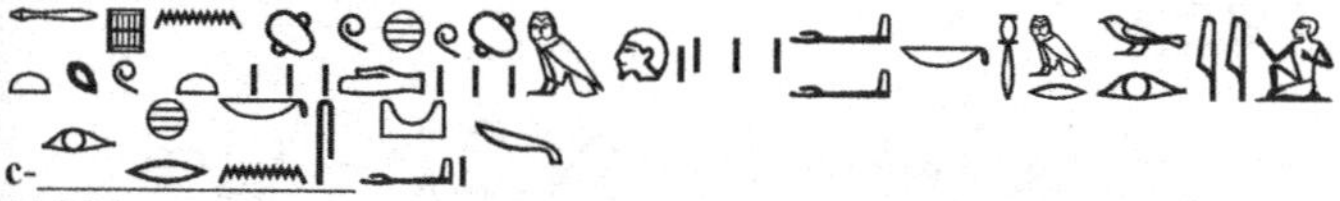

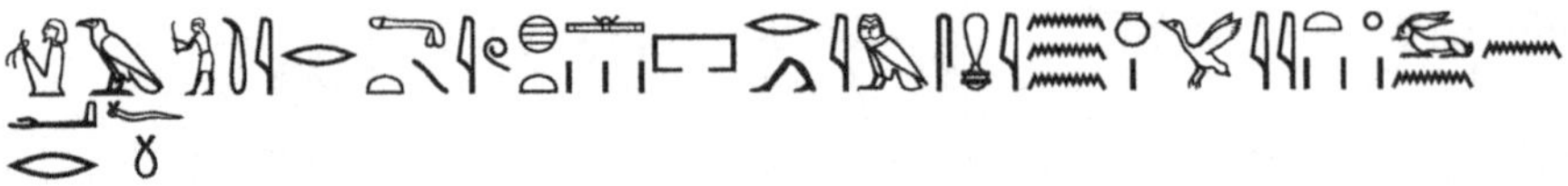

Foglio 107

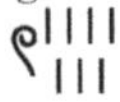

107.1

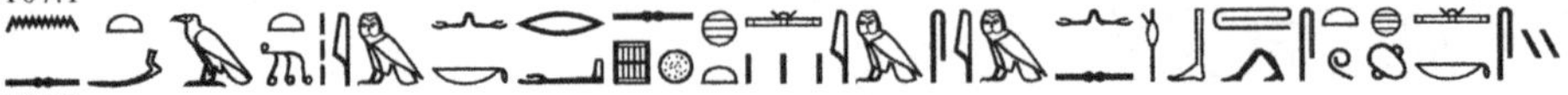

107.2

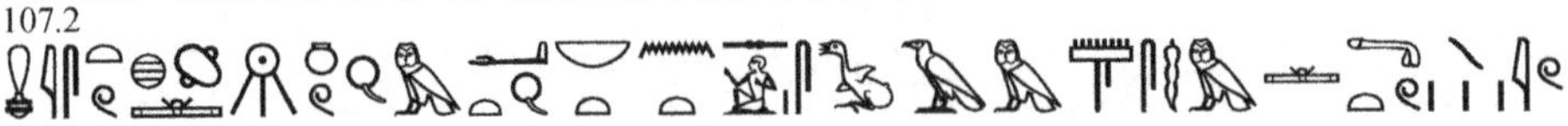

107.3

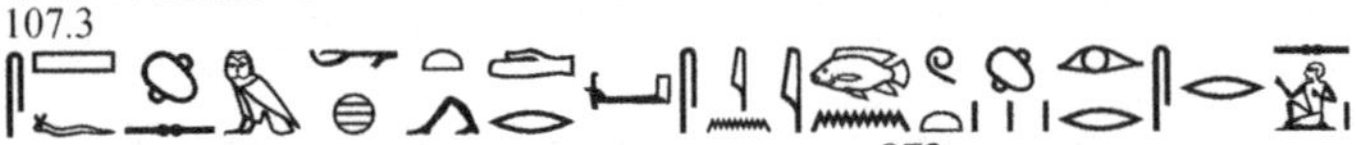

872

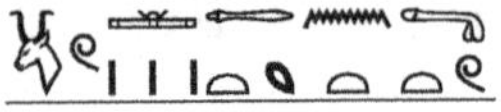

107.4

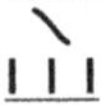

a-

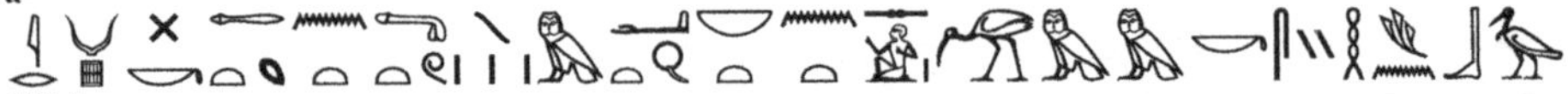

107.5

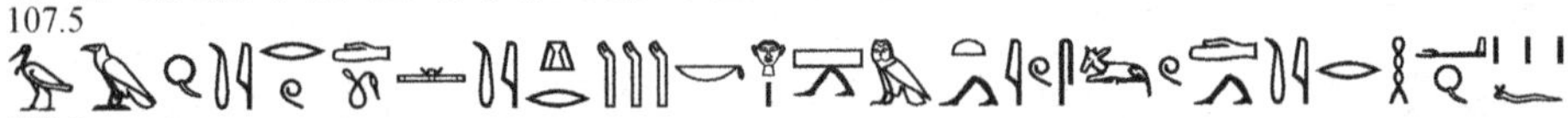

107.6

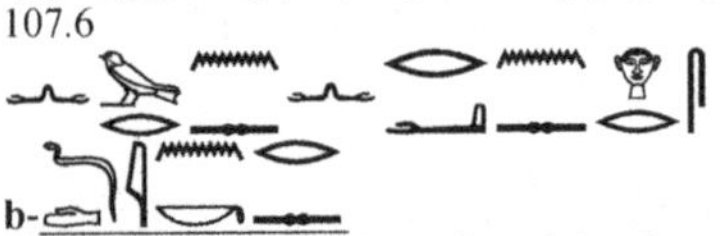

b-

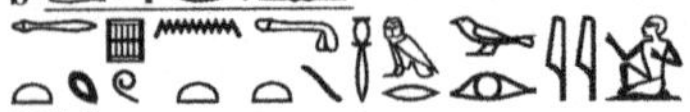

107.7

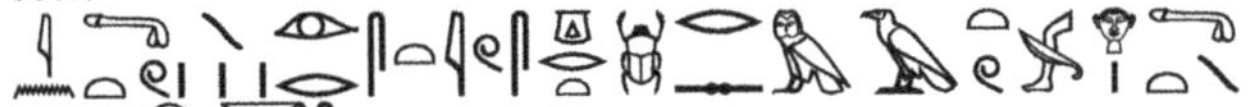

c-

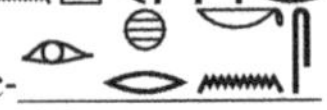

107.8

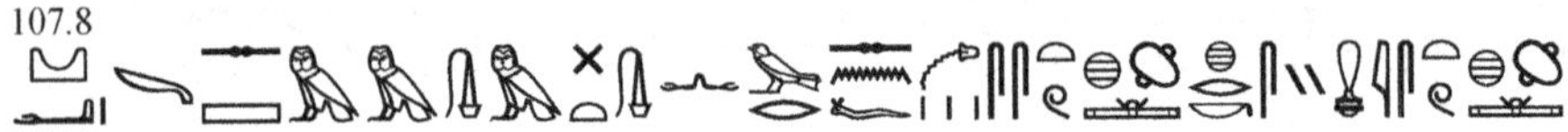

107.9

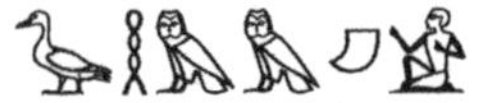

873

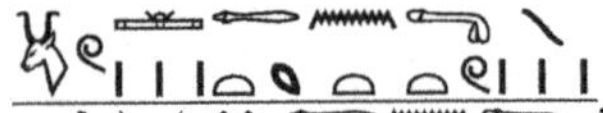

a-

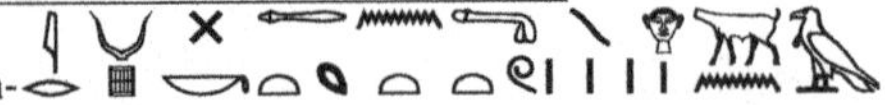

107.10

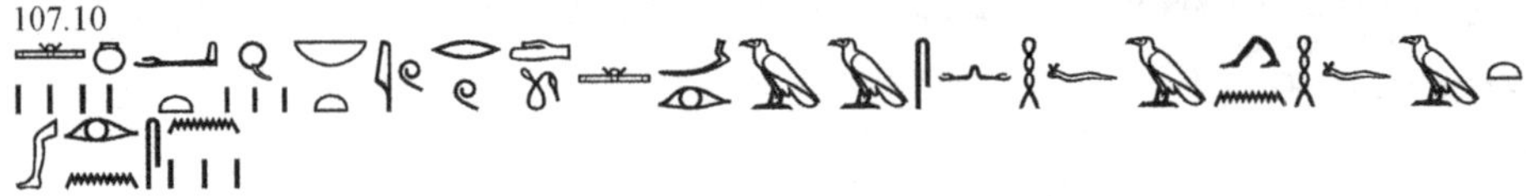

107.11

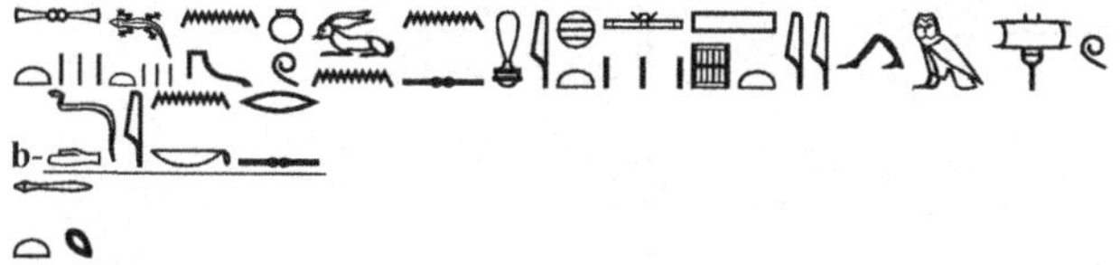

107.12

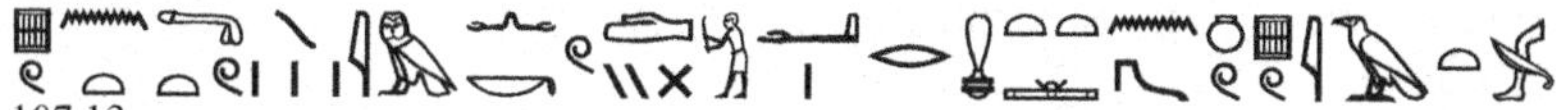

107.13

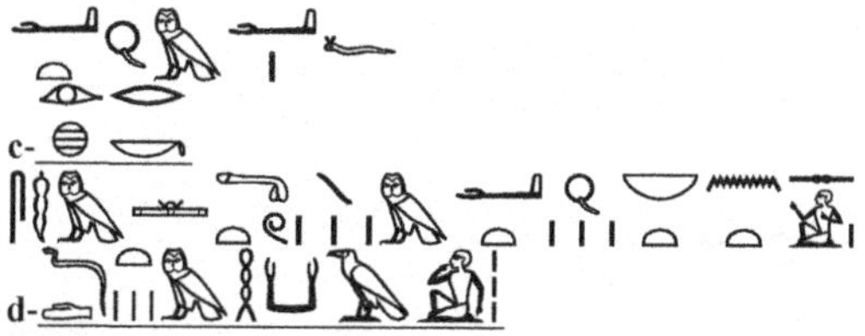

107.14

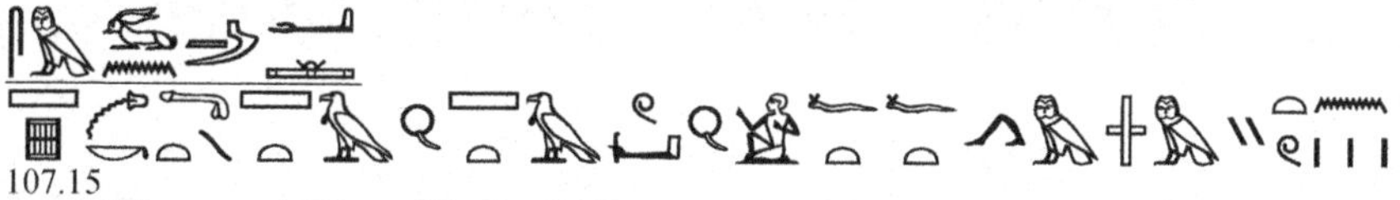

107.15

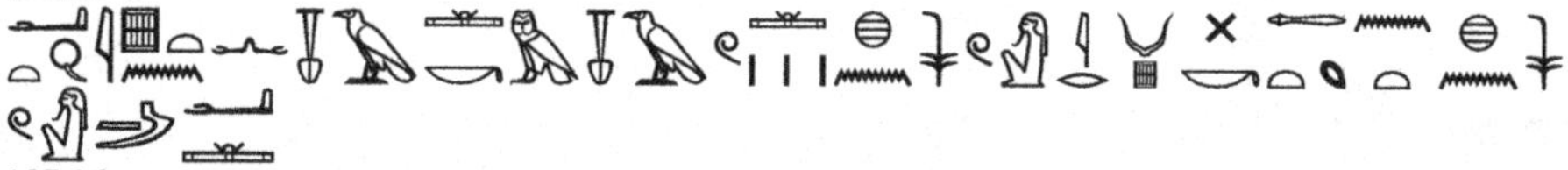

107.16

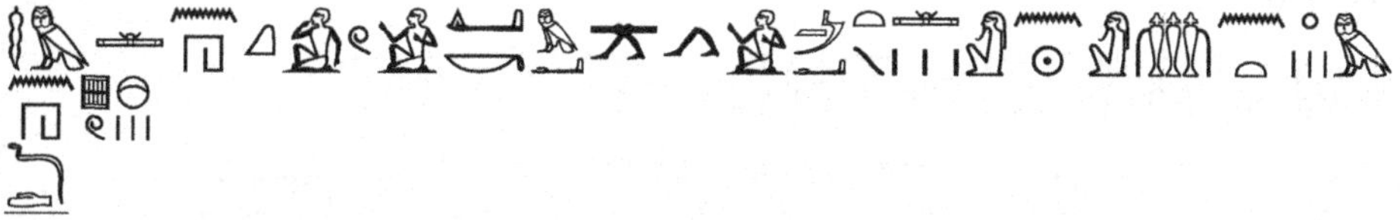

107.17

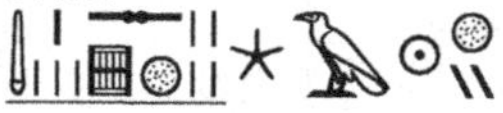

874

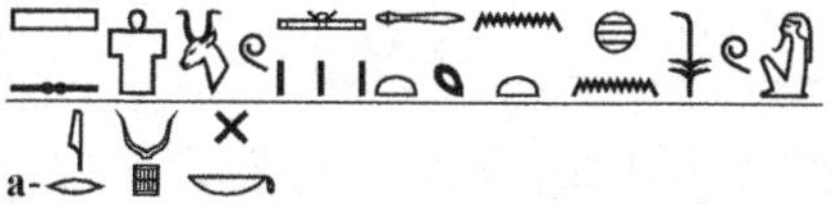

107.18

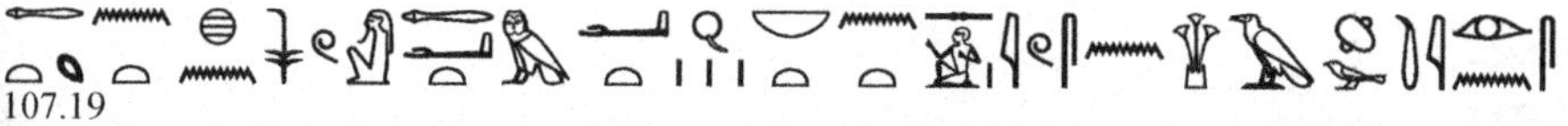

107.19

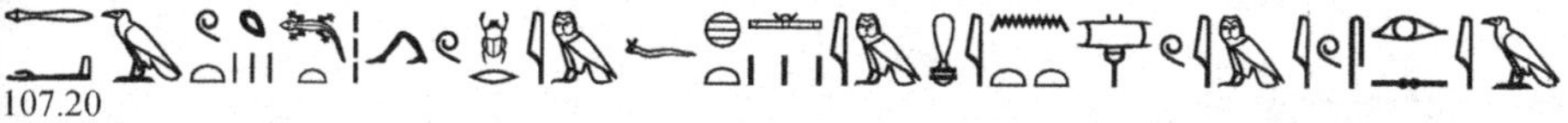

107.20

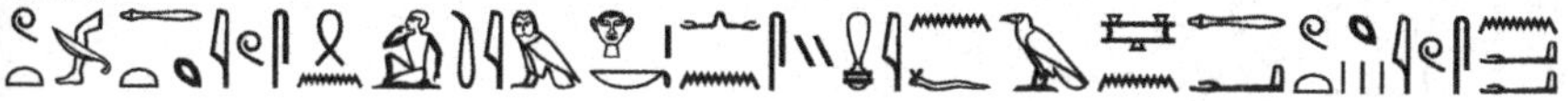

Foglio 108

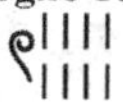

108.1
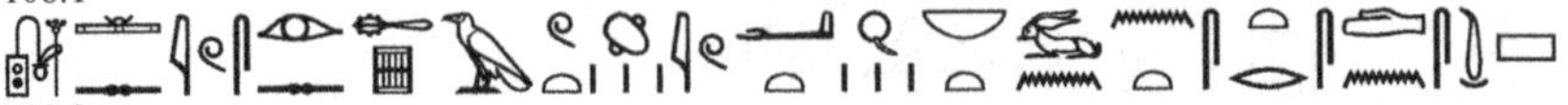
108.2
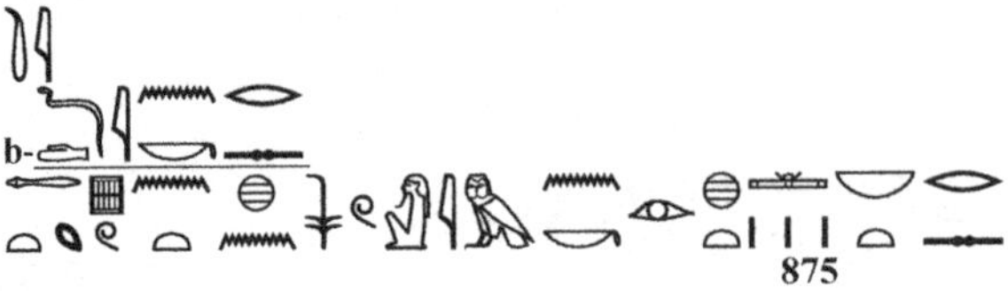

875

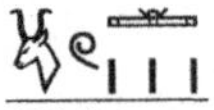
108.3
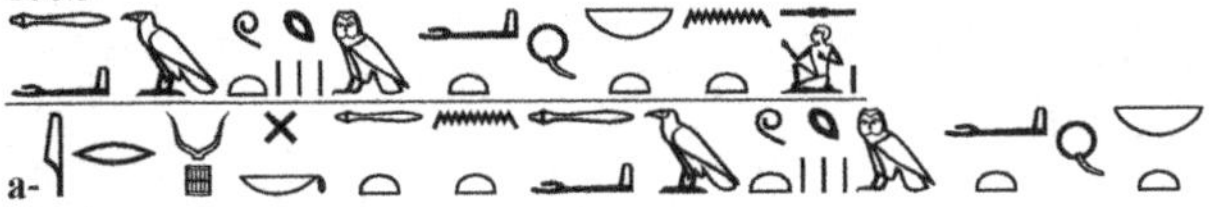
108.4
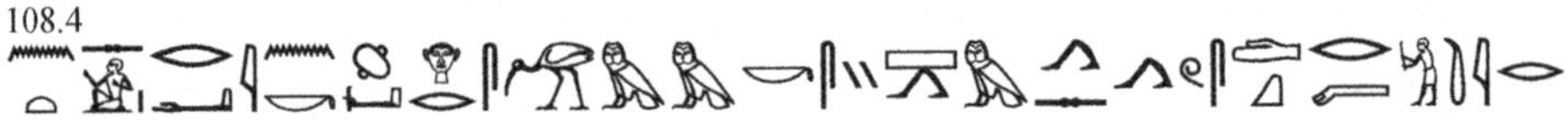
108.5
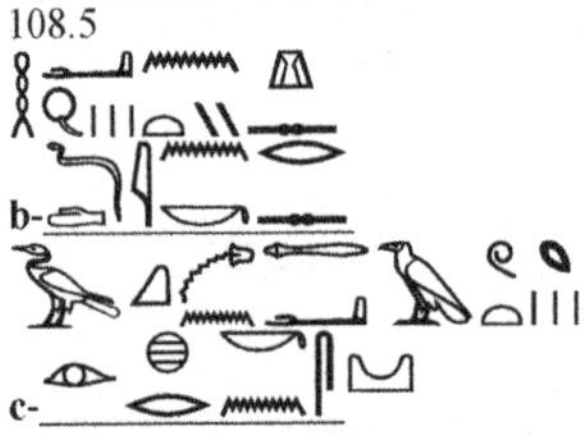
108.6
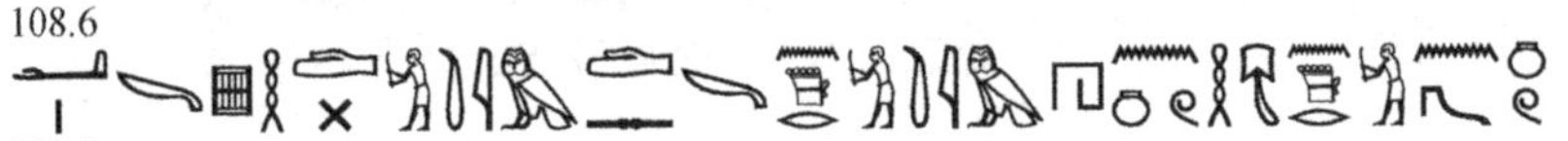
108.7
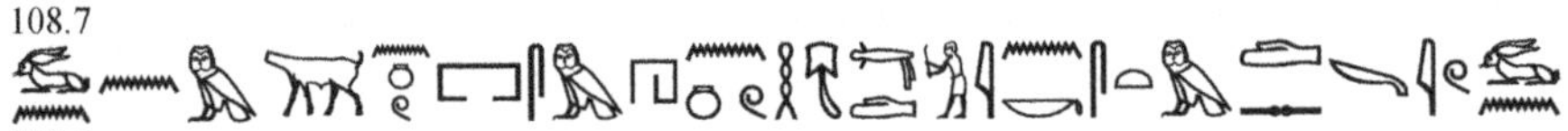
108.8
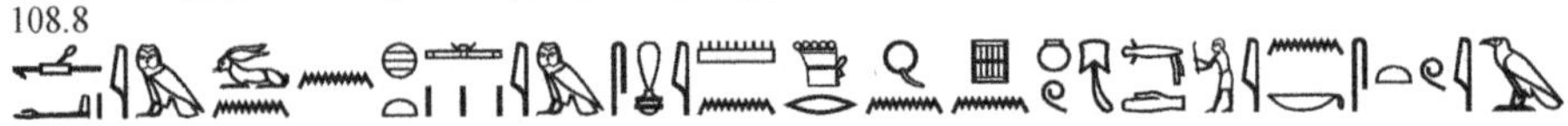
108.9
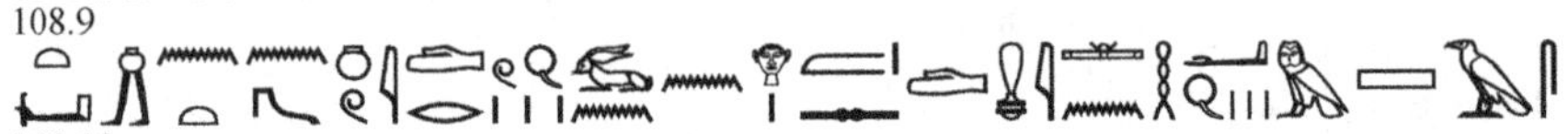
108.10
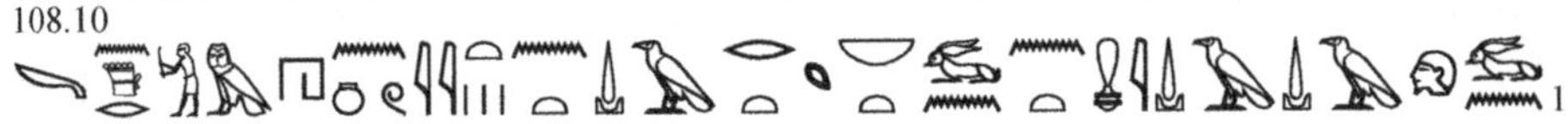
08.11
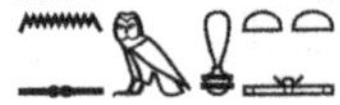

876

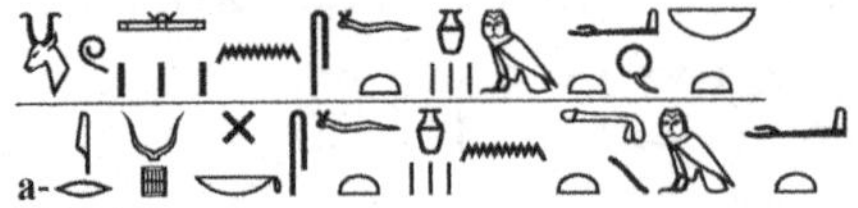
108.12
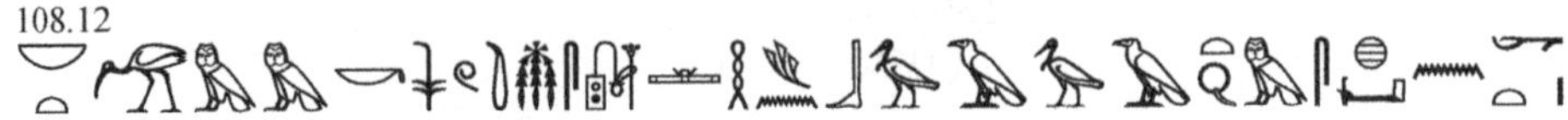

108.13

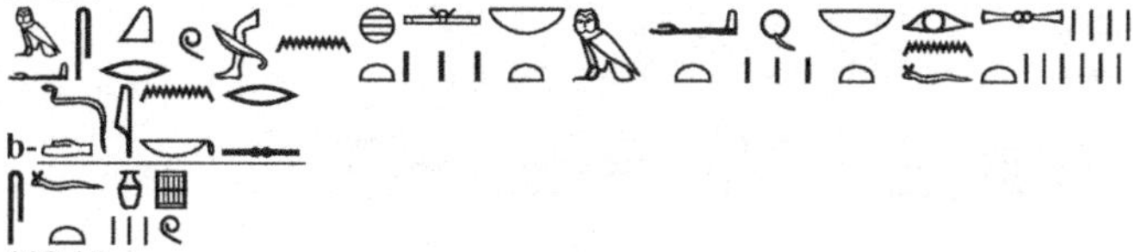

108.14

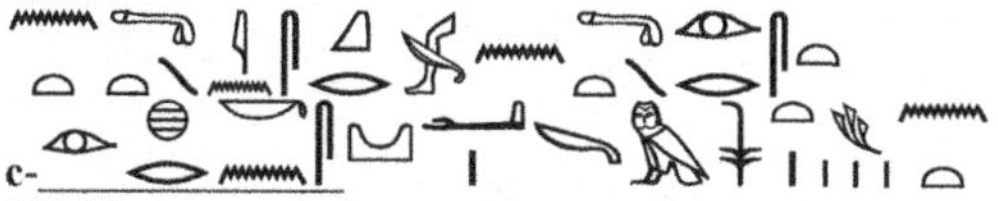

108.15

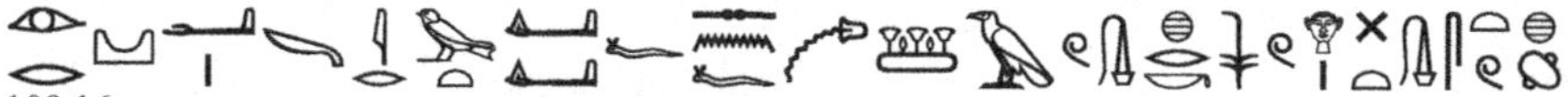

108.16

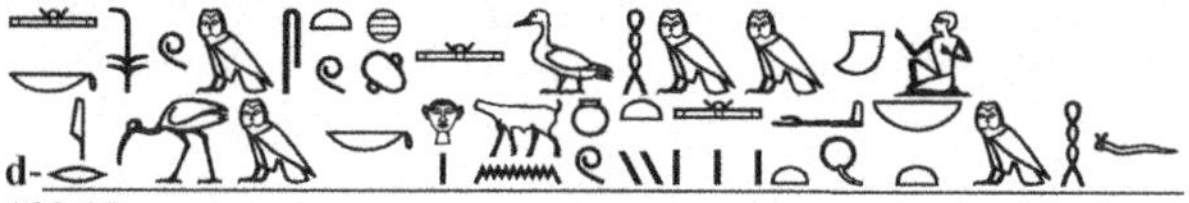

108.17

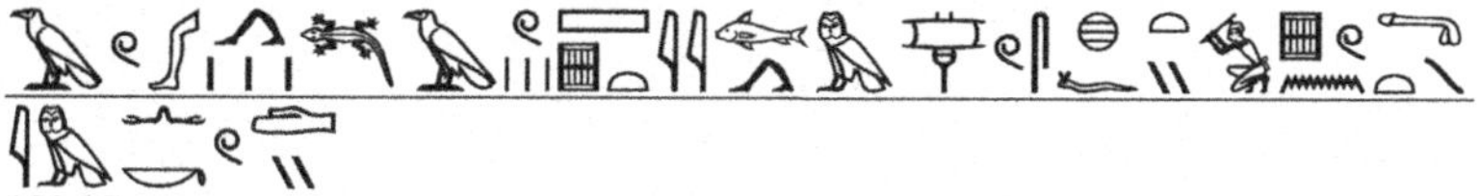

108.18

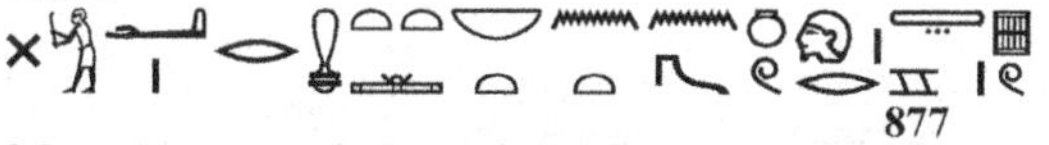

877

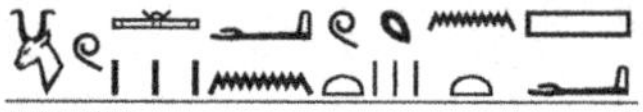

108.19

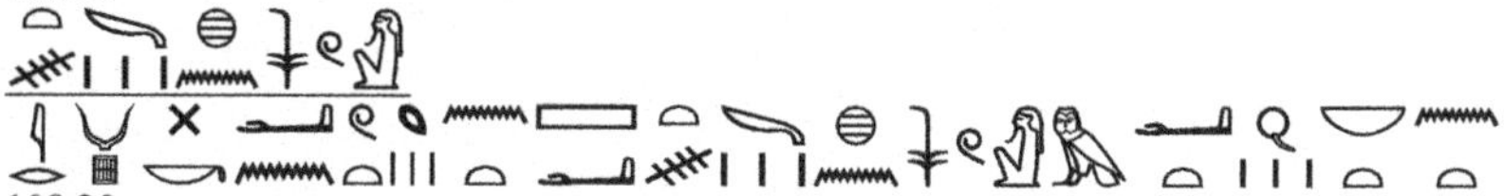

108.20

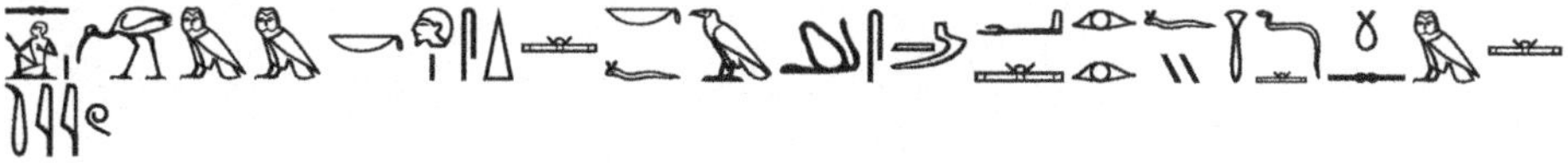

Foglio 109

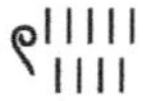

109.1

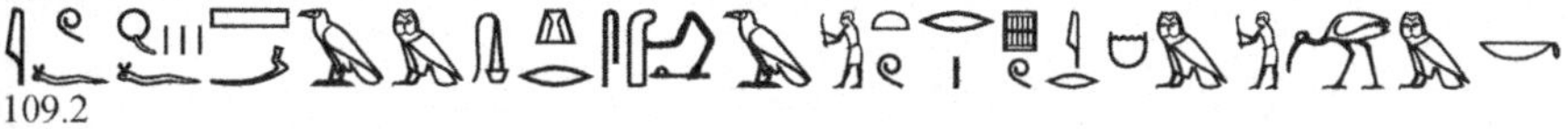

109.2

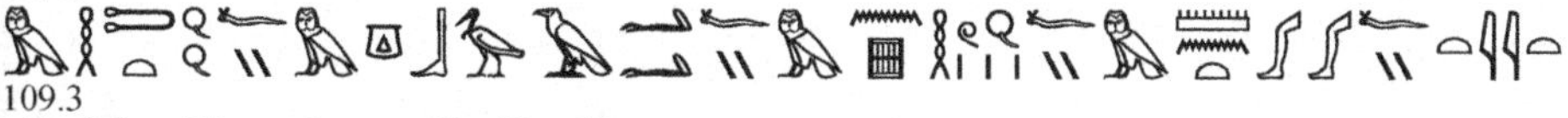

109.3

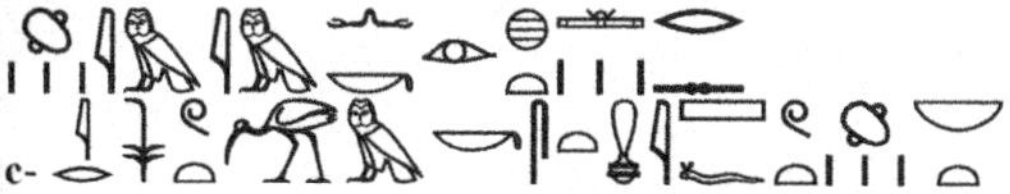

109.4

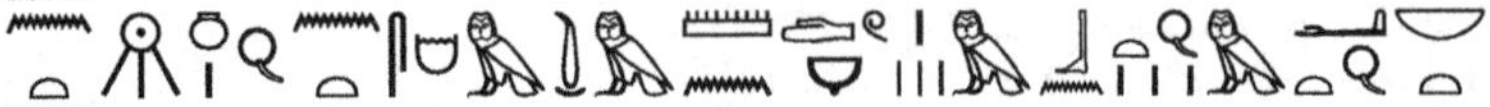

109.5

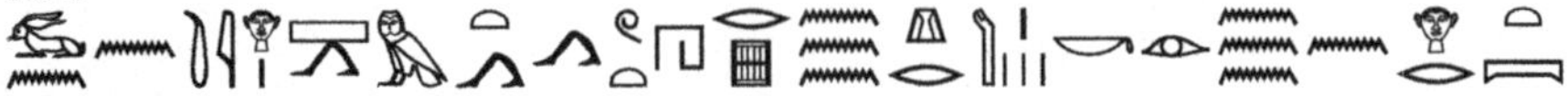

109.6

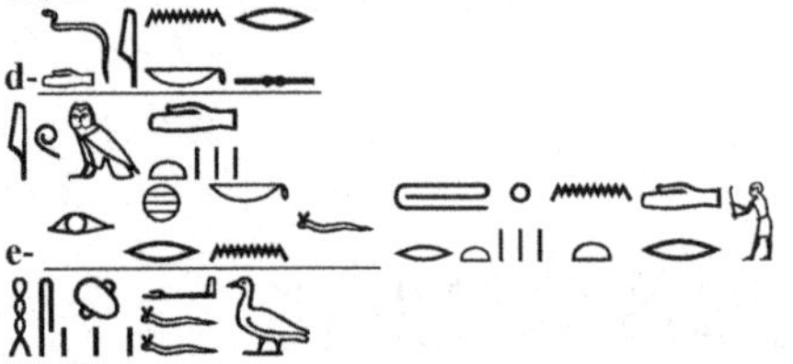

109.7

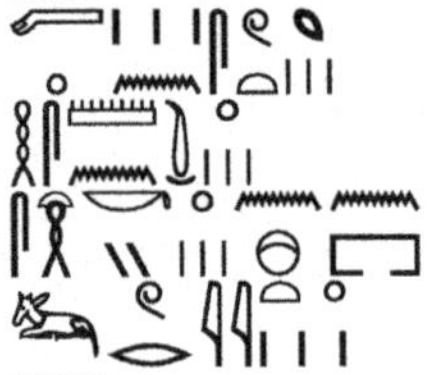

109.8

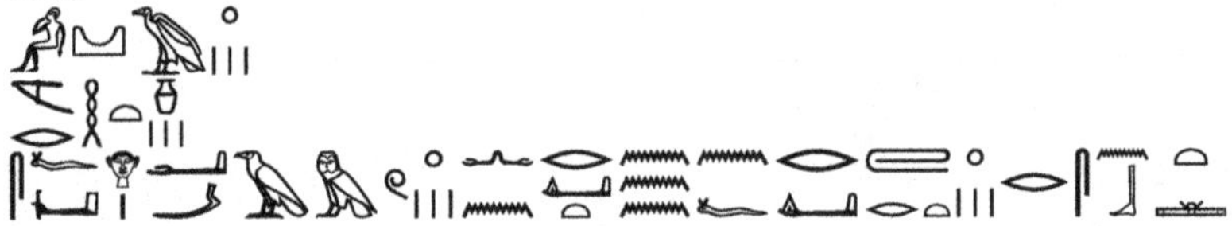

INDICE

FERITE

SEZIONE 2

Made in United States
Orlando, FL
10 March 2026

79217080R00450